W0041857

Martin · Lehle · Ilg
Fertigarzneimittelkunde

Fertigarzneimittel-kunde

Von
Dr. Jörg Martin, Ulm
Peter Lehle, Ellwangen
Prof. Dr. Wolfgang Ilg, Isny

Unter Mitarbeit von
Frauke B. Repschläger, Bonn
Dieter Fuxius, Köln

7., neu bearbeitete Auflage
Mit 210 Abbildungen, davon 36 vierfarbig,
und 129 Tabellen

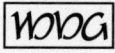 Wissenschaftliche Verlagsgesellschaft mbH Stuttgart

Anschriften der Autoren

Dr. Jörg Martin
Schillerstr. 2/1
89077 Ulm

Peter Lehle
Kreisberufsschulzentrum Ellwangen
Berufskolleg für PTA
Berliner Str. 19
73479 Ellwangen

Prof. Dr. Wolfgang Ilg
Fachhochschule und Berufskollegs
NTA Prof. Dr. Grübler gGmbH
Seidenstr. 12–35
88316 Isny

Dieter Fuxius
Leiter PTA-Lehranstalt Köln
Apotheke am Bilderstöckchen
Alzeyer Str. 12b
50739 Köln

Frauke B. Repschläger
Bernd-Blindow-Schule
Private Pharmazieschule
Plittersdorfer Str. 48
53173 Bonn

1. bis 4. Auflage erschienen 1981 bis 1995 im Georg Thieme Verlag, Stuttgart
Nachdruck der 4. Auflage erschienen 1997 im Gustav Fischer Verlag, Stuttgart
Ab der 5. Auflage erschienen in der Wissenschaftlichen Verlagsgesellschaft mbH, Stuttgart

Ein Warenzeichen kann rechtlich geschützt sein, auch wenn ein Hinweis auf etwa bestehende Schutzrechte fehlt.

Die in diesem Buch aufgeführten Angaben zur Medikation wurden sorgfältig geprüft. Dennoch können Herausgeber, Autoren und Verlag keine Gewähr für die Richtigkeit der Angaben übernehmen.

Bibliographische Information der Deutschen Bibliothek
Die Deutsche Bibliothek verzeichnet diese Publikation in der Deutschen Nationalbibliographie; detaillierte bibliographische Daten sind im Internet unter http://dnb.ddb.de abrufbar.

ISBN: 3-8047-2206-7

© 2005 Wissenschaftliche Verlagsgesellschaft mbH Stuttgart
Birkenwaldstr. 44 · 70191 Stuttgart
Printed in Germany
Satz: media office gmbh, Kornwestheim
Druck und Bindung: Ludwig Auer GmbH, Donauwörth
Umschlaggestaltung: Atelier Schäfer, Esslingen

VORWORT ZUR 7. AUFLAGE

Immer wieder von neuem beeindrucken die mit Arzneimitteln möglichen Therapieerfolge; man denke nur an die in den letzten zwei Jahrzehnten immens gesteigerte Überlebenszeit von HIV-Infizierten oder an die immer spezifischer werdenden Möglichkeiten einer Arzneimitteltherapie bösartiger Tumoren. Die wachsenden Erkenntnisse über Krankheiten auslösende Vorgänge in den Zellen des menschlichen Organismus und über Wirkungsmechanismen von Pharmaka sowie neue Möglichkeiten der Entwicklung und Herstellung von Arzneimitteln sind die Grundlagen dieses Fortschrittes.

Für die Autoren war es bei der Erarbeitung des Textes der 7. Auflage wieder eine Herausforderung, dieses Lehrbuch durch didaktische Reduktion in seiner Anschaulichkeit zu erhalten und zugleich in seiner Aktualität für Unterricht und pharmazeutische Praxis weiter auszugestalten.

Biotechnologisch hergestellte Arzneimittel – Hormone, Zytokine, Antikörper – bekommen eine immer größere Bedeutung in der Arzneimitteltherapie. Dem trägt ein neues Kapitel „Biotechnologisch hergestellte Arzneimittel" Rechnung, in dem die Grundlagen dieser Arzneistoffherstellung erläutert werden, aber auch ein Überblick über bereits im Markt befindliche Substanzen gegeben wird.

Ebenfalls in einem neuen Kapitel aufgenommen wurden die sogenannten Lifestyle-Wirkstoffe, die, obwohl oder gerade weil oft nicht zu Lasten der GKV verordnungsfähig, sehr häufig in der Laienpresse thematisiert werden. Nahrungsergänzungsmittel können über einen Beitrag zu einer optimierten Ernährung zur Prävention und zur adjuvanten Behandlung von Krankheiten eingesetzt werden und erlangen zunehmend Bedeutung. Laienpresse und Internet-Werbung arbeiten jedoch oft auch mit völlig überzogenen Heilsversprechen. Pharmazeutische Mitarbeiter müssen in diesem Spannungsfeld als seriöse Informanten und Berater tätig werden können; dazu sollen die Basisinformationen in dieser Neuauflage beitragen.

Zahlreiche weitere Teilgebiete wurden aktualisiert oder im Hinblick auf neue Wirkstoffklassen ergänzt. Exemplarisch genannt seien hier die inzwischen für den OTC-Bereich freigegebenen Analgetika/Antirheumatika mit ihren galenischen Variationen, Leukotrien-Antagonisten, das Schmerzgedächtnis, neue orale Antidiabetika und Analog-Insuline, Hinweise zur Zytostatika-Therapie und neue Antiinfektiva. Auch durch Marktrücknahmen sich ergebende Veränderungen wurden eingearbeitet, so u. a. bei den Coxiben, bei pflanzlichen Antidepressiva oder bei der Hormonersatztherapie.

Viele Abbildungen konnten im Vierfarbdruck realisiert werden und gewinnen dadurch deutlich an Aussagekraft. Dank dafür gilt hierbei der PHOENIX Pharmahandel AG & Co KG, Mannheim, und Herrn Apotheker Dieter Fuxius, Köln, die sich sehr stark für die Umsetzung engagiert haben.

Herauszuheben sind auch weiterhin zwei Ziele, die die Autoren mit diesem Buch erreichen wollen. Einmal werden die OTC-Arzneimittel wegen der zunehmenden Bedeutung der Selbstmedikation sehr intensiv besprochen und die pharmazeutisch-technischen Assistenten damit in die Lage versetzt, die Qualität eines Fertigarzneimittels mithilfe vorgegebener Qualitätskriterien selbst zu beurteilen. Zum anderen erwerben sie damit Handlungskompetenz in der Arzneimittelberatung und in der Arzneimittelabgabe. Diese Absicht zieht sich mit Beratungshinweisen und Handverkaufsempfehlungen zu einzelnen Stoffgruppen und Stoffen und darauf abgestimmten Lernzielkontrollen durch das ganze Buch und wird in bewährter Form in einem eigenen Kapitel „Anleitung zu Übungen" gebündelt. Auch in Hinblick auf das (immer noch neue) Fach Apothekenpraxis soll dieses Buch das notwendige Hintergrundwissen für ein kompetentes Beratungsgespräch liefern.

Kriterien für die stets schwierige Auswahl an Fertigarzneimitteln waren, wo möglich, die Umsatzzahlen, die für den Bereich der verschreibungspflichtigen Arzneimittel u. a. im Arzneiverordnungsreport dokumentiert sind, zum anderen aber auch der innovative Wert der jeweiligen Arzneistoffe.

Seit der 6. Auflage habe ich die Herausgeberschaft und einen wesentlichen Teil der Autorenarbeit von Herrn Dr. Martin übernommen. Herrn Dr. Martin danke ich sehr herzlich für das in mich gesetzte Vertrauen, vor allem aber auch für die in zwei Jahrzehnten erarbeitete Position als Standardwerk der PTA-Ausbildung. Umso mehr freut es mich, dass nach gut drei Jahren schon wieder eine Neuauflage notwendig und möglich ist, belegt das doch die nach wie vor ungebrochene Nachfrage nach diesem Lehrbuch.

Seine Qualität und sein Erfolg sind auch ein Ergebnis der konstanten, kreativen und zuverlässigen Betreuung durch Herrn Professor Dr. Wolfgang Ilg und der fruchtbaren Mitarbeit von Herrn Apotheker Dieter Fuxius und von Frau Apothekerin Frauke B. Repschläger, die wie ich seit der 6. Auflage zum Autorenteam gehört.

Mein Dank gilt den Kolleginnen und Kollegen für verschiedene Anregungen, insbesondere Frau Apothekerin Esther Schaub, Essingen, und Herrn Studiendirektor Heinz Haible, Leichlingen.

Für das Gelingen der überarbeiteten 7. Auflage seitens der Wissenschaftlichen Verlagsgesellschaft Stuttgart danke ich insbesondere Frau Antje Piening für die vertrauensvolle Zusammenarbeit und konstruktive Kritik.

Ein Dank gebührt schließlich auch all denen, die an dieser Stelle nicht genannt sind und gleichwohl und in vielfältiger Weise ihren Beitrag zur Erstellung dieses Werkes geleistet haben.

Über konstruktive Kritik aus dem Kreis der Leserinnen und Leser freue ich mich!

Ellwangen, im Juni 2005   Peter Lehle

INHALTSVERZEICHNIS

4 Arzneimittel zur Behandlung von Blutbildungs- und Blutgerinnungsstörungen – Plasmaersatz 67
(W. Ilg)

5 Arzneimittel zur Behandlung von Hautschäden und Hauterkrankungen 83
(W. Ilg)

6 Das Nervensystem 101
(P. Lehle)

14 Arzneimittel zur Behandlung von Tumoren – Immunsuppressiva 295
(W. Ilg)

15 Arzneimittel zur Therapie und Prophylaxe von Infektionskrankheiten 305
(F. Repschläger)

ABKÜRZUNGSVERZEICHNIS

+	verschreibungspflichtiges Fertigarzneimittel
AIDS	Acquired-Immuno-Deficiency-Syndrome
aH	außer Handel
AMG	Arzneimittelgesetz
AUC	area under the curve
BfArM	Bundesinstitut für Arzneimittel und Medizinprodukte
BGA	Bundesgesundheitsamt (Vorläufer des Bundesinstituts für Arzneimittel und Medizinprodukte)
BtM	Betäubungsmittel (und damit immer verschreibungspflichtig)
BtMVV	Betäubungsmittel-Verschreibungsverordnung
COX	Cyclooxygenase
dl	Deziliter
DMD	Desmethyldiazepam
DNA	Desoxyribonukleinsäure
EMEA	European Medicines Evaluation Agency
FAM	Fertigarzneimittel
FDA	Food and Drug Administration (amerikanische Gesundheitsbehörde)
FSME	Frühsommer-Meningo-Enzephalitis
HIV	Human Immune Deficiency Virus (Menschliches Immunschwäche Virus)
Ig	Immunglobulin
l	Liter
LD	Letale Dosis
LOX	5-Lipoxigenase
MAK	Monoklonale Antikörper
MAO	Monaminoxidase
MHK	Minimale Hemmkonzentration
µl	Mikroliter
ml	Milliliter
mmHg	Millimeter-Quecksilbersäule (Einheit des Druckes)
NSAR	Nichtsteroidale Antirheumatika
OTC	Over-the-counter (rezeptfrei erhältlich)
PABA	p-Aminobenzoesäure
PMC	Pseudomembranöse Colitis
RNA	Ribonukleinsäure
RSV	Respiratorisches Syncytial Virus
SSRI	Selektive Serotonin Reuptake Inhibitoren (Selektive Serotonin-Wiederaufnahmehemmer)
TBC	Tuberkulose
TNF-α	Tumornekrosefaktor alpha
TTS	Transdermales Therapeutisches System
v. a.	vor allem
UAW	Unerwünschte Arzneimittelwirkung
WHO	World Health Organization (Weltgesundheitsorganisation)

ENTWICKLUNG EINES FERTIGARZNEIMITTELS

Acetylsalicylsäure (Aspirin®) ist als schmerzlinderndes Arzneimittel allgemein bekannt. Vor etlichen Jahren entdeckte man eine weitere, völlig andersartige Wirkung der Acetylsalicylsäure. Diese Substanz besitzt auch eine ausgeprägte blutgerinnungshemmende Wirkung, die ihren Einsatz bei thromboembolischen Erkrankungen, z.B. zur Vorbeugung gegen einen Herzinfarkt, erlaubt. Aspirin® protect und Godamed 100® sind Präparate, die zu diesem Zweck eingesetzt werden.

Jetzt stellt sich die Frage, ob es sich bei dieser Entdeckung um das Ergebnis einer planmäßigen Forschung oder um eine Zufallsentdeckung handelt. Sie werden selbst eine Antwort auf diese Frage geben können, wenn wir die Entwicklung eines Arzneimittels vom Wirkstoff (z.B. Acetylsalicylsäure) bis zum Fertigarzneimittel (z.B. Aspirin® oder Godamed 100®), wie wir es in der Apotheke erhalten, verfolgen.

1.1 Begriffsbestimmungen

Was verstehen Sie unter einem Arzneimittel, einem Medikament, einem Präparat, einem Pharmakon, einer Medizin, einem Fertigarzneimittel oder einer Arzneispezialität? Die genannten Begriffe werden häufig synonym gebraucht, obwohl wichtige Unterschiede bestehen.

Das Gesetz zur Neuordnung des Arzneimittelrechts (kurz: Arzneimittelgesetz, AMG) gibt drei in diesem Zusammenhang wichtige Begriffsbestimmungen (§§ 2, 3, 4):

- „**Arzneimittel** sind Stoffe und Zubereitungen aus Stoffen, die dazu bestimmt sind, durch Anwendung am oder im menschlichen oder tierischen Körper Krankheiten, Leiden, Körperschäden oder krankhafte Beschwerden zu heilen, zu lindern, zu verhüten oder zu erkennen, ..."
- **Stoffe** sind u.a. die chemischen Elemente und Verbindungen, Pflanzen und Pflanzenteile, Stoffwechselprodukte von Mensch, Tier und Mikroorganismen.
- „**Fertigarzneimittel** (früher Arzneispezialitäten) sind Arzneimittel, die im Voraus hergestellt und in einer zur Abgabe an den

Verbraucher bestimmten Packung in den Verkehr gebracht werden."

Im Folgenden sollen diese Begriffe im Sinne des Gesetzes verwendet werden. Formulierungen wie Präparat oder Medizin sind weniger präzise Synonyme für die Begriffe Arzneimittel oder Fertigarzneimittel. Unter einem Pharmakon versteht man dagegen einen Wirkstoff.

1.2 Bedeutung des Arzneimittels

Im Fach Pharmazeutische Gesetzes- und Berufskunde wird eine ganze Reihe von Gesetzen und Verordnungen besprochen, die uns die Bedeutung von Arzneimitteln bewusst macht. Hier sollen zwei weitere Faktoren erwähnt werden.

In den westlichen Industriestaaten ist die Lebenserwartung seit der Jahrhundertwende um mehr als 25 Jahre angestiegen. Dies ist im Wesentlichen der Entwicklung neuer Arzneimittel, z. B. den Chemotherapeutika, dem Insulin und den Herz- und Kreislaufmitteln zu verdanken.

Die Bundesrepublik Deutschland exportierte 2003 Arzneimittel im Werte von 21,2 Milliarden Euro. Sie ist damit der größte Arzneimittelexporteur der Welt. Der Gesamtproduktionswert der deutschen pharmazeutischen Industrie betrug im gleichen Jahr 21,3 Milliarden Euro. Die angeführten Fakten verdeutlichen die wirtschaftliche Bedeutung des Arzneimittels.

1.3 Entwicklung eines neuen Arzneimittels

Im Jahre 2003 betrugen die Aufwendungen der Pharmaindustrie für Forschung und Entwicklung ca. 3,6 Milliarden Euro. Wofür werden diese Beträge ausgegeben?

1.3.1 Suche nach einem neuen Wirkstoff

Die Menschen sind bestrebt, immer bessere, d. h. wirksamere Arzneimittel zu entwickeln. Da heute immer noch ca. 70 % aller bekannten Erkrankungen hinsichtlich der Ursache und Entwicklung weitgehend unaufgeklärt sind, ist auch die Behandlung zahlreicher Krankheiten ein ungelöstes Problem. Hierher gehören u. a. Rheuma und Krebs.

Die Entwicklung eines neuen Arzneimittels beginnt mit der Suche nach einem neuen Wirkstoff, also einem arzneilich wirksamen Stoff. Verschiedene Wege stehen hier offen. Der neue „Wirkstoff" kann durch Synthese einer völlig neuen Verbindung, durch Abwandlung eines synthetisch hergestellten „Wirkstoffes" oder durch Abwandlung eines natürlichen „Wirkstoffes" gewonnen werden. Eine Isolierung und Reindarstellung aus biologischen Rohstoffen ist ebenfalls möglich. Immer mehr eröffnet die Gentechnologie völlig neue Chancen der Wirkstofffindung.

Nach der Synthese, Isolierung oder Reindarstellung gilt es zu prüfen, ob der „Wirkstoff" überhaupt ein Wirkstoff ist, d. h. eine arzneiliche Wirkung besitzt. Hier setzt die Pharmakologie, eine Teildisziplin der medizinischen Wissenschaften, mit ihren Untersuchungsmethoden ein. Anstatt des Begriffes Wirkstoff wird in der Pharmakologie häufig der Begriff Arzneistoff oder Pharmakon genannt. Letzteres stammt aus dem Griechischen und bedeutet ursprünglich Zaubermittel, dann Heilmittel und Gift.

1.3.2 Pharmakologische Prüfung

Durch Methoden der kombinatorischen Chemie gelingt es heute, schon in einer einzigen Firma täglich etliche tausend Testsubstanzen herzustellen und in einer Substanzbibliothek abrufbereit zu halten. Diese Stoffe werden im **Screening** (to screen, gründlich prüfen) nach spezifisch arzneilichen Eigenschaften durchsucht. Zunächst werden diese Substanzen vollautomatisch mit Ultrahochdurchsatz-Methoden (Ultra High Throughput Screening, UHTS) an isolierten Rezeptorstrukturen geprüft. Wird eine arzneiliche Eigenschaft gefunden, so kann von einem Wirkstoff gesprochen werden. Möglicherweise folgen weitere Optimierungsschritte, bevor durch Prüfungen an **Zellkulturen** und in Tierversuchen bestätigt wird, dass tatsächlich eine entsprechende Wirkung vorliegt. Etwa eine von 10 000 Substanzen erweist sich als ausreichend wirksam.

In weiteren **Tierversuchen** ermittelt man das Wirkungsspektrum, den Zeitpunkt des Wirkungseintritts und die Wirkungsdauer des neuen Wirkstoffs. Systematisch untersucht man ferner die wichtigsten Organe der Versuchstiere, um eventuelle Wirkungen an diesen festzustellen. Dabei werden bekannte Wirkstoffe mit dem neuen verglichen. Dadurch kann einerseits das Wirkungsspektrum des neuen Wirkstoffs ausgetestet werden, zum anderen eine mögliche Dosierung für die Anwendung am Menschen festgelegt werden. Diese Untersuchungen reduzieren die Anzahl der brauchbaren neuen Wirkstoffe auf weniger als ein Prozent. Die hohen Anforderungen an die Arzneimittelsicherheit erlauben es z. B. nicht, dass ein neuer Wirkstoff eine ausgezeichnete schmerzlindernde Wirkung besitzt, dabei aber das Blutbild negativ beeinflusst oder zu Reizungen der Magenschleimhaut führt. Allerdings muss man sich dessen bewusst sein, dass es ein wirksames Arzneimittel ohne Nebenwirkungen nicht gibt. Bei jeder Neuentwicklung ist abzuwägen, ob der Nutzen sehr viel größer ist als das Risiko, d. h. ob eine Weiterentwicklung gerechtfertigt erscheint.

Da auch bereits eingeführte Arzneistoffe immer wieder durch die Screening-Verfahren laufen, wird klar, dass selbst bei frühzeitig entdeckten Wirkstoffen wie z. B. der Acetylsalicylsäure (1897) weitere Wirkungen festgestellt werden, die möglicherweise zu einem erweiterten Einsatz als Arzneimittel führen.

1.3.3 Toxikologische Prüfung

Ein neuer Wirkstoff kann zwar pharmakologisch wirksam sein, sich aber bei längerer Einnahme als derart unverträglich erweisen, dass sein Einsatz als Arzneimittel nicht zu verantworten ist. Die sich der pharmakologischen Prüfung anschließende oder parallel dazu laufende toxikologische Prüfung untersucht ebenfalls in **Tierversuchen** die Verträglichkeit des Wirkstoffes. Es wird u. a. ermittelt, welche Dosis noch vertragen wird oder mit welchen Nebenwirkungen zu rechnen ist.

Wichtig ist auch, dass sichergestellt ist, dass der Wirkstoff keine **karzinogenen** (krebsauslösenden oder krebserzeugenden) oder **teratogenen** (bei der Einnahme während der Schwangerschaft zu Missbildung führenden) oder **mutagenen** (das Erbgut verändernden) Eigenschaften besitzt.

Anstelle von Tierversuchen werden auch hier – sofern es von der Arzneimittelsicherheit her vertretbar ist – in zunehmendem Maße Versuche an isolierten Organen, Geweben, Zellen, Zellbestandteilen und Mikroorganismen durchgeführt.

1.3.4 Klinische Prüfung

Erst wenn die pharmakologischen und toxikologischen Prüfungen in umfangreichen Tier- und Tieralternativversuchen die Unbedenklichkeit des neuen Arzneimittels ergeben haben, kann unter strengen gesetzlich geregelten Sicherheitsvorkehrungen zur Prüfung am Menschen, d. h. zur klinischen Prüfung übergegangen werden. Die Teilnahme an einer solchen Prüfung ist freiwillig, die Einwilligung muss schriftlich erteilt oder mündlich unter Beisein eines Zeugen eingeholt werden.

Zuvor muss der Betroffene über Wesen, Bedeutung und Tragweite der Prüfung aufgeklärt werden. Für die von der klinischen Prüfung betroffene Person muss eine Versicherung über mindestens 1 000 000 Euro abgeschlossen worden sein. Klinische Prüfungen dürfen nicht an Häftlingen durchgeführt werden. Prüfungen an Minderjährigen sind nur erlaubt, wenn die Arzneimittel speziell für Minderjährige bestimmt sind und durch Prüfungen an Erwachsenen keine ausreichenden Ergebnisse erhalten werden können.

Wir können die drei folgenden Phasen der klinischen Prüfung unterscheiden.

Die erste Phase ist die so genannte Verträglichkeitsprüfung (**Phase-I-Prüfung**). Hier wird an einer kleinen Zahl gesunder Freiwilliger die Verträglichkeit, aber auch die Aufnahme, Verweildauer, Metabolisierung (= Umwandlung des Wirkstoffs im Körper) und die Ausscheidung des neuen Arzneimittels geprüft. Aus den Ergebnissen der Tierversuche muss eine therapeutisch sinnvolle Dosis am Menschen abgeleitet werden.

In der zweiten Phase erfolgt eine erste klinisch-therapeutische Anwendung des neuen Arzneimittels, falls die erste Phase zufriedenstellend verlaufen ist, d. h. die zur Therapie notwendige Dosis gut vertragen wird. Auch für diese **Phase-II-Prüfung** (orientierende klinische Prüfung) hat der Gesetzgeber strenge Vorschriften geschaffen. Der Einsatz des neuen Arzneimittels darf nur erfolgen, wenn zu erwarten ist, dass dadurch der Patient geheilt oder seine Leiden gelindert werden. Die Prüfung erfolgt an einer kleinen Zahl von Patienten. Bei dieser unter strenger ärztlicher Kontrolle durchgeführten Untersuchung wird bei der Behandlung festgestellt, ob das Arzneimittel die gewünschten Wirkungen besitzt, welche Dosierung erforderlich ist und welche Nebenwirkungen auftreten.

Das Arzneimittel und der Arzt können suggestive Einflüsse auf den Patienten besitzen. In der Regel wird deswegen gegen ein Standardpräparat, d. h. gegen ein eingeführtes Präparat geprüft, das im Aussehen und Geschmack so verändert wird, dass es dem neuen Arzneimittel völlig gleicht.

Bei einem einfachen Blindversuch weiß der Patient dann nicht, ob er das Standardpräparat oder das neue Arzneimittel erhält; bei einer so genannten **Doppelblindstudie** bleiben Arzt und Patient darüber im Unklaren.

Wenn es ethisch vertretbar ist, so wird der neue Arzneistoff auch gegen ein gleich aussehendes, aber wirkstofffreies Scheinpräparat, ein sog. Placebo, geprüft. Echte Arzneimittelwirkungen und Nebenwirkungen können so von den von einer Arzneimitteleinnahme ausgehenden Suggestivwirkungen unterschieden werden.

Sind die Ergebnisse befriedigend, erfolgt der Übergang zur dritten Phase, der erweiterten klinischen Prüfung (**Phase-III-Prüfung**). Das Arzneimittel wird an einer größeren Zahl von Patienten getestet. Diese Prüfung muss nicht mehr ausschließlich an Kliniken durchgeführt werden. Praktische Ärzte und niedergelassene Fachärzte mit einer einschlägigen Erfahrung können in dieser Phase beteiligt werden. Auch hier ist die Teilnahme des Patienten wieder freiwillig.

Die beschriebenen Prüfungen lassen klar werden, dass die Entwicklung eines neuen Arzneimittels mit immensen Kosten verbunden ist. Nur wenige so geprüfte Substanzen kommen schließlich tatsächlich auf den Markt.

1.3.5 Pharmazeutisch-technologische Entwicklung

Die Aufnahme, Verweildauer und Ausscheidung eines Wirkstoffes werden erheblich von der Darreichungsform beeinflusst. Ein Wirkstoff wird aus einem Zäpfchen in ganz anderem Maße freigesetzt als aus einer Kapsel.

Die pharmazeutische Technologie, auch Galenik genannt, entwickelt für einen neuen Wirkstoff die optimale **Darreichungsform**. Erst durch die Galenik wird aus dem Wirkstoff ein Arzneimittel.

Wenn die galenische Entwicklung der Darreichungsform sowie die Packmittelentwicklungen abgeschlossen sind, wird eine **Haltbarkeitsprüfung** angeschlossen. Auf dem

Behältnis und der Umhüllung des Fertigarzneimittels muss später das **Verfalldatum** angegeben werden.

Für alle in dem Fertigarzneimittel verwendeten Wirk- und Hilfsstoffe sowie für das Fertigarzneimittel selbst werden **Kontrollmethoden** entwickelt, nach denen die Substanzen vor, während („in process control") und nach der Produktion und das Fertigarzneimittel nach der Produktion auf Identität, Reinheit und Gehalt geprüft werden.

Werden z. B. Substanzen des Arzneibuches eingesetzt, so sind mindestens diese Normen zu erfüllen.

Durch In-vitro-Tests im Labor und durch Untersuchungen an Gesunden wird geprüft, ob die entwickelte Darreichungsform wirklich optimal ist, d. h. eine gute Bioverfügbarkeit und die gewünschte Freisetzungsgeschwindigkeit (s. Kap. 2.2.8) zeigt.

1.3.6 Zulassung

Sind Wirksamkeit, Unbedenklichkeit und Qualität durch die analytischen und klinischen Prüfungen nachgewiesen, so kann der pharmazeutische Unternehmer die Zulassung des Fertigarzneimittels beim Bundesinstitut für Arzneimittel und Medizinprodukte (BfArM) in Bonn beantragen (für Sera und Impfstoffe erfolgt die Zulassung durch das Paul-Ehrlich-Institut (PEI) in Frankfurt/ Main). Die europäische Zulassungsbehörde EMEA (European Medicines Evaluation Agency) lässt gentechnologisch hergestellte Arzneimittel für alle europäischen Mitgliedsstaaten zentral zu. Auch für andere Arzneimittel kann eine zentrale Zulassung beantragt werden.

Wichtige Angaben, die der Hersteller vorlegen muss, sind u. a.:

- Ergebnisse physikalischer, chemischer, biologischer und mikrobiologischer Prüfungen (= analytische und galenische Prüfungen, z. B. die Ergebnisse der Stabilitätsprüfungen und alle Prüfmethoden für Wirk- und Hilfsstoffe, die Packmittel und das Fertigarzneimittel)

- Ergebnisse pharmakologischer und toxikologischer Versuche (alle Ergebnisse der Tierversuche)
- Ergebnisse der klinischen Prüfung.

Hieraus ergeben sich dann die Angaben in den Packungsbeilagen und Fachinformationen zu

- Wirkungen
- Anwendungsgebieten (Indikationsgebieten)
- Gegenanzeigen (Kontraindikationen)
- Nebenwirkungen
- Wechselwirkungen mit anderen Arzneimitteln (Interaktionen)
- Dosierungen
- Verfalldatum.

Der Mindestumfang der Texte für die Etiketten, Faltschachteln, Fachinformationen und Packungsbeilagen (hier auch die Reihenfolgen) sind gesetzlich vorgeschrieben.

Erst wenn das Bundesinstitut für Arzneimittel und Medizinprodukte die Zulassung schriftlich unter Zuteilung einer Zulassungsnummer erteilt hat, darf der Hersteller das neue Fertigarzneimittel in den Verkehr, d. h. auf den Markt bringen. Alle 5 Jahre muss eine Verlängerung der Zulassung beantragt werden. Vor dem In-Kraft-Treten des Gesetzes zur Neuordnung des Arzneimittelrechts (1976) wurde ein neues Arzneimittel beim damaligen Bundesgesundheitsamt registriert und erhielt dann eine Registriernummer (Reg.-Nr.). Für diese Alt-Arzneimittel wurde inzwischen eine Nachzulassung erteilt oder sie wurden vom Markt genommen.

Bei homöopathischen Arzneimitteln tritt an Stelle der Zulassung die Registrierung in dem beim Bundesinstitut für Arzneimittel und Medizinprodukte geführten „Register für homöopathische Arzneimittel". Dafür sind nur weniger umfangreiche Unterlagen notwendig.

Auch nach den beschriebenen drei Phasen der klinischen Prüfung und nach der Zulassung wird jedes wirksame Arzneimittel in einer vierten Prüfungsphase weiteren Untersuchungen und Kontrollen (**Phase-IV-Prü-**

fung) unterzogen. Die Arzneimittel werden weiter beobachtet, um noch unbekannte Nebenwirkungen und Risiken frühzeitig zu erkennen. Auch Zweitwirkungen wie bei Acetylsalicylsäure werden hier erkannt.

1.3.7 Sicherheit und Qualität von Arzneimitteln

In der Fachliteratur und in der Presse ist immer wieder die Rede von der Sicherheit und Qualität der Arzneimittel. Wir wollen abschließend kurz untersuchen, durch welche Faktoren diese Sicherheit und Qualität von Arzneimitteln im Wesentlichen gewährleistet werden soll.

Gesetzliche Bestimmungen sind ein Faktor zur Garantie von Sicherheit und Qualität von Arzneimitteln. So bedarf es z.B. einer Herstellungserlaubnis, wenn man Arzneimittel produzieren will. Die Herstellungserlaubnis wird nur Personen erteilt, die zuverlässig sind und eine genau definierte Sachkenntnis besitzen. Es ist aber verständlich, dass nicht alle Vorgänge, die im Zusammenhang mit der Herstellung und dem In-den-Verkehr-Bringen von Arzneimitteln ablaufen, gesetzlich geregelt werden können. Eigenverantwortung und Eigeninitiative aller beteiligten Personen sind in hohem Maße erforderlich. Eine weitere wesentliche Vorschrift hinsichtlich der Sicherheit ist die Verschreibungspflicht, der alle neuen Arzneimittel zunächst für fünf Jahre automatisch unterstellt sind.

Die von der Weltgesundheitsorganisation (WHO) vorgeschlagenen GMP-Richtlinien (Good Manufacturing Practices) sind ein weiterer Faktor. Es handelt sich hier um „Grundregeln der Weltgesundheitsorganisation für die sachgemäße Herstellung von Arzneimitteln und die Sicherung ihrer Qualität." Diese Regeln betreffen u.a. Anforderungen an die:

- Qualifikation des Personals
- Beschaffenheit, Größe und Einrichtung der Räume
- Hygiene

- Herstellung, Prüfung, Verpackung und die Dokumentation dieser Betriebsvorgänge.

Durch die Betriebsverordnung für pharmazeutische Unternehmer von 1985 wurden die GMP-Richtlinien in deutsches Recht umgesetzt.

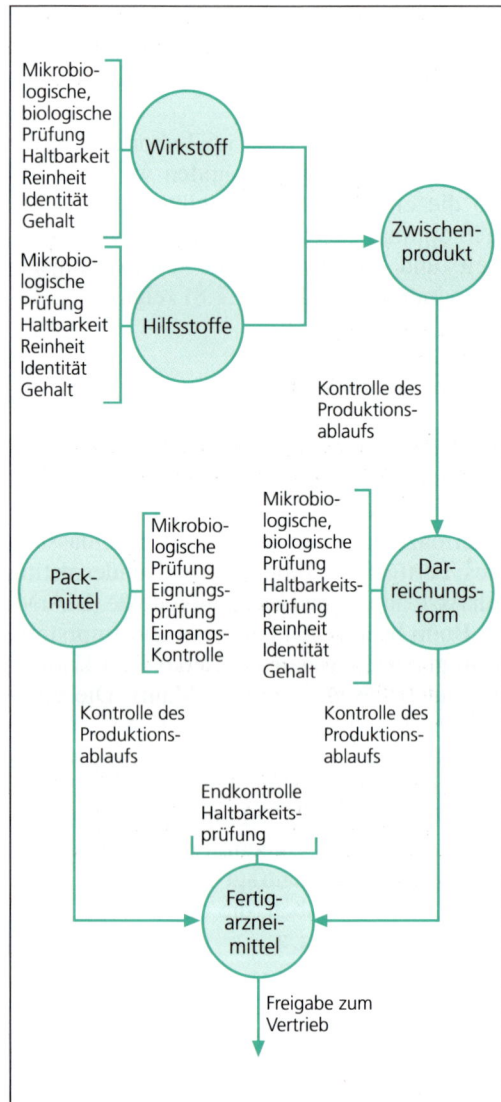

Abb. 1.1 Beispiel für ein System der galenisch/analytischen Entwicklung und der Qualitätskontrolle

Für die analytische und toxikologische Prüfung eines Arzneistoffes gelten die GLP-Richtlinien (Gute Laboratoriumspraxis).

Wie zahlreich und vielfältig die Kontrollen zur Gewährleistung von Sicherheit und Qualität schon während der Produktion eines Fertigarzneimittels sind, soll Abb. 1.1 zeigen.

Auch in der Apotheke müssen Fertigarzneimittel stichprobenweise geprüft werden. Qualitätsmängel, aber auch beobachtete Nebenwirkungen und Wechselwirkungen müssen nach einem in einem Stufenplan geregelten Verfahren erfasst und weitergegeben werden.

Zusammenfassung

Drei wichtige gesetzliche Definitionen haben wir festgehalten für:

- Arzneimittel
- Stoffe
- Fertigarzneimittel.

Bei der Entwicklung eines neuen Arzneimittels können wir sechs wesentliche Phasen unterscheiden:

- Suche nach einem neuen Wirkstoff
- Pharmakologische Prüfung
- Toxikologische Prüfung
- Klinische Prüfung
- Pharmazeutisch-technologische Entwicklung
- Zulassung.

Die Sicherheit und Qualität der Arzneimittel werden durch gesetzliche Bestimmungen, die GMP-Richtlinien und freiwillige Maßnahmen von allen am Verkehr mit Arzneimitteln Beteiligten gewährleistet.

Fragen

1. Führen Sie Beispiele für die Gewinnung eines neuen Wirkstoffes an.
2. Welchen Sinn hat die toxikologische Prüfung eines neuen Wirkstoffes?
3. Die Darreichungsform beeinflusst den Resorptionsort eines Arzneimittels! Geben Sie ein Beispiel für diese Aussage.
4. Erarbeiten Sie durch Vergleich verschiedener Fertigarzneimittel die für die Umhüllung gesetzlich vorgeschriebenen Angaben.
5. Erarbeiten Sie mithilfe Ihrer Literatur zur Pharmazeutischen Gesetzeskunde die Bedeutung der Aufschriften „Apothekenpflichtig" und „Verschreibungspflichtig" auf Fertigarzneimittelpackungen.
6. Suchen Sie im Arzneimittelgesetz nach den für die Packungsbeilage geltenden Regeln! Kontrollieren Sie damit die Ihnen vorliegenden Packungsbeilagen auf Vollständigkeit!
7. Es gibt homöopathische Arzneimittel, die keine „Reg.-Nr." aufweisen. Suchen Sie im Arzneimittelgesetz nach einer Begründung!
8. Stellen Sie fest, welche Arzneimittelrisiken im Berichtsbogen der Arzneimittelkommission erfragt werden!

GRUNDLEGENDE BEGRIFFE DER PHARMAKOLOGIE

2

2.1 Pharmakologie

Beim ersten Kontakt mit dem Apothekenbetrieb überrascht die Vielzahl der Fertigarzneimittel. Eine Ordnung kann nach den Inhaltsstoffen, den durch die Wirkung betroffenen Organen, den Indikationsgebieten oder den Darreichungsformen vorgenommen werden.

Im Hinblick auf eine Auskunft, die ein Kunde oder Arzt später erwartet, ist ein Vorgehen nach Indikationsgebieten, so weit möglich, am sinnvollsten. Indikation bedeutet Heilanzeige. Halsschmerzmittel z. B. sind angezeigt bei Angina und Heiserkeit.

Zum Verständnis der verschiedenen Indikationsgebiete müssen wir uns mit den Erkrankungen des Organismus und der Wirkung der Arzneimittel auf den Organismus befassen. Da jedes Arzneimittel bei entsprechend hoher Dosierung als Gift wirken kann, ist entsprechend unserer Definition aus Kapitel 1 auch der Begriff Pharmakon statthaft. Aufschlüsse über die Wirkung eines Pharmakons vermittelt die Pharmakologie. Vor einer Besprechung der einzelnen Indikationsgebiete werden die Grundbegriffe dieser medizinischen Wissenschaft vorgestellt.

Wichtige Aufgaben der Pharmakologie wurden schon genannt:

- Prüfung möglicher Pharmaka am Tier
- Klinische Prüfung von Arzneimitteln
- Verbesserung von bekannten Arzneimitteln
- Aufklärung von Wirkungsmechanismen
- Aufklärung von Dosis-Wirkungs-Beziehungen
- Untersuchung von Nebenwirkungen.

Immer wieder taucht in der Pharmakologie der Begriff Wirkung auf. Ein Beispiel soll die Problematik dieses Begriffs verdeutlichen.

Die südamerikanischen Indianer töteten ihre Jagdbeute durch Pfeile, die mit **Curare** vergiftet waren. Anschließend verspeisten sie das vergiftete Fleisch, ohne dass sich bei ihnen eine Vergiftung einstellte. Wie lässt sich diese unterschiedliche Wirkung erklären? Bei dem getroffenen Tier gelangt das Gift über die Schusswunde in den Blutkreislauf und kann sich über den gesamten Organismus verteilen. Das mit dem Fleisch in den Magen-Darm-Kanal des Indianers gelangte Gift erreicht den Blutkreislauf nicht. Magen- und Darmwand sind offenbar so undurchlässig für Curare, dass es nicht in das Blut gelangen kann.

Das Beispiel gestattet uns, zwei Arten von Wirkungen zu unterscheiden, die

■ Wirkung des Pharmakons (hier als Gift) auf den Organismus
■ Wirkung des Organismus (hier Magen-Darm-Kanal) auf das Pharmakon.

Damit kommen wir zu zwei Teilgebieten der Pharmakologie. Mit der ersten Art der Wirkung befasst sich die **Pharmakodynamik,** mit der zweiten Art der Wirkung befasst sich die **Pharmakokinetik.** Im Folgenden interessiert uns zunächst die Pharmakokinetik.

2.2 Pharmakokinetik

2.2.1 Wirkung des Organismus auf das Pharmakon

Curare kann einem Patienten auch als Arzneimittel vor einer Operation zur Ruhigstellung und Erschlaffung der Muskulatur verabreicht werden. Es wird dabei intravenös injiziert. Die Wirkung soll aber am Muskel erfolgen. Damit diese Wirkung eintritt, muss das Pharmakon aus dem Blut zum Wirkungsort, dem Muskel, gelangen und hier eine ganz bestimmte Konzentration erreichen. Mit dem Moment der Aufnahme beginnt der Organismus jedoch auch, den Fremdstoff mit Hilfe seines Stoffwechsels abzubauen und auszuscheiden. Diese Vorgänge bedingen einen Wirkungsverlust. Der Arzt muss durch eine geeignete Dosierung des Arzneimittels dafür

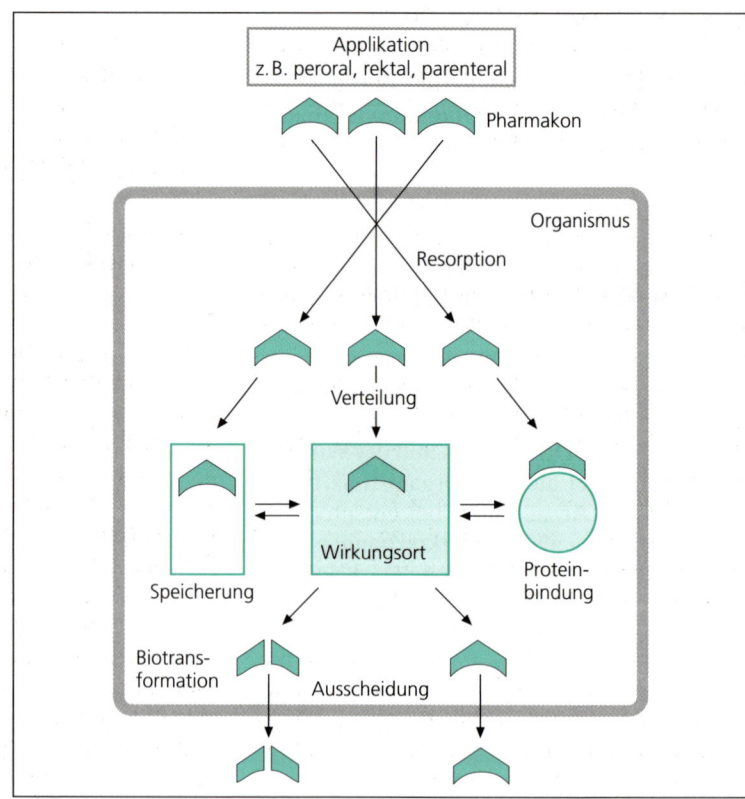

Abb. 2.1 Schicksal eines Pharmakons im Organismus

sorgen, dass trotz dieser unterschiedlichen Prozesse im Organismus eine für die gewünschte Wirkung ausreichende Konzentration am Wirkungsort vorliegt.

2.2.2 Inhalte der Pharmakokinetik

Verfolgen wir in Abb. 2.1 das Schicksal eines Pharmakons im menschlichen Organismus nach der Applikation, so stellen sich damit die Inhalte der Pharmakokinetik dar.

In der Pharmakokinetik werden Vorgänge, die das Pharmakon zum Ort der Wirkung hintragen, mit dem Begriff Invasion zusammengefasst. Das sind Resorption und Verteilung. Vorgänge, die die Konzentration des Pharmakons am Wirkungsort verringern, werden als Elimination bezeichnet. Dazu gehören Biotransformation und Ausscheidung. Häufiger werden diese elementaren Vorgänge aus der Pharmakokinetik unter der Kurzbezeichnung **ADME** (**A**bsorption, **D**istribution, **M**etabolism, **E**xcretion) zusammengefasst.

Es soll nun untersucht werden, wie die genannten, teilweise einander entgegengerichteten Vorgänge die Wirkung eines Pharmakons beeinflussen können.

2.2.3 Applikation

Mit der Applikation (Verabreichung) eines Pharmakons erfolgt dessen Aufnahme durch den Organismus. Am Beispiel Curare haben wir schon gesehen, dass Applikationsart und Applikationsort einen wesentlichen Einfluss auf die Wirkung besitzen können. Die Applikationsart kann sich u.a. nach dem gewünschten Ort der Wirkung (z.B. lokale Behandlung einer Hauterkrankung mit einer Salbe), der gewünschten Wirkungsdauer, dem Zustand des Patienten oder den physikalisch-chemischen Eigenschaften des Pharmakons richten (Curare wird als wasserfreundlicher Stoff nicht vom Magen-Darm-Kanal resorbiert).

Eine Applikation auf die Haut oder Schleimhaut bezeichnet man auch als **lokale Anwendung.** Wichtige Beispiele:

- Epikutan = auf die Haut (Salbe, Puder)
- Perkutan = durch die Haut (z.B. Rheumasalbe)
- Konjunktival = auf die Bindehaut (Augentropfen)
- Nasal = auf die Nasenschleimhaut
- Sublingual = unter der Zunge auf die Mundschleimhaut
- Rektal = auf die Rektumschleimhaut (Zäpfchen)
- Vaginal = auf die Schleimhaut der Vagina (Vaginal-Zäpfchen).

Eine Applikation durch den Mund wird auch **enterale Applikation** genannt:

- Oral, peroral, per os = durch den Mund (Tabletten, Tropfen etc.).

Im Gegensatz zur enteralen Applikation steht die **parenterale Applikation,** die Verabreichung in das Körperinnere:

- Intravenös (i.v.) = in die Vene
- Intramuskulär (i.m.) = in den Muskel
- Intraarteriell = in die Arterie
- Subkutan (s.c.) = unter die Haut
- Intralumbal, intrathekal = in den Rückenmarkkanal
- Intrakardial = in das Herz
- Intraperitoneal = in die Bauchhöhle.

Von einer **topischen Applikation** spricht man bei gezielter Anwendung eines Pharmakons, das nur am Ort seiner Verabreichung wirken soll, z.B. Auftragen einer Salbe auf die Haut, Injektion eines Lokalanästhetikums in das Zahnfleisch oder Injektion in ein Gelenk (intraartikulär). Im Gegensatz dazu stehen **Transdermale Therapeutische Systeme** (TTS), d.h. Pharmaka werden lokal appliziert, um eine systemische, d.h. eine auf ein ganzes Organsystem bezogene Wirkung nach Durchdringen (Penetration) der Körperoberfläche zu erzielen. Meist handelt es sich um mehrschichtig aufgebaute Pflaster an geeigneter Stelle auf der Haut. Das Pflaster setzt

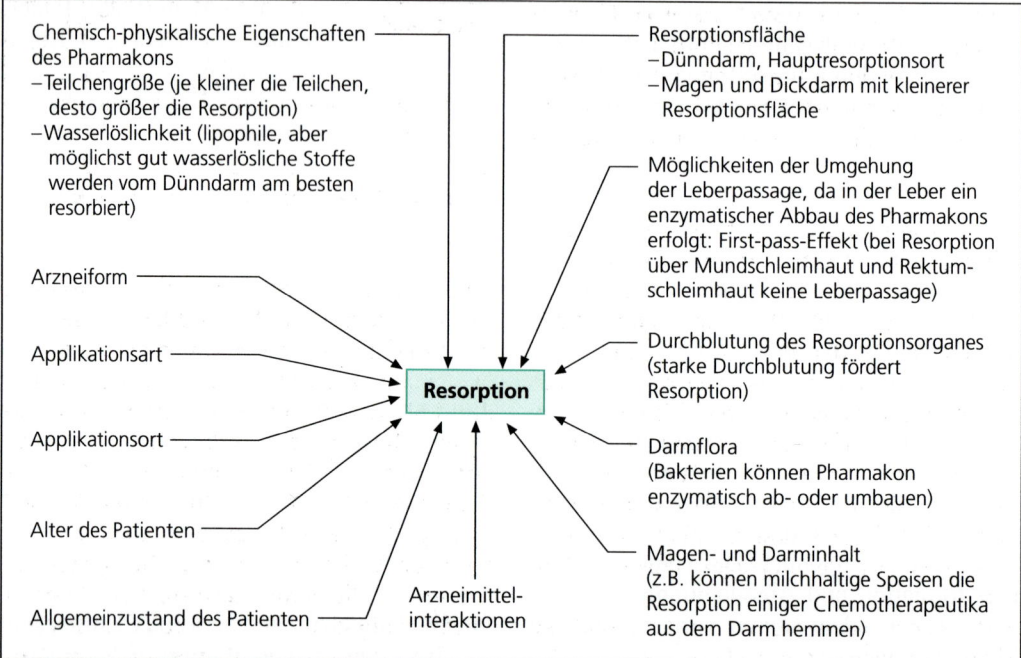

Chemisch-physikalische Eigenschaften des Pharmakons
– Teilchengröße (je kleiner die Teilchen, desto größer die Resorption)
– Wasserlöslichkeit (lipophile, aber möglichst gut wasserlösliche Stoffe werden vom Dünndarm am besten resorbiert)

Arzneiform

Applikationsart

Applikationsort

Alter des Patienten

Allgemeinzustand des Patienten

Arzneimittel-interaktionen

Resorption

Resorptionsfläche
– Dünndarm, Hauptresorptionsort
– Magen und Dickdarm mit kleinerer Resorptionsfläche

Möglichkeiten der Umgehung der Leberpassage, da in der Leber ein enzymatischer Abbau des Pharmakons erfolgt: First-pass-Effekt (bei Resorption über Mundschleimhaut und Rektum-schleimhaut keine Leberpassage)

Durchblutung des Resorptionsorganes (starke Durchblutung fördert Resorption)

Darmflora
(Bakterien können Pharmakon enzymatisch ab- oder umbauen)

Magen- und Darminhalt
(z.B. können milchhaltige Speisen die Resorption einiger Chemotherapeutika aus dem Darm hemmen)

Abb. 2.2 Die Resorption beeinflussende Faktoren

gleichmäßig Wirkstoffe frei, z.B. Fentanyl (s. Kap. 8.5.6), Nitroglyzerin (s. Kap. 9.7.1), Nicotin (s. Kap. 7.3) oder Estradiol (s. Kap. 13.4.2).

Um die verschiedenen Applikationsarten zu ermöglichen, müssen pharmazeutisch-technologische (galenische) Lösungen gefunden werden. Will man ein Pharmakon als Injektion verabreichen, so muss es meist in einer löslichen Form vorliegen oder in eine solche überführt werden.

2.2.4 Resorption

Die Resorption ist die Aufnahme eines Stoffes in die Blutbahn und das Lymphgefäßsystem. Diese Aufnahme ist u.a. über die Schleimhaut des Verdauungsapparates und die Haut möglich.

Eine Schmerztablette mit dem Wirkstoff Paracetamol wird bei akutem Kopfschmerz eingenommen. Man stelle sich nun vor, dass die Tablette im Magen-Darm-Kanal wegen

unzureichender Qualität erst nach ca. zwei Stunden vollständig zerfällt und ihren Wirkstoff zur Resorption freigibt! Der Patient würde zunächst vergeblich auf eine Linderung seines Schmerzes warten. Ohne eine ausreichende Resorption kann es nicht zu einer Wirkung kommen. Deswegen sind alle Faktoren, die eine Resorption positiv oder negativ beeinflussen können, wichtig. Die wesentlichen Faktoren sind in Abb. 2.2 zusammengestellt.

Bei der Resorption müssen eindringende Stoffe durch die Zellmembran treten. Dafür kommen verschiedene Resorptionsmechanismen in Frage:

- Passive Diffusion (beruht auf einem Konzentrationsgefälle; die meisten Wirkstoffe werden auf diesem Wege resorbiert),
- Filtration (gelöster Stoff wandert mit Lösungsmittel zusammen durch Poren in der Membran),
- Aktiver Transport (Stoff wird unter Energieverbrauch entgegen dem Konzentra-

tionsgefälle von einem Träger [= Carrier] durch die Membran transportiert),

■ Aufnahme durch Einstülpung der Oberflächenmembran und damit Einschluss von Stoffpartikeln (Pinozytose und Phagozytose).

Durch pharmazeutisch-technologische Maßnahmen kann die Resorptionsgeschwindigkeit und auch die Resorptionsquote beeinflusst werden. Durch Herstellung einer Arzneiform, die den Wirkstoff nur allmählich freisetzt – Depotform – erreicht man z. B. eine Resorptionsverzögerung. Wird das Pharmakon z. B. intravenös verabreicht, so ist keine Resorption notwendig; damit wird auch ein schneller Wirkungseintritt erreicht. Dies kann z. B. bei einer akuten Infektionserkrankung oder bei Herzversagen lebenswichtig sein.

Bei der Kundenberatung in der Apotheke sollten wir auch daran denken, dass eine Beeinflussung der Resorption von Arzneimitteln durch die Art der Nahrung und den Abstand zwischen Applikation und Nahrungsaufnahme möglich ist. Einnahmehinweise ermöglicht Tab. 2.3.

2.2.5 Verteilung und Speicherung

Gelangt ein Pharmakon durch Resorption aus dem Darm oder durch Injektion in die Blutbahn, so wird es sich hier meistens schnell gleichmäßig verteilen. Damit herrscht zwischen dem Blut und dem umliegenden Gewebe ein Konzentrationsgefälle. Aufgrund dieses Konzentrationsgefälles wird das Pharmakon bestrebt sein, in die Zwischenzellräume und von dort in die Zellen einzudringen, falls die abgrenzenden Membranen einen Durchtritt zulassen. Man spricht von einer Verteilung auf die verschiedenen Verteilungsräume im Organismus (Abb. 2.3). Die Verteilung ist stark von der Durchblutung von Geweben und Organen abhängig.

Manche Pharmaka gelangen nicht in das Zellinnere, da sie aufgrund ihres Baus die

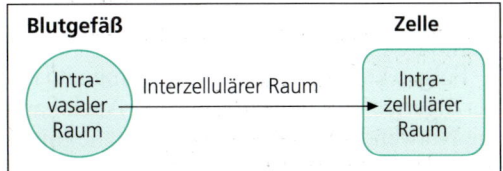

Abb. 2.3 Verteilungsräume im Organismus

Zellmembran nicht durchdringen können. Fettunlösliche (lipoidunlösliche) Stoffe sind nicht in der Lage, die Hirnkapillaren zu verlassen und in das umliegende Gewebe oder in den Flüssigkeitsraum (Liquorraum) überzutreten. Diese Erscheinung nennt man Blut-Hirn-Schranke. Die Membran der Plazenta-Schranke ist dagegen für lipophile und hydrophile (wasserfreundliche) Pharmaka bis zu einer Molmasse von ca. 1000 g/mol gut passierbar. Die Verteilung erfolgt nicht immer gleichmäßig über den gesamten Organismus.

Ein weiterer Grund für eine ungleiche Verteilung eines Pharmakons kann eine besondere **Affinität** zu bestimmten Geweben und Organen sein. Iod reichert sich in der Schilddrüse, Blei in den Knochen und Thiobarbiturate (eine Gruppe von Narkosemitteln) reichern sich im Fettgewebe an.

Man spricht von einer Speicherung in den entsprechenden Geweben.

Da die Verteilung die Konzentration des Pharmakons am Wirkungsort mitbestimmt, ist dieser Faktor auch für den Wirkungseintritt und die Wirkungsdauer mitverantwortlich.

2.2.6 Proteinbindung

Ein weiterer wichtiger, die Konzentration am Wirkungsort beeinflussender Faktor ist die Proteinbindung (Eiweißbindung). Bisher sind wir von der Annahme ausgegangen, dass sich ein Pharmakon in den Flüssigkeiten der verschiedenen Verteilungsräume frei bewegt. Ein Teil des Pharmakons kann jedoch an Plasma- und Gewebsproteine oder auch an andere Gewebebestandteile gebunden werden. Dadurch werden der Transport zum Wirkungsort, die Inaktivierung durch Umbau

(Biotransformation) und die Ausscheidung (Exkretion) behindert.

Folgen können eine Depotwirkung und ein verzögerter Wirkungseintritt sein. Auch kann die Notwendigkeit bestehen, ein Arzneimittel mit hoher Anfangsdosis (Initialdosis) und geringerer Erhaltungsdosis zu verordnen (s. Kap. 2.2.8).

Bei der Behandlung eines Säuglings ist zu beachten, dass hier die Plasmaproteinbindung in einem anderen (geringeren) Ausmaß stattfindet als beim Erwachsenen. Nichtbeachtung führt unter Umständen zu schweren Vergiftungserscheinungen.

Besonders wichtig für die Arzneimittelsicherheit ist das Wissen um die Möglichkeit, dass ein Pharmakon ein zweites an Protein gebundenes Pharmakon aus der Proteinbindung verdrängen kann (Abb. 2.4). Ein Beispiel hierfür ist die Verdrängung von blutgerinnungshemmenden Arzneimitteln wie Phenprocoumon (ein orales Antikoagulans) durch Indometacin, das gegen rheumatische Erkrankungen eingesetzt wird. Bei Nichtbeachtung dieser „Unverträglichkeit" kommt es eventuell zu lebensbedrohlichen Blutungen.

Wenn der Pharmakologe die Ergebnisse des Tierversuchs auf den Menschen übertragen will, muss er beachten, dass der Prozentsatz der Proteinbindung eines Pharmakons bei den verschiedenen Arten (Spezies) stark schwankt.

2.2.7 Elimination

„Dreimal täglich eine Tablette" heißt es auf zahlreichen Verordnungen. Wir wollen dem Sinn dieser Anweisung einmal nachgehen.

Wie alle vom Körper aufgenommenen Stoffe werden auch Arzneimittel vom Stoffwechsel erfasst und gleich anderen nichtverwertbaren Fremdstoffen mit den Abbauprodukten des Organismus wieder ausgeschieden. Der Ausscheidung geht meistens ein Um- oder Abbau voraus, die Biotransformation. Diese Biotransformation erfolgt auf enzymatischem Wege.

Ausscheidung und Biotransformation werden unter dem Begriff Elimination zusammengefasst.

Die Elimination ist ein Grund dafür, dass laufend Arzneimittel ergänzt werden muss, wenn eine ausreichende Konzentration am Wirkungsort aufrechterhalten werden soll. Ob dafür eine dreimalige Applikation optimal ist, werden wir später noch untersuchen.

Biotransformation

Für die Biotransformation von Pharmaka sind hauptsächlich die Enzyme der Leberzellen verantwortlich. Allerdings können diese Enzyme nicht zwischen Giftstoffen und unschädlichen Stoffen unterscheiden. Man kann die Leber nicht als Entgiftungsorgan bezeichnen.

Es kommt also durchaus vor, dass ein Pharmakon erst dann wirksam wird, wenn durch Ab- bzw. Umbau in der Leber ein wirksames Stoffwechselprodukt (Metabolit) entsteht. So ist bei dem gegen Depressionen eingesetzten Imipramin (Tofranil®) erst der demethylierte Metabolit, das Demethylimipramin, wirksam.

Der umgekehrte Fall liegt bei den Phenothiazinen wie Promethazin oder Perazin vor. Hier sind die Metaboliten nicht mehr wirksam.

Bei der Biotransformation kann auch aus einem zunächst unschädlichen Stoff ein Gift entstehen.

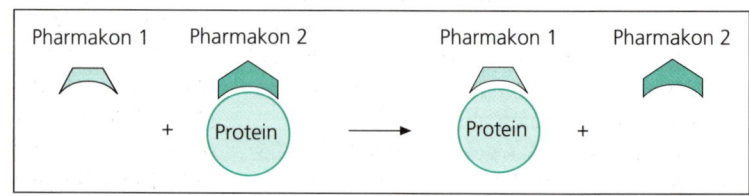

Abb. 2.4 Verdrängung aus der Proteinbindung im Blut

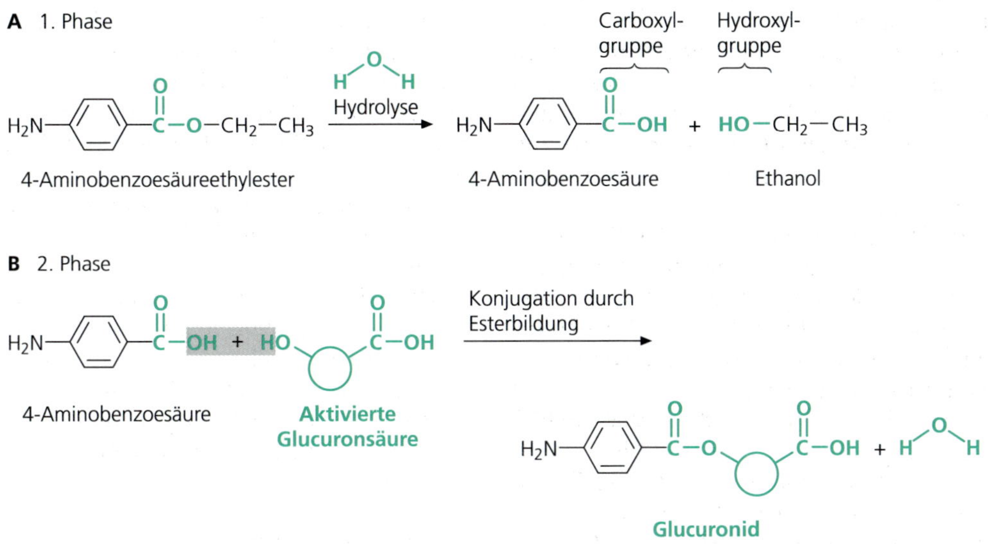

Abb. 2.5 Biotransformation des 4-Aminobenzoesäureethylesters (Anaesthesin®)
A 1. Phase **B** 2. Phase

Die Biotransformation läuft in der Regel in zwei Phasen ab. In der ersten Phase wird das Pharmakon strukturell so verändert, dass die Fettlöslichkeit ab- und die Wasserlöslichkeit zunimmt. Dies geschieht meist durch Einführung oder Freilegung funktioneller Gruppen. In Abb. 2.5 A ist die Hydrolyse (Spaltung mit Wasser) von 4-Aminobenzoesäureethylester dargestellt. Durch diese Spaltung werden eine Carboxylgruppe und eine Hydroxylgruppe freigelegt.

Außer der Spaltung mithilfe von Wasser sind weitere verändernde Reaktionen möglich, die uns von der Chemie her bekannt sind, z. B. Oxidation, Reduktion und Hydroxylierung.

In der zweiten Phase können die Metaboliten aus der ersten Phase durch Kopplung mit Produkten anderer Stoffwechselwege in eine wasserlösliche und biologisch meist inaktive Verbindung überführt und ausgeschieden werden. Ein wichtiger Weg soll hier als Beispiel dienen:

Die in der ersten Phase entstandene 4-Aminobenzoesäure verbindet sich mit aktivierter Glucuronsäure, einem Derivat der Glucose. Man spricht hier von einer Konjugation mit Glucuronsäure. Das entstehende Glucuronid ist besser wasserlöslich und kann nun z. B. leichter über die Niere ausgeschieden werden (Abb. 2.5 B). Auf diesem Wege werden zahlreiche Pharmaka ausgeschieden. Da bei Neugeborenen die Enzyme für die Glucuronidbildung noch nicht in ausreichendem Umfang zur Verfügung stehen, ist auch die Biotransformation gehemmt und somit Vorsicht bei Arzneimitteln geboten, die über Konjugation mit Glucuronsäure ausgeschieden werden.

Mit den bisher erlangten Kenntnissen sind wir in der Lage, die Entwicklung von Toleranz (Gewöhnung) zu erklären. Besonders bei chronischer Anwendung von Schlafmitteln der Benzodiazepingruppe und einigen Chemotherapeutika, z. B. Rifampicin, muss nach einiger Zeit die Dosis erhöht werden, um zu einer gleich starken Wirkung zu gelangen wie zu Beginn der Behandlung. Diese Toleranzentwicklung hat ihre Ursache in einer erhöhten Eliminationsgeschwindigkeit. Durch das

Schlafmittel z. B. ist die Synthese von abbauenden Enzymen in den Leberzellen angeregt worden, man spricht von einer **Enzyminduktion**.

Bei einer häufigen Einnahme des Schlafmittels trifft dieses in der Leber auf eine höhere Konzentration abbauender Enzyme und wird deswegen schneller eliminiert.

Ein weiterer Faktor, der die Konzentration des Pharmakons am Wirkungsort beeinflusst, ist der **First-pass-Effekt**. Alles venöse Blut des Magen-Darm-Kanals – und damit auch eventuell darin enthaltene Pharmaka – gelangt über die Pfortader in die Leber (Abb. 2.6), bevor es den Lungen- oder Körperkreislauf erreicht. Der Wirkungsverlust bei dieser Passage durch Magen-Darm-Schleimhaut und Leber wird durch den First-pass-Effekt gekennzeichnet. Einen großen First-pass-Effekt erfährt z. B. Nitroglycerin, ein Arzneimittel zur Behandlung von Angina pectoris.

Die Abbaurate in Leber oder Magen-Darm-Schleimhaut kann so groß sein, dass die erste Gabe des Arzneimittels wirkungslos bleibt.

Diesen First-pass-Effekt kann man durch bestimmte Anwendungsformen umgehen. Nitroglycerin wird auch deshalb sublingual verabreicht, viele andere Arzneistoffe rektal als Zäpfchen. Dann gelangt das Blut (und damit das Pharmakon) zunächst nicht in die Pfortader.

Die Kenntnis von Biotransformationsvorgängen bei Arzneimitteln nutzt man zur Verbesserung nachteiliger galenischer, pharmakologischer oder toxikologischer Eigenschaften eines Wirkstoffes. Methylprednisolon (ein Nebennierenrindenhormon) ist beispielsweise praktisch unlöslich in Wasser. Durch Überführung in ein **Pro-drug**, das heißt durch eine Umsetzung zum wenig aktiven Methylprednisolon-Hemisuccinat, erhält man eine hydrophilere und damit besser resorbierbare Vorstufe des eigentlichen Wirkstoffes, aus der die aktive Form, das Methylprednisolon, im Organismus freigesetzt werden kann.

Ausscheidung (Exkretion)

Die wichtigsten Wege der Ausscheidung für Pharmaka sind die:

- Renale Ausscheidung (über die Niere mit dem Harn)
- Biliäre Ausscheidung (mit der Galle)
- Intestinale Ausscheidung (mit den Fäzes = Kot)
- Pulmonale Ausscheidung (über die Lunge mit der Atemluft oder dem Bronchialschleim)
- Ausscheidung mit der Milch.

Die renale Ausscheidung steht für Pharmaka an erster Stelle. Zahlreiche Pharmaka werden als Glucuronide über die Niere mit dem Harn ausgeschieden. Deswegen ist bei Vorliegen einer Niereninsuffizienz (verminderte Funktion der Niere), z. B. infolge einer Nierenentzündung, besondere Vorsicht geboten, wenn Arzneimittel eingenommen werden sollen (s. Kap. 2.3.3).

Für einige Hormone und Chemotherapeutika gilt hauptsächlich die biliäre Ausscheidung. Die Galle wird in den Leberzellen bereitet. Dabei gelangen Metaboliten von Pharmaka mit in die Galle.

Mit der Galle gelangen diese Metaboliten in den Darm. Es ist möglich, dass hier durch Enzyme eine strukturelle Veränderung erfolgt, die eine Erhöhung der Lipoidlöslichkeit zur Folge hat. Dieser lipoidlösliche Stoff kann vom Darm wieder rückresorbiert werden, gelangt ins Blut und schließlich in die Leber. Wir haben damit einen Kreislauf vorliegen, der als enterohepatischer Kreislauf bezeichnet wird (Abb. 2.6). Als Folge dieses Kreislaufs tritt eine verzögerte Elimination auf.

Welches Kriterium ist für eine renale bzw. biliäre Ausscheidung ausschlaggebend? Hier spielt die Molmasse eine entscheidende Rolle. Bis zu einer Molmasse von ca. 300 g/mol erfolgt vorzugsweise eine renale, ab einer Molmasse von ca. 500 g/mol erfolgt eine biliäre Ausscheidung.

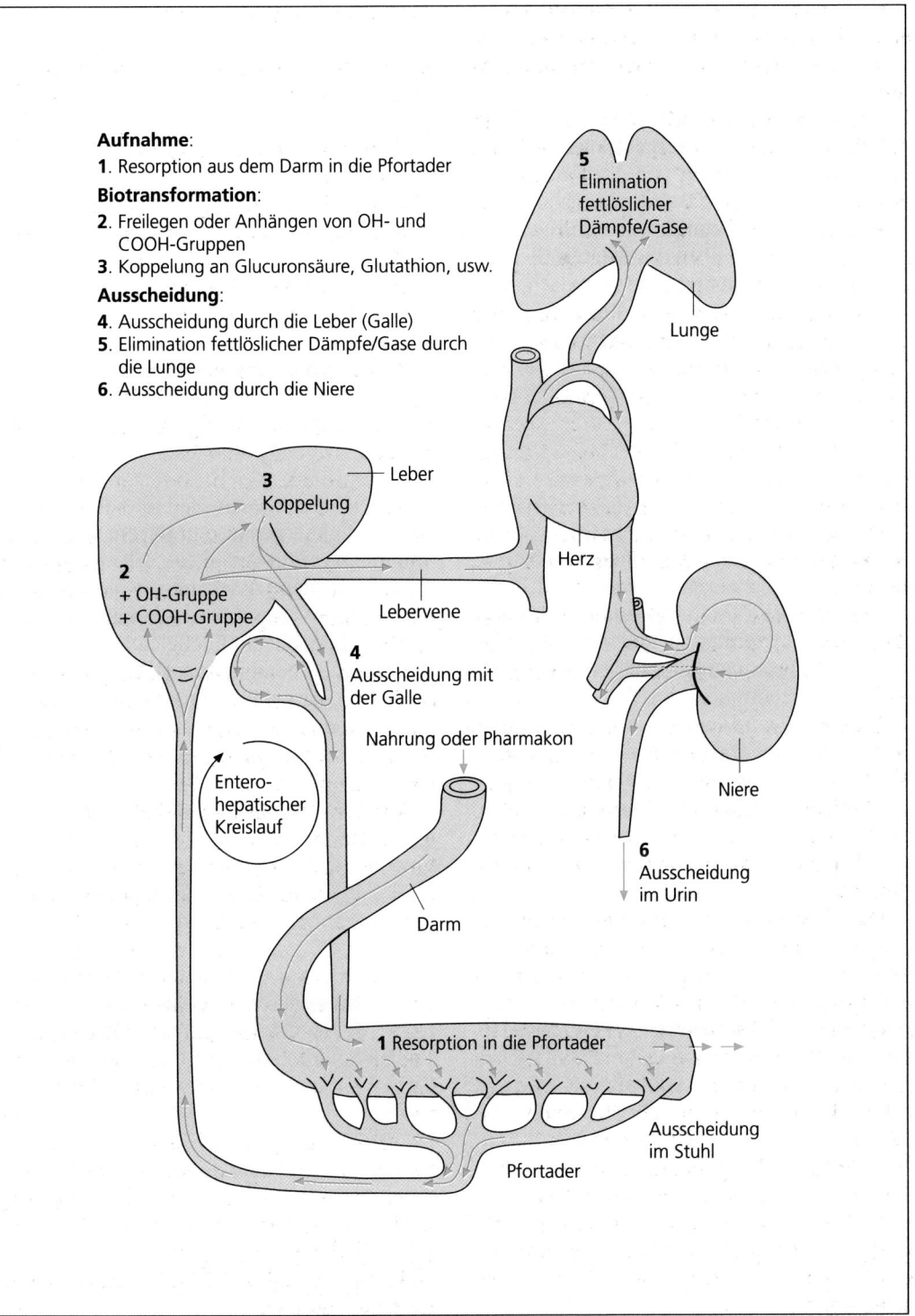

Aufnahme:
1. Resorption aus dem Darm in die Pfortader
Biotransformation:
2. Freilegen oder Anhängen von OH- und COOH-Gruppen
3. Koppelung an Glucuronsäure, Glutathion, usw.
Ausscheidung:
4. Ausscheidung durch die Leber (Galle)
5. Elimination fettlöslicher Dämpfe/Gase durch die Lunge
6. Ausscheidung durch die Niere

5
Elimination fettlöslicher Dämpfe/Gase

Lunge

3
Koppelung

Leber

2
+ OH-Gruppe
+ COOH-Gruppe

Herz

Lebervene

4
Ausscheidung mit der Galle

Nahrung oder Pharmakon

Entero-hepatischer Kreislauf

Niere

6
Ausscheidung im Urin

Darm

1 Resorption in die Pfortader

Ausscheidung im Stuhl

Pfortader

Abb. 2.6   Eliminations-(Entgiftungs-)mechanismen im Organismus. Nach Silbernagl u. Despopoulos 2003

Die intestinale Ausscheidung hat ihre Ursache meist in einer unvollständigen Resorption oder einer biliären Ausscheidung ohne Rückresorption. Quantitativ spielt sie ebenso wie die pulmonale und die Ausscheidung über die Milch eine untergeordnete Rolle.

Bei der Anwendung von Arzneimitteln ist jedoch zu beachten, dass Alkohol, Nicotin, einige Chemotherapeutika und zahlreiche andere Arzneimittel über die Muttermilch den Säugling erreichen und hier zu toxischen Reaktionen führen können. Die folgende Tabelle gibt Aufschluss über den Umgang mit einer Reihe von Arzneimitteln während der Stillzeit (Tab. 2.1).

2.2.8 Folgerungen für die Arzneimittelanwendung

In den vergangenen Abschnitten haben wir erfahren, dass zwischen Invasion (d.h. Resorption und Verteilung) und Elimination (d.h. Biotransformation und Ausscheidung) ein enger Zusammenhang besteht.

Die Konzentration des Arzneimittels am Wirkungsort wird durch zahlreiche Faktoren so beeinflusst, dass diese nach Aufnahme und Resorption am Wirkungsort nur in Sonderfällen konstant ist. Bei einer Dauerinfusion wird

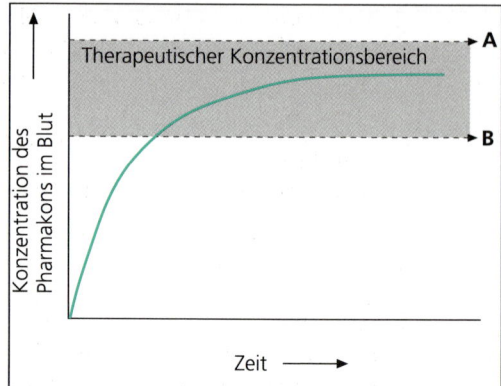

Abb. 2.7 Konzentrationsverlauf bei einer Dauerinfusion. Nach Derendorf u. Mitarb. 2002
A Minimal toxisch wirksame Konzentration
B Minimal therapeutisch wirksame Konzentration

nach einer gewissen Zeit die Invasionsgeschwindigkeit genauso groß sein wie die Eliminationsgeschwindigkeit, d.h. pro Zeiteinheit wird dem Wirkungsort genauso viel Arzneimittel zugeführt wie abtransportiert wird, es herrscht ein Fließgleichgewicht. Dieser für eine Therapie optimale Sachverhalt ist in Abb. 2.7 graphisch dargestellt.

Nur wenige Arzneimitteltherapien können mit einer Dauerinfusion durchgeführt werden. Man stelle sich nur vor, wegen Kopfschmerzen an den Tropf zu müssen!

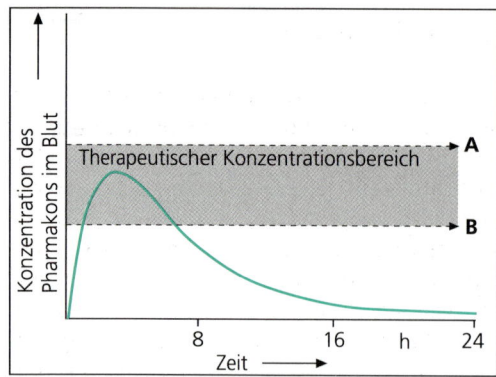

Abb. 2.8 Konzentrationsverlauf im Blut bei einmaliger Dosierung eines Arzneimittels. Nach Derendorf u. Mitarb. 2002
A Minimal toxisch wirksame Konzentration
B Minimal therapeutisch wirksame Konzentration

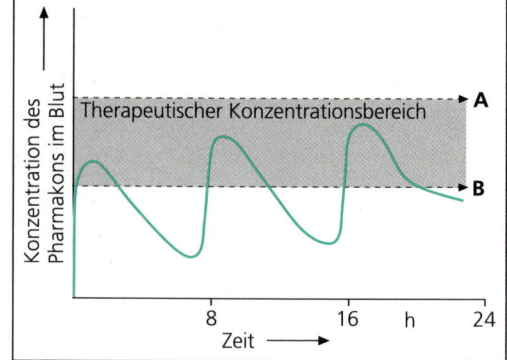

Abb. 2.9 Konzentrationsverlauf im Blut bei drei Einzeldosen verteilt über 24 Stunden.
A Minimal toxisch wirksame Konzentration
B Minimal therapeutisch wirksame Konzentration

Wird ein Arzneimittel nur einmal appliziert, so wird zunächst die Invasion und dann die Elimination vorherrschen (Abb. 2.8). Es lässt sich erkennen, dass die Kurve die Abszisse nicht schneidet, der Zeitpunkt, zu dem das gesamte Arzneimittel aus dem Organismus eliminiert worden ist, ist nicht zu erkennen. Um ein Maß und einen Vergleich für den zeitlichen Konzentrationsverlauf verschiedener Arzneimittel zu haben, hat man die Halbwertszeit $t_{1/2}$ (Eliminationshalbwertszeit, $t_{1/2}$) eingeführt. Das ist die Zeit, nach der die Konzentration des Arzneimittels im Organismus auf die Hälfte des ursprünglichen Wertes abgesunken ist. Die Halbwertszeit z.B. für Diazepam (ein Beruhigungsmittel) beträgt 30 Stunden, d.h. nach dieser Zeit ist noch die Hälfte der Konzentration im Blut vorhanden.

Dosierung

In den Abb. 2.7, 2.8 und 2.9 sieht man, dass für jedes Arzneimittel eine minimal toxisch wirksame und eine minimal therapeutisch wirksame Konzentration existiert. Bei einer sinnvollen Therapie sollte die Konzentration des Arzneimittels über einen möglichst langen Zeitraum zwischen diesen beiden Grenzen, also im therapeutischen Konzentrationsbereich, liegen. Eine Dosierung einmal täglich (Abb. 2.8) ist oft nicht sinnvoll, da der Zeitraum einer wirksamen Konzentration zu kurz ist. Die optimale Form der Dauerinfusion ist nur in Ausnahmefällen praktikabel.

Wir kommen zurück zu „dreimal täglich". Wenn ein Arzneimittel in achtstündigen Intervallen über den Tag verteilt wird, so erreicht man damit, dass die therapeutisch wirksame Zeit verlängert wird. Abb. 2.9 zeigt den Konzentrationsverlauf im Blut bei dreimaliger Dosierung. Noch besser wäre es, die Gesamttagesdosis auf mehr als drei Einzeldosen aufzuteilen. Das würde allerdings viele Patienten überfordern.

Bei langer Halbwertszeit eines Arzneimittels (z.B. Diazepam mit 30 Stunden) kommt es unter Umständen zu einer **Kumulation**.

Kumulation bedeutet Anhäufung. Sie tritt immer dann auf, wenn pro Zeiteinheit mehr Arzneimittel zugeführt wird als vom Organismus eliminiert werden kann.

Häufig verordnet der Arzt eine hohe Anfangsdosis (Initialdosis) und eine geringere Erhaltungsdosis. Die hohe **Initialdosis** soll einen raschen Wirkungseintritt gewährleisten. Die **Erhaltungsdosis** soll dann nur noch den Anteil des Arzneimittels ersetzen, der durch Elimination zu einem Abfall der Konzentration unter die therapeutisch wirksame Grenze führen würde.

Die Überlegungen zu einer sinnvollen Dosierung machen auch verständlich, warum Kombinationspräparate problematisch sein können, wenn die kombinierten Arzneimittel stark voneinander abweichende Halbwertszeiten besitzen. Kombinationspräparate sind deswegen weitgehend vom Markt genommen.

Jede pharmakokinetische Überlegung zur Dosierung wird jedoch zunichte gemacht, wenn der Patient die Verordnung des Arztes oder den Rat des Apothekers nicht befolgt bzw. nicht mitarbeitet. Man nennt diese Mitarbeit **compliance** (Einwilligung). Abb. 2.9 macht die Zweifelhaftigkeit einer Therapie deutlich, wenn man sich vorstellt, dass ein Patient z.B. die zweite Dosierung wegfallen lässt.

Bioverfügbarkeit

Bei zahlreichen Arzneimitteln gibt es von ein und demselben Wirkstoff mehrere Fertigarzneimittel (so genannte Generika). Die Annahme, dass jedes dieser Fertigarzneimittel dieselbe Wirksamkeit besitzt, hat sich bei exakten Untersuchungen nicht immer bestätigt. Man stellte unterschiedliche biologische Verfügbarkeit fest. „Unter Bioverfügbarkeit versteht man Ausmaß und Geschwindigkeit, mit der ein therapeutisch wirksamer Bestandteil eines Arzneimittels nach peroraler Applikation aus der Formulierung freigesetzt, resorbiert und letztlich am Wirkort verfügbar wird." (FDA, 1973)

Tab. 2.1   Arzneimittel während der Stillzeit. Aus Kleinebrecht, Fränz, Windorfer 1999

Fast alle Arzneimittel treten aus dem mütterlichen Blut in die Muttermilch über.
Da einige dem gestillten Kind gefährlich werden, können wir in der folgenden Tabelle eine Kurzbeurteilung der Arzneimittel geben. Die Ziffern bedeuten dabei:
1 = Stillen möglich, keine Gefährdung des Säuglings zu erwarten
2 = Stillen bei guter Beobachtung des Säuglings möglich (evtl. mit Kontrolluntersuchungen)
3 = Einmalige oder kurzfristige Einnahme vertretbar; Stillverbot bei längerfristiger Therapie
4 = Medikamenteneinnahme nicht mit dem Stillen zu vereinbaren, deshalb Stillpause, Stillverbot
    oder Absetzen des Medikaments

Medikament	Kategorie	Medikament	Kategorie	Medikament	Kategorie
Acebutolol	2	Ciprofloxacin	4	**G**adopentetsäure	4
Acetylsalicylsäure	3	Cisaprid	3	Gallium 67	4
Aciclovir	2	Cisplatin	4	Gentamicin	1
Acitretin	4	Clarithromycin	4	Gold	2
Allopurinol	2	Clemastin	3	Griseofulvin	4
Alprazolam	3	Clindamycin	4		
Amidotrizoat	1	Clonazepam	2	**H**aloperidol	3
Amikacin	1	Clonidin	4	Halothan	1
Amiodaron	4	Clozapin	4	Heparin	1
Amitriptylin	2	Codein	2	Hydralazin	2
Amoxicillin	2	Coffein	2	Hydrochlorothiazid	2
Ampicillin	2	Colchicin	4		
Astemizol	2, 3	Cromoglicinsäure	1	**I**buprofen	1
Atenolol	2	Cyclophosphamid	4	Imipramin	2
Azapropazon	2	Cyclosporin A	4	Indometacin	2
Azathioprin	2	Cyproteronacetat	4	Insulin	1
Aztreonam	2			Isofluran	1
		Desipramin	2	Isoniazid	2
Baclofen	1	Diazepam	3		
Bendroflumethiazid	4	Diclofenac	1	**J**od 123, 125, 131	4
Benzylbenzoat	1	Digoxin	2		
Betaxolol	2	Dihydralazin	2	**K**etorolac	1
Bisacodyl	1	Diltiazem	2		
Bupivacain	1	Disopyramid	2	**L**evonorgestrel	1
		Domperidon	3	Lidocain	1
Captopril	1	Doxepin	4	Lindan	4
Carbamazepin	2	Doxorubicin	4	Lithium	4
Carbimazol	2			Loperamid	2
Cefaclor	1	**E**nalapril	2	Loratadin	3
Cefadroxil	1	Enfluran	1	Lormetazepam	3
Cefalexin	1	Ergotamin	4		
Cefamandol	2	Erythromycin	2	**M**ebendazol	2
Cefazolin	1	Ethambutol	2	Medroxyprogesteron	1
Cefoperazon	2	Ethinylestradiol	1	Mefloquin	4
Cefotaxim	2	Ethosuximid	2	Mepindolol	2
Cefotetan	2			Mesalazin	2
Cefoxitin	2	**F**enoterol	1	Metaclazepam	3
Ceftazidim	2	Fentanyl	3	Methadon	2
Ceftizoxim	2	Flecainid	2	Methenamin	1
Ceftriaxon	2	Fluconazol	4	Methotrexat	4
Chinidin	2	Flunitrazepam	3	Methyldopa	2
Chinin	1	Fluorescein	4	Metoclopramid	3
Chloramphenicol	4	Fluoxetin	4	Metoprolol	2
Chloroquin	1	Flupentixol	4	Metronidazol	4
Chlorpromazin	4	Flurbiprofen	1	Mexiletin	2
Chlorprothixen	4	Fluvoxamin	2	Mianserin	4
Chlortalidon	4	Furosemid	2	Midazolam	3
Cimetidin	4			Moclobemid	1

Tab. 2.1 Arzneimittel während der Stillzeit. Aus Kleinebrecht, Fränz, Windorfer 1999 (Fortsetzung)

Medikament	Kategorie	Medikament	Kategorie	Medikament	Kategorie
Morphin	3	Pentoxyverin	4	Streptomycin	1
		Perphenazin	3	Sulbactam	2
Nadolol	2	Pethidin	3	Sulfasalazin	2
Nalbuphin	3	Phenbarbital	2	Sumatriptan	4
Nalidixinsäure	4	Phenprocoumon	2	Suxamethonium	1
Neostigmin	1	Phenylbutazon	4		
Niclosamid	1	Phenytoin	2	Technetium 99m	4
Nifedipin	2	Piroxicam	2	Temazepam	3
Nimodipin	4	Praziquantel	2	Terbutalin	1
Nitrazepam	3	Prednisolon	2	Terfenadin	2
Nitrendipin	2	Prednison	2	Tetracycline	3
Nitrofurantoin	2	Primidon	2	Theophyllin	2
Nizatidin	2	Procainamid	2	Thiopental	3
Norgestrel	1	Propofol	3	Thyroxin	1
Nortriptylin	2	Propranolol	2	Ticarcillin	2
Noscapin	4	Propylthiouracil	2	Tocainid	2
Nystatin	1	Pyrazinamid	2	Tolbutamid	2
		Pyrethrumextrakt	1	Trazodon	2
Östradiol	2	Pyridostigmin	1	Triprolidin	1
Ofloxacin	4	Pyrimethamin	2		
Olsalazin	2			Valproinsäure	2
Oxazepam	3	Ranitidin	4	Verapamil	2
Oxprenolol	2	Reserpin	4		
		Rifamipicin	2	Warfarin	1
Pancuronium	1				
Paracetamol	2	Salbutamol	1	Zolpidem	2
Paroxetin	4	Sennoside	2	Zopiclon	3
Penicillin G	2	Sotalol	2	Zuclopentixol	4
Penicillin V	2	Spironolacton	1		

Die Bioverfügbarkeit eines Wirkstoffs wird ganz wesentlich durch die pharmazeutisch-technologische Qualität eines Fertigarzneimittels bestimmt. Wirkstoffgleiche Fertigarzneimittel entsprechen sich nur dann in ihrer Bioverfügbarkeit, d.h. können als bioäquivalent bezeichnet werden, wenn sie in wichtigen pharmakokinetischen Anforderungen übereinstimmen. Diese sind:

- Die Fläche unter der Konzentrations-Zeit-Kurve AUC (area under the curve; Maß für die aufgenommene Dosis des Wirkstoffs)
- Maximaler Wirkstoffspiegel C_{max}
- Zeit von der Applikation bis zum Auftreten der Plasmakonzentrationsspitze t_{max} (Abb. 2.10).

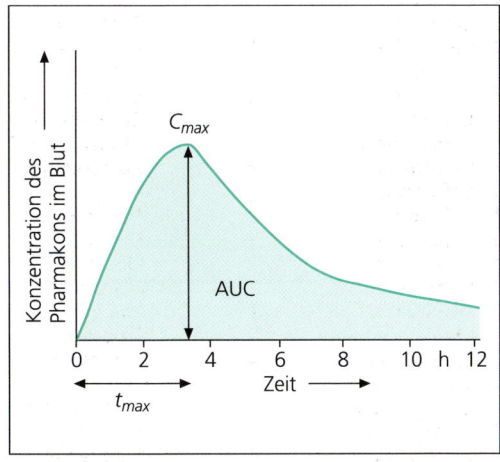

Abb. 2.10 Pharmakokinetische Größen zur Beurteilung der Bioäquivalenz

Zusammenfassung Pharmakokinetik

Wir haben zunächst die Aufgaben der Pharmakologie zusammengestellt. Die Pharmakologie umfasst als Teilgebiete die Pharmakokinetik und die Pharmakodynamik. Die Pharmakokinetik befasst sich mit der Wirkung des Organismus auf das Pharmakon.

Als wesentlichsten Faktor für eine therapeutische Wirkung eines Pharmakons erkannten wir die Konzentration am Wirkungsort. Diese Konzentration ist von ganz unterschiedlichen Vorgängen im Organismus abhängig, der Invasion (d.h. Resorption und Verteilung) und der Elimination (d.h. Biotransformation und Ausscheidung). Diese Vorgänge – aber auch die Applikationsart – sind verantwortlich für das Schicksal eines Pharmakons im Organismus und gestatten uns zu erklären, warum der Indianer seine Curare-haltige Fleischmahlzeit überlebt. Curare kann aufgrund seiner geringen Lipoidlöslichkeit im Darm nicht resorbiert werden und demnach auch nicht zu den Wirkungsorten, den Muskelzellen, gelangen. Das getroffene Tier hingegen nimmt das Curare über die Schusswunde in den Blutkreislauf auf. Es erfolgt Verteilung. Das Gift erreicht die Muskelzellen.

Für die Anwendung von Arzneimitteln können wir aus der Pharmakokinetik zahlreiche Folgerungen – besonders für eine sinnvolle Dosierung – ziehen.

2.3 Pharmakodynamik

2.3.1 Die Wirkung des Pharmakons auf den Organismus

In den folgenden Kapiteln wird immer wieder die Wirkung von Arzneimitteln im Vordergrund stehen. Die Pharmakokinetik vermochte keine Antwort auf die Frage zu geben, wie z.B. ein Lokalanästhetikum schmerzunterdrückend oder ein Beruhigungsmittel beruhigend wirkt. Die prinzipielle Antwort zu dieser Frage versucht uns die Pharmakodynamik zu erteilen. Zu Beginn dieses Kapitels hatten wir die Pharmakodynamik bereits als Teilgebiet der Pharmakologie definiert:

Die Pharmakodynamik untersucht die Wirkung des Pharmakons auf den Organismus.

Wichtige Fragen der Pharmakodynamik sind:

- Wie kommt überhaupt eine Arzneimittelwirkung zustande (Pharmakon-Rezeptor-Wechselwirkungen)?
- Welcher Zusammenhang besteht zwischen der Dosis und dem erzielten Effekt (Dosis-Wirkungs-Beziehungen)?
- Welcher Zusammenhang besteht zwischen der chemischen Struktur und der Wirkung, d.h. besitzen z.B. ähnlich gebaute Stoffe die gleiche oder verwandte Wirkung (Struktur-Wirkungs-Beziehungen)?
- Kann über den Wirkungsmechanismus von Pharmaka Konkretes ausgesagt werden?

Mit der Frage nach der Wirkung eines Arzneimittels stellt sich für den Arzt immer die Frage nach den Nebenwirkungen. Dieser Punkt spielt auch für die Beratung in der Apotheke eine wichtige Rolle. Deswegen soll in diesem Kapitel auch auf Nebenwirkungen eingegangen werden.

2.3.2 Pharmakon-Rezeptor-Wechselwirkungen

Warum kann ein Arzneimittel in zahlreichen Fällen gezielt zur Behandlung einer Erkrankung eingesetzt werden? Wir wissen, dass z. B. Cumarin die Blutgerinnung hemmt und Bisacodyl (z. B. Dulcolax®) abführend wirkt. Man kommt gar nicht auf die Idee, an eine umgekehrte Wirkung zu denken.

Die Wirkung vieler Arzneimittel wird durch ihre Wechselwirkung mit spezifischen Rezeptoren erklärt. Danach tritt das Arzneimittelmolekül in Wechselwirkung mit bestimmten Molekülen oder Molekülteilen des Organismus.

Diese Moleküle oder Molekülteile werden als Rezeptoren oder biologisch aktive Stellen bezeichnet. Beispiele für Rezeptoren sind die α- und β-Rezeptoren (s. Kap. 7.4.1) oder die Histamin-Rezeptoren (s. Kap. 3.4.3 und Kap. 8.7). Solche Rezeptoren können z. B. auf der Zellmembran lokalisiert sein. Durch die Wechselwirkung zwischen Arzneimittelmolekül und Rezeptor wird die Wirkung ausgelöst, man sagt auch, es kommt zum Effekt. Die Fähigkeit eines Arzneimittels, einen Effekt auszulösen, bezeichnet man als **intrinsic activity.** Abb. 2.11 verdeutlicht die Wirkung eines Arzneimittels bzw. Pharmakons durch Wechselwirkung mit einem Rezeptor.

Als Bindung eines Arzneimittels an den Rezeptor kommen alle Bindungsarten in Frage, die wir von der Chemie her kennen. Die Stärke der Bindung zwischen Arzneimittel und Rezeptor bezeichnet man als Affinität des Arzneimittels zum Rezeptor. Die **Affinität** kann ein Maß für die Wirkung sein. Stoffe, die sowohl Affinität zu einem Rezeptor als auch intrinsic activity besitzen, bezeichnet man als **Agonisten.**

Mit den Antihistaminika zur Behandlung allergischer Hauterkrankungen lässt sich eine besondere Form der Arzneimittelwirkung erklären. Bei einer allergischen Reaktion wird u. a. das Histamin freigesetzt (s. Kap. 2.3.7). Das Histamin reagiert mit besonderen Rezeptoren (Abb. 2.12 A). Dadurch treten die bekannten unangenehmen Symptome wie z. B. Schmerz, Rötung der Haut und Jucken auf. Zahlreiche Antihistaminika sind nun in der Lage, sich an dieselben Rezeptoren wie das Histamin zu binden und gegebenenfalls das Histamin von diesen Rezeptoren zu verdrängen. Da sie selbst zwar an den Rezeptor gebunden werden, aber dort keinen Effekt verursachen, wird die Wirkung des Histamins aufgehoben (Abb. 2.12 B). Wird schon vor der Histaminfreisetzung ein Antihistaminikum gegeben, so bindet sich das Antihistaminikum an den Rezeptor; eine Wirkung des danach freigesetzten Histamin bleibt aus oder tritt nur vermindert auf (Abb. 2.12 C).

Man bezeichnet eine solche Hemmung der Wirkung am Rezeptor als **kompetitive Hemmung.** In Bezug auf das Histamin als Agonist wirken die Antihistaminika als Antagonisten (H_1-Rezeptorenblocker). **Antagonist** und physiologischer Wirkstoff konkurrieren in dem Beispiel um die Bindung am Rezeptor. Häufig besitzen Wirkstoff und Antagonist eine ähnliche chemische Struktur. Weitere Hemmtypen sind:

■ Die **nichtkompetitive Hemmung** (Abschwächung der Wirkung eines Agonisten durch einen Antagonisten, der die räumliche Struktur des Rezeptors verändert: der Agonist kann zwar noch gebunden werden, eine intrinsic activity, z. B. das Um-

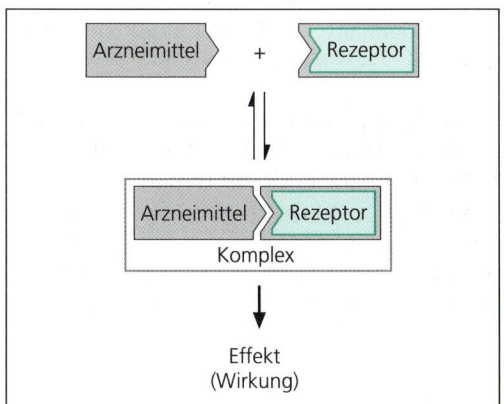

Abb. 2.11 Zustandekommen einer Arzneimittelwirkung durch Wechselwirkung mit einem Rezeptor

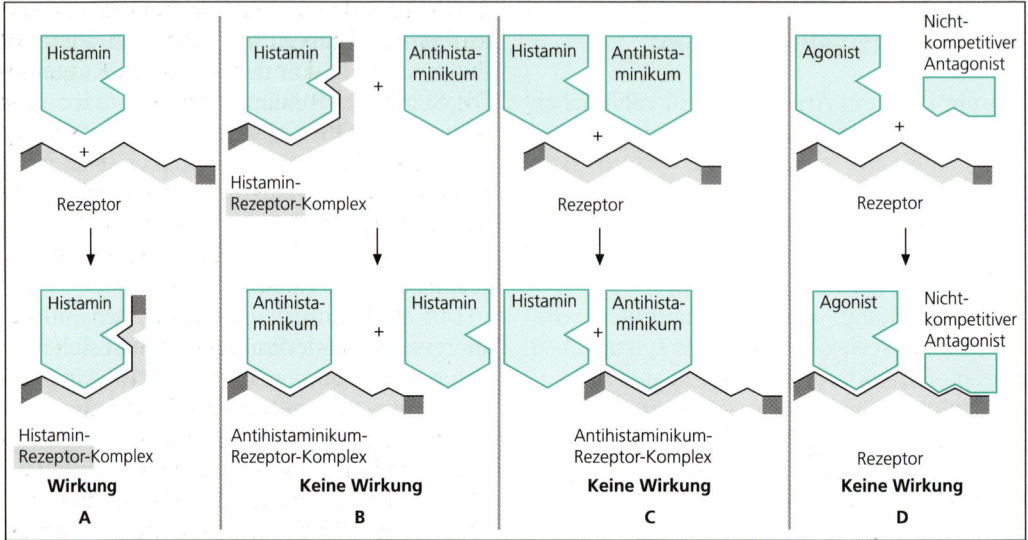

Abb. 2.12 A Arzneimittelwirkung am Beispiel Histamin
B, C Kompetitive Hemmung am Beispiel Histamin – Antihistaminikum
D Nichtkompetitive Hemmung (allgemein)

klappen der Rezeptorstruktur ist jedoch nicht mehr möglich (Abb. 2.12 D).

- Der **funktionelle Antagonismus** (Der Antagonist löst einen entgegengesetzten Effekt wie der Agonist aus, indem er an anderen Rezeptoren desselben Zellsystems angreift, dadurch Abschwächung der Agonistenwirkung).
- Der **chemische Antagonismus** (Der Antagonist inaktiviert den Agonisten durch chemische Reaktion (s. Kap. 4.5.2), bevor der Rezeptor erreicht wird).

Es kommt auch vor, dass ein Agonist einen zweiten gleichzeitig applizierten Agonisten in seiner Wirkung verstärkt. Diese Erscheinung bezeichnet man als **Synergismus.** Ein Beispiel hierfür ist die synergistische Wirkung von Codein und nicht opioiden Schmerzmitteln (s. Kap. 8.5.9).

2.3.3 Dosis-Wirkungs-Beziehung

Im Abschnitt Pharmakokinetik (s. Kap. 2.2.8) wurde angedeutet, dass die Konzentration eines Arzneimittels im Blut für den Wirkungseintritt ausschlaggebend ist. Betrachten wir in diesem Zusammenhang die Dosierung von Acetylsalicylsäure als Schmerzmittel für den Erwachsenen bei verschiedenen in der „Roten Liste" aufgeführten Fertigarzneimitteln, so treffen wir meist auf einen Gehalt von 500 mg Acetylsalicylsäure pro Tablette. Bei dieser Dosierung scheint eine optimale Wirkung gewährleistet zu sein.

Zwischen Dosis und Wirkung eines Arzneimittels besteht demnach ein enger Zusammenhang. Der Pharmakologe stellt diesen Zusammenhang oft mithilfe einer Kurve dar.

Dosis-Wirkungs-Kurve

Abb. 2.13 gibt eine Dosis-Wirkungs-Kurve wieder. Hier wird die Krampfwirkung von Acetylcholin am isolierten Dünndarm des Meerschweinchens in Abhängigkeit von der Dosierung (Konzentration) untersucht. Die Wirkung ist auf der Ordinate in Prozent und die Dosierung auf der Abszisse in Mol Wirkstoff pro Liter aufgetragen.

Welche Aussagen macht nun die Dosis-Wirkungs-Kurve in Abb. 2.13?

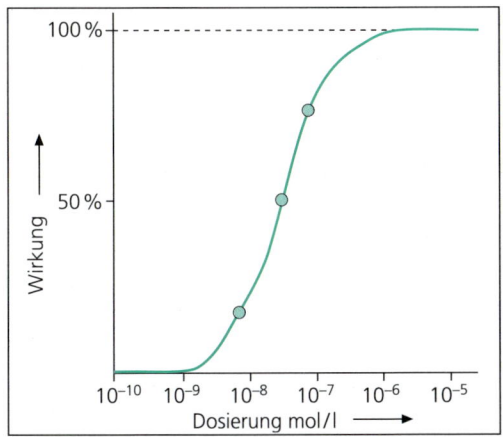

Abb. 2.13 Dosis-Wirkungs-Kurve am Beispiel der Krampfwirkung von Acetylcholin am isolierten Dünndarm des Meerschweinchens

- Bis zu einer Dosis von 10^{-9} mol/l zeigt das Pharmakon keine Wirkung (wirkungsloses Intervall). Man bezeichnet diese Dosis, bei der erstmals ein Effekt sichtbar wird, als Schwellendosis.
- Bei Dosiserhöhung steigt die Wirkung an. Bei $10^{-7,5}$ mol/l werden 50 % der maximal erreichbaren Wirkung erlangt. Man erkennt, dass die Steilheit der Kurve ein Maß dafür ist, wie stark bei Dosiserhöhung die Wirkung zunimmt.
- Bei einer Dosis von 10^{-6} mol/l wird die maximale Wirkung (100 %) erreicht. Eine weitere Dosissteigerung bringt keine Wirkungszunahme mehr.

Probleme der Deutung von Dosis-Wirkungs-Kurven

Es ist problematisch, aus einer solchen Kurve bindende Schlüsse für die Wirksamkeit eines Arzneimittels zu ziehen. Das Körpergewicht (KG) hat einen entscheidenden Einfluss auf die Wirkung.

Werden z. B. 50 mg eines Arzneimittels einmal einem 50 kg schweren Patienten und zum andern einem 100 kg schweren Patienten verabreicht, so wird die Konzentration bei dem schweren Patienten nur ungefähr halb so hoch sein wie bei dem leichteren Patienten.

Um vergleichende Untersuchungen bei verschiedenen Individuen (Tier oder Mensch) durchführen zu können, muss das Körpergewicht unbedingt berücksichtigt werden. Die Angabe der Dosis erfolgt deswegen in mg/kg oder g/kg Körpergewicht. Die übliche Erwachsenendosis von Arzneimitteln bezieht sich auf ein mittleres Körpergewicht von 70 kg.

Eine weitere Quelle für Fehlinterpretationen ist die individuelle Empfindlichkeit. Jedes Individuum reagiert auf ein Arzneimittel in anderer Weise. Wir kennen diese Erscheinung beim Menschen von der Wirkung des Alkohols her. Problematisch ist auch die Übertragung von Erkenntnissen aus Tierversuchen auf die Anwendung beim Menschen.

Unterschiede im Körpergewicht und individuelle Empfindlichkeit können im Tierversuch durch Arbeiten mit einem Kollektiv weitgehend ausgeschaltet werden. Man verwendet für einen Versuch also nicht eine Maus, sondern z. B. 100 Mäuse. Es ist in der Pharmakologie üblich, zur Charakterisierung eines Arzneimittels diejenige Dosis anzugeben, bei der 50 % der Individuen die erwartete Wirkung zeigen. Diese Dosis wird als effektive Dosis 50 (ED_{50}) bezeichnet. Bei einem entsprechenden Versuch trägt man auf der Ordinate den prozentualen Anteil reagierender Mäuse auf (Abb. 2.14).

Aus der Kurve in Abb. 2.14 lässt sich entnehmen, dass bei einer Dosis von 35 mg/kg 50 % der eingesetzten Mäuse eine Krampfwirkung zeigen.

Es gibt eine ganze Reihe von Faktoren, die eine individuelle Empfindlichkeit besonders stark beeinflussen und durch Maßnahmen wie das Arbeiten mit einem Kollektiv nicht auszuschalten sind. In diesen Fällen muss die Dosis angepasst werden. Dazu gehören u. a.:

- **Erkrankungen der Ausscheidungsorgane.** Eine Erkrankung der Niere z. B. kann die Empfindlichkeit für ein Arzneimittel sehr steigern, wenn dieses hauptsächlich über die Niere ausgeschieden wird.
- **Säuglings- und Kleinkindesalter.** Hier liegen z. B. durch noch nicht voll ausgebil-

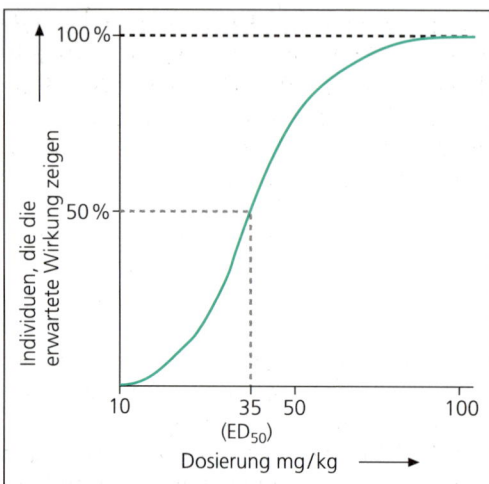

Abb. 2.14 Dosis-Wirkungs-Kurve als Empfindlichkeitsverteilung am Beispiel der Krampfwirkung von Pentetrazol. Aus Mutschler 2001

dete Enzymsysteme vom Erwachsenen stark abweichende pharmakokinetische Bedingungen vor.

- **Geschlecht.** Frauen und Männer reagieren z. T. unterschiedlich auf eine bestimmte Dosis.
- **Alte Menschen.** Ursachen sind z. B. verminderte Ausscheidungsrate, veränderte Resorptionsrate und andere Veränderungen, die auf eine nachlassende Leistungsfähigkeit einzelner Organe zurückgeführt werden können.
- **Erbfaktoren.**
- **Resistenzentwicklung.** Hier liegt die Entwicklung einer verminderten Empfindlichkeit vor allem von Bakterien und Pilzen gegenüber Arzneimitteln vor. Wir treffen die Resistenzentwicklung häufig bei Antiinfektiva an (s. Kap. 15.6).

Aufschlüsse über die Verträglichkeit aus der Dosis-Wirkungs-Kurve

Den Pharmakologen, der nach einem neuen Wirkstoff sucht, interessiert, bei welcher Dosis die Giftwirkung beginnt. Auch bei dieser Untersuchung wird mit einem Versuchstierkollektiv gearbeitet. Es wird die Dosis ermittelt, bei der 50 % der eingesetzten Versuchstiere sterben. Man bezeichnet diese Dosis als letale Dosis 50 (LD_{50}). Seit 1987 wird nur noch eine angenäherte (approximative) LD_{50} ermittelt, wobei sich 75 % der zuvor benötigten Tiere einsparen lassen.

Für die Verträglichkeit und Sicherheit eines Arzneimittels ist es günstig, wenn die LD_{50} möglichst hoch liegt, so dass zwischen ED_{50} und LD_{50} ein großer Abstand ist. Dieser Abstand charakterisiert die **therapeutische Breite.** Zahlenmäßig wird die therapeutische Breite durch den **Therapeutischen Index** erfasst:

$$\text{Therapeutischer Index} = \frac{LDx}{EDy}$$

Abb. 2.15 gibt eine schematische Darstellung der therapeutischen Breite. Berechnet man den Therapeutischen Index aus LD_{50} und ED_{50}, so sind diese Werte für die Arzneimittel 1 und 2 gleich:

$$\text{Therapeutischer Index} = \frac{LD_{50}}{ED_{50}} = \frac{10^{-4}}{10^{-7}} = 1000$$

Tatsächlich sieht man jedoch aus den Kurven, dass Arzneimittel 1 bei maximaler Wirkung noch weit entfernt ist von einer minimalen letalen Dosis, während Arzneimittel 2 erst in einer Dosis maximal wirkt, bei der bereits ca. 30 % der Versuchstiere sterben! Arzneimittel 2 ist also wesentlich gefährlicher!

Aus Sicherheitsgründen arbeitet man deshalb mit anderen Indices, z. B. mit ED_{75} und mit LD_{25} oder sogar mit ED_{95} und mit LD_5:

$$\text{Therapeutischer Index} = \frac{LD_5}{ED_{95}}$$

Biorhythmus

Dosis-Wirkungs-Beziehungen werden u. a. durch die Reaktionslage des Körpers beeinflusst. Diese Reaktionslage kann zu verschiedenen Tageszeiten sehr unterschiedlich sein, da die Körperfunktionen einem Rhythmus, dem so genannten Biorhythmus, unterworfen sind. Ein uns bekannter Biorhythmus ist der Wach-Schlaf-Rhythmus.

Genauere Untersuchungen ergeben, dass alle Vorgänge im Organismus in immer wiederkehrenden Wellen nach einem genau festgelegten Zeitschema ablaufen (z.B. Enzym- und Hormonaktitäten). Viele dieser inneren Schwankungen des Körpers laufen innerhalb eines Tages, also innerhalb eines 24-Stunden-Rhythmus immer wiederkehrend ab (zirkadianer Rhythmus). Zum Beispiel unterliegt die physiologische (körpereigene) Cortisonfreisetzung einem 24-Stundenrhythmus mit einem Maximum zwischen 6 und 9 Uhr. Die durch eine Glucocorticoid-Therapie verursachten Nebenwirkungen und Störwirkungen auf den hormonellen Regelkreis sind geringer, wenn auch die Einnahme eines Arzneimittels schon am frühen Morgen erfolgt. Diese Orientierung am Biorhythmus wird als **zirkadiane Gabe** bezeichnet. Diese inneren Schwankungen haben auch Rückwirkungen auf die Wirkungsintensität von verschiedenen Arzneimitteln. Ein beim Zahnarzt gespritztes Lokalanästhetikum wirkt in den frühen Morgenstunden 12 Minuten, in der Mittagszeit 32 Minuten und gegen Abend 19 Minuten. Dieses Beispiel macht deutlich, dass der Biorhythmus für die Applikation von Arzneimitteln, wo möglich, berücksichtigt werden sollte. Ein weiteres Beispiel: man trägt dem Tagesrhythmus der Magensäure-Produktion Rechnung, die zusätzlich von der Nahrungsaufnahme beeinflusst wird. Die Therapie eines Magen- oder Zwölffingerdarmgeschwürs mit H_2-Antagonisten (s. Kap. 3.4.3) ist am effektivsten, wenn das Arzneimittel abends nach der letzten großen Mahlzeit eingenommen wird.

2.3.4 Struktur-Wirkungs-Beziehung

In den Forschungslaboratorien der pharmazeutischen Industrie werden Tausende von Substanzen auf ihre Eignung als Wirkstoff geprüft. Nach welchen Gesichtspunkten kann eine solche Suche durchgeführt werden? Oft geht man von einer Substanz mit bekannter Wirkung aus und versucht, durch Abwandlung des Moleküls eine noch wirksamere Substanz herzustellen. Dabei geht man von der Annahme aus, dass zwischen chemischer Struktur und Wirkung eine enge Beziehung besteht. Diese Annahme bestätigt sich immer wieder durch die Entdeckung und Erforschung spezifischer Rezeptoren für bestimmte Pharmaka. Ein bekanntes Beispiel ist die Wirkung von so genannten α-Sympathomimetika, wie **Etilefrin** oder **Norfenefrin** (s. Kap. 12.1), die zur Behandlung von zu niedrigem Blutdruck eingesetzt werden. Diese Stoffe besitzen eine starke Strukturähnlichkeit mit der körpereigenen Überträgersubstanz Noradrenalin (s. Kap. 7.4.1), die über ein Zusammenziehen der glatten Gefäß-

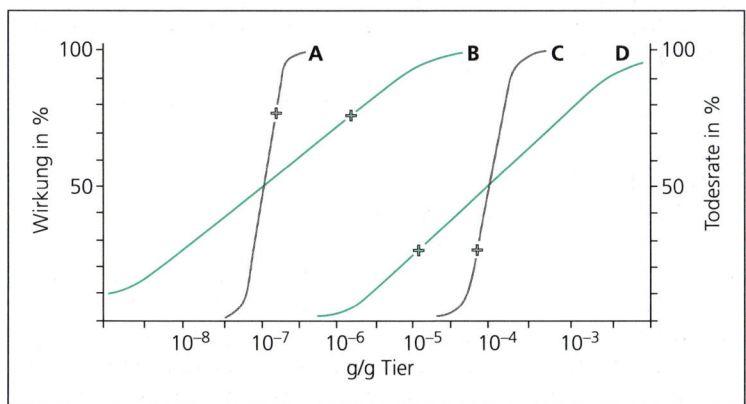

Abb. 2.15 Graphische Darstellung der therapeutischen Breite für zwei Arzneimittel.
Aus Mutschler 2001
Kurve **A** Dosis-Wirkungsbeziehung für Arzneimittel 1
Kurve **B** Dosis-Wirkungsbeziehung für Arzneimittel 2
Kurve **C** Dosis-Letalitäts-Kurve für Arzneimittel 1
Kurve **D** Dosis-Letalitäts-Kurve für Arzneimittel 2
(Die ED_{75} und LD_{25} sind durch + markiert.)

muskulatur zu Blutdruckanstieg führt. Aufgrund der Strukturähnlichkeit greift z. B. Etilefrin an dem gleichen Rezeptor an wie Noradrenalin und sorgt dadurch für den gewünschten Blutdruckanstieg.

Zunehmend wird in den Forschungsstätten der pharmazeutischen Industrie versucht, Wirkstoffe mithilfe des Computer Assisted Drug Design (CADD) zunächst „maßgeschneidert" am Computer zu entwickeln. Erst das auf diese Weise gefundene Wirkstoffmolekül wird synthetisiert und pharmakologisch-toxikologisch getestet.

2.3.5 Wirkungsmechanismen von Arzneimitteln

Unter dem Wirkungsmechanismus eines Arzneimittels versteht man die biochemischen und physikalischen Reaktionen, die der Wirkung eines derartigen Stoffes zugrunde liegen. Dabei ist häufig die Bildung eines Arzneimittel-Rezeptor-Komplexes der Ausgangspunkt (s. Kap. 2.3.2). Als Wirkungsmechanismen kommen u. a. in Frage:

- Hemmung und Aktivierung von Enzymen im Körper (z. B. senkt **Simvastatin** über eine Blockade des Cholesterin-Synthese-Enzyms (CSE) den Cholesteringehalt des Blutes und kann damit zur Behandlung von Hyperlipoproteinämien eingesetzt werden, s. Kap. 10.2.4).
- Beeinflussung von Transportvorgängen durch biologische Membranen (z. B. erleichtert Insulin den Einstrom von Glucose in die Zelle)
- Beeinträchtigung von Biosynthesevorgängen in Mikroorganismen (z. B. Hemmung der Zellwandsynthese von Bakterien durch Penicilline)

Allerdings sind die Wirkungsmechanismen für zahlreiche Arzneimittel noch nicht geklärt.

2.3.6 Placebowirkung

Auch mit pharmakologisch unwirksamen Substanzen lässt sich in einigen Fällen eine Besserung oder Heilung von Erkrankungen erzielen. Man spricht vom Scheinmedikament (Placebo). Die „Wirkung" kommt durch psychische Beeinflussung des Patienten zustande.

Um eine objektive Beurteilung der Wirkung eines Arzneimittels geben zu können, muss eine Prüfung so durchgeführt werden, dass sie frei ist von arzneimittelunabhängigen Faktoren, also frei von psychogenen Effekten. Durch Gabe von Placebos im einfachen Blindversuch und im doppelten Blindversuch in der klinischen Prüfung wird versucht, die psychogenen Effekte zu erkennen.

Im einfachen Blindversuch weiß der Patient nicht, ob er ein Placebo oder einen echten Wirkstoff erhält.

Im doppelten Blindversuch wissen der behandelnde Arzt und der Patient nicht, ob ein Placebo oder ein echter Wirkstoff verabreicht werden.

Die Durchführung der Blindversuche ist nur dann statthaft, wenn dem mit Placebo behandelten Patienten kein Schaden entsteht.

2.3.7 Arzneimittelnebenwirkungen

Kein Arzneimittel wirkt so spezifisch, dass es außer der beabsichtigten Wirkung keine weiteren Körperfunktionen beeinflusst. Als unerwünschte Arzneimittelwirkung (UAW) der Behandlung von Eisenmangelanämien mit zweiwertigen Eisenverbindungen können z. B. Verstopfung, Durchfall oder Magendruck auftreten. Bei Zytostatika, den Arzneimitteln gegen Krebs, sind Nebenwirkungen relativ häufig und schwerwiegend. Zu diesen Nebenwirkungen gehören u. a. Appetitlosigkeit, Erbrechen, Haarausfall, Durchfall, Verminderung der Zahl der weißen Blutkörperchen, Schwächung der Immunabwehr.

Allgemein kann gesagt werden, dass alle unerwünschten Wirkungen bei einer Behandlung mit Arzneimitteln als Arzneimittelnebenwirkungen zu betrachten sind. Jede Hauptwirkung ist mit solchen Nebenwirkungen verbunden, und beide sind dosisabhängig. Für die Pharmakologie und die Toxikologie ergibt sich damit die Notwendigkeit, die Nebenwirkungen eines Wirkstoffes genauso zu erforschen wie die Hauptwirkung. Über die gezielte Erforschung von Nebenwirkungen ist es bereits häufig gelungen, neue Arzneimittel zu entwickeln. Bei Sulfonamiden z. B. entdeckte man eine Blutzucker senkende Nebenwirkung. Durch Molekülabwandlung wurden schließlich Sulfonamide entwickelt, die den Blutzucker senkenden Effekt als Hauptwirkung besitzen (orale Antidiabetika, s. Kap. 10.3.4).

Es ist für den Arzt oft sehr schwierig, das Risiko durch die Nebenwirkungen eines Arzneimittels richtig einzuschätzen, da die Nebenwirkungen von zahlreichen Faktoren abhängig sind. Zu diesen Faktoren gehören u. a.:

- Dosierung
- Alter und Geschlecht des Patienten
- Behandlungsdauer
- Krankheit des Patienten
- Individuelle Empfindlichkeit des Patienten
- Wirkung eventuell gleichzeitig verabreichter Arzneimittel.

Nebenwirkungen werden unterteilt nach Häufigkeit und Schweregrad. Die Häufigkeit wird in der Packungsbeilage angegeben, um Patienten die Einschätzung des Nebenwirkungsrisikos zu erleichtern.

Dabei bedeutet:
- häufig: in über ca. 10 %
- gelegentlich: in ca. 1 % bis 10 %
- selten: in weniger als ca. 1 %

der Anwendungen treten unerwünschte Wirkungen auf. Daneben weist die Packungsbeilage u. U. noch auf Einzelfälle hin.

Nebenwirkungen können harmlos, aber auch schwerwiegend sein. Es ist manchmal geboten, schwerwiegende Nebenwirkungen in Kauf zu nehmen. Der Arzt muss zwischen Krankheitsrisiko und therapeutischem Risiko abwägen.

Entsprechend dem weiteren Vorgehen soll hier zunächst eine Gliederung der Arzneimittelnebenwirkungen vorgenommen werden.

Eine **Überdosierung** führt bereits in den minimal toxischen Konzentrationsbereich (vgl. Abb. 2.7–2.9), also in einen Bereich, in dem unerwünschte Arzneimittelwirkungen (UAW) auftreten.

Genetisch bedingt haben manche Menschen einzelne weniger aktive Enzyme; das kann z. B. eine verminderte Biotransformationsleistung bedingen. Eine durchschnittliche Dosierung wird hier zu Kumulationseffekten und damit zu einer Überdosierung führen. Nebenwirkungen treten mitunter auch als Folge der Hauptwirkung auf. Durch die Anwendung von Antibiotika z. B. kann die physiologische Darmflora vernichtet werden. Eine derartige Nebenwirkung wird als **sekundäre Nebenwirkung** bezeichnet.

Die folgenden Formen von Nebenwirkungen werden genauer betrachtet:

- Arzneimittelallergien
- Toxische Nebenwirkungen
- Beeinflussung der Verkehrstüchtigkeit als Nebenwirkung von Arzneimitteln.

Arzneimittelallergien

Darunter fasst man durch Arzneimittel verursachte Allergien zusammen. Ihre Häufigkeit schwankt zwischen 2 % und 6 % der mit Arzneimitteln behandelten Patienten. Der Begriff **Allergie** leitet sich vom griechischen Wort allos = anders ab. Eine Allergie bedeutet, dass der Körper auf bestimmte Stoffe anders als zuvor reagiert. Es handelt sich um eine Überempfindlichkeitsreaktion (Hypergie). Allen Allergien liegt eine Immunreaktion (Abwehrreaktion) des Organismus (s. Kap. 15.14) zugrunde.

Immunreaktion. Diese Reaktion führt im Organismus dazu, dass gegen einen eingedrungenen fremden Stoff (Antigen, Allergen) ein Antikörper gebildet wird, der mit dem Antigen spezifisch reagiert (Antigen-Antikörper-Reaktion). Dadurch sollen Eindringlinge, wie

z. B. Bakterien, Viren, aber auch gelöste Stoffe neutralisiert oder abgetötet und beseitigt werden.

Die Antikörper sind Bestandteile des Immunsystems (s. Kap. 15.14.1) und befinden sich im Blut und den anderen Körperflüssigkeiten. Es handelt sich um Eiweißstoffe, sog. Immunglobuline. Antigen und Antikörper passen zueinander wie Schlüssel und Schloss. Dies bedingt die hohe Spezifität der Immunreaktion, d. h. Antikörper reagieren meist nur mit den Antigenen, die ihre Produktion bzw. Prägung veranlasst haben.

Mechanismus der Arzneimittelallergien

Im Gegensatz zu Eiweißen, z. B. Bakterieneiweiß, die direkt als so genannte Vollantigene eine Antikörperbildung auslösen können, ist die Mehrzahl der Arzneimittel nicht in der Lage, die Antikörperbildung zu veranlassen. Arzneimittel müssen erst durch Bindung an einen Eiweißkörper zu einem Antigen ergänzt (komplettiert) werden. Man bezeichnet derartige Arzneimittel und Arzneimittelmetaboliten als Haptene. Eine Antigen-Antikörper-Reaktion zwischen einem Hapten und einem Antikörper ist jedoch möglich.

Die Ausbildung einer Arzneimittelallergie lässt sich in drei Phasen gliedern:

- Haptenkontakt
- Komplettierung zum Vollantigen
- Sensibilisierung.

Haptene entstehen oft erst bei der Biotransformation eines Arzneimittels. Ein Beispiel dafür sind die Abbauprodukte des Penicillins. Aber auch unveränderte Arzneimittel wirken als Hapten. Beispiele sind die Antiinfektiva Chloramphenicol, Erythromycin und Tetracycline.

Die Komplettierung zum Vollantigen erfolgt durch feste kovalente Bindung des Haptens an den Eiweißkörper. Es wirken besonders solche Arzneimittel bzw. Arzneimittelabbauprodukte (Metaboliten) sensibilisierend (die Antikörperbildung anregend), die mit Eiweißkörpern eine chemische Bindung

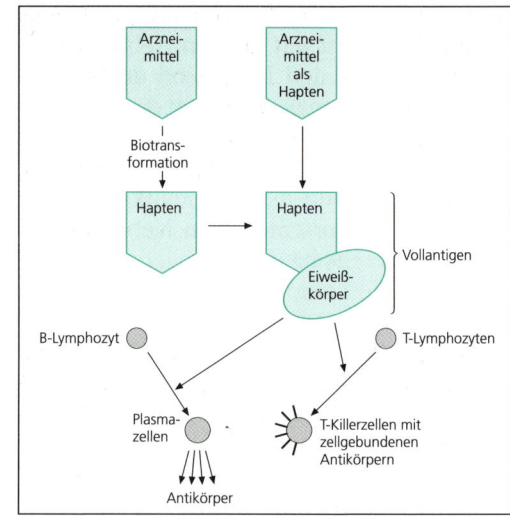

Abb. 2.16 Ablauf einer Arzneimittelallergie

eingehen können. Ein anlagerungsfähiges Körpereiweiß ist demnach Voraussetzung für eine Sensibilisierung.

Neben Eiweißkörpern können auch andere Polymere, wie z. B. Polysaccharide Antigeneigenschaften besitzen.

Die dritte Phase, die Sensibilisierung, besteht in der Bildung von Antikörpern in Form von Immunglobulinen durch Plasmazellen oder in der Bildung von T-Killerzellen (Abb. 2.16). Hat eine Sensibilisierung stattgefunden, so kann es bei erneutem Kontakt mit dem Arzneimittel oder einem ähnlich gebauten Arzneimittel zur Antigen-Antikörper-Reaktion, d. h. zur allergischen Reaktion kommen. Dabei reagiert z. B. das Arzneimittel mit den Antikörpern, die auf so genannten Mastzellen sitzen. Die Mastzellen platzen und setzen Gewebshormone wie Histamin, Bradykinin, Serotonin, Leukotriene und Prostaglandine frei (s. Kap. 8.5.7).

Für die Mehrzahl der Allergiesymptome ist die Einwirkung des freigesetzten Histamins auf H_1-Rezeptoren verantwortlich. Dadurch werden folgende Reaktionen ausgelöst:

- Erweiterung kleinerer Arteriolen und Kapillaren. Dies bedingt u. a. Blutdrucksenkung, Hautrötung und Kopfschmerzen.

- Erhöhung der Kapillardurchlässigkeit. Folge sind Schwellungen und Ödeme (Wasseransammlung in den Zellzwischenräumen).
- Kontraktion der glatten Muskulatur, z. B. der Bronchialmuskulatur.
- Vermehrte Schleim- und Tränenproduktion. Dies äußert sich z. B. in Form von Schnupfen und Bindehautentzündung.

Eine Sensibilisierung ist zunächst symptomlos.

Einige Arzneimittelgruppen wirken besonders häufig sensibilisierend. Dazu gehören u. a. CSE-Hemmer, Penicilline, Phenothiazine.

Die Arzneimittelallergie ist zwar weitgehend dosisunabhängig, jedoch sind Sensibilisierungen bei hoher Dosierung häufiger als bei niedriger Dosierung.

Am größten ist die Gefahr einer Sensibilisierung bei lokaler Applikation von Arzneimitteln, besonders bei der Anwendung auf der infizierten oder verletzten Haut und Schleimhaut.

Es hat sich auch gezeigt, dass gelegentlich an sich harmlose Hilfsstoffe wie z. B. Emulgatoren und Gelbildner zu Arzneimittelallergien führen.

Allergien mit Symptomen, die durch Arzneimittel bedingt sein können

Die Diagnose von Arzneimittelallergien wird dadurch erschwert, dass alle Symptome dieser Allergien auch Symptome anderer Erkrankungen sein können. Eine Einteilung in vier Allergietypen ist deswegen sinnvoll:

Arzneimittelallergische Reaktionen vom **Typ I,** auch **Früh-** oder **Sofort-Typ** genannt, können mit anaphylaktischem Schock, charakterisiert durch Kreislaufversagen, lebensbedrohlich sein. Der **anaphylaktische Schock** äußert sich durch Angstzustände, Schweißausbrüche und Herzarrhythmien. Weitere Symptome dieses Allergietyps sind u. a. **Kehlkopfödem, Krampf der Bronchialmuskulatur (Asthmaanfall), Nesselsucht (Urticaria)** und **Exanthem.** Man hat diesen Typ I u. a. häufig nach Anwendung von Penicillinen, Cephalosporinen, Sera, Impfstoffen, Hormonen, aber auch bei Nahrungsmitteln wie Milch, Ei und Sojaprodukten beobachtet.

Arzneimittelallergische Reaktionen vom **Typ II** werden auch **zytotoxischer Sofort-Typ** genannt, da sie zur Auflösung von Zellen (Zytolyse) führen. Wichtige Symptome sind **hämolytische Anämie** (besondere Form der Blutarmut), **Thrombozytopenie,** d. h. starke Verminderung der Thrombozytenzahl und **Agranulozytose.** Letztere ist eine akute fieberhafte Erkrankung, die mit einer großen Verminderung der Granulozyten (Leukozytenart) einhergeht.

Hämolytische Anämie kann z. B. nach Applikation von Indometacin, Pyrazolonderivaten und Antiinfektiva auftreten; Thrombozytopenie nach Applikation von Chinin, Sulfonamiden und Thiaziddiuretika; Agranulozytose nach Anwendung von Pyrazolonderivaten und Phenothiazinen.

Typ III wird auch **Serumkrankheit** genannt. Der Arzneimittel-Antikörper-Komplex schlägt sich an den Gefäßwänden nieder. Folge ist eine Entzündung der Gefäßwände (Vaskulitis). Hauptsymptome sind Fieber, entzündliche Rötung der Haut (**Erythem), Ödem,** Lymphknotenschwellung und Arthritis. Auch das Arzneimittelfieber wird diesem Allergietyp zugeordnet. Arzneimittelbeispiele sind Antihistaminika, Penicilline, Salicylate und Antiinfektiva; auch Klebereiweiße wirken so.

Arzneimittelallergische Reaktionen vom **Typ IV** werden auch Allergien vom **Spät-Typ** oder **Zellgebundene Allergien** genannt. Ihre Vermittlung erfolgt durch T-Lymphozyten (s. Kap. 15.14.1) und nicht durch Immunglobulin. Wichtigstes Symptom ist hier das **Kontaktekzem** an der Haut. Dies wird verständlich, wenn man weiß, dass die Sensibilisierung meist auch über die Haut erfolgt. Beispiele für Arzneimittel, die Allergien vom Typ IV bedingen, sind Konservierungsstoffe, Lokalanästhetika, Penicilline, Corticosteroide und Perubalsam.

Zahlreiche Menschen besitzen die Veranlagung, gegen andere Stoffe als Arzneimittel Allergien zu entwickeln. Als **Atopie** bezeichnet man in diesem Zusammenhang die Bereitschaft, gegen Stoffe aus der normalen Umwelt, wie z. B. Gräserpollen, Hausstaub, Waschmittel und Nahrungsmittel, Allergien zu entwickeln.

Diagnosemöglichkeiten bei Allergien

Wegen der Vielfalt der Ursachen und Symptome von Arzneimittelallergien ist die Diagnose nicht einfach.

Zur Diagnose werden die Anamnese (Vorgeschichte des Kranken), der Karenzversuch und die Allergentestung herangezogen.

Mithilfe der Anamnese, d. h. durch eingehende Befragung des Patienten, gelingt es oft, das Allergen herauszufinden.

Im Karenzversuch werden alle Arzneimittel, die der Patient nimmt, abgesetzt. Wenn die Symptome der Allergie abklingen, ist dies ein Zeichen dafür, dass das allergieauslösende Arzneimittel dabei war.

Mithilfe der Allergentestung wird versucht, das allergenauslösende Arzneimittel herauszufinden. Dazu sind verschiedene Verfahren entwickelt worden. Bei dem Intrakutantest z. B. wird eine stark verdünnte Lösung des fraglichen Allergens in die Epidermis eingebracht. Ergibt sich nach kurzer Zeit eine urtikarielle Reaktion, so spricht dies für eine Allergie des Sofort-Typs. Bilden sich nach 1 bis 2 Tagen Knötchen in der Haut, so verursacht die Substanz eine Allergie des Spät-Typs. Bei den so genannten In-vitro-Tests wird versucht, den Allergencharakter eines Arzneimittels im Reagenzglas nachzuweisen.

Prophylaxe der Arzneimittelallergie

Verschiedene Vorsichtsmaßnahmen dienen einer Prophylaxe der Arzneimittelallergie. Dazu gehören eine sorgfältige Indikationsstellung und die Überwachung der Arzneimitteltherapie durch den Arzt. Geringste Anzeichen einer Allergie können erfasst und gefährlichen Reaktionen kann oft vorgebeugt werden. Ferner sollte beachtet werden, dass bei der oralen Therapie die Gefahr der Sensibilisierung am geringsten ist, während die lokale Behandlung am häufigsten zu Zwischenfällen

führt. Ein Fehler ist die Verwendung eines Wirkstoffes in lokaler und oraler Therapie.

Therapie der Arzneimittelallergie

Wichtige Maßnahmen sind das Absetzen der Arzneimitteltherapie (Antigenkarenz) und die Hyposensibilisierung (s. Kap. 16.3).

Die Therapie des anaphylaktischen Schocks erfolgt u. a. mit i. v. Verabreichung von Adrenalinlösung (1 : 10 000), Glucocorticoidlösung (Nebennierenrindenhormon) und Antihistaminika. Die Antihistaminika sind eine häufig eingesetzte Arzneimittelgruppe, deren Anwendung u. a. bei Hauterkrankungen (s. Kap. 5.3), als Antiemetikum (s. Kap. 8.7) und bei Bronchialasthma (s. Kap. 16.10) erfolgt. Eine Volumenauffüllung mit Plasmaersatzmitteln (s. Kap. 4.6) ist bei längerdauerndem Blutdruckabfall sinnvoll.

Toxische Nebenwirkungen

Sie unterscheiden sich von den Arzneimittelallergien durch ihre Dosisabhängigkeit. Sie beruhen auf einem Missverhältnis zwischen Dosierung und individueller Verträglichkeit und können bei entsprechend hoher Dosierung bei jedem Menschen auftreten (Abb. 2.15).

Sehr oft zeigen sich toxische Nebenwirkungen auch an der Haut. Relativ häufig treten toxische Nebenwirkungen nach Verabreichung von gold- und quecksilberhaltigen Arzneimitteln auf, ferner nach der Therapie mit Isonicotinsäurehydrazid (INH), para-Aminosalicylsäure (PAS), Thiosemicarbazonen, Hydantoinen und Cumarinderivaten. Die im Rahmen der Nebenwirkungen erwähnten Substanzen sollen hier nicht erschrecken. Ihre Wirkung wird bei den einzelnen Indikationsgebieten noch erklärt werden.

Die toxischen Nebenwirkungen sind sehr vielschichtig. Hierher gehören u. a.:

- Agranulozytosen
- Anämien
- Leberparenchymschäden

- Nierenschäden
- Störungen im Verdauungsapparat.

Unter die Embryo- und Fetotoxizität fallen die teratogenen Nebenwirkungen. Unter dem Begriff Teratogenität (griech. teras: Monster) fasst man Entwicklungsstörungen zwischen Befruchtung und Geburt zusammen. Dazu gehören embryonaler Tod, Missbildungen, Wachstums- und Funktionsstörungen. Teratogenität hat ihre Ursache hauptsächlich in schädlichen Umwelteinflüssen.

Dies sind physikalische Ursachen (z.B. ionisierende Strahlen), biologische Faktoren (z.B. Infektionserreger wie Röteln-Virus) und chemische Agenzien. Zur letzten Gruppe gehört auch eine Reihe von Arzneimitteln.

Für Art und Ausmaß teratogener Schädigungen ist die Entwicklungsstufe, in der ein schädigender Stoff einwirkt, von entscheidender Bedeutung.

Die größte Empfindlichkeit besteht in der embryonalen Entwicklungsperiode, d.h. im ersten Drittel (Trimenon) der Schwangerschaft. In diesem Zeitraum finden starke Zellvermehrung und Differenzierung der Gewebe und Organe statt.

Obwohl im Tierversuch eine relativ hohe Anzahl von Wirkstoffen teratogen wirkt, muss bedacht werden, dass die dabei applizierten Dosen die für den Menschen therapeutische Dosierung um ein Vielfaches überschreiten. Arzneimittel mit bekannter teratogener Wirkung sind z.B. Thalidomid (zzt. nicht im Handel), männliche Geschlechtshormone und Folsäureantagonisten (s. Kap. 14.5.2). Bei einer ganzen Reihe von Arzneimitteln besteht Verdacht auf Teratogenität oder ist unter bestimmten Umständen mit einer solchen zu rechnen.

Grundsätzlich ist während einer Schwangerschaft größte Vorsicht mit Arzneimitteln geboten und eine Arzneimitteltherapie nur nach Verordnung und unter Aufsicht eines Arztes durchzuführen.

Tab. 2.2 Zusammenstellung der durch Arzneimittel verursachten verkehrsgefährdenden Leistungsstörungen.

Physische Störungen
Herabgesetzte Sinnesfunktionen ■ Adaptationsschwäche ■ Blendempfindlichkeit ■ Gesichtsfeldeinengung ■ Hörverminderung ■ Gleichgewichtsstörungen
Bewusstseinsstörungen ■ Kreislaufbedingt ■ Zerebralbedingt ■ Toxischbedingt
Psychophysische Leistungsstörungen
Störungen von ■ Auffassung ■ Konzentration ■ Kombinationsvermögen ■ Reaktionsgeschwindigkeit ■ Motorische Koordination
Gesteigerte Ermüdbarkeit
Charakterliche Veränderungen
Störungen des Verhältnisses Antrieb/ Hemmung Affektstörungen (Affekt = Einheit des Gefühlslebens) Labilität der Persönlichkeit

Beeinflussung der Verkehrstüchtigkeit als Nebenwirkung von Arzneimitteln

Zahlreiche Arzneimittelgruppen beeinträchtigen die Verkehrstüchtigkeit stark. Oft besteht nach Arzneimitteleinnahme überhaupt keine Verkehrstüchtigkeit mehr. Die Zusammenstellung der durch Arzneimittel verursachten verkehrsgefährdenden Leistungsstörungen in Tab. 2.2 macht deutlich, dass der früher alleine gemessene Faktor Reaktionszeit zur Beurteilung der Verkehrstüchtigkeit nicht ausreicht.

Folgende Arzneimittelgruppen kommen vorrangig für eine negative Beeinflussung der Verkehrstüchtigkeit in Frage:

- Analgetika (Arzneimittel gegen Schmerzen)
- Antiepileptika (Arzneimittel gegen epileptische Anfälle)
- Antiallergika (Arzneimittel gegen Allergien)
- Antiemetika (Arzneimittel gegen Erbrechen)
- Antihypertonika (Arzneimittel gegen Bluthochdruck)
- Antikoagulanzien (blutgerinnungshemmende Arzneimittel)
- Hypnotika (Schlafmittel)
- Lokalanästhetika (lokal betäubende Arzneimittel)
- Narkotika (Narkosemittel)
- Psychopharmaka (Arzneimittel zur Behandlung von Erkrankungen der Psyche)
- Sedativa (beruhigende Arzneimittel)
- Tranquillanzien (beruhigende, Angst und Spannung lösende Arzneimittel)
- Antituberkulotika (Arzneimittel gegen Tuberkulose).

Die vorrangigste Rolle bei der Beeinflussung der Verkehrstüchtigkeit spielt sicher der **Alkohol.**

Fatale, völlig unerwartete Reaktionen treten oft bei gleichzeitigem Konsum von Alkohol und Arzneimitteln auf.

Zu Überdosierungserscheinungen von Arzneimitteln bei Alkoholgenuss führt sicher die erhöhte Resorption des Arzneimittels aus dem Verdauungstrakt. Morphin und Alkohol addieren sich derart in ihrer Wirkung, dass ein tödlicher Verlauf möglich ist.

Gefährlich ist die gleichzeitige Einnahme von Alkohol und Schlafmitteln. Hier kann es einmal zu regelrechten Müdigkeitsattacken kommen, zum anderen treten bei manchen Personen starke Erregungserscheinungen bis zu einem Durchbruch der Triebe auf.

Eine Verschlechterung des Leistungsverhaltens ist zu erwarten, wenn Alkohol mit Arzneimitteln aus den oben angeführten Arzneimittelgruppen kombiniert wird.

2.3.8 Arzneimittelinteraktionen

Unter Arzneimittelinteraktionen versteht man die Wechselwirkungen zwischen verschiedenen Arzneimitteln bei gleichzeitiger Einnahme.

Nehmen wir das Beispiel eines älteren Patienten, der an **Herzmuskelschwäche (Herzinsuffizienz)** und chronischer **Verstopfung (Obstipation)** leidet. Wegen seiner Herzmuskelschwäche ist der Patient bei seinem Hausarzt in Behandlung und erhält regelmäßig ein **Herzglykosid** verordnet. Die Verstopfung behandelt er selbst mit einem **Abführmittel,** das er sich regelmäßig in der Apotheke kauft. Der Patient kauft auch des öfteren ein **Antazidum,** da er wegen einer Schwäche für Kuchen und andere Süßigkeiten unter „Sodbrennen" zu leiden hat. Eines Tages erkrankt der Patient an einer **Infektion;** sein Hausarzt verordnet das Medikament **Tetracyclin.** Es werden nun vier Arzneimittel nebeneinander eingenommen. Daran ist sicher nichts Außergewöhnliches. Für den Patienten hat dieser gleichzeitige Konsum mehrerer Arzneimittel aber schwere Folgen. Das Herzmittel zeigt plötzlich Überdosierungserscheinungen, und das verordnete Tetracyclin bringt nicht die erwünschte Wirkung.

Hier liegen unerwünschte Wechselwirkungen zwischen Arzneimitteln vor. Man bezeichnet pharmakologische Wirkungen, die bei gleichzeitiger Einnahme mehrerer Arzneimittel auftreten, als Interferenz von Arzneimitteln. Führt diese Interferenz zu negativen Auswirkungen für den Patienten, spricht man von einer Arzneimittel-Interaktion. Charakteristisch für solche Interaktionen ist, dass pharmakologische Wirkungen verstärkt (Synergismus), abgeschwächt oder sogar aufgehoben (Antagonismus) werden können. Außerdem können jetzt völlig neue Nebenwirkungen auftreten.

Zu Interaktionen kommt es nicht nur durch Selbstmedikation. Untersuchungen haben ergeben, dass einem Patienten im Krankenhaus durchschnittlich zwischen sieben und dreizehn Arzneimittel gleichzeitig verabreicht werden.

Wie kommen solche Interaktionen zustande? Unsere Einteilung aus der Pharmakologie hilft hier weiter. Es lassen sich pharmakodynamische und pharmakokinetische Interaktionen unterscheiden.

Pharmakodynamische Interaktionen

Eine pharmakodynamische Interaktion liegt z. B. vor, wenn ein Arzneimittel ein zweites vom Rezeptor am Wirkungsort verdrängt. Dieser Mechanismus ist uns bei der kompetitiven Hemmung bereits begegnet (s. Kap. 2.3.2).

Auch der Dauergebrauch von Laxantien neben Herzglykosiden führt eventuell zu nachteiligen Wechselwirkungen. Durch die Laxantien kann es zu hohem Kaliumverlust und damit zu einem niedrigen Kaliumspiegel (Hypokaliämie) im Blut kommen. Dies bedingt eine Wirkungsverstärkung des Herzglykosids bis in den toxischen Bereich. Die Folgen für einen Patienten mit Herzmuskelschwäche werden damit klar.

Pharmakokinetische Interaktionen

Hier handelt es sich um Interaktionen, die hauptsächlich bei Resorption, Proteinbindung, Biotransformation und Ausscheidung von Arzneimitteln auftreten.

Ein Beispiel für Interaktionen bei der **Resorption** lernten wir in der Einführung zu diesem Abschnitt kennen. Durch ein Antazidum verändert sich der pH-Wert von Magen- und Darmsaft eventuell derart, dass die Resorption von Penicillinen, Eisenpräparaten u. a. stark vermindert wird. Tetracycline verbinden sich mit mehrwertigen Kationen zu nicht resorbierbaren Komplexen.

Das antirheumatisch wirkende Phenylbutazon verdrängt z. B. 4-Hydroxycumarinderivate und Blutzucker senkende Arzneimittel aus der **Proteinbindung** (s. Kap. 2.2.6). Die Folgen können einmal Blutungen und zum anderen eine Verminderung des Blutzuckerspiegels (Hypoglykämie) sein, da die Konzentration des für die Wirkung maßgeblichen, nicht an Plasmaproteine gebundenen Arzneimittelanteils erhöht worden ist.

Wie bereits erwähnt (s. Kap. 2.2.7) sind an der **Biotransformation** von Arzneimitteln zahlreiche Enzyme beteiligt. Durch die Biotransformation kann die Wirkung eines Arzneimittels vermindert oder auch verstärkt werden. Die zur Behandlung von Magen- und Darmgeschwüren eingesetzten Wirkstoffe Omeprazol und Cimetidin (s. Kap. 3.4.3) hemmen Enzyme, die das Beruhigungsmittel Diazepam abbauen. Folge ist die Verzögerung der Elimination von Diazepam aus dem Plasma und damit auch eine Verlängerung oder Verstärkung der Wirkung dieses starken Beruhigungsmittels. Das Antihistaminikum und Schlafmittel Diphenhydramin zeigt eine enzyminduzierende Wirkung. Wird Diphenhydramin z. B. neben dem blutgerinnungshemmenden Warfarin eingenommen, so wird Letzteres nach dem Absetzen von Diphenhydramin verstärkt enzymatisch abgebaut und dadurch weniger wirksam.

Auch bei der **Ausscheidung** ist eine gegenseitige Beeinflussung von Arzneimitteln möglich. Cimetidin z. B. verstärkt die Ausscheidung von Acetylsalicylsäure über die Niere, was zu einer Abnahme der analgetischen Wirkung der Acetylsalicylsäure führt.

In der Apotheke findet man qualifizierte Informationen zu Interaktionen in der ABDA-Datenbank. Exemplarisch wird in den folgenden Kapiteln auf Interaktionen bei den OTC-Beispielen hingewiesen.

Bei der Beratung in der Apotheke taucht die Frage nach der Einnahme eines Arzneimittels vor, während oder nach der Mahlzeit häufig auf. Hier handelt es sich um den Problemkreis pharmakokinetischer Interaktionen zwischen Arzneimitteln und Nahrungsmitteln. Als Hilfe für die Praxis soll hier Tab. 2.3 dienen.

Auch die zur Einnahme verwendete Trinkflüssigkeit kann Ursache von Interaktionen sein. Häufig tritt dies z. B. auf bei Grapefruitsaft. Deshalb sollte dazu möglichst nur Wasser verwendet werden.

Tab. 2.3 Arzneimittel vor, während oder nach der Mahlzeit? Nach Krauß 2002

Erklärung der Symbole:
1 Mit viel Wasser und in aufrechter Körperhaltung (zur Vermeidung von Reizungen oder Ulzerationen der Speiseröhre) einzunehmen
2 Nicht mit Milch einzunehmen
3 Eine halbe bis eine Stunde vor der Mahlzeit und mit viel Wasser einzunehmen
4 Während oder direkt nach dem Essen mit ausreichend Flüssigkeit einzunehmen
5 Mit Milch und/oder fettreicher Nahrung einzunehmen
6 Nicht gleichzeitig mit Antazida einzunehmen

Medikament	Kategorie	Medikament	Kategorie	Medikament	Kategorie
Allopurinol	4	Etidronsäure	2	Metoprolol	4
Aloprenolol	1			Metronidazol	4
Amantadin	4	Fenbufen	4	Mexiletin	1, 4
Amphotericin B	4	Fenoprofen	4	Minocyclin	4
Analgetika		Flavoxat	4		
z. B. Acetylsalicylsäure	1	Flufenaminsäure	4	Nalidixinsäure	4
Antihistaminika (ausge-		Fluorouracil	3	Naproxen	4
nommen Clemastin)	4	Flurbiprofen	4	Niclosamid	4
Astemizol	3	Fusidinsäure	4	Nicotinsäure und	
Azapropazon	4			Nicotinsäurederivate	4
Azathioprin	4	Glibenclamid	4	Nifluminsäure	4
		Glibornurid	4	Nifurtoinol	4
Baclofen	4	Gliclazid	4	Nimorazol	4
Benzbromaron	4	Glipizid	4	Nitrofurantoin	4
Benzydamin	4	Griseofulvin	5		
Betahistin	4			Orphenadrin	4
Biperiden	4	Hydralazin	4	Oxatomid	4
Bisacodyl	2, 6	Hydrochlorothiazid	4	Oxyphenbutazon	4
Bromocriptin	4	Hydroxychloroquin	4		
				D-Penicillamin	3, 6
Captopril	3	Ibuprofen	4	Penicilline zur	
Carbamazepin	4	Indometacin	4	oralen Anwendung	3
Carbinoxamin	4	Isoniazid	3, 6	Pentaerythrityltetranitrat	3
Carbutamid	4	Isosorbidmononitrat	4	Pheniramin	4
Cephalosporine zur		Isotretinoin	4	Phenylbutazon	4
oralen Anwendung	3	Isoxsuprin	4	Phenytoin	4
Chenodeoxycholsäure	4			Pipemidsäure	4
Chinidin	4	Kaliumsalze (feste		Pirenzepin	3
Chloralhydrat	1	Darreichungsformen)	1, 4	Piroxicam	4
Chloroquin	4	Ketoconazol	4, 6	Pivampicillin	4
Cimetidin	6	Ketoprofen	4	Prednison	6
Cinnarizin	4			Procainamid	4
Clemastin	3	Labetalol	4	Procyclidin	4
Clindamycin	1	Levodopa	4	Propanthelinbromid	3
Clofibrat	4	Levothyroxin-Natrium	3	Propranolol	4
Cotrimoxazol	4	Lidoflazin	4	Protirelin	3
		Lincomycin	3	Pyrviniumembonat	4
Diclofenac	4	Lithiumsalze	4		
Digoxin	6	Lomustin	3	Ranitidin	6
Dihydroergotoxin	4	Lorcainid	4	Reserpin	4
Disopyramid	4			Riboflavin	4
Distigminbromid	3	Mebeverin	3	Rifampicin	3
Dixyrazin	4	Mebhydrolin	4		
Domperidon	3	Mefenaminsäure	4	Sotalol	2, 3
Doxycyclin	1, 4	Metformin	4	Spironolacton	4
		Methotrexat	1, 2, 3	Sucralfat	3
Eisen(II)-salze	2, 4, 6	Methysergid	4	Sulfasalazin	4
Erythromycin	3	Metoclopramid	3	Sulfinpyrazon	4

Tab. 2.3 Arzneimittel vor, während oder nach der Mahlzeit? Nach Krauß 2002 (Fortsetzung)

Medikament	Kategorie	Medikament	Kategorie	Medikament	Kategorie
Sulfonamide	4	Tiaprofensäure	4	Ursodeoxycholsäure	4
		Ticlopidin	4		
Terfenadin	4	Tinidazol	4	Valproinsäure	4
Tetracycline	1, 3, 6	Tocainid	4		
Tetracycline außer		Tolazamid	4	Zytostatika	1
Doxycyclin und		Tolbutamid	4		
Minocyclin	2	Tolmetin	4		
Theophyllin	1	Trazodon	4		
Theophyllin und		Triamteren	4		
Theophyllinderivate	4	Trihexyphenidyl	4		

2.3.9 Arzneimittelabhängigkeit

Unter dem Begriff Arzneimittelabhängigkeit hat die Weltgesundheitsorganisation (World Health Organization, WHO) verschiedene Formen des Arzneimittelmissbrauchs zusammengefasst.

Es handelt sich hier um Nebenwirkungen im weitesten Sinne des Wortes. Man unterscheidet zwischen Gewohnheitsbildung und Sucht.

Unter **Gewohnheitsbildung** versteht man das Verlangen zur regelmäßigen Einnahme eines Arzneimittels oder einer „Droge", um einen euphorischen Zustand zu erreichen. Bei der Gewohnheitsbildung besteht eine psychische Abhängigkeit von der Einnahme des Arzneimittels. Eine körperliche (physische) Abhängigkeit besteht kaum. Wird das Arzneimittel abgesetzt, so treten keine Entzugssymptome auf.

Die Gewohnheitsbildung darf nicht mit **Gewöhnung (Toleranz)** verwechselt werden. Eine Gewöhnung liegt vor, wenn bei regelmäßiger Einnahme eines Arzneimittels die Dosis fortlaufend erhöht werden muss, um die gleiche Wirkung zu erhalten. Die Ursache dieser abnehmenden Empfindlichkeit gegenüber dem Arzneimittel ist entweder eine Enzyminduktion oder z.B. eine Verringerung der Rezeptorempfindlichkeit. Entwickelt sich eine derartige Toleranz sehr rasch, d.h. innerhalb von Minuten oder Stunden, so spricht man von einer **Tachyphylaxie** (gr. tachos: Geschwindigkeit). Sie tritt eventuell bei Stoffen wie Ephedrin, Noradrenalin und Histamin auf.

Die **Sucht** ist das starke Verlangen, ein Arzneimittel oder eine „Droge" fortgesetzt einzunehmen und die Dosis zu steigern. Es kommt zu einer Dauervergiftung, die dem Betroffenen und auch der Gesellschaft schadet. Bei Sucht besteht psychische und physische Abhängigkeit von der Einnahme des Arzneimittels oder der „Droge". Zu den Substanzgruppen, die zur Arzneimittelabhängigkeit führen, gehören z.B. Alkohol, Benzodiazepine, Cocain, Morphinderivate, Cannabisverbindungen und Weckamine (z.B. Amphetamin).

Das pharmazeutische Personal der Apotheke ist durch Betäubungsmittelabgabe, aber auch durch die Freigabe von Ersatzstoffen wie Methadon (s. Kap. 8.5.6) zur Behandlung der Drogensucht mit dem Problem der Arzneimittelabhängigkeit konfrontiert.

2.3.10 Gesundheitsbegriff

Bevor wir uns in die Fülle der Indikationsgebiete begeben und damit auch die Breite des heutigen Arzneimittelschatzes ermessen können, sollten wir uns wenigstens kurz über den Begriff Gesundheit Gedanken machen.

Es lässt sich feststellen, dass unser heutiger Gesundheitsbegriff sich immer mehr von einer schlichten Definition wie Gesundheit = Abwesenheit von Krankheit entfernt. Danach ist Krankheit ein isolierter körperlicher Defekt, der sich durch gezielte Maßnahmen, z. B. eine Operation oder die Gabe eines Arzneimittels, reparieren lässt. Man nähert sich wieder einem Gesundheitsbegriff, der auch individuelle, soziale und ökologische Dimensionen mit einschließt. Diese Gedanken fließen in eine entsprechende Definition der WHO mit ein. Gesundheit ist ein Zustand vollkommenen physischen, geistigen und sozialen Wohlergehens und nicht nur das Fehlen von Krankheit oder Behinderung. Nach diesem mehr ganzheitlichen Modell von Gesundheit gilt körperliche Krankheit nur als eines von mehreren Symptomen, dass sich der Organismus nicht mehr im Gleichgewicht befindet.

Ein derartiges Verständnis von Gesundheit ist nicht neu. Wir finden es bereits in zwei alten medizinischen Systemen, der klassischen chinesischen und der hippokratischen Medizin. Nach den Schriften des Hippokrates (* um 460 v. Chr., † 377) erfordert Gesundheit einen Zustand des Gleichgewichts zwischen Lebensführung, den verschiedenen Komponenten menschlicher Natur – hier als Temperamente und Begierden bezeichnet – und den Umwelteinflüssen. Die Aufgabe des Arztes sah Hippokrates darin, den jedem Organismus innewohnenden natürlichen heilenden Kräften günstige Voraussetzungen für den Heilungsprozess zu schaffen.

Wir haben uns in den vergangenen Jahrhunderten von diesem Verständnis von Gesundheit immer stärker entfernt in der Überschätzung unserer Fähigkeit, durch rationale Maßnahmen alles in den Griff zu bekommen. Es setzt sich wieder die Überzeugung durch, dass man eine Krankheit durch einen Eingriff nicht ohne weiteres „abstellen" kann. Werden die Symptome einer körperlichen Krankheit, z. B. Kopfschmerzen bei Stress, mit einem schmerzlindernden Arzneimittel einfach unterdrückt, so äußert sich die Krankheit eventuell durch ein Magengeschwür oder Angina pectoris. Die Gabe eines Arzneimittels darf immer nur ein Aspekt sein, den Organismus wieder in sein Gleichgewicht zu bringen. Der Konsultation und Zuwendung des Arztes und der Beratung durch den Apotheker wird in Zukunft eine immer wichtigere Bedeutung zukommen. Auch die zunehmende Anwendung der Phytotherapie und der Homöopathie (s. Kap. 19) müssen wir unter dem Gesichtspunkt eines sich verändernden Verständnisses von Gesundheit verstehen.

Zusammenfassung Pharmakodynamik

Die Pharmakodynamik untersucht die Wirkung des Arzneimittels auf den Organismus. Sie befasst sich mit dem Zustandekommen einer Wirkung, dem Zusammenhang zwischen Dosis und erzieltem Effekt, dem Zusammenhang zwischen chemischer Struktur und Wirkung und den Arzneimittelnebenwirkungen. Die Rezeptortheorie ermöglicht es, den Mechanismus der Wirkung zahlreicher Arzneimittel zu erklären.

Unterschiedliche Dosen eines Arzneimittels können zu verschiedenen Wirkungen führen. So genannte Dosis-Wirkungs-Kurven geben Aufschluss über die Wirksamkeit und die Verträglichkeit eines Arzneimittels. Charakteristische Größen in diesem Zusammenhang sind die ED, die LD und die therapeutische Breite. Mithilfe von Placebos versucht man eine objektive Beurteilung der Wirkung eines Arzneimittels zu erreichen, d. h. es wird versucht, psychogene Effekte auszuschalten. Die Gabe von Placebos erfolgt im einfachen oder doppelten Blindversuch.

Arzneimittelnebenwirkungen besitzen die unterschiedlichsten Ursachen. Sie sind von zahlreichen Faktoren abhängig. Zu diesen gehören Dosierung, Alter des Patienten, Behandlungsdauer, Art der Krankheit, individuelle Empfindlichkeit des Patienten und Wirkung evtl. gleichzeitig verabreichter Arzneimittel. Besondere Formen von Nebenwirkungen sind Arzneimittelallergien, toxische Nebenwirkungen und die Beeinflussung der Verkehrstüchtigkeit. Wechselwirkungen (Arzneimittelinteraktionen) treten auf zwischen verschiedenen Arzneimitteln oder zwischen Arzneimitteln und Nahrungsmitteln.

Unter dem Begriff Arzneimittelabhängigkeit hat die WHO verschiedene Formen des Arzneimittelmissbrauchs zusammengefasst. Dazu gehören Gewohnheitsbildung und Sucht.

Fragen

1. Versuchen Sie zu begründen, warum ein lipophiles Arzneimittel vom Darm besser resorbiert werden kann als ein hydrophiles Arzneimittel.
2. Erklären Sie die Notwendigkeit einer ausreichenden Resorption als Voraussetzung für die Wirkung eines Arzneimittels an einem Beispiel.
   Wann ist dagegen eine Resorption gar nicht erwünscht?
3. Wie könnte es zu einem Depoteffekt bei Applikation in das Fettgewebe kommen?
4. Wie kann sich eine Niereninsuffizienz auf die Konzentration eines Pharmakons am Wirkungsort auswirken?
5. Warum sollte ein Arzneimittel nicht schematisch „dreimal täglich" verordnet werden?
6. Welche galenischen Maßnahmen werden ergriffen, um bei Arzneimitteln mit sehr kurzer Halbwertszeit zu häufige Dosierungen zu vermeiden?
7. Welche Gründe sprechen für die perlinguale Anwendung von Nitroglycerin?
8. Welche Bindungsarten zwischen Arzneimittelmolekül und Rezeptor kommen in Frage?
9. Kann die kompetitive Hemmung eines physiologischen Wirkstoffs oder eines Arzneimittels durch ein weiteres Arzneimittel auch wieder aufgehoben werden? (Begründung!)
10. Interpretieren Sie die folgenden Dosis-Wirkungs-Kurven (Abb. 2.17).
11. Erklären Sie die Begriffe ED_{50}, LD_{50} und therapeutische Breite.
12. Zwei neue Wirkstoffe besitzen folgenden therapeutischen Index (LD_5/ED_{95}): Wirkstoff A = 12, Wirkstoff B = 8. Welcher der beiden Wirkstoffe besitzt die größere therapeutische Breite?
13. Geben Sie eine mögliche Begründung für die stärkere Reaktion von älteren Menschen auf eine bestimmte Arzneimitteldosis!
14. Suchen Sie ein Beispiel, wo die Nebenwirkung eines Arzneimittels Anlass war zur Entwicklung eines neuen Arzneimittels, d.h. wo die Nebenwirkung als weitere Hauptwirkung genutzt wird.
15. Mit welchen Erkrankungen haben Arzneimittelallergien zahlreiche Symptome gemeinsam?
16. Erklären Sie das Auftreten eines Asthmaanfalls als Folge einer arzneimittelallergischen Reaktion.
17. Nennen Sie die Arzneimittelwechselwirkung, die zu erwarten ist, wenn Acetylsalicylsäure ein orales Antidiabetikum aus der Proteinbindung verdrängt.
18. Bei welchen Arzneimittelgruppen ist gehäuft mit Arzneimittelinteraktionen zu rechnen?
19. Die Wirkung eines Stoffes lässt sich mit drei Größen beschreiben. Versuchen Sie diese zusammenzustellen.
20. Zur Therapie bestimmter Erkrankungen benötigt man gleichzeitig zwei Wirkstoffe. Welche Voraussetzungen müssen gegeben sein, damit die Stoffe in einem Fertigarzneimittel verabreicht werden können? Wie geht man vor, wenn diese Voraussetzungen nicht erfüllt werden?

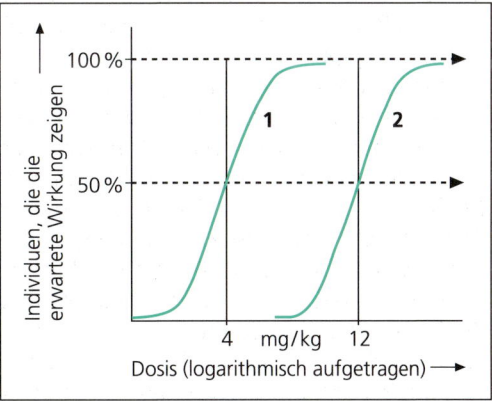

Abb. 2.17 Dosis-Wirkungs-Kurven

3 ARZNEIMITTEL ZUR BEHANDLUNG DES VERDAUUNGSAPPARATES

Der Verdauungsapparat besitzt eine gut überschaubare Gliederung, und da uns auch seine Funktionen schon teilweise bekannt sind, soll er an den Anfang unserer Betrachtungen gestellt werden.

Man kann den Verdauungsapparat als einen langen, mit Schleimhaut ausgekleideten Schlauch bezeichnen, dem verschiedene Drüsen angehören. Diese sezernieren (sondern ab) z. B. Enzyme, Schleime und Säuren, die dem Aufschluss und Abbau der Nahrung dienen. Die dabei ablaufenden chemischen Veränderungen bezeichnet man als Metabolismus (Stoffwechsel, s. Kap. 3.5.2 u. 3.6.2).

Im Verdauungsapparat wird die aufgenommene Nahrung in resorbierbare Bestandteile überführt und auch resorbiert. Sinn dieser Vorgänge ist die Erhaltung und das Wachstum unseres Organismus sowie die Energiegewinnung zur Arbeitsleistung und Aufrechterhaltung der für die Stoffwechselvorgänge notwendigen Körpertemperatur.

Wir können den Verdauungsapparat in folgende Einheiten gliedern:

- Mundhöhle (Stoma)
- Rachen oder Schlund (Pharynx)
- Speiseröhre (Ösophagus)
- Magen (Ventrikulus)
- Dünndarm (Intestinum tenue)
- Bauchspeicheldrüse (Pankreas)
- Leber (Hepar)
- Dickdarm (Kolon)
- Mastdarm (Rektum).

Bei der Besprechung dieser Einheiten soll so vorgegangen werden, dass jeweils Lage, Bau und Funktion des gesunden Organs, mögliche wichtige Erkrankungen und die medikamentöse Therapie mit Nebenwirkungen und Gegenanzeigen (Kontraindikationen) aufeinander folgen. Unsere besondere Aufmerksamkeit wollen wir dem Zusammenhang zwischen der Funktion des betroffenen Organs und den Symptomen der Erkrankung widmen.

Eine Übersicht des Verdauungsapparates gibt Abb. 3.1.

3.1 Mundhöhle

Die für die Verdauung wichtigsten Bestandteile sind Zähne, Zunge und Speicheldrüsen.

Die Mundhöhle dient der Nahrungsaufnahme, der Nahrungszerkleinerung und
Durchmischung mit Speichel. Hier finden
auch erste chemische Abbauprozesse der
Stärke durch eine im Speichel vorhandene Amylase (Stärke abbauendes Enzym)
statt.

Der Speichel wird in den Speicheldrüsen
gebildet, es sind dies:

■ Ohrspeicheldrüse (Glandula parotis)

■ Unterkieferspeicheldrüse
■ Unterzungenspeicheldrüse (Glandula sub-
mandibularis).

Der Speichel besitzt meistens einen mukösen
Anteil (schleimhaltig) und einen serösen Anteil (enzymhaltig).

Wichtige Erkrankungen im Bereich der
Mundhöhle sind:

■ **Mumps** (Parotitis epidemica), eine Virusinfektion, die unter hauptsächlicher Beteiligung der Ohrspeicheldrüse abläuft
■ **Entzündung der Mundschleimhaut**
(Stomatitis)
■ **Pilzinfektionen** (Mykosen) **der Mundschleimhaut.**

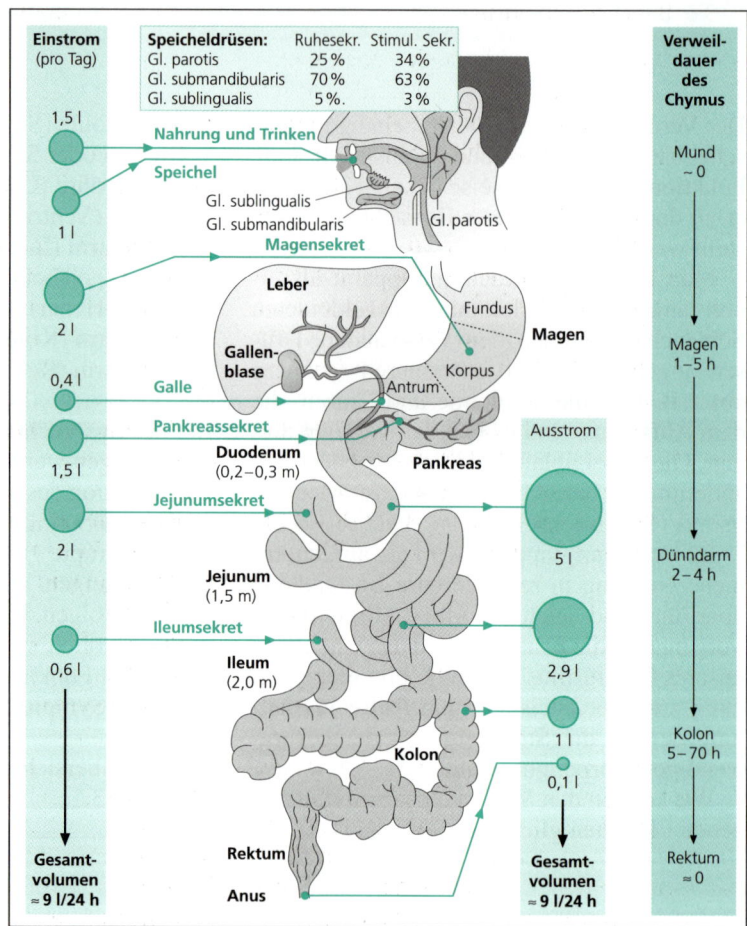

Abb. 3.1 Übersicht über die an Verdauung und Resorption beteiligten Organe, die gastrointestinale Flüssigkeitsbilanz sowie die jeweilige Verweildauer des Inhalts. Aus: Thews, Mutschler, Vaupel 1999

Speicheldrüsen:	Ruhesekr.	Stimul. Sekr.
Gl. parotis	25 %	34 %
Gl. submandibularis	70 %	63 %
Gl. sublingualis	5 %.	3 %

Weitere Erkrankungen lernen wir später bei den Erkältungskrankheiten kennen.

Die Behandlung des **Mumps** erfolgt meist unspezifisch, z. B. mit Bettruhe und lokalen, **entzündungshemmenden** Salben (Kytta Plasma® Paste). Möglich ist auch eine Prophylaxe (Vorbeugung) durch Impfung (z. B. + MMR Vax®, mit Schutz gegen Masern und Röteln), s. Kap. 15.14.2.

Die **Stomatitis** kann mit Mund- und Rachendesinfizientia und Chemotherapeutika behandelt werden. Auf die Therapie von Pilzinfektionen wird ebenfalls später eingegangen.

3.2 Rachen

An die Mundhöhle schließt sich nach hinten der Rachen (Pharynx) an. Im mittleren Teil desselben kreuzen sich Speiseröhre (Ösophagus) und Luftröhre (Trachea). Sobald ein Bissen die hintere Pharynxwand berührt, wird der Schluckreflex ausgelöst, d. h., das Gaumensegel hebt sich und verschließt den oberen Teil des Rachenraums (Nasen-Rachen-Raum), gleichzeitig wird der Kehldeckel auf den Kehlkopfeingang gedrückt und damit eine Fehlleitung des Speisebreis in die Trachea verhindert.

Häufigste Erkrankung des Pharynx ist die Pharyngitis, eine durch Bakterien oder Viren hervorgerufene Entzündung. Zu ihrer Therapie werden **Halsschmerzmittel** und **Rachendesinfizientia** eingesetzt (s. Kap. 16.5).

3.3 Speiseröhre

Die Speiseröhre (Ösophagus) verbindet den Rachenraum mit dem Magen. Sie besteht aus einem muskulösen Schlauch, in dem der Speisebrei durch peristaltische (= wurmförmig fortschreitende) Bewegungen der Muskelwand in den Magen transportiert wird.

Als Erkrankungen sind **Geschwüre** (Ulzera) und **Verätzungen** des Ösophagus von Bedeutung. Im Vordergrund stehen Verätzungen mit Säuren oder Laugen. Gegenmaßnahmen sind den Erste-Hilfe-Tabellen zu entnehmen. Diese hängen in jedem Labor aus.

Die **Refluxösophagitis** entsteht durch eine unzureichende Funktion (Insuffizienz) des unteren Ösophagusschließmuskels. Dadurch kann ein Teil des Mageninhalts (sauer!) in die Speiseröhre zurückfließen und Reizungen an der Schleimhaut verursachen. Die Behandlung erfolgt mit Ulkustherapeutika (H_2-Blocker, Antazida oder Protonenpumpenhemmer, s. Kap. 3.4.3) und Substanzen, die die Peristaltik und damit die Magenentleerung fördern (Prokinetika, z. B. Metoclopramid: + MCP ratiopharm®).

3.4 Magen

3.4.1 Lage und Bau

Der Magen (lat.: ventriculus oder gr.: stomachus, gaster) liegt auf der linken Seite des Oberbauchs zwischen Leber und Milz (Abb. 3.1); er ist im ungefüllten Zustand ein etwa 20 cm langer, gebogener Sack mit einem Fassungsvermögen von 1,5–2,5 l.

Der Magen kann in vier Abschnitte unterteilt werden:

- **Magenmund** (Kardia), hier mündet die Speiseröhre in den Magen
- **Magengrund** (Fundus), oberer Teil des Magens
- **Magenkörper** (Korpus), mittlerer Teil des Magens
- **Magenausgangsbereich** (Antrum pyloricum), unterer Teil des Magens.

Gegen den Zwölffingerdarm kann der Magen durch den Schließmuskel am Magenausgang (Pförtner oder Pylorus) abgeschlossen werden. Im Fundus und im Korpus wird die in der Mundhöhle begonnene Verdauung fortgesetzt.

Der gesamte Magen ist – wie alle im Bauchraum liegenden Organe – außen von dem Bauchfell (Peritoneum) überzogen. Die Außenwand des Magens besteht aus glatter Muskulatur, die durch Peristaltik eine Bewegung des Mageninhaltes ermöglicht. Innen ist der Magen mit einer Schleimhaut (Mucosa) ausgekleidet. In dieser Schleimhaut liegen verzweigte Drüsen, die den Magensaft produzieren. Drei Zelltypen dieser Drüsen sind für Produktion und Zusammensetzung des Magensaftes wichtig:

- **Hauptzellen** sezernieren das Pepsinogen, Vorstufen des eiweißspaltenden Enzyms
- **Belegzellen** (syn. Parietalzellen) bilden Salzsäure (Abb. 3.2)
- **Nebenzellen** bilden Schleim, der das Innere des Magens mit einer Schutzschicht versieht.

Die Tätigkeit des Magens wird sowohl durch das vegetative Nervensystem (nerval, Vagusaktivität führt zu einer Zunahme der motorischen und sekretorischen Aktivität) als auch humoral, d.h. durch Bestandteile der Körperflüssigkeiten gesteuert. Die Hormone Gastrin und Histamin regen die Magensaftsekretion, Prostaglandine speziell die Schleimsekretion an.

3.4.2 Funktion

Je nach Zusammensetzung verweilt der Speisebrei ein bis fünf Stunden im Magen. Während dieser Zeit wird der Mageninhalt durch die Peristaltik mit den Bestandteilen des Magensaftes vermengt und weiter aufgeschlossen, also verdaut.

- Aus Pepsinogen wird mithilfe der Salzsäure **Pepsin** gebildet. Pepsin spaltet große Eiweißmoleküle (Proteine) in kleinere Bruchstücke auf, die man als Polypeptide bzw. Peptide bezeichnet.
- **Salzsäure** bewirkt darüber hinaus eine Fällung (Denaturierung) von Eiweiß.

- Ebenfalls durch Salzsäure kommt es zu einer Abtötung der evtl. mit der Nahrung aufgenommenen Bakterien.
- Der Magensaft enthält einen in der Magenschleimhaut gebildeten **intrinsic factor**, der die Resorption des Vitamin B_{12} (in diesem Fall der sog. extrinsic factor) ermöglicht. Vitamin B_{12} ist für die Reifung der Erythrozyten (rote Blutkörperchen) essenziell (s. Kap. 4.1).

Durch die Salzsäure liegt der pH-Wert des Magensaftes im sauren Bereich, bei pH 1,5. Dies ist Voraussetzung für die Eiweißspaltung.

Damit haben wir die wichtigsten Funktionen des Magens zusammengestellt. Wir haben gesehen, dass dem Magensaft eine große Bedeutung zukommt; ca. 70 ml pro Stunde produziert ein nüchterner erwachsener Mensch. Stärkere Abweichungen in der produzierten Menge oder der Zusammensetzung des Magensaftes sind Ursache verschiedener Magenerkrankungen.

3.4.3 Erkrankungen des Magens

Es sollen hier nur die häufigsten Magenerkrankungen besprochen und lediglich auf die Therapie mit Arzneimitteln eingegangen werden.

Hyperazidität

Sie wird durch eine zu starke Säureproduktion der Magenschleimhaut verursacht. Das „Sodbrennen" ist ein bekanntes Symptom dieser Erkrankung. Eine länger andauernde Hyperazidität kann zur **Magenschleimhautentzündung** (Gastritis) und zu einem **Magengeschwür** (Ulcus ventriculi) und zu einem **Zwölffingerdarmgeschwür** (Ulcus duodeni) führen.

Gegen Hyperazidität werden vor allem **Antazida** eingesetzt.

Auch Ranitidin und Famotidin, zwei Histamin-H_2-Blocker stehen in niedriger Dosierung freiverkäuflich zur Verfügung (s. Tab. 3.2).

Antazida sollen nach Möglichkeit die überschüssige Magensäure einmal physikalisch durch Adsorption binden und zum anderen durch chemische Reaktion neutralisieren. Um die Aktivität des sauren, peptisch aktiven Magensaftes zu hemmen, ist es notwendig, den pH auf einen Wert jenseits von 3–5 zu verschieben. Beispiel für eine Neutralisation durch Aluminiumhydroxid:

$Al(OH)_3 + 3\,H_3O^+ + 3\,Cl^- \rightarrow Al^{3+} + 3\,Cl^- + 6\,H_2O$

Zu den Stoffen, die mit dieser Funktion eingesetzt werden, gehören:

- Aluminiumhydroxid $Al(OH)_3$
- Magnesiumoxid = leichtes Magnesiumoxid MgO
- Magnesiumtrisilikat $2\,MgO \cdot 3\,SiO_2$
- Magnesium-Aluminiumsilikate

- Magaldrat = Aluminium-Magnesium-hydroxidsulfat-hydrat (Schichtgitterantazidum)
- Hydrotalcit = Aluminium-Magnesium-hydroxidcarbonat-hydrat (Schichtgitterantazidum).

Fertigarzneimittel, die diese Stoffe als Einzelstoffe oder in Kombination enthalten, sind in Tab. 3.1 zusammengestellt. Die Einnahme dieser Arzneimittel sollte erst ein bis zwei Stunden nach dem Essen erfolgen, um die Verdauung des Speisebreies nicht zu behindern. Da ein rascher Wirkungseintritt erwünscht ist, sind flüssige Zubereitungen vorzuziehen.

Zu beachten ist ferner, dass Magnesiumoxid bei längerer Anwendung abführend und

Tab. 3.1 Antazida (60)*

Fertigarzneimittel®	Chem. Zusammensetzung/INN
A Einzelstoffe	
Kompensan Suspension	Dihydroxyaluminium-Natriumcarbonat = Carbaldrat
Magaldrat ratiopharm	Magaldrat
Marax Tabl., Suspension	Magaldrat
Phosphalugel Suspension	Aluminiumphosphat
Riopan Magen-Gel	Magaldrat
Talcid Kautabl., Susp.	Hydrotalcit

B Kombinationspräparate	Aluminiumhydroxid = Algeldrat	Natriumhydrogencarbonat	Calciumcarbonat	Magnesiumhydroxid	Magnesium-Al-silicat	Dimeticon/Simeticon	Alginsäure/Na-Alginat	Fettfreies Milchpulver	Diverse
Gaviscon Tabl.	+						+		Natriumhydrogencarbonat
Gelusil-Lac Plv./Tabl.				+				+	
Maalox Susp.	+			+					
Solugastril Gel	+		+						
+ Tepilta Susp.	+			+					Oxetacain

* Hauptgruppen-Nummer der Roten Liste

Aluminiumverbindungen häufig stopfend wirken können.

Bei eingeschränkter Nierenfunktion sind Magnesiumverbindungen kontraindiziert, da sie eine Verschlechterung der Nierenfunktion bewirken.

Die Frage, ob – vor allem Calcium-haltige – Antazida zu einer verstärkten Ausschüttung von Salzsäure (acid-rebound) führen, lässt sich heute eindeutig mit „nein" beantworten.

Viel wichtiger ist für die Beratung, dass die adsorptiv wirkenden Antazida, die ja freiverkäuflich sind, auch andere Arzneimittel, die evtl. gleichzeitig mit dem Antazidum eingenommen werden, binden können und diese damit in ihrer Resorption beeinträchtigen können (z. B. Gyrasehemmer oder Tetracycline). Wechselwirkungen, die die Pharmakokinetik von zwei Arzneistoffen betreffen, sind so möglich. Deshalb sollten andere Arzneimittel grundsätzlich erst ein bis zwei Stunden nach den Antazida eingenommen werden.

HV-Empfehlung

Hyperazidität
Empfehlung: Magaldrat
z. B.:
Riopan® Magen Gel Stick Pack 20 x 10 ml à 1600 mg Magaldrat.
Dosierung: Jeweils ein Beutel zwei Stunden nach den Mahlzeiten und vor dem Zubettgehen.
Beratungshinweis: Alkohol, Nikotin und Coffein meiden!
Auf Wechselwirkungen achten!

Gastritis und Ulcus ventriculi

Die Gastritis ist eine Entzündung der Magenschleimhaut. Die Symptome können Magendruck, Magenschmerzen, Sodbrennen oder leichte Übelkeit sein.

Man unterscheidet eine akute Gastritis und eine chronische Gastritis.

Ursachen der **akuten Gastritis** können u. a. eine Verätzung mit Säure oder Lauge, Verbrennungen, Blutungen, Nikotinabusus (Nikotinmissbrauch), Alkoholabusus, bakterielle Infektion, Einnahme bestimmter Arzneimittel oder psychische Belastung sein.

Die **chronische Gastritis** ist eine häufig wiederkehrende, anhaltende Gastritis. Eine eindeutige Diagnose ist mit einer Magenspiegelung (Gastroskopie), ggf. mit Gewebeentnahme (Gastrobiopsie) möglich. Bei dieser Untersuchung wird mithilfe einer Sonde ein Stück der Schleimhaut entnommen und anschließend untersucht.

Oft spricht der Arzt auch von einem **Reizmagen**. Hier liegen ähnliche Symptome wie bei der Gastritis vor, die Magenschleimhaut ist meist jedoch nicht entzündet.

Das **Ulcus ventriculi** ist ein Geschwür der Magenschleimhaut. Dabei kommt es zu einem Substanzverlust an der Magenschleimhaut. Wichtigste Ursache für diese Erkrankung, die viermal häufiger bei Männern als bei Frauen auftritt, ist eine Infektion mit dem Keim *Helicobacter pylori*. Daneben spielt das Missverhältnis zwischen aggressiven (Pepsin, Salzsäure) und protektiven Faktoren (Schleime, Durchblutung) auf der Magenschleimhaut eine wichtige Rolle. Als Symptome kennt man u. a. Aufstoßen, Druck- und Völlegefühl nach den Mahlzeiten, Magenschmerzen, Erbrechen, Blut im Stuhl, Hyperazidität und evtl. Anazidität. Vor einer Therapie muss eine sichere Diagnose gestellt werden, um bösartigen Erkrankungen (Krebs) auszuschließen. Die wichtigsten diagnostischen Maßnahmen sind hier die Magenspiegelung (Gastroskopie) und die Röntgenuntersuchung. Der Nachweis des Blutes kann mit Testbriefchen, z. B. Hemocare®, erfolgen.

Bei der Röntgenuntersuchung benützt man die Fähigkeit der Röntgenstrahlen, lichtundurchlässige Körper zu durchdringen und eine photographische Platte zu schwärzen. Um eine bildliche Darstellung zu erhalten, müssen die Röntgenstrahlen mit unterschiedlicher Intensität auf die photographische Platte treffen. Die Kontraste ergeben sich aus der unterschiedlichen Dichte der Körper und der entsprechend stärkeren oder schwächeren Absorption der Strahlen. Durch Einführen eines Röntgenkontrastmittels lässt sich der

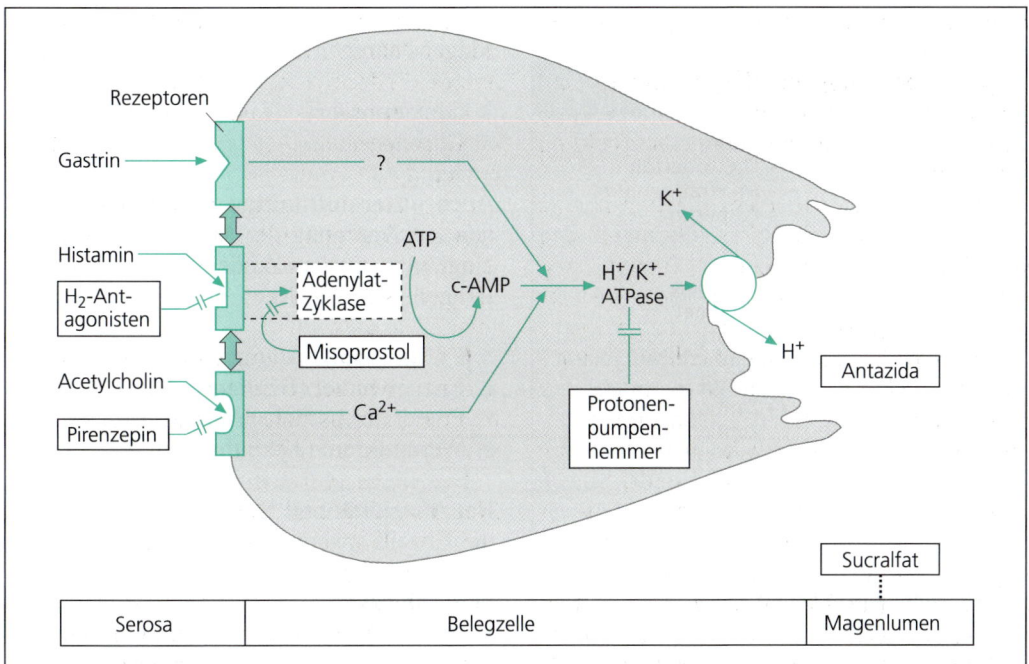

Abb. 3.2 Schematische Darstellung einer Belegzelle. Eingezeichnet sind die Angriffsorte für H_2-Rezeptorantagonisten, Pirenzepin, Misoprostol, Protonenpumpenhemmer, Antazida und Sucralfat.

Mangel an Dichteunterschieden in weichen Geweben beheben.

Die **Arzneimittel** zur Therapie der Gastritis und des Ulcus ventriculi gehören zu sehr unterschiedlichen Stoffgruppen.

Neben Antazida und Histamin-H_2-Rezeptorenblockern werden derzeit am häufigsten Protonenpumpenhemmer eingesetzt. **Histamin-H_2-Blocker** (Endung: -tidin) wie z. B. Ranitidin blockieren im Magen die Histamin-H_2-Rezeptoren (vgl. Abb. 3.2.). Histamin ist ein Gewebshormon, das u. a. eine Sekretionssteigerung im Magen bewirkt. Wird nun die Stelle an der Zelle oder im Gewebe, an der normalerweise das Histamin angreift, blockiert, so wird damit auch die Sekretion unterbunden oder gedrosselt (Fertigarzneimittel s. Tab. 3.2).

Die neuere Therapie mit **Protonenpumpenhemmern** (Endung: -prazol) wie z. B. Omeprazol greift am Enzym H+/K+-ATPase (Protonenpumpe) an, das in der Belegzelle des Magens für die Freisetzung der Magensäure verantwortlich ist (vgl. Abb. 3.2 u. Tab. 3.2).

Die antibiotische Therapie wird als sog. Tripletherapie, bestehend aus einem Protonenpumpenhemmer und zwei Antiinfektiva, über sieben Tage hinweg durchgeführt und hat die **Eradikation** (Ausrottung) des Keims *Helicobacter pylori* zum Ziel. Als Antiinfektiva bei dieser Therapie kommen in Frage: Clarithromycin, Amoxicillin oder Metronidazol.

Die nervöse Stimulation der Magensekretion kann mit Anticholinergika, wie z. B. Pirenzepin, gebremst werden. Gerade in der Ulkustherapie ist es aber wichtig, auch psychische Krankheitsfaktoren zu berücksichtigen, die dann gegebenenfalls auch die Möglichkeit bieten, nichtmedikamentös zu behandeln.

Tab. 3.2 Fertigarzneimittel gegen Gastritis und Ulkus (60)*

INN/Substanzgruppe	Fertigarzneimittel®
Motilitätsfördernde Wirkstoffe	
Metoclopramid	+ Gastronerton
	+ MCP-ratiopharm
	+ Paspertin
Histamin-H2-Blocker	
Cimetidin	+ Cimebeta
	+ Tagamet
Ranitidin	+ Ranitic
	+ Ranitidin ratiopharm
	+ Sostril
	+ Zantic
	Zantic 75 mg
	(ohne Rp!)
Famotidin	+ Pepdul
	Pepciddual
	(ohne Rp!)
Nizatidin	+ Nizax
Protonenpumpenhemmer	
Omeprazol	+ Antra Mups, + Omep
Lansoprazol	+ Agopton
	+ Lanzor
Pantoprazol	+ Pantozol
	+ Rifun
Esaneprazol	+ Nexium
	+ Nexium Mups
Wismut-Verbindungen	
	Angass S Susp.
Sekretionshemmer	
Pirenzepin	+ Gastrozepin
	+ Gastricur
Prostaglandine	
Misoprosotol	+ Cytotec 200

*Hauptgruppen-Nummer der Roten Liste

Anazidität und Subazidität

Bei Anazidität fehlt die Magensäure (Salzsäure) völlig, und bei Subazidität liegt ein Mangel an Magensäure vor. Da sich Pepsin nur unter dem Einfluss der Magensäure bilden kann, muss eine Therapie darauf abzielen, die Magensäure zu substituieren oder deren Bildung anzuregen. Gleichzeitig wird zur Unterstützung der Verdauung häufig auch Pepsin verabreicht. Folgende **Säuren** sollen in kleinen Mengen die Salzsäuresekretion des Magens anregen und teilweise ersetzen:

- Glutaminsäure
- Citronensäure.

Auch **bitterstoffhaltige Arzneidrogen** können zur Anregung der Magensaftproduktion eingesetzt werden. Zu den bitterstoffhaltigen Drogen gehören z. B.:

- Chinarinde (Cinchonae succirubrae cortex)
- Enzianwurzel (Gentianae radix)
- Pomeranzenschale (Aurantii pericarpium)
- Wermutkraut (Absinthii herba).

Bei Anazidität und Subazidität werden auch die Eiweiß spaltenden Enzyme des Pankreas verabreicht, da diese bei pH 6 bis pH 7,8 wirksam sind.

Für den Arzt ist es wichtig, die Ursache einer Anazidität zu klären, da bei diesem Krankheitsbild nicht selten **Magenkarzinome** auftreten. Beim Karzinom (Krebs) handelt es sich um eine rasch wachsende, gewebezerstörende, bösartige Geschwulst. In Kap. 14 erfahren wir mehr darüber.

Fertigarzneimittel zur Therapie der Anazidität und Subazidität sind in Tab. 3.3 und 3.4 zusammengefasst.

Weitere Magenerkrankungen

Die **Magenatonie** ist eine Lähmung der Magenmuskulatur. Eine solche Lähmung kann nach Magenoperationen oder als Folge einer **Bauchfellentzündung** (Peritonitis) oder einer Hypokaliämie auftreten.

Erbrechen als eine Erkrankung des Magens wird zusammen mit den zentralwirksamen Arzneimitteln in Kap. 8.7 besprochen.

Im Zusammenhang mit den Erkrankungen des Magens haben wir immer wieder den Begriff **Therapie** verwendet. Dass man darunter allgemein die Behandlung von Krankheiten versteht, ist bekannt.

Man kann jedoch zwischen einer **symptomatischen** und einer **kausalen Therapie**

Tab. 3.3   Fertigarzneimittel gegen Reizmagen und Verdauungsstörungen (60)*

INN/Substanz	Fertigarzneimittel®
Pfefferminzblätter-, Fenchel-, Kamillen- blüten-Extrakt	Gastricholan-L
Pflanzenauszüge div.	Iberogast Carvomin Verdauungs- tropfen

* Hauptgruppen-Nummer der Roten Liste

Tab. 3.4   Azida (60)* (s. auch Tab. 3.5)

INN/Substanz	Fertigarzneimittel®
Citronensäure, Pepsin	Citropepsin
Glutaminsäure	Pepsaletten N

* Hauptgruppen-Nummer der Roten Liste

unterscheiden. Wenn man zur Therapie von Magenschmerzen infolge eines Geschwürs ein Spasmolytikum einsetzt, so wird nur eine vorübergehende Linderung erzielt, da nur das Symptom (Krankheitszeichen), hier die Verkrampfung, behandelt wird. Die Therapie ist also symptomatisch. Schreitet der Arzt zu einer Behandlung des Geschwürs, z.B. durch Eradikation des *Helicobacter pylori*, so liegt eine kausale, d.h. die Ursache der Erkrankung treffende Behandlung vor. Leider ist es nicht immer möglich, eine solche kausale Therapie zu betreiben.

3.5 Dünndarm

3.5.1 Lage und Bau

Im Mund wurde die Kohlenhydratverdauung, im Magen die Eiweißverdauung begonnen. Der vollständige Abbau von Eiweiß, Fetten und Kohlenhydraten erfolgt im 6 bis 7 m langen Dünndarm (Intestinum tenue), der sich an den Magen anschließt (Abb. 3.1).

Das erste Stück des Dünndarms wird als Zwölffingerdarm (Duodenum) bezeichnet, es folgen die als Leerdarm (Jejunum) und Krummdarm (Ileum) bezeichneten Abschnitte des Dünndarms, die schlingenförmig angeordnet sind. In den absteigenden Teil des Zwölffingerdarms münden der Ausführgang der Bauchspeicheldrüse (Pankreas) und der Gallengang. Durch beide Gänge gelangen verdauungsfördernde Sekrete in den Dünndarm. Den Bau des Dünndarms zeigt uns Abb. 3.3.

Wir erkennen, dass der Dünndarm wiederum eine Schleimhaut besitzt. Durch die Ringfalten und die Zotten der Schleimhaut kommt es zu einer starken Oberflächenvergrößerung. Der Dünndarm ist der wichtigste Teil des Verdauungsapparates, da hier der vollständige Abbau der Nahrung und die Resorption stattfinden.

3.5.2 Funktion

Wie erfüllt der Dünndarm die genannten Aufgaben? Der saure Speisebrei gelangt aus dem Magen in den Dünndarm. Durch die alkalisch reagierenden Verdauungssäfte des Dünndarms und der Bauchspeicheldrüse wird der Speisebrei schwach alkalisch gemacht. Durchmischung und Weiterschieben des Darminhaltes werden durch die peristaltische Bewegung der Darmmuskulatur bewerkstelligt.

Wir wollen die abbauenden Enzyme des Dünndarms kurz zusammenstellen. Sie stammen teilweise aus dem Pankreassaft und teilweise aus den Lieberkühn-Drüsen des Dünndarms.

- **Lipasen** spalten Fette, die zuvor durch die Galle emulgiert worden sind, in Fettsäuren und Glycerol.
- **Exopeptidasen** (gr. exo: außen) spalten Peptide vom Ende her in einzelne Aminosäuren auf.
- **Glukosidasen** spalten Kohlenhydrate stufenweise in Oligo- und Monosaccharide.

Dabei entstehen zunächst Rohrzucker, Milchzucker und Malzzucker und dann einfache Zucker wie Glucose, Fructose oder Galactose.

Mithilfe der Zotten ist der Dünndarm nun in der Lage, die genannten Abbauprodukte der Nahrung zu resorbieren.

■ Fettsäuren und Glycerol gehen teilweise direkt in das Blut über und gelangen über die Pfortader zur Leber. Ein weiterer Teil der Fettsäuren und des Glycerols wird im Zottenepithel zu Fett resynthetisiert und gelangt dann in die Lymphe.
■ Die Aminosäuren erreichen das Blut und auf diesem Weg über die Pfortader die Leber.

■ Die Einfachzucker nehmen den gleichen Weg wie die Aminosäuren.

Aufgrund der vielfältigen Aufgaben ist es verständlich, dass Erkrankungen des Dünndarms schwerwiegende Folgen für den Gesamtorganismus haben können.

3.5.3 Erkrankungen des Dünndarms

Es sollen hier nur häufiger auftretende Erkrankungen besprochen werden.

Ähnlich wie im Magen kann es auch am Anfang des Dünndarms zu Geschwüren (**Ulcus duodeni**) kommen. Die medikamentöse Behandlung des Ulcus duodeni erfolgt ähnlich wie die des Ulcus ventriculi (Tab. 3.2).

Unter **Dünndarmkoliken** versteht man schmerzhafte Krämpfe in diesem Bereich. Die Therapie erfolgt mit **Parasympatholytika** (s. Kap. 7.4.4) und **Spasmolytika** (s. Kap. 7.4.5).

Nach Operationen kann es zu einer **Darmatonie,** d.h. einer Erschlaffung der Darmmuskulatur, kommen. Ein Stocken des Verdauungsvorganges ist die Folge. Zur Anregung der Darmtätigkeit bei Atonie werden **Cholinesterasehemmer** eingesetzt (s. Kap. 7.4.4).

Verschiedene Erkrankungen des Dünndarms haben eine Malabsorption zur Folge. Hier ist der Stofftransport vom Darmlumen über die Schleimhautzellen in die Blutbahn und Lymphbahn gestört. Dieser Zustand wird zu Ernährungsstörungen führen. Eine Malabsorption kann sich auch auf die Resorption von Arzneimitteln auswirken. Bei einem solchen Zustand wird man durch eine geeignete Applikationsform den Magen-Darm-Kanal umgehen, z.B. indem man das Arzneimittel in die Vene injiziert.

Da sowohl die Bauchspeicheldrüse als auch die Leber in den Dünndarm sezernieren, sollen zunächst diese beiden Organe besprochen werden, bevor wir uns dem weiteren Schicksal der aufgenommenen und im Dünndarm großenteils abgebauten Nahrung zuwenden.

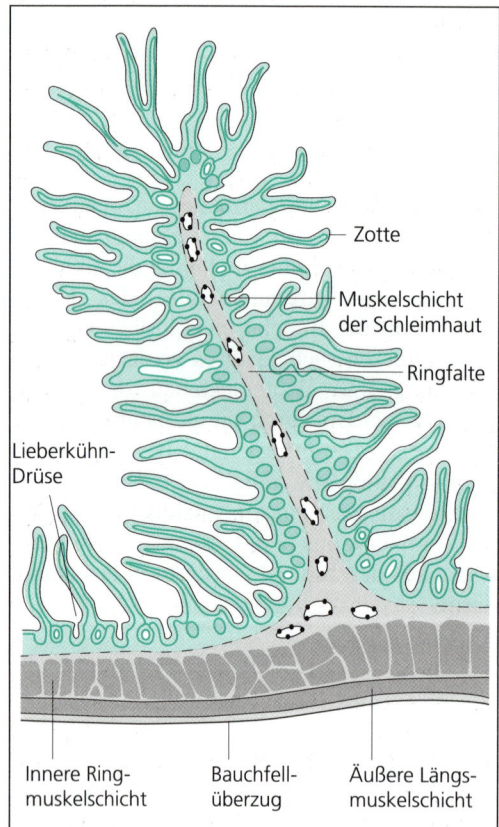

Zotte

Muskelschicht der Schleimhaut

Ringfalte

Lieberkühn-Drüse

Innere Ring-muskelschicht

Bauchfell-überzug

Äußere Längs-muskelschicht

Abb. 3.3 Längsschnitt durch den Dünndarm. Nach Faller 2004

3.6 Bauchspeicheldrüse

3.6.1 Lage und Bau

Die Bauchspeicheldrüse oder das Pankreas ist eine seröse Drüse, die hinter dem Magen liegt (Abb. 3.1). Sie reicht vom Duodenum in der rechten Körperhälfte bis zur Milz links außen im Körper.

3.6.2 Funktion

Die Bauchspeicheldrüse besitzt eine exokrine und eine endokrine Funktion.

Die **exokrine** Funktion besteht in der Produktion des Pankreassaftes, der über den Pankreasgang in das Duodenum entleert wird. Die Produktion des Pankreassaftes wird durch Nervenreize und Gewebshormone stimuliert. Er gelangt dann verstärkt in den Darm, wenn saurer Speisebrei den Pylorus passiert. Der Pankreassaft ist reich an Natriumhydrogencarbonat und reagiert deswegen alkalisch. Er hat u. a. die Aufgabe, den sauren Speisebrei zu neutralisieren.

Das Pankreas ist die wichtigste Produktionsstätte für Verdauungsenzyme. Der Pankreassaft enthält folgende Enzyme:

- Endopeptidasen (gr. endo: innen) oder Proteinasen spalten Eiweiße zu Peptiden auf.
- Exopeptidasen (s. o.) spalten Peptide vom Ende her in Aminosäuren auf.
- Lipasen (s. o.).
- Glukosidasen (s. o.).

Die Enzyme werden vom Pankreas meist als inaktive Vorstufen in den Dünndarm abgegeben und hier durch Spaltung in eine aktive Form übergeführt.

Die wichtigsten Proteinasen sind das Chymotrypsinogen und das Trypsinogen, die im Darm in das aktive Chymotrypsin und Trypsin übergeführt werden. Eine Exopeptidase, die Tri- und Dipeptide in einzelne Aminosäuren spaltet, ist die Carboxypeptidase.

Ein weiteres Enzym des Pankreas ist die Cholesterinesterase. Diese ist in der Lage, in der Nahrung vorhandene Cholesterinester zu spalten und damit für die Resorption vorzubereiten.

Als **endokrine** Funktion bezeichnet man die Fähigkeit des Pankreas, Hormone wie Insulin oder Glucagon zu bilden (s. Kap. 10.3.1).

3.6.3 Enzyme

Wir haben in diesem Kapitel des öfteren den Begriff Enzym gehört. Zum Verständnis der Wirkung von Enzymen müssen einige Erklärungen gegeben werden.

Die Stoffwechselvorgänge im Körper sind chemische Reaktionen, die bis zu einem bestimmten Gleichgewicht hin ablaufen. Das Gleichgewicht würde sich ohne Enzyme nur sehr langsam einstellen. Ein Leben wäre nicht möglich.

Die Enzyme sind Biokatalysatoren. Sie erhöhen die Geschwindigkeit der chemischen Reaktionen in der Zelle, ohne dass dabei Energie zugeführt werden müsste. Den von einem Enzym „angegriffenen" Stoff bezeichnet man als Substrat. Eiweiße z. B. sind die Substrate des Pepsins.

Ein wesentlicher Unterschied zu den Katalysatoren, die von der Chemie her bekannt sind, besteht in der hohen Spezifität der Enzyme, Pepsin wird beispielsweise nur Eiweiße spalten, und auch das nur an ganz bestimmten Stellen des Moleküls. Es ist damit nicht zur Spaltung von Kohlenhydraten oder Fetten geeignet.

Wie bei bekannten Katalysatoren werden Enzyme bei der Reaktion nicht verbraucht. Sie liegen am Ende wieder unverändert vor und stehen für einen neuen Reaktionsablauf zur Verfügung.

Die Enzyme sind chemisch den Proteinen oder Proteiden zuzuordnen. Enzym-Proteide enthalten eine nicht-proteinartige Molekülgruppe, die an die Protein-Komponente gebunden ist.

Eine Reihe von Enzymen kann nur mithilfe zusätzlicher Komponenten, der so genannten **Coenzyme,** reagieren. Diese sind nicht katalytisch aktiv und sind nicht an spezifische Reaktionen gebunden wie die Enzyme selbst. Ein Coenzym kann beispielsweise mit verschiedenen Enzymen zusammenarbeiten.

Da Enzyme schon in kleinsten Mengen wirken und nur schwer chemisch rein zu isolieren sind, wird meist nicht ihre Masse, sondern eine „Einheit" angegeben. Diese ist dann ein **Maß für die Aktivität,** d. h. die Stärke des Enzyms. Gebräuchlich sind vor allem:

■ **Europäische Einheiten** (Ph. Eur.-E), sie entsprechen den
■ **F.I.P.-Einheiten** (Fédération Internationale Pharmaceutique). Diese sind speziell zur Standardisierung von pharmazeutisch wichtigen Enzymen geschaffen worden, z. B. ist eine F.I.P.-Amylase-Einheit die Enzymmenge, die unter Versuchsbedingungen Stärke mit einer Anfangsgeschwindigkeit spaltet, sodass pro Minute 1 Mikromol an glykosidischen Bindungen hydrolisiert wird.

3.6.4 Erkrankungen des Pankreas

Die **Pankreatitis** ist eine Entzündung der Bauchspeicheldrüse, die verschiedene Ursachen haben kann. Bei ihr kann es notwendig sein, die Verdauungsenzyme durch Applikation entsprechender enzymhaltiger Arzneimittel zu substituieren (ersetzen). Geeignet ist hier ein Gesamtenzymextrakt des Pankreas,

den man **Pankreatin** nennt. Pflanzliche Proteasen hingegen zeichnen sich durch eine eiweißspaltende Wirkung in einem breiten pH-Bereich (pH 3–8) aus, wie z. B. die aus den Früchten und den Stängeln der Ananaspflanze gewonnenen **Bromelaine.**

Bei der Behandlung mit Pankreasenzymen ist auf eine ausreichend hohe Lipase-Dosierung zu achten: 80 000 F.I.P.-Einheiten pro Mahlzeit bzw. 240 000 F.I.P.-Einheiten als Tagesdosis sind notwendig. Pankreatinhaltige Fertigarzneimittel sollen deshalb auf den Lipasegehalt standardisiert sein. Empfohlen wird eine Darreichungsform als Granulat oder Pulver. Die Präparate sind meist als magensaftresistente Zubereitungen im Handel, damit das Pankreatin nicht bereits im Magen vom Pepsin angegriffen wird.

Auch bei der Mukoviszidose (oder Zystischen Fibrose), einer vererbbaren Erkrankung, bei der eine krankhafte Zusammensetzung der exokrinen Drüsensekrete zu verzeichnen ist, muss Pankreatin substituiert werden.

Fertigarzneimittel, die Verdauungsenzyme enthalten, sind in Tab. 3.5 zusammengestellt.

3.7 Leber

3.7.1 Lage und Bau

Wie die Bauchspeicheldrüse ist auch die Leber (Hepar) ein Anhangsorgan des Darms. Sie ist die größte Drüse des menschlichen Kör-

Tab. 3.5 Verdauungsenzymhaltige Fertigarzneimittel (60)* vgl. Tab. 3.3 und Tab. 3.9

Fertigarzneimittel®	Chemische Zusammensetzung	
	Pankreatin	Diverse
Enzym-Lefax forte	+	Simeticon
Kreon 40 000	+	Dimeticon
Meteozym	+	Simeticon
Pangrol	+	Dimeticon
Pankreon forte	+	–
Panzytrat	+	Dimeticon

* Hauptgruppen-Nummer der Roten Liste

pers und hat ein Gewicht von ca. 1,5 kg. Im Gegensatz zum Pankreas sind die Funktionen der Leber viel zahlreicher. Wie Abb. 3.1 zeigt, liegt die Leber rechts im Oberbauch. Sie ist in einen rechten, größeren und einen linken, kleineren Lappen unterteilt. Auf der Grenze zwischen den beiden Lappen liegt die **Gallenblase** (Vesica fellea). Sie ist das Reservoir für die von der Leber produzierte Galle. Das Fassungsvermögen beträgt ca. 30 ml. Ähnlich dem Dünndarm ist auch die Leber ein stark durchblutetes Organ.

Das durch die Dünndarmtätigkeit mit Nährstoffen angereicherte venöse Blut gelangt über die Pfortader in die Leber. Sauerstoffreiches Blut wird der Leber über die Leberarterie zugeführt. Nach Passieren des Leberkapillarsystems verlässt das Blut die Leber durch die Lebervenen (Abb. 2.6).

Von der Leber aus führt der große Gallengang (Ductus choledochus) zum Zwölffingerdarm. Dieser Gang kann durch einen vor der Einmündung liegenden Ringmuskel geschlossen werden. Ein Verschluss führt zu einem Rückstau der Galle in die Gallenblase.

3.7.2 Funktion

Für den Ablauf der Verdauung interessiert uns vor allem die Drüsenfunktion der Leber. Die Leber produziert täglich ca. 1 l Galle (gr. chole), die zunächst in der Gallenblase gesammelt und von da durch Kontraktion der Gallenblasenmuskulatur in das Duodenum gepresst wird. Die Galle ist eine goldgelbe Flüssigkeit. Sie reagiert schwach alkalisch. Hauptbestandteile sind Wasser, Gallensäuren, Bilirubin (Gallenfarbstoff), Lecithin, Cholesterin, Fettsäuren und Schleim. Die Galle hat im Dünndarm die Aufgabe, Fette zu emulgieren und die Lipasen zu aktivieren. Das Bilirubin wird im Darm wieder resorbiert und gelangt über das Blut erneut in die Galle (enterohepatischer Kreislauf, vgl. Abb. 2.6). Nur ein kleiner Teil wird in Form des Urobilinogens im Harn ausgeschieden.

Die Leber hat lebenswichtige Stoffwechselfunktionen:

- Sie speichert Zucker (Glucose) als Glykogen. Dieses kann bei Bedarf wieder mobilisiert werden.
- Aminosäuren werden zu körpereigenem Eiweiß aufgebaut (anaboler Vorgang). Die stickstoffhaltigen Abbauprodukte des Eiweißstoffwechsels werden hier in Harnstoff überführt, der dann von der Niere ausgeschieden wird.
- In der Leber des Embryos werden Erythrozyten (rote Blutkörperchen) und Leukozyten (weiße Blutkörperchen) gebildet.
- In der Leber werden Erythrozyten abgebaut. Dabei wird aus dem roten Blutfarbstoff, dem Hämoglobin, das Bilirubin gebildet, das wir bereits als Gallenfarbstoff kennen gelernt haben. Bei der Zerstörung des Hämoglobins freiwerdendes Eisen kann teilweise in der Leber gespeichert werden.
- Das Prinzip der Blutgerinnung beruht auf der Anwesenheit zahlreicher Faktoren (s. Kap. 4.5.1). Die Leber bildet u. a. das Fibrinogen und speichert Vitamin K. Beide Stoffe sind für die Blutgerinnung notwendig.
- Im Kapitel 2 erfuhren wir, dass die Leber in der Lage ist, Fremdstoffe, wie z. B. Arzneimittel abzubauen und durch Bindung an Glucuronsäure ausscheidungsfähig zu machen.

3.7.3 Erkrankungen der Leber und der Gallenwege

Gallensteine können durch Stoffwechselstörungen, Entzündungen der Gallenwege oder neurovegetative Störungen entstehen. Erreicht das Cholesterin in der Gallenflüssigkeit eine zu hohe Konzentration, fällt es aus. Es entstehen kleine Kristallisationspunkte, die langsam wachsen können. Die Gallensteine bestehen aus Cholesterin, Calciumcarbonat oder Bilirubin. Gallensteine führen zu der als **Gallensteinleiden** (Cholelithiasis) bezeichneten Erkrankung. Sie kann den Gallefluss behindern oder ganz blockieren. Bekanntestes Symptom ist die **Gallenkolik,** die durch eine Verkrampfung der Gallenblasenmuskulatur oder der Gallenwege bedingt ist. Die Entfernung der Gallensteine erfolgt auf operativem Wege oder sie werden mithilfe eines Lithotripters (extrakorporale Stoßwellenbehandlung) zertrümmert. Eine gewisse Alternative stellt die medikamentöse Auflösung von Cholesterinsteinen mit Ursodeoxycholsäure dar (vgl. Tab. 3.6).

Weitere Erkrankungen der Gallenwege sind Entzündungen der Gallenblase (Cholezystitis) und des Gallengangsystems (Cholangitis).

Gemeinsame Symptome dieser Krankheiten sind u. a. Verdauungsstörungen, Unverträglichkeit von fetten Speisen und Gallenkoliken.

Bei den genannten Erkrankungen sind vor allem **Cholagoga** und **Spasmolytika** indiziert.

Cholagoga können choleretisch, d. h. sie regen den Gallefluss aus der Leber an oder cholekinetisch, d. h. sie regen die Gallenblase zur Entleerung an, wirken. Eingesetzt werden Gallensäuren wie z. B. die Dehydrocholsäure, und Arzneidrogenzubereitungen wie z. B. Schöllkrautextrakt (Chelidonii extractum),

Javanischer Gelbwurzelextrakt (Curcumae xanthorrhizae extractum), Gelbwurzelextrakt (Curcumae longae extractum), Artischockenextrakt (Cynarae extractum) und Rindergalle sowie die ätherischen Öle von Anis, Kümmel, Fenchel und Pfefferminze (Anisi-, Carvi-, Foeniculi-, Menthae pip. aetheroleum). Bei entzündlichen Erkrankungen der Gallenwege gilt die Anwendung von Cholekinetika als kontraindiziert.

Spasmolytika werden z. B. zur Krampflösung bei Koliken eingesetzt (s. Kap. 7.4.5).

Eine Auswahl von Fertigarzneimitteln ist in Tab. 3.6 zusammengestellt.

Zu den eigentlichen Lebererkrankungen gehören v. a. die **Hepatitiden** mit verschiedenen Ursachen und Verlaufsformen, die **Fettleber,** die **Leberzirrhose,** das **Coma hepaticum** und die **Lebertumoren.**

Die aufgeführten Krankheitsbilder sind stets mit einer Erkrankung des Leberparenchyms verbunden.

Die **akuten Virus-Hepatitiden** kann man einteilen in **Hepatitis A, Hepatitis B, Hepatitis C, Hepatitis D** und **Hepatitis E.** Sie sind alle hochinfektiös.

Tab. 3.6 Galle- und Lebertherapeutika

Fertigarzneimittel®	Zusammensetzung
a Cholagoga	
Aristochol Konzentrat Granulat	Schöllkraut, Aloeextrakt
Cholagogum Kapseln	Artischockentrockenextrakt
Cholspasmin forte Tabl.	Hymecromon
Spasmo Gallo Sanol N Drg.	Pfefferminzöl, Dimeticon
b Gallensteinauflösende Mittel (29)*	
+ Chenofalk	Chenodeoxycholsäure (CDC)
+ Ursofalk	Ursodeoxycholsäure (UDC)
+ Urso Mix forte	CDC und UDC
c Lebertherapeutika (48)*	
Bifiteral Sirup	Lactulose
Hepa-Merz Kautabl.	L-Ornithinaspartat
Hepa-Merz Sil Kaps.	Mariendistelfrüchte (Trockenextrakt)
Importal Pulver	Lactitol
Legalon 70 protect Kapseln	Mariendistelfrüchte (Trockenextrakt)

* Hauptgruppen-Nummer der Roten Liste

Wichtige gemeinsame Symptome der aufgeführten Hepatitisformen sind Minderung der physischen und psychischen Leistungsfähigkeit, Gewichtsabnahme, Fieber, Appetitlosigkeit **(Anorexie),** Durchfall **(Diarrhoe)** oder Verstopfung **(Obstipation),** Druck im rechten Oberbauch und evtl. **Gelbsucht (Ikterus).** Der Ikterus ist durch eine Störung des Bilirubinkreislaufs bedingt. Bilirubin häuft sich im Blut an und führt zu einer Gelbfärbung der Haut, zunächst am besten an der Augenbindehaut zu erkennen. Die Hepatiden werden bei den Viruserkrankungen im Kapitel 15.11.2 besprochen.

Bei der **Fettleber** kommt es zu einer grobtropfigen Verfettung der Leberzellen, deren Funktion dadurch gestört wird. Ursache sind meist Noxen wie übermäßiger, kontinuierlicher Alkoholkonsum oder Einnahme verschiedener Arzneimittel (Drogenfettleber).

Die **Leberzirrhose** kann entweder ausschließlich durch exogene Noxen (z. B. Alkohol) verursacht werden oder als Folge anderer Lebererkrankungen auftreten. Es kommt zu einer nekrotischen (Nekrose = örtlicher Gewebstod) Zerstörung der gesamten Leberstruktur mit Narbenbildung.

Leberkoma (Coma hepaticum) ist die gravierendste Form der Leberinsuffizienz. Das Leberkoma führt meist zu tiefer Bewusstlosigkeit mit tödlichem Ausgang.

Die Therapie der Lebererkrankungen ist äußerst schwierig. Natürlich wird, wenn möglich, die Ausschaltung der Noxen angestrebt werden. Früher empfohlene Maßnahmen wie Bettruhe und Diät werden heute seltener angeordnet. Bei bestimmten Personengruppen – medizinisches Personal im Labor und OP-Bereich – wird eine vorbeugende Impfung gegen Hepatitis-B empfohlen.

Bei einigen Formen der Hepatitis werden Nebennierenrindenhormone (s. Kap. 13.3.2) und Interferon alfa (s. Kap. 14.5.3) und Nukleosidanaloga (s. Kap. 15.10) eingesetzt. Der Wert von Leberschutzpräparaten ist umstritten. Dennoch sind einige Lebertherapeutika in Tab. 3.6 zusammengestellt.

Der Sicherung der Diagnose von Lebererkrankungen durch labordiagnostische Untersuchungen kommt große Bedeutung zu. Wir haben erfahren, dass bei Lebererkrankungen Parenchymzellen, die spezifische Leberfunktionen erfüllen, geschädigt oder zerstört werden. Dadurch gelangen Zellinhaltsstoffe, wie z. B. Enzyme, in das Blut. Ihr Nachweis und ihre Konzentration können dem Arzt Aufschluss über die Art und das Stadium der Lebererkrankung geben (Enzymdiagnostik). Enzyme, deren Konzentration in solchen Fällen im Blut bestimmt wird, sind u. a. GOT (= Glutamat-Oxalacetat-Transaminase), GPT (= Glutamat-Pyruvat-Transaminase) und γ-GT (γ-Glutamyl-Transpeptidase). Das Leberzytoplasma enthält z. B. hohe Mengen an GPT. Werden diese Zellen geschädigt, so finden sich erhöhte GPT-Werte im Blut, die dann mithilfe einer Farbreaktion, die durch GPT katalysiert wird, bestimmt werden können.

3.8 Dickdarm

3.8.1 Lage und Bau

Der Dickdarm (Kolon) umgibt den Dünndarm (Abb. 3.1). Er gliedert sich in folgende Teile:

- **Blinddarm** (Cäkum), hier mündet der Dünndarm in den Dickdarm. Am Blinddarm hängt der **Wurmfortsatz** (Appendix), der aus lymphatischem Gewebe besteht, das sich leicht entzündet. (Der Volksmund sagt „Blinddarm"[!]-Entzündung zur Appendizitis.)
- **Aufsteigender Dickdarm** (Colon ascendens)
- **Querkolon** (Colon transversum)
- **Absteigender Dickdarm** (Colon descendens)
- **Sigmoidteil** (Colon sigmoideum = „S"-Teil).

Der Dickdarm ist reich an Bakterien (Darmflora). Die Muskulatur des Dickdarms bewegt sich so, dass der Darminhalt durchmischt und zum Mastdarm weitergeschoben wird. Der Dickdarm besitzt keine Zotten wie der Dünndarm. Er hat zahlreiche schleimbereitende Zellen.

3.8.2 Funktion

Die Hauptaufgabe des Dickdarms ist die Wasserresorption. Die Motorik des Dickdarms ist zusammen mit der Motorik des Mastdarms verantwortlich für die Stuhlentleerung (Defäkation). Verweilt der Kot (lat. faeces [pl.]) wegen irgendwelcher Störungen zu lange im Dickdarm, kommt es zu einer übermäßigen Eindickung und damit zu einer Verstopfung (Obstipation).

3.8.3 Erkrankungen des Dickdarms

Die **Verstopfung** (Obstipation) kann ihre Ursache in einer Fehlfunktion des Dickdarms haben. Da der Mastdarm jedoch genau so betroffen ist, soll die Obstipation dort besprochen werden. Das Gleiche gilt für den Durchfall (Diarrhoe).

Die **Kolitis** ist eine Entzündung des Dickdarms. Man kennt verschiedene Formen der Kolitis.

Tritt sie in Verbindung mit einer **Entzündung des Dünndarms** (Enteritis) auf, so spricht man von einer Enterokolitis. Die **Colitis ulcerosa** ist eine unspezifische, entzündliche und ulzerative Erkrankung des Kolons und des Rektums unbekannter Ursache mit blutig-eitrigen Durchfällen. Eingesetzt werden u. a. **Aminosalizylate** (z. B. Mesalazin: + Claversal®) **Immunsuppressiva** (z. B. Azathioprin: + Imurek®), **Nebennierenrindenhormone** (z. B. Prednisolon u. Budesonid, v. Kap. 13.3) und **TNF-alpha-Antikörper** (z. B. Infliximab: + Remicade®).

Morbus Crohn, ebenfalls eine chronische Entzündung, kann allerdings den gesamten Verdauungstrakt (von Mund bis zum After) befallen. Die Symptomatik und Therapie entspricht in etwa der bei Colitis ulcerosa.

3.9 Mastdarm mit Analkanal

3.9.1 Lage und Bau

Der Dickdarm geht über in den Mastdarm (Rektum). In der so genannten Ampulle des Mastdarms (Ampulla recti, Abb. 3.1) sammeln sich die Fäzes. Das Übergangsstück zwischen Ampulle und After (Anus) wird als Analkanal bezeichnet. Das untere Ende des Analkanals besitzt eine längsgefaltete venenreiche Schleimhaut. Bei einer Bindegewebsschwäche dieser Gefäße kommt es zu Hämorrhoiden.

3.9.2 Funktion

Rektum mit Analkanal dienen der Speicherung und der Entleerung des Stuhls. Alle nicht verdaulichen Nahrungsbestandteile sowie Schleim, Verdauungssäfte und Colibakterien sammeln sich vor allem in der Ampulla recti.

Die Kotentleerung (Defäkation) ist ein selbsttätiger, aber auch ein willkürlich zu beeinflussender Vorgang. Selbsttätig wird die Defäkation durch eine peristaltische Welle im Kolon eingeleitet. Die Fäzes werden dadurch ins Rektum weitergeschoben. Die Dehnung der Rektumwand löst das Gefühl des Stuhldranges aus. Zur Entleerung kommt es durch die willkürliche Öffnung des äußeren Afterschließmuskels (Musculus sphincter ani externus). Es ist auch möglich, den Defäkationsreflex durch andere Reize im Rektum auszulösen, z. B. durch einen Einlauf oder ein Zäpfchen. Psychische und körperliche Erregungen können sich positiv oder negativ auf diesen Reflex auswirken.

3.9.3 Erkrankungen des Mastdarms mit Analkanal

Eine sehr häufige Erkrankung sind die **Hämorrhoiden,** diesen liegt eine Hyperplasie des Schwellkörpers im Rektum zugrunde.

Ihre Ursache und Behandlung werden in Kap. 9.9.3 besprochen. Hämorrhoiden verursachen u. a. **Afterjucken** (Pruritus ani).

Afterschrunden (Fissura ani) sind Hauteinrisse am After.

Das **Rektumkarzinom** gehört zu den häufiger auftretenden Krebsarten.

Die **Obstipation** ist die verbreitetste Krankheit, die sich im Rektum, aber auch schon im Kolon manifestiert.

Die meisten Magen-Darm-Erkrankungen sind von **Blähungen (Meteorismus)** begleitet. Die Behandlung mit Carminativa, die rein symptomatisch ist, wird in Kap. 3.12.2 besprochen.

3.10 Therapie der Obstipation

3.10.1 Ursachen der Obstipation

In den vergangenen Abschnitten sind wir des öfteren auf Ursachen für eine Verstopfung gestoßen. Wir wollen sie hier kurz zusammenfassen:

- Erschlaffung der Darmmuskulatur
- Unterdrückung des Defäkationsreflexes wegen Eile oder Stress
- Psychische Störungen
- Nachteilige Lebensgewohnheiten, wie mangelnde Bewegung und ballaststoffarme Kost
- Spastische Verkrampfung des Dickdarms
- Durch Arzneimittel verursachte (iatrogene) Obstipation, z. B. durch aluminiumhaltige Antazida.

3.10.2 Anwendungsgebiete der Laxantien

Vor der Anwendung eines Laxans (Abführmittels) sollte immer geprüft werden, ob wirklich eine zwingende Indikation vorliegt. Funktionelle Störungen der Defäkation lassen sich meist durch eine Änderung der Lebensgewohnheiten beheben, z. B. Umstellung des Speiseplans von ballaststoffarmer auf ballaststoffreiche Kost.

Als echte Indikationen für Laxantien bleiben:

- Akute Anlässe, wie Vergiftungen und akute infektiöse Enteritis. Hier soll schädlicher Darminhalt rasch entfernt werden.
- Analleiden, wie Analfissuren und Hämorrhoiden. Hier sollen die Fäzes besonders weich sein.
- Koronare Herzkrankheiten und Bluthochdruck. Auch hier sind weiche Fäzes erwünscht wegen der Schwierigkeit die Bauchpresse auszuüben.
- Hernie (Leistenbruch), auch hier ist die Bauchpresse nur eingeschränkt möglich.
- Operationen, endoskopische und röntgenologische Untersuchungen des Magen-Darm-Kanals. Vor Röntgenuntersuchungen des Rektums wird eine Entleerung meist mithilfe eines Klistiers (Einlauf) erreicht.
- Hartnäckige Obstipationen, die mit anderen Verfahren (s. o.) nicht beseitigt werden können.

Obstipationen durch eine spastische Verkrampfung des Dickdarms werden mit Spasmolytika behandelt.

Es ist wichtig zu wissen, dass die Füllung des letzten Teils des Dickdarms bis zu drei Tagen dauern kann und damit auch die Auslösung des Defäkationsreflexes hinausgeschoben wird. Ein täglicher Stuhlgang ist nicht zwingend erforderlich. Die Angst vor einer Selbstvergiftung (Autointoxikation) durch Resorption von Abfallstoffen aus dem Rektum ist unbegründet.

3.10.3 Einteilung der Laxantien

Wir wollen die Einteilung der Laxantien nach ihrer Wirkungsweise vornehmen:

- Sekretagog und antiabsorptiv wirkende Laxantien (Kontaktlaxativa)

- Füllmittel
- Gleitmittel.

Sekretagog und antiabsorptiv wirkende Laxantien

Antiabsorptiv wirken Stoffe, die eine Resorption von Wasser – vor allem im Dickdarm – und Natriumionen hemmen. Stoffe mit **sekretagoger** Wirkung verursachen den Einstrom von Wasser und verschiedenen Ionen – vor allem Na-, K-, Ca- und Cl-Ionen – in das Darmlumen hinein. Wie kommt es nun durch Laxantien mit sekretagoger und antiabsorptiver Wirkung zu einer Behebung der Obstipation? Die Wasseranreicherung hat eine Aufweichung des Darminhalts zur Folge. Die Zunahme der Füllung führt zu einer Dehnung der Darmwand, dadurch wird selbsttätig die Defäkation eingeleitet.

Folgende Stoffe besitzen die beiden Wirkungen mehr oder weniger ausgeprägt:

Anthrachinon-Derivate. Sie leiten sich vom 1,8-Dihydroxyanthrachinon ab. Es handelt sich um Pflanzeninhaltsstoffe, die man als Glykoside bezeichnet, weil der Wirkstoff in der Pflanze an Zucker gebunden vorliegt (Abb. 3.4).

Anthrachinonderivate sind enthalten in Faulbaumrinde (Frangulae cortex), Amerika-

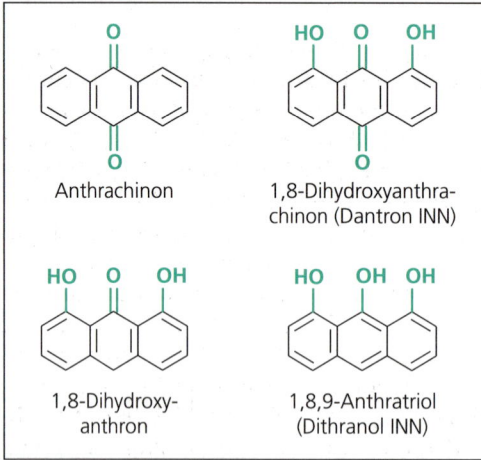

Abb. 3.4 Anthrachinon-Derivate

Anthrachinon

1,8-Dihydroxyanthrachinon (Dantron INN)

1,8-Dihydroxy-anthron

1,8,9-Anthratriol (Dithranol INN)

nischer Faulbaumrinde (Rhamni purshianae cortex), Rhabarberwurzel (Rhei radix) und Sennesblättern (Sennae folium). Die Glykoside werden im Dickdarm durch Bakterien in einen Zuckeranteil und einen Nichtzuckeranteil, das Aglykon, gespalten. Die Aglykone, d. h. die Anthrachinone, werden im Darm zu Anthranolen und Anthronen reduziert. Erst diese Verbindungen besitzen die laxierende Wirkung. Die Anthrachinonderivate sind indiziert, wenn ein schneller Wirkungseintritt nicht erforderlich ist. Ihre Anwendung ist wegen möglicher Nebenwirkungen auf längstens zwei Wochen beschränkt.

Bisacodyl und Natriumpicosulfat. Da diese Verbindungen zwei Phenolringe enthalten, werden sie auch diphenolische Laxantien genannt. Wirksam sind diese Verbindungen erst, wenn die beiden phenolischen Gruppen frei vorliegen. Bei peroraler Einnahme gelangt das Bisacodyl über den Umweg des enterohepatischen Kreislaufs in den Dickdarm. Die Wirkung setzt deswegen erst ca. 10 Stunden nach der Applikation ein. Der Wirkungseintritt muss bei der Einnahme des Laxans stets beachtet werden (Abb. 3.5).

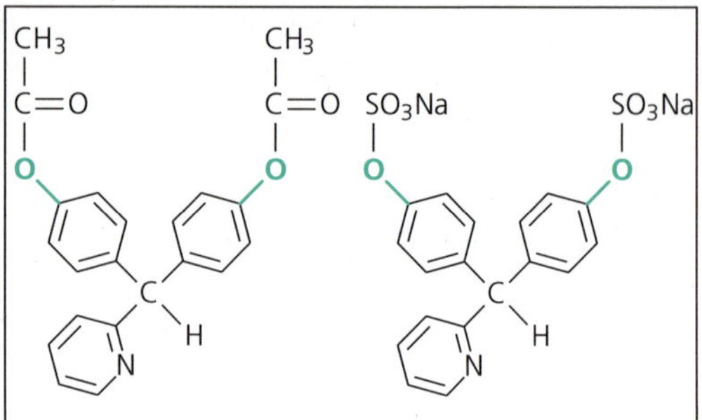

Abb. 3.5 Diphenolische Laxantien

Bisacodyl INN

Natriumpicosulfat INN

Füllmittel

Diese sollen durch vermehrte Wasseraufnahme zu einer Volumenzunahme des Darminhaltes und damit zu einer selbsttätigen Auslösung des

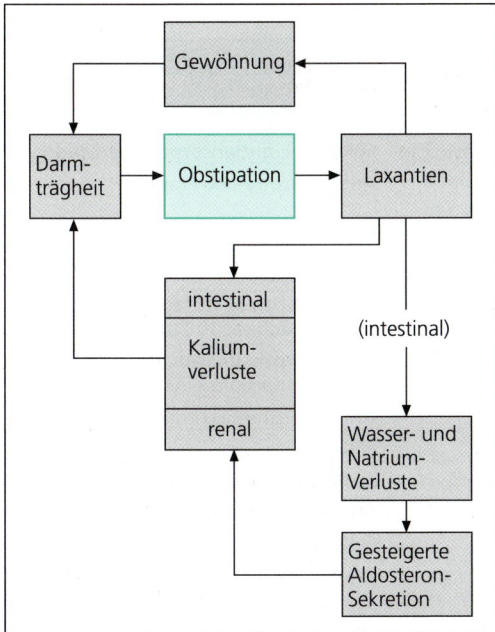

Abb. 3.6 Teufelskreis bei chronischem Laxantiengebrauch. Nach Aktories u. Mitarb. 2004

Defäkationsreflexes durch Dehnung der Darmwand führen. Hierher gehören:

- **Quellstoffe** und **Gelbildner** wie Leinsamen (Lini semen), Indischer Flohsamen (Plantaginis ovatae semen), Flohsamen (Psylli semen), Kleie, Bassorin oder Methylzellulose. Es ist darauf zu achten, dass bei der Einnahme ausreichende Mengen Flüssigkeit getrunken werden, damit die Quellung gewährleistet ist und kein Verschluss der Speiseröhre oder des Darms durch Verkleisterung stattfindet.
- **Osmotisch wirksame Stoffe:** Sorbitol (ein sechswertiger Alkohol), das hygroskopische Macrogol und Sulfationen (am verträglichsten: Glaubersalz = Natriumsulfat). Die Sulfationen sind wie das Sorbitol schwer resorbierbar und halten Wasser im Darmlumen zurück. Auch hier ist auf eine ausreichende Flüssigkeitszufuhr zu achten. Natriumsulfat sollte in annähernd isotonischer Lösung eingenommen werden. Um dies zu erreichen, muss bei therapeutischen Dosen von 10 bis 20 Gramm ca. 1 l Wasser zur Lösung verwendet werden. **Lactulose** und **Lactitol** werden im Dickdarm in kurzkettige organische Säuren abgebaut. Diese Säuren stimulieren die Peristaltik und halten auf osmotischem Wege Wasser im Darm.

In der Schwangerschaft sollte wegen der erhöhten Gefahr von Ödemen auf osmotisch wirksame Laxantien verzichtet werden.

Gleitmittel

Arzneimittel dieser Gruppe haben die Aufgabe, die Defäkation durch ein besseres Gleiten der Fäzes zu erleichtern. Vertreter dieser Gruppe sind:

- **Glycerol,** es hat neben einer wasseranziehenden (hygroskopischen) Wirkung auch eine Gleitwirkung.
- **Leinsamen** (Lini semen), er besitzt neben seiner Quellwirkung auch einen Gleiteffekt durch enthaltenen Schleim.

Tab. 3.7 gibt einen Überblick über einige Fertigarzneimittel aus den verschiedenen Gruppen.

3.10.4 Nebenwirkungen und Kontraindikationen

Wichtigste Nebenwirkung beim Dauergebrauch aller Laxantien – auch der so genannten „natürlichen" – ist die Störung des Wasser- und Elektrolythaushaltes. Besonders der Verlust an Kalium (evtl. auch Calcium) kann gravierende Folgen haben, da dieser die meist schon vorhandene Darmträgheit verschlimmert. Die zur Behebung der Darmträgheit eingenommenen Laxantien führen dann zu weiterem Kaliumverlust. Es entsteht ein „Teufelskreis" (Abb. 3.6). Kaliummangel kann ferner zu **Hypotonie** (zu niedrigem Blutdruck) und **Digitalisüberempfindlichkeit** führen. Letzteres ist wichtig für Patienten, die mit Herzglykosiden (Digitalisglyko-

Tab. 3.7   Laxantien (56)*

Fertigarzneimittel®	Zusammensetzung	Wirkmechanismus des Hauptwirkstoffs
Agiolax Gran.	Plantago-ovata-Samen, Sennesfrüchte	Füllmittel, antiabsorptiv-sekretagog
Agiolax Pico Abführpastillen	Na-picosulfat	Antiabsorptiv-sekretagog
Babylax Klist.	Glycerol	Gleitmittel
Bifiteral	Lactulose	Füllmittel
Dulcolax Drg.	Bisacodyl	Antiabsorptiv-sekretagog, Wirkungseintritt nach ca. 10 Stunden
Dulcolax Supp.	Bisacodyl	Antiabsorptiv-sekretagog, Wirkungseintritt innerhalb einer Stunde
Florisan N Drg.	Bisacodyl	Antiabsorptiv-sekretagog
Lactulose ratiopharm	Lactulose	Füllmittel
Laxans ratiopharm	Bisacodyl	Antiabsorptiv-sekretagog
Laxoberal Abführtropf.	Na-picosulfat	Antiabsorptiv-sekretagog
Microklist	Sorbitol, Tensid	Füllmittel
Neda Früchtewürfel	Sennesfrüchte, -blätter, Feigenpaste	Antiabsorptiv-sekretagog

* Hauptgruppen-Nummer der Roten Liste

side gehören zu den Herzglykosiden s. Kap. 9.5.1) behandelt werden. Dies ist – nach der pharmakokinetischen Interaktion, die wir bei den Antazida kennengelernt haben – ein Beispiel für eine pharmakodynamische Wechselwirkung (s. Kap. 2.3.8).

Generell muss gesagt werden, dass eine langdauernde oder missbräuchliche Anwendung von **Anthrachinonderivaten** zu Nierenschädigungen führen kann. Wegen möglicher Nebenwirkungen sollen diese Laxantien nur maximal zwei Wochen verwendet werden.

Bisacodyl ist wegen seiner Magenunverträglichkeit mit einem magensaftresistenten Drageeüberzug versehen. Eine gleichzeitige Einnahme von Antazida oder Milch ist kontraindiziert, weil es dadurch zu einem verfrühten Lösen des Überzugs kommen kann.

Wir sehen, dass die Anwendung von Laxantien – die häufig sehr unüberlegt geschieht – zu zahlreichen Nebenwirkungen führen kann. Sie sollten deswegen nur für einen eng begrenzten Zeitraum zur Anwendung gelangen und dann durch den Einsatz diäteti-

scher Maßnahmen überflüssig gemacht werden. Dem Apothekenpersonal erwächst im Rahmen der Selbstmedikation bei dieser Symptomatik eine besondere Verantwortung bei der Beratung.

HV-Empfehlung

Verstopfung
Empfehlung: Natriumpicosulfat
z. B.:
Laxoberal® Abführtropfen 15 ml
1 ml ≙ 14 Tropfen = 7,5 mg
Regulax® Picosulfat-Tropfen 20 ml
1 ml ≙ 20 Tropfen = 7,5 mg
Dosierung: 10–20 Tropfen. Wirkungseintritt nach 6 bis 10 Stunden. Wenn rascher Wirkungseintritt gewünscht, auf Bisacodyl-Suppositorien ausweichen.
Beratungshinweis: Während der Medikation sollte auf alle Fälle versucht werden, die Patienten auf diätetische Maßnahmen als die eigentlich sinnvolle Therapie umzustellen.

3.11 Therapie der Diarrhoe

Diarrhoe ist ein Symptom, gekennzeichnet durch eine zu häufige Entleerung eines zu dünnen Stuhls.

3.11.1 Ursachen

Vor einer Therapie sollte nach Möglichkeit immer die Ursache der Diarrhoe bekannt sein, da eine Anwendung von **stopfenden Arzneimitteln** (Obstipantien) nicht unbedingt vorteilhaft ist.

Als Ursachen kommen u. a. in Frage:

- Eine Erkrankung der Darmwand, z. B. eine Kolitis, die eine verstärkte Peristaltik hervorruft.
- Infektionen, die durch Colibakterien (Reisediarrhoen, Sommergrippe), Vibrio cholerae (Cholera), Salmonellen (Typhus, enteritische Salmonellosen) verursacht werden. Hier kann die Diarrhoe durch Stoffwechselprodukte der Bakterien oder auch durch Schädigung der Schleimhaut ausgelöst werden.
- Magensaftmangel (Achylia gastrica). Folge ist häufig eine chronische Diarrhoe.
- Vergiftungen

3.11.2 Therapie der akuten Diarrhoe

An erster Stelle steht der Ausgleich der Wasser- und Elektrolytverluste durch eine **orale Rehydratationstherapie (ORT)!** Darauf ist bei Säuglingen und Kleinkindern besonders zu achten. Es ist eine irrige Meinung, durch verminderte Flüssigkeitsaufnahme eine Diarrhoe zum Stillstand bringen zu können, hier gilt vielmehr der diätetische Grundsatz: Kalorien raus, Flüssigkeit rein! Einige Elektrolytkonzentrate, die, um die Resorption der Natriumionen zu gewährleisten, auch Glucose enthalten müssen, sind in Tab. 3.8 aufgeführt.

Bei einer infektionsbedingten Diarrhoe kann durch Abführmittel (verminderte Kontaktzeit des Erregers mit der Darmwand) evtl. eine Verkürzung der Krankheitsdauer erfolgen. Bei dieser Ursache werden vor allem **Chemotherapeutika** (z. B. **Ciprofloxacin**, s. Kap. 15.8.2) und spezielle **Darmdesinfizientien** eingesetzt.

Bei Sommer- und Reisediarrhoen kann im Allgemeinen auf die Anwendung von Chemotherapeutika verzichtet werden.

Der Einsatz von **Obstipantien** ist unter Umständen sinnvoll und vermeidet größere Wasser- und Elektrolytverluste. Angewendet werden:

- **Aktivkohle** (Carbo medicinalis): sie wirkt stopfend und adsorbiert aufgrund ihrer großen Oberfläche Giftstoffe im Darm.
- **Pektine,** z. B. Apfelpektin, überziehen die Darmwand mit einem schleimigen Gel und üben somit eine Schutzfunktion aus. Sie werden gerne in der Kinderheilkunde eingesetzt.

HV-Empfehlung

Diarrhoe
Empfehlung: Loperamid-HCl
z. B.:
Imodium® akut Kapseln
12 Stück à 2 mg
Loperamid STADA akut Kapseln
10 Stück à 2 mg
Dosierung: 4 mg bis max. 12 mg/Tag. Bei Besserung sofort absetzen. Nicht länger als zwei Tage ohne ärztliche Verordnung einnehmen.
Beratungshinweis: Kinder erst ab 12 Jahren. Vorbeugen ist allemal besser und billiger: *„Boil it, peel it, cook it or forget it."* Auf ausreichende Flüssigkeitszufuhr achten!
Keine Selbstmedikation bei:

- Säuglingen und Greisen
- Durchfällen nach Tropenaufenthalt
- Wechsel zwischen Durchfall und Verstopfung
- Stark wässrigem oder übel riechendem Stuhl oder Blut- oder Eiterbeimengungen.

- **Kaolin,** Wirkungsweise: vgl. Aktivkohle.
- **Adstringentien,** vor allem tannin- und bismuthaltige Arzneimittel.
- **Loperamid** ist zugelassen zur symptomatischen Behandlung von Diarrhöen, sofern keine kausale Behandlung zur Verfügung steht.

  Packungen mit 12 Tabletten à 2 mg sind nicht verschreibungspflichtig und stehen für die Selbstmedikation bei **Erwachsenen und Kindern ab dem vollendeten 12. Lebenjahr** zur Verfügung. Loperamid bewirkt eine vorübergehende Ruhigstellung des Darms.

In der Kinderheilkunde hat sich eine Zubereitung aus dem Hefepilz *Saccharomyces boulardii* einen gewissen Stellenwert erobert.

Für diese Zubereitung gibt es eine positive Aufbereitungsmonographie. In der akuten Phase sind 500 mg/Tag notwendig. Neu auf dem Markt ist der Enkephalinase-Hemmstoff Racecadotril (+ Tiorfan®), der die Sekretion von Wasser in den Darm verringert und eine Zulassung für Säuglinge ab drei Monaten und für Kinder besitzt.

Das Spektrum der Antidiarrhoika und Obstipantien geht aus Tab. 3.8 hervor.

3.12 Carminativa

Carminativa sind blähungstreibende Mittel. Sie werden gegen **Meteorismus** bzw. **Flatulenz** eingesetzt. Darunter versteht man eine

Tab. 3.8 Antidiarrhoika und Obstipantien, Darmdesinfizientien (60)*

Fertigarzneimittel®	Zusammensetzung
A Elektrolytkonzentrate	
Elotrans	Glucose, NaCl, KCl, Natriumcitrat
Oralpädon	Glucose, NaCl, KCl, Natriummonohydrogencitrat
B Antidiarrhoika und Obstipantien	
Colina	Smektit
Kaoprompt-H	Kaolin, Pektin
(+) Imodium, Lopedium, Loperamid Stada	Loperamid-HCl
Tiorfan	Racecadotril
Uzara	Uzarawurzel-Trockenextrakt
C Antientzündliche Mittel	
+ Azulfidine	Sulfasalazin
+ Claversal	Mesalazin
+ Entocort	Glucocorticoid: Budesonid
+ Salofalk	Mesalazin
D Präparate zur Regeneration der Darmflora	
Hylak-Tropfen N	Lactobacillus helveticus
Omniflora N	Lactobacillus gasseri, Bifidobacterium
Perenterol	Saccharomyces boulardii
Perocur forte	Saccharomyces cerevisiae

* Hauptgruppen-Nummer der Roten Liste

übermäßige Gasansammlung im Magen-Darm-Bereich.

Meteorismus kann Magendruck, Völlegefühl, Spasmen der glatten Muskulatur und das so genannte **Roemheld-Syndrom** (nervöse Herz-Magen-Störungen durch Zwerchfellhochstand bei geblähtem Magen oder Darm) hervorrufen.

3.12.1 Ursachen des Meteorismus

Der Meteorismus ist eigentlich nur eine Sekundärerscheinung, eine Folge von Erkrankungen des Verdauungstrakts, wie z. B. Verdauungsstörungen durch Enzymmangel, Darmverschluss, Gallensteine, Obstipation, Entzündungen des Bauchfells oder mangelnde Resorption der Darmgase, wie sie auch bei Herzschwäche auftreten kann.

An einem Beispiel soll die unerwünschte Gasbildung erklärt werden: Verweilen die Fäzes bei einer Obstipation zu lange im Darm, kommt es zu Gärungsprozessen. Dabei werden beachtliche Gasmengen frei. Diese liegen im Verdauungstrakt nicht frei, sondern als kleine Bläschen vor. Diese Bläschen erschweren die Darmpassage, außerdem können sie wegen der sie umhüllenden Schleimschicht kaum resorbiert werden.

3.12.2 Therapie des Meteorismus

Die Therapie des Meteorismus mit reinen Carminativa ist nur eine symptomatische Therapie. Häufig versucht man, durch geeignete Kombinationspräparate die Ursache des Leidens mit zu beheben. So werden Carminativa z. B. mit Verdauungsenzymen, Spasmolytika, Antazida, Laxantien und Gerbstoffen kombiniert.

Die wichtigsten blähungstreibenden Stoffe (Carminativa) sollen hier zusammengestellt werden:

- Verschiedene **ätherische Öle** besitzen einen blähungstreibenden und spasmolytischen Effekt. Dazu gehören Kümmelöl (Carvi aetheroleum), Korianderöl (Coriandri aetheroleum), Fenchelöl (Foeniculi aetheroleum), Kamillenöl (Matricariae aetheroleum), Pfefferminzöl (Menthae piperitae aetheroleum).
- **Dimethylpolysiloxan** (Dimeticon INN) gehört chemisch zur Gruppe der Silikone. Dies sind siliciumorganische Verbindungen. Dimeticon ist eine Substanz von großer Indifferenz gegenüber dem lebenden Organismus, d.h., sie wird nicht resorbiert und nicht abgebaut. Dimeticon setzt die Oberflächenspannung herab, dadurch werden die schleimigen Gasblasen zum Zerplatzen gebracht und die freiwerdenden Gase können resorbiert werden oder auf natürlichem Wege entweichen.

Tab. 3.9   Carminativa (60)*

Fertigarzneimittel®	Zusammensetzung
A Pflanzliche Präparate	
Carminativum-Hetterich N	Auszug aus Kümmel, Fenchel, Kamille, etc.
B Chemisch definierte Präparate	
Elugan Tropfen	Simeticon
Espumisan Kautabl.	Simeticon
Lefax Kautabl.	Simeticon
sab simplex Susp.	Simeticon

* Hauptgruppen-Nummer der Roten Liste

Silikone werden in der Technik als Entschäumer eingesetzt. Wir müssen uns Dimeticon auch als **Antidot** bei Spülmittelvergiftungen merken. Darüber hinaus hat Dimeticon eine gute Wirkung bei Säuglingskoliken.

- **Siliciumdioxid** hat eine ähnliche Wirkung wie Dimethylpolysiloxan.
- **Simeticon** ist ein mit Siliciumdioxid aktiviertes Dimethylpolysiloxan.

HV-Empfehlung

Meteorismus
Empfehlung: Simeticon
z.B.:
Lefax® Kautabletten
20 Stück à 42 mg
Espumisan® Kautabletten
20 Stück à 80 mg
Dosierung: 3-mal täglich 150 bis 300 mg zerkaut zu den Mahlzeiten.
Beratungshinweis: Fenchel-, Kümmel- oder Anistee unterstützen die Therapie. Bei der Ernährung blähende Gemüse meiden.

Carminativa und Kombinationspräparate mit Carminativa sind in einer Auswahl in Tab. 3.9 zusammengestellt.

Zusammenfassung

Als Zusammenfassung der Funktionen und der Erkrankungen des Verdauungsapparates wollen wir hier nochmals eine tabellarische Übersicht geben, die diese beiden Faktoren besonders berücksichtigt (Tab. 3.10).

Fragen

1. Stellen Sie anhand von Erste-Hilfe-Tabellen Gegenmaßnahmen bei Verätzungen des Ösophagus mit Säuren oder Laugen zusammen.
2. Worauf muss bei gleichzeitiger Einnahme von adsorptiv wirkenden Arzneimitteln und anderen Arzneimitteln geachtet werden?
3. Welche diagnostischen Maßnahmen haben Sie in diesem Kapitel kennen gelernt?
4. Wie wirkt sich eine Malabsorption auf die Wirkung von oral applizierten Arzneimitteln aus?
5. Welche Enzyme sind in Pankreatin enthalten?
   Welcher Bestandteil lässt sich durch andere enzymbildende Drüsen am wenigsten substituieren?
   Welche Folgen hat ein Mangel?
6. Warum werden Pankreatinzubereitungen magensaftresistent angeboten?
7. Warum ist der Dickdarm nicht so gut zur Resorption geeignet wie der Dünndarm?

Tab. 3.10 Funktionen und Erkrankungen des Verdauungsapparates

Verdauungs-organ bzw. Wirkungsort	Enzyme und verdauungsför-dernde Sekrete	Enzymgruppe nach Enzym-nomenklatur	pH-Optimum	Substrate-Abbau	Erkrankungen
Mund	Amylasen	Hydrolasen	5–8,5	Stärke zu Maltose	U. a. Stomatitis, Pilzinfektionen
Magen	Pepsinogen _saurer (HCl)_ Magensaft → Pepsin	Hydrolasen (Endopeptida-sen = Protei-nasen)	1,5–2,5	Eiweiß zu Peptiden	Hyperazidität, Gastritis, Ulcus ventriculi, Anazi-dität, Subazidität, Magenatonie, Kardiospasmus, Pylorospasmus
Pankreas	Lipasen Amylasen Trypsin Chymotrypsin	Hydrolasen Hydrolasen Hydrolasen (Endopeptida-sen = Protei-nasen)	7,5–8,5 5–8,5	Fette Stärke (KH*) Eiweiß zu Peptiden	Pankreatitis, Pankreasfibrose
	Cholestezin	Hydrolase		Esterspaltung	
Leber mit Gallenblase	Galle (H$_2$O, Gallensäuren Bilirubin, Leci-thin, Choleste-rin, Fettsäuren, Schleim)			Galle emulgiert Fette und aktiviert Lipasen	Dyskinesie der Gallenblase, Gallenblasenent-zündung, Entzün-dung des Gallen-gangsystems, Hepatitis, Fettle-ber, Leberzirrhose
Dünndarm	Lipasen Glukosidasen	Hydrolasen Hydrolasen		Fette Rohrzucker, Milchzucker und Malzzucker	Ulcus duodeni, Dünndarmkoli-ken, Ileitis, Karzinom, Malabsorption, Enteritis
	Trypsin Chymotrypsin Exopeptidasen	Hydrolasen Hydrolasen	7,5–8,5 7,5–8,5	Eiweiß zu Peptiden Peptide zu Aminosäuren	
	Amylasen	Hydrolasen	5–8,5	Stärke	
Dickdarm	Wasser-resorption				Obstipation, Coli-tis, Colitis ulcerosa
Mastdarm und Analkanal	Speicherung der Fäzes				Rektumkarzinom, Obstipation, Hämorrhoiden

*KH = Kohlenhydrate

ARZNEIMITTEL ZUR BEHANDLUNG VON **4** BLUTBILDUNGS- UND BLUTGERINNUNGS- STÖRUNGEN – PLASMAERSATZ

Die Einführung in die allgemeine Pharmakologie (s. Kap. 2.1.5) hat uns mit dem Blut als Transportmedium für Arzneimittel vertraut gemacht. Wir lernten die Bedeutung der Plasmakonzentration eines Arzneimittels für dessen Wirkung kennen. Im Zusammenhang mit dem Verdauungsapparat erfuhren wir, dass das Blut das Transportmedium für Nährstoffe ist. In diesem Kapitel sollen Zusammensetzung und weitere Aufgaben des Blutes erklärt und einige Erkrankungen besprochen werden, die in einem engen Zusammenhang mit den Funktionen des Blutes stehen.

4.1 Zusammensetzung des Blutes

Der Erwachsene besitzt ca. 5 bis 6 Liter Blut. Eine Übersicht der Bestandteile geben Abb. 4.1, Abb. 4.2 sowie Tab. 4.1.

Durch Abzentrifugieren der Formelemente (Hämatokrit) erhält man das Blutplasma. Trennt man vom Blutplasma das Fibrinogen ab, so bleibt das Blutserum oder einfach Serum zurück.

Erythrozyten

Die roten Blutkörperchen werden im Knochenmark gebildet und besitzen eine Lebensdauer von ca. 120 Tagen. Den Vorgang der Neubildung im „roten" Knochenmark der platten Knochen, beeinflusst vom Hormon Erythropoetin (s. Kap. 4.4.1), nennt man **Erythropoese.** Die Erythrozyten enthalten den roten Blutfarbstoff, das Hämoglobin. Es

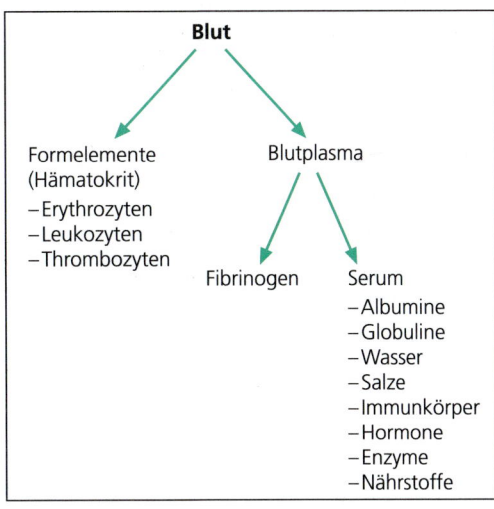

Abb. 4.1 Übersicht der Blutbestandteile

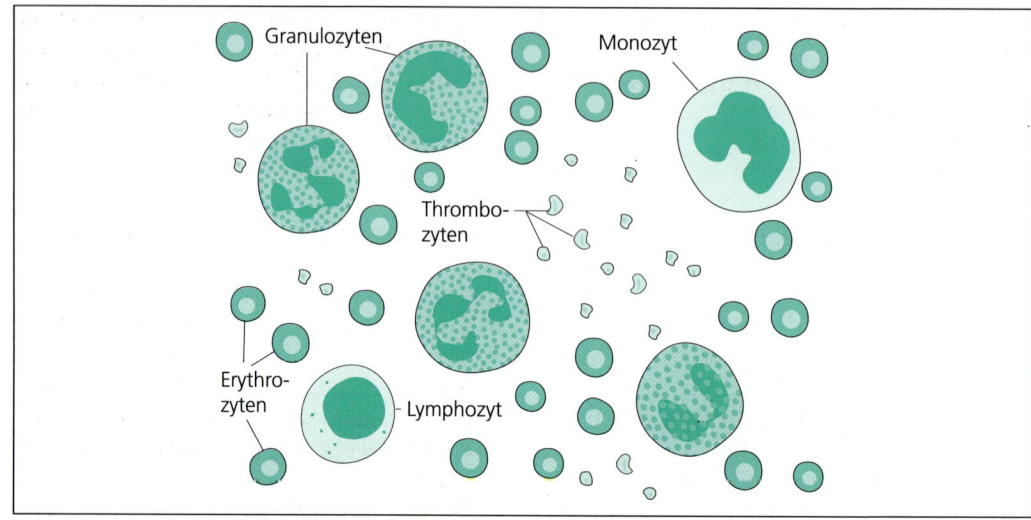

Abb. 4.2 Blutkörperchen des Menschen. Nach Thews, Mutschler, Vaupel 1999

hat die wichtige Funktion des Sauerstofftransports und der Sauerstoffübertragung. Störungen dieser Funktion haben schwerwiegende Folgen für den Organismus. Dem Hämoglobingehalt (Hb-Wert) des Blutes kommt deswegen eine große Bedeutung zu. Normalwerte liegen beim Erwachsenen zwischen 134 und 173 Gramm pro Liter Blut, wobei die Werte der Frau etwas niedriger sind als diejenigen des Mannes.

Die Erythrozyten sind im Blut suspendiert. Von der Galenik her ist uns bekannt, dass die Sedimentationsgeschwindigkeit eines Teilchens einer Suspension auch von der Viskosität abhängt. Als Folge von Entzündungen z. B. kann sich die Eiweißzusammensetzung des Blutes und damit auch seine Viskosität ändern. In der medizinischen Diagnostik

benützt man diese Erscheinung bei der Bestimmung der **Blutkörperchensenkungsgeschwindigkeit** (BSG). Aus den von der Norm abweichenden Werten versucht man Rückschlüsse auf evtl. vorliegende Erkrankungen zu ziehen. Bei Entzündungen z. B. ist die Sedimentationsgeschwindigkeit erhöht.

Die Erythrozyten eignen sich auch als Indikatorzellen für die **Blutgruppeneigenschaften** z. B. AB0- und Rhesussystem. Dabei werden auf der Zellmembran sitzende Antigene mithilfe spezifischer Antikörper (Hämagglutinine) nachgewiesen. Im **AB0-System** sind es die Antigene A und B, die mit Anti-A- bzw. Anti-B-Antikörpern reagieren (Blutgruppe A, B oder AB); reagieren die Blutkörperchen weder mit Anti-A- noch

Tab. 4.1 Formelemente des Blutes

	Lebensdauer	Durchmesser	Anzahl
Erythrozyten	120 Tage	7–8 μm	ca. 4,2 Mio/μl (Frauen) ca. 5,4 Mio/μl (Männer)
Leukozyten	Wenige Tage (Granulozyten) Monate bis Jahre (Lymphozyten)	7–9 μm (Lymphozyten) –20 μm (Monozyten)	4000–9000/μl
Thrombozyten	10 Tage	1,5–3,5 μm	200 000–300 000/μl

mit Anti-B-Serum, so liegt die Blutgruppe 0 vor.

Daneben gibt es im AB0-System natürliche Antikörper, die jeweils gegen die fremde Blutgruppe gerichtet sind.

Sollte bei einer Transfusion eine falsche Blutgruppe übertragen werden, so kommt es zu einer Zusammenballung von Erythrozyten, die zu Gefäßverschlüssen und Schock und unter Umständen auch zum Tod führen kann.

Ein weiteres Antigensystem im Blut ist das **Rhesus-System** (Rh-System). Ein Faktor dieses Systems ist das D-Antigen. Die meisten Europäer besitzen das D-Antigen, d. h. sie sind Rh-positiv. Ohne das Rh-Antigen ist man Rh-negativ. Das D-Antigen wird durch Vererbung weitergegeben.

Komplikationen treten auf, wenn eine Mutter Rh-negativ und der Fetus Rh-positiv ist. Gelangen während der Schwangerschaft oder der Geburt die Erythrozyten des Rh-positiven Kindes in den Blutkreislauf der Rh-negativen Mutter, so kann der mütterliche Organismus Antikörper gegen das D-Antigen bilden. Bei einer erneuten Schwangerschaft können diese Antikörper die Plazentaschranke passieren und bei einem Rh-positiven Fetus zu schweren Schäden des Blut bildenden Systems führen (**Morbus haemolyticus neonatorum**).

Der am besten geeignete Weg, eine solche Unverträglichkeit zu verhindern, ist die Prophylaxe. Der Rh-negativen Mutter wird ein Anti-D-Immunglobulin zur Verhinderung der Rh-Sensibilisierung verabreicht.

Fertigarzneimittel, die ein solches Anti-D-Immunglobulin enthalten, sind u. a.: + Partobulin SDF®, + Rhesogam®

Leukozyten

Man unterscheidet zwischen verschiedenen Arten von Leukozyten (weiße Blutkörperchen). Abb. 4.2 und Tab. 4.1 geben eine Übersicht über die verschiedenen Blutzellen.

Granulozyten (nach ihrem Verhalten beim Anfärben unterscheidet man neutrophile, basophile und eosinophile Granulozyten) werden im Knochenmark gebildet. Sie speichern Heparin, Histamin und Enzyme. Aufgrund ihrer amöboiden Beweglichkeit können sie Bakterien „verschlingen". Diesen Vorgang nennt man Phagozytose (gr. phagein: fressen).

Lymphozyten werden im Knochenmark gebildet. Sie befinden sich hauptsächlich in den lymphatischen Organen. Dazu gehören u. a. die Lymphknoten, die Milz, die Thymusdrüse und die Mandeln. Von diesen Organen aus wandern die Lymphozyten in die Lymphe.

Die Lymphe bildet sich aus Gewebsflüssigkeit und fließt in einem gesonderten Gefäßsystem, dem Lymphgefäßsystem (Abb. 9.1). Die Lymphozyten sind an den Abwehrreaktionen (Immunreaktionen) u. a. durch die Bildung von Antikörpern beteiligt (s. Kap. 15.14.1).

Monozyten werden im Knochenmark gebildet und sind ebenfalls zur Phagozytose befähigt.

Thrombozyten

Der Bildungsort der Thrombozyten (Blutplättchen) ist wieder das Knochenmark. Ihre Lebensdauer beträgt zehn Tage. Sie erfüllen wichtige Funktionen:

- Durch Zusammenballen bilden sie bei kleinen Wunden einen mechanischen Verschluss.
- Bei ihrem Zerfall werden Plättchenfaktoren freigesetzt, die an der Blutgerinnung beteiligt sind (s. Kap. 4.5).
- Die Thrombozyten dichten kleine Gefäßspalten in den Kapillaren des nicht verletzten Gewebes ab.

4.2 Funktionen des Blutes

Zahlreiche Funktionen des Blutes ergeben sich aus dessen Zusammensetzung. Die wichtigsten sind hier zusammengefasst.

Stofftransport. Der für die Körperorgane unentbehrliche Sauerstoff wird durch das Hämoglobin zu den Orten des Verbrauchs transportiert. Eine Mangelversorgung mit Sauerstoff bezeichnet man als **Hypox(äm)ie.** Sie kann zu schweren Organschäden führen. Besonders empfindlich ist das Gehirn. Ferner trägt das Blut die zum Stoffwechsel notwendigen Nährstoffe zu den Zellen der Gewebe. Außerdem befördert es Kohlendioxid, Stoffwechselendprodukte, Metabolite und Hormone.

Infektionsabwehr. Mithilfe der verschiedenen Leukozytenarten ist das Blut ein wichtiger Faktor der Infektionsabwehr (s. Kap. 15.3).

pH-Konstanz im Organismus. Durch verschiedene Puffersysteme wird der pH-Wert des Blutes bei pH 7,4 konstant gehalten. Die wichtigste Puffersubstanz ist das Hämoglobin; weitere Puffer sind Bicarbonate (z. B. $NaHCO_3$) und Phosphate (z. B. NaH_2PO_4 und Na_2HPO_4). Eine meist unerwünschte Verringerung der Hydronium-Ionenkonzentration nennt man **Alkalose,** eine Steigerung **Azidose** (pH-Wert kleiner als 7,36).

Wärmeregulation. Mit dem Blut wird im Stoffwechsel gebildete Wärmeenergie an die Körperoberfläche abgeführt und dadurch ein Wärmestau verhindert.

4.3 Funktionsstörungen des Blutes

Das Blut erfüllt lebenswichtige Aufgaben. Funktionsstörungen des Blutes führen zu Ausfallserscheinungen, d. h. Erkrankungen.

Das Hämoglobinmolekül enthält als Zentralatom Eisen. Ein Eisenmangel im Organismus wirkt sich negativ auf die Hämoglobinbindung aus. Folge ist eine als **Anämie** bezeichnete Erkrankung.

Das Gerinnungssystem des Blutes schützt den Organismus bei innerlichen und äußerlichen Verletzungen vor größeren Blutverlusten. Eine **Störung der Blutgerinnung** führt entweder zu Blutungen oder zur Bildung von Blutgerinnseln in den Gefäßen.

Blutverlust und **peripheres Kreislaufversagen (Schock)** sind Indikationen für den Einsatz von **Plasmaersatzmitteln.**

Ein **erhöhter Blutfettspiegel (Blutlipidspiegel:** Lipide sind Fette und fettähnliche Substanzen [Lipoide, wie z. B. Cholesterin]) kann zu zahlreichen Herz- und Gefäßerkrankungen führen. Die Besprechung erfolgt deswegen nach den Herz- und Gefäßerkrankungen (s. Kap. 10.2).

4.4 Anämien

Anämie ist ein Sammelbegriff für zahlreiche Erkrankungen, denen meist eine Verminderung des Hämoglobingehaltes und der Erythrozytenzahl gemeinsam ist. Hier soll nur die Eisenmangelanämie ausführlicher besprochen werden.

4.4.1 Eisenmangelanämie

Bei der Eisenmangelanämie – auch hypochrome Anämie genannt – ist zu wenig Blutfarbstoff vorhanden. Um diese Erkrankung verstehen zu können, müssen wir kurz auf den Eisenstoffwechsel eingehen. Die Abbildung 4.3 soll uns dabei helfen.

Das mit der Nahrung aufgenommene Eisen gelangt in den Dünndarm. Hier kann es als Eisen-III-Ion oder als Eisen-II-Ion resorbiert werden. Diese Aufnahme des Eisens über die Schleimhaut des Darmes ist begrenzt. Beim pH-Wert des Dünndarminhaltes (pH größer als 7) sind die zweiwertigen Eisenionen wesentlich besser löslich als die Verbindungen des dreiwertigen Eisens. Deswegen ist die Resorptionsrate für Eisen-II-Ionen auch höher.

Das Eisen wird in den Mukosazellen des oberen Dünndarms von einem Transportprotein, dem **Transferrin,** aufgenommen und zu den Orten des Eisenbedarfs transportiert:

- Im Knochenmark wird Eisen für die Erythrozytenbildung benötigt.
- Eisen wird zur Synthese des roten Muskelfarbstoffs, Myoglobin (als Sauerstoffspeicher von Bedeutung), gebraucht und ebenso zur Bildung eisenhaltiger Enzyme.
- Nicht benötigtes Eisen wird in Leber, Milz

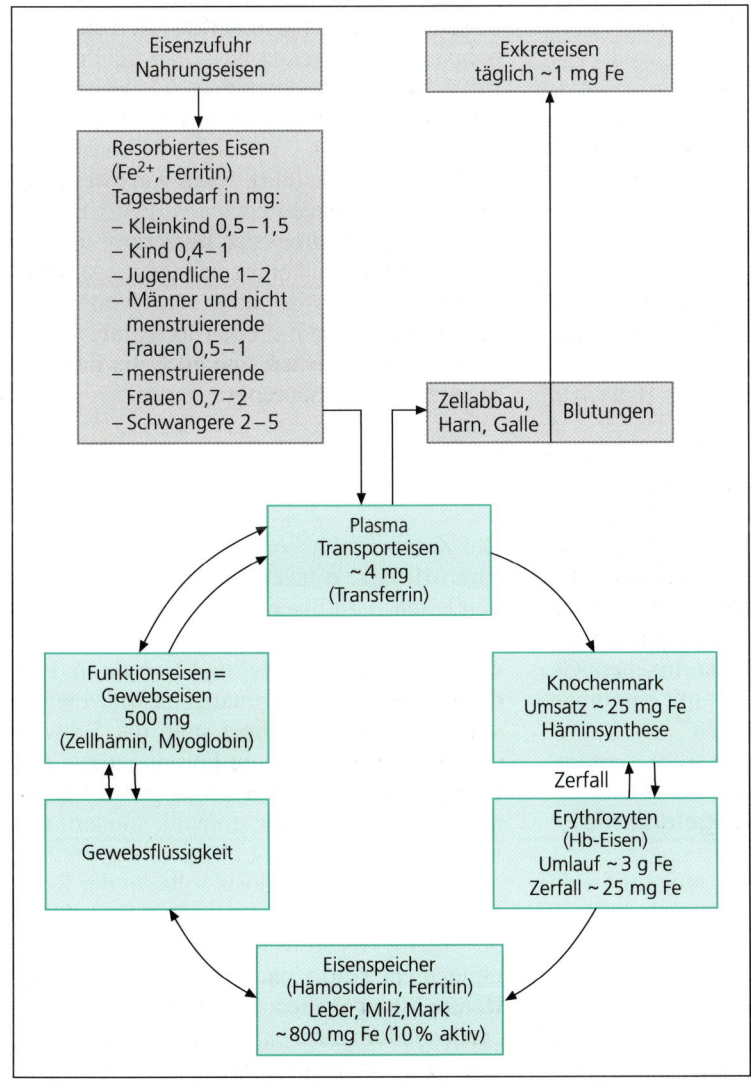

Abb. 4.3 Übersicht über den Eisenumsatz im menschlichen Organismus

und Knochenmark als Depoteisen gespeichert und kann von hier aus bei Bedarf freigesetzt werden. Die Speicherung erfolgt an Eiweiß gebunden als **Ferritin.**

Der menschliche Körper enthält ca. 4 bis 5 g Eisen. Der Hauptteil davon ist im Hämoglobin gebunden. Der Eisenbedarf des Erwachsenen liegt bei ca. 1 mg pro Tag. Die Ausscheidung von Eisen ist gering. Sie beträgt beim Mann täglich nur ca. 1 mg. Wenn die Ausscheidungsrate für Eisen so klein ist, müssen wir uns fragen, warum und wie es dann zu einer Eisenmangelanämie kommen kann.

Ursachen der Eisenmangelanämie

- Erhöhter Eisenverlust, z. B. während der Menstruation. Diese Verluste können jedoch meist durch gesteigerte Resorption ausgeglichen werden. Gastrointestinale Geschwüre und Tumoren und sehr starke Regelblutungen führen hingegen zu beträchtlichen Eisenverlusten.
- Verminderte Eisenresorption, z. B. nach einer Magenresektion.
- Schwangerschaft: Vor allem in der zweiten Hälfte der Schwangerschaft sollte der zusätzliche Eisenbedarf mit einer täglichen Dosis von 50 mg ausgeglichen werden.
- Wachstum: Auch hier tritt ein Eisenmangel nur bei einseitiger oder mangelhafter Ernährung auf. Besteht die Nahrung über längere Zeit aus wenig Obst, frischem Gemüse und Eiweiß, so muss mit Eisenmangelanämie gerechnet werden.

Symptome der Eisenmangelanämie

Charakteristisch für diese Erkrankung ist der verminderte Hämoglobingehalt des Blutes und damit die schlechtere Sauerstoffversorgung aller Organe und Systeme.

Wichtige Symptome sind **Blässe, Müdigkeit,** Leistungsabfall, **Appetitlosigkeit** und **Epithelstörungen,** wie brüchige Fingernä-

gel, strohgelbe Hautfarbe, Zungenbrennen sowie neurologische Komplikationen (z. B. Kribbeln).

Therapie der Eisenmangelanämie

Bevor eine Therapie eingeleitet wird, sollte die Ursache des Eisenmangels festgestellt werden.

Als Therapie der Wahl gilt die perorale Applikation von Arzneimitteln, die **zweiwertige Eisenverbindungen in nicht-retardierter Form** enthalten. Die Bioverfügbarkeit – das ist der Anteil des Wirkstoffes, der die Blutbahn erreicht – ist hier besser als bei dreiwertigen Eisenverbindungen (s. o.). Hauptsächlich dreiwertiges Eisen wird beim pH-Wert des Dünndarms in schwerresorbierbare Hydroxide übergeführt. Auch von zweiwertigem Eisen gelangen höchstens 30 % zur Resorption. Dies ist bei der Dosierung und der Therapiedauer zu berücksichtigen.

Eisen-II-sulfat vereinigt den Vorzug der guten Resorption mit einer akzeptablen Verträglichkeit. Daneben sind noch die Eisen-II-Salze folgender Säuren im Handel:

- Fumarsäure
- Gluconsäure.

Der Zusatz von Ascorbinsäure stabilisiert das Eisen-II-Salz, d. h. er hemmt die Oxidation von Eisen-II zu Eisen-III.

Die zahlreichen Kombinationen mit Folsäure oder Vitamin B_{12} und Kobalt sind bei diagnostizierter Eisenmangelanämie wenig sinnvoll. Eine Ausnahme stellt die Schwangerschaft dar, hier ist ein Folsäurezusatz (0,4 bis 0,8 mg/Tag) zur Vorbeugung von Neuralrohrdefekten nicht nur sinnvoll, sondern notwendig.

Die tägliche Eisendosis sollte in der Regel 100–200 mg betragen, die Einzeldosis 50–100 mg. Es wird empfohlen, die Eisentherapie nicht sofort nach Normalisierung des Hämoglobingehaltes (Hb-Wert) abzubrechen, sondern noch ca. 2–3 Monate fortzusetzen. Gleichzeitig aufgenommene Nahrung beeinträchtigt die Resorption. Zur Gewährleistung einer optimalen Resorption empfiehlt sich eine Einnahme auf nüchternen Magen eine Stunde vor den Mahlzeiten.

Hierbei können Nebenwirkungen wie Magen-Darm-Beschwerden (gastro-intestinale Beschwerden), z. B. Obstipation, Diarrhoe, Magendruck u. a. auftreten.

Häufiger und schwerwiegender sind die Nebenwirkungen bei der parenteralen Eisentherapie. Hier treten Venenentzündungen, Erbrechen, Fieber, allergische Reaktionen und Lymphknotenschwellungen auf. Die parenterale Therapie ist, da nun keine Begrenzung der Eisenresorption durch die Darmschleimhaut erfolgt, problematisch und sollte nur in Ausnahmefällen vorgenommen werden. Indiziert ist sie z. B. dann, wenn wegen Dünndarmentzündungen eine orale Eisenzufuhr nicht möglich ist. Die parenteralen Eisenzubereitungen sind ausnahmslos verschreibungspflichtig.

Bei der parenteralen Eisentherapie kommen meist Eisen-III-Komplexe zur Anwendung.

Die Applikation erfolgt in der Regel i. m., da bei der i. v. Applikation häufiger Allergien auftreten können.

Fertigarzneimittel zur peroralen und parenteralen Eisensubstitution sind in Tab. 4.2 zusammengestellt.

Bei der Therapie mit eisenhaltigen Arzneimitteln muss auf Wechselwirkungen mit evtl. gleichzeitig verabreichten anderen Arzneimitteln geachtet werden. Antazida verhindern die Resorption des Eisens fast völlig. Mit Tetracyclinen (einer bestimmten Gruppe von Chemotherapeutika) bildet das Eisen schwerlösliche und damit schlecht resorbierbare Komplexe.

Vergiftungen mit Eisen treten relativ selten auf. Eisen-III-Verbindungen in hoher Konzentration führen u. a. zu Verätzungen mit Blutungen im Verdauungstrakt. Eisen-II-Verbindungen haben wegen der rascheren Resorption weniger lokale Wirkungen. Hier kommt es im Vergiftungsfall u. a. zu peripheren und zentralen Lähmungen. Als Gegenmittel (Antidot) wird Deferoxamin (+ Desferal®) parenteral verabreicht.

Tab. 4.2 Fertigarzneimittel zur peroralen und parenteralen Eisentherapie (08)*

Zusammensetzung	Fertigarzneimittel®
A Fertigarzneimittel zur peroralen Eisentherapie	
Eisen-II-sulfat	Plastufer 100 mg Kaps.
Eisen-II-sulfat	Eisendragees-ratiopharm
Eisen-II-sulfat, Vitamin C	Eryfer 100 Kaps.
Eisen-II-glycin-sulfat	Ferro Sanol Drg./Ferro Sanol duodenal Kaps.
Eisen-II-gluconat	Lösferron Brausetabl.
Eisen-II-sulfat, Folsäure	Tardyferon-Fol
Eisen-II-sulfat, Folsäure	Plastulen N
B Fertigarzneimittel zur parenteralen Eisentherapie	
Natrium-Eisen-III-gluconat-Komplex	+ Ferrlecit Amp.

* Hauptgruppen-Nummer der Roten Liste

4.4.2 Megaloblastäre Anämien

Wir wollen hier die durch **Vitamin-B$_{12}$-Mangel** charakterisierte **perniziöse Anämie** und die auf einem **Folsäuremangel** beruhende Anämie unterscheiden. Beide Anämien sind Folge einer gestörten Entwicklung der Erythrozyten. Anstelle der normalen Erythrozyten werden im Knochenmark abnorm große Erythrozyten (= Megaloblasten oder Makrozyten) mit sehr hohem Hämoglobingehalt gebildet. Durch die Bildung der Megaloblasten ist die Zahl der Erythrozyten im Blut stark verringert.

Perniziöse Anämie

Operative Entfernung des Magens, Magenkrebs und Erkrankungen der Magenschleimhaut z.B. Gastritis können zu einer Einstellung der Magensaftproduktion und damit auch zu einem Fehlen des Intrinsic factors führen (s. Kap. 3.4.2). Der Intrinsic factor ist ein Enzym, das für die Resorption des Extrinsic factors – in diesem Fall Vitamin B$_{12}$ – unentbehrlich ist. Vitamin B$_{12}$, auch Cyanocobalamin genannt, ist für zahlreiche Synthesevorgänge im Organismus verantwortlich. Abb. 4.4 stellt Strukturformelausschnitte von Hämoglobin und Cyanocobalamin einander gegenüber.

Symptome der perniziösen Anämie sind u.a. Appetitlosigkeit, Blässe, Diarrhoe, Müdigkeit, Leistungsabfall und Kribbeln in den Extremitäten. Eine nicht behandelte perniziöse Anämie führt zum Tod. Gleichzeitig mit den Mangelerscheinungen treten oft auch neurologische Beschwerden auf.

Die Therapie der perniziösen Anämie erfolgt mit **parenteralen** Gaben von Vitamin B$_{12}$, damit die Verfügbarkeit über längere Zeit gewährleistet ist. Die Dosen liegen bei 1000 µg. Die Dauertherapie wird auch mit Depotpräparaten durchgeführt (Tab. 4.3).

Anämie durch Folsäuremangel

Die Folsäure wird der B-Vitamingruppe zugeordnet. Sie ist als Überträger von Hydroxymethylgruppen (–CH$_2$OH) am Aufbau der Desoxyribonucleinsäure (DNA) beteiligt. Die Symptome der auf Folsäuremangel beruhenden makrozytären Anämie sind dieselben wie die der perniziösen Anämie, ohne dass dabei neurologische Beschwerden auftreten.

Zur Therapie wird Folsäure peroral und parenteral verabreicht (Tab. 4.3). Eine perniziöse Anämie muss vorher ausgeschlossen werden.

Bei dem gleichzeitigen Einsatz von Vitamin B$_{12}$ oder Folsäure und Antiepileptika ist

Tab. 4.3 Arzneimittel zur Therapie megaloblastärer Anämien (08) und (84)*

Zusammensetzung	Fertigarzneimittel®
A Reine Vitamin B$_{12}$-Präparate (parenteral)	
Cyanocobalamin	Vitamin-B$_{12}$-ratiopharm N
Hydroxocobalaminacetat	Aquo-Cytobion Amp.
B Reine Folsäure-Präparate (oral)	
Folsäure	Lafol Kaps.
C Kombinationen	
Folsäure, Hydroxocobalamin, Pyridoxin-HCl, Lidocain-HCl	Medivitan N Ampullen

* Hauptgruppen-Nummer der Roten Liste

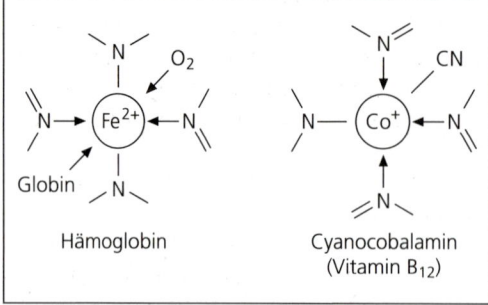

Abb. 4.4 Struktur von Hämoglobin und Cyanocobalamin. Ausschnitte

wegen möglicher Wechselwirkungen Vorsicht geboten.

Schwere renale Anämien bei Dialysepatienten werden mit der aus der Dopingdiskussion bekannten, biotechnologisch hergestellten Substanz Erythropoetin oder Epoetin alpha (+ Erypo®) oder dem modifizierten EPO, Darbepoetin alfa (+ Aranesp®) behandelt.

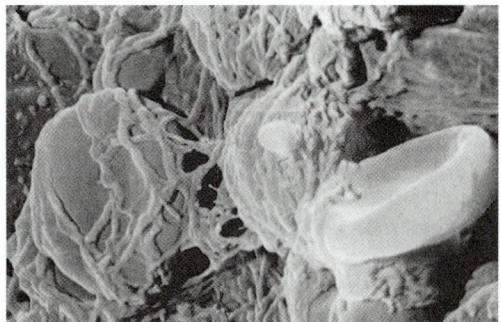

Abb. 4.5 Erythrozyten, umsponnen von Fibrinfäden

4.5 Blutgerinnung und Störungen der Blutgerinnung

Unser Körper kann sich in beschränktem Umfang gegen Blutungen bei äußerlichen und innerlichen Verletzungen durch die Blutgerinnung selbst schützen. Genauso ist er in der Lage, in gewissen Grenzen eine unerwünschte Blutpropfenbildung bei Blutgerinnung in den Blutgefäßen durch Fibrinolyse zu verhindern. Blutgerinnung und Fibrinolyse sind also zwei entgegengesetzt laufende Schutzmechanismen.

4.5.1 Mechanismen der Blutgerinnung und der Fibrinolyse

Zweck der **Blutgerinnung** ist der Wundverschluss zur Verhinderung weiterer Blutverlustes. Dieser Wundverschluss wird hauptsächlich durch ein wasserunlösliches faserförmiges Protein, das **Fibrin,** bewirkt (Abb. 4.5). Bei der Blutgerinnung wird dieses Fibrin aus einer Vorstufe, dem Fibrinogen (einem Globulin) gebildet. An diesem sehr komplizierten Prozess sind zahlreiche so genannte Blutgerinnungsfaktoren beteiligt, wie z. B. Calcium-Ionen, Fibrinogen, Prothrombin, Thrombokinase, Plättchenfaktoren usw.

Abb. 4.6 gibt ein vereinfachtes Schema der Blutgerinnung und der Fibrinolyse (Auflösung des Fibringerinnsels) wieder.

Durch die Gewebsverletzung wird die Gewebsthrombokinase freigesetzt. Mit Ca^{2+}-Ionen und weiteren Faktoren bildet die Gewebsthrombokinase den Prothrombinaktivator. Dieser hat die Funktion eines Eiweiß spaltenden Enzyms.

Der Prothrombinaktivator spaltet aus Prothrombin das Thrombin ab. Thrombin ist ebenfalls ein Eiweiß spaltendes Enzym, das nun in der Lage ist, das Fibrinogen zu spalten. Die Spaltprodukte polymerisieren zu Fibrinmolekülen. Unter Mitwirkung von Ca^{2+}-Ionen und weiteren Faktoren kommt es zu einer Vernetzung der Fibrinmoleküle, es entsteht das **Blutgerinnsel.** Die Gerinnselbildung erfolgt unter Einschluss von Formelementen des Blutes (Abb. 4.5).

Kleinere Verletzungen des Gewebes, d. h. der Kapillaren bis zu einem Durchmesser von ca. 50 μm, können zunächst durch **Aggregation von Thrombozyten** verschlossen werden. Es folgt dann eine weitere Abdichtung durch Fibringerinnsel.

An der körpereigenen Blutstillung ist ein weiterer Mechanismus beteiligt. Bei Gewebsverletzungen werden Gewebshormone – z. B. Serotonin – freigesetzt. Sie bewirken eine Zusammenziehung der Gefäße (Vasokonstriktion) und tragen damit zur Verringerung des Blutverlustes bei.

Die **Fibrinolyse** soll unphysiologischen Gerinnungsvorgängen in den Blutgefäßen entgegenwirken. Durch einen Aktivator wird aus einer Vorstufe, dem Plasminogen, das Eiweiß spaltende Enzym Plasmin freigesetzt.

Plasmin spaltet Fibrin zu Fibrinbruchstücken (Abb. 4.6).

Blutgerinnung und Fibrinolyse können sowohl durch körpereigene Faktoren als auch durch körperfremde Stoffe beeinflusst werden. Bei zahlreichen Erkrankungen wird von diesen Erkenntnissen Gebrauch gemacht. Zur Verhinderung der Blutgerinnung werden **Antikoagulantien** und die **Thrombozytenaggregation hemmende Arzneimittel** eingesetzt; Fibrinolytika, auch **Thrombolytika** genannt, dienen der Auflösung bereits gebildeter Blutgerinnsel.

Bei bestimmten Erkrankungen kann auch der Einsatz von **blutgerinnungsfördernden Arzneimitteln** indiziert sein.

4.5.2 Blutgerinnungsfördernde Arzneimittel

Indikationsgebiete für die Anwendung von blutgerinnungsfördernden Arzneimitteln (Antihämorrhagika, **Hämostyptika**) ist der Symptomenkomplex der **hämorrhagischen Diathesen.** Man versteht darunter Störungen der Blutgerinnung mit abnormer Blutungsbereitschaft. Als Ursachen kommen in Frage:

- Mangel an Thrombozyten (Thrombozytopenie) bzw. Thrombozytenfunktionsstörungen
- Mangel an Gerinnungsfaktoren (z. B. Faktor VIII oder IX der Blutgerinnung).

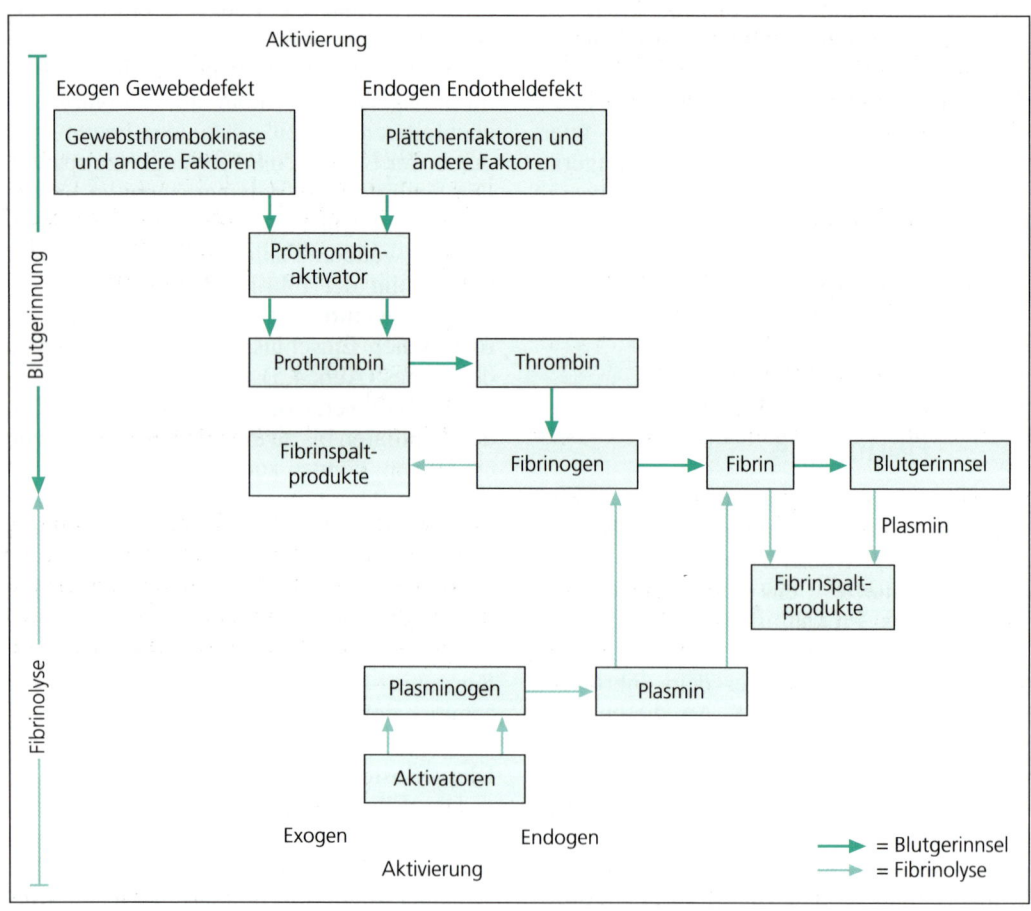

Abb. 4.6 Blutgerinnung und Fibrinolyse

Die wichtigsten in der Therapie der hämorrhagischen Diathesen eingesetzten Stoffe sollen hier behandelt werden.

Antihämophiles Globulin

Das Fehlen des antihämophilen Globulins ist eine erbliche Erkrankung und als **Bluterkrankheit** oder **Hämophilie A** bekannt. Fertigarzneimittel, die antihämophiles Globulin enthalten, sind z. B.:

+ Beriate P® (Faktor VIII), + Berinin HS® (Faktor IX).

Die Reinheit, d. h. Abwesenheit von Krankheitserregern, z. B. Human Immunodeficiency Virus (HIV), Hepatitis-B-Virus (HBV), dieser z. T. biotechnologisch, z. T. aus menschlichem Blut gewonnenen Präparate wird sorgsam geprüft. Zu beachten ist weiter, dass bei der Applikation von Eiweiß (und besonders bei körperfremdem Eiweiß) mit allergischen Reaktionen zu rechnen ist.

Vitamin-K-Gruppe

Vitamine der K-Gruppe gehören zu den fettlöslichen Vitaminen. Sie kommen in grünen Pflanzen vor, werden aber auch von den Coli-Bakterien der Darmflora gebildet. Die Synthese verschiedener Blutgerinnungsfaktoren ist vom Vitamin K abhängig, so z. B. die Synthese des Prothrombins.

Indikationen für eine Therapie mit Vitamin K sind u. a.:

■ Überdosierungen von Antikoagulantien
■ Schädigung der Darmflora nach lang andauernder Applikation von Chemotherapeutika

■ Blutungen infolge von Mangel an Gerinnungsfaktoren.

Als Arzneimittel wird das **Vitamin K_1** (Phytomenadion) eingesetzt. Abb. 4.7 zeigt die Strukturformel des Phytomenadions. Vitamin K_1 ist unter dem Namen Konakion® MM im Handel.

Nebennierenrindenhormone

Ihre Anwendung bei Blutungsneigung infolge Thrombozytenmangels beruht auf der Eigenschaft dieser Hormone, vorübergehend die Thrombozytenzahl im Blut zu erhöhen. Entsprechende Fertigarzneimittel sind im Kapitel 13.3 aufgeführt.

4.5.3 Blutgerinnungshemmende Arzneimittel

Von weit größerer Bedeutung als die Behandlung von Blutungen ist die Therapie der **überschießenden Blutgerinnung** mit der Ausbildung von **Thromben** (Blutpfropfen) und den damit verbundenen Krankheitsbildern:

■ **Herzinfarkt**
■ **Lungenembolie**
■ **Hirnschlag**
■ **Periphere Verschlusskrankheiten** (s. Kap. 9.9).

Wir wollen bei der Gruppe der blutgerinnungshemmenden Arzneimittel zwischen **Antikoagulantien** und den die **Thrombozytenaggregation hemmenden** (bzw. die **Thrombozytenfunktion hemmenden**) Arz-

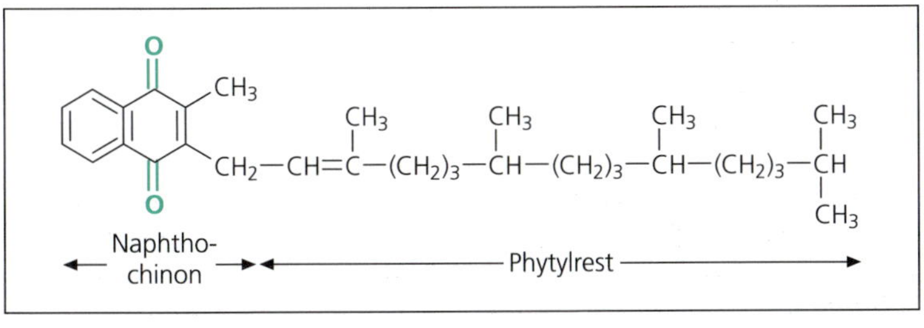

Naphtho-chinon — Phytylrest

Abb. 4.7 Phytomenadion (Vitamin K_1)

neimitteln unterscheiden. Als Antikoagulantien werden **Heparin** und **4-Hydroxycumarin-Derivate** eingesetzt. Ein charakteristischer Hemmstoff der Thrombozytenaggregation ist die **Acetylsalicylsäure.**

Calciumionen

Ihr Entzug – zur Hemmung der Blutgerinnung in vivo (am „lebenden" Patienten) – ist nicht möglich, da diese Ionen außer der Funktion als Gerinnungsfaktor weitere Aufgaben im Organismus erfüllen. So führt ein Entzug zur **Tetanie,** d. h. einer Übererregbarkeit der Muskulatur, die mit Muskelkrämpfen verbunden ist.

In der medizinischen Diagnostik hingegen kann man die Blutgerinnung in vitro (im Reagenzglas) verhindern, indem man das Calcium mithilfe einer Natriumcitratlösung (3,8 %) als Calciumcitrat bindet. Eine Komplexbindung ist auch mit Ethylendiamintetraessigsäure (EDTA) möglich. Ferner kann das Calcium als schwerlösliches Oxalat gefällt werden.

Heparin

Dieses Polysaccharid hat eine Molmasse bis ca. 30 000 g/mol. Das Molekül trägt zahlreiche Sulfat- und Carboxylgruppen (Abb. 4.8), reagiert deswegen sauer und ist wasserlöslich.

Heparin ist ein **direkt wirkendes Antikoagulans.** In seiner Gegenwart inaktiviert Antithrombin verschiedene Faktoren des Blutgerinnungssystems, vor allem die Faktoren IIa und Xa (Abb. 4.6). Heparin ist eine Substanz,

die dem Organismus in bestimmten Situationen, z. B. im Schock, dazu dient, die Gerinnungsfähigkeit des Blutes herabzusetzen.

Wichtigste Indikationen für den Einsatz von Heparin sind Prophylaxe und Therapie von **thrombo-embolischen Erkrankungen.** In der Prophylaxe postoperativer thromboembolischer Prozesse wird Low-dose-Heparin, d. h. 2 × 5000 I. E. am Tag, eingesetzt. Zur Frühbehandlung des Herzinfarktes oder einer Lungenembolie werden bereits initial 5000 bis 7500 I. E. eingesetzt.

Die Applikation erfolgt durch Infusion oder subkutane Injektion. Häufig leitet der Arzt die Therapie mit einem Heparinpräparat ein und setzt sie dann mit 4-Hydroxycumarin-Derivaten fort. Heparin überwindet wegen seiner hohen Molmasse die Plazentaschranke nicht und ist deswegen auch zur Behandlung von Schwangeren geeignet (Fertigarzneimittel Tab. 4.4).

Im Handel sind auch niedermolekulare Heparine (Molmasse ca. 5000 g/mol), die bei tiefen Beinvenenthrombosen eingesetzt werden und bei der perioperativen Thromboseprophylaxe den Vorzug einer einmal täglichen Applikation haben.

Die Wirkung des Heparins wird durch Antihistaminika, Digitalisglykoside und Tetracycline abgeschwächt. Die Aufhebung der Heparinwirkung durch Protamin ist ein gutes Beispiel für einen chemischen Antagonismus (s. Kap. 2.3.2). Das als Anion aktive Heparin wird durch das als Kation vorliegende Protamin (ein Eiweiß) neutralisiert.

Als Nebenwirkung einer Behandlung mit Heparin können Thrombozytopenie und Blutungen auftreten.

Die Therapie mit Heparin ist sehr kostspielig. Die pharmazeutisch-medizinische For-

Abb. 4.8 Molekülausschnitt des Heparins

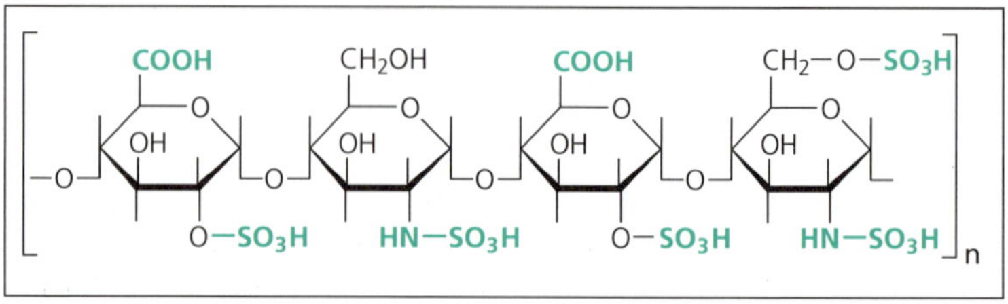

Tab. 4.4   Fertigarzneimittel zur Behandlung von Thrombosen und Embolien (20), (79), (42)*

INN/Zusammensetzung	Fertigarzneimittel®
A Heparin-/Hirudin-Präparate (parenteral!) (20)	
Desirudin	+ Revasc
Heparin-Calcium	+ Calciparin
Heparin-Natrium	+ Liquemin N
Lepirudin	+ Refludan
Niedermolekulare Heparine:	
Certoparin	+ Mono-Embolex
Dalteparin	+ Fragmin
Enoxaparin	+ Clexane
Nadroparin	+ Fraxiparin
B Orale Antikoagulantien (20)	
Phenprocoumon	+ Marcumar
	+ Falithrom
Warfarin-Natrium	+ Coumadin
C Aggregationshemmer (79)	
Abciximab	+ ReoPro
Acetylsalicylsäure	Aspirin protect Tbl.
	Godamed 100 TAH
	Herz ASS-ratio-pharm
Clopidogrel	+ Iscover
	+ Plavix
Eptifibatid	+ Integrilin
Ticlopidin	+ Tiklyd
Tirofiban	+ Aggrastat
D Fibrinolytika (42)	
Alteplase (= Plasmino-gen human-Aktivator)	+ Actilyse
Reteplase	+ Rapilysin
Streptokinase	+ Streptase
Urokinase	+ Urokinase HS Medac
Tenecteplase	+ Metalyse
Anistreplase	+ Eminase

*Hauptgruppen-Nummer der Roten Liste

schung hat deswegen versucht, Stoffe mit heparinähnlicher Wirkung zu finden. Man bezeichnet diese heparinähnlichen Stoffe als **Heparinoide.**

Hirudin – ein aus Blutegeln *(Hirudo medicinalis)* gewonnenes Protein mit thrombin-inaktivierender Wirkung – wird in Salben und Gelen für folgende Indikationen eingesetzt:

Blutergüsse, Hämorrhoiden, Narbenbehandlung, oberflächliche Thrombosen,

Thrombophlebitis (Entzündung der Gefäßwände), u. a.

Entsprechende Fertigarzneimittel werden wir bei den Herz- und Gefäßkrankheiten kennen lernen (s. Kap. 9.9.2).

Biotechnologisch hergestelltes Heparin (Desirudin: + Revasc® und Lepirudin: + Refludan®) wird subkutan appliziert und dient der Prophylaxe tiefer Beinvenenthrombosen. Mit dem Prodrug Ximelagatran (+ Exanta®) steht erstmals ein **direkt wirkendes Antikoagulans** in **peroraler** Form für die Thromboseprophylaxe zur Verfügung.

Hydroxycumarin-Derivate

Cumarin ist ein Glykosid, das in einigen Pflanzen, z. B. im Waldmeister *(Galium odoratum)* oder Steinklee *(Melilotus officinalis)*, gebildet wird. Es ist uns eher als Aromastoff geläufig. Seine blutgerinnungshemmende Wirkung wurde erst durch das Verenden von Weidevieh bekannt.

Die Derivate des 4-Hydroxycumarins (Abb. 4.9) wirken blutgerinnungshemmend u. a. dadurch, dass sie den Transport von Vitamin K in die Leberzellen verhindern. Dies führt zur Einschränkung der Synthese jener Blutgerinnungsfaktoren, die Vitamin-K-abhängig gebildet werden (= **indirekt wirkende Antikoagulantien**). Die Wirkung der 4-Hydroxycumarin-Derivate kann durch hohe Dosen von Vitamin K wieder aufgehoben werden.

Für den Umgang mit diesen **oralen Antikoagulantien** ist es wichtig zu wissen, dass ihre Wirkung erst nach sechs Stunden ein-

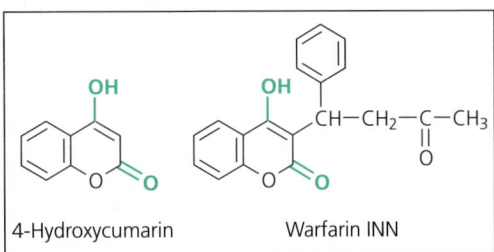

Abb. 4.9 Hydroxycumarin-Derivate

setzt: man spricht von einer Latenzzeit von sechs Stunden. Die volle Wirkung tritt nach 36 bis 48 Stunden ein.

Die Indikationen für die 4-Hydroxycumarin-Derivate sind die gleichen wie für Heparin. Oft werden entsprechende Fertigarzneimittel prophylaktisch nach einem überstandenen Herzinfarkt gegeben, um einen erneuten Infarkt (Re-Infarkt) zu verhindern. Beim Herzinfarkt kommt es zum Untergang von elastischem Herzmuskelgewebe, u. a. durch Thrombosen in den Herzkranzgefäßen.

Während der Behandlung mit 4-Hydroxycumarin-Derivaten muss durch regelmäßige Kontrollen die Gerinnungsfähigkeit des Blutes überwacht werden, um unerwünschte Blutungen zu verhindern. Es wird die so genannte Thromboplastinzeit (auch Quickwert genannt), die heute meist als INR-Wert angegeben wird, bestimmt.

Das Medikament soll langsam abgesetzt werden.

Fertigarzneimittel s. Tab. 4.4.

Nebenwirkungen: Blutungen, Übelkeit, Erbrechen, Diarrhoen. 4-Hydroxycumarin-Derivate können die Plazentaschranke passieren und gelangen auch in die Muttermilch. Schwangerschaft und Stillperiode stellen also Kontraindikationen für diese Arzneimittelgruppe dar.

Orale Antikoagulantien, die eine extrem hohe Eiweißbindung (über 99 %) haben, sind häufige Partner bei **Wechselwirkungen,** wobei sie teils in ihrer Wirkung verstärkt, teils abgeschwächt werden. So wird z. B. die blutgerinnungshemmende Wirkung der oralen Antikoagulantien verstärkt, wenn ein zweites Pharmakon (z. B. ASS oder Phenytoin) gegeben wird, das es aus der Eiweißbindung verdrängt.

Die Wirkung der Cumarin-Derivate wird abgeschwächt, wenn ein Enzyminduktor (z. B. Rifampicin oder Johanniskrautzubereitungen) gleichzeitig eingenommen wird. Durch Enzyminhibition verstärkt z. B. Allopurinol, ein Gichttherapeutikum (s. Kap. 10.1), die blutgerinnungshemmende Wirkung der oralen Antikoagulantien (s. Kap. 2.3.8).

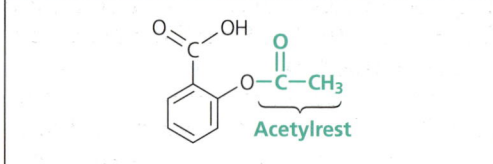

Abb. 4.10   Acetylsalicylsäure

Thrombozytenaggregationshemmer

Acetylsalicylsäure (ASS, Abb. 4.10) ist eigentlich als Analgetikum bekannt. Sie ist ein Derivat der Salicylsäure (s. Kap. 8.5.7). Als Prostaglandinsynthesehemmer beeinträchtigt ASS die Thrombozytenaggregation und die Fähigkeit der Thrombozyten, sich bei kleineren Verletzungen der Gefäßinnenwand anzulagern und damit eine Thrombusbildung einzuleiten.

Acetylsalicylsäure ist zur Prophylaxe und Therapie bei Thrombosegefährdung, bei **Thrombophlebitis** und zur Nachbehandlung des **Herzinfarktes** indiziert. Zur besseren Magenverträglichkeit wird die Substanz magensaft-resistent angeboten. Diese Wirkung der Acetylsalicylsäure ist ein sehr gutes Beispiel dafür, wie ein Nebeneffekt („Nebenwirkung") einer bewährten Substanz zu einer neuen Indikation führt.

Die Dosierungsempfehlungen reichen heute von täglich 100 bis 300 mg.

Ähnliche Wirkungen wie ASS haben Ticlopidin und Clopidogrel, die den ADP-Rezeptor besetzen, während Abciximab, Tirofiban und Eptifibatid einen Rezeptor an der Oberfläche der Thrombozyten, den sog. Glykoprotein-IIb/IIIa-Rezeptor blockieren und so die Aggregation verhindern. Auch Dextrane (s. Kap. 4.6) reduzieren dadurch, dass sie die Viskosität des Blutes erniedrigen, die Aggregationsfähigkeit der Thrombozyten.

Fertigarzneimittel s. Tab. 4.4. c.

4.5.4   Fibrinolytika

Vergegenwärtigen wir uns nochmals, dass es im Organismus als Gegenspieler des Blutgerinnungssystems Mechanismen zur Auflösung von Gerinnseln gibt. Diese Mechanismen fassten wir unter dem Begriff Fibrinolyse zusammen (Abb. 4.6).

Die bisher besprochenen blutgerinnungshemmenden Arzneimittel dienen hauptsächlich einer Prophylaxe von Embolien und Thrombosen. Die Kenntnisse der Fibrinolyse hat man sich zunutze gemacht, Arzneimittel zu entwickeln, die bereits vorhandene Thromben wieder auflösen. Allerdings ist dies nur in einem bestimmten Umfang möglich. Der Erfolg ist dann am größten, wenn das **Fibrinolytikum** in einem möglichst frühen Stadium der Thrombusbildung angewandt wird.

Als Fibrinolytika werden neben Plasmin auch biotechnologisch gewonnene Aktivatoren für Plasminogen und Plasmin eingesetzt, z. B. **Alteplase** und **Reteplase sowie Streptokinase** und **Urokinase.**

Fertigarzneimittel s. Tab. 4.4 d.

4.6 Plasmaersatz

Blutverlust kann zu schwerwiegenden Störungen der Funktion des Blutes führen. Eine ungenügende Sauerstoffversorgung der Körperorgane, eine Störung des Elektrolythaushaltes (Salzhaushalt) und Volumenmangel sind wichtige Folgen.

Gerade der Volumenmangel kann ein **peripheres Kreislaufversagen** (auch **Schock** oder **Kollaps** genannt) herbeiführen. Weitere Ursachen für peripheres Kreislaufversagen sind z. B. Herzversagen, Gefäßverschluss, bakterielle Allgemeininfektion, allergische Gesamtreaktion.

Beim peripheren Kreislaufversagen liegt ein Missverhältnis von Blutangebot und Blutbedarf in der Kreislaufperipherie vor. Es kommt zu einer Mangeldurchblutung von Lunge, Milz, Darm, Nieren und Haut. Eine Durchblutung von Gehirn und Herz wird zu Lasten der genannten Organe so gut wie möglich aufrechterhalten.

Hauptsymptome sind:

■ Hypotonie (niederer Blutdruck), mitverursacht durch eine Azidose des Blutes
■ Schnelle Herztätigkeit (Tachykardie)
■ Blässe
■ Schnelle Atmung
■ Ohnmacht.

Zu den Sofortmaßnahmen bei peripheren Kreislaufversagen gehört neben Sauerstoffzufuhr und Behandlung der Azidose die **Volumenauffüllung.**

Eine Bluttransfusion ist nicht immer möglich. Blutkonserven sind rar und teuer. Die Bluttransfusion ist dann indiziert, wenn ein Blutvolumenmangel mit größerem Erythrozytenverlust verbunden ist. Liegt ein größerer Erythrozytenverlust nicht vor, gelangen **Ersatzflüssigkeiten** als Infusion zum Einsatz.

Als derartige **Plasmaersatzmittel** (Plasmaexpander) kommen in Frage:

■ **Salzlösungen,** die blutisotonisch sein müssen; sie haben aber eine geringe Verweildauer (Jonosteril®, Ringer-Lactat-Lösung®, Sterofundin®, Tutofusin®).
■ **Körpereigene** Plasmaersatzlösungen (**Plasmaproteinlösungen**), die ohne Blutgruppenbestimmung transfundiert werden können (Humanalbumin®).
■ **Körperfremde Plasmaersatzstoffe,** die am häufigsten zur Volumenauffüllung genommen werden. Zur Anwendung gelangen abgewandelte, d. h. halbsynthetische, makromolekulare Naturprodukte:
 – Hydroxyethylstärke (+ Expafusin®, + HAES-steril®), die auch bei Durchblutungsstörungen im Ohr (Hörsturz, Tinnitus) eingesetzt werden
 – Gelatineabwandlungsprodukte (+ Haemaccel®).

Alle Plasmaersatzmittel werden als Infusion appliziert. Gemeinsamer Vorteil gegenüber Bluttransfusionen ist das geringere Risiko einer Virushepatitis- und HIV-Übertragung.

Häufig werden die Plasmaersatzmittel mit Elektrolyten kombiniert.

Kontraindiziert sind alle Plasmaersatzmittel bei Nierenschäden und schweren Herzerkrankungen.

Zusammenfassung

Aus der Zusammensetzung des Blutes lassen sich außer der Transportfunktion weitere wichtige Aufgaben ableiten. Störungen dieser Funktionen sowie Ausfallserscheinungen können zu schwerwiegenden Erkrankungen führen. Als solche wurden die Anämien – Eisenmangelanämie und megaloblastäre Anämien –, Störungen der Blutgerinnung, Blutungen mit verschiedener Ursache und das periphere Kreislaufversagen eingeführt. Wir lernten in diesem Zusammenhang wichtige Arzneimittelgruppen kennen, u. a.:
Eisenpräparate, Antikoagulantien, Fibrinolytika/Thrombolytika, Thrombozytenaggregationshemmer, Antihämorrhagika/Hämostyptika und Plasmaersatzmittel.

Fragen

1. Welche Folgen sind bei verminderter Leukozytenzahl zu erwarten?
2. Warum liegt während der zweiten Hälfte der Schwangerschaft ein erhöhter Eisenbedarf vor?
3. Patienten mit schweren Magenerkrankungen wird zum Teil der Magen operativ entfernt und durch ein Stück Darm ersetzt. Warum führt das unbehandelt zu einem Vitamin-Mangel? Welches Vitamin fehlt? Welche Folgen hat das? Schlagen Sie ein geeignetes FAM zur Therapie vor!
4. Wie könnte man begründen, dass 4-Hydroxycumarin-Derivate Antagonisten (Gegenspieler) des Vitamin K sind?
5. Erklären Sie, warum eine blutgerinnungshemmende Therapie häufig mit Heparin und nicht mit 4-Hydroxycumarin-Derivaten begonnen wird.
6. Welche Fakten sprechen für den Einsatz von Plasmaersatzflüssigkeiten zur Volumenauffüllung?

5

ARZNEIMITTEL ZUR BEHANDLUNG VON HAUTSCHÄDEN UND HAUTERKRANKUNGEN

Oft sind wir geneigt, die Bedeutung der Haut als Körperorgan zu unterschätzen. Eine Verbrennung 3. Grades, die mit einem Untergang des Gewebes (Nekrose) verbunden ist, kann schon tödlich sein, wenn ein Viertel der Körperoberfläche (KOF, s. Kap. 14.5), die ca. 1,6 m^2 beträgt, betroffen ist. Diese Tatsache zeigt, dass die Haut wichtige Funktionen erfüllt, und ein Ausfall dieser Funktionen verheerende Folgen für den Gesamtorganismus hat. Wir wollen zunächst sehen, wie die Haut durch ihren Bau zur Erfüllung der unterschiedlichen Aufgaben in der Lage ist.

5.1 Bau und Funktion der Haut

Die Haut (lat. cutis, gr. derma) umgibt den Körper.

Sie lässt sich in drei Schichten gliedern (Abb. 5.1), die Oberhaut (Epidermis), die Lederhaut (Korium) und das Unterhautfettgewebe (Subkutis).

Die Epidermis weist außen eine Hornschicht auf, die von einem Hydrolipidfilm überzogen ist. Wasser kann den Hydrolipidfilm und die Hornschicht nicht durchdringen. Letztere schilfert in kleinsten Stückchen ab. Durch Teilung der Zellen der unter der Hornschicht liegenden Keimschicht wird die Hornschicht immer wieder erneuert. In den Epidermiszellen werden auch die Hautpigmente gebildet.

In der Lederhaut befindet sich ein verzweigtes Gefäßsystem, das die Versorgung der Haut gewährleistet. Die Lederhaut besitzt verschiedene Organe:

- Die **Haare** bestehen aus Hornsubstanz. Sie können durch Muskelfasern bewegt werden.
- Die **Schweißdrüsen** sondern den Schweiß ab. Dieser besteht zu 98 % aus Wasser (hydrophil). Ferner enthält er Natriumchlorid und andere Salze sowie organische Verbindungen, z. B. Harnstoff. Durch Verdunsten des Wassers wird dem Körper Wärme entzogen.
- Die **Talgdrüsen** sondern ein fettiges Sekret ab. Dieses macht die Haut und die Haare geschmeidig und wirkt wasserabstoßend (hydrophob).
- Die **Lamellenkörperchen** verleihen der Haut Tast- und Druckempfindlichkeit.
- **Kälte-** und **Wärmekörperchen** in der Lederhaut ermöglichen es uns, Temperaturunterschiede wahrzunehmen.

Talgdrüsen, Schweißdrüsen, Haare und die Nägel werden auch als **Anhangsorgane** der Haut bezeichnet.

Der differenzierte Aufbau der Haut zeigt uns, dass sie vielfältige Aufgaben ausüben kann:

- **Schutz** vor mechanischen, thermischen, physikalischen und chemischen Reizen
- **Temperaturregulation** durch Erweiterung und Verengung der Hautgefäße sowie durch Flüssigkeitsabgabe
- **Ausscheidung** von Flüssigkeit und Schlackenstoffen
- **Sinnesfunktion** mithilfe von Schmerz-, Temperatur-, Druck- und Tastrezeptoren
- **Immunfunktion** mithilfe spezifischer Abwehrzellen, z.B. Langerhans-Zellen
- **Atmung** (beim Menschen allerdings nur ca. 2% des gesamten Gasaustausches)
- **Kommunikation,** Erröten oder Erblassen als Folge vegetativer Reaktionen.

Die Haut ist auch zur **Resorption** von Pharmaka befähigt, allerdings nicht in dem Maße wie die Schleimhäute. Die Hornschicht der Epidermis stellt ein großes Hindernis dar. Nur lipophile Moleküle können in nennenswertem Umfang die Hornschicht passieren. Die Hydrolipidschicht über der Hornschicht stellt jedoch auch ein Hindernis für lipophile Moleküle dar.

HV-Empfehlung

Wundversorgung
Empfehlung: Dexpanthenol, z.B.:
Bepanthen® Wund- und Heilsalbe
20 g Salbe mit 50 mg/g Dexpanthenol
Panthenol ratiopharm® Wundbalsam
40 g Salbe mit 50 mg/g Dexpanthenol
Dosierung: 1 bis mehrmals täglich auftragen.
Beratungshinweis: Vorher Reinigung und Desinfektion der Wunde, z.B. mit PVP-Iod.
An Tetanus-Impfung denken!

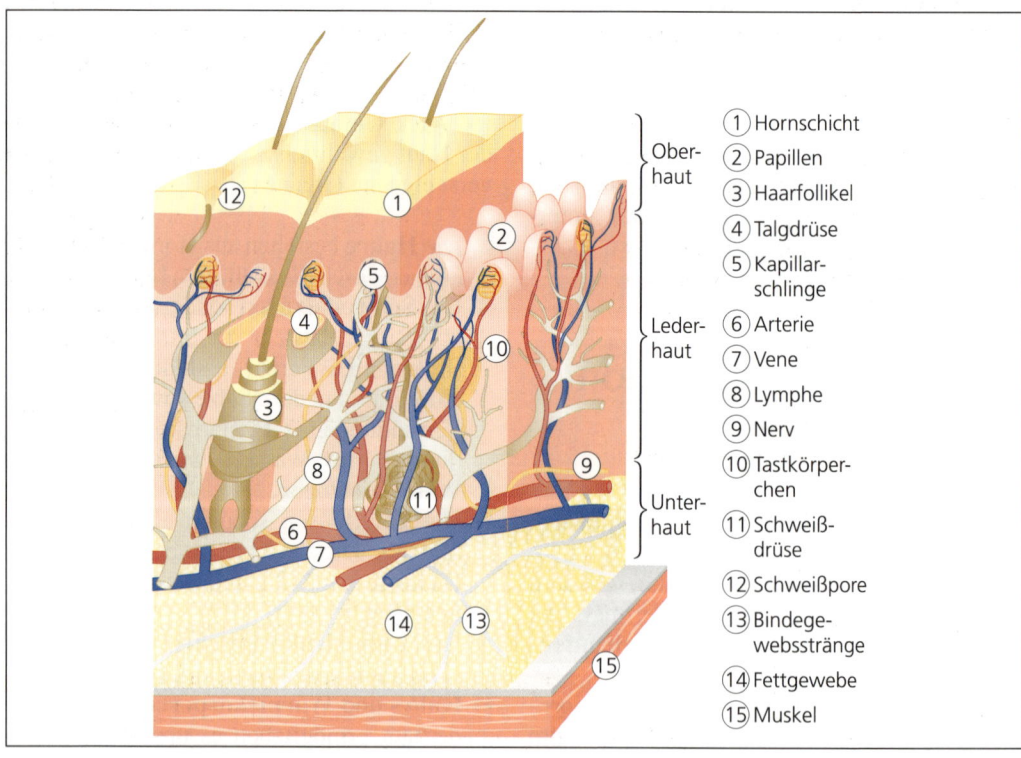

Oberhaut
1 Hornschicht
2 Papillen
3 Haarfollikel

Lederhaut
4 Talgdrüse
5 Kapillarschlinge
6 Arterie
7 Vene
8 Lymphe
9 Nerv
10 Tastkörperchen
11 Schweißdrüse

Unterhaut
12 Schweißpore
13 Bindegewebsstränge
14 Fettgewebe
15 Muskel

Abb. 5.1   Aufbau der menschlichen Haut

5.2 Hautschäden und ihre Behandlung

Neben den mechanischen Verletzungen sind vor allem Wärmeschäden, Kälteschäden und Schädigungen durch Lichtstrahlen von Bedeutung.

5.2.1 Wundbehandlung

Die Kennzeichen jeder Wunde sind:

- Gewebsdefekt
- Blutung
- Schmerz.

Die Heilung erfolgt in drei Phasen (Abb. 5.2):

- Entzündungsphase (Flüssigkeitsaustritt = Exsudation und Abräumung von Gewebe)
- Proliferationsphase (Neubildung von Grundsubstanz und Zellen = Granulation)
- Organisationsphase (Zell- und Faserreifung).

Das Spektrum der Wunden reicht von einfachen Epithelabschürfungen bis hin zu Geschwüren und großflächigen Verbrennungen. Entsprechend breit ist auch die Palette der zur Behandlung eingesetzten Wirkstoffe. Neben **Wunddesinfektionsmitteln** (Tab. 15.27) wie PVP-Iod (Betaisodona®) sind es vor allem **Präparate zur Granulationsför-** derung mit Inhaltsstoffen wie Dexpanthenol (Bepanthen® Wund- und Heilsalbe) oder Auszügen aus Kamille (Kamillosan®) und Hamamelis (Hametum®), Lebertran (Mirfulan®) oder aber **Antibiotika,** wie z. B. Tyrothricin (Tyrosur®).

5.2.2 Wärmeschäden

Hierher gehören vor allem die **Verbrennungen** (lat. combustio). Man unterscheidet drei Grade von Verbrennungen.

Verbrennungen 1. Grades. Hier ist die Haut nur **gerötet** und lediglich die oberste Schicht der Epidermis, das Stratum corneum, denaturiert. Zur Therapie reicht ein Puder oder z. B. das Auftragen von Zinköl aus.

Verbrennungen 2. Grades. Epidermis und Lederhaut sind betroffen. Neben der **Rötung** (Erythem) treten **Blasen** auf. Die Blasen können vom Arzt geöffnet und ein desinfizierendes Brandgel aufgetragen werden, z. B. Brand- und Wundgel-Medice N®. Auch desinfizierende Salben können zur Anwendung gelangen. Wichtig ist ein Abdecken der Wunde mit einem sterilen Verband.

Verbrennungen 3. Grades. Das Gewebe ist bis in die Subkutis geschädigt und dabei so stark irritiert, dass es zum Gewebstod **(Nekrose)** kommt. Die Behandlung gehört in jedem Fall in die Hand des Arztes. Neben der Abdeckung der verletzten Hautbezirke muss hier besonders bei ausgedehnten Verbrennungen eine Allgemeinbehandlung durch Trin-

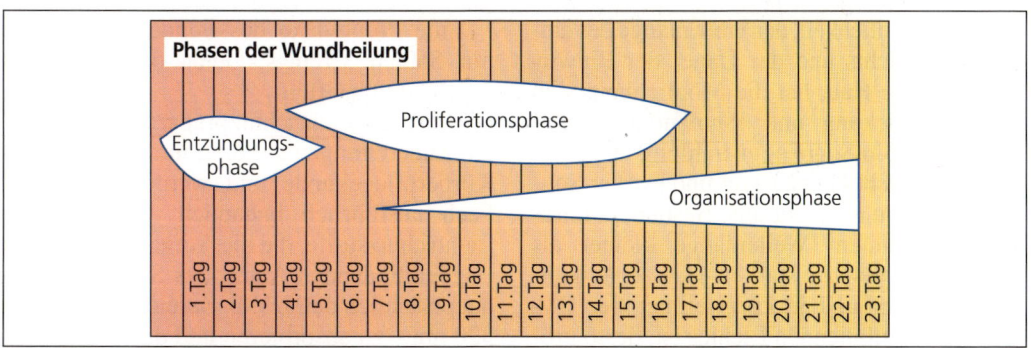

Abb. 5.2 Phasen der Wundheilung

kenlassen, Bluttransfusion oder Plasmaersatz erfolgen. Ferner werden Herz- und Kreislaufmittel und Nebennierenrindenhormone eingesetzt, da es nach großflächigen Verbrennungen häufig zu einem **Kreislaufversagen** (Schock) kommt. Als Folge der Verbrennung auftretende Infektionen werden mit Chemotherapeutika behandelt. Verbrennungen 3. Grades heilen mit Narben ab. Aufgrund der schweren Allgemeinsymptome kann eine Verbrennung dieses Ausmaßes bereits dann lebensbedrohlich sein, wenn ein Viertel der Körperoberfläche betroffen ist.

5.2.3 Kälteschäden

Hier sollen nur die **Erfrierungen** erwähnt werden. Bei Erfrierungen wird selten die Epidermis geschädigt. Sie ist gegenüber Kälte relativ widerstandsfähig. Der Kältereiz bewirkt eine Kontraktion der Gefäße in der Lederhaut. Starke und lange Kälteeinwirkung hat eine Gefäßverkrampfung und Schädigung der Gefäßwände zur Folge. Es kommt zu einer **Mangeldurchblutung,** die bis zum Gewebstod führen kann. Auch hier gelten die drei Stadien. Erythem – Blasen – Nekrosen. Die Therapie von Erfrierungen zielt im Wesentlichen darauf ab, die Mangeldurchblutung so rasch wie möglich rückgängig zu machen.

5.2.4 Schädigungen durch Lichtstrahlen

Hierbei hängen die Schäden von der individuellen Empfindlichkeit, der Wellenlänge des einfallenden Lichts und der Dauer der Einwirkung ab. Die Haut hat die Möglichkeit, sich durch Verdickung und Pigmentierung mit Melanin gegen Sonneneinstrahlung zu schützen. Dies reicht bei häufiger und starker Sonnenexposition oft nicht aus. Besonders ultraviolette Strahlen (Wellenlänge kleiner als 400 nm) führen zu starken Hautschädigungen. Je höher und je kurzwelliger der UV-Anteil des einfallenden Lichtes ist, desto größer ist die zu erwartende Hautschädigung

(z. B. bei Solarien oder Sonnenlicht in den Bergen).

UV-A-Strahlen (315–400 nm) dringen bis zum tiefen Korium vor. UV-B-Strahlen (285–315 nm) nur bis zur Keimschicht. Mit ihrer Hilfe entsteht aus Provitaminen das aktive Vitamin D_2 und Vitamin D_3. Bei den UV-B-Strahlen ist die Hautbräunung (Melaninbildung) mit einer relativ starken Erythembildung verknüpft. Das Wachstum von Melanomen wird von ihnen gefördert.

UV-A-Strahlen sind vor allem für phototoxische und photoallergische Reaktionen (z. B. Mallorca-Akne) verantwortlich.

Der **Sonnenbrand** (Dermatitis solaris) ist die häufigste und bekannteste Hautschädigung durch Lichtstrahlen v. a. UV-B-Strahlen. Empfindlich sind besonders lichtentwöhnte Personen, da bei diesen die Hornhaut wesentlich dünner ist als bei lichtgewöhnten Menschen. Die Symptome des Sonnenbrandes entsprechen denen von Verbrennungen 1. und 2. Grades. Wesentliches Merkmal ist die Erythembildung, eine entzündliche Rötung der Haut durch verstärkte Durchblutung (Hyperämie). Neben starken Schmerzen auf der Haut treten bei schwerem Sonnenbrand Kopfschmerzen und Fieber auf.

Zur Behandlung des Sonnenbrandes werden **Wundheilsalben** und kühlende Gels sowie **Antiallergika** (Antihistaminika) eingesetzt. Beispiele für Antiallergika sind u. a.:
Fenistil® Gel, Soventol® Gel.

Gele werden meist deshalb vorgezogen, weil sie sich hautschonender applizieren lassen als Salben und darüber hinaus einen angenehmen Kühleffekt besitzen.

Eine Prophylaxe des Sonnenbrands wird mit Salben, Cremes, Gelen oder „Sonnenmilch" durchgeführt.

Diese als Lichtschutzpräparate bezeichneten Zubereitungen gehören in das Gebiet der Körperpflegekunde und werden in diesem Fach ausführlich behandelt. Sie enthalten Lichtschutzstoffe, die die Aufgabe haben, den erythembildenden Anteil des Sonnenlichts – hauptsächlich den UV-B-Bereich von 280 bis 320 nm – zu absorbieren und damit unschädlich zu machen.

5.3 Hauterkrankungen

Der physiologisch wichtigste Teil der Haut ist die Epidermis, da von hier aus ein kontinuierlicher Erneuerungsprozess abläuft. Verantwortlich für diesen Prozess ist eine besondere Schicht der Epidermis, die so genannte Basal- oder Keimschicht (Stratum germinativum). Die meisten **Hauterkrankungen** (Dermatosen) nehmen hier ihren Ausgang.

Der Dermatologe ist bei der Diagnose im Wesentlichen auf äußerlich wahrnehmbare Veränderungen der Haut angewiesen. Er unterscheidet zwischen **Primär-** und **Sekundär-Effloreszenzen.** Effloreszenz bedeutet Hauterscheinung (lat. flores: Blüten).

Zu den **Primär-Effloreszenzen** gehören z. B.:

- Flecken (Makula)
- Knötchen (Papula)
- Bläschen (Vesikula)
- Hohlraum (Zyste)
- Quaddel (Urtika)
- Eitergefüllte Bläschen (Pustula).

Aus den Primäreffloreszenzen können oftmals **Sekundär-Effloreszenzen** abgeleitet werden. Zu Letzteren gehören:

- Abschürfung (Exkoriation)
- Geschwür (Ulkus)
- Kruste (Krusta)
- Narbe (Zikatrix)
- Schrunde (Rhagas)
- Schuppe (Squama)
- Oberflächliche Hautdefekte (Erosion)
- Verschmälerung der Hautschichten (Atrophie).

Einen durch Gefäßerweiterung flächenhaft ausgedehnten roten Fleck bezeichnet man als **Erythem.** Wir lernten das Erythem bei der Verbrennung und beim Sonnenbrand kennen.

Dem erfahrenen Dermatologen ist es in vielen Fällen möglich, eine Therapie der Hauterkrankung mit einfachen Arzneimitteln durchzuführen. Es handelt sich vielfach um galenische Zubereitungen, die auch heute noch in der Apotheke als Rezeptur (vgl. NRF) bereitet werden:

Creme, Gel, Paste, Puder, Salbe, Schüttelmixtur.

Dabei gilt, dass akute, nässende Hauterscheinungen mit wässrigen Lotionen behandelt werden und bei derben, chronischen Hautveränderungen fette Zubereitungen zum Einsatz kommen.

Diese Zubereitungen werden auf ärztliche Anweisung oft mit verschiedenen Wirkstoffen versetzt, z. B. mit Nebennierenrindenhormonen, Desinfektionsmitteln, Chemotherapeutika, Salicylsäure, Ichthyol® u. a. m. (Tab. 5.4).

Wir haben die durch krankhafte Vorgänge bedingten äußerlichen Veränderungen der Haut kennen gelernt. Es stellt sich jetzt die Frage nach diesen krankhaften Vorgängen selbst und deren Ursachen.

5.3.1 Ekzeme

Das **allergische Ekzem** ist eine der häufigsten Hauterkrankungen überhaupt. Es bestehen bei dieser Hauterkrankung mehrere Effloreszenzen nebeneinander (zu allergischen Erkrankungen s. Kap. 2.3.7). Der Dermatologe unterscheidet zwischen dem akuten, dem subakuten und dem chronischen Ekzem.

Symptome des **akuten Ekzems** sind:

- Entzündliche **Rötung** der Haut
- Hirsekorngroße **Knötchen** im Bereich der Rötung, die sich in **Bläschen** umwandeln
- Flächenhaft nässende **Erosionen** nach Platzen der Bläschen
- **Krustenbildung** durch Eintrocknen des Sekrets und anschließender **Schuppenbildung**
- Starker **Juckreiz** (Pruritus), der zum Kratzen veranlasst.

Bei den **subakuten** und **chronischen Formen des Ekzems** kommt es weniger zu nässenden Erosionen, sondern mehr zu Wucherungsprozessen, wodurch die Haut eine derbe, lederartige Beschaffenheit erlangt. Allen Formen des allergischen Ekzems ist gemeinsam, dass sich die kranken Hautpartien nicht scharf von der gesunden Haut abgrenzen.

Eine kausale Therapie ist nur möglich, wenn man das auslösende Allergen kennt und ausschalten kann. Die lokale Behandlung ist oft langwierig und kompliziert. Zur Anwendung gelangen u. a.:

- Feuchte Umschläge
- Schüttelmixturen
- Zinköl
- Puder.

Als Wirkstoffe enthalten diese Zubereitungen z. B. Ichthyol® und Glucocorticoide.

Bei berufsbedingten Ekzemen muss versucht werden, das auslösende Agens auszuschalten. Erfolgreich ist sehr oft auch die Therapie mit corticoidhaltigen Salben. Seit einigen Jahren sind 0,25 %ige externe Hydrocortison- und Hydrocortisonacetatzubereitungen aus der Verschreibungspflicht entlassen worden und stehen für die Selbstmedikation zur Verfügung, z. B. Ebenol® 0,25 Salbe, Soventol Hydrocortison® Creme, Systral Hydrocort® Lotio. Bei nichtnässenden Ekzemen sollen fetthaltige Salbengrundlagen verwendet werden.

Der dauernde Juckreiz führt oft zu Schlaflosigkeit und Nervosität, sodass der Einsatz von beruhigenden Arzneimitteln notwendig werden kann.

5.3.2 Neurodermitis

Die **Neurodermitis** (oder atopisches Ekzem) ist gekennzeichnet durch die Symptome Juckreiz, trockene Haut und Ekzem (Abb. 5.3). Eine erbliche Überempfindlichkeit (Atopie) äußert sich im Laufe des Lebens in wechselnden klinischen Bildern: Beim Säugling als Milchschorf (ein Belag der Kopfhaut mit Schuppenkrusten auf rotem Untergrund), beim Erwachsenen als generalisiertes Ekzem mit Auskratzungen. Begleitkrankheiten sind

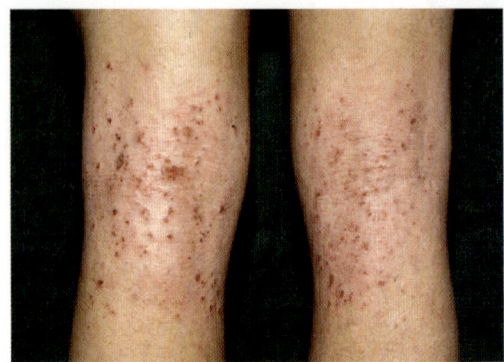

Abb. 5.3 Neurodermitis. Aus Niedner 2004

Nesselsucht, Heuschnupfen (vgl. Kap. 16.4) und Bronchialasthma (vgl. Kap. 16.10). Da die Ursachen dieser Erkrankung immer noch wenig gesichert sind, gibt es eine Vielzahl von therapeutischen Möglichkeiten, die im Wesentlichen auf die immunologische und die Entzündungsreaktion abzielen. Auf der Grundlage einer Therapie mit Fettcremes und Ölbädern werden Glucocorticoide, Antihistaminika (Loratadin), Gamma-Linolensäure (z. B. Nachtkerzensamenöl, Epogam®) die Immunsuppressiva Ciclosporin (+ Immunosporin®), Tacrolimus (+ Protopic®) und Pimecrolimus (+ Douglan®, + Elidel®) eingesetzt. Stillt eine Mutter ihr Neugeborenes über eine Dauer von vier bis sechs Monaten, so scheint dies die Ausbildung der Symptome zu verhindern.

5.3.3 Schuppenflechte

Die **Schuppenflechte** (**Psoriasis vulgaris**) zeigt sich zunächst als kleines rötliches Knötchen, das mit einer silbrigweißen Schuppe bedeckt ist. Beim Versuch die Schuppe zu entfernen, bilden sich kleine punktförmige Blutungen. In der Umgebung des Primärknötchens tauchen weitere Knötchen auf. Auf diese Weise entstehen gegen die gesunde Haut scharf abgegrenzte, mit Schuppen bedeckte Herde. Bevorzugt werden Ellenbogen, Kniescheiben, der behaarte Kopf, Kreuzbein und die Streckseiten der Extremitäten befallen (Abb. 5.4). In etwa 7 % der Fälle gibt es

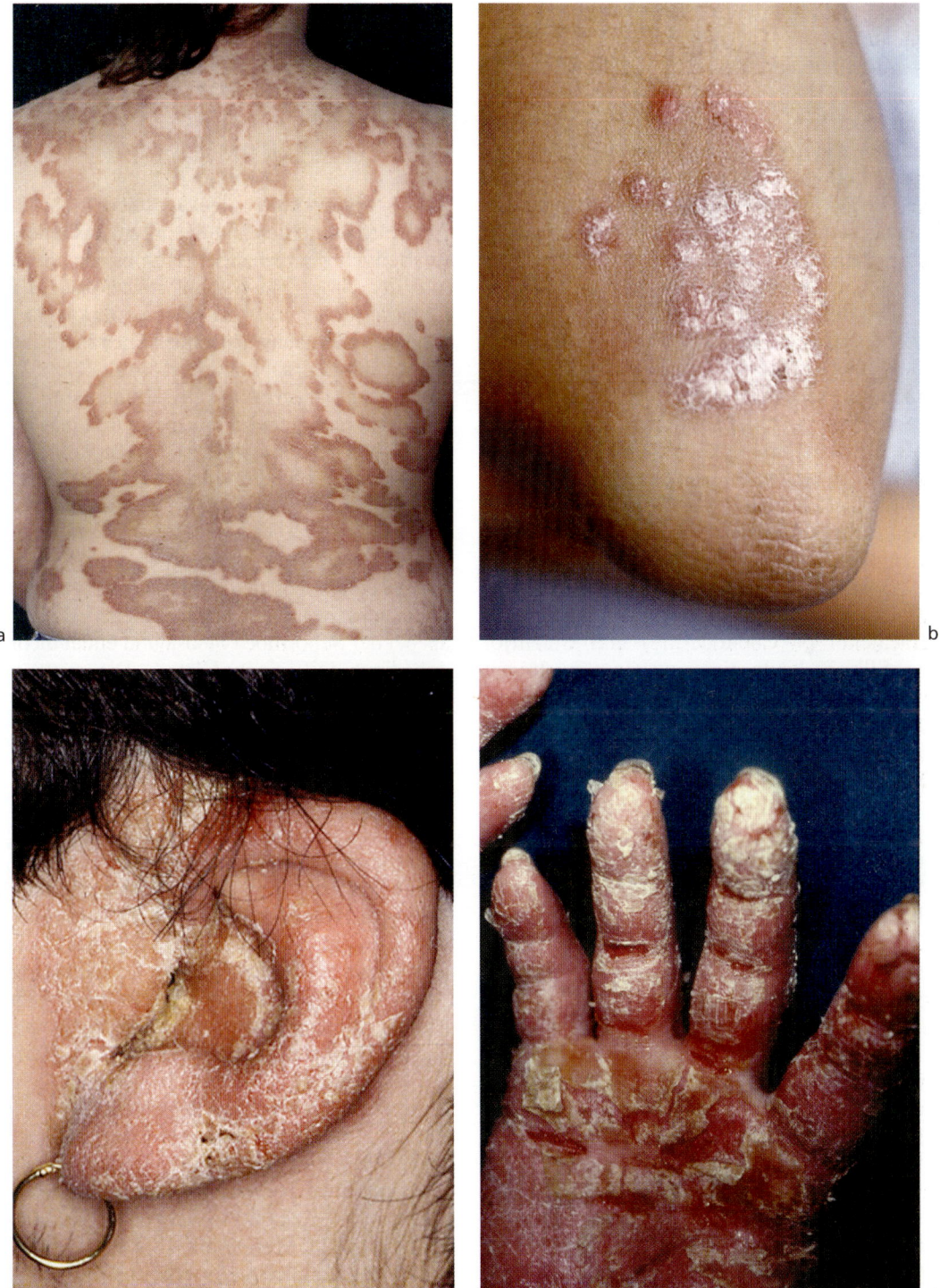

Abb. 5.4 Psoriasis vulgaris: a am Rumpf; b am Arm; c am Ohr; d an den Händen. Aus Niedner/Adler 2004

eine Beteiligung der Gelenke (Arthritis psoriatica).

Zugrunde liegt eine erblich fixierte Bereitschaft der Haut, exogene und endogene Reize mit einer lang anhaltenden Hyperplasie (Organvergrößerung durch krankhafte Zellvermehrung) und Entzündung zu beantworten.

Die Erkrankung ruft gelegentlich Juckreiz, sonst keine anderen Beschwerden hervor. Die Patienten leiden aber psychisch unter ihrem entstellten Aussehen.

Die Behandlung erfolgt üblicherweise mit teer-, harnstoff-, salicylsäure- glukokortikoid- und dithranolhaltigen Präparaten. Dithranol ist ein Dihydroxyanthrachinon-Derivat (+ Psoradexan®, + Psoralon MT®), das z. B. als Minutentherapie, d. h. 10 bis 20 Minuten einwirken lassen, dann abwaschen, eingesetzt wird. Diese kann mit UV-B-Strahlen (selektiv 311 nm) kombiniert werden, man spricht dann von der UV-B-311-Phototherapie.

Daneben stellen die Vitamin-D3-Analoga Calcipotriol (+ Psorcutan®, + Daivonex®), Tacalcitol (+ Curatoderm®) und Calcitriol (+ Silkis®) heute einen weiteren wichtigen Eckpfeiler der externen Therapie dar. Diese Substanzen wirken hemmend auf die gesteigerte Proliferation und darüber hinaus auch noch antientzündlich.

Bei schweren und ausgedehnten Psoriasisformen werden Vitamin-A-Säure-Derivate (z. B. Acitretin INN, + Neo-Tigason®, bei Frauen nur unter langfristigem, strengen kontrazeptiven Schutz) und die PUVA-Bad-Therapie mit einigem Erfolg eingesetzt. Letztere beruht auf einer Hemmung der krankhaft gesteigerten Zellteilungsvorgänge. Dabei werden der Arzneistoff Methoxypsoralen (8-MOP, + Meladinine® und UV-A-Strahlen mit einer Wellenlänge von ca. 360 nm kombiniert. Letztere aktivieren den in die Haut eingedrungenen Wirkstoff zu seiner zellteilungshemmenden Wirkung.

Für die Therapie der schweren Psoriasisformen stehen außerdem Fumarsäureester (+ Fumaderm®) und Immunsuppressiva (z. B. Ciclosporin A, (+ Immunosporin®) und Methotrexat (+ Lantarel®, + MTX Hexal® zur Verfügung.

5.3.4 Seborrhoe

Die Seborrhoe (lat. sebum: der Talg) wird durch eine Störung der Talgdrüsenfunktion verursacht. Man unterscheidet zwischen der Seborrhoea oleosa und der Seborrhoea sicca.

Die **Seborrhoea oleosa** äußert sich im Auftreten von fetten Hautbezirken, besonders im Bereich des behaarten Kopfes, der Stirn und der Nase. Sie beginnt meist nach der Pubertät und führt zu gesteigertem Haarwechsel. Die nachwachsenden Haare werden immer dünner, so kommt es schließlich zu gänzlichem Haarverlust. Der **Haarausfall** ist bei der Frau geringer als beim Mann. Als Anzeichen des beginnenden Haarverlustes sind die „Geheimratsecken" bekannt. Die Ursache dieser Seborrhoe ist nicht geklärt.

Die **Seborrhoea sicca** (trockene Seborrhoe) beginnt vor der Pubertät, meist schon im Kindesalter. Der Haarausfall ist geringer als bei der Seborrhoea oleosa und endet nicht unbedingt mit einer Glatze. Die weißen Schüppchen auf den Kleidern zeigen uns den Seborrhoiker an. Es liegt hier eine Verhornungsanomalie vor. Der Haarboden und auch die Haare werden trocken, es kommt dadurch zur **Schuppenbildung.** Auch die Ursache dieser Seborrhoe ist unbekannt. Entsprechend unbefriedigend muss auch die Therapie sein.

Eine Ausnahme macht die **androgenetisch bedingte Alopezie.** Hier gibt es mit Finasterid, einem 5-alpha-Reductasehemmer, einen kausalen Therapieansatz. Die Substanz ist oral mit 1 mg dosiert als + Propecia® im Handel; die 5 mg-Version ist als Mittel gegen die Benigne Prostatahyperplasie im Handel (+ Proscar®, s. Kap. 13.4.4). Finasterid hemmt jenes Enzym mit dessen Hilfe Testosteron in Dihydrotestosteron metabolisiert wird. Mit derselben Indikation ist auch Minoxidil in einer 5 %igen topischen Zubereitungsform (+ Regaine® Männer-Lsg.) bei uns auf dem Markt. Minoxidil (+ Lonolox®) ist in seiner ursprünglichen Anwendung ein Vasodilatator und wird bei Bluthochdruck eingesetzt (s. Kap. 12.2).

Allgemein gilt für Seborrhoiker, dass die Haare selten gewaschen werden sollten. Als Waschmittel sollten medikamentöse, alkalifreie Seifen (Syndets) oder Shampoos verwendet werden. Die Auswahl trifft am besten der Hautarzt nach seiner Diagnose.

Ferner werden zur Behandlung der Seborrhoe Haarwässer verschiedener Zusammensetzung angewandt, z. B. mit Liquor carbonis detergens oder Teer. Da der Dermatologe oft eine individuelle Zusammensetzung solcher Haarwässer wünscht, werden diese häufig in der Apothekenrezeptur vorkommen.

Eine kleine Auswahl von Seifen, Shampoos bzw. Kopfwäschen und Haarwässern findet sich in Tab. 5.1. Weitere Hinweise können im Fach Körperpflegekunde gegeben werden.

Eine Verbesserung der Seborrhoe beobachtet man manchmal nach Einnahme von empfängnisverhütenden Hormonpräparaten.

Tab. 5.1 Antiseborrhoika (32)*

Fertigarzneimittel®	Zusammensetzung
A Seifen	
Dermichthol Lsg.	Ichthyol®-Natrium
Sebopona fl.	Macrogol-laurylether
B Kopfwäschen (Medical-Shampoo)	
Loscon Spezial Shampoo	Natriumlaurethsulfat
Selsun	Selendisulfid
C Haarwässer	
Criniton	Thymol, Salicylsäure,
Anti Schuppen Lsg.	Rosmarinöl

* Hauptgruppen-Nummer der Roten Liste

5.3.5 Akne

Eine Sekretionsstörung der Talgdrüse liegt bei der **Akne vulgaris** vor. Zunächst bilden sich während der Pubertät und Adoleszenz **Mitesser** (Komedonen, lat. comedo: ich esse mit) auf der Basis einer durch **Seborrhoe** veränderten Haut (Abb. 5.5 a). Als sekundärer Prozess tritt ein Verschluss der Mitesser auf,

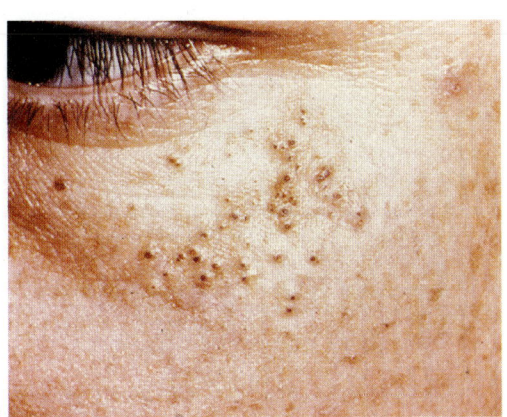

a

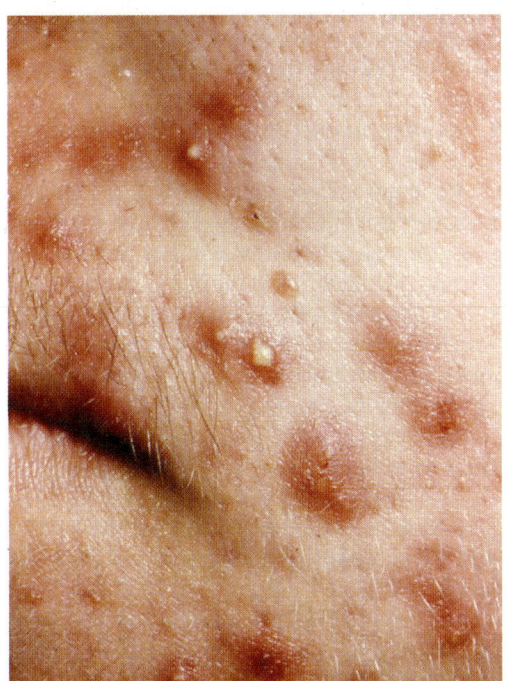

b

Abb. 5.5 a: Acne comedonica, b: Acne papulopustulosa. Aus Niedner 2004

der durch eine Hyperkeratose am Ausführgang der Talgdrüse verursacht wird. In der abgeschlossenen Talgdrüse werden Bakterien *(Propionibacterium acnes)* wirksam, die den Talg zersetzen und freie Fettsäuren entstehen lassen. Diese dringen als entzündliche Agenzien in die benachbarten Hautareale ein. Es entwickeln sich Pusteln (Abb. 5.5 b). Leicht kommt es zur Bildung kleiner Abszesse, d. h. Eiteransammlungen im Gewebe, die hässliche Narben hinterlassen können. Dadurch, aber auch schon allein durch das Auftreten von Pusteln, wirkt die Akne oft entstellend. Diese Form der Akne tritt immer in der Pubertätszeit auf. Als Ursachen werden diskutiert:

- Hormonelle Störungen
- Vererbbare Veranlagung
- Infektionen
- Ernährung.

Mit dem äußerlichen Einsatz von **Benzoylperoxid** (BPO) als v. a. antimikrobiell wirkende Substanz und **Vitamin-A-Säure** (VAS, Tretinoin), einem Retinoid als **Keratolytikum,** das den Verschluss des Komedo verhindern soll, können deutliche Besserungen erzielt werden. In hartnäckigen Fällen werden **Chemotherapeutika,** z.B. Erythromycin oder Minocyclin eingesetzt.

Auch ein anderes Mitglied der „Retinoid-Familie" findet man in der Therapie der Akne – bevorzugt allerdings nur bei schwereren Verlaufsformen: Isotretinoin.

Bei Frauen ergibt sich aus dem hormonellen Aspekt der Entstehung der Akne immer auch die Möglichkeit mit antiandrogenen „Pillen" zu therapieren (s. Kap. 13.4.2).

Aknetherapeutika sind in Tab. 5.2 zusammengestellt.

Die Therapie der Akne erfordert Geduld. Der Aknekranke muss seine Haut besonders gut pflegen und sollte auf eine gesunde Lebensweise achten.

Für einen intakten Lipidfilm auf der Haut ist zu sorgen, Alkaliseifen sind zu meiden, stattdessen **Syndets,** die den pH-Wert der Haut nicht verändern, einzusetzen. Vielfach

Tab. 5.2   Aknemittel (32)*

Fertigarzneimittel®	INN/Zusammensetzung
A Interna	
+ Diane	Cyproteronacetat
+ Roaccutan	Isotretinoin
+ Klinomycin	Minocyclin
B Externa	
+ Differin	Adapalen
+ Skinoren	Azelainsäure
Aknefug oxid	Benzoylperoxid
Akneroxid	"
Benzaknen	"
PanOxyl	"
Sanoxit	"
+ Basocin	Clindamycin
+ Inderm	Erythromycin
+ Aknemycin	"
+ Eryaknen®	"
+ Cordes-Vas	Tretinoin
+ Airol	"
+ Nadixa	Nadifloxacin
+ Isotrex	Isotretinoin
Widmer Acne plus	Miconazol plus BPO
Jaikin N Paste	Polydimethylsilikonharz

* Hauptgruppen-Nummer der Roten Liste

HV-Empfehlung

Akne
Empfehlung: Benzoylperoxid
z. B.:
Panoxyl® mild Creme
40 g Creme mit 25 mg/g Benzoylperoxid
Sanoxit® 2,5 % Gel
50 g Gel mit 25 mg/g Benzoylperoxid
Dosierung: 1- bis 2-mal täglich auftragen.
Beratungshinweis: Dem/der Patienten/in Hinweise zur Hautreinigung geben, evtl. ein Syndet mit verkaufen. Vorsicht: Benzoylperoxid bleicht Haare und Kleidung. Am Anfang können Hautirritationen im Vordergrund stehen.
Therapieerfolg erst nach 4–10 Wochen zu erwarten!
Nicht auf Schleimhäute und im Bereich der Mund-, Nasen- und Augenwinkel anwenden.

versucht der Arzt durch Arzneimittel eine Schälung der Haut und damit eine Besserung zu erreichen. Zu diesem Zweck werden Gesichtswässer oder Salben eingesetzt, die u. a. Salicylsäure enthalten.

Es ist Aufgabe der Dermopharmazie – ein Fachgebiet, das zwischen Kosmetik und Dermatologie angesiedelt ist – den Akne-Patienten in leichten Fällen zu beraten und ihn nach Entlassung aus der ärztlichen Behandlung weiter therapeutisch zu begleiten, um somit Rezidive (Rückfälle) vermeiden zu helfen.

Im Fach Körperpflegekunde können hierzu weitergehende Hinweise gegeben werden.

5.3.6 Bakterielle Hauterkrankungen

Pyodermien sind Hauterkrankungen, die hauptsächlich von Staphylokokken und Streptokokken hervorgerufen werden.

Dazu zählen u. a.:

- **Impetigo contagiosa** (ansteckende Eiterflechte), von Staphylokokken und/oder Streptokokken hervorgerufen.
- **Erysipel** (Wundrose oder Rose). Die Wundrose ist eine akute, infektiöse Erkrankung der Haut und Schleimhaut. Symptome sind Rötung, Schwellung, Schmerzen und hohes Fieber. Diese Streptokokkeninfektion breitet sich auf dem Lymphwege aus.
- **Furunkel.** Bei dieser Erkrankung sind der Haarbalg und das umliegende Gewebe stark entzündet. Ist eine ganze Gruppe von Follikeln mit dem umliegenden Gewebe von der Entzündung betroffen, so nennt man dies einen Karbunkel. Die Erreger sind meist Staphylokokken.

Zu den durch Mykobakterien hervorgerufenen Hauterkrankungen zählen:

- **Tuberkulose der Haut** = Lupus vulgaris *(Mycobacterium tuberculosis)*
- **Lepra** *(Mycobacterium leprae).*

Bei der Therapie der **Eiterflechte** gilt es zuerst die Kruste zu entfernen. Dies kann z. B. mit Chinolonsulfat (Chinosol®) oder Rivanol®-Bädern geschehen. Dann wird mit antibiotikahaltigen Salben (Tyrothricin, Tyrosur®) weiterbehandelt.

Die Behandlung der **Wundrose** sollte gezielt erfolgen. Dies bedeutet, dass zuerst mit einem Antibiogramm (s. Kap. 15.6) der Erreger festgestellt und seine Empfindlichkeit gegenüber bestimmten Chemotherapeutika untersucht wird. Es werden Fertigarzneimittel aus der Reihe der Penicilline (Benzylpenicillin), Cephalosporine (Cefadroxil), Chinolone (Levofloxacin) und Makrolide (Roxithromycin) eingesetzt (s. Kap. 15.8).

Furunkel und **Karbunkel** in ungefährlicher Lage behandelt der Arzt oft mit Ichthyol®-Präparaten. Bei gefährlicher Lage, d. h. z. B. in Lippen- und Nasennähe werden Chemotherapeutika, vor allem Cephalosporine (Cefalexin und Cefotaxim) und Makrolide (Roxithromycin) verordnet (s. Kap. 15.8).

5.3.7 Virale Hautkrankheiten

Hierher gehören die Krankheitsbilder, die durch Herpes-simplex-Viren (HSV) (Fieberbläschen), Varicella-Zoster-Viren (VZV) (Windpocken und Gürtelrose) und Papillomviren (Warzen) hervorgerufen werden.

Herpes simplex. Gekennzeichnet durch gruppiert stehende kleine Bläschen, tritt er besonders im Gesicht (Herpes labialis, Herpes nasalis) auf, häufig im Gefolge von Infektionen, Magen-Darm-Störungen, Menstruation oder intensiver Sonneneinstrahlung. Es gibt auch eine genitale Herpes-Form.

Herpes zoster (Gürtelrose). Die Erstinfektion mit VZV führt zu der banalen Kinderkrankheit Windpocken. Die Viren verlassen den Organismus nicht und verbleiben in den Spinalganglien. Das Wiederaufflackern der Virusinfektion bei älteren, immunsupprimierten Patienten führt zur Gürtelrose:

Hauptsächlich am Rumpf in einem Nervensegment („gürtelartig" lokalisiert) auftretende Bläschen, die hochschmerzhaft sein können.

Die Therapie der Lippenbläschen erfolgt mit Zinksulfat (Lipactin®) oder Melisse (Lomaherpan®). Des Weiteren werden bei Herpes eingesetzt die Nukleosidanaloga Idoxuridin (+ Virunguent®, + Zostrum®) oder Aciclovir (+ Zovirax®), Penciclovir (+ Vectavir®), Famciclovir (+ Famvir Zoster®) oder Valaciclovir (+ Valtrex®). Auch Glucocorticoide werden eingesetzt sowie bei starken Schmerzen Analgetika. Für besonders schwere Verlaufsformen der Gürtelrose steht Beta-Interferon (+ Fiblaferon®) und Aciclovir parenteral (+ Zovirax® 500 mg z. Inf.) zur Verfügung (s. Kap. 15.11).

Virostatika scheinen auch der gefürchteten Post-Zoster-Neuralgie vorbeugen zu können. Aciclovir ist auch in einer nicht verschreibungspflichtigen Darreichungsform, Creme 2 g mit 50 mg/g (Zovirax® oder Aciclostad® Lippenherpes Creme) im Handel.

HV-Empfehlung

Fieberbläschen
Empfehlung: Aciclovir
z. B.:
Acerpes® Creme 2 g
Aciclovir AL® Creme 2 g
mit jeweils 50 mg/g Aciclovir
Dosierung: 5-mal täglich anwenden (alle vier Stunden). Dauer: 5 Tage, maximal 10 Tage.
Beratungshinweis: An den behandelten Stellen treten häufig Hautreizungen (Brennen oder Stechen) auf. Vorsicht: Nicht in die Augen bringen.

Die **Stomatitis aphthosa** ist eine Entzündung der Mundschleimhaut, die durch Herpes simplex-Viren hervorgerufen wird. Auf der Mundschleimhaut entstehen zunächst kleine Pusteln, die dann zerfallen und gelblich belegte, von einem entzündlichen Hof umgebene **Aphthen** bilden. Die Erkrankung ist sehr schmerzhaft und mit Fieber, oft auch mit Erbrechen verbunden.

Bei der Stomatitis aphthosa spielt die schmerzstillende Therapie, z. B. mit lokalanästhesierenden Lutschpastillen eine Rolle. Auch Nebennierenrindenhormone werden lokal eingesetzt. In hartnäckigen Fällen wird mit Gammaglobulin die unspezifische Abwehr gestärkt.

Warzen (Verrucae). Hier führt die Infektion zur Akanthose (verstärkte Tätigkeit der Hornschicht), zur Para- und Hyperkeratose (Verhornungsanomalie). Die heute praktizierten Therapieformen reichen von einer suggestiven über die medikamentöse Behandlung (Verrucid®, + Verrumal®, Acetocaustin®) bis hin zu chirurgischen Maßnahmen.

Durch Protozoen und Spirochäten bedingte Hauterkrankungen sollen erst später bei den Chemotherapeutika (s. Kap. 15.13) besprochen werden.

5.3.8 Pilzerkrankungen

Die pathogenen Pilze befallen die Epidermis, aber auch Haare und Nägel. Besonders fatal sind Pilzinfektionen (Mykosen) dann, wenn Sporen auf dem Blut- oder Lymphwege in innere Organe gelangen. Solche Infektionen verlaufen häufig tödlich. Es sollte grundsätzlich jede auch noch so harmlos erscheinende Pilzinfektion behandelt werden.

Da man an den Symptomen nicht erkennen kann, welcher Pilz als Ursache vorliegt, muss der Nachweis – nach Anzüchten – vor allem mikroskopisch geführt werden.

Mykosen (s. Kap. 15.12) teilt man nach ihren Erregern ein in:

- Dermatomykosen
- Candidamykosen
- Schimmelpilzmykosen.

Zu den Dermatomykosen zählen vor allem die als **Tinea** bezeichneten Pilzerkrankungen der Füße (**Fußpilz,** Erreger meist Trichophyton rubrum), der Hände, der Nägel, der Leistengegend und des behaarten Kopfes. Für den Fußpilz ist die Abfolge der Symptome Rötung, Schuppung, Verquellung, Bläschenbildung, starke Verhornung mit Hauteinrissen charakteristisch.

Das feuchtwarme Milieu zwischen Zehen, in der Leistengegend, auch unter der weiblichen Brust, stellt einen geeigneten Lebensraum für Pilze dar. Begünstigt wird der Befall durch ein schwaches (Säugling) oder ein lokal geschwächtes (Diabetiker) Immunsystem.

Der wichtigste Hefepilz *Candida albicans* ist der Erreger verschiedener Mykosen u. a. im Mund (**Soor**) oder in der Vagina (**Vulvovaginitis**). Charakteristisch ist der weißliche, schwer abwischbare Zungenbelag bei Mundsoor, den Säuglinge gelegentlich beim Kontakt mit der infizierten mütterlichen Vagina während der Geburt erwerben.

Der Befall der Nägel ist keine Domäne der Dermatophyten, es können auch Hefen und Schimmelpilze ursächlich an der Entstehung einer **Nagelmykose** (Onychomykose) beteiligt sein.

Die Therapie erfolgt mit Antimykotika, die großenteils den Chemotherapeutika zuzuordnen sind. Obwohl spezifisch wirkende Substanzen für die einzelnen Erreger bekannt sind, spielen wegen der langwierigen Diagnostik die **Breitbandantimykotika** aus der **Imidazolreihe** eine große Rolle. Sie sind

Tab. 5.3 Antimykotika (21)*

INN/Zusammensetzung	Fertigarzneimittel®
A Externa	
Antibiotika	
Nystatin	Candio Hermal Creme
	Multilind Heilpaste
Imidazol- und Triazol-Derivate	
Bifonazol	Mycospor
	Canesten extra
Clotrimazol	Canesten
	Canifug
	Fungizid-ratio-pharm
Clotrimazol plus Hydrocortison	+ Baycuten HC
Econazol	Epi-Pevaryl
Isoconazol plus Diflucortolon	+ Travocort
Ketoconazol	Terzolin
Miconazol	Daktar
Sertaconazol	Mykosert
	Zalain
Allylamine	
Naftifin	Exoderil
Terbinafin	Lamisil
Morpholin-Derivate	
Amorolfin	Loceryl Creme, Nagellack
Thiocarbamate	
Tolnaftat	Tonoftal
Andere	
Ciclopiroxolamin	+ Batrafen Nagel Batrafen Lsg.
B Interna	
Antibiotika	
Griseofulvin	+ Likuden M
Nystatin	Moronal
Imidazol- und Triazol-Derivate	
Fluconazol	+ Diflucan
	+ Fungata
Itraconazol	+ Siros
	+ Sempera
Ketoconazol	+ Nizoral
Voriconazol	+ Vfend
Allylamine	
Terbinafin	+ Lamisil

*Hauptgruppen-Nummer der Roten Liste

wirksam gegen Dermatophyten, Hefen und Schimmelpilze. Ihre Wirkung beruht auf der Hemmung der Synthese von Ergosterol, einem wichtigen Baustein der Zellmembran der Pilze. Antimykotika werden üblicherweise topisch (oberflächlich) appliziert, es gibt allerdings auch perorale und parenterale Zubereitungen von einigen Substanzen. Die Wahl der Darreichungsform z. B. oral oder Nagellack wird sich nach dem Ort der Infektion, der Art des Erregers und dem Grad der Erkrankung richten. Bei Nagelmykosen wird eine perorale Applikation eher versucht werden als bei einem banalen Fußpilz. Wichtig ist, dass antimykotische Maßnahmen ausreichend lange durchgeführt werden, da die Neigung zu Rückfällen sehr groß ist.

Die Tabelle 5.3 gibt eine Zusammenstellung von Antimykotika.

5.3.9 Parasitäre Hauterkrankungen

In den letzten Jahren haben die Erkrankungen durch tierische Parasiten in Deutschland wieder zugenommen. Die wichtigsten Parasiten sind Milben, Zecken, Läuse, Wanzen und Flöhe.

Die **Krätze** (Scabies) ist die verbreitetste, durch Milben verursachte Erkrankung. Die **Krätzmilbe** ist ein Spinnentier, das sich mit Hilfe eines hornlösenden Sekrets in die Haut bohren kann. Die weibliche Krätzmilbe bohrt sich einen mehrere Millimeter langen Gang unter die Haut. In diesen Gang werden Eier und Kot abgelegt. Milbengänge findet man besonders an den Innenseiten der Handflächen, den Fingerzwischenräumen, der vorderen Achselfalte, der Nabelgegend und dem Penis.

Die Milbengänge jucken sehr stark. Durch das Kratzen kommt es dann zu Sekundärinfektionen der Milbengänge, die man als rötliche Striche erkennt. Aus einer Krätze kann sich eine Pyodermie (s. Kap. 5.3.6) entwickeln.

Die **Zecken** gehören ebenfalls zu den Spinnentieren. Besonders der ca. 4 mm lange Holzbock *(Ixodes ricinus)* wird vom Tier auf den Menschen übertragen. Mit seinem Saug-apparat hängt er sich fest in die menschliche Haut ein und kann tagelang Blut saugen. Man soll die Zecken möglichst schnell entfernen. Am bestehen geschieht dies mit einer Pinzette direkt über der Haut.

Von Zecken können Krankheitserreger auf den Menschen übertragen werden, z. B. Viren oder Bakterien.

Flavi-Viren lösen die **Frühsommer-Meningo-Enzephalitis (FSME)** aus. Kopfschmerz, Müdigkeit und Fieber sind die wenig charakteristischen Symptome dieser Erkrankung, die in zehn Prozent der Fälle nach einem beschwerdefreien Intervall in eine zweite Phase treten kann, mit erneutem Fieber und Organmanifestationen, z. B. im ZNS. In Endemiegebieten, in denen FSME gehäuft auftritt, wird eine Prophylaxe mit FSME-Impfstoff empfohlen (+ Encepur®, FSME Immun®), s. Kap. 15.11.4.

Das von Zecken auf den Menschen übertragene Bakterium *Borrelia burgdorferi* verursacht die **Lyme-Krankheit (Lyme-Borreliose).** Neben einem Erythem an der Einstichstelle, treten meist Lymphknotenschwellung, Kopfschmerzen, Müdigkeit und vor allem Gelenkschmerzen auf. Auch hier gibt es nach beschwerdefreiem Intervall ein Stadium II, sogar ein Stadium III. Stadium II ist charakterisiert durch eine Meningitis oder Lähmung des Gesichtsnervs (Facialisparese). Im Stadium III kommt es zur Beteiligung der Gelenke (Lyme-Arthritis) und zu einer Atrophie der Haut und des Unterhautfettgewebes an den Extremitäten (Acrodermatitis chronica atrophicans). Die Therapie erfolgt mithilfe von Antibiotika (Benzylpenicillin, Doxycyclin und Cephalosporinen), s. Kap. 15.9.2.

Für den Menschen sind drei Arten von **Läusen** krankheitserregend: Es sind dies die Kopflaus *(Pediculus humanus capitis),* die Kleiderlaus *(Pediculus vestimentorum)* und die Filzlaus *(Phthirius pubis).*

Die **Kopflaus** legt ihre Eier am behaarten Kopf ab. Diese als Nissen bezeichneten Eier bleiben an den Haaren kleben. Nach etwa drei Wochen entschlüpft die junge Laus aus dem Ei. Die Läuse stechen in die Haut um Blut zu saugen. Der durch den Einstich verursachte

Juckreiz verführt zum Kratzen. Das Kratzen kann dann Sekundärinfektionen, wie z. B. die Grindflechte bedingen. Diese Erkrankung kommt vor allem bei Kindergarten- und Schulkindern vor. Der in der Therapie eingesetzte so genannte Nissenkamm ist ein enggestellter Kamm, mit dem sich die Nissen auskämmen lassen.

Die **Filzlaus** liebt als Aufenthaltsort die Schamhaare und die Haare der Achselhöhle aber auch die Augenwimpern und Brauen. Die Übertragung erfolgt vor allem beim Geschlechtsverkehr. Die Symptome der Erkrankung ähneln jenen, die beim Befall durch die Kopflaus auftreten.

Die **Kleiderlaus** verursacht durch ihren Biss Quaddeln. Ihre Vernichtung erfolgt durch Desinfektion der Kleidungsstücke. Da Läuse als Überträger von Infektionskrankheiten, wie z. B. Flecktyphus, in Frage kommen, muss auf jeden Fall eine Behandlung stattfinden.

Flohstiche sind relativ harmlos. Hier behandelt man höchstens den Juckreiz.

Die Auswahl der Fertigarzneimittel zur Behandlung von Parasiten ist überschaubar. Als äußerlich anzuwendende antiparasitäre Präparate kommen in Frage:

- +Jacutin®-Emulsion (enthält u. a. Hexachlorcyclohexan) gegen Milben und Läuse
- Jacutin N Spray enthält Allethrin und Piperonylbutoxid gegen Läuse
- Infectopedicul® Lösung (enthält Permethrin) gegen Milben und Läuse
- Goldgeist® forte (enthält u. a. einen Pyrethrumextrakt) gegen Läuse

5.4 Sonstige Funktionsstörungen der Haut

5.4.1 Hyperhidrosis

Die Erkrankungen der Schweißdrüsen spielen keine große Rolle. Eine übermäßige Schweißabsonderung kann krankhaft sein und wird dann als **Hyperhidrosis** bezeichnet.

Sie ist oft Folge anderer Erkrankungen. Gegen Hyperhidrosis werden sog. **Antihidrotika** eingesetzt. Wirksam sind u. a. Aluminiumverbindungen, z. B. Aluminiumchlorid: Hidrofugal® Antitranspirant.

5.4.2 Juckreiz

Der **Juckreiz** (Pruritus) ist uns im Laufe dieses Kapitels öfters als Symptom von Erkrankungen der Haut begegnet. Wir alle kennen den Juckreiz aber auch ohne Ursachen. Es juckt einfach. Denken wir an das Jucken, das uns befällt, wenn jemand von seinem Juckreiz oder von Dingen spricht, die Juckreiz hervorrufen können. Ein Juckreiz muss demnach nicht exogen bedingt sein.

Bei älteren Menschen tritt manchmal ein derartig starker Juckreiz auf, dass die Betroffenen Tag und Nacht keine Ruhe finden. Dieser Altersjuckreiz ist nicht zu erklären.

Juckreiz tritt auch bei diversen Erkrankungen auf, z. B. bei Diabetes, Geschwülsten, Arteriosklerose, Alkoholmissbrauch.

Arzneimittel gegen Juckreiz nennt man **Antipruriginosa**. Die meisten Fertigarzneimittel dieser Gruppe sind den Antihistaminika zuzuordnen (s. Kap. 5.2.4). Hier werden solche erwähnt, die keine Antihistaminika sind und deshalb noch nicht aufgeführt wurden, z. B.: Anaesthesin® Creme, Optiderm® Lotio, Delagil® Creme.

5.4.3 Hühnerauge

Durch den Druck zu enger Schuhe entwickelt sich meist an den Zehen das **Hühnerauge** (Clavus). Es lässt sich nur schwer den Erkrankungen der Haut zuordnen. Der fortgesetzte Druck, z. B. auf die Zehen, verursacht eine Hypertrophie der Epidermis. Wir bezeichnen solche Erscheinungen auch als Schwielen.

Hühneraugen werden mit so genannten Hühneraugenpflastern oder Hühneraugentinkturen behandelt. Diese Zubereitungen enthalten in der Regel **Salicylsäure** und

Milchsäure. Beide Substanzen lockern die Hornschicht und ermöglichen eine Entfernung des Hühnerauges nach mehrtägiger Behandlung.

Fertigarzneimittel sind u. a.: Hühneraugen Corn-Ex®, Clabin® N Lösung, Collomack® Lösung, Efasit® Hühneraugenpflaster N.

Zusammenfassung

Die Haut erfüllt wichtige Aufgaben für den Gesamtorganismus. Der differenzierte Aufbau der Haut entspricht diesen Aufgaben. Die Haut gliedert sich in Epidermis, Lederhaut und Unterhautfettgewebe. Die Anhangsorgane der Haut sind die Talgdrüsen, Schweißdrüsen, Haare und Nägel.

Die Resorption von Pharmaka durch die Haut ist unvollständig. Die Resorptionsrate ist von den lipophilen und hydrophilen Eigenschaften des Pharmakons abhängig.

Wir haben zwischen Hautschädigungen und Erkrankungen der Haut unterschieden. Als Hautschäden lernten wir Wärmeschäden, Kälteschäden und Schädigungen durch Lichtstrahlen mit den entsprechenden Therapiemöglichkeiten kennen. Lebensbedrohlich ist bereits ein Ausfall von 25 % der Hautoberfläche.

Die meisten Hauterkrankungen nehmen ihren Ausgang von der Keim- oder Basalschicht der Epidermis. Hauterkrankungen lassen sich an äußerlich wahrnehmbaren Veränderungen, den so genannten Primär- und Sekundäreffloreszenzen erkennen.

Zu den durch **Bakterien** hervorgerufenen Hauterkrankungen zählt man die ansteckende Eiterflechte oder das Furunkel. Diese Erkrankungen werden auch als Pyodermien bezeichnet.

Herpes simplex (labialis), Herpes zoster (Gürtelrose), Stomatitis aphthosa und Warzen sind durch **Viren** verursachte Erkrankungen der Haut.

Als Mykosen bezeichnet man durch **Pilze** verursachte Hauterkrankungen. Tinea und Soor sind häufig auftretende Mykosen. Pilzinfektionen können hartnäckig sein, wenn z. B. die Nägel befallen sind, oder sie können gefähr-

lich werden, wenn Sporen in die inneren Organe gelangen. Die Therapie der Mykosen erfolgt mit Antimykotika. Die Behandlung muss ausreichend lang durchgeführt werden, da Rückfälle bei Pilzinfektionen oft vorkommen.

Auch in Deutschland finden wir immer wieder durch **Parasiten** bedingte Hauterkrankungen. Flöhe, Läuse und Milben verursachen Hautirritationen. Durch Zecken (Milben) werden aber auch Viren und Bakterien übertragen, die zu schwerwiegenden Infektionen führen können: FSME oder Lyme-Borreliose. Zur FSME-Prophylaxe steht ein Impfstoff zur Verfügung, die Behandlung der Lyme-Borreliose erfolgt mit Antibiotika.

Die Therapie der **allergischen** Hauterkrankungen, z. B. der Ekzeme, ist schwierig, da als Allergene zahlreiche Stoffe in Frage kommen. Die Behandlung erfolgt meist symptomatisch, z. B. mit Antihistaminika oder Nebennierenrindenhormonen.

Die **Schuppenflechte** ist eine Hauterkrankung, die durch eine überstürzte Epidermisregeneration gekennzeichnet ist. Die Ursache ist unbekannt.

Wichtige Erkrankungen der **Talg- und Schweißdrüsen** sind Seborrhoe und **Akne**. Die Ursachen für die Akneentstehung sind vielfältig, entsprechend reichhaltig ist auch die Therapie.

Der **Juckreiz** tritt oft als Symptom verschiedener Hauterkrankungen auf. Aber auch andere Erkrankungen, wie z. B. Diabetes mellitus, können Juckreiz verursachen. Die Therapie erfolgt mit Antipruriginosa.

In Tab. 5.4 sind in der Dermatologie häufig gebrauchte Rezeptursubstanzen zusammengestellt.

Tab. 5.4 Häufig gebrauchte Rezeptursubstanzen in der Dermatologie

A Anorganische Substanzen	Zusammensetzung Chemische Struktur	Anwendung
Aluminiumchloridhexahydrat	$AlCl_3 \times 6\,H_2O$	Antihidroticum
Bas. Bismutgallat	Zusammensetzung uneinheitlich	Adstringens auf Haut und Schleimhäuten
Bas. Bismutnitrat	Zusammensetzung uneinheitlich	Adstringens in Pudern
Talkum	Wasserhaltiges Magnesiumsilikat von wechselnder Zusammensetzung	Pudergrundlage, ungeeignet als Wundpuder
Weißer Ton	Wasserhaltiges Aluminiumsilicat von wechselnder Zusammensetzung	Pudergrundlage, ungeeignet als Wundpuder
Zinkoxid	ZnO	Adstringens in Pudern, Salben, Pasten, Schüttelmixturen
B Organische Substanzen	**Zusammensetzung Chemische Struktur**	**Anwendung**
Benzoylperoxid	–	Antibakteriell
Betamethasonvalerat	s. Kap. 13.3.2	Antiphlogistisch
Cignolin	Dithranol	Psoriasis vulgaris
Clotrimazol	Imidazolderivat	Antimykotisch
Dexpanthenol		Zur Wundheilung

Tab. 5.4 Häufig gebrauchte Rezeptursubstanzen in der Dermatologie (Fortsetzung)

B Organische Substanzen	Zusammensetzung Chemische Struktur	Anwendung
Erythromycin	Makrolid-Antibiotikum	Bei bakteriellen Hauterkrankungen
Estradiol	Östrogen	Bei Hautalterung
Harnstoff	$$H_2N-\overset{\overset{\displaystyle O}{\|}}{C}-NH_2$$	Antibakteriell, verbessert Wasseraufnahmevermögen der Hornschicht, löst Keratin
Hydrocortison	s. Kap. 13.3.2	z. B. bei Ekzemen und Psoriasis
Hydrocortisonacetat	s. Kap. 13.3.2	Antiphlogistisch
Ichthyol®	Ammoniumbituminosulfonat	Hautreizmittel mit desinfizierenden Eigenschaften
Metronidazol	Chemotherapeutikum	Bei bakteriellen Hauterkrankungen
Minoxidil		Haarwuchsmittel
Nystatin	Antibiotikum	Gegen Pilzerkrankungen
Polidocanol (Thesit®)	$H_3C-(CH_2)_{11}-$ $(O-CH_2-CH_2)_x-OH$	Als Oberflächenanästhetikum
PVP-Iod		Wunddesinfizienz
Rivanol® Ethacridinlactat		Wirkung bakterizid in Hautsalben und Umschlägen
Salicylsäure	 2-Hydroxybenzoesäure	Bei bakteriellen oder mykotischen Hauterkrankungen keratolytische Wirkung
Steinkohlenteerlösung	Lösung von Steinkohlenteer in 70 % Ethanol	Hemmt Zellproliferation in der Epidermis (z. B. bei Psoriasis)
Tannin	Gemisch von Estern der D-Glukose mit Gallussäure und Galloylgallussäure	Adstringens an Haut und Schleimhäuten Wirkung: eiweißfällend
Teere – Steinkohlenteer – Holzteer	Gemisch aliphatischer und aromatischer Kohlenwasserstoffe	Hemmt Zellproliferation in der Epidermis, z. B. bei Psoriasis
α-Tocopherol	Vitamin E	Antioxidans
Tretinoin	Vitamin-A-Säure	Keratolytisch bei Akne
Thymol	2-Isopropyl-5-methylphenol	Desinfizierend
Triamcinolonacetonid	s. Kap. 13.3.2	Antiphlogistisch

DAS NERVENSYSTEM

6

Zahlreiche Arzneimittel, wie z.B. Schlafmittel, Beruhigungsmittel, Schmerzmittel und Narkosemittel, wirken über eine Beeinflussung des Nervensystems. Vor einer Besprechung dieser Arzneimittelgruppen sollen deswegen Aufbau und Funktionen des Nervensystems erklärt werden.

6.1 Funktionen des Nervensystems

Bereits die einfachste Tätigkeit eines Menschen, wie das Heben eines Armes, beansprucht mehrere Funktionen des Nervensystems. Es muss z.B. zunächst der Entschluss zu dieser Tätigkeit gefasst werden. Dieser Entschluss kann durch einen Reiz der Umwelt veranlasst werden. Es ist für uns selbstverständlich, dass man bei der Ausführung des Entschlusses den Arm und nicht das Bein hebt, d.h. bei einer Abwehrmaßnahme zuschlägt und nicht tritt.

Die Funktionen des Nervensystems lassen sich in drei große Bereiche gliedern:

- Aufnahme umweltbedingter oder im Körper entstehender Reize
- Umwandlung von Reizen in nervöse Erregungen und deren Weiterleitung und Verarbeitung
- Koordination und Steuerung von Körperfunktionen durch Impulse.

Aus der Biologie wissen wir, dass Reizaufnahme, Reizverarbeitung sowie Reizleitung und Reizbeantwortung Grundeigenschaften jedes lebenden Organismus sind. Bei den höherentwickelten Lebewesen, also auch bei uns, werden diese Funktionen von verschiedenen spezialisierten Zellen übernommen. Zu diesen gehören die Sinnes-, Nerven- und Muskelzellen.

Vor allem durch die Fähigkeit der Nervenzellen zur Reizleitung und Reizverarbeitung ist das Nervensystem in der Lage, die drei oben genannten Funktionen zu erfüllen.

Welcher Aufbau ist dazu notwendig?

6.2 Feinbau des Nervensystems

Wie oft zitiert der Mensch bei starker Beanspruchung seine „Nerven"!

6.2.1 Nerv und Neuron

Ein Nerv zeigt im Querschnitt einen faserigen Aufbau. Er ist von einer Hülle aus Bindegewebe umschlossen. Ein Nerv erweist sich im Feinbau als ein Bündel zahlreicher zusammengefasster Leitungsbahnen (Nervenfasern), die aus hintereinandergeschalteten Neuronen bestehen.

Das einfachste Bauelement des Nervs ist also das Neuron. Am Aufbau des Neurons sind mehrere Zellen beteiligt (Abb. 6.1 A). Die Hauptmasse des Neurons bildet die Nervenzelle (Ganglienzelle) mit Zellkern und Fortsätzen. Die Nervenzelle besitzt mehrere kurze Fortsätze, die Dendriten, und einen langen Fortsatz, der sich erst am Ende verzweigt, das Axon. Das Axon ist von Bindegewebszellen umgeben, dadurch wird die Myelinscheide, auch Markscheide genannt, gebildet. Die Myelinscheide besitzt charakteristische

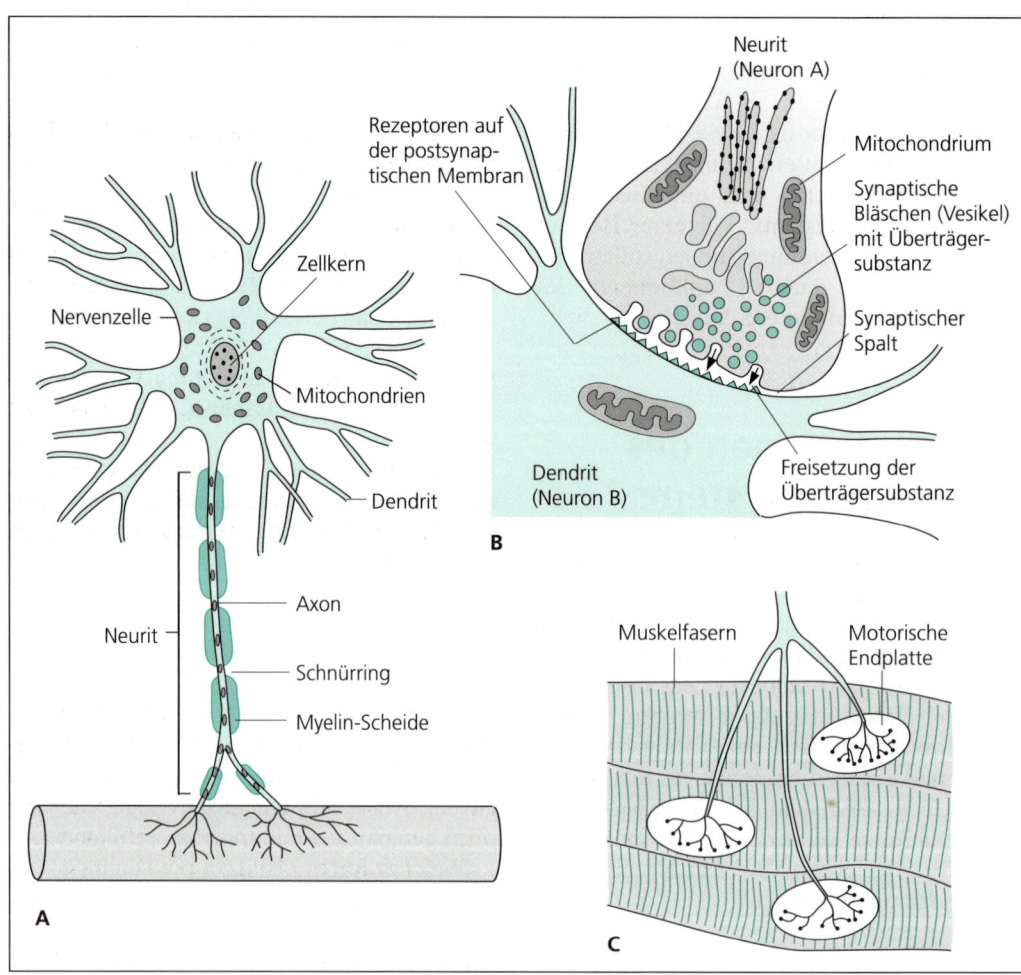

Neurit
(Neuron A)

Rezeptoren auf der postsynaptischen Membran

Mitochondrium

Synaptische Bläschen (Vesikel) mit Überträgersubstanz

Synaptischer Spalt

Zellkern

Nervenzelle

Mitochondrien

Dendrit

Dendrit (Neuron B)

Freisetzung der Überträgersubstanz

B

Neurit

Axon

Schnürring

Myelin-Scheide

Muskelfasern

Motorische Endplatte

A

C

Abb. 6.1 **A** Aufbau eines Neurons   **B** Synapse
C Schematische Darstellung der motorischen Endplatten

Schnürringe. Die Einheit von Axon und Myelinscheide bezeichnet man als Neurit.

Die Verzweigungen des Axons verbreitern sich in knopfartige Endigungen, auch Endkölbchen genannt. Diese Endverzweigungen stehen über die Synapsen z. B. im Kontakt mit der Nervenzellmembran (Zellkörper, Dendriten, selten Neuritenende) eines weiteren Neurons. Unter einer Synapse versteht man eine Umschaltstelle zur Erregungsübertragung (Abb. 6.1 B). Erfolgt die Verästelung in einem Muskel, der willkürlich betätigt werden kann, so bilden die Endverzweigungen des Neurons die motorische Endplatte. Solche Endverzweigungen sind in jede Muskelfaser eingesenkt (Abb. 6.1 C).

Alle Leitungsbahnen (Nerven) des Nervensystems bestehen aus Neuronenketten, d. h. aus oft Hunderten von hintereinandergeschalteten Neuronen. Auch einzelne Neuriten können eine Länge bis zu einem Meter haben.

Die Nervenzelle kann sich schon in einem frühen Entwicklungszustand des Individuums kaum mehr teilen. Folge ist, dass der Mensch mit seinem Nervenzellbestand auskommen muss. Zelluntergänge müssen durch vorhandene Neuronen kompensiert werden.

6.2.2 Erregungsleitung

Wie wird eine Erregung bzw. ein Reiz im Nervensystem weitergeleitet?

Natrium-Ionen und Kalium-Ionen spielen eine wichtige Rolle bei der Erregungsleitung.

Die Kalium-Ionenkonzentration innerhalb der Nervenzelle und des Axons ist 20- bis 40-mal höher als außerhalb. Im Gegensatz dazu ist die Natrium-Ionenkonzentration außerhalb der Nervenzelle 3- bis 10-mal höher als innerhalb. Eine so genannte Natrium-Kalium-Ionenpumpe sorgt unter Energieverbrauch dafür, dass durch die Membran dauernd Natrium-Ionen aus der Zelle heraus und Kalium-Ionen hineingepumpt und damit die Konzentrationen weitgehend konstant gehalten werden.

Die Nervenzellmembran ist in Ruhe vorwiegend für Kalium-Ionen durchlässig. Die Kalium-Ionen werden aber durch Eiweiß-Anionen zurückgehalten. Diese Anionen besitzen eine Größe, die eine Passage der Zellmembran nicht gestattet. Durch das Trennungsbestreben der Kalium-Ionen tritt zwischen Innenseite und Außenseite eine Potenzialdifferenz (Spannung) auf. Man bezeichnet dieses Potenzial als Ruhepotenzial (70–80 mV). Das Innere der Zelle verhält sich negativ gegenüber der Außenseite (Abb. 6.2).

Durch einen Reiz kommt es zu einer plötzlichen Änderung der Membraneigenschaft. Die Membran wird kurzfristig ca. 500-mal durchlässiger für Natrium-Ionen. Die Natrium-Ionen dringen durch so genannte Natriumkanäle in die Zelle ein, und Kalium-Ionen treten aus. Die Folge ist eine kurzzeitige Umkehr der Polarisation, die als Depolarisation bezeichnet wird (Abb. 6.2). Sobald sich die Durchlässigkeit (Permeabilität) der Membran wieder normalisiert hat, stellt sich das Ruhepotenzial wieder ein und damit auch die ursprünglichen Ionenkonzentrationen. Die Phasen der Depolarisation und der Wiederherstellung des Ruhepotenzials nennt man Aktionspotenzial.

Während des Aktionspotenzials ist die Membran nicht in der Lage, einen zweiten Reiz weiterzuleiten. Man sagt, die Membran ist refraktär.

Die beschriebene Umpolung schreitet von einer Stelle der Membran zur nächsten in einer Richtung fort. Dadurch kommt es zur Erregungsleitung.

6.2.3 Erregungsübertragung

Erreicht eine Erregung die Endigungen des Axons, so wird eine Überträgersubstanz aus den Endkölbchen freigesetzt. Diese reagiert nach Diffusion durch den synaptischen Spalt mit spezifischen Rezeptoren der postsynaptischen Membran (Abb. 6.1 B). Folge ist wieder eine Permeabilitätsänderung und damit ein Aktionspotenzial. Als Überträgersubstanzen (Neurotransmitter) wirken hauptsächlich Acetylcholin und Noradrenalin (= Norepinephrin, Abb. 6.3). Man bezeichnet die

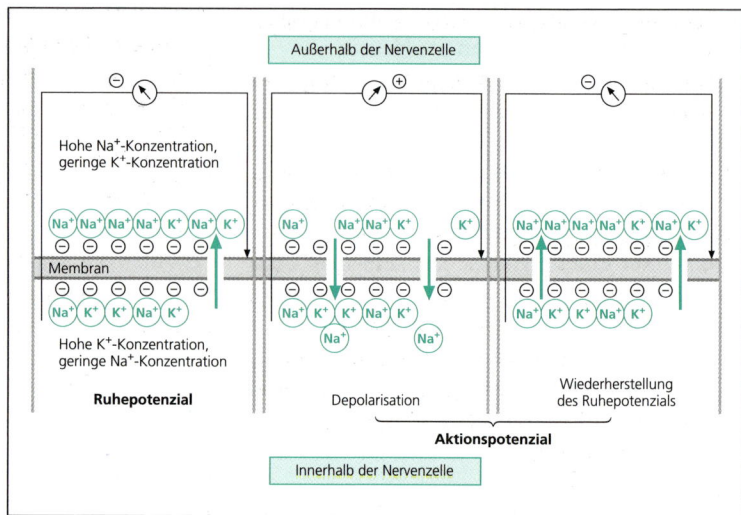

Abb. 6.2 Erregungsleitung, vereinfacht

Erregungsübertragung durch Acetylcholin als cholinerg und die durch Noradrenalin als adrenerg. Im Zentralnervensystem sind außer den beiden genannten Stoffen noch Dopamin, Serotonin, Gamma-Aminobuttersäure (GABA), Glycin, Glutaminsäure, Asparaginsäure, Endorphine und Enkephaline für die Erregungsübertragung verantwortlich.

Zu einer Erregungsübernahme kommt es aber nur dann, wenn eine ausreichende Menge an Überträgersubstanz freigesetzt wird.

Die Erregungsübertragung an den Synapsen ist auch als Angriffsort von Pharmaka (Arzneimitteln und Giften) von besonderer Bedeutung.

Abb. 6.3 Überträgersubstanzen

6.3 Gliederung des Nervensystems

Begriffe wie Zentralnervensystem und peripheres Nervensystem zeigen bereits, dass sich das Nervensystem gliedern lässt. Diese Gliederung soll zunächst vorgenommen werden bevor wichtige Aufgaben zugeordnet werden.

Eine Gliederung des Nervensystems ist nach anatomischen und funktionellen Gesichtspunkten möglich.

Anatomisch unterscheidet man:

- **Zentralnervensystem** mit Gehirn (Zerebrum) und Rückenmark (Medulla spinalis)
- **Peripheres Nervensystem** mit motorischen und sensiblen Bahnen.

Die motorischen Bahnen leiten Erregungen vom Zentralnervensystem zur Peripherie („am Rand" liegende Bezirke des Organismus).

Die sensiblen Bahnen leiten Erregungen von der Peripherie zum Zentralnervensystem.

Von der Funktion her gliedert man das Nervensystem in ein

- Autonomes oder **vegetatives Nervensystem**
- Somatisches oder **willkürliches Nervensystem**.

Beide Teile dieses Systems verfügen über einen zentralen und einen peripheren Anteil. Autonomes und willkürliches Nervensystem dienen der Steuerung der Körperfunktionen. Abb. 6.4 setzt die einzelnen Teile des Nervensystems in einen Zusammenhang.

Für die Wirkung von Arzneimitteln interessieren uns im Wesentlichen das Zentralnervensystem und der periphere Teil des autonomen Nervensystems.

6.3.1 Zentralnervensystem

Im Gehirn (Masse ca. 1350 g) und im Rückenmark findet man ein gehäuftes Auftreten von Nervenzellen. Dies ist die graue Substanz. Die neben der grauen Substanz auftretende weiße Substanz ist aus markhaltigen Fasern aufgebaut. Treten Nervenzellen außerhalb des Zentralnervensystems gehäuft auf, so spricht man von einem Ganglion.

Ganglien sind von Bindegewebskapseln umgeben und dienen der Erregungsübertragung von einem Neuron auf ein sich anschließendes Neuron.

Das **Großhirn** (Abb. 6.5) kann in folgende wichtige Abschnitte gegliedert werden:

- Stammganglien
- Zwei Großhirnhälften (Hemisphären) mit Großhirnrinde (Cortex)
- Balken, dieser Teil verbindet die beiden Großhirnhälften
- Riechhirn.

Eine wichtige Aufgabe der Stammganglien ist die Regelung der Muskelspannung (Muskeltonus).

Die Großhirnrinde (Cortex cerebri) ist in zahlreiche Rindenfelder unterteilt. Hier sind u. a. Sprachzentrum, Schreibzentrum, Sehzentrum und Hörzentrum lokalisiert.

Zwischen dem Großhirn und den übrigen

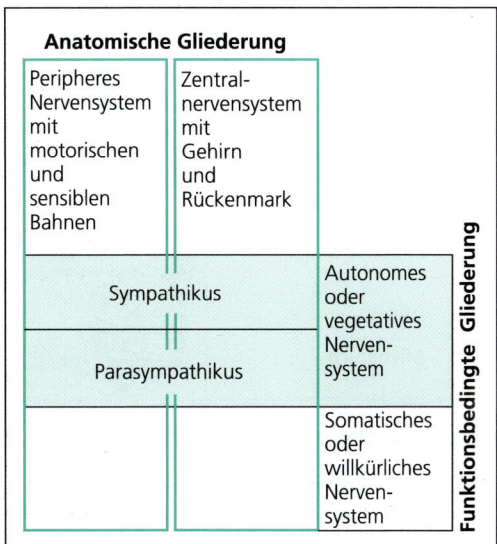

Abb. 6.4 Gliederung des Nervensystems

als Hirnstamm bezeichneten Teilen des Gehirns liegt das limbische System (lat. limbus: Saum). Das limbische System hat die Aufgabe der Selbsterhaltung mit den Funktionen Ernährung, Verteidigung und Angriff. Ferner hat es die Aufgabe der Arterhaltung. Über vegetative (autonome) Nerven beeinflusst es innere Organe und die hormonelle Steuerung. Möglichkeiten der Beeinflussung von Angst- und Spannungszuständen über das limbische System werden wir bei den Psychopharmaka (s. Kap. 8.8) kennen lernen.

Das Zwischenhirn liegt zwischen den beiden Großhirnhälften. Zum Zwischenhirn gehören Thalamus, Hypothalamus und Hirnanhangdrüse.

Der **Thalamus** ist Sammel- und Umschaltstelle für Erregungen aus der Umwelt und Innenwelt. Ferner ist er Koordinationszentrum für verschiedene Empfindungen, wie z. B. Schmerz-, Temperatur- und Gleichgewichtsempfindung.

Der **Hypothalamus** liegt unterhalb des Thalamus. Hier sind die wichtigsten Regulationszentren des autonomen Nervensystems lokalisiert, z. B. die Zentren für Wärme-, Blutdruck-, Atmungsregulation, ferner Zen-

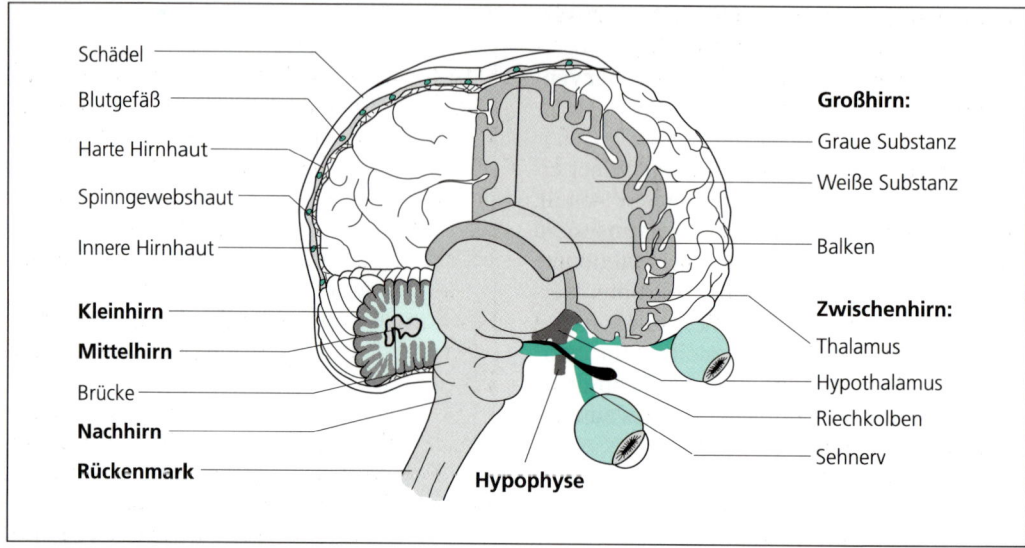

Abb. 6.5 Aufbau des Gehirns. Nach Miram u. Scharf 1998

tren zur Steuerung des Wach- und Schlaf-
mechanismus, der Schweißsekretion, der Genitalfunktion und des Fettstoffwechsels und
Wasserhaushaltes. Der Hypothalamus bildet
die so genannten Freisetzungshormone, die
die Hormonproduktion des Hypophysenvor-
derlappens steuern. Außerdem werden hier
die Peptidhormone Oxytocin und Vasopressin
gebildet (s. Kap. 13.1).

Mit dem Hypothalamus verbunden ist die
Hirnanhangdrüse, die man **Hypophyse** nennt.
Sie ist die wichtigste zentrale Hormondrüse,
deren Bedeutung später (s. Kap. 13.1) klar wird.

Das **Mittelhirn** ist der kleinste Teil des Gehirns. Hier liegen u. a. Umschaltstellen für
Seh- und Hörbahnen. Besondere Nervenzellen des Mittelhirns bilden eine Überträgersubstanz, das Dopamin. Es ist ein Derivat der
Aminosäure Tyrosin und wird als Vorstufe bei
der Biosynthese von Adrenalin und Noradrenalin gebildet.

Wesentliche Bestandteile des Rautenhirns
sind Brücke, Kleinhirn und verlängertes Mark.

Die **Brücke** enthält Schaltstationen für
Bahnen, die Großhirnrinde mit der Kleinhirnrinde verbinden.

Das **Kleinhirn** als bedeutende Meldestelle
fasst Einzelmeldungen zu einem zusammen-
hängenden Bild zusammen. Es ist z . B. wich-

tig für den normalen Tonus (Spannung) der
Skelettmuskulatur und für das Gleichgewicht.

Das **verlängerte Mark** (Medulla oblongata) ist der Hirnabschnitt, der sich an das
Rückenmark anschließt. Es hat eine Länge
von ca. 3 cm. Durch das verlängerte Mark
ziehen sich sensible und motorische Bahnen
von und zu den höheren Hirnteilen. Wie im
Hypothalamus liegen auch hier wichtige Zentren des autonomen (vegetativen) Nervensystems, z. B. Zentren für Atmung und Stoffwechsel. Ein spezielles Vasomotorenzentrum
(lat. vas: Gefäß) regelt über die Kontraktion
der Gefäße den Kreislauf, d. h. auch den Blutdruck. Ferner laufen hier Reflexe ab, wie z. B.
Saugreflex, Schluckreflex, Brechreflex und
Hustenreflex.

Als eine Verbindung des verlängerten
Marks mit den höhergelegenen Teilen des
Hirns bis zum Zwischenhirn kann man die
Formatio reticularis verstehen. Es handelt
sich hier um eine Verflechtung von grauer
und weißer Substanz. Im Rahmen der Verbin-
dungsfunktion zwischen verschiedenen Hirnteilen besitzt die Formatio reticularis Kon-
trollfunktionen über Atmung und Kreislauf.
Die im Gehirninneren vorhandenen Hohlräume nennt man Hirnkammern (Hirnven-
trikel). Sie bilden durch Verbindungen ein

zusammenhängendes System, das mit Gehirn-Rückenmarks-Flüssigkeit (Liquor cerebrospinalis) gefüllt ist.

Häufig begegnen wir dem Begriff **Hirnnerven.** Das sind zwölf mit römischen Ziffern bezeichnete Nervenpaare, die an der Hirnbasis das Hirn verlassen. Beispiele: Der Hirnnerv II ist der Sehnerv, der Hirnnerv X ist der Vagus, ein wichtiger Teil des autonomen Nervensystems. Das Gehirn ist in seiner Gesamtheit von drei Hüllen, den **Hirnhäuten** (Meningen) umschlossen.

Die vielfältigen Funktionen der verschiedenen Teile des Gehirns lassen bereits erkennen, wie schwierig es ist, mit einem Arzneimittel gezielt nur eine Funktion zu beeinflussen. Die Möglichkeiten des Auftretens von Nebenwirkungen werden verständlich.

Hirnstoffwechsel: Obwohl das menschliche Gehirn nur ca. 2 % des Körpergewichts ausmacht, verbraucht es 20 % des Sauerstoffs des Körpers in Ruhe. Dies lässt sich mit dem Mechanismus der Energiegewinnung des Gehirns erklären. Das Gehirn deckt seinen Energiebedarf hauptsächlich durch den oxidativen Abbau von Glucose:

$$C_6H_{12}O_6 + 6\,O_2 \rightarrow 6\,CO_2 + 6\,H_2O + Energie$$

Der Glucoseverbrauch liegt bei über 100 g in 24 Stunden. Der große Bedarf an Sauerstoff und Glucose macht die hohe Empfindlichkeit des Gehirns gegenüber Sauerstoffmangel und die Notwendigkeit einer starken und konstanten Gehirndurchblutung verständlich.

Ein weiterer Energiebedarf besteht für die aktiven Transportvorgänge und die Synthese von Proteinen, wie z. B. Enzymen.

Der Funktionszustand des Gehirns lässt sich im Elektroenzephalogramm (EEG) elektrographisch erfassen. Diese diagnostische Maßnahme beruht auf rhythmischen Stromschwankungen, die durch die Tätigkeit der Hirnrinde hervorgerufen werden. Es werden Elektroden an die Kopfhaut angelegt und die Stromschwankungen abgeleitet. Liegen krankhafte Veränderungen wie z. B. Tumoren vor, so kann dies im Elektroenzephalogramm erkannt werden.

6.3.2 Das Rückenmark

Das Rückenmark (Medulla spinalis, Abb. 6.6) liegt im Wirbelkanal. Es ist von der weichen Rückenmarkshaut umgeben. Der Raum um die weiche Rückenmarkshaut herum enthält ebenfalls Gehirn-Rückenmarks-Flüssigkeit. Diese Flüssigkeit schützt das Rückenmark gegen Schlag, Stoß und Wärmeschädigung.

Entsprechend den verschiedenen vom Rückenmark austretenden Nerven unterscheidet man Hals-, Brust-, Lenden- und Sakralmark (Abb. 6.7).

Das Innere des Rückenmarks besteht aus grauer Substanz. Diese wird nach außen von weißer Substanz umgeben. Der Querschnitt in Abb. 6.6 zeigt, dass die graue Substanz Hörner bildet. Aus den Vorderhörnern der grauen Substanz treten motorische Nervenfasern aus. In die Hinterhörner treten sensible Nervenfasern ein.

Das Rückenmark besitzt **Schalt- und Leitungsfunktionen.** Es ist der Ort zahlreicher Reflexe. Unter einem **Reflex** versteht man eine unwillkürlich ablaufende Muskelkontraktion, die durch einen äußeren Reiz unter Beteiligung des Zentralnervensystems hervorgerufen wird. Reflexe ermöglichen eine schnelle und unbewusste Anpassung des Körpers an die wechselnden Umweltbedingungen.

Dem Arzt ist es möglich, mithilfe geeigneter Rückenmarksreflexe Aufschluss über den Funktionszustand der verschiedenen Rückenmarksabschnitte zu erhalten. Ein bekannter Reflex ist der Patellarsehnenreflex (Patella = Kniescheibe).

Bei einem leichten Schlag auf den Unterschenkel unterhalb der Kniescheibe soll der freihängende Unterschenkel nach vorne schnellen. An dieser Stelle unterhalb der Kniescheibe liegt das Ende der Sehne, die den Strecker am Oberschenkel mit dem Unterschenkelknochen verbindet.

Der Schlag bewirkt einen kurzzeitigen Sehnenzug, der den Muskel dehnt. Dadurch wird in den sensiblen Nervenfasern ein Aktionspotenzial verursacht, das über die Nervenfasern durch das Hinterhirn des

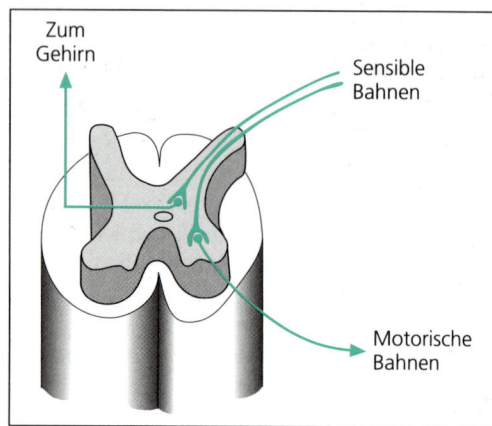

Zum Gehirn

Sensible Bahnen

Motorische Bahnen

Abb. 6.6 Querschnitt durch das Rückenmark

Rückenmarks geleitet wird. Hier wird der Impuls so ausgewertet, dass im Vorderhorn ein „Befehl" entsteht. Dieser verlässt das Vorderhorn als Aktionspotenzial und gelangt über die motorische Bahn zurück zum Muskel.

Hier wird jetzt der Befehl zur Muskelbewegung ausgeführt, d. h., der freihängende Unterschenkel schnellt nach vorne. Funktioniert der Patellarsehnenreflex nicht, so kann eine Schädigung des Rückenmarks im Bereich des Lendenmarks vorliegen.

6.3.3 Autonomes (vegetatives) Nervensystem

Beim Erschrecken bekommt man Herzklopfen. Die Herztätigkeit wird ohne unseren Willen verändert. Dies geschieht durch die Nerven des autonomen (selbstständigen) Nervensystems. Es steuert Funktionen des Körpers, die nicht dem Bewusstsein und dem Willen unterliegen. Eine strenge Trennung zwischen autonomem und somatischem (willkürlichem) Nervensystem kann nicht durchgeführt werden. Beide Systeme bilden eine funktionelle Einheit.

Im Gegensatz zu einem Skelettmuskel werden z. B. die vegetativen Organe wie Herz, Lunge und Bronchien, Verdauungs-

trakt, Niere, Harnblase, Genitalien, Tränendrüsen und Speicheldrüsen doppelt innerviert. Diese Organe werden von einem Nerv des parasympathischen Teils und einem Nerv des sympathischen Teils des autonomen Nervensystems innerviert. Wir erkennen, dass das autonome Nervensystem in zwei funktionell verschiedene Teile gegliedert ist. Man unterscheidet den Sympathikus und den Parasympathikus.

Der **Sympathikus** besteht hauptsächlich aus dem Grenzstrang. Dieser wird durch die rechts und links von der Wirbelsäule liegenden Ganglien gebildet, die miteinander durch längslaufende Zwischenstränge verbunden sind (Abb. 6.7).

Der Grenzstrang läuft bis zum Steißbein. Vom Grenzstrang laufen Nervenfasern zu den vegetativen Organen. Das Ursprungsgebiet der sympathischen Nervenfasern liegt in den Seitenhörnern des Brust- und oberen Lendenmarks (Abb. 6.7).

Den Hauptteil des **Parasympathikus** bildet der Vagus (der „Umherschweifende"). Der Vagus entspringt dem verlängerten Mark.

Sympathikus und Parasympathikus üben meist eine entgegengesetzte (antagonistische) Wirkung auf die betroffenen Organe – oft Erfolgs- oder Zielorgane genannt – aus. Mit Sympathikus und Parasympathikus interessiert uns im Wesentlichen der periphere Teil des autonomen Nervensystems.

Eine Erregung des Sympathikus löst eine ergotrope Reaktion aus. Mit einer ergotropen Reaktion wird die Fähigkeit zur Arbeitsleistung und Auseinandersetzung mit der Umwelt erhöht.

Eine Erregung des Parasympathikus löst eine trophotrope Reaktion aus. Die trophotrope Reaktion dient der „Erholung", d. h. der Wiederherstellung der Leistungsfähigkeit. Bei dieser Reaktion ist z. B. die Tätigkeit der Verdauungsdrüsen und der Darmmuskulatur gesteigert, während Kreislauftätigkeit und Atmung abnehmen.

Ein physiologisches Gleichgewicht zwischen Sympathikus- und Parasympathikusaktivität ist die Voraussetzung für ein Funktionieren der vegetativen Organe. Ist dieses

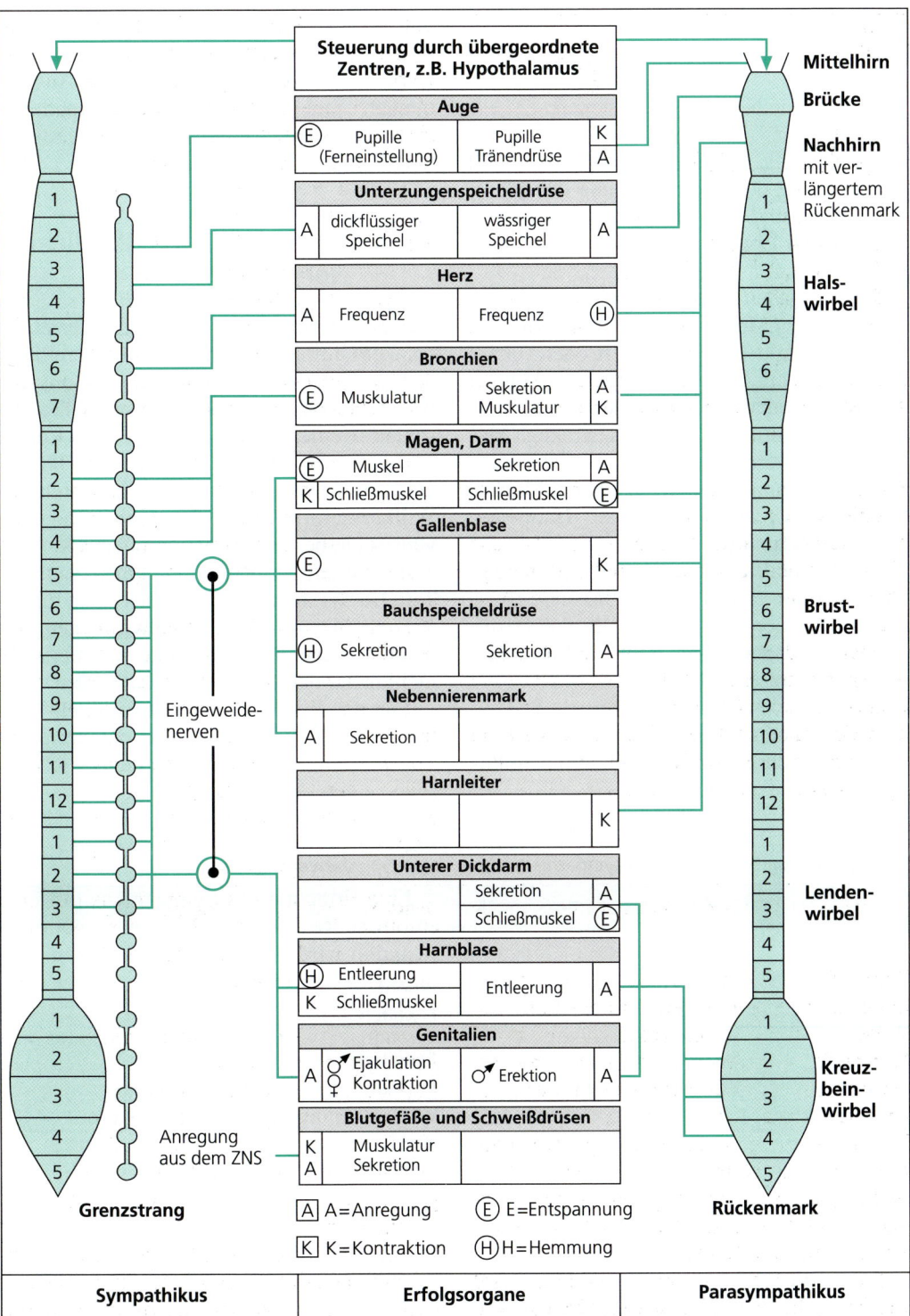

Abb. 6.7 Sympathisches und parasympathisches Nervensystem. Nach Miram u. Scharf 1998

physiologische Gleichgewicht gestört, so spricht der Arzt von einer **vegetativen Dystonie.**

Das autonome Nervensystem steuert:

- Die Atmung. Dies geschieht einmal durch Steigerung oder Verminderung der Atemfrequenz und zum anderen durch Verengung oder Erweiterung der Bronchialmuskulatur.
- Den Kreislauf. Auch hier sind zwei verschiedene Möglichkeiten gegeben. Die Herztätigkeit kann gesteigert oder verringert werden, und die Blutgefäße können erweitert oder verengt werden.
- Die Peristaltik des Verdauungstraktes (Magen und Darm).
- Die Spannung (Tonus) der glatten Muskulatur, z. B. von Gallenblase, Harnleiter, Harnblase und Uterus.
- Die Genitalfunktion, z. B. Erektion und Ejakulation.
- Die Sekretion von Drüsen, z. B. von Darmdrüsen, Magendrüsen, Schweißdrüsen und Speicheldrüsen.

Mit zahlreichen Arzneimitteln lässt sich ein Einfluss auf die Funktionen von Sympathikus und Parasympathikus ausüben. Um die Wirkung solcher Arzneimittel später besser beurteilen zu können, sind in Tab. 6.1 die Auswirkungen von Erregungen des Sympathikus und des Parasympathikus auf wichtige vegetative Organe zusammengestellt.

6.3.4 Somatisches (willkürliches) Nervensystem

Dieses System ermöglicht unsere Beziehungen zur Umwelt. Funktionen, die wir mithilfe dieses Systems ausführen, werden uns bewusst und können durch unseren Willen gesteuert werden. Die Aufnahme von Reizen erfolgt durch unsere Sinnesorgane. Die Beantwortung der Reize geschieht durch die Willkürmotorik. Auch das somatische Nervensystem besitzt wie das autonome Nervensystem einen peripheren und einen zentralen Teil. Da das somatische Nervensystem für das Verständnis von Arzneimittelwirkungen eine nicht so große Bedeutung hat, soll hier auch nicht näher darauf eingegangen werden.

Für die Wirkung von Arzneimitteln sind das Zentralnervensystem und der periphere Teil des autonomen Nervensystems wichtig.

Tab. 6.1 Sympathische und parasympathische Erregungen vegetativer Organe

Organ	Wirkung nach der Erregung des	Sympathikus	Parasympathikus
Herz	Frequenz	Erhöht	Erniedrigt
	Kontraktionskraft	Erhöht	Erniedrigt
Blutgefäße	Koronarien	Erweitert	Kontrahiert
	Hautgefäße	Verengt	
	Skelettmuskelgefäße	Erweitert	
Lunge	Bronchialmuskulatur	Erschlafft	Kontrahiert
Speicheldrüsen		Wenig dickflüssiges Sekret	Viel dünnflüssiges Sekret
Magen-Darm-Kanal	Peristaltik	Wenig abgeschwächt	Verstärkt
Harnblase	Sphinkter	Kontrahiert	Erschlafft
Uterus		Unterschiedlich in Abhängigkeit vom Zyklus	Unterschiedlich in Abhängigkeit vom Zyklus
Auge	Dilatator pupillae	Kontrahiert	
	Sphinkter pupillae		Kontrahiert

Zusammenfassung

Das Nervensystem wird durch zahlreiche Arzneimittel beeinflusst. Zum Verständnis dieser Arzneimittelwirkungen müssen Aufbau und Funktionen des Nervensystems bekannt sein. Das einfachste Bauelement des Nervensystems ist das Neuron. Der Bau des Neurons ermöglicht Erregungsleitung und Erregungsübertragung. Die Erregungsleitung kommt durch Fortschreiten von Aktionspotenzialen, die Erregungsübertragung durch Überträgersubstanzen an den Synapsen zustande.

Das Nervensystem lässt sich nach anatomischen und funktionellen Gesichtspunkten gliedern.

Für Arzneimittelwirkungen sind vor allem das Zentralnervensystem und der periphere Teil des autonomen Nervensystems von Interesse. Das Zentralnervensystem mit Gehirn und Rückenmark regelt die Beziehungen zur Umwelt. Es macht Empfindungen und Bewegungen bewusst und kann mit unserem Willen beeinflusst werden. Das autonome Nervensystem steuert lebenswichtige Organtätigkeiten, wie z. B. Atmung, Kreislauf, Verdauung, Sekretion und Fortpflanzung. Es ist unabhängig von unserem Willen.

Das autonome Nervensystem besitzt mit dem Sympathikus und dem Parasympathikus zwei in ihrer Wirkung antagonistische Teile. Die vegetativen Organe werden sowohl vom Sympathikus als auch vom Parasympathikus innerviert.

Fragen

1. Nennen Sie drei mit dem Nervensystem verbundene Grundeigenschaften des Lebens. Welche anderen Grundeigenschaften kennen Sie?
2. Welche Möglichkeiten der Steuerung von Körperfunktionen besitzt der menschliche Organismus?
3. Nennen Sie drei wichtige vegetative Steuerfunktionen des Hypothalamus.
4. Wo liegen die „Befehlsstellen" (zentralen Teile) des autonomen Nervensystems?
5. Erklären Sie, warum es bei Aufregung zu einer gesteigerten Peristaltik von Magen und Darm kommen kann.
6. Durch ein Arzneimittel wird die Pupille erweitert. Über welche VNS-Mechanismen kann dieses Arzneimittel wirken?

7

ARZNEIMITTEL, DIE VORWIEGEND AM PERIPHEREN NERVENSYSTEM ANGREIFEN

Wie bereits erwähnt (s. Kap. 6.2.1) gehören die Nervenzellen (Ganglienzellen) zu den spezialisierten Zellen, die unserem Organismus Reizverarbeitung und Reizleitung ermöglichen. Eine weitere Grundeigenschaft des Organismus ist die Reizbeantwortung. Die Fähigkeit der Reizbeantwortung ist außer durch die Nervenzellen durch die Muskelzellen gewährleistet.

Die Wirkung eines Arzneimittels auf das periphere Nervensystem ist meist mit der Beeinflussung eines Muskels verbunden. Der Bau und die Funktionen des Muskelgewebes sollen deswegen kurz vorgestellt werden.

7.1 Bau und Funktionen des Muskelgewebes

Das Muskelgewebe ist aus Muskelzellen (Abb. 7.1) aufgebaut. Seine wichtigste Eigenschaft ist die Fähigkeit zu mehr oder weniger rascher Verkürzung. Man nennt diese Verkürzung Muskelkontraktion. Die Muskelkontraktion befähigt den Organismus zur Betäti-

gung seines Bewegungsapparates (z. B. Heben des Armes) und zur Verkleinerung der Hohlorgane (z. B. Kontraktion der Harnblase). Die Muskelzellen besitzen so genannte Muskelfibrillen (Abb. 7.1 A, B), die sich auf bestimmte Reize hin verkürzen können. Die Verkürzung der Muskelfibrillen ist die Ursache der Muskelkontraktion.

Nach Bau und Funktion unterscheidet man drei Arten von Muskelgewebe:

- Glatte Muskulatur
- Quergestreifte Skelettmuskulatur
- Herzmuskulatur.

Die **glatte Muskulatur** (Abb. 7.1 A) ist ein Muskelgewebe, das aus spindelförmigen Muskelzellen besteht. Die Muskelschicht der Hohlorgane (z. B. Magen, Darm, Blase) und Gefäßwände besteht aus glatter Muskulatur. Charakteristisch ist die unwillkürliche, langsame und rhythmische Tätigkeit dieser Muskulatur. Die Kontraktion wird durch das autonome Nervensystem gesteuert.

Die **quergestreifte Skelettmuskulatur** wird von langen Fasern gebildet (Abb. 7.1 B). Die Muskelfibrillen zeigen eine Querstreifung. Die quergestreifte Skelettmuskulatur kann willkürlich beeinflusst und rasch bewegt werden. Ihre Steuerung erfolgt durch das somatische (willkürliche) Nervensystem. Die Reizübertragung auf den Muskel geschieht in den motorischen Endplatten (Abb. 6.1 C).

Bau und Funktionen der **Herzmuskulatur** weisen auf eine Kombination von glatter und quergestreifter Muskulatur hin (Abb. 7.1 C).

Der Herzmuskel kontrahiert sich rasch, rhythmisch und unwillkürlich. Er besitzt eine eigene Erregungsbildung und Erregungsleitung und ist außerdem durch das autonome Nervensystem beeinflussbar.

Bei allen drei Arten von Muskelgewebe kann die Muskelkontraktion nur in Gegenwart von Calcium-Ionen erfolgen, deren Konzentration nach Erregung der Zelle ansteigt.

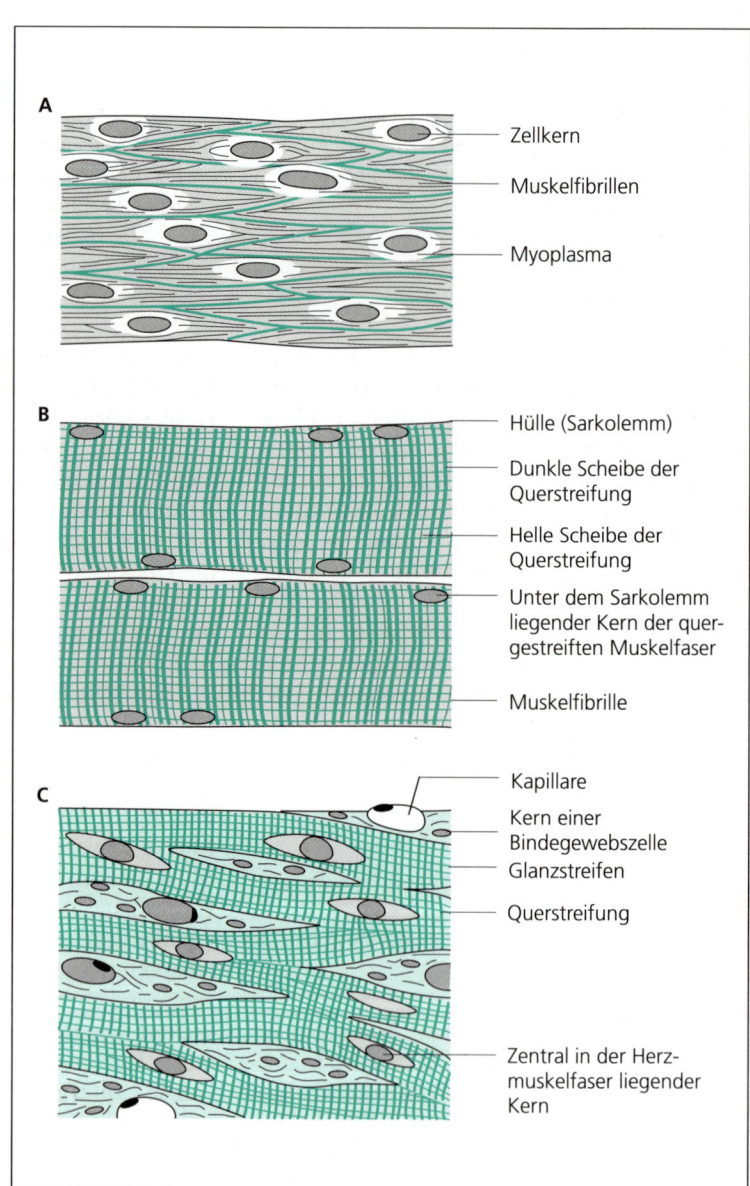

A
Zellkern
Muskelfibrillen
Myoplasma

B
Hülle (Sarkolemm)
Dunkle Scheibe der Querstreifung
Helle Scheibe der Querstreifung
Unter dem Sarkolemm liegender Kern der quergestreiften Muskelfaser
Muskelfibrille

C
Kapillare
Kern einer Bindegewebszelle
Glanzstreifen
Querstreifung
Zentral in der Herzmuskelfaser liegender Kern

Abb. 7.1 Muskelgewebe. Nach Faller 2004.
A Glatte Muskulatur
B Quergestreifte Skelettmuskulatur
C Herzmuskulatur

7.2 Der autonome Teil des peripheren Nervensystems

Arzneimittel, die auf das periphere Nervensystem einwirken, greifen überwiegend am autonomen Nervensystem an. Ausnahmen sind die Lokalanästhetika, Muskelrelaxantien und Spasmolytika, die teilweise oder ganz am peripheren somatischen Nervensystem angreifen.

Das autonome (vegetative) Nervensystem gliedert sich in Sympathikus und Parasympathikus (s. Kap. 6.3.3). Der Sympathikus besteht im Wesentlichen aus dem Grenzstrang. Den Hauptteil des Parasympathikus macht der Vagus aus. Alle inneren Organe werden sowohl sympathisch als auch parasympathisch innerviert. Dadurch ist eine besonders feine Steuerung dieser Organe möglich. In den meisten Organen besteht eine entgegengesetzte Wirkung (Antagonismus) zwischen Sympathikus und Parasympathikus. In einigen Organen spielt eines der beiden Teilsysteme allerdings eine dominierende Rolle. Dies ist z. B. bei den Blutgefäßen der Fall.

Die Gefäßweite wird fast ausschließlich durch den Sympathikus geregelt.

Die Erregungsübertragung von einem Neuron zum anderen erfolgt an den Synapsen (Abb. 6.1 B) der Ganglien (Mehrzahl von Ganglion). Ganglien sind außerhalb des ZNS gelegene Anhäufungen von Nervenzellen, die von Bindegewebskapseln umgeben sind.

7.3 Ganglienblocker

Stoffe, die in den Synapsen der Ganglien die Erregungsübertragung blockieren (Abb. 7.2), werden als **Ganglienblocker** bezeichnet. **Nicotin** ist in höheren Dosen ein typischer Ganglienblocker. Da sowohl im sympathischen wie im parasympathischen Ganglion die Erregungsübertragung durch Acetylcholin erfolgt, ist eine spezifische Blockade nur einer Ganglienart nicht möglich. Ganglienblocker besitzen als Arzneimittel daher eine geringe Bedeutung. Nicotin ist der Wirkstoff eines transdermalen therapeutischen Systems als so genanntes Raucherentwöhnungspflaster. Bis zu einem Wirkstoffgehalt von 52,5 mg

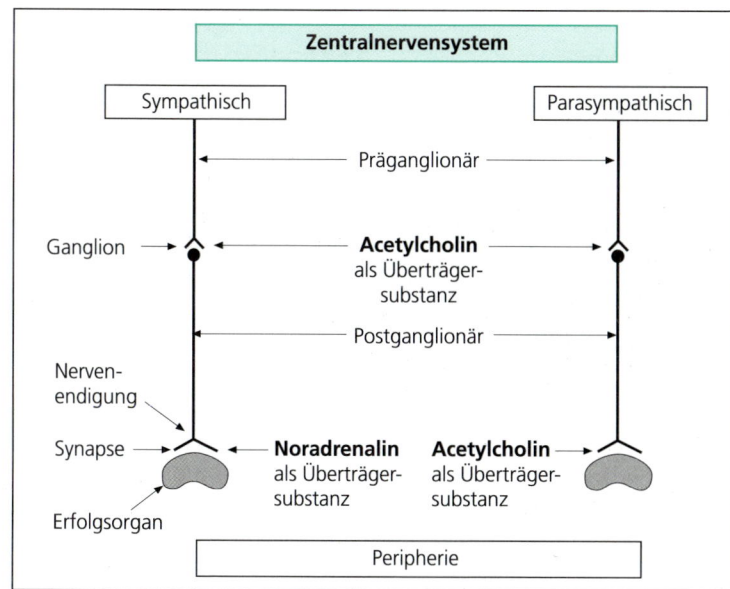

Abb. 7.2 Erregungsübertragung im peripheren Teil des autonomen Nervensystems

Nicotin je Pflaster besteht hier keine Verschreibungspflicht. Während bei der Behandlung mit dem Nicotinpflaster nicht geraucht werden darf, dient der Nicotinkaugummi als Ersatz für eine Zigarette.

7.4 Postganglionäre Erregungsübertragung

Ein bevorzugter Angriffsort für Arzneimittel ist die Synapse zwischen dem Ende der postganglionären Nervenfaser (Abb. 7.2) und dem Erfolgsorgan. Es handelt sich hier um einen Eingriff in die postganglionäre Erregungsübertragung. Diese erfolgt bei Sympathikus und Parasympathikus durch unterschiedliche Überträgersubstanzen: Am Nervenende des postganglionären Sympathikus durch Noradrenalin, d.h. adrenerg, und am postganglionären Parasympathikus durch

Acetylcholin, d.h. cholinerg. Wir müssen deswegen auch die Arzneimittel je nach Ort, an dem sie angreifen, getrennt behandeln.

7.4.1 Postganglionäre Erregungsübertragung am Sympathikus

Die postganglionäre Überträgersubstanz Noradrenalin (Norepinephrin) wird im Zytoplasma der sympathischen Nervenenden aus der Aminosäure Tyrosin synthetisiert und in den synaptischen Bläschen (Vesikeln) gespeichert. Der Syntheseweg ist derselbe wie bei Dopamin, nur ist es zum Noradrenalin noch ein weiterer Syntheseschritt (Abb. 7.3).

Gelangt eine Erregung an das sympathische Nervenende, so wird unter Mitwirkung von Calcium-Ionen das gespeicherte Noradrenalin durch die Axonplasmamembran hindurch in den synaptischen Spalt freigesetzt. Das Noradrenalin löst dann eine Erregung der adrenergen Rezeptoren aus, d.h., es kommt zu einer sympathomimetischen Wir-

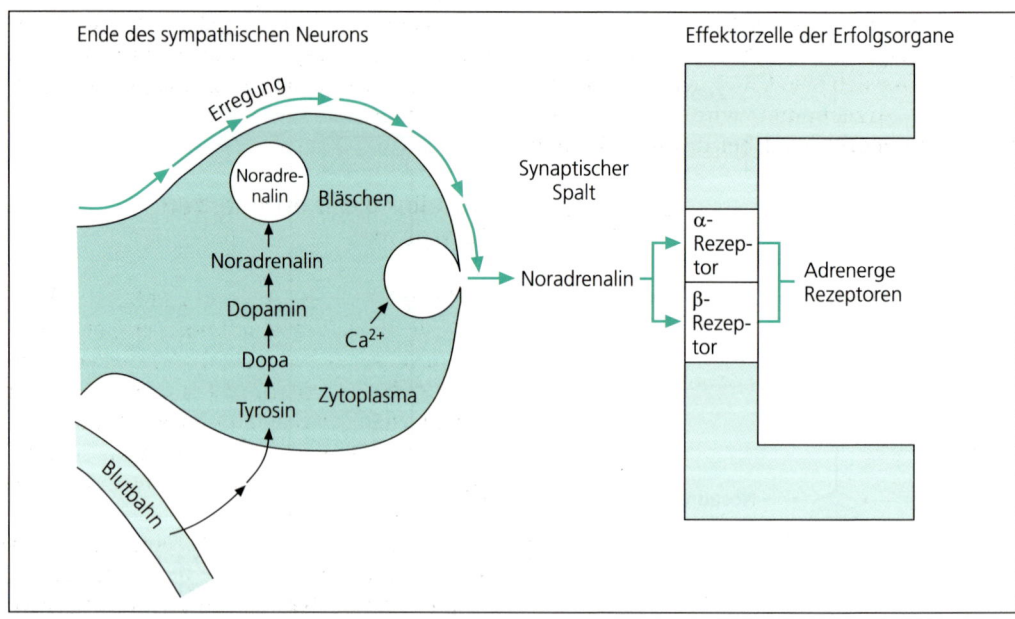

Abb. 7.3 Postganglionäre Erregungsübertragung am Sympathikus

kung, z. B. einer Muskelkontraktion am Erfolgsorgan (Abb. 7.3).

Durch einen Sympathikusreiz wird aus dem Nebennierenmark Adrenalin (Epinephrin) – Noradrenalin nur in geringem Maße – in die Blutbahn abgegeben. Auf dem Blutweg wird es im Körper verteilt und entfaltet eine ähnliche Wirkung wie Noradrenalin.

Wirkung von Noradrenalin und Adrenalin

Betrachten wir die Struktur von Noradrenalin und Adrenalin (Abb. 7.4), so lässt sich erkennen, dass beiden das 3,4-Dihydroxyphenyl-2-aminoethan gemeinsam ist.

Stoffe – auch Arzneimittel – mit einem 3,4-Dihydroxyphenyl-2-aminoalkan-Gerüst werden Catecholamine genannt. Die unterschiedliche Wirkung der beiden Catecholamine Adrenalin und Noradrenalin kommt durch das unterschiedliche Bindungsbestreben (Affinität) an den Rezeptoren zustande.

Noradrenalin ist im Körper für die Aufrechterhaltung des Gefäßtonus (Tonus = Spannung) durch Kontraktion der glatten Gefäßmuskulatur verantwortlich. Bei ergotroper Reaktionslage erhöht es das Herzzeitvolumen, so dass sich eine Blutdruckerhöhung ergibt. Als Arzneimittel wird Noradrenalin (z. B. Arterenol®) lokal bei diffuser Blutung und als Zusatz zu Lokalanästhetika eingesetzt.

Adrenalin bewirkt an den Gefäßen von Haut und Schleimhaut eine Kontraktion. Die Blutgefäße von Skelettmuskulatur und Herz werden erweitert. Das hat zur Folge, dass bei körperlicher Arbeit Skelettmuskulatur und Herz besonders gut durchblutet sind. Adrenalin ist somit für die Blutverteilung im Organismus verantwortlich. Als Arzneimittel wird Adrenalin (z. B. Suprarenin®) bei anaphylaktischem Schock und als Zusatz zu Lokalanästhetika genommen.

Beide Catecholamine werden nach oraler Einnahme rasch inaktiviert und besitzen als Arzneimittel eingesetzt eine ganze Reihe von Nebenwirkungen, z. B. Schwächegefühl, Angstzustände, Herzklopfen (Tachykardie). Kontraindiziert ist der Einsatz bei Bluthochdruck, Schilddrüsenüberfunktion, Glaukom, Gefäßverhärtungen, Nierenfunktionsstörungen, Miktionsbeschwerden des Mannes, Herzkranzgefäß- und Herzmuskelerkrankungen.

Wir haben erfahren, dass Noradrenalin eine Kontraktion der Gefäße verursacht, während Adrenalin die Gefäße von Haut und Schleimhaut verengt, die Gefäße im Bereich der Skelett- und Herzmuskulatur jedoch erweitert. Aus diesen Befunden lässt sich die Existenz verschiedener adrenerger Rezeptoren ableiten.

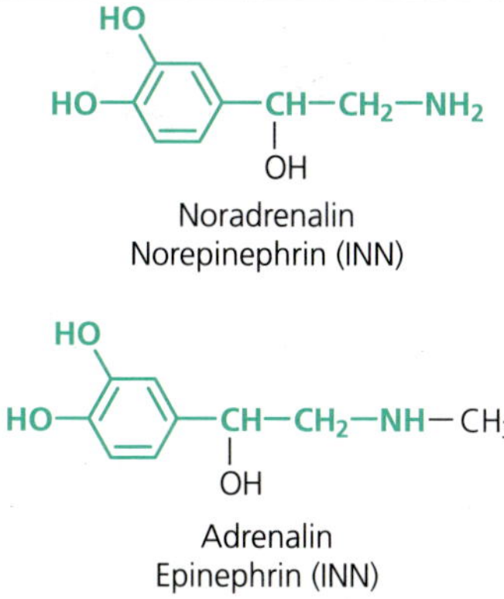

Abb. 7.4 Struktur der Catecholamine

Einteilung der adrenergen Rezeptoren

α-**Rezeptoren** (α-Adrenorezeptoren). Eine Erregung löst die Kontraktion der Gefäßmuskulatur aus. Eine weitere Untergliederung in $α_1$- und $α_2$-Rezeptoren ist sinnvoll, weil mit gezielt angreifenden Stoffen an bestimmten Organen gute Wirkungen, zugleich weniger unerwünschte Wirkungen an anderen Organen erreicht werden.

Eine Erregung der α-Rezeptoren hat als Stoffwechselwirkung z. B. in der Leber die Spaltung von Glykogen zu Glucose (Glykogenolyse) zur Folge.

Tab. 7.1 Durch Erregung adrenerger Rezeptoren ausgelöste Wirkungen

Organ	Vorwiegend vorhandene adrenerge Rezeptoren	Ausgelöste Wirkung
Herzmuskulatur	β_1	Verstärkte Kontraktion
Herzerregungsbildungszentrum (Sinusknoten)	β_1	Beschleunigte Herztätigkeit
Bronchialmuskulatur	β_2	Erschlaffung
Gefäße, vor allem Arteriolen von Haut und Schleimhäuten	α_1	Kontraktion
Gefäße der Skelettmuskulatur	β_2	Erschlaffung
Darm (Motilität und Tonus)	α_2, β_2	Erschlaffung (Ausnahme, da trotz Erregung beider Rezeptorenarten Erschlaffung eintritt)
Auge (Pupillenöffnungsmuskel)	α_1	Kontraktion (Mydriasis)
Uterusmuskulatur	β_2	Erschlaffung

β-Rezeptoren (β-Adrenorezeptoren). Auch hier ist eine Differenzierung notwendig.

β_1-Rezeptoren bewirken bei Erregung z. B. am Herz eine Erhöhung der Schlagfrequenz und verstärkte Kontraktion (positiv chronotrope und positiv inotrope Wirkung).

Eine Erregung der β_2-Rezeptoren hat z. B. an den Herzkranzgefäßen und den Bronchien eine Erweiterung bzw. Erschlaffung zur Folge. Im Fettgewebe findet bei Erregung der β_2-Rezeptoren ein Fettabbau (Lipolyse) als Stoffwechselwirkung statt.

So lässt sich die unterschiedliche Wirkung von Noradrenalin und Adrenalin erklären. Art und Ausmaß der Wirkung dieser beiden Stoffe hängen von folgenden Faktoren ab:

- Stärke der Wechselwirkung mit den Rezeptoren. Noradrenalin zeigt mit den α_1- und α_2- und β_1-Rezeptoren eine stärkere Wechselwirkung als mit den β_2-Rezeptoren. Adrenalin wirkt an allen adrenergen Rezeptoren etwa gleich stark.
- Art und Verteilung der Rezeptoren. Am Herzmuskel z. B. sind vorrangig β_1-Rezeptoren, an Skelettgefäß- und Bronchialmuskulatur vorrangig β_2-Rezeptoren vorhanden.

α_1-Rezeptoren sind vor allem an den Gefäßen von Haut und Schleimhaut lokalisiert.

Wir kommen zurück auf das Beispiel der Steuerung der Blutverteilung. Noradrenalin, das starke Wechselwirkungen mit den α_1-, α_2- und β_1-Rezeptoren zeigt, wirkt also generell gefäßverengend. Adrenalin dagegen wirkt nur auf die Gefäße von Haut und Schleimhaut verengend, auf die Gefäße der Skelettmuskulatur jedoch erweiternd, da Adrenalin an allen adrenergen Rezeptoren einen etwa gleich starken Effekt besitzt.

Den Effekt von Arzneimitteln, der in einer ähnlichen Richtung an den Rezeptoren auftritt wie bei Noradrenalin und Adrenalin, bezeichnet man als sympathomimetische Wirkung. Es ist gelungen, Arzneimittel mit gezielter Rezeptorselektivität zu entwickeln. So werden Arzneimittel mit β_2-sympathomimetischer Wirkung gegen Bronchialasthma eingesetzt. Die Nebenwirkung auf das Herz ist hier gering. Andererseits werden so genannte β_1-Rezeptorenblocker zur Behandlung des Bluthochdrucks genommen. Diese können auch von Asthmatikern angewandt werden.

Tab. 7.1 verdeutlicht durch Erregung adrenerger Rezeptoren ausgelöste Wirkungen.

7.4.2 Am postganglionären Sympathikus angreifende Arzneimittel

Arzneimittel können in sehr unterschiedlicher Weise die Erregungsübertragung am postganglionären Sympathikus beeinflussen. Damit ist eine geeignete Möglichkeit der Einteilung dieser Arzneimittel gegeben. Man unterscheidet:

- **Direkte Sympathomimetika.** Diese Arzneimittel erregen adrenerge Rezeptoren ähnlich wie Adrenalin und Noradrenalin.
- **Indirekte Sympathomimetika.** Diese Arzneimittel fördern die Freisetzung von Noradrenalin aus dem Zytoplasma des Axons oder hemmen dessen Rückresorption aus dem synaptischen Spalt; dadurch werden die adrenergen Rezeptoren stärker erregt.
- **Rezeptorenblocker.** Diese Arzneimittel blockieren die adrenergen Rezeptoren, dadurch wird deren Erregung herabgesetzt.
- **Antisympathotonika.** Diese Arzneimittel stören die Synthese, Freisetzung oder Speicherung von Noradrenalin (Abb. 7.3); auch dadurch wird die Erregung der adrenergen Rezeptoren herabgesetzt.

Die Arzneimittel aus diesen vier Gruppen werden bei den unterschiedlichsten Indikationsgebieten eingesetzt. Einen Überblick soll Tab. 7.2 vermitteln.

Man erkennt, dass diese Arzneimittel hauptsächlich bei Herz-Kreislauf-Erkrankungen und Bronchialasthma eingesetzt werden. In späteren Kapiteln (s. Kap. 12 und Kap. 16.10) erfolgt eine ausführlichere Besprechung.

7.4.3 Postganglionäre Erregungsübertragung am Parasympathikus

Die postganglionäre Erregungsübertragung von der parasympathischen Nervenfaser auf das Erfolgsorgan erfolgt cholinerg, d. h. durch Acetylcholin. Dieses wird innerhalb der cholinergen Neurone durch Veresterung aus Cholin und aktivierter Essigsäure gebildet (Abb. 7.5).

Wie das Noradrenalin wird auch das Acetylcholin in Bläschen (Vesikeln) gespeichert und bei Eintreffen einer Erregung unter Mitwirkung von Calcium-Ionen in den synaptischen Spalt freigesetzt.

Das Acetylcholin reagiert an der postsynaptischen Membran, d. h. am Erfolgsorgan, mit spezifischen cholinergen Rezeptoren, den so genannten m-Cholinozeptoren (m = muscarinartig). Es bewirkt u. a. am Herzen eine Frequenzerniedrigung, an der Bronchialmuskulatur eine Kontraktion, am Magen-Darm-Kanal eine verstärkte Peristaltik (s. Tab. 6.1).

Die Gefäße werden nur geringfügig beeinflusst. Damit es bei einer Parasympathikuserregung nicht zu einer Dauererregung kommt, wird Acetylcholin im Bruchteil einer Sekunde durch die Enzyme Acetylcholinesterase oder Cholinesterase wieder abgebaut (Abb. 7.5).

Wegen dieses raschen Abbaus ist Acetylcholin für eine Therapie nicht geeignet.

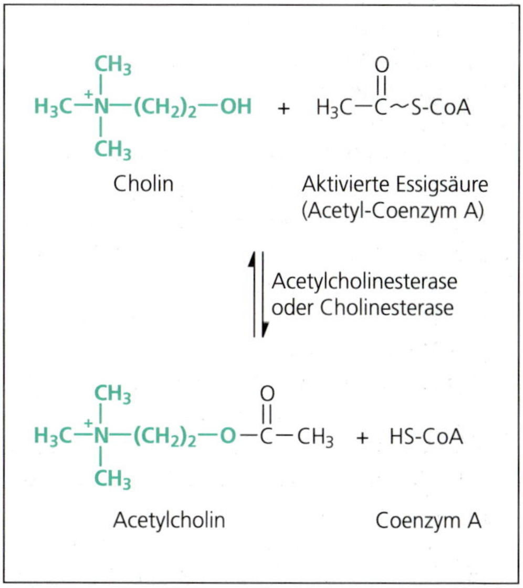

Abb. 7.5 Biosynthese und Abbau von Acetylcholin. Vereinfacht.

Tab. 7.2 Am postganglionären Sympathikus angreifende Arzneimittel

Wirkungs-mechanismus	Chemische Stoffgruppe	INN	Fertig-arzneimittel®	Wirkung	Anwendung	Nebenwirkung	Kontraindikation
A Direkte Sympathomimetika							
Erregung vor-wiegend von α-Rezeptoren (α-sympatho-mimetisch)	Catecholamine Imidazoline	Norfenefrin Etilefrin Xylometazolin Oxymetazolin Tramazolin	Novadral Effortil Otriven Nasivin EllatunN	**Vasokon-striktorisch**	Hypotonie Lokal zur Schleimhautab-schwellung, z. B. bei Schnupfen	Herzklopfen Herzrhythmus-störungen Hyperämie Miktions-störungen	Hypertonie Arteriosklerose Tachykardie Prostata-hyperplasie
Erregung vor-wiegend von β-Rezeptoren (β-sympatho-mimetisch)	Meist 3,5–Di-hydroxyphenyl-2-amino-ethanol-Derivate	Fenoterol Salbutamol Terbutalin Salmeterol Formoterol	+ Berotec/N + Sultanol + Aerodur + Serevent + Foradil	Vorwiegend **broncho-spasmo-lytisch**	Bronchialasthma	Tachykardie Angina-pectoris-Anfälle	Hypertonie Arteriosklerose Tachykardie Schilddrüsen-überfunktion
B Indirekte Sympathomimetika							
Förderung der Freisetzung von Noradre-nalin oder Hemmung der Rückresorption	Phenylethyl-amin-Derivat	Ephedrin	Asthma – 6 – N Stipo Nasen-Spray	**broncho-spasmo-lytisch** und **vasokon-striktorisch**	Bronchialasthma und lokal zur Schleimhautab-schwellung bei Schnupfen	siehe oben: Abschnitt A	Hypertonie Arteriosklerose Tachykardie Prostata-hyperplasie

Arzneimittel, die vorwiegend am peripheren Nervensystem angreifen

Tab. 7.2 Am postganglionären Sympathikus angreifende Arzneimittel (Fortsetzung)

Wirkungsmechanismus	Chemische Stoffgruppe	INN	Fertigarzneimittel®	Wirkung	Anwendung	Nebenwirkung	Kontraindikation
C Rezeptorenblocker							
Blockade der α-Rezeptoren durch kompetitiven Antagonismus	Hydrierte Mutterkornalkaloide	Dihydroergotoxin (= Dihydroergocornin + Dihydroergocristin + Dihydroergocryptin)	+ DCCK + Hydergin	Vorwiegend gefäßerweiternd	Altershochdruck, periphere Durchblutungsstörungen, Insuffizienz der Hirngefäße	orthostatische Beschwerden	
	Chinazolinderivat	Doxazosin Bunazosin	+ Diblocin, + Cardular + Andante	Senkung des Blutdruckes	Hypertonie, Prostatahyperplasie	orthostatische Beschwerden Müdigkeit Erbrechen	
	Uracilderivat	Urapidil	+ Ebrantil				
Blockade der β-Rezeptoren durch kompetitiven Antagonismus	Argyloxy-propanolamin-Derivate	Propranolol Metoprolol weitere Beispiele siehe Tab. 9.5 b	+ Dociton + Beloc, + Lopresor	U.a. Verringerung der Herzfrequenz und Herzkontraktion, Bronchokonstriktion	Angina pectoris, Herzfunktionsstörungen, arrhythmien, Hypertonie	Bradykardie Erbrechen Diarrhoe Müdigkeit Verstärkung einer Herzinsuffizienz	Herzinsuffizienz Bronchialasthma Bradykardie
D Antisympathotonika							
Störung der Synthese, Freisetzung oder Speicherung von Noradrenalin	Alkaloid aus *Rauwolfia serpentina*	Reserpin	Bestandteil von Kombinationspräparaten, z. B. + Briserin N + Triniton	Verminderung des peripheren Gefäßwiderstandes, dadurch Blutdrucksenkung	Hypertonie	Wirkt zentral beruhigend, orthostatische Regulationsstörungen, gesteigerte Magen-Darm-Motilität	Depressionen, Magen-Darm-Geschwüre
	Imidazolderivat Catecholamin	Clonidin Methyldopa	+ Catapresan + Presinol	Zentral bedingte Blutdrucksenkung	Hypertonie	(Vielfältig, vgl. Rote Liste)	(Vielfältig, vgl. Rote Liste)

7.4.4 Am postganglionären Parasympathikus angreifende Arzneimittel

Ähnlich wie bei dem postganglionären Sympathikus lässt sich auch am postganglionären Parasympathikus die Erregungsübertragung in verschiedener Weise beeinflussen. Damit lassen sich wieder unterschiedliche Arzneimittelgruppen bilden.

Parasympathomimetika sind Stoffe, die – ähnlich wie Acetylcholin – eine Erregung der cholinergen Rezeptoren bewirken:

- **Synthetische Cholinester.** Hierher gehört das Carbachol (+ Doryl®), das wegen seiner erregenden Wirkung besonders auf die glatte Muskulatur von Darm und Blase bei Darmatonie und Harnverhalten, z.B. nach Operationen, eingesetzt wird.
- **Alkaloide.** Das Alkaloid Pilocarpin (+ Pilomann® Augentropfen) wird wegen seiner Pupillen verengenden Wirkung (Miosis) bei Glaukom (= Erhöhung des Augeninnendrucks) verwendet.

Beide Gruppen binden direkt am Rezeptor und werden langsamer abgebaut als Acetylcholin (direkte Parasympathomimetika).

- **Cholinesterasehemmstoffe** (indirekte Parasympathomimetika) hemmen die Spaltung des Acetylcholins. Hier wurde z.B. Neostigmin zur Therapie der Darm- und Blasenatonie, des Glaukoms und der Myasthenia gravis, einer krankhaften Muskelschwäche, angewandt. Das Alkaloid Physostigmin wird als Glaukommittel (Pilo-Eserin®) und als Antidot eingesetzt. Phosphorsäureester wie Parathion (E 605, ein Kontaktinsektizid) und Paraoxon (E 600, auch Rezeptursubstanz zur Glaukombehandlung) wirken als irreversible Cholinesterasehemmer; nach Vergiftungen muss u.U. über mehrere Wochen Atropin als Antidot gegeben werden.

Parasympatholytika sind Arzneimittel und Stoffe, die eine Erregung der cholinergen Rezeptoren hemmen oder verhindern:

- **Alkaloide** wie Atropin (= Racemat des L-Hyoscyamins) und Scopolamin verdrängen Acetylcholin von den m-Cholinorezeptoren durch einen kompetitiven Antagonismus. Beide Alkaloide lassen sich zur Pupillenerweiterung (Mydriasis) in der Augenheilkunde einsetzen. Scopolamin wird ferner in Form eines transdermalen therapeutischen Systems als Membranpflaster (+ Scopoderm TTS®) zur Vorbeugung gegen Reise- bzw. Seekrankheit angewandt. Als Nebenwirkungen dieser Alkaloide können Symptome wie Mundtrockenheit, Akkomodationsstörungen, Tachykardie und Abnahme der Schweißsekretion auftreten.
- **Synthetische Parasympatholytika.** Tropicamid (+ Mydriaticum® Stulln Augentropfen) dient einer Pupillenerweiterung zu diagnostischen Zwecken. Pirenzepin (+ Gastrozepin®) reduziert die Magensäuresekretion und findet Anwendung in der Therapie von Gastritis und Geschwüren im Magen oder Dünndarm (s. Kap. 3.4.3).
- **Quartäre Ammoniumverbindungen** wirken parasympatholytisch wie Atropin und außerdem hemmend auf die Ganglien, aber nicht zentral. Diese Stoffgruppe bildet einen Übergang zu den Spasmolytika. Eine wichtige Verbindung ist das Butylscopolaminiumbromid (Buscopan®), das wegen seiner krampflösenden Wirkung auf die glatte Muskulatur von Magen-Darm-Kanal, Harn- und Gallenwegen als Spasmolytikum eingesetzt wird. Eine verwandte Verbindung ist das Trospiumchlorid (+ Spasmex®).

Betrachten Sie zum besseren Verständnis der Wirkungen von Parasympathomimetika und Parasympatholytika noch einmal Tab. 6.1!

Am Herz-Kreislauf-System und an der Lunge hat der Parasympathicus keine große Bedeutung. Parasympathomimetika werden hauptsächlich bei Glaukom, Darm- und Blasenatonie und schwerer, krankhafter Muskelschwäche (Myasthenia gravis) eingesetzt. Parasympatholytika werden im Wesentlichen als Mydriatika und Spasmolytika angewandt.

7.4.5 Spasmolytika

Butylscopolamin kann durch seine parasym-patholytischen Wirkungen Krämpfe (Spasmen) der glatten Muskulatur beseitigen (s. Kap. 7.4.4). Eine verwandte Substanz ist Trospiumchlorid (+ Spasmex®). Stoffe mit quartärem N (s. Abb. 7.9) können die Blut-Hirn-Schranke nicht überwinden und haben deshalb keine zentralen Wirkungen.

Atropin, Scopolamin und Tolterodin (+ Detrusitol®) wirken ebenfalls krampflösend über cholinerge Rezeptoren.

Mebeverin (+ Duspatal®), Propiverin (+ Mictonorm®) und Oxybutynin (+ Spasyt®) greifen zusätzlich auch direkt an der glatten Muskelzelle an. Als Spasmolytikum und Choleretikum wird Hymecromon (Cholspasmin®) eingesetzt.

7.5 Periphere Muskel-relaxantien

Bisher lernten wir Arzneimittel kennen, die an den Synapsen der Ganglien und an den Synapsen am Ende von Nerven des autonomen Nervensystems angreifen. Eine weitere Gruppe von peripher wirksamen Arzneimitteln greift im somatischen Nervensystem in die Erregungsübertragung vom Nerv auf den quergestreiften Muskel ein. Diese Gruppe von Arzneimitteln nennt man **periphere Muskelrelaxantien** (lat. relaxere: lösen, abspannen), weil sie die Spannung der Skelettmuskulatur durch Angriff an der motorischen Endplatte lösen.

An den Synapsen der motorischen Endplatte (Abb. 6.1 C) erfolgt die Erregungsübertragung wieder durch Acetylcholin, d.h. cholinerg über n-Cholinozeptoren (n = nicotinartig). Muskelrelaxantien verhindern diese Erregungsübertragung.

Die wichtigsten Verbindungstypen mit muskelrelaxierender Wirkung sind das südamerikanische Pfeilgift **Tubocurarin**

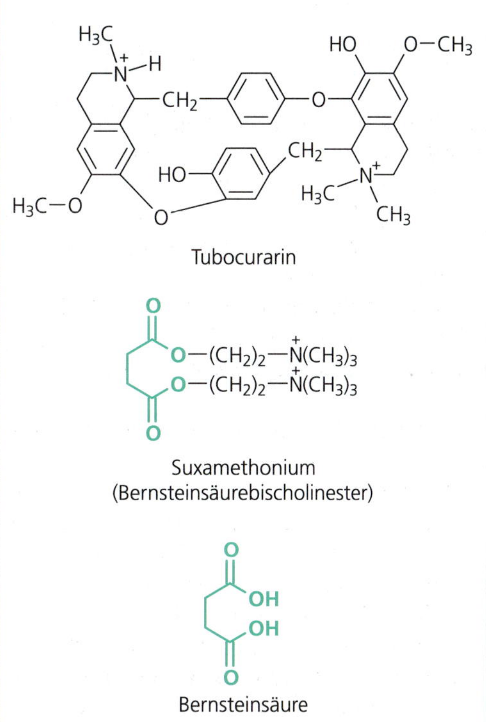

Abb. 7.6 Struktur von Tubocurarin und Suxame-thonium

(Abb. 7.6, s. auch Kap. 2.1) und das synthetische **Suxamethonium** (Abb. 7.6). Über die muskelrelaxierende Wirkung der Narkotika wird in Kap. 8.2 berichtet.

Indikationen für periphere Muskelrelaxantien sind:

- Narkose
- Tetanus
- Künstliche Beatmung.

Stabilisierende Stoffe verdrängen Acetylcholin kompetitiv; depolarisierende Stoffe werden nach dem Reiz so langsam abgebaut, dass der Muskel schlaff bleibt.

Fertigarzneimittel sind in Tab. 7.3 zusammengestellt.

Zentral wirksame Muskelrelaxantien werden zur Behandlung von Spasmen der Skelettmuskulatur als Folge anderer Erkrankungen und von lokalen Muskelverspannungen

Tab. 7.3 Muskelrelaxantien (64)*

INN/Substanz	Fertigarzneimittel®	Anwendung	Nebenwirkung
A Peripher wirkende, stabilisierende Stoffe			
Pancuroniumbromid	+ Pancuronium Curamed	Muskelrelaxation im Rahmen der Allgemein- anästhesie (bei Operationen)	Tachykardie, Blutdruckanstieg
B Peripher wirkende, depolarisierende Stoffe			
Suxamethoniumchlorid	+ Lysthenon	Kurzwirksam, z. B. zur Intubation	Tachykardie, Arrhythmie
C Zentral wirkende Stoffe			
Tetrazepam	+ Musaril	Degenerativ bedingte Muskelverspannungen, Spasmen	Müdigkeit, Schwindel, Gangunsicherheit
Chininsulfat	+ Limptar N	Nächtliche Muskel- krämpfe	Ohrensausen
Baclofen	+ Lioresal	Zentral bedingte Spasmen	Müdigkeit, Schwindel
Tolperison	+ Mydocalm	Muskelverspannungen, Spasmen	Müdigkeit, Schwindel
Tizanidin	+ Sirdalud	Alternative zu Baclofen	Müdigkeit, Schwindel

* Hauptgruppen-Nummer der Roten Liste

eingesetzt. Sie wirken durch Reflexhemmung im ZNS. Tetrazepam, ein Benzodiazepin (s. Kap. 8.8.6), und andere Vertreter sind in Tab. 7.3 zu finden.

- 4-Aminobenzoesäure**ester**-Derivate, z. B. Benzocain und Procain
- **Amide** (Anilide), z. B. Lidocain.

7.6 Lokalanästhetika

Mit den **Lokalanästhetika** lernen wir eine Gruppe von Arzneimitteln kennen, die es er- möglichen, die Schmerzempfindung rever- sibel auszuschalten. Die Anwendung von Lokalanästhetika dient speziell der örtlich begrenzten, reversiblen Ausschaltung der Schmerzempfindung bei vollem Bewusstsein.

Das erste brauchbare Lokalanästhetikum war das **Cocain.** Es wird wegen technologi- scher Nachteile und der suchterregenden Wir- kung kaum noch angewandt. Die heute einge- setzten Lokalanästhetika sind vollsynthe- tische Stoffe. Von der Struktur her sind zwei Grundtypen zu unterscheiden (Abb. 7.7):

7.6.1 Wirkung von Lokalanästhetika

Der Angriffspunkt der Lokalanästhetika liegt an den Neuronen selbst. Das Lokalanästhe- tikum setzt die Permeabilität für Natrium- Ionen an der Axonmembran durch Blockade der Natriumkanäle herab (s. Kap. 6.2.2). Durch diese „Abdichtung" der Mem- bran wird die Fortleitung des Aktionspoten- zials über die Nervenfaser reversibel blo- ckiert – vor allem an sensiblen Fasern, aber auch an sympathischen Fasern. Damit ist die Schmerzleitung unterbrochen.

Durch eine durch Sympathikushemmung gleichzeitig verursachte Gefäßerweiterung kommt es zu einem raschen Abtransport des Lokalanästhetikums vom Wirkungsort und

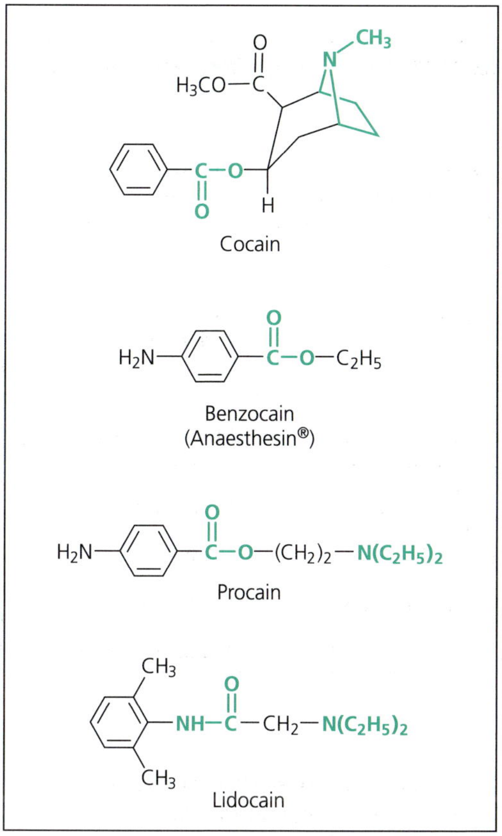

Abb. 7.7 Struktur der Lokalanästhetika

damit auch zum schnellen Abklingen der Wirkung. Lokalanästhetika vom Estertyp (z. B. Procain) werden bereits in der Blutbahn durch Cholinesterasen in unwirksame Bestandteile gespalten. Lokalanästhetika vom Amidtyp (z. B. Lidocain) werden in der Leber abgebaut.

Dem raschen Wirkungsverlust durch Vasodilatation wird oft durch einen **Vasokonstriktor-Zusatz** vorgebeugt. Als Vasokonstriktoren werden meist Adrenalin (Epinephrin) oder Noradrenalin (Norepinephrin) in sehr geringer Konzentration (ca. 0,01 bis 0,04 mg/ml) eingesetzt. Wegen der starken Nebenwirkungen dieser beiden Stoffe ist es wichtig, die Höchstgabe von 0,25 mg in der Lokalanästhesie zu beachten. Der Vasokonstriktor-Zusatz bringt drei Vorteile:

- Verminderung der Durchblutung am Operationsfeld
- Verlängerung der Wirkung
- Verhinderung gefährlich hoher Konzentrationen des Lokalanästhetikums im Blut und damit Verminderung der Toxizität.

Wichtige Indikationen für Lokalanästhetika sind:

- Zahnbehandlung
- Operationen am Auge
- Chirurgische Eingriffe an der Körperoberfläche (z. B. Haut)
- Chirurgische Eingriffe in der Geburtshilfe
- Diagnostische Eingriffe, z. B. bei der Bronchoskopie.

7.6.2 Anwendungsformen

Die Indikation und der Ort des Einsatzes eines Lokalanästhetikums bedingen verschiedene Anwendungsformen.

Die Oberflächenanästhesie dient der Schmerzbefreiung auf Schleimhäuten und Wundflächen der Haut. Das Lokalanästhetikum wird hier als Lösung, Salbe, Puder oder Spray aufgetragen.

Bei der Infiltrationsanästhesie wird das Lokalanästhetikum in das Gewebe injiziert. Man erreicht damit vor allem eine Blockade der sensiblen Nervenfaserenden.

Durch gezieltes Umspritzen bestimmter Nerven erreicht man die Leitungsanästhesie, d. h. eine Unterbrechung der Erregungsleitung.

Sonderformen der Leitungsanästhesie sind z. B. Spinalanästhesie (Injektion des Lokalanästhetikums in die Rückenmarkflüssigkeit), Epiduralanästhesie (Injektion des Lokalanästhetikums in den Epiduralraum zwischen harter Hirnhaut und Wirbelkanal), die Neuraltherapie und die Sympathikusblockade (Injektion an Teile des Grenzstranges).

In Tab. 7.4 sind Anwendungsformen von Lokalanästhetika und entsprechende Fertigarzneimittel zusammengestellt.

Tab. 7.4   Anwendungsformen von Lokalanästhetika (59)*

Anwendungs-form	INN	Fertigarznei-mittel®	Anwendungsbereich	Applikationsform
Oberflächen-Anästhesie	Benzocain	Anaesthesin	Reizzustände der Haut, Dermatologie	Puder, Bestandteil von Kombinations-präparaten
	Chlorethan	Chloraethyl „Dr. Henning"	Lokalanästhesie durch Kälte, Dermatologie	Spritzampulle
	Lidocain	Xylocain	Schleimhautanästhesie	Salbe, Lösung, Pumpspray
	Tetracain	+ Gingicain	Mundschleimhaut	Spray
	Tetracain	+ Ophtocain	Ophthalmologie	Lösung
	Polidocanol	Anaesthesulf	Dermatologie	Salbe, Lotion
Infiltrations-Anästhesie	Lidocain	Xylocain	Zahn- und Kieferheil-kunde	Injektionslösung, Ampullen
	Mepivacain	Meaverin		
	Procain	Novocain		
Leitungs-Anästhesie	Bupivacain	+ Carbostesin 0,25 %	Leitungsanästhesie vor langwierigen Opera-tionen	Injektionslösung
	Mepivacain	Meaverin		
Spinal-Anästhesie	Lidocain	Xylocain	Geburtshilfe	Injektionslösung
	Articain	+ Ultracain	Chirurgie	
Epidural-Anästhesie	Bupivacain	+ Carbostesin 0,75 %	Chirurgie	Injektionslösung

*Hauptgruppen-Nummer der Roten Liste

7.6.3 Nebenwirkungen und Komplikationen

Da Lokalanästhetika nicht spezifisch auf sensible Nervenfasern wirken, kann es zu schweren Nebenwirkungen kommen. Dies ist besonders dann der Fall, wenn das Lokalan-ästhetikum in höherer Konzentration auf dem Blutweg zum Herz oder ZNS gelangt. Das kann z.B. durch versehentliche Injektion eines Lokalanästhetikums in ein Gefäß oder durch extreme Resorption geschehen.

Durch Angriffe im ZNS bedingte Neben-wirkungen sind Unruhe, Zittern (**Tremor**), Krämpfe und Atemlähmung.

Wird am Herz z.B. die Erregungsleitung und Erregungsbildung durch ein Lokalanäs-thetikum gehemmt, so sind **Bradykardie,** Herzstillstand, Kreislaufversagen und durch Sauerstoffmangel verursachte Krämpfe die Folge. Die wichtigsten Gegenmaßnahmen bei derartigen Komplikationen sind Sauerstoff-beatmung und Applikation von Muskelrela-xantien.

Als weitere Nebenwirkungen sind **allergi-sche Reaktionen** möglich. Dies sind u.a. **Exantheme, Urtikaria** und **anaphylakti-scher Schock.** Die Gefahr einer Allergie scheint nach parenteraler Gabe von Procain besonders hoch zu sein. Dagegen ist dieses Risiko bei Lidocain-Gabe besonders gering (s. Kap. 16.6). Dazu besteht die Gefahr, dass der **Vasokonstriktor-Zusatz** von Adrenalin und Noradrenalin zu Nebenwirkungen wie Blutdruckanstieg, Tachykardie und Arrhyth-mien führt.

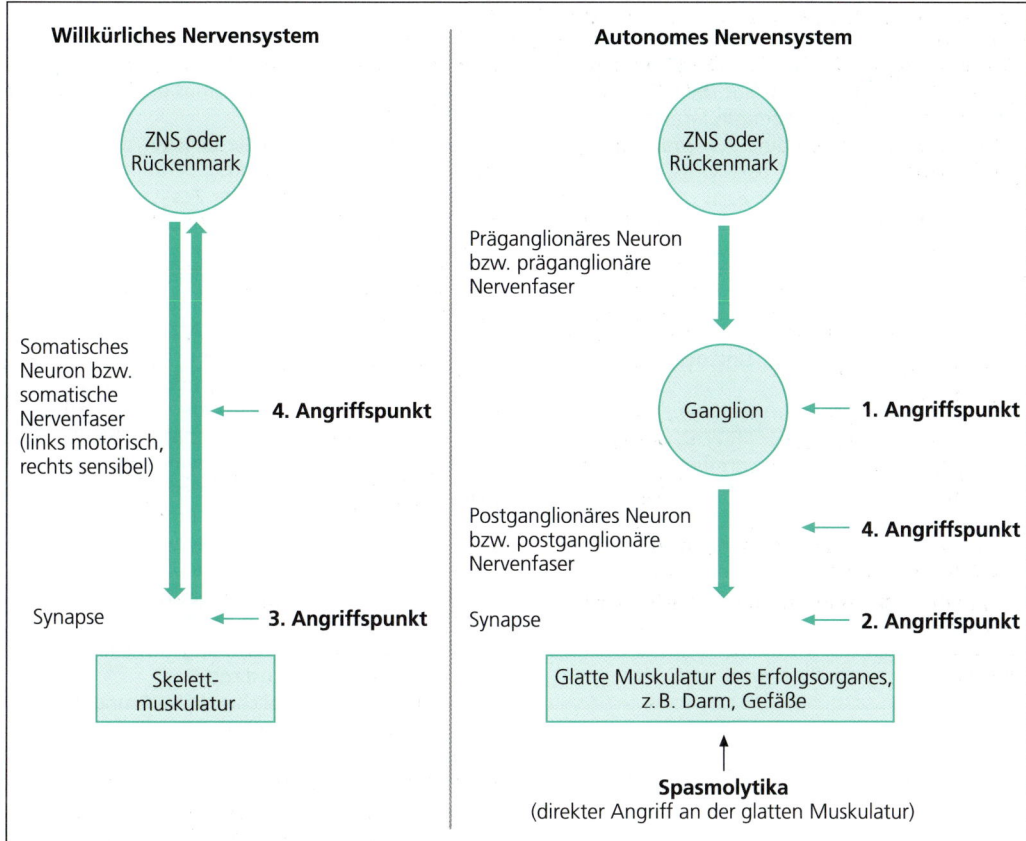

Willkürliches Nervensystem

ZNS oder Rückenmark

Somatisches Neuron bzw. somatische Nervenfaser (links motorisch, rechts sensibel)

← **4. Angriffspunkt**

Synapse

← **3. Angriffspunkt**

Skelettmuskulatur

Autonomes Nervensystem

ZNS oder Rückenmark

Präganglionäres Neuron bzw. präganglionäre Nervenfaser

Ganglion

← **1. Angriffspunkt**

Postganglionäres Neuron bzw. postganglionäre Nervenfaser

← **4. Angriffspunkt**

Synapse

← **2. Angriffspunkt**

Glatte Muskulatur des Erfolgsorganes, z. B. Darm, Gefäße

↑

Spasmolytika
(direkter Angriff an der glatten Muskulatur)

Abb. 7.8 Übersicht der Angriffspunkte von Arzneimitteln, die vorwiegend am peripheren Nervensystem angreifen

Zusammenfassung

Zum Verständnis der vorwiegend am peripheren Nervensystem angreifenden Arzneimittel sind die verschiedenen Angriffspunkte dieser Arzneimittel wichtig. Es wurden vier wichtige Angriffspunkte herausgestellt (Abb. 7.8):

1. **Angriffspunkt:** Synapsen in den Ganglien. Ganglienblocker sind Arzneimittel, die zugleich eine Erregungsübertragung in den sympathischen und parasympathischen Ganglien blockieren. Wichtigster Vertreter ist das Nicotin.

2. **Angriffspunkt:** Synapsen zwischen dem Ende der postganglionären Nervenfaser und dem Erfolgsorgan.
Bei dieser Art des Angriffs muss weiter differenziert werden. Es gibt Arzneimittel, die in die Erregungsübertragung am postganglionären Sympathikus und solche, die in die Erregungsübertragung am postganglionären Parasympathikus eingreifen. Wird durch den Eingriff die Erregungsübertragung verstärkt, so spricht man von einer sympathomimetischen bzw. parasympathomimetischen Wirkung. Wird die Erregungsübertragung vermindert oder blockiert, so nennt man das eine sympa-

tholytische bzw. parasympatholytische Wirkung. Arzneimittel dieser Gruppen wirken hauptsächlich auf die glatte Muskulatur und die Herzmuskulatur. Die Spasmolytika besitzen eine Zwischenstellung. Sie wirken teilweise parasympatholytisch, greifen zum Teil aber auch direkt an der glatten Muskulatur an.

3. **Angriffspunkt:** Synapsen an motorischen Endplatten.
   Arzneimittel, die eine Erregungsübertragung vom somatischen Nerv auf den Skelettmuskel blockieren, sind die peripheren Muskelrelaxantien.

4. **Angriffspunkt:** Neurone bzw. Nervenfasern.
   Die Lokalanästhetika greifen besonders stark an den sensiblen Nervenfasern an. Sie beeinträchtigen aber auch die Erregungsübertragung an den postganglionären sympathischen Nervenfasern und in hohen Dosen an den motorischen Nervenfasern.

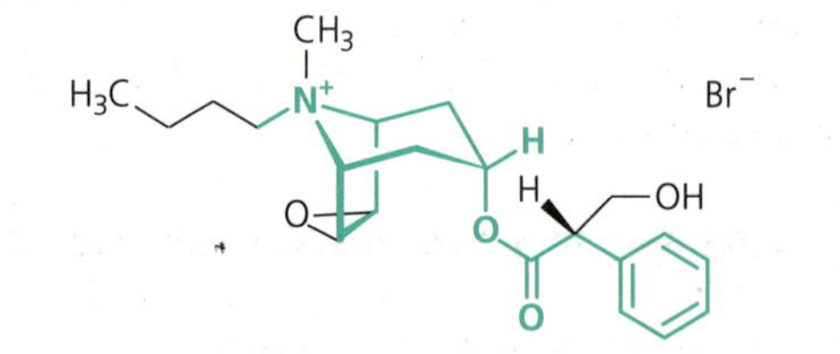

Abb. 7.9 Butylscopolamin (Buscopan®)

Fragen

1. Wo findet im Organismus die Reizverarbeitung statt?
2. Warum sind Ganglienblocker als Arzneimittel unbedeutend?
3. Welchen Sinn hat der Zusatz von Adrenalin bzw. Noradrenalin bei Lokalanästhetika?
4. Begründen Sie den Einsatz von β-Sympathomimetika bei Bronchialasthma.
5. Erklären Sie, warum Arzneimittel mit α-sympathomimetischer Wirkung bei Arteriosklerose kontraindiziert sind.
6. Erklären Sie die Begriffe „α-sympathomimetisch" und „β-sympatholytisch".
7. Wie wirkt sich ein Parasympatholytikum auf die Funktion der folgenden Organe aus: Speicheldrüse, Bronchien und Schleimbildung der oberen und unteren Luftwege, Pupille, Herz?
8. Erklären Sie den kompetitiven Antagonismus am Beispiel des Atropins.
9. Wie kommt die Wirkung von Pilocarpin an der Pupille zustande?
10. Nennen Sie zwei chemische Grundstrukturen für Lokalanästhetika.
11. Erläutern Sie die Elimination der Lokalanästhetika.
12. Nicotinpflaster in Kinderhand sind lebensgefährlich. Warum?
13. Welcher Muskelfasertyp ist in Abb. 6.1 C skizziert? Begründung?
14. Begründen Sie, warum quartäre Ammoniumverbindungen (s. z.B. Abb. 7.9) keine zentralen Nebenwirkungen zeigen!
15. Ein Engwinkelglaukom gilt als Kontraindikation für Pirenzepin. Erläutern Sie den Zusammenhang mithilfe Ihrer Informationen zum autonomen Nervensystem!
16. Vergleichen Sie die Struktur von Suxamethonium (Abb. 7.6) und Acetylcholin (Abb. 7.5). Was fällt Ihnen auf?

ARZNEIMITTEL, DIE VORWIEGEND AM ZENTRALNERVENSYSTEM ANGREIFEN

8

8.1 Schlaf- und Beruhigungsmittel

Zwischen **Schlafmitteln** (Hypnotika) und **Beruhigungsmitteln** (Sedativa) besteht nur ein quantitativer Unterschied. Bei den meisten Arzneimitteln dieser Gruppe besitzt eine niedrigere Dosis des betreffenden Stoffes eine beruhigende (sedierende), eine höhere Dosis eine schlafbringende (hypnotische) Wirkung.

Oft findet man nach einem Tag voller Aufregung und Stress keinen Schlaf. Welche Störungen liegen im Organismus vor?

8.1.1 Schlaf, ein Biorhythmus

Der Wach-Schlafrhythmus gehört zu den zirkadianen Biorhythmen (s. Kap. 2.3.3), d.h. Ruhe und Aktivität lösen sich über den 24-Stunden-Tag in periodischer Reihenfolge ab. Die biochemischen Ursachen des Wach-Schlafverhaltens sind noch nicht gesichert. Man weiß, dass Erregungen aus der Peripherie zur Formatio reticularis gelangen und von dort auf die Großhirnrinde geleitet werden. Dieses System von aufsteigenden Impulsen (ARAS = aufsteigendes, retikuläres, aktivierendes System) ist mitverantwortlich für die Aufrechterhaltung des Wachzustandes. Ferner sind limbisches System, Raphé-Kerne und Überträgersubstanzen wie Noradrenalin, Histamin, Serotonin und Melatonin am Wach-Schlafrhythmus beteiligt. Aufschluss über den Funktionszustand des Gehirns während der verschiedenen Phasen dieses Rhythmus kann u.a. das Elektroenzephalogramm vermitteln (s. Kap. 6.3.1).

Der Schlaf ist durch folgende Merkmale charakterisiert:

- Verlangsamung von Herztätigkeit und Atmung
- Verminderung des Muskeltonus
- Erniedrigung des Blutdrucks
- Verengung der Pupillen
- Weckbarkeit (Unterschied zur Narkose)
- Erniedrigung des Stoffwechsels.

Im Schlaf überwiegt der Parasympathikustonus. Vorgänge, die der Erholung dienen, überwiegen jetzt. Unser Schlaf läuft in 4 bis 6 Zyklen von jeweils ca. 90 Minuten Dauer ab

(Abb. 8.1). Jeder Zyklus besteht aus dem orthodoxen Schlaf (Non-REM-Schlaf) und dem paradoxen oder REM-Schlaf. Der orthodoxe Schlaf gliedert sich in vier Stadien: I Einschlafstadium, II Leichtschlafstadium, III mitteltiefes Schlafstadium, IV Tiefschlafstadium. Dem Ende der Tiefschlafphase folgt der ca. 15–20 Minuten dauernde REM-Schlaf (rapid-eye-movement), der auch Traumschlaf genannt wird. In der REM-Schlafphase ist der Tonus der Skelettmuskulatur besonders stark herabgesetzt, Atmung, Herztätigkeit und Blutdruck sind aber gesteigert. Ferner werden die Augen unter den geschlossenen Lidern schnell hin und her bewegt, und das Träumen ist in dieser Phase besonders häufig.

Der Tiefschlaf dient der physischen, der REM-Schlaf der psychischen Erholung.

Das Wohlbefinden während des Tages hängt in hohem Maße von einem ungestörten Verlauf der Zyklen und ihren Phasen ab. Genussmittel wie Alkohol und Kaffee verkürzen den Tiefschlaf- und den REM-Schlafanteil; der Erholungswert des Schlafes nimmt ab.

Auch im Alter sinkt der Anteil an Tiefschlafphasen zugunsten des Leichtschlafes ab. Allerdings nimmt die Gesamtschlafzeit auch im Alter nur wenig ab. Ältere schlafen in der Regel bei Nacht weniger tief und weniger lang, gleichen dieses Defizit aber durch Nickerchen während des Tages wieder aus.

Das Führen eines Schlafprotokolls macht die Schlafquantität bewusst und kann helfen, den Patienten eine realistische Einschätzung ihrer Schlaf- und Wach-Zeiten zu vermitteln. Ein Verzicht auf Tagesschlafphasen führt oft schon zur Aufhebung der nächtlichen Schlafstörungen.

Schlafstörungen lassen sich nach Art oder Ursache wie folgt einteilen:

■ **Einschlafstörungen.** Hier liegt verzögertes Einschlafen von einer halben bis zu mehreren Stunden Dauer vor. Ursache einer derartigen Schlafstörung sind oft starke geistige oder seelische Beanspruchung oder Überbelastung.

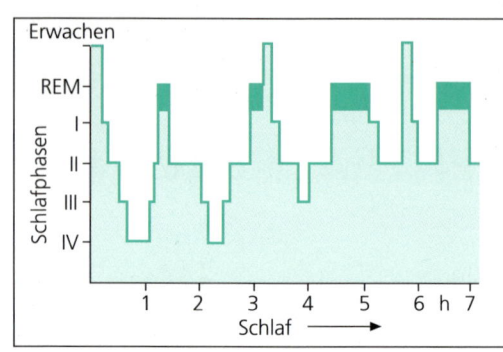

Abb. 8.1 Schlafdiagramm eines gesunden Erwachsenen. Nach Mutschler 2001. ■: REM-Schlaf

■ **Durchschlafstörungen.** Häufiges Aufwachen nach einem ersten Einschlafen kennzeichnen diese meist chronische Schlafstörung.

■ **Früherwachen** bezeichnet ein vorzeitiges Erwachen von einer bis zu mehreren Stunden vor der beabsichtigten Aufwachzeit. Die Störungen können psychosozial, organisch oder durch seelische Erkrankungen bedingt sein.

■ **Organisch bedingte Schlafstörungen** (z. B. durch Schmerzzustände, Herzrhythmusstörungen, Bronchialasthma, Magen- oder Darmgeschwüre u. a.).

■ **Psychisch bedingte Schlafstörungen** (z. B. Depressionen, Schizophrenie, Alkoholismus, Angstneurosen).

■ Schlafstörende **äußere Anlässe** (z. B. Lärm, Licht, ungesunde Lebensführung wie mangelnde körperliche Betätigung, schwere Mahlzeiten vor dem Schlafen oder Konsum anregender Genussmittel wie Kaffee, Tee, Zigaretten).

■ **Arzneimittelbedingte Schlafstörungen** (z. B. durch Betablocker, Appetitzügler, Glucocorticoide, Asthmamittel, verschiedene Sympathomimetika, Antidepressiva).

Bevor man eine Schlafstörung durch Arzneimittel therapiert, sollte eine kausale Behandlung versucht werden. Oft ist es möglich, die schlafstörenden Ursachen zu erkennen und auszuschalten.

Die meisten Schlafmittel wirken in geringer Dosierung sedierend. Sedativa werden vor allem tagsüber eingenommen.

8.1.2 Arzneimitteltherapie der Schlafstörungen

Zahlreiche Schlafmittel hemmen die Erregungsübertragung an den Synapsen im Zentralnervensystem. An GABA-Rezeptoren wird der Chlorideinstrom in die Nervenzellen erhöht, das Ruhepotenzial also überstabilisiert (s. Kap. 6.2.2, Abb. 6.2). Wesentliche Angriffspunkte für Schlafmittel sind Formatio reticularis und Thalamus, bei hohen Dosen auch die Großhirnrinde.

Bei der Dauertherapie mit Schlafmitteln kann es zu Gewöhnung, Gewohnheitsbildung und/oder Sucht kommen. Alle Schlafmittel beeinträchtigen den physiologischen Schlafrhythmus, indem sie die REM-Phasen oder die Schlafphasen IV verkürzen.

Die Schlafmittel und Beruhigungsmittel lassen sich in verschiedene Gruppen einteilen:

- Pflanzliche Schlafmittel, insbesondere Baldrianzubereitungen
- Diphenhydramin und Doxylamin (H_1-Antihistaminika)
- Chloralhydrat
- Benzodiazepine
- Zolpidem, Zopiclon und Zaleplon (Benzodiazepin-Agonisten)
- Arzneimittel gegen extreme Erregungszustände.

Pflanzliche Präparate und die Diphenhydramin oder Doxylamin enthaltenden Fertigarzneimittel sind rezeptfrei erhältlich und haben deshalb in der Selbstmedikation eine wesentliche Bedeutung.

Alle anderen sind verschreibungspflichtig, wobei die Barbiturate, die ein hohes Missbrauchspotenzial aufweisen und auch zur Selbsttötung eingesetzt wurden, inzwischen als Schlafmittel nahezu bedeutungslos geworden sind.

Pflanzliche Schlafmittel

Inhaltsstoffe von Schlaf- und Beruhigungsmitteln pflanzlicher Herkunft sind häufig:

- Baldrianwurzel (Valerianae radix)
- Hopfenextrakt (Extractum Humuli lupuli)
- Passionsblumenextrakt (Extractum herbae Passiflorae)
- Melissenblätter.

Johanniskrautextrakt hat eine beruhigende Wirkung und wird zu den pflanzlichen Psychopharmaka (s. Kap. 8.8) gezählt. Auch mit diesen Arzneimitteln können Schlafstörungen behandelt werden.

Pflanzliche Schlafmittel sind sehr häufig als Kombinationspräparate im Handel. Eine Reihe von Fertigarzneimitteln aus dieser Gruppe ist in Tab. 8.1, A zusammengestellt.

Zur Bewertung von pflanzlichen Fertigarzneimitteln werden noch immer die **Aufbereitungsmonographien der Kommission E** (Phytotherapeutische Therapierichtung) des damaligen Bundesgesundheitsamtes herangezogen.

Da die Bewertung pflanzlicher Arzneimittel anhand der Kommission E-Empfehlungen immer nach dem gleichen Schema vorgenommen werden kann, soll hier eine exemplarische Besprechung erfolgen, die auch auf andere Indikationsgruppen übertragen werden kann. Die wichtigsten Informationen, die auch aus der ABDA-Datenbank abgerufen werden können, sind:

- Wie wurde die Heilpflanze, der Pflanzenteil oder der Pflanzenauszug für die beanspruchte Indikation bewertet?
- Welche Dosierung ist bei dieser Droge notwendig? Mit welcher Einnahmemenge an Fertigarzneimittel wird diese Dosierung erreicht?
- Oft muss vom eingesetzten Pflanzenauszug umgerechnet werden auf den Wirkstoffgehalt an pflanzlicher Droge. Das ist immer dann möglich, wenn das **Drogenextraktionsverhältnis (DEV)** bekannt ist.

Tab. 8.1 Zusammenstellung der Schlafmittel und Sedativa (49)*

Fertigarzneimittel® INN/Zusammensetzung	Anwendung
A Pflanzliche Schlaf- und Beruhigungsmittel	
Baldrian-Monopräparate mit Baldrianwurzel-Trockenextrakt	
Baldrian-Dispert	Unruhe, nervös bedingte Einschlafstörungen
Baldrian-Dispert stark am Tag	Unruhe
Sedariston Night	Unruhe, nervös bedingte Einschlafstörungen
Sedonium	Unruhe, nervös bedingte Einschlafstörungen
Valdispert	Unruhe, nervös bedingte Einschlafstörungen

Pflanzliche Kombinationspräparate

	Baldrian-wurzel	Hopfen	Passions-blume	Sonstige	Anwendung
Baldrian-Dispert Nacht	+	+			Nervös bedingte Einschlafstörungen
Baldriparan N stark	+	+		Melisse	Unruhe, nervös bedingte Einschlafstörungen
Euvegal-Dragees forte	+			Melisse	Unruhe, nervös bedingte Einschlafstörungen
Ivel	+	+			Unruhe, nervös bedingte Einschlafstörungen
Kytta-Sedativum f	+	+	+		Unruhe, nervös bedingte Einschlafstörungen
Luvased	+	+			Unruhe, nervös bedingte Einschlafstörungen
Nervendragees rat.	+	+	+		Unruhe, nervös bedingte Einschlafstörungen
Psychotonin-sed.	+			Johannis-kraut	Unruhe, psychovegetative Störungen, Einschlafstörungen, Angstzustände
Sedariston Tropfen	+			Johannis-kraut, Melisse	Unruhe, Einschlafstörungen
Vivinox N	+	+	+		Unruhe, nervös bedingte Einschlafstörungen

B Antihistaminika enthaltende Schlafmittel

	Diphenhydramin-HCl	Doxylamin-succinat	Anwendung
Gittalun		+	Einschlaf- und Durchschlafstörungen
Halbmond	+		Einschlaf- und Durchschlafstörungen
Hoggar N		+	Einschlaf- und Durchschlafstörungen
Sedovegan Novo	+		Einschlaf- und Durchschlafstörungen
Vivinox stark	+		Einschlaf- und Durchschlafstörungen

C Benzodiazepine

	INN/Zusammen-setzung	Dosierung in mg	Anwendung
+ Dalmadorm	Flurazepam	15–60	Ein- und Durchschlafstörungen
+ Eatan N	Nitrazepam	5–15	Ein- und Durchschlafstörungen
+ Halcion	Triazolam	0,25–0,5	Akute und chronische Schlaflosigkeit
+ Lendormin	Brotizolam	0,125–0,25	Ein- und Durchschlafstörungen
+ Noctamid	Lormetazepam	0,5–2	Ein- und Durchschlafstörungen
+ Radedorm	Nitrazepam	5-15	Ein- und Durchschlafstörungen
+ Remestan	Temazepam	20–30	Ein- und Durchschlafstörungen
+ Rohypnol	Flunitrazepam	0,5–2	Akute und chronische Schlafstörungen
+ Staurodorm Neu	Flurazepam	14–27	Ein- und Durchschlafstörungen

* Hauptgruppen-Nummer der Roten Liste

Tab. 8.1 Zusammenstellung der Schlafmittel und Sedativa (49)* (Fortsetzung)

Fertigarzneimittel®	INN/Zusammensetzung		Anwendung
D Andere Benzodiazepin-Rezeptoragonisten			
	INN	Dosierung in mg	Anwendung
+ Bikalm	Zolpidemtartrat	10	Einschlafstörungen
+ Stilnox	Zolpidemtartrat	10	Einschlafstörungen
+ Ximovan	Zopiclon	7,5	Ein- und Durchschlafstörungen
+ Sonata	Zaleplon	5/10	Einschlafstörungen
E Kombinationspräparate mit Wirkstoffen aus unterschiedlichen Therapierichtungen			
	Pflanzliche Wirkstoffe	Diphenhydramin-HCl	Sonstige / Anwendung

	Pflanzliche Wirkstoffe	Diphenhydramin-HCl	Sonstige	Anwendung
Betadorm A		+	8-Chlortheophyllin	Ein- und Durchschlafstörungen
Dolestan forte comp.		+	Guaifenesin	Ein- und Durchschlafstörungen
Moradorm	++	+		Ein- und Durchschlafstörungen
Vivinox Schlafdragees	++	+		Einschlafstörungen

Betrachten wir ein Fertigarzneimittel, das in einem Dragee 300 mg eines Baldrianwurzel-Trockenextraktes enthält, der im Drogenextraktionsverhältnis 5 : 1 hergestellt wurde. Der Hersteller gibt zur Dosierung folgenden Hinweis:

Als Schlafmittel abends 2 Dragees vor dem Schlafengehen unzerkaut mit etwas Flüssigkeit einnehmen.

Der Aufbereitungsmonographie „Baldrianwurzel" entnehmen Sie folgende Informationen:

■ Die Indikation „Einschlafstörungen" wird für Baldrianwurzel anerkannt.
■ Empfohlen wird eine Dosis von 2–3 Gramm Baldrianwurzel pro Einzelgabe.

Ob das Fertigarzneimittel diese Empfehlung nach den Herstellerangaben einhält, kann mit der folgenden Berechnung überprüft werden:

DEV 5 : 1 bedeutet: aus 5 Gramm Baldrianwurzel erhält man 1 Gramm Trockenextrakt. Ein Dragee enthält 300 mg Trockenextrat; das entspricht also 5×300 mg = 1 500 mg = 1,5 g Baldrianwurzel.

Die vom Hersteller empfohlene Einnahmemenge von 2 Dragees entspricht 600 mg Trockenextrakt oder 3 Gramm Baldrianwurzel.

Die vorgegebene Einzeldosis von 2–3 Gramm wird eingehalten; dieses Fertigarzneimittel entspricht dem Stand der Wissenschaft!

Ein anderes Präparat enthält bei gleichem DEV 45 mg Baldrianwurzel-Trockenextrakt je Dragee. Der Hersteller gibt eine Dosierung von 3–6 Dragees eine halbe Stunde vor dem Schlafengehen an.

Berechnung: 6 Dragees zu 45 mg Trockenextrakt enthalten 270 mg Trockenextrakt oder 5×270 mg = 1350 mg = 1,35 g Baldrianwurzel. Dieses Präparat ist auch dann noch deutlich unterdosiert, wenn die höchste vom Hersteller empfohlene Dosierung gewählt wird! Um die in der Empfehlung genannte Mindestmenge von 2 g Baldrianwurzel zu erreichen, müssten je Einzelgabe neun Dragees eingenommen werden – eine dem Patienten kaum zu vermittelnde Anweisung!

Grundsätzlich gilt diese Art der Berechnung auch für Kombinationspräparate. Für jeden einzelnen Bestandteil kann errechnet werden, wie viel Prozent der empfohlenen Dosis erreicht wird. Bei Kombinationen aus Wirkstoffen einer Therapierichtung (z. B. pflanzliche Schlafmittel) dürfen diese Einzel-

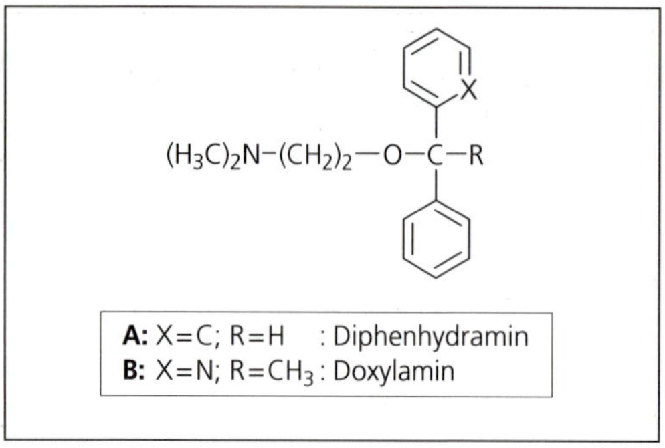

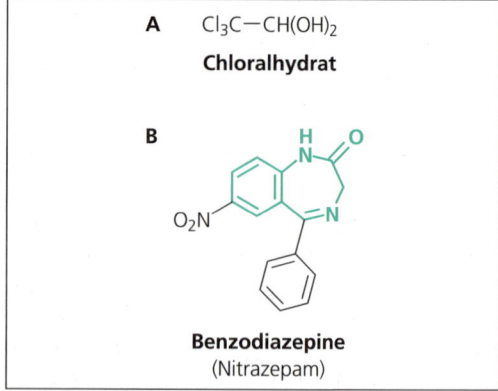

A: X=C; R=H : Diphenhydramin
B: X=N; R=CH₃ : Doxylamin

Abb. 8.2 Schlafmittel aus der Reihe der Antihistaminika

ergebnisse addiert werden. Allerdings wird dann häufig ein Ergebnis deutlich oberhalb 100 % verlangt (Sicherheitszuschlag).

Kombinationen aus verschiedenen Therapierichtungen sind nicht empfehlenswert. Verlangt der Kunde ein pflanzliches Mittel, so sollte ihm ein ausreichend hoch dosiertes Präparat empfohlen werden. Reicht dessen Wirkung nicht aus, so kann er ein stärker wirkendes chemisches Präparat erhalten. Wenig sinnvoll ist es dagegen, beide Therapierichtungen zu vermischen.

Diphenhydramin, Doxylamin

Diese Wirkstoffe werden als **Antihistaminika, Antiemetika, Hypnotika** und **Sedativa** eingesetzt. Sie gehören zu den wenigen chemischen Wirkstoffen in Schlafmitteln, die nicht der Verschreibungspflicht unterliegen (Abb. 8.2).

Bei der Abgabe von diphenhydramin- oder doxylaminhaltigen Schlafmitteln sollten gegebenenfalls folgende Beratungs- und Informationshinweise beachtet werden:

- Sie werden 30 Min. vor dem Zubettgehen eingenommen und besitzen eine Halbwertszeit von 6–8 Std.
- Nebenwirkungen, wie z.B. Obstipation, Miktionsstörungen, stenokardische Erscheinungen, sind durch die anticholinergen Eigenschaften dieser Substanzen bedingt.

- Die sedierende Wirkung wird durch andere zentral dämpfende Pharmaka und Alkohol verstärkt.
- Bei einer Schlafzeit von weniger als 8 Std. ist ein „hang over" und eine Beeinträchtigung der Verkehrstüchtigkeit möglich.

Fertigarzneimittel siehe Tab. 8.1 B.

Chloralhydrat

Dieser Wirkstoff (2,2,2-Trichlor-1,1-ethandiol, Abb. 8.3 A) kann bei älteren Patienten und in der Kinderpraxis als Rectiole eingesetzt werden. Unangenehm ist der brennende und bittere Geschmack, der den Zusatz von Geschmackskorrigentien oder die Verabrei-

A $Cl_3C-CH(OH)_2$
Chloralhydrat

B

Benzodiazepine
(Nitrazepam)

Abb. 8.3 Chemische Struktur von **A** Chloralhydrat und **B** Nitrazepam

chung in Kapseln bzw. Rectiolen notwendig macht. Wegen rascher Toleranzentwicklung ist Chloralhydrat nur kurzfristig anwendbar. Von Vorteil ist, dass die Schlafphasen kaum beeinflusst werden.

Benzodiazepin-Derivate

Sie sind zunächst als Tranquillantien entwickelt worden. Die Tranquillantien ordnet man den Psychopharmaka zu (s. Kap. 8.8). Etwa die Hälfte der heute verordneten Ein- und Durchschlafmittel sind Benzodiazepin-Derivate (Tab. 8.1 C, Abb. 8.3 B). Die Gefahr akuter Vergiftungen ist bei diesen Arzneimitteln viel geringer als z. B. bei den Barbituraten. Da sie keine Enzyminduktion (s. Kap. 2.2.7) bewirken, ist auch bei längerer Anwendung keine Dosissteigerung notwendig. Die Eliminations-Halbwertszeiten (s. Kap. 2.2.8) der Benzodiazepine sind sehr unterschiedlich, z. B. Triazolam $t_{1/2}$ = 3–8 Stunden und Flunitrazepam $t_{1/2}$ = ca. 20 Stunden. Überhangeffekte und damit Einschränkungen des Reaktionsvermögens können also bei entsprechender Wahl des Wirkstoffes weitgehend vermieden werden. Der Einfluss auf die physiologischen Schlafphasen ist bis auf die erwähnte Verkürzung der REM-Phasen, aber auch der Tiefschlafphasen gering. Zur Behandlung von Einschlafstörungen eignen sich die Benzodiazepine mit kurzer Wirkdauer (Brotizolam, Triazolam), für Durchschlafstörungen Substanzen mit mittlerer Wirkdauer wie Lormetazepam und Temazepam. Beide Gruppen können relativ hoch dosiert werden und wirken dann stark, aber kurz. Substanzen mit langer Wirkdauer wie Flurazepam, Nitrazepam oder Flunitrazepam werden wegen des größeren Kumulationsrisikos niedriger dosiert und deshalb vor allem als Sedativa eingesetzt. Besonders bei älteren Patienten sind Paradoxreaktionen möglich. Liegen zerebrale Durchblutungsstörungen vor, sollten Benzodiazepine nicht gegeben werden, da die Gefahr der Auslösung starker Erregungszustände besteht. Weitere Nebenwirkungen der Benzodiazepine und der Wirkungsmecha-

Abb. 8.4 Benzodiazepin-Rezeptoragonisten

nismus sind in Kap. 8.8.6 beschrieben. Wegen ihrer muskelerschlaffenden Wirkung sind Benzodiazepine bei krankhafter Muskelschwäche (Myasthenia gravis) und Engwinkelglaukom (s. Kap. 17.2.3) kontraindiziert.

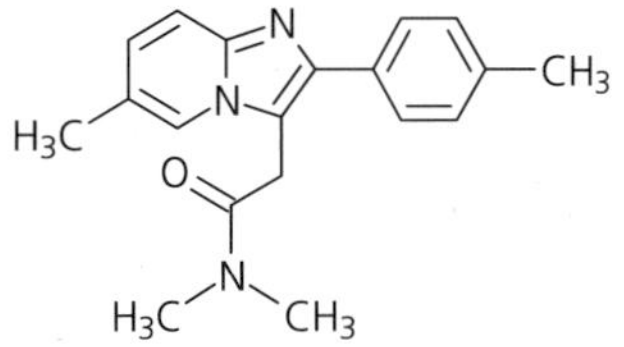

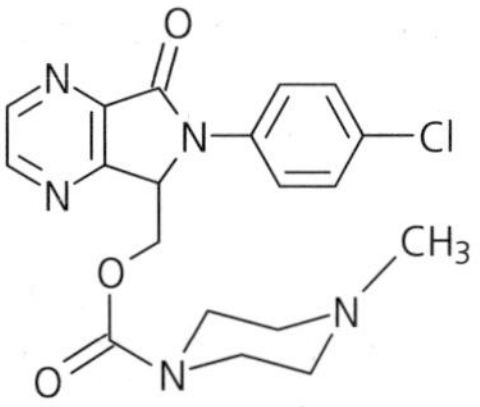

Zolpidem, Zopiclon und Zaleplon

Zolpidem (ein Imidazopyridin-Derivat, Abb. 8.4 A) und **Zopiclon** (ein Cyclopyrolon-Derivat, Abb. 8.4 B) sind Schlafmittel mit ähnlicher Wirkung und ähnlichem Wirkungsmechanismus wie die Benzodiazepin-Derivate. Mit Halbwertszeiten von 3 bzw. 6 Stunden eignen sie sich zur Therapie von Einschlafstörungen. Seit 2002 im Handel ist Zaleplon, eine ultrakurz ($t_{1/2} \approx 1$ h) wirkende Substanz.

Für den Umgang mit Schlafmitteln in der Apotheke ist grundsätzlich zu beachten, dass Schlafmittelgebrauch und Schlafmittelmissbrauch sehr häufig sind. Verschreibungspflichtige Schlafmittel werden oft ohne Rezept verlangt. Gewohnheitsbildung und Sucht sind häufig. Fertigarzneimittel sind in Tab. 8.1 zusammengestellt. In der Apotheke sind im Zusammenhang mit der Information und Beratung über Schlafmittel gegebenenfalls folgende Empfehlungen zu erteilen:

HV-Empfehlung

Schlafstörungen
Empfehlung: Baldrianwurzelextrakt
z. B.:
Sedonium® Dragees
50 Stück à 300 mg
Dosierung: $^1/_2$ Stunde vor dem Schlafengehen 2 Dragees.
Argument: Dieses Arzneimittel unterstützt Sie beim Einschlafen. Morgens sind Sie gut ausgeschlafen!
Beratungshinweise: Alternativ können auch Teezubereitungen gemäß Standardzulassung oder nach NRF 17.2. empfohlen werden. Weitere Alternativen sind pflanzliche Kombinationspräparate (Baldrianwurzel, Hopfenzapfen, Passionsblumenkraut, Melissenblätter).
Unterstützend wirken auch Entspannungsbäder mit Lavendelöl oder Melissenöl.

HV-Empfehlung

Schlafstörungen
Empfehlung: Doxylaminsuccinat
z. B.:
Gittalun® Trinktabletten
Sedaplus® Kapseln
10 Stück à 25 mg
Dosierung: Erwachsene 1 Kapsel/Trinktablette $^1/_2$ Stunde vor dem Schlafengehen. Trinktablette in einem $^1/_2$ Glas Wasser auflösen.
Argument: Dieses Arzneimittel wirkt etwa acht Stunden und lässt Sie gut einschlafen und gut durchschlafen. Morgens sind Sie gut erholt.
Beratungshinweis:
Wie bei Diphenhydramin-HCl.

Beratungshinweise

Schlafstörungen
Nicht-medikamentöse Therapieansätze
reduzieren Störfaktoren und verstärken schlafunterstützende Reize:

- Essen Sie abends nicht sehr üppig – insbesondere nicht kurz vor dem Zubettgehen!
- Meiden Sie coffeinhaltige Getränke (Kaffee, Cola, …)!
- Verzichten Sie auf Nickerchen während des Tages!
- Vermeiden Sie Reizüberflutung am Abend – suchen Sie körperliche und geistige Entspannung (z.B. Abendspaziergang, Entspannungsübungen, Lesen statt TV)!
- Lüften Sie Ihr Schlafzimmer vor dem Zubettgehen, schlafen Sie nicht zu warm!
- Geringe Mengen Alkohol (ein Glas Bier, ein Achtel Wein) am Abend können die Schlafbereitschaft erhöhen!

Hinweise für eine Selbstmedikation:
- Nehmen Sie ein Schlafmittel höchstens für 1–2 Wochen ein.
- Kinder und Schwangere erhalten nur baldrian- oder hopfenhaltige Arzneimittel.
- Nehmen Sie ein Schlafmittel nur, wenn Sie tatsächlich nicht gut schlafen können! Eine „prophylaktische" Anwendung ist nicht sinnvoll!

HV-Empfehlung

Schlafstörungen
Empfehlung: Diphenhydramin-HCl
z. B.:
Moradorm-A® Tabletten
nervo-OPT® N Tabletten
20 Stück à 50 mg
Dosierung: Erwachsene 1 Tablette $^1/_4$ bis $^1/_2$ Stunde vor dem Schlafengehen mit etwas Flüssigkeit einnehmen.
Argument: Dieses Arzneimittel hilft Ihnen beim Einschlafen und am anderen Morgen sind Sie wieder ausgeschlafen und voll einsatzfähig!
Beratungshinweis: Nicht gleichzeitig mit Alkohol oder zentral dämpfenden Pharmaka einnehmen. Schlafmittel höchstens 14 Tage ohne ärztliche Kontrolle einnehmen (Risiko einer Abhängigkeit). Das Reaktionsvermögen kann beeinträchtigt werden! Zur unterstützenden Therapie können Schlaf- und Beruhigungstees eingesetzt werden.

Arzneimittel gegen extreme Erregungszustände

Durch Vergiftungen oder auch bei Alkoholismus kann es zu einem **Delirium** kommen. Man versteht darunter einen Zustand der Verwirrtheit, ängstlich-unruhiger Stimmung. Es treten Halluzinationen auf. Kreislaufversagen führt oft zum Tod.

Gegen solche Erregungszustände, wie sie bei Delirien oder auch bei zerebralen Durchblutungsstörungen auftreten, werden bevorzugt folgende Substanzen eingesetzt:

Clomethiazol (+ Distraneurin®), Haloperidol (Tab. 8.14).

Zusammenfassung Schlaf- und Beruhigungsmittel

Zwischen Schlafmitteln und Beruhigungsmitteln besteht oft nur ein quantitativer Unterschied. Die Dosis ist maßgebend.

Für den Schlaf ist ein intaktes Zusammenspiel von aktivierenden und hemmenden Impulsen, ausgehend von der Formatio reticularis, verantwortlich. Im Schlaf überwiegt der Parasympathikustonus.

Schlaf- und Wachzustand werden durch das Zusammenspiel aktivierender und hemmender Impulse von der Formatio reticularis gesteuert.

Schlafstörungen werden nach Art oder Ursache eingeteilt.

Vor einer Therapie der Schlafstörung muss versucht werden, den Anlass dieser Schlafstörung auszuschalten.

Je nach Wirkungsdauer unterscheiden wir Einschlaf- und Durchschlafmittel.

Rezeptfrei erhältlich sind pflanzliche Wirkstoffe, Diphenhydramin und Doxylamin enthaltende Fertigarzneimittel.

Benzodiazepine und Benzodiazepin-Agonisten sind die wichtigen verschreibungspflichtigen Arzneimittel.

Bei zahlreichen Schlafmitteln besteht die Gefahr der Gewöhnung, der Gewohnheitsbildung und der Sucht. Der Schlafmittelmissbrauch ist häufig.

Fragen

1. Wie äußert sich ein Überwiegen des Parasympathikustonus auf folgende Körperfunktionen: Atmung, Herztätigkeit, Blutdruck, Drüsensekretion und Muskeltonus?
2. Erklären Sie den Überhangeffekt bei langwirkenden Benzodiazepinen.
3. Welche Wirkungen besitzen Diphenhydramin und Doxylamin außer dem schlafbringenden Effekt?
4. Bei zahlreichen Schlafmitteln können bei Dauergebrauch Gewöhnung, evtl. sogar Gewohnheitsbildung und Sucht auftreten. Wie begegnet man dieser Gefahr?
5. Nennen Sie die beiden wichtigen Phasen für erholsamen Schlaf.
6. Die Benzodiazepine werden nach ihrer Wirkdauer in drei Gruppen eingeteilt. Nennen Sie diese Einteilung und ordnen Sie diesen Gruppen die Hauptfunktionen für Hypnotika/Sedativa und je ein Wirkstoffbeispiel richtig zu!
7. Suchen Sie in der Roten Liste oder in anderen Quellen die Wirkstoffzusammensetzung von Valeriana comp. Hevert® novum und bewerten Sie dieses Fertigarzneimittel in Bezug auf Zusammensetzung und Dosierung!
8. Für viele nur den Arzneistoff Diphenhydramin enthaltende Fertigarzneimittel geben die Hersteller folgenden Hinweis zur Dosierung:
   „15–30 Minuten vor dem Schlafengehen oder bei nächtlichem Erwachen mit etwas Flüssigkeit einnehmen."
   Würden Sie diesen Hinweis so auch in Ihrer HV-Empfehlung geben?
9. Die Rote Liste nennt die Halbwertszeiten von Diphenhydramin und Doxylamin. Erläutern Sie den Zusammenhang zwischen Halbwertszeit, Dosierung und Wirkdauer!

8.2 Narkose und Narkotika

Mit **Narkotika** soll der menschliche oder tierische Organismus in den Zustand der Narkose versetzt werden. Die Narkose erlaubt es dem Arzt, Eingriffe am Organismus ohne Schmerzen und Bewusstsein durchführen zu können. Der entscheidende Unterschied zum Schlaf liegt darin, dass der in Narkose befindliche Patient nicht weckbar ist.

Mit der Ausschaltung von Schmerzempfindung und Bewusstsein sind aber erst zwei Ziele der Narkose genannt. Es sollten außerdem Abwehrreflexe und Muskelspannung ausgeschaltet werden. Alle diese Einflüsse eines Narkotikums auf das ZNS müssen reversibel sein. Kreislauf- und Atemzentrum im verlängerten Mark dürfen dabei nicht beeinflusst werden.

Eine Narkose kann in vier **Stadien** unterteilt werden, die bei der Narkose mit einem Narkosemittel in folgender Reihenfolge durchlaufen werden:

- Analgesiestadium. Hier wird Schmerzunempfindlichkeit erreicht.
- Exzitationsstadium. Dieses Stadium ist unerwünscht, da die Reflexe gesteigert sind, die Atmung unregelmäßig erfolgt und Husten sowie Erbrechen auftreten können.
- Toleranzstadium. In diesem Stadium wird operiert. Wesentliche Teile des ZNS, d.h. von Großhirn, Mittelhirn und Rückenmark, sind ausgeschaltet. Die Zentren des verlängerten Marks erhalten ihre Funktion aufrecht.
- Asphyxiestadium („Erstickungsstadium"). Dieses Stadium wird bei Überdosierung eines Narkotikums erreicht. Das verlängerte Mark wird angegriffen, es kommt zu Atemstillstand und Kreislaufzusammenbruch.

Mit einem guten Narkotikum sollte das Toleranzstadium bei Schmerzunempfindlichkeit und Muskelentspannung (Muskelrelaxation) möglichst unter Überspringen von Analgesie- und Exzitationsstadium rasch erreicht werden. Das Narkosemittel sollte auch gut steuerbar sein, d.h., die Narkosetiefe sollte sich schnell steigern, aber auch rasch verringern lassen. Ferner ist eine große Narkosebreite erwünscht. Dies bedeutet, dass der Unterschied in der Dosis zum Erreichen des Toleranzstadiums und zum Erreichen des Asphyxiestadiums möglichst groß sein soll.

8.2.1 Differenzierung der Narkotika

Entsprechend den unterschiedlichen physikalisch-chemischen Eigenschaften der einzelnen Narkotika sind verschiedene Applikationsarten möglich. Man unterscheidet **Inhalations-** und **Injektionsnarkotika.** Eine Sonderform der Narkose ist die **Neuroleptanalgesie.** Wir müssen auch zwischen Narkose und **Lokalanästhesie** (s. Kap. 7.6) unterscheiden. Bei der Lokalanästhesie wird ein begrenzter Körperbezirk durch Lähmung des entsprechenden peripheren Nervs schmerz- und gefühlsunempfindlich gemacht. Das Bewusstsein bleibt dabei erhalten.

8.2.2 Inhalationsnarkotika

Die Aufnahme und auch die Ausscheidung der Inhalationsnarkotika erfolgen über die Lunge, d.h. pulmonal. Der Wirkungsmechanismus ist noch nicht geklärt. Wichtig für die Wirkung eines Inhalationsnarkotikums ist eine gute Lipidlöslichkeit. Die Blut-Hirn-Schranke muss überwunden werden können.

Die heute üblichen Inhalationsnarkotika gehören folgenden Stoffgruppen an:

- Gase
- Halogenierte Kohlenwasserstoffe
- Ether.

Über die Art, Eigenschaften und Anwendung sowie entsprechende Fertigarzneimittel informiert Tab. 8.2.

Tab. 8.2 Inhalationsnarkotika (65)*

Substanz/ INN	Fertigarz- neimittel®	Chemische Struktur	Siede- punkt in °C	Anwendung	Neben- wirkung	Bemerkungen
Distickstoff- monoxid (Stickoxydul) Lachgas		N_2O	–89	In Kombination mit anderen Narkotika	Gering	Wirkt stark analgetisch, schwach narkotisch
Enfluran	+ Ethrane	(Strukturformel)	57	In Kombination mit anderen Narkotika zur Aufrechterhal- tung des Tole- ranzstadiums	Atem- depression	Kurze Einlei- tung, rasches Abklingen, Muskelrelaxa- tion
Halothan	+ Fluothane + Halothan- Hoechst	(Strukturformel)	50	In Kombination mit anderen Narkotika zur Aufrechterhal- tung des Tole- ranzstadiums	Atem- depression	Schmerzfrei- heit wird erst nach Ausschal- tung des Be- wusstseins er- langt
Isofluran	+ Forene	(Strukturformel)	104	In Kombination mit anderen Narkotika zur Aufrechterhal- tung des Tole- ranzstadiums	Atem- depression	Kurze Einlei- tung, rasches Abklingen, Muskelrelaxa- tion

*Hauptgruppen-Nummer der Roten Liste

Keines der in der Tabelle 8.2 aufgeführten Inhalationsnarkotika erfüllt alle oben gestellten Narkoseziele befriedigend. Deswegen werden vom Anästhesisten fast immer kombinierte Narkoseverfahren angewandt. Beispiel: Die Narkose wird mit einem Injektionsnarkotikum eingeleitet; das Toleranzstadium wird mit einem Gemisch aus Sauerstoff, Distickstoffmonoxid und Halothan aufrechterhalten; ein Muskelrelaxans dient der Entspannung der Muskulatur.

Eine Kombination bietet hier den Vorteil, dass die Einzelkomponenten relativ niedrig dosiert werden können und damit die Gefahr von Nebenwirkungen geringer wird.

8.2.3 Injektionsnarkotika

Ein wichtiges Indikationsgebiet für die Injektionsnarkotika ist, wie wir oben bereits erfahren haben, die Narkoseeinleitung. Sie werden aber auch alleine für kurze chirurgische Eingriffe eingesetzt. Im Gegensatz zu den Inhalationsnarkotika wirken sie nur auf das Bewusstsein und verfügen mit Ausnahme von Ketamin über keinen analgetischen Effekt.

Die Applikationsart, die Injektion, bedingt bei den meisten Narkotika dieser Gruppe einen raschen Wirkungseintritt, der die Anwendung zur Narkoseeinleitung rechtfertigt. In Tab. 8.3 finden Sie eine Zusammenstellung von Injektionsnarkotika.

8.2.4 Neuroleptanalgesie

In zahlreichen Fällen kann die herkömmliche Form der Narkose wegen zu hohen Risikos nicht angewandt werden. Dies gilt zum Beispiel bei älteren Patienten mit schlechtem Allgemeinzustand und bei Patienten mit Leber-

Tab. 8.3 Injektionsnarkotika (65)*

Substanz/INN	Fertigarzneimittel®	Anwendung	Nebenwirkungen
A Barbiturate mit kurzen und ultrakurzen Wirkungen (ohne analgetische und muskelrelaxierende Wirkung)			
Methohexital	+ Brevimytal-Natrium	Zur i. v. Kurznarkose Zur Narkoseeinleitung	Atemdepression
Thiopental	+ Trapanal	Zur i. v. Kurznarkose Zur Narkoseeinleitung	Atemdepression
B Andere Wirkstoffe			
Ketamin (Cyclohexanon-Derivat)	+ Ketanest	Mononarkotikum für kurze Eingriffe, zur Narkoseeinleitung in Kombination mit anderen Narkotika	Nicht einsetzbar bei Hypertonie, Herzinsuffizienz und Arteriosklerose
Midazolam (injizierbares Benzodiazepin)	+ Dormicum	Narkoseeinleitung Intensivmedizin	Atemdepression, Störungen in der Bewegungskoordination
Propofol (Phenolderivat)	+ Disoprivan	Einleitung und Aufrechterhaltung einer Narkose und Kurznarkose	Nicht während Schwangerschaft und Stillzeit Nicht bei Kindern
Sufentanil	BTM Sufenta	Mononarkotikum Analgetikum in Kombinationsnarkosen	Atemdepression

* Hauptgruppen-Nummer der Roten Liste

oder Nierenschäden. Hier bietet sich als Narkoseverfahren die Neuroleptanalgesie an.

Das Prinzip der Neuroleptanalgesie ist der Einsatz einer **Kombination von Neuroleptikum und Analgetikum.** Mit dem Neuroleptikum wird psychische Gleichgültigkeit (Indifferenz), mit dem Analgetikum wird Schmerzfreiheit erzielt.

Als Neuroleptikum verwendet man Droperidol, ein Butyrophenonderivat (s. Kap. 8.8.4). Als Analgetikum wird Fentanyl (s. Kap. 8.5.6) eingesetzt.

Fentanyl besitzt einen raschen Wirkungseintritt und klingt in seiner Wirkung auch schnell wieder ab. Häufig wird bei der Neuroleptanalgesie ein Sauerstoff-Lachgas-Gemisch zur Unterstützung eingesetzt.

8.2.5 Prämedikation

Prämedikation verringert das Narkoserisiko für den Patienten weiter. Darunter versteht man alle medikamentösen Maßnahmen, die der Vorbereitung und Unterstützung der Narkose dienen. Dazu gehören z. B.

- Gabe von Schlafmitteln, damit der Patient in der Nacht vor der Operation ruhig schläft
- Gabe von Tranquillantien (z. B. Diazepam), damit der Patient frei von Angst ist
- Einsatz von Analgetika (z. B. Pentazocin) zum Erreichen von Schmerzfreiheit
- Einsatz von Antiemetika, Antihistaminika und Parasympatholytika (z. B. Atropin, s. Kap. 7.4.4), um eventuelle Nebenwirkungen durch das Narkotikum auszuschalten.

Fragen

1. Stellen Sie vier wichtige Anforderungen an Narkotika zusammen.
2. Warum muss das verlängerte Mark von der Narkosewirkung verschont bleiben?
3. Welche physikalischen Eigenschaften sind für ein Inhalationsnarkotikum Bedingung? (Nennen Sie Beispiele.)
4. Bei der Prämedikation werden zur Prophylaxe gegen eventuelle Nebenwirkungen von Narkotika z.B. Antiemetika, Antihistaminika und Parasympatholytika verabreicht. Auf welche Nebenwirkungen der Narkotika kann daraus geschlossen werden?
5. Warum kann durch die Prämedikation oft Narkosemittel eingespart werden?

8.3 Antiepileptika

Antiepileptika sind Arzneimittel, die gegen verschiedene Formen der Epilepsie eingesetzt werden. Bei der Epilepsie (auch Fallsucht genannt) handelt es sich um eine chronische Erkrankung, jedoch nicht um eine Erbkrankheit. Vererblich ist nur eine Veranlagung (familiäre Disposition) zu Epilepsie.

8.3.1 Symptome der Epilepsie

Die Epilepsie ist durch folgende Symptome charakterisiert:

- Anfallsweises Auftreten.
- Bewusstseinstrübung (Absence) oft bis zur Bewusstlosigkeit.
- Tonisch-klonische Krämpfe: **tonische** Krämpfe bedeuten eine langdauernde intensive Kontraktion der Muskulatur; unter **klonischen** Krämpfen versteht man rasch aufeinanderfolgende kurzdauernde Zuckungen der Muskulatur.
- Schaum tritt vor den Mund.
- Zungenbiss.

Je nach Epilepsieform können die genannten Symptome mehr oder weniger stark ausgeprägt auftreten.

8.3.2 Ursachen und Formen der Epilepsie

In der Bundesrepublik Deutschland leiden 0,5–1 % der Bevölkerung an Epilepsie. Bei der einen Hälfte aller Fälle bleibt die Ursache der Epilepsie unbekannt. Bei der anderen Hälfte liegen meist Grunderkrankungen des Gehirns vor, z.B. Verletzungen, Tumoren oder Stoffwechselstörungen.

Allen Epilepsieformen sind Entladungsstörungen von Neuronen im ZNS gemeinsam. Im Gegensatz zum Gesunden ist bei Epileptikern die Aktivität der erregbaren Neuronen sehr hoch, weil entweder hemmende Überträgersubstanzen wie GABA fehlen oder aktivierende Stoffe wie Glutaminsäure im Überschuss vorhanden sind. Schon geringe Reize reichen aus, um einen Anfall auszulösen. Bei Säuglingen und Kleinkindern kann Fieber schon einen derartigen geringen Reiz zur Auslösung eines epileptischen Anfalls darstellen. Die krankhafte Neuronenüberaktivität bedingt Fehlfunktionen im ZNS, die sich hauptsächlich in Bewusstseinsstörungen und Störungen der Motorik äußern.

Die Einteilung der verschiedenen Epilepsieformen (ca. 40 Anfallsarten) erfolgt in zwei Hauptgruppen:

■ **Epilepsien mit primär generalisierten Anfällen.** Sie sind durch einen abrupten, unvermittelten Beginn gekennzeichnet. Die Erregung erfasst vom Herd der krankhaften Neuronenaktivität aus das ganze Gehirn (Abb. 8.5). In diese Gruppe gehören u.a. große Anfälle (**Grand mal**) und kleine Anfälle (**Petit mal**). Treten diese großen Anfälle gehäuft auf, so spricht man von einem **Status epilepticus.**

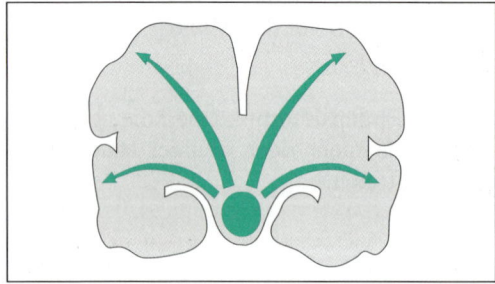

Abb. 8.5 Erregung erfasst das ganze Gehirn

■ **Epilepsien mit fokalen** (lat. focus: Herd) **und multifokalen Anfällen.** Die Auslösung erfolgt hier in umschriebenen Hirnbezirken. Liegt dabei die Störung in einem abgegrenzten Bezirk der Großhirnrinde, entsteht ein einfacher Herdanfall. Befindet sich die Störung in einem komplexen Funktionsbereich des ZNS, wie z.B. im limbischen System, so erfolgt ein fokaler Anfall mit vielfältigen Symptomen. Hierher gehören die psychomotorischen Anfälle (Abb. 8.6).

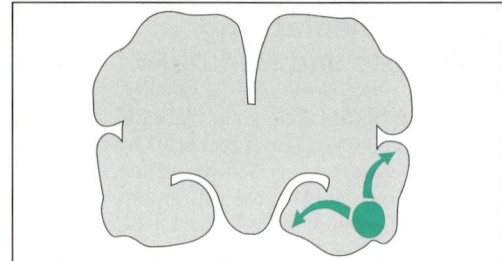

Abb. 8.6 Erregung erfasst einen abgegrenzten Bereich der Großhirnrinde

Entscheidend für die Zuordnung einer Epilepsie ist die Diagnose mit Elektroenzephalogramm, Computertomographie und NMR-Tomographie.

8.3.3 Therapie

Mit einer medikamentösen Therapie gelingt es, bei ca. 60% der Epilepsiepatienten Anfallsfreiheit zu erreichen. Dabei steht die Monotherapie im Vordergrund (s. Tab. 8.4).

Von einem idealen Antiepileptikum (Antikonvulsivum) erwartet man, dass es:

■ Die Entstehung eines Krampfanfalles durch Erhöhung der Krampfschwelle verhindert
■ Keine Nebenwirkungen auf das Zentralnervensystem und andere Organe besitzt, also die Motorik sonst nicht beeinflusst, nicht sedierend oder hypnotisch wirkt und auch bei Daueranwendung z.B. keine Leber-, Nieren- oder Blutbildschäden verursacht

Diese Anforderungen lassen erkennen, dass man zwischen zentraldämpfender Wirkung und zentralkrampfverhindernder Wirkung unterscheiden muss. Die geringe therapeutische Breite der Antiepileptika zeigt, wie schwierig es ist, Arzneimittel herzustellen, die ausschließlich antiepileptisch wirken.

Carbamazepin, Valproinsäure und **Phenytoin** machen etwa $2/3$ der Verordnungen aus.

Neue Wirkstoffe dürfen zunächst nur zusätzlich zu einer bestehenden medikamentösen Epilepsietherapie, d.h. in einer so

Tab. 8.4   Antiepileptika (15)*

Substanz/ INN	Fertigarzneimittel®	Chemisches Grundgerüst	Anwendung (Art der Epilepsie)	Mittel 1. oder 2. Wahl	Durchschnittliche Tagesdosis (mg: Erwachsene)	Bemerkungen
Carbamazepin	+ Tegretal + Timonil	Dibenzazepin-Derivat	Lokale und multifokale Anfälle tonisch-klonische Anfälle	1. Wahl 2. Wahl	800–1200	stimmungsaufhellend, antriebssteigernd
Oxcarbazepin	+ Trileptal	Dibenzazepin-Derivat	Wie Carbamazepin		600–2400	
Clonazepam	+ Rivotril	Benzodiazepin-Derivat	Kleine Anfälle, Blitz-, Nick-, Salaamkrämpfe	Besonders bei Kindern und Jugendlichen Zusatzmittel der 2. Wahl	1–8	Dämpfung der aktivierenden Gebiete der Formatio reticularis
Gabapentin	+ Neurontin	Gamma-Aminobuttersäure-Derivat	Add-on-Therapie** mit anderen Antiepileptika		900–2400	
Lamotrigin	+ Lamictal	Phenyltriazin-Derivat	Add-on-Therapie** mit anderen Antiepileptika, wie z. B. Carbamazepin Monotherapie fokaler Anfälle	2. Wahl	100–400	
Levetiracetam	+ Keppra	Pyrrolidon-Derivat	Add-on-Therapie** mit anderen Antiepileptika		1000–3000	
Phenobarbital	Luminal-/ -etten	Barbiturat	Kleine Anfälle großer Anfall ohne nachweisbaren Herd	1. Wahl 2. Wahl	50–200	Verstärkt die GABA-Wirkung, sedierend
Barbexaclon = Phenobarbital plus Levopropylhexedrin	+ Maliasin	Barbiturat	Kleine Anfälle großer Anfall ohne nachweisbaren Herd	1. Wahl 2. Wahl	300–400	Verstärkt die GABA-Wirkung, Levopropylhexedrin hemmt Sedierung
Phenytoin	+ Phenhydan + Zentropil	Hydantoin-Derivat	Fokale und multifokale Anfälle großer Anfall ohne nachweisbaren Herd	2. Wahl 2. Wahl	200–300	Dämpfung der Erregbarkeit zentraler Neuronen, wenig sedierend

*   Hauptgruppen-Nummer der Roten Liste
** Add-on-Therapie = Zusatz- bzw. Kombinationsbehandlung in Fällen, die mit der Standardtherapie nicht ausreichend behandelbar sind; neu zugelassene Antiepileptika erhalten zunächst nur die Zulassung zur Add-on-Therapie.

Tab. 8.4   Antiepileptika (15) (Fortsetzung)

Substanz/ INN	Fertig- arznei- mittel®	Chemisches Grundgerüst	Anwendung (Art der Epilepsie)	Mittel 1. oder 2. Wahl	Durchschnitt- liche Tages- dosis (mg: Erwachsene)	Bemerkungen
Primidon	+ Liskantin + Mylep- sinum	Pyrimidin- dion-Derivat	Kleine Anfälle großer Anfall ohne nach- weisbaren Herd	2. Wahl 2. Wahl	800–1200 750–1000	Verstärkt die GABA- Wirkung, sedierend
Valproinsäure	+ Convulex + Ergenyl + Orfiril	Dipropyl- essigsäure- Derivat	Generalisierte Anfälle Absencen Krämpfe	1. Wahl 1. Wahl	1200–1800	Bei Klein- kindern hepatotoxisch

genannten **Add-on-Therapie** eingesetzt werden. Eine konsequente Weiterbehandlung ist
sinnvoll, um nicht durch Arzneimittelentzug
einen Anfall auszulösen.

8.3.4   Neben- und Wechsel- wirkungen

Zu den häufigsten Nebenwirkungen der Antiepileptika zählen:

- Schläfrigkeit
- Benommenheit
- Störungen der Bewegungskoordination
  (**Ataxie**).

Auf die Beeinflussung der Verkehrstüchtigkeit durch Antiepileptika wurde bereits verwiesen (s. Kap. 2.3.7). Bei Phenytoin und
Valproinsäure besteht die Wahrscheinlichkeit
einer teratogenen Wirkung.

Besteht eine Epilepsie, so ist bei der Einnahme weiterer Arzneimittel besondere Vorsicht geboten, da zahlreiche Arzneimittel die
Krampfbereitschaft erhöhen können. Am gefährlichsten ist die Einnahme von Alkohol.
Ferner können z. B. Antidepressiva, Penicillin
in hohen Dosen, Thyroxin und Nebennierenrindenhormone Krampfzustände auslösen.
Auf Interaktionen ist ebenfalls zu achten.

So können z. B. Ovulationshemmer durch
Antiepileptika-induzierten schnelleren Abbau in der Leber versagen. Ausschlaggebend
für den Erfolg einer Epilepsiebehandlung ist
auch ein angemessenes Verhalten des Patienten:

- Regelmäßiger und ausreichender Schlaf
- Alkoholabstinenz
- Vermeidung von Stress und Aufregung
- Konsulation des Arztes vor jeder weiteren
  Arzneimittelmitteleinnahme.

Als Folge der Wechselwirkungen von Antiepileptika mit anderen Arzneimitteln – auch
Antiepileptika der Add-on-Therapie – treten
Wirkungsverluste oder Störwirkungen – un-
ter Umständen bis zu einer Vergiftung – auf.
Die Interaktionen beruhen hauptsächlich auf
Enzyminduktion und -inhibition (Enzymhemmung) sowie auf der Beeinflussung der Proteinbindung. Bei einer Therapie mit Carbamazepin ist es beispielsweise möglich, dass in der
Anfangsphase die Carbamazepin-Konzentra-
tion durch Autoinduktion um ca. 50 % absinkt.
Wird Phenobarbital oder Phenytoin in einer
Komedikation eingesetzt, so kann die Carba-
mazepin-Konzentration bis zu 60 % absinken.
Derartige Interaktionen machen eine klinische
Einstellung mit entsprechender Überprüfung
der Serumspiegel des Antiepileptikums oder
anderer Arzneimittel notwendig.

Fragen

1. Erklären Sie, warum Schläfrigkeit und Benommenheit die häufigsten Nebenwirkungen von Antiepileptika sind.
2. Begründen Sie die Problematik von Alkoholkonsum bei Epileptikern.
3. Welche spezifische Wirkung versucht man bei Benzodiazepin-Derivaten als Antiepileptika herauszuarbeiten?
4. Neue Antiepileptika werden zunächst nur für eine Add-on-Therapie, nicht jedoch für eine Monotherapie zugelassen. Welchen Grund haben die Zulassungsbehörden für dieses Verhalten?

8.4 Antiparkinsonmittel

Bei den Antiparkinsonmitteln handelt es sich um Arzneimittel, die zur Therapie der **Parkinson-Erkrankung** (Morbus Parkinson) und weiterer Erkrankungen (**Parkinsonsyndrom**) mit ähnlichen Symptomen eingesetzt werden.

8.4.1 Symptome der Parkinson-Erkrankung

Zum Erscheinungsbild der Parkinson-Erkrankung, unter der ca. 2‰ der Bevölkerung in Europa leiden, gehören vor allem:

- Bewegungsarmut und Bewegungshemmung von Rumpf, Gliedern und Gesichtsmuskeln; diesen Zustand nennt man **Akinese**
- Tonusvermehrung der Muskulatur, Verspannung (**Rigor**)
- Zittern (**Tremor**)
- Vegetative Symptome wie vermehrter Speichelfluss, überschießende Sekretion der Talgdrüsen und Schwitzen
- Psychische Symptome.

Die Erkrankung ist vor allem durch motorische Störungen charakterisiert.

8.4.2 Ursachen der Parkinson-Erkrankung

In Kap. 6.2.3 wurde ausgeführt, wie die Reizleitung an den Synapsen durch Überträgersubstanzen erfolgt. Wir lernten die cholinerge (Acetylcholin) und die adrenerge (Noradrenalin) Erregungsübertragung kennen. Im Zentralnervensystem (ZNS) findet man eine weitere Überträgersubstanz, das Dopamin. Die Erregungsübertragung durch Dopamin nennt man dopaminerg. Dopamin wird im Organismus aus Tyrosin über Dopa gebildet (Abb. 7.3).

Eine vollständige Klärung der Ursachen der Parkinson-Erkrankung konnte bisher nicht erreicht werden. Als gesichert gilt der Untergang von Neuronen im Bereich des schwarzen Kerns (Substantia nigra), einem Zentrum des Mittelhirns. Dort wird Dopamin gebildet.

Bestimmte Neurone im ZNS, die eine Kontrollfunktion über die Motorik ausüben, werden cholinerg erregt und dopaminerg gehemmt. Im gesunden Organismus besteht ein Gleichgewicht zwischen diesen Wirkungen. Bei der Parkinson-Erkrankung ist der Dopamingehalt in verschiedenen Hirnteilen stark vermindert, und damit ist die Störung des oben genannten Gleichgewichtes erklärbar. Es überwiegen die cholinergen, d. h. erregenden Einflüsse. Damit sind Rigor und Tremor zu erklären. Es ist verständlich, dass auch Arzneimittel, die dieses Gleichgewicht stören, zu den Symptomen der Parkinson-Erkrankung führen können. Zu diesen Arzneimitteln gehören z. B. Butyrophenon- und Phenothiazin-Derivate (vgl. Neuroleptika, Kap. 8.8.4). Aber auch Erkrankungen wie Arteriosklerose, Tumoren und Infarkte können die Symptome dieser Erkrankung bedingen. Meist ist die Ursache der Parkinson-Erkrankung nicht bekannt, die Erkrankung ist **idiopathisch**, d. h. ohne erkennbare Ursache entstanden.

Die Krankheit ist fortschreitend (**progredient**). Bis jetzt ist keine kausale Behandlung möglich. Alle therapeutischen Maßnahmen vermögen nur die Symptome zu lindern.

8.4.3 Therapie

Mögliche Wege der Therapie sind:

- Medikamentöse Beseitigung des Ungleichgewichtes zwischen dopaminerger und cholinerger nervlicher Aktivität
- Gezielte Ausschaltung bestimmter Bereiche des ZNS durch neurochirurgischen Eingriff (stereotaktische Operation)
- Krankengymnastik und logopädische Maßnahmen.

Ziel der Arzneimitteltherapie ist die Beseitigung der lästigen Symptome wie Akinese, Rigor und Tremor durch Verbesserung der dopaminergen Übertragung. Dafür gibt es verschiedene Ansatzpunkte:

Das wirksamste Instrument der Behandlung ist die Therapie mit der Dopaminvorstufe **L-Dopa** (= Levodopa = Dihydroxyphenylalanin). Dopamin selber kann nicht gegeben werden, da es die Blut-Hirnschranke im Gegensatz zu L-Dopa nicht passiert. Allerdings wird L-Dopa rasch nach Einnahme zu Dopamin decarboxyliert. Man kombiniert es deshalb mit **Benserazid** oder **Carbidopa**, die die enzymatische Decarboxylierung außerhalb des ZNS verhindern und dadurch auch eine niedrigere L-Dopa-Dosierung ermöglichen.

Trotzdem wirkt eine Einzeldosis nur etwa vier Stunden, sodass fünf Einzeldosen notwendig sind. Das erfordert eine hohe Einnahmedisziplin und kann eine Dosierungslücke während der Nacht nicht verhindern. Inzwischen sind deshalb Retardpräparate im Handel, die diese nächtliche Therapielücke überbrücken lassen. Bei anderen Patienten setzt schon beim Standardpräparat die Wirkung zu langsam ein. Oft genügt schon das Auflösen einer normalen Tablette vor der Applikation in einem Glas Wasser; inzwischen sind auch schnell auflösende Zubereitungen im Handel.

Auch durch Hemmung des Abbaues lässt sich Dopamin im ZNS anreichern.

Dies gelingt durch den Einsatz von **Monoaminooxidase-B-Hemmstoffen** wie **Selegilin.** Gleichzeitig wird die Rückspeicherung gehemmt. Durch diese Effekte lässt sich L-Dopa einsparen. Damit können Wirkungsschwankungen, die nach langdauernder Therapie mit Levodopa auftreten, abgemildert werden. Wahrscheinlich kann Selegilin sogar das Fortschreiten der Krankheit zunächst verzögern.

COMT-Hemmstoffe hemmen die Catechol-O-Methyltransferase: damit wird ein anderer Abbauweg für L-Dopa blockiert. Mit **Entacapon,** einem peripher wirkenden Hemmstoff, lässt sich die Levodopa-Dosis absenken; kurzzeitige Unterdosierungen mit

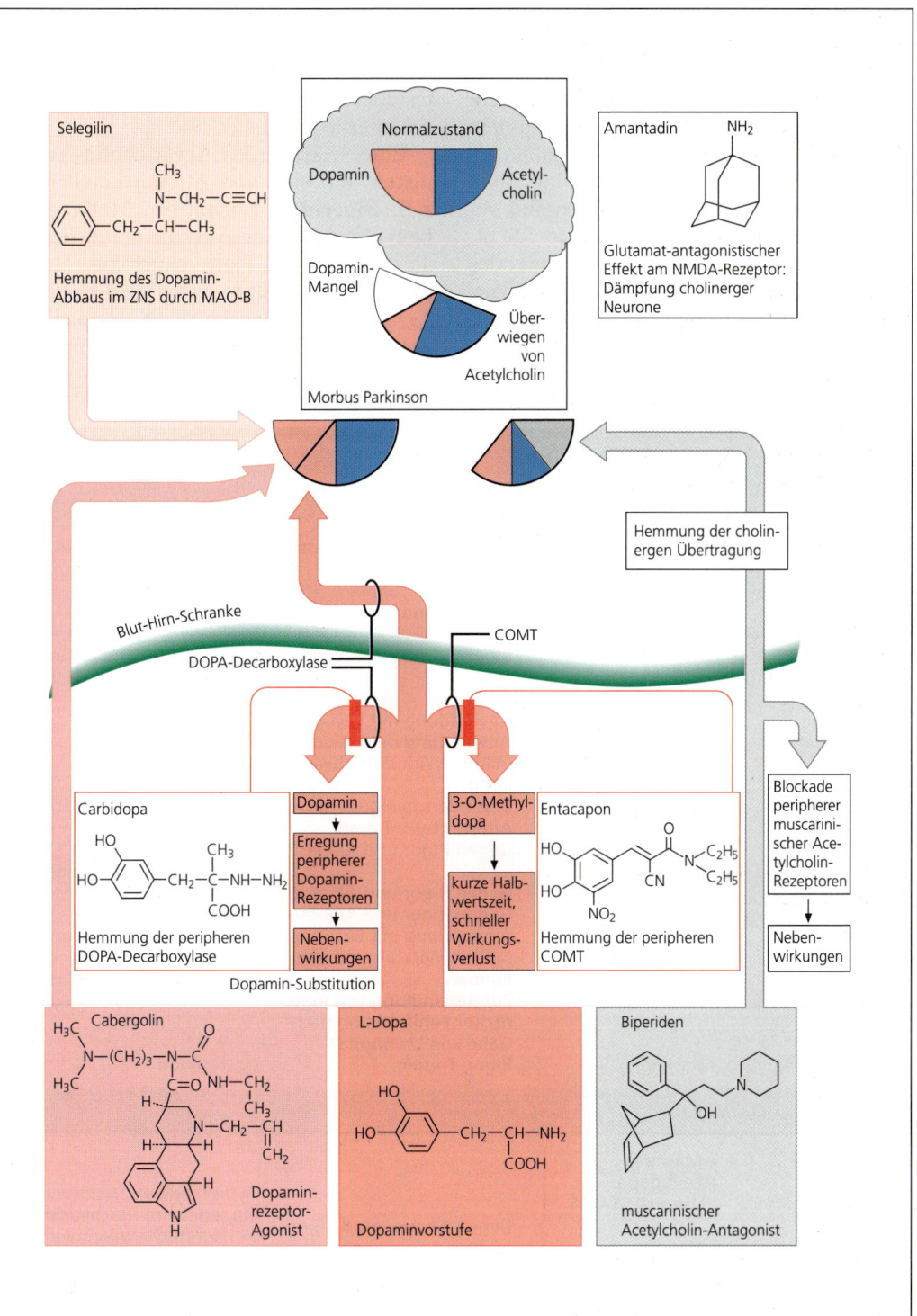

Abb. 8.7   Antiparkinsonmittel. Aus Lüllmann u. Mitarb. 2004

Störungen in der Motorik werden seltener. Auch diese Substanz wird kombiniert mit L-Dopa gegeben.

Dopamin-Agonisten sind Stoffe, die denselben Effekt an den Dopaminrezeptoren auslösen wie Dopamin. Solche Dopamin ersetzenden Stoffe sind die Mutterkornalkaloid-Derivate **Cabergolin** und **Pergolid** sowie **Pramipexol** und **Ropinirol.**

Amantadin wirkt durch Blockade des glutamatergen NMDA-Rezeptors. Bei Parkinsonkranken werden glutamatbildende Neuronen aktiviert, wohl auch um den Dopamin-

mangel teilweise auszugleichen. Das führt zu einer Übererregbarkeit (s. Kap. 8.3.2) der Nervenzellen. Mit Amantadin werden daraus resultierende motorische Störungen (Zittern) gebessert.

Eingesetzt werden **Acetylcholin-Antagonisten,** die sich von Atropin ableiten, wie z. B. **Biperiden, Bornaprin, Metixen, Trihexyphenidyl.** Diese Arzneimittel dämpfen die Funktion des Parasympathikus. Um lästige Nebenwirkungen zu vermeiden, hat man Arzneimittel entwickelt, die hauptsächlich den zentralen Teil des Parasympathikus

Tab. 8.5 Antiparkinsonmittel (70)*

Substanz/INN	Fertigarzneimittel®	Wirkung	Nebenwirkung
A Einzelstoffe			
Amantadin	+ PK Merz	Gegen Rigor und Akinese	Gelegentlich Magenbeschwerden, Obstipation, Sehstörungen
Biperiden	+ Akineton/-retard	Rigor, Tremor	Obstipation, Miktionsbeschwerden
Bornaprin	+ Sormodren	Rigor, Tremor	Akkommodationsstörungen, Glaukomauslösung, Tachykardie
Cabergolin	+ Cabaseril	Anwendung mit Levodopa	
Entacapon	+ Comtess	Anwendung mit Levodopa; mildert Wirkungsschwankungen	Übelkeit, Schwindel, Dyskinesien
Metixen	Tremarit	Besonders geeignet bei Alterszittern, Tremor	
Pergolid	+ Parkotil	Gegen Rigor und Akinese	Orthostatische Beschwerden, Brechreiz, Hyperkinesien
Pramipexol	+ Sifrol	Gegen Rigor und Akinese	Schlafattacken
Ropinirol	+ Requip	Gegen Rigor und Akinese	Schlafattacken
Selegilin	+ Movergan	Anwendung mit Levodopa; mildert Wirkungsschwankungen	Gastrointestinale Störungen, orthostatische Beschwerden, Dyskinesien
Tiaprid	+ Tiapridex	Zur Behandlung von motorischer Fehlfunktion nach Gabe von Levodopa	
Trihexyphenidyl	+ Parkopan	Rigor, Tremor	Obstipation
B Kombinationspräparate			
Levodopa + Benserazid	+ Madopar + Levodopa comp. B STADA	Gegen Akinese und Rigor	Hyperkinesien, Dyskinesien, Magen-Darm-Beschwerden, orthostatische Beschwerden, psychische Veränderungen
Levodopa + Carbidopa	+ Nacom + Levodopa comp. C STADA		

* Hauptgruppen-Nummer der Roten Liste

und weniger den peripheren Teil dämpfen. Mit diesen Arzneimitteln gelingt es vor allem, den Rigor zu behandeln. Die Wirkstoffe **Bornaprin** und **Metixen** können zur Behandlung des Tremors eingesetzt werden. Anticholinergika führen zu Nebenwirkungen wie Miktionsstörungen und Glaukom und sind deshalb für ältere Patienten nicht geeignet.

Mit **trizyklischen Antidepressiva** lässt sich ebenfalls ein anticholinerger Effekt erzielen. Außerdem erhöhen sie die Dopaminkonzentration an den Rezeptoren und wirken den krankheitsbedingten Depressionen entgegen. In der Kombination mit Monoaminooxidase-Hemmern sind diese Stoffe nicht geeignet.

Für die Therapie der Parkinson-Erkrankung gibt es kein festes Schema. Der Arzt muss diese dem individuellen Krankheitsverlauf, dem jeweiligen Krankheitsstadium, aber auch der Verträglichkeit der zur Verfügung stehenden Arzneimittel anpassen.

Fertigarzneimittel sind in Tab. 8.5 zusammengestellt und Abb. 8.7 verdeutlicht die Einflüsse der Arzneistoffgruppen auf das Gleichgewicht der Überträgersubstanzen.

Zusammenfassung Antiparkinsonmittel

Die Antiparkinsonmittel werden zur Therapie der Parkinson-Erkrankung eingesetzt. Hauptsymptome der Erkrankung sind Akinese, Rigor, Tremor, vegetative und psychische Symptome. Eine bekannte Ursache der Erkrankung ist das gestörte Gleichgewicht zwischen cholinerger Erregung und dopaminerger Hemmung bestimmter Neuronen im ZNS. Die Symptome der Parkinson-Erkrankung können auch durch Arzneimittel hervorgerufen werden.

Die Therapie erfolgt mit L-Dopa, Monoaminooxidase-B-Hemmstoffen, COMT-Hemmstoffen, Dopamin-Agonisten, Amantadin, anticholinergen Wirkstoffen wie Atropin oder Bornaprin sowie trizyklischen Antidepressiva. Eine Kombination von Wirkstoffen ist oft notwendig.

Fragen

1. Erklären Sie folgende Nebenwirkungen von atropinähnlichen Antiparkinsonmitteln: Pupillenerweiterung, Trockenheit im Mund, Obstipation.
2. Welche strukturelle Verwandtschaft besteht zwischen Dopamin und Noradrenalin?
3. Welches Ziel verfolgt man mit einer Hemmung der peripheren Dopa-Decarboxylase, z. B. mit Carbidopa? Können diese Hemmstoffe die Blut-Hirn-Schranke überwinden?

8.5 Analgetika

Analgetika sind Stoffe, die in der therapeutisch üblichen Dosierung die Schmerzempfindung verringern oder ganz unterdrücken, gleichzeitig aber (z. B. im Unterschied zu Narkosemitteln) andere Funktionen des zentralen und peripheren Nervensystems möglichst wenig beeinträchtigen.

Erwartet wird ein Zustand der Schmerzlosigkeit (Analgesie).

Ein kariöser, entzündeter Zahn kann ebenso wie eine Zahnextraktion Grund für heftige Schmerzen sein. Auch eine Gallensteinkolik ist mit starken Schmerzen verbunden. Schließlich führen Tumorerkrankungen häufig zu chronischen Schmerzen.

Keiner dieser Zustände lässt sich mit einem Analgetikum (Schmerzmittel) heilen. Die Ursache der Schmerzen lässt sich mit Analgetika nicht beheben. Die Einnahme von Analgetika ist lediglich eine symptomatische Therapie.

Trotzdem sind Analgetika die meist verkaufte Arzneimittelgruppe in Deutschland. 1995 wurden knapp 194 Mio. Fertigarzneimittelpackungen mit Schmerzmitteln verkauft. Die Apotheke gibt im Durchschnitt stündlich dreimal ein Schmerzmittel ab. Etwa 75 % der Analgetikapackungen werden ohne Rezept verkauft, sodass hier ein enormer Beratungsbedarf zu befriedigen ist:

- Ist es im vorliegenden Fall sinnvoll, ein Schmerzmittel einzunehmen?
- Steht eine kausale Therapie zur Verfügung? Ist diese Therapie sofort möglich?
- Welches Schmerzmittel ist in diesem Fall besonders geeignet? Wirkt es stark genug?
- Welche Risiken sollten vor der Abgabe eines Analgetikums abgeklärt werden?

Analgetika wirken unterschiedlich und unterschiedlich stark. Das macht eine Einteilung der zur Verfügung stehenden Arzneistoffe notwendig. Um ihre Wirkungsweise verstehen zu können, muss klar sein, wie Schmerz entsteht und wie uns Schmerz bewusst wird.

8.5.1 Schmerz und Schmerzleitung

Schmerz ist ein Symptom, das auf einen krankhaften, den Körper schädigenden Prozess hinweist und damit eine Schutzfunktion ausübt. Der Schmerz gehört wie z. B. Hunger, Frösteln, Übelkeit, Stuhl- und Harndrang zum protektiven System, das den Körper vor Schaden bewahren soll.

Wir können drei Arten von Schmerzen unterscheiden:

der erste Schmerz („spitz", „schneidend", akut) ist klar lokalisierbar, rasch abklingend und löst schnell einen Schutzreflex aus (z. B. wenn man sich mit einem Messer schneidet); der Dauerschmerz („dumpf", „stumpf") ist nicht mehr klar zu lokalisieren und klingt nur langsam ab, ebenso wie der Eingeweideschmerz, der nur noch ungenau mit „Bauchweh" umschrieben werden kann.

Der erste Schmerz wird schnell über A-δ-2-Nervenfasern geleitet, während die anderen Schmerzen langsamer über C-Fasern weitergeleitet werden.

Schmerz ist zunächst ein Warnhinweis auf die Schädigung (Noxe) eines Organs. Schmerzauslösend wirkt:

- Eine Entzündung
- Eine Minderdurchblutung (Ischämie)
- Eine pH-Verschiebung

- Ein Spasmus (erhöhte Kontraktion glatter Muskulatur)
- Eine Veränderung der osmotischen Verhältnisse
- Eine mechanische Einwirkung.

Durch derartige Ereignisse werden im Organismus Gewebshormone freigesetzt, die als **Schmerzmediatoren** wirken. Das sind Histamin, Acetylcholin, Plasmakinine (Bradykinin, Kallidin), Serotonin, aber auch Kalium-Ionen und Protonen. Diese Schmerzmediatoren erregen spezifische Schmerzrezeptoren (Nozizeptoren); die gleichzeitig gebildeten **Prostaglandine** machen die Schmerzrezeptoren empfindlicher für die Schmerzmediatoren und verstärken dadurch den Schmerzreiz deutlich. Vor allem unterhalten diese Prostaglandine den Dauerschmerz, der keine Warnfunktion mehr hat und eine eigentlich nun sinnlose Schmerzempfindung darstellt. Von den Nozizeptoren aus wird der Schmerzimpuls über die oben genannten Nervenfasern zum Rückenmark geleitet. Hier erfolgt einmal eine Umschaltung auf Reflexbahnen. Dadurch wird z. B. gewährleistet, dass man die Hand unbewusst von einer heißen Herdplatte zurückzieht. Zum anderen erfolgt die Umschaltung auf aufsteigende Nervenbahnen Richtung ZNS. Hier findet im Thalamus unter Beteiligung des limbischen Systems die gefühlsmäßige Beurteilung des Schmerzes statt: „Dieser Schmerz ist unerträglich!" Die Formatio reticularis bestimmt die Intensität, mit der Schmerzreize auf die Großhirnrinde projiziert werden; wird sie durch andere Vorgänge stark beansprucht, so führt das zu einer vorübergehenden Ablenkung vom Schmerzgeschehen. In der Großhirnrinde wird der Schmerz schließlich lokalisiert. Verbindungen zwischen Thalamus und Hypothalamus sind dafür verantwortlich, dass z. B. bei starken Schmerzen Reaktionen wie Schweißausbruch oder Ohnmacht auftreten (Abb. 8.8). Zahlreiche Analgetika wirken schmerzlindernd oder schmerzbefreiend, indem sie in die Schmerzleitung im Rückenmark und ZNS eingreifen.

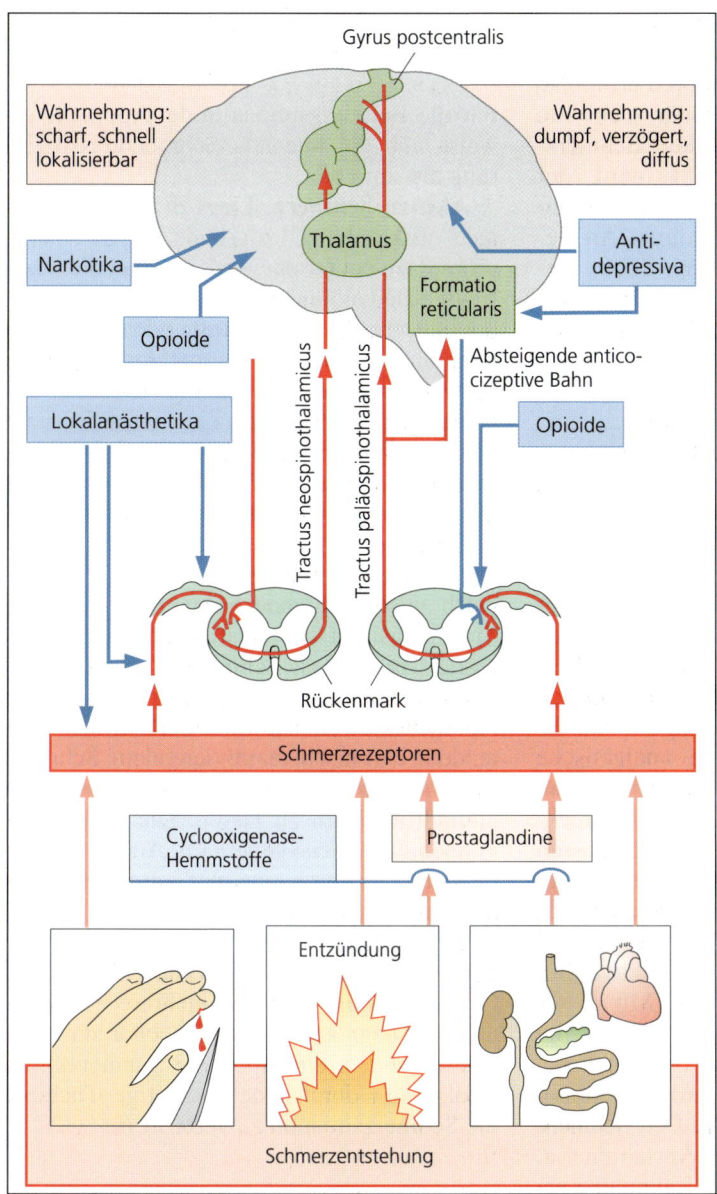

Gyrus postcentralis

Wahrnehmung:
scharf, schnell
lokalisierbar

Wahrnehmung:
dumpf, verzögert,
diffus

Narkotika

Opioide

Lokalanästhetika

Thalamus

Anti-
depressiva

Formatio
reticularis

Absteigende antico-
cizeptive Bahn

Opioide

Tractus neospinothalamicus

Tractus paläospinothalamicus

Rückenmark

Schmerzrezeptoren

Cyclooxigenase-
Hemmstoffe

Prostaglandine

Entzündung

Schmerzentstehung

Abb. 8.8 Schmerzentstehung und Schmerzleitung. Aus Lüllmann u. Mitarb. 2004

Analgetika sind nicht die einzigen Arzneimittel, die die Schmerzempfindung herabsetzen. Auch Narkotika, Oberflächen- und Leitungsanästhetika haben diese Wirkung. Als Co-Analgetika eingesetzt werden z. B. Antidepressiva und Neuroleptika. Sie unterstützen die Analgetika-Therapie durch Verstärkung der die Erregungsübertragung hemmenden Systeme (vgl. Kap. 8.5.2).

8.5.2 Schmerzhemmung

Nicht immer ist es sinnvoll, dem Schmerzimpuls als Warnsignal sofort nachzugeben. So richtig es ist, einem bei sportlicher Belastung auftretenden Erstschmerz nachzugeben und zu pausieren, so wenig wird das einem gerade von einem Hund gebissenen Postboten helfen. Seine Handlungsfreiheit bleibt durch das schmerzhemmende **antinoziteptive System** erhalten. Werden diese Rezeptoren erregt, so wird der Schmerzreiz schlechter weiter in Richtung Großhirn geleitet und die Schmerzempfindung herabgesetzt. Oft wird der Schmerz erst nach Abklingen der Anspannung wieder stärker wahrgenommen. An diesen **Opioid-Rezeptoren** (s. Kap. 8.5.6) wirken einige körpereigene Peptide, z. B. β-Endorphin und andere. Sie sind hauptsächlich im ZNS zu finden.

8.5.3 Prüfung von Analgetika

Für die Wirkungserforschung und den Wirkungsvergleich von Analgetika sind geeignete Versuche notwendig. Dabei wurden die Tierversuche in den letzten Jahren immer weiter reduziert. Mit dem so genannten Writhing-Test, einem standardisierten Versuch in der Schmerzmittelforschung, ließ sich die Zahl der Tierversuche verringern und die Aussagekraft verbessern. Die analgetische Wirksamkeit eines Stoffes kann bei diesem Test anhand der Verminderung der Streckbewegungen des Versuchstieres gemessen werden. Die schmerzbedingten Streckbewegungen werden durch Injektion von Phenyl-p-benzochinol in die Bauchhöhle ausgelöst.

Die Algesimetrie ist die quantitative Bewertung der Schmerzdämpfung. Mit dieser Methode lässt sich auch an Menschen die Wirksamkeit von Analgetika vergleichend, d. h. relativ zu einem Standardanalgetikum oder zu einem Placebo, prüfen. Den Schmerz kann man bei einem derartigen Verfahren u. a. durch elektrische Reizung der Zahnpulpa erzeugen. Viele von uns kennen diesen Schmerz vom Zahnnerv-Vitalitätstest beim Zahnarzt her. Eine objektive Möglichkeit, die Stärke des erzeugten Schmerzes quantitativ zu erfassen, bietet die Messung der reizbedingten Änderung der Hirnstromkurven im Elektroenzephalogramm (evoziertes Gehirnpotenzial).

8.5.4 Schmerzklassifizierung für die Beratung

Für die Beratungspraxis in der Apotheke erweist sich die folgende Schmerzklassifizierung als sinnvoll.

Akuter Schmerz. Liegt diesem eine banale Erkrankung zugrunde, z. B. Kopfschmerzen bei Grippe, so kann man die kurzfristige Behandlung mit einem Monopräparat (enthält nur einen Wirkstoff) oder mit einem Kombinationspräparat empfehlen. Ist eine schwerwiegende Erkrankung Ursache des akuten Schmerzes, muss ein Arzt aufgesucht werden, damit kausal behandelt wird. Mit einem Analgetikum als Begleittherapie wird oft eine Linderung des Schmerzes erreicht.

Chronisch rezidivierender Schmerz. Hier handelt es sich um zeitweise oder periodisch wiederkehrende Schmerzen, z. B. bei Spannungskopfschmerzattacken oder Migräne. Treten diese Schmerzen selten auf, so ist Selbstmedikation nach Beratung in der Apotheke zu verantworten. Bei häufig auftretendem chronisch rezidivierendem Schmerz ist es sinnvoll, die Ursachen der Schmerzen ärztlich abklären zu lassen. Die Schmerzen können dann meist gezielt mit Analgetika behandelt oder durch eine medikamentöse Prophylaxe vermieden werden.

Chronischer Schmerz. Seine Behandlung gehört grundsätzlich in die Hand des Arztes. Oft ist es nötig, dass sich mehrere Fachärzte an der Diagnostik beteiligen oder dass die Einweisung in eine spezielle Schmerzklinik erfolgt, um durch eine vielseitige Therapie die Schmerzsituation zu verbessern.

8.5.5 Schmerzgedächtnis

Ein Dauerschmerz hat keine Schutz- und Warnfunktion mehr. Allerdings ist er oft Ursache einer drastisch verminderten Lebensqualität. Heute weiß man, dass sich durch immer wieder gleiche noziteptive Reize ein „Schmerzgedächtnis" entwickelt. Die Schmerzempfindung wird gelernt, z. B. weil Nozizeptoren sensibler werden, weil Ver-

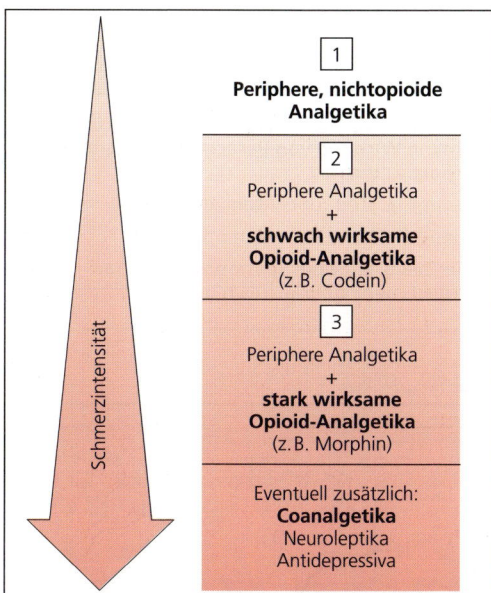

Abb. 8.9 Stufentherapieschema der WHO zur Behandlung chronischer Schmerzzustände

schaltungen der Schmerzbahnen im Gehirn optimiert werden und weil die Aktivität des antinozizeptiven Systems herabgesetzt wird.

Jede wirksame Schmerzausschaltung vermindert das Risiko einer „Schmerzspur" im ZNS. Deshalb wird bei Dauerschmerz nicht nach Bedarf – also Einnahme erst, wenn es weh tut – sondern regelmäßig in festen Zeitabständen nach Plan behandelt. Im Idealfall wird die nächste Arzneimitteldosis gegeben, bevor überhaupt ein Schmerzreiz bewusst wahrgenommen wird; eine Gedächtnisspur kann sich gar nicht erst bahnen.

Eingesetzt werden Analgetika, die eine Wirkungsdauer von mindestens 6–8 Stunden haben und deshalb vier- bzw. dreimal täglich eingenommen werden. Zum Teil gelingt das nur durch Einsatz von retardierten Arzneiformen.

8.5.6 Einteilung der Analgetika

Für die verschiedenen oben beschriebenen Schmerzzustände sind unterschiedlich stark wirkende Arzneimittel notwendig. Je nach zu behandelnder Schmerzintensität kommen andere Arzneistoffgruppen zum Einsatz. Das zeigt auch das Stufentherapieschema der WHO (Weltgesundheitsorganisation) (Abb. 8.9).

Die früher oft üblichen Einteilungen nach dem Angriffsort (zentral bzw. peripher) oder nach Wirkungsstärke (stark bzw. schwach) wurden ersetzt durch die Einteilung in Opioid-Analgetika und nichtopioide Analgetika.

8.5.7 Opioid-Analgetika

Diese Stoffe binden an spezifische Opioid-rezeptoren. An diese Rezeptoren binden körpereigene schmerzhemmende Stoffe wie z. B. β-Endorphin (s. Kap. 6.2.3), aber auch Morphin, der Hauptinhaltsstoff des Opiums, das diesen Rezeptoren den Namen gab. Die Erregung dieser Rezeptoren bewirkt eine Dämpfung des Schmerzempfindens und damit verbunden auch ein euphorisches Hochgefühl. Morphin, dessen halbsynthetische Derivate und vollsynthetische Analoga mit morphinähnlicher Wirkung nennt man Opioide. Einen Fieber senkenden (antipyretischen) Effekt haben diese Stoffe nicht.

Morphin ist das Hauptalkaloid des Rohopiums. Als Rohopium bezeichnet man den

Tab. 8.6 Opiumalkaloide

Opiumalkaloid	Gehalt (%)	Hauptwirkung
Codein	0,3–3	Zentral hustenhemmend, selbst nur schwaches Analgetikum; verstärkt die analgetische Wirkung von Paracetamol gut, aber die von Acetylsalicylsäure kaum
Morphin	2–23	Stark analgetisch, hemmt Husten- und Atemzentrum
Noscapin	2–12	Zentral hustenhemmend (frühere Bez.: Narcotin)
Papaverin	0,8–1,2	Spasmolytikum, früher bevorzugt bei Spasmen des Magen-Darm-Kanals, heute nicht mehr gebräuchlich (obsolet)

eingetrockneten Saft aus angeritzten grünen Kapseln des Schlafmohns. Opium ist als Rauschmittel im Mittelmeerraum seit über 2500 Jahren bekannt. Dem deutschen Apotheker Sertürner gelang 1806 die Isolierung des Morphins aus Opium und der Nachweis der schmerzstillenden Wirkung.

Rohopium enthält 20–25 % Alkaloide. Die Alkaloide lassen sich durch Extraktion abtrennen. Diese Alkaloidfraktion enthält ca. 25 Alkaloide. Die 4 wichtigsten Alkaloide mit den entsprechenden Wirkungen sind in der Tab. 8.6 aufgeführt.

Da Morphin zahlreiche unangenehme Nebenwirkungen besitzt, hat man versucht, durch Abwandlung des Morphinmoleküls (Abb. 8.10) **Derivate** zu schaffen, die frei von diesen Nebenwirkungen sind. Dies ist bis heute nicht gelungen. Es war jedoch möglich, Derivate zu synthetisieren, die das Morphin in seiner analgetischen Wirkung übertreffen

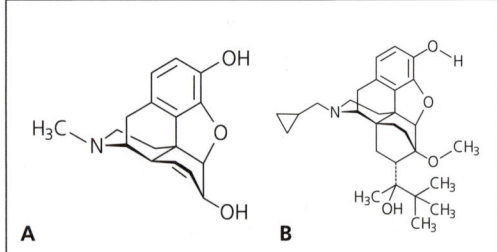

Abb. 8.10 Morphin (A) und Morphin-Analogon Buprenorphin (B)

oder eine stärkere antitussive Wirkung als das Codein besitzen (Tab. 8.7).

Parallel zu der Suche nach geeigneten Morphinderivaten lief und läuft auch heute noch die Entwicklung vollsynthetischer morphinähnlich wirkender Analgetika, so genannter **Morphin-Analoga** (Tab. 8.8). Zu dieser Gruppe gehören:

Tab. 8.7 Wirkung der wichtigsten Morphin-Derivate

Substanz/INN	Fertigarzneimittel®	Wirkung	Suchtgefahr
Codein	+ Codeinum phosphoricum Compretten + Codipront mono + Codein als Bestandteil von Kombinationspräparaten	Antitussiv	Minimal
Dihydrocodein	+ Paracodin	Antitussiv	Minimal
Hydrocodon	BTM Dicodid	Antitussiv	Schwach
Hydromorphon	BTM Dilaudid	Analgetisch (7-mal so stark wie Morphin)	Stark
Diamorphin (Heroin)	–		Sehr stark

Tab. 8.8 Opioide. Strukturformeln vereinfacht, um Verwandtschaft mit Morphingrundgerüst zu zeigen (05)*

INN	Fertigarzneimittel®	Nebenwirkungen	Einzeldosis in mg
Buprenorphin	BTM Temgesic	Suchtgefahr, Atemdämpfung, Erregungszustände	0,2–0,4 oral
Fentanyl	BTM Durogesic BTM Fentanyl-Janssen	In Kombination mit Neuroleptika extrem kurze Wirkungsdauer	25–100 µg/h Membranpflaster 0,05–0,1 i.v.
Levo-Methadon	BTM L-Polamidon	Suchtgefahr geringer	2,5 oral, i.m.
Morphin	BTM MST Mundipharma	Suchtgefahr, Sedierung, Atemdämpfung	10–200 oral
Nalbuphin	+ Nubain	Sedierung, Suchtgefahr	10–20 i.m., i.v.
Oxycodon	BTM Oxygesic	Suchtgefahr, Sedierung, Atemdepression	10–40 oral
Pentazocin	BTM Fortral	Gute Verträglichkeit, steigert Blutdruck und Herzfrequenz, Suchtgefahr	30–50 i.m.,i.v., s.c. 50 oral
Pethidin	BTM Dolantin	Suchtgefahr, Atemdämpfung, Erregungszustände	50–100 oral; i.m.
Piritramid	BTM Dipidolor	Suchtgefahr, Sedierung, Atemdepression	7,5–22,5 i.v., i.m., s.c.
Tilidin in Kombination mit Naloxon	+ Valoron N	Suchtgefahr in der Kombination geringer	50 oral 4 oral
Tramadol	+ Tramal + Tramadolor	Schwindel, Benommenheit; relativ geringe Suchtgefahr	50–100 oral, rektal, i.v., i.m., s.c. bis 200 in Retardform

*Hauptgruppen-Nummer der Roten Liste

- Tramadol
- Buprenorphin
- Nalbuphin
- Pentazocin
- Tilidin
- Fentanyl
- Levomethadon
- Pethidin.

Die Wirkungen und der Wirkungsmechanismus der stark wirksamen Analgetika lassen sich am Beispiel von Morphin zeigen.

Wirkungen und Wirkungsmechanismen des Morphins

Man unterscheidet zwischen zentralen und peripheren Wirkungen des Morphins.

Charakteristisch für die zentrale Wirkung ist:

- Der **analgetische Effekt** bei einer Dosis von ca. 10 mg oral durch Hemmung der Impulsumschaltung im Rückenmark und dämpfenden Einfluss auf Bezirke des Thalamus und der Hirnrinde. Dieser Effekt geht häufig mit dem Auftreten einer **Euphorie** einher. Bei schwerkranken Patienten kann dieser Effekt erwünscht sein.

- Die **antitussive** (Hustenreiz stillende), die **atemdepressorische** (die Atemfunktion vermindernde) und die **antiemetische** (Brechreiz stillende) Wirkung durch Beeinflussung der entsprechenden Zentren im verlängerten Mark.
- Die **sedativ-hypnotische** Wirkung. Bei höheren Dosen tritt eine **narkoseähnliche** Wirkung auf. (In manchen Fällen wird auch das Auftreten von **Erregungszuständen** beobachtet. In diesem Zusammenhang kann es sogar zum Erbrechen kommen.)

Periphere Wirkung des Morphins ist u. a. eine **Steigerung des Tonus der glatten Muskulatur.** Dies bedingt durch eine Verengung des Pförtnermuskels eine **Verzögerung der Magenentleerung** und durch verstärkte Einschnürungen des Darmes sowie Hemmung der Peristaltik eine **Obstipation.** Hier bieten sich Laxantien zur Begleittherapie an. Auch Blasenentleerungsstörungen können auftreten. Ausnahme: Verminderung des Tonus der Muskulatur der Blutgefäße. Folge dieser Morphinwirkung kann ein Kreislaufversagen sein.

Bei der Suche nach weiteren stark wirksamen Analgetika hat man versucht, die nachteiligen zentralen und peripheren Wirkungen des Morphins durch Molekülabwandlung oder Neusynthese möglichst weitgehend auszuschalten. Tab. 8.8 soll einen Überblick der Opioide mit den entsprechenden Namen von Fertigarzneimitteln vermitteln.

Die meisten Stoffe dieser Analgetikagruppe führen zu Gewöhnung, Gewohnheitsbildung und Sucht (s. Kap. 2.3.9) und fallen deswegen unter das Gesetz über den Verkehr mit **Betäubungsmitteln.**

Als Wirkungsmechanismus für Opioide gilt die reversible Bindung dieser Stoffe an spezielle **Opioid-Rezeptoren** als gesichert. Mit der Entdeckung von Opioid-Peptiden gelang der Nachweis körpereigener analgetisch wirkender Stoffe. Es sind dies β-Endorphin, Met-Enkephalin, Leu-Enkephalin und die Dynorphine. Morphin greift wie die Opioid-Peptide an den Opioid-Rezeptoren an. Von diesen wurde bereits eine ganze Reihe von Subtypen entdeckt. Ihre Anregung bewirkt

nicht nur eine Dämpfung des Schmerzempfindens und ein euphorisches Hochgefühl, sondern nimmt auch Einfluss auf Körperfunktionen wie Atmung, Darmtätigkeit, Blutdruck und Wärmeregulation. Die Opioid-Rezeptoren findet man u. a. an Neuronen des schmerzleitenden Systems, der Atmung, des limbischen Systems und auch an Neurone der Peripherie, z. B. am Dünndarm. Aus der Lage der Opioidrezeptoren werden die Nebenwirkungen des Morphins und der morphinähnlichen Stoffe erklärbar.

Der **Therapie mit Opioiden** muss wegen der unvermeidbaren Nebenwirkungen eine sorgfältige Abwägung von Risko und Nutzen durch den Arzt vorausgehen.

Hauptindikationsgebiete sind starke und stärkste Schmerzen, z. B. bei Tumoren und nach Operationen.

Die Applikationsart richtet sich nach der Resorbierbarkeit des Analgetikums. Die Opioide können wegen rascher und vollständiger Resorption aus dem Magen und Darm meist oral gegeben werden. Morphin selbst wird intramuskulär, subkutan oder oral appliziert.

Häufige Nebenwirkungen bei dieser Gruppe von Analgetika sind neben der Suchtgefahr Übelkeit, Erbrechen, Atemdepression – besonders gefährlich bei Säuglingen, Kleinkindern und Asthmatikern – Obstipation und Störungen beim Harnlassen (Miktionsstörungen).

Morphinvergiftung und Morphinantagonisten

Wichtigste Symptome einer Morphin- bzw. Opioidvergiftung sind Atemlähmungen und ein dadurch verursachtes Kreislaufversagen.

Neben künstlicher Beatmung und Maßnahmen zur Behandlung des Kreislaufversagens (s. Kap. 4.6) dienen **Morphinantagonisten** als zuverlässige Mittel zur Behebung der Atemlähmung. Es handelt sich bei diesen kompetitiven Antagonisten ebenfalls um Morphin-Derivate. Die Substituenten am Stickstoff wurden verändert. Beispiele sind Naloxon und Naltrexon (Abb. 8.11).

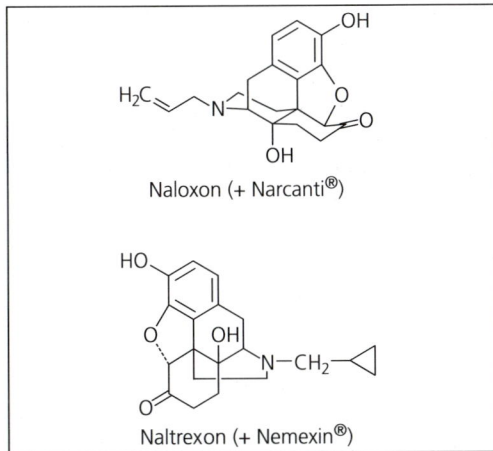

Abb. 8.11 Morphinantagonisten

Mit **Naltrexon** ist ein Opioidantagonist entwickelt worden, der zur Entwöhnungsbehandlung vormals Opioid-Abhängiger eingesetzt wird. Naltrexon ist ein Stoff mit langer Wirkungsdauer (bis zu 72 Stunden) und geringen Nebenwirkungen. Die Applikation kann peroral erfolgen. Allerdings ist Naltrexon nur in Verbindung mit einer psychotherapeutisch geführten Entzugsbehandlung indiziert.

Da Opioidantagonisten bei Opioidabhängigen schwerste Entzugserscheinungen auslösen, muss vor Einsatz von Naltrexon sichergestellt sein, dass der Abhängige keine Opioide mehr im Körper hat, d. h. mindestens 7 Tage keine Opioide genommen hat. Die Besetzung der Opioidrezeptoren durch Naltrexon bewirkt, dass nach vollzogener Opioidentgiftung selbst hohe Dosen neu zugeführter Opioide ohne die gewünschte euphorisierende Wirkung bleiben. Das Verlangen nach dem Suchtstoff soll allmählich abnehmen.

Die Naltrexon-Therapie stellt damit eine Alternative zum Methadon-Programm dar. Bei Methadon handelt es sich lediglich um ein **Drogenersatzmittel**, während Naltrexon Entzugswilligen eine „Nüchternheitshilfe" bietet.

Neben Methadon sind auch Levomethadon, Buprenorphin und Levacetylmethadol zur Drogensubstitution zugelassen; in be-

gründeten Ausnahmefällen auch Codein und Dihydrocodein (vgl. BtMVV).

Tilidin war zunächst als Monopräparat im Handel, wurde aber zunehmend missbräuchlich angewendet; zum Teil wurden oral anzuwendende Lösungen sogar parenteral verwendet. Tilidin ist heute im Handel als eine Kombination mit dem Opioidantagonisten Naloxon. Nach oraler Einnahme wird Naloxon durch einen First-pass-Effekt praktisch vollständig in der Leber festgehalten; lediglich Tilidin gelangt an die Rezeptoren im ZNS, sodass der gewünschte analgetische Effekt eintritt. Opiatabhängige verwenden jedoch deutlich höhere Dosen, sodass die Bindungskapazität der Leber überfordert wird und Naloxon durch Blockade der Opiatrezeptoren eine euphorisierende Wirkung verhindert. Wird die Kombination injiziert, so bleibt der First-pass-Effekt ebenfalls aus, da Naloxon zum großen Teil ins ZNS gelangt, bevor es von der Leber festgehalten werden kann.

8.5.8 Nichtopioide Analgetika

Diese Arzneistoffe sind zum Teil rezeptfrei erhältlich und deshalb von wesentlicher Bedeutung in der Selbstmedikation. Gerade deshalb besteht hier ein hoher Informationsbedarf für den Kunden.

1971 wurde die Bedeutung der Prostaglandinsynthese für entzündliche und damit schmerzhafte Vorgänge im Körper erkannt. Für die Weiterentwicklung der Analgetika, aber auch der Antiphlogistika/Antirheumatika und der Thrombozytenaggregationshemmer ergaben sich neue Perspektiven. Auch viele unerwünschte Wirkungen der nichtopioiden Analgetika lassen sich über den Prostaglandin-Stoffwechsel verstehen.

Die nichtopioiden Analgetika lassen sich anhand ihrer chemischen Eigenschaften weiter unterteilen:

Die **sauren Analgetika** zeigen ihre Hauptwirkung peripher, also am Ort der Entzündung und bewirken dort eine Hemmung der Prostaglandinsynthese.

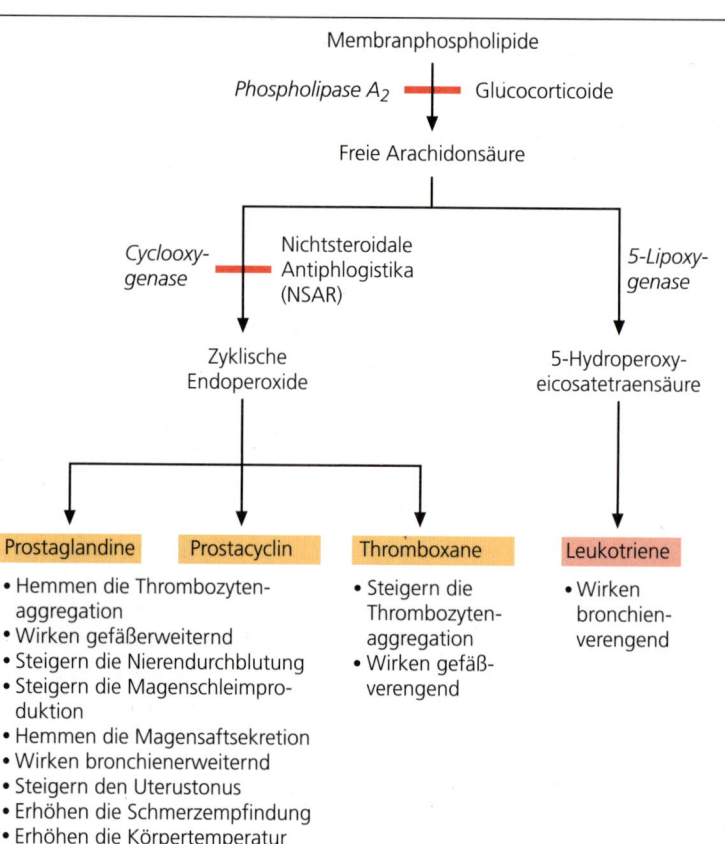

Abb. 8.12 Biosynthese der Eicosanoide und physiologische Wirkungen. Modifiziert nach Zenz, Jurna 2001. Wird die Cyclooxygenase (COX) gehemmt, so entstehen weniger Prostaglandine, Prostacycline und Thromboxane; die entsprechende pharmakologische Wirkung fehlt nun. Ist der Weg über die COX versperrt, so werden gleichzeitig verstärkt Leukotriene gebildet; deren physiologische Wirkung nimmt zu. Glucocorticoide greifen schon eine Stufe früher ein; beide Stoffwechselwege werden gehemmt.

Die nichtsauren Analgetika zeigen ihre Hauptwirkung nicht peripher, sondern zentral. Sie reichern sich stark im ZNS an und scheinen dort den Durchgang nozizeptiver Reize zu „filtern". Ob diese Wirkung über eine Reduktion der Prostaglandinproduktion im ZNS erreicht wird, ist noch umstritten. Im entzündeten Gewebe findet keine messbare Hemmung der Prostaglandinsynthese statt.

Diese nichtopioiden Analgetika wirken auch **fiebersenkend** (antipyretisch), die sauren nichtopioiden Analgetika zusätzlich **entzündungshemmend** (antiphlogistisch).

Auf unterschiedliche Wirkungsmechanismen weist auch die jeweilige antipyretische Wirkung hin: ASS als saure Verbindung senkt lediglich die erhöhte Temperatur wieder ab auf den Normalwert von ca. 37 °C; Paracetamol als nichtsaure Verbindung senkt die Temperatur auch ab bei Personen, die kein Fieber haben.

Prostaglandinsäuresynthese und Eicosanoide

Ausgehend von der Arachidonsäure, einer essenziellen Fettsäure mit 20 C-Atomen, können im Körper sowohl unter physiologischen wie unter pathologischen Bedingungen eine ganze Reihe von biologisch aktiven Stoffen entstehen, die alle ebenfalls 20 C-Atome aufweisen und deshalb unter dem Begriff Eicosanoide zusammengefasst werden. Durch Phospholipase A$_2$ wird Arachidonsäure aus den Membranphospholipiden freigesetzt. Diese freie Arachidonsäure kann auf zwei Wegen weiter verstoffwechselt werden (Abb. 8.12):

■ Mithilfe von Cyclooxygenase (COX) entstehen über eine Zwischenstufe Prostaglandine, Thromboxane und Prostacyclin.

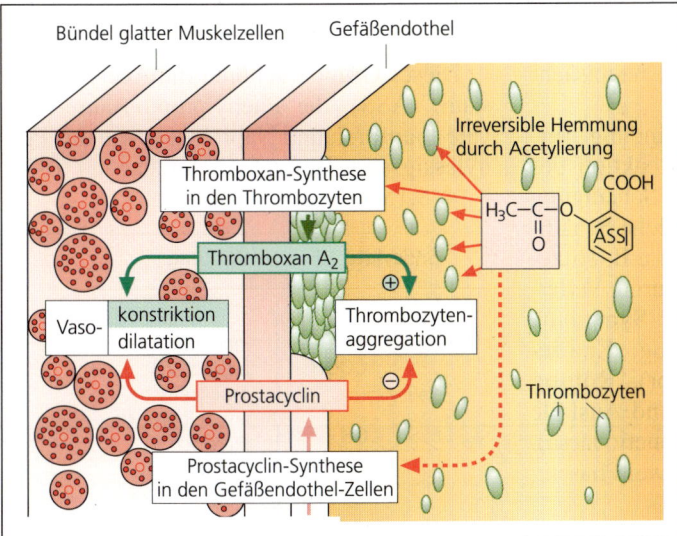

Abb. 8.13 Querschnitt durch die Wandung eines Blutgefäßes mit Thrombozytenaggregations-hemmung durch Acetylsalicyl-säure. Verändert nach Lüllmann u. Mitarb. 2004. Mit freundlicher Genehmigung der Dr. Pfleger GmbH, Bamberg.

- Mithilfe von 5-Lipoxygenase (LOX) entstehen Leukotriene.

Prostaglandine bewirken u. a.:

- Gefäßerweiterung und damit eine stärkere Durchblutung
- Verstärkte Magenschleimproduktion (Zytoprotektion)
- Verminderte Magensäureproduktion
- Bronchienerweiterung
- Erhöhte Schmerzempfindlichkeit
- Temperaturerhöhung
- Spasmen der Uterusmuskulatur.

Prostacyclin wirkt gefäßerweiternd und thrombozytenaggregationshemmend; Thromboxan wirkt gefäßverengend und thrombozytenaggregationsverstärkend (Abb. 8.13).

Leukotriene wirken bronchienverengend.

Das Enzym Cyclooxygenase tritt in zwei Formen auf, die als COX-1 und COX-2 bezeichnet werden.

COX-1 ist immer vorhanden („konstitutiv") in Magenschleimhaut, Niere, Gefäßmuskulatur und Thrombozyten; sie bildet die physiologisch notwendige Menge an Prostaglandinen, Prostacyclin und Thromboxan.

Die **COX-2** wird meist erst dann in großer Menge gebildet, wenn eine Entzündung abläuft und führt dann zu einer starken Erhöhung der Eicosanoide im Körper; nur an wenigen Stellen ist die COX-2 konstitutiv, z. B. an der Niere.

Fieber. Die höchste normale Körpertemperatur liegt axillar gemessen bei 36,9 °C und rektal gemessen bei 37 °C. Temperaturerhöhungen über 38 °C werden allgemein als Fieber (Febris) bezeichnet.

Fieber ist als Symptom zahlreicher Erkrankungen bekannt. Fieber wird durch Pyrogene ausgelöst. **Pyrogene** sind Bestandteile oder Stoffwechselprodukte von Bakterien oder Leukozyten. Chemisch handelt es sich um Lipopolysaccharide (Lipide, die an Polysaccharide gekoppelt sind), Oligo- und Polysaccharide. Diese Pyrogene verursachen im Hypothalamus eine Fehlsteuerung der Temperaturregulation. Der Organismus reagiert so, als ob es um ihn herum zu kalt wäre, d. h. ein Wärmeverlust wird durch Verengung der Hautgefäße und Einschränkung der Schweißsekretion vermindert. Wärme wird erzeugt durch Muskelarbeit wie Kältezittern, „Gänsehaut", usw. Die daraus resultierende Erhöhung der Körpertemperatur registrieren wir als Fieber. Antipyretisch wirkende Arzneimittel sind mehr oder weniger in der Lage, die Fehlsteuerung der Temperaturregulation zu normalisieren. Die Fiebersenkung dient hauptsächlich der Kreislaufentlastung.

Entzündungen. Unter Entzündung versteht man die physiologische Reaktion des Bindegewebes, um nach einer Schädigung die Wundheilung einzuleiten. Solche Schädigungen können durch Reize, wie z. B. Hitze- und Kälteeinwirkungen, oder durch Verletzungen zustande kommen. Fünf Symptome charakterisieren eine Entzündung: **Erwärmung** (Kalor), **Schmerz** (Dolor), **Rötung** (Rubor), **Schwellung** (Tumor) und Ausfälle der physiologischen Funktion (Functio laesa). Eine Entzündung verläuft in zwei Phasen:

- **Katabole Phase** mit Zelluntergang, Bildung von Entzündungsmediatoren (Gewebshormonen, z. B. Prostaglandinen, Kininen) und akuter entzündlicher Reaktion. In dieser Phase tritt auch Flüssigkeit aus den Gefäßen aus **(Exsudation).**
- **Anabole Phase** mit Aktivierung von Fibroblasten (faserbildenden Zellen), Synthese von Glykosaminoglykanen (Mucopolysacchariden) und Bildung von Granulom- und Narbengeweben **(Gewebsproliferation)** (s. Kap. 5.2, Abb. 5.2).

Antiphlogistisch wirkende Arzneimittel sollen vor allem die Exsudation und die Gewebsproliferation hemmen. Diese Effekte sind für die Therapie der rheumatischen Erkrankungen besonders wichtig (s. Kap. 8.6).

Saure nichtopioide Analgetika: Acetylsalicylsäure, Ibuprofen, Naproxen, Diclofenac

Die sauren nichtopioiden Analgetika wirken alle COX-hemmend und haben deshalb auch einen antiphlogistischen Effekt. Das senkt die Prostaglandin-Konzentration. Die Schmerzempfindlichkeit wird herabgesetzt (analgetischer Effekt) und die Körpertemperaturerhöhung bleibt aus (antipyretischer Effekt). Bei

der Frau werden Spasmen der Uterusmuskulatur vermindert.

Dieser Gruppe gehören die Acetylsalicylsäure (ASS), die Phenylpropionsäure-Derivate Ibuprofen und Naproxen sowie das Phenylessigsäure-Derivat Diclofenac an (Abb. 8.14, 8.15, 8.21).

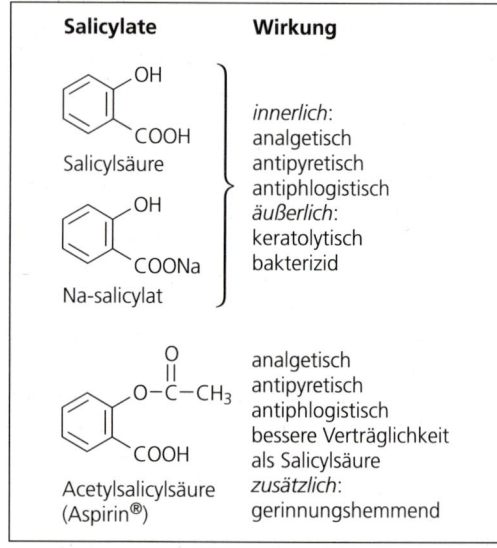

Abb. 8.14 Salicylate

Andere Salicylate treten nur in einzelnen Kombinationsarzneimitteln auf, haben aber keine große Bedeutung mehr für den Fertigarzneimittelmarkt. Die Kommission B hat für diese Stoffe keine Positivmonographie erstellt.

Auch typische Nebenwirkungen sind über die COX-Hemmung erklärbar.

Die Magenschleimproduktion und die Durchblutung der Magenwand nehmen ab, gleichzeitig ist die Magensäureproduktion

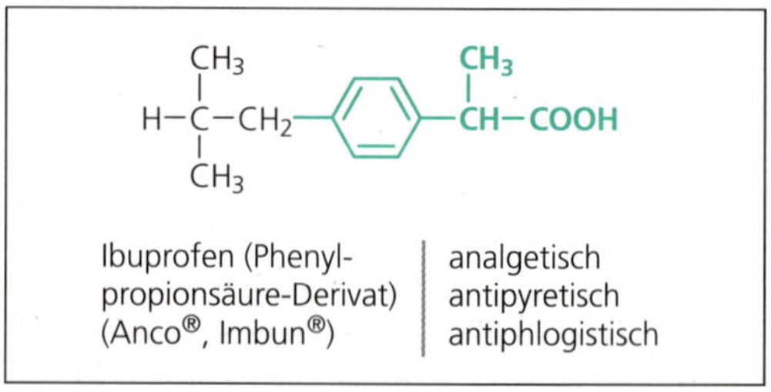

Abb. 8.15 Ibuprofen (Phenylpropionsäure-Derivat)

erhöht, sodass Magenschleimhautentzündungen, Magen- und Zwölffingerdarmgeschwüre auftreten können und bei bereits vorgeschädigter Schleimhaut Blutungen ausgelöst werden; die Nierendurchblutung wird herabgesetzt, sodass Nierenfunktionsstörungen auftreten können.

Die Bildung bronchienerweiternder Stoffe ist reduziert, gleichzeitig wird die Arachidonsäure verstärkt über den LOX-Weg verstoffwechselt (Abb. 8.12). Dabei entstehen bronchokonstriktorisch wirkende Leukotriene, sodass sich ein bronchienverengender Gesamteffekt ergibt, der auch als **Analgetika-Asthma** bezeichnet wird.

Diese sauren Wirkstoffe reichern sich an im entzündlichen (und dadurch relativ sauren) Gewebe, in der Magenschleimhaut und in der Niere. Wirkungen und Nebenwirkungen sind gerade dort festzustellen.

ASS kann die COX irreversibel verändern. Während die COX in den Geweben durch Eiweißbiosynthese wieder nachgebildet werden kann, fehlt in den Thrombozyten der Zellkern; diese COX kann nicht mehr ersetzt werden. Der Thromboxanmangel hält für die Lebenszeit der Thrombozyten, also 8–9 Tage lang, an, Prostacyclin wird in den Endothelzellen bald wieder gebildet, die Gerinnungsfähigkeit des Blutes sinkt stärker ab. Diese blutgerinnungshemmende Wirkung von ASS wird therapeutisch genützt (s. Kap. 4.5.3 und Abb. 8.13). Unter physiologischen Bedingungen überwiegt Prostacyclin, sodass keine Blutgerinnung stattfindet. Bei Ibuprofen, Naproxen und Diclofenac als reversiblen COX-Hemmern bleibt das Gleichgewicht zwischen Prostacyclin und Thromboxan erhalten, sodass hier kein wesentlicher blutgerinnungshemmender Effekt resultiert.

In seltenen Fällen wurde bei Kindern, die eine Virusinfektion (wie z. B. Grippe, Windpocken) hatten und deren Fieber mit ASS behandelt wurde, das oft tödlich verlaufende **Reye-Syndrom** beobachtet. Hier liegt eine Hirn- und Hirnhautentzündung bei gleichzeitigem Untergang von Leberparenchym vor.

In hoher Dosierung kann Acetylsalicylsäure deutliche, meist jedoch reversible Nebenwirkungen wie Schwindel, Übelkeit, Erbrechen, Hyperventilation, Störungen im Säure-Basen-Gleichgewicht, Verminderung des Hörvermögens oder Blutungen auslösen.

Naproxen unterscheidet sich von den anderen drei Stoffen durch eine lange Halbwertszeit, so dass eine Dosis etwa 12 Stunden wirkt.

Nichtsaure nichtopioide Analgetika: Paracetamol, Phenazon, Propyphenazon

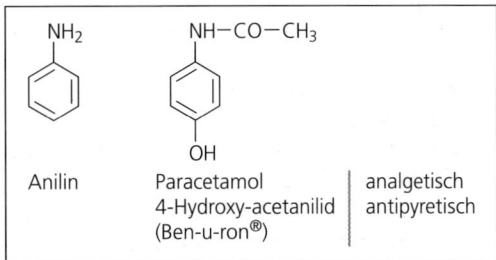

Abb. 8.16 Anilide

Paracetamol, ein Anilinderivat, hat eine gute antipyretische und analgetische Wirkung, aber keinen ausreichenden antiphlogistischen Effekt. Als nichtsaure Verbindung (Abb. 8.16) dringt sie nicht tief in das entzündete Gewebe ein und hat deshalb auch keine Wirkung auf die periphere COX.

Die nichtsauren Analgetika wirken nicht peripher, sondern zentral. Sie reichern sich stark im ZNS an und können dort die Weitergabe nozizeptiver Reize herabsetzen. Vermutlich kommt die Wirkung über eine Reduktion der Prostaglandinproduktion durch Hemmung einer COX im ZNS zustande.

Allerdings zeigt Paracetamol deshalb auch nicht die COX-1-abhängigen Nebenwirkungen in der Peripherie und ist gut geeignet bei magenvorgeschädigten Patienten, bei Patienten mit Blutungsneigung oder bei Kindern mit einem fiebrigen Infekt.

Überdosierungen (beim Erwachsenen ab 6 g) können bei Paracetamol zu Leberschäden führen. Im Notfall muss je nach aufgenom-

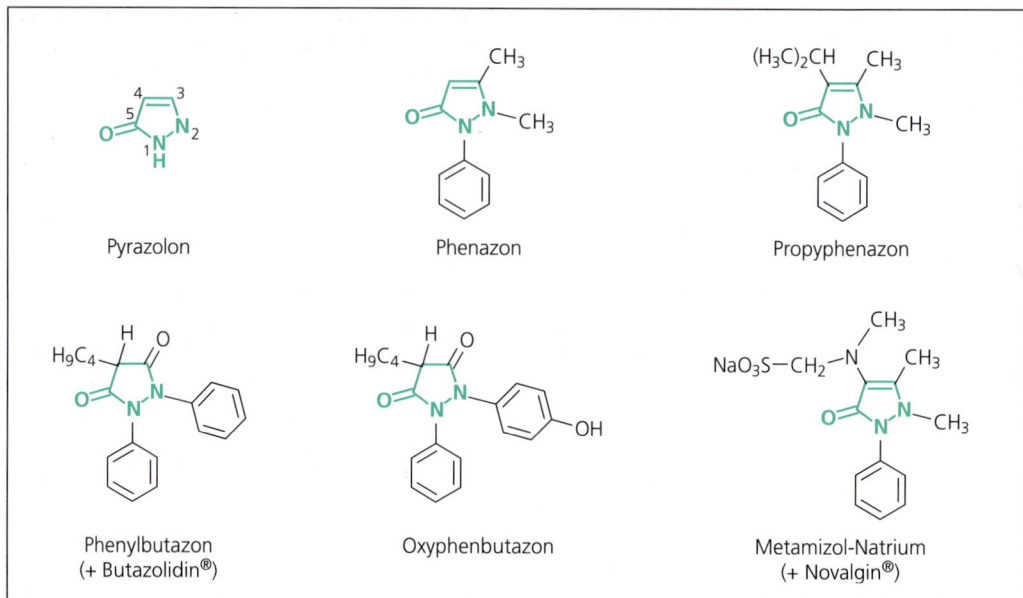

Abb. 8.17 Pyrazolon-Derivate

mener Paracetamol-Menge innerhalb von 4–12 Stunden das Antidot N-Acetylcystein i. v. gegeben werden, um eine Leberschädigung zu vermeiden.

Lebererkrankungen und Alkoholabusus sind Kontraindikationen für Paracetamol.

Phenazon und Propyphenazon sind Pyrazolon-Derivate (Abb. 8.17), wirken analgetisch und antipyretisch und dürfen ebenfalls im Rahmen der Selbstmedikation abgegeben werden. Ein Vorteil ist eine zusätzliche spasmolytische Wirkung, doch wegen weiterer Nebenwirkungen sind das OTC-Stoffe der zweiten Wahl.

Die verschreibungspflichtigen Pyrazolone haben deutlich ausgeprägte zusätzliche Wirkungen: Metamizol hat einen ausgeprägten spasmolytischen Effekt und wird bei Koliken eingesetzt; Phenylbutazon hat auch einen sauren Charakter (Abb. 8.18) und wirkt deshalb auch stark antiphlogistisch. Eingesetzt wird es nur als Antirheumatikum. Allerdings ist bei diesen Stoffen das Risiko schwerer Nebenwirkungen wie Agranulozytose und Schock deutlich größer. Auch Überdosierungserscheinungen nach Verdrängung aus der Plasma-Eiweiß-Bindung durch andere Stoffe wie Antikoagulantien, orale Antidiabetika und Chemotherapeutika sind möglich.

Ebenfalls verschreibungspflichtig sind Flupirtin (+ Katadolon®) und Nefopam (+ Silentan Nefopam®), die nur eine analgetische Wirkung aufweisen. Der Wirkungsmechanismus ist noch nicht geklärt. Sie greifen nicht an den Opiatrezeptoren an und sie hemmen die COX nicht.

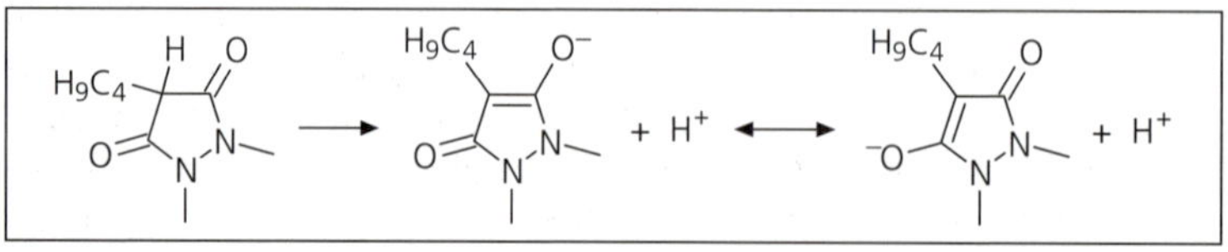

Abb. 8.18 Saurer Charakter von Phenylbutazon und Oxyphenbutazon

Ziel der Schmerztherapie: schneller Wirkungseintritt

Kunden, die mit dem Wunsch nach einem Schmerzmittel in die Apotheke kommen, wollen ein möglichst gut und möglichst schnell wirkendes Mittel bekommen.

Die Art der zu behandelnden Schmerzen bestimmt wesentlich die Stoffauswahl. ASS, Ibuprofen, Naproxen und Diclofenac sind immer geeignet, wenn eine typische Entzündung vorliegt, während Paracetamol hier nicht Mittel der ersten Wahl sein kann. Liegt keine Entzündung vor, so ist oft Paracetamol die besser geeignete Substanz.

Tritt die Wirkung schnell ein, so reicht oft die Initialdosis; dauert es dagegen lange bis zum Wirkungseintritt, so werden ungeduldige Patienten bereits eine oder zwei weitere Dosen eingenommen haben. Damit steigt das Nebenwirkungspotenzial. Heute stehen mehrere Möglichkeiten zur Verfügung, um einen schnellen Wirkungseintritt zu erreichen:

- Durch Brausetabletten und durch Kautabletten wird die Zerfallszeit im Magen-Darm-Kanal verkürzt.
- ASS und Ibuprofen können als Lysin- oder Glycin-Salze wesentlich schneller resorbiert werden.
- Diclofenac wird als Kalium-Salz schneller resorbiert.
- Paracetamol wird als Saft in gelöster Form angeboten; als Zäpfchen weist es Vorteile auf, wenn die Magenentleerung, z.B. bei Migräne, verzögert ist.

8.5.9 Migränetherapie

Eine häufige Form von chronisch-rezidivierenden Kopfschmerzen ist die **Migräne.** Die Migräne ist gekennzeichnet durch anfallsweise auftretende Kopfschmerzen von unterschiedlicher Dauer, Intensität und Lokalisation. Die Schmerzen können von Symptomen wie Übelkeit, Erbrechen, Schwindel, Licht- und Lärmempfindlichkeit und Schwankungen der Stimmungslage begleitet sein. Zum Teil kommt es schon vor der Kopfschmerzattacke oder zu deren Beginn zu einer Aura mit neurologischen Ausfallserscheinungen, z.B. Sehstörungen. Der Migränekopfschmerz entsteht hauptsächlich durch eine Sensibilisierung von Schmerzrezeptoren im Gehirn. An dieser Sensibilisierung sind Serotonin, Histamin und Kinine beteiligt. Frauen sind häufiger betroffen als Männer; zyklusbedingte Hormonschwankungen können Auslöser sein.

Die Deutsche Migränegesellschaft empfiehlt als nichtmedikamentöse Anfallstherapie Schlaf, Entspannung, Dunkelheit und kalte Kompressen. Medikamentös soll zur Behandlung von Übelkeit und Erbrechen oral oder rektal Metoclopramid (z.B. + Gastrosil®) oder oral Domperidon (z.B. + Motilium®) verabreicht werden. Im Anschluss erfolgt die Schmerzbehandlung mit 1000 mg Acetylsalicylsäure (Brause- oder Kautabletten) oder 500–1000 mg Paracetamol (Saft, Zäpfchen) oder 400 mg Ibuprofen (Tabletten) oder 50 mg Diclofenac-Kalium oder 500–1000 mg Naproxen.

Neuerdings gibt es diese Arzneistoffe für die Selbstmedikation z.T. auch speziell mit dieser Indikation (Aspirin® Migräne, Dolormin® Migräne, Voltaren® K Migräne). Wesentliches Merkmal ist der Zusatz eines Hydrogencarbonat-Puffers, der die Resorption trotz der während der Migräneattacke verlangsamten Magen-Darm-Motorik wieder beschleunigt.

Bei starken Migräneanfällen werden Triptane als selektive Serotoninagonisten (z.B. Sumatriptan in + Imigran®) und **Mutterkornalkaloide** als nichtselektive Serotoninagonisten (z.B. Ergotamin, Dihydroergotamin) eingesetzt. Mutterkornalkaloide müssen sehr zurückhaltend eingesetzt werden, weil sie sonst langfristig die Zahl der Migräneanfälle erhöhen und zu Dauerkopfschmerz führen können. Nachzulassungsverfahren und Übergangsvorschriften drängen diese Sekalealkaloide aus dem Markt. Der Neurotransmitter **Serotonin** und seine Rezeptoren spielen bei dem Krankheitsgeschehen der Migräne eine bedeutende Rolle. Mit Sumatriptan wurde ein spezifischer und selektiver Agonist für einen Serotonin-Re-

Tab. 8.9 Empfehlungen zur Migränebehandlung

A Behandlung des Migräneanfalls	
Reizabschirmung, Rückzug	
Antiemetika:	
Metoclopramid	20 mg
oder	
Domperidon	10–20 mg
Analgetika:	
Acetylsalicylsäure	1000 mg
oder	
Paracetamol	500–1000 mg
oder	
Ibuprofen-Lysinat	400–600 mg
oder	
Diclofenac-Kalium	50–100 mg
oder	
Naproxen	500–1000 mg
Serotonin-Agonisten:	
Ergotamin	1–2 mg oral
oder	
Sumatriptan (+ Imigran®)	50–100 mg oral, 6 mg s.c., 20 mg nasal, 25 mg rektal
Rizatriptan (+ Maxalt®)	10 mg oral
Zolmitriptan (+ AscoTop®)	2,5 mg oral

B Migräneprophylaxe	
Betablocker:	
Metoprolol	50–200 mg
oder	
Propranolol	30–240 mg
oder	
Flunarizin	5–10 mg
Bei Therapieresistenz: Dosiserhöhung des Betablockers oder evtl. Kombination mit Flunarizin	
Bei Therapieresistenz Serotoninantagonisten:	
Pizotifen	1–3 mg
oder	
Lisurid	0,075 mg
oder	
Methysergid	2–6 mg

zeptorsubtyp entwickelt. **Triptane** wirken am Serotoninrezeptor gefäßverengend und ent-zündungshemmend, Migränekopfschmerzen und Begleitsymptome werden gelindert. Zu beachten ist, dass die kombinierte Anwendung von Ergotamin und Sumatriptan an Herz und Zentralnervensystem zu bedrohlichen Gefäß-krämpfen führen kann.

Bei der medikamentösen Migräneprophy-laxe steht der Einsatz von β-Rezeptorenblo-ckern, wie Metoprolol (z.B. + Beloc®) oder Propranolol (z.B. + Efektolol®) an erster Stelle. Als Mittel zweiter Wahl werden Cal-cium-Antagonisten wie Flunarizin eingesetzt. Bei Therapieresistenz nimmt man Serotonin-Antagonisten, wie Pizotifen (z.B. + Sando-migran®), Lisurid (z.B. + Cuvalit®) oder Me-thysergid (+ Deseril® retard) (Tab. 8.9).

8.5.10 Kombination von Analgetika

Ziel der Kombination von Analgetika ist es, eine additive oder gar potenzierte Wirkungs-verstärkung und eine Verminderung von Nebenwirkungen zu erreichen. Indikationen für derartige Kombinationspräparate sind vor allem akute banale Schmerzen, wie z.B. Zahnschmerzen oder grippale Kopf- und Gliederschmerzen, und chronisch rezidivie-rende Schmerzen. Wenn irgend möglich, soll-ten jedoch Einzelsubstanzen verwendet wer-den. Hier ist gezielte Beratung möglich. Das Missbrauchspotenzial ist bei Kombinations-

Tab. 8.10 A   Analgetika (05)* – Einzelstoffe

Substanz/INN	Zeit bis zum Eintritt einer maximalen Wirkung (in h)	Wirkungsdauer/ Dosisintervall (in h)	Fertigarzneimittel®
Acetylsalicylsäure	0,5–2	4–6	Aspirin, ASS-ratiopharm, ASS Hexal
Diclofenac	1–2	6–8	
Diclofenac-Kalium	≈ 0,5	6–8	Voltaren Dolo 12,5 mg
Ibuprofen	1–2	6–8	Aktren-/Forte,IBU-ratiopharm 200 akut/-400 akut, Nurofen 200 mg Brausegranulat
Iboprofen-Lysinat	≈ 0,5	6–8	Dolormin Schmerztabletten/extra, IBU-ratiopharm 500 Lysinat Schmerztabletten
Naproxen	≈ 2,0	≈ 12	Dolormin bei Gelenkschmerzen mit Naproxen, Dolormin für Frauen bei Menstruationsbeschwerden mit Naproxen; prodolor
Naproxen-Natrium	≈ 1,0	≈ 12	Aleve
Paracetamol	0,5–1,5	4–6	Paracetamol-ratiopharm, Ben-u-ron, Vivimed N
Phenazon	0,5–2	8–12	Migräne-Kranit mono bei Schmerzen
Propyphenazon	0,5–1	4–8	Demex Zahlschmerztabletten, Hewedolor propy

*Hauptgruppen-Nummer der Roten Liste

analgetika deutlich höher. Sehr problematisch sind Kombinationen von Analgetika mit Ergotamin. Bei der missbräuchlichen regelmäßigen Anwendung von Ergotamin besteht die Gefahr, dass **Dauerkopfschmerz** auftritt. Dieser führt dann zu weiterer Einnahme des Arzneimittels. Auch für die Kombination von Analgetika mit Lokalanästhetika und Vitaminen gibt es pharmakologisch keine Begründung. Weitere Probleme von Kombinationspräparaten sind möglicherweise:

- Zu niedrige Dosierung der Einzelbestandteile
- Schwache Wirkung wegen rascher Biotransformation oder Elimination

- Steigerung des Risikos allergischer Nebenwirkungen.

Vertretbare Kombinationen sind:
- **Acetylsalicylsäure und Paracetamol.** Die Dosen der Kombinationspartner können dabei halbiert werden. Es kommt zu einer additiven Wirkungssteigerung.
- **Acetylsalicylsäure und Coffein** oder **Paracetamol und Coffein.** Coffein verursacht eine Wirkungssteigerung und besitzt einen stimmungsaufhellenden, belebenden Effekt. Dieser euphorisierende Effekt kann jedoch Auslöser einer missbräuchlichen Analgetika-Anwendung sein.

Tab. 8.10 B   Freigabe der Analgetika-Einzelstoffe zur oralen oder rektalen Einnahme für den Handverkauf

Acetylsalicylsäure	Grundsätzlich nicht verschreibungspflichtig	Nicht bei Kindern und Jugendlichen mit fieberhaften Erkrankungen	Bei leichten bis mäßig starken Schmerzen und Fieber
Diclofenac**	In festen Zubereitungen zur oralen Anwendung in einer Konzentration von 12,5 mg je abgeteilter Form und in einer Tagesdosis von 25 bis maximal 75 mg für eine maximale Anwendungsdauer von 3 (Fieber) bis 4 (Schmerzen) Tagen	Für Erwachsene und Jugendliche ab 15 Jahren	Bei leichten bis mäßig starken Schmerzen und Fieber
Ibuprofen**	In festen Zubereitungen zur oralen Anwendung in einer Konzentration bis zu 400 mg je abgeteilter Form und in einer Tagesdosis bis zu 1200 mg		Bei leichten bis mittelstarken Schmerzen und Fieber
	In flüssigen Zubereitungen zur oralen Anwendung in Einzeldosen bis zu 10 mg/kg Körpergewicht (bis zu einer maximalen Tagesdosis bis zu 1200 mg)	Für Erwachsene und Kinder ab 6 Monaten	Bei leichten bis mittelstarken Schmerzen und Fieber
	In festen Zubereitungen zur rektalen Anwendung in Einzeldosen bis 10 mg/kg Körpergewicht (bis zu einer maximalen Einzeldosis von 600 mg je abgeteilter Form) und in einer Tagesdosis bis zu 30 mg/kg Körpergewicht (bis zu einer maximalen Tagesdosis von 1800 mg)		Bei leichten bis mäßig starken Schmerzen und Fieber
Naproxen**	In festen Zubereitungen zur oralen Anwendung in einer Konzentration bis zu 250 mg je abgeteilter Form und in einer Tagesdosis bis zu 750 mg und in Packungsgrößen bis zu 7500 mg	Für Erwachsene und Kinder ab 12 Jahren	Bei leichten bis mäßig starken Schmerzen und Fieber
Paracetamol	Grundsätzlich nicht verschreibungspflichtig	ED 10–15 mg/kg KG; TD bis 50 mg/kg KG	Bei leichten bis mäßig starken Schmerzen und Fieber

** Grundsätzlich gilt: Verschreibungsfrei sind Zubereitungen, bei deren bestimmungsgemäßem Gebrauch keine schwerwiegenden Nebenwirkungen auftreten. Verschreibungspflichtig sind Zubereitungen, wenn bei bestimmungsgemäßem Gebrauch auch schwerwiegende Nebenwirkungen auftreten können. Dosis, Packungsgröße bzw. Anzahl der Einzeldosen und Dauer der Anwendung sind Größen, die das Risiko von UAW mit bestimmen.

Um einem Missbrauch vorzubeugen, hat der Gesetzgeber Coffein in Kombinationen mit Paracetamol, Salicylsäure-Derivaten und Pyrazolon-Derivaten der Verschreibungspflicht unterstellt, wenn die Einzeldosierung 0,5 g und die Gesamtmenge 10 g pro Packung für die analgetischen Wirkstoffe überschreitet.

■ **Acetylsalicylsäure** und/oder **Paracetamol** und **Codein.** Codein wirkt selbst schwach analgetisch und steigert die Wirkung der Analgetikakomponente des Kombinationspräparates. Der Codeinzusatz ist dann sinnvoll, wenn zunächst in einer Schmerztherapie auf stark wirksame Analgetika verzichtet werden soll.

Tab. 8.10 C   Freigabe der Analgetika-Einzelstoffe zur äußerlichen Anwendung für den Handverkauf

Diclofenac**	Als wirkstoffhaltiges Pflaster	Für Erwachsene und Jugendliche ab 15 Jahren	Lokale, symptomatische Schmerzen bei Epikondylitis sowie Fußgelenksdistorsionen
	Zur kutanen Anwendung in Konzentrationen bis zu 5 Gewichtsprozenten	Für Erwachsene und Kinder ab 6 Jahren	Äußerlich bei Schmerzen, Entzündungen und Schwellungen, bei Sport- und Unfallverletzungen
Etofenamat**	Zum äußeren Gebrauch	Für Erwachsene und Jugendliche ab 15 Jahren	Äußerlich bei Muskelrheumatismus, Sehnenscheiden- und Schleimbeutelentzündungen, Arthrosen, bei Sport- und Unfallverletzungen
Ibuprofen**	Zum äußeren Gebrauch in einer Konzentration bis zu 5 Gewichtsprozenten	Für Erwachsene und Jugendliche ab 15 Jahren	Äußerlich bei Schmerzen, Entzündungen und Schwellungen, bei Sport- und Unfallverletzungen
Indometacin**	Zum äußeren Gebrauch in einer Konzentration bis zu 1 Gewichtsprozent	Für Erwachsene und Jugendliche ab 15 Jahren	Schmerzen und Entzündungen und Schwellungen bei Arthrosen der Knie- und kleineren Gelenke, Weichteilrheumatismus wie Tendinitis und Tendosynovitis, Sport- und Unfallverletzungen
Piroxicam**	Zum äußeren Gebrauch in einer Konzentration bis zu 0,5 Gewichtsprozente	Für Erwachsene und Jugendliche ab 15 Jahren	Äußerlich bei Schmerzen, Entzündungen und Schwellungen, bei Sport- und Unfallverletzungen

Quelle: Scribas Tabelle 2005

** Grundsätzlich gilt: Verschreibungsfrei sind Zubereitungen, bei deren bestimmungsgemäßem Gebrauch keine schwerwiegenden Nebenwirkungen auftreten. Verschreibungspflichtig sind Zubereitungen, wenn bei bestimmungsgemäßem Gebrauch auch schwerwiegende Nebenwirkungen auftreten können. Dosis, Packungsgröße bzw. Anzahl der Einzeldosen und Dauer der Anwendung sind Größen, die das Risiko von UAW mit bestimmen.

Grundsätzlich sollen im Rahmen der Selbstmedikation erworbene Analgetika nur kurzfristig eingesetzt werden. Kurzfristige Anwendung bedeutet:

- Maximal 2–3 Tage hintereinander
- Maximal 10 Tage in einem Monat (nicht: pro Monat!).

Eine rationale Auswahl des geeigneten Präparates und eine korrekte Beratung sind Voraussetzung dafür, dass dieses Arzneimittel vom Kunden überlegt eingesetzt wird. Arzneimittelrisiken sind vor allem bei unüberlegtem Analgetikaeinsatz zu befürchten. Betroffen sind insbesondere die Nieren, da sich die Stoffe dort zum Teil anreichern können und

HV-Empfehlung

Akute Sportverletzung

Empfehlung: Diclofenac-Kalium, z. B.: Voltaren® Dolo 12,5 mg Filmtabletten 10 Stück à 12,5 mg Diclofenac-Kalium
Dosierung: Zu Beginn 2 Filmtabletten; danach alle 4 bis 6 Stunden bis zu maximal 6 Tabletten pro Tag (max. 75 mg/Tag)
Beratungshinweise: Beachten Sie bei akuten Sportverletzungen das PECH-Prinzip zur Vermeidung stärkerer Einblutungen:
Pause – Eis – Kompression – Hochlagerung! Alkohol erweitert die Blutgefäße auch im verletzten Bereich; die Blutung nimmt zu! Nehmen Sie kein ASS enthaltendes Arzneimittel ein – die Blutung nimmt zu!

Beratungshinweise für den HV

Verlangt ein Kunde ein rezeptfrei erhältliches Analgetikum, so fragen Sie vor einer Arzneimittelabgabe unbedingt nach:
– Wer hat die Schmerzen? Sie selbst?
– Können Sie mir Ihre Schmerzen beschreiben?
– Wie häufig treten die Schmerzen auf?
– Wie lange treten diese Schmerzen schon auf?
– Nehmen Sie auch andere Arzneimittel ein?
– Haben Sie schon Erfahrung mit diesem (verlangten) Schmerzmittel?

Bedenken Sie bitte: Oft kennt der Kunde das Arzneimittel nicht aus eigener Erfahrung, sondern er vertraut auf einen „guten Tipp" oder er reagiert auf einen Werbeimpuls!
Lässt sich der Schmerzzustand nicht klar einordnen, so raten Sie bitte dringend zu einem Arztbesuch. Zur Überbrückung soll dann immer nur die kleinste Packungseinheit dienen!

HV-Empfehlung

Kopfschmerz vom Spannungstyp
Symptome: Dumpfer, beidseitiger, diffuser Kopfschmerz; weder Übelkeit noch Erbrechen, nicht chronisch
Empfehlung: Acetylsalicylsäure, z. B.:
Aspirin® direkt Kautabletten
10 Stück à 500 mg
Thomapyrin® akut Kautabletten
10 Stück à 500 mg (mit Hilfsstoff Glycin)
Dosierung: 1–2 Kautabletten nach Anweisung einnehmen.
ASS+C-ratiopharm® Brausetabletten
10 Stück à 600 mg
Dosierung: 1–2 Brausetabletten nach Anweisung einnehmen.
Beratungshinweis: Maximaldosis 3000 mg/Tag.
Warnung vor Risiken: Vorsicht bei Magen-Darm-Beschwerden, Neigung zu Allergien, Nieren- und Leberfunktionsstörungen.
Unterstützend: Pfefferminzöl zum Auftragen auf Stirn und Schläfen, leichte körperliche Aktivität, z. B. Spaziergang.
Chronische Form: Ärztliche Behandlung, evtl. rezeptpflichtige Arzneimittel!

Tab. 8.11 Analgetika (05)* – Kombinationspräparate

Fertigarzneimittel®	Zusammensetzung				
	Acetylsalicylsäure	Paracetamol	Coffein	Pyrazolonderivat	Codein
Azur		+	+		
+ Azur comp.		+	+		+
+ Dolomo TN	+	+	+ (T)		+ (N)
+ Dolviran N	+				+
+ Gelonida Schmerztabletten		+			+
+ Gelonida NA	+	+			+
+ Lonarid		+			+
Migränin			+	+	
+ Nedolon P		+			+
Fibrex	+	+			
Spalt Schmerztabletten	+	+			
+ Talvosilen		+			+
Thomapyrin Schmerztabletten	+	+	+		
Thomapyrin Intensiv	+	+	+		
Titralgan Schmerztabletten		+	+	+	

*Hauptgruppen-Nummer der Roten Liste

HV-Empfehlung

Zahnschmerzen
Empfehlung: Ibuprofen, z.B.:
Ibuprofen 200 Heumann® Filmtabletten
Aktren® Dragees
20 Stück à 200 mg
Dosierung: 1 bis 2 Dragees bzw. Filmtabletten unzerkaut mit reichlich Flüssigkeit einnehmen.
Beratungshinweis: Maximale Tagesdosis 6 Dragees bzw. Filmtabletten (= 1200 mg).
Warnung vor Risiken: Nicht bei Magen-Darm-Beschwerden, Neigung zu Allergien, Nieren- und Leberfunktionsstörungen nehmen.

HV-Empfehlung

Menstruationsschmerzen
Empfehlung: Naproxen, z.B.:
Aleve® Filmtabletten
20 Stück à 220 mg Naproxen-Natrium
Dosierung: Zu Beginn 2 Filmtabletten und nach 12 Stunden eine weitere Filmtablette (max. 3 Filmtabletten in 24 Stunden)
Dolormin® für Frauen bei Menstruationsbeschwerden mit Naproxen 10 Stück à 250 mg Naproxen
Dosierung: 2 Tabletten als Initialdosis, Tageshöchstdosis 3 Tabletten

HV-Empfehlung

Fieber mit Kopfschmerzen
(z.B. bei fiebriger Erkältungskrankheit eines Erwachsenen)
Empfehlung: Paracetamol, z.B.:
Paracetamol 500 Stada® Tabletten
Benuron® Tabletten
10 Stück à 500 mg
Dosierung: 3- bis 4-mal täglich 1 bis 2 Tabletten zerkaut oder in Wasser aufgeschwemmt nehmen.
Beratungshinweis: Maximaldosis 8 Tabletten/Tag.
Warnung vor Risiken: Vorsicht bei Alkoholikern und bei Leberfunktionsstörungen. Die potenzielle letale Dosis für den Erwachsenen beträgt 30 Tabletten à 500 mg. Ab 6 g/Tag sind massive Leberschäden möglich!

gleichzeitig die Nierendurchblutung reduzieren.

Kann so ein akuter Schmerzzustand nicht ausreichend therapiert werden, so sollte ein Arzt aufgesucht werden!

In Tab. 8.10 und Tab. 8.11 sind die Fertigarzneimittel nach Einzelstoffen und Kombinationspräparaten geordnet.

Zusammenfassung Analgetika

Mit Analgetika werden Schmerzen symptomatisch behandelt. Schmerz entsteht durch Schädigung eines Organs. Dabei werden Schmerzmediatoren freigesetzt, die spezifische Schmerzrezeptoren erregen. Die dadurch ausgelösten Impulse erreichen über das Rückenmark das ZNS.
Wichtige Zentren für die Schmerzempfindung sind Thalamus, Großhirnrinde und Formatio reticularis.
Zu den **stark wirksamen Analgetika** gehören das Morphin, seine Derivate und vollsynthetische Analgetika mit morphinähnlicher Wirkung, zusammenfassend **Opioide** genannt. Das Morphin hat neben seiner stark analgetischen Wirkung zahlreiche zentrale und periphere Wirkungen. Wegen seines Suchtpotenziales wird es wie einige andere Opioide als Betäubungsmittel eingestuft. Hauptindikationsgebiete für die Opioide sind starke und stärkste Schmerzen meist innerer Organe. Im Gegensatz zu den stark wirksamen Analgetika kann bei den im Rahmen der Selbstmedikation eingesetzten **nichtopioiden Analgetika** eine Wirkungssteigerung durch Dosiserhöhung über eine gewisse Grenze hinaus nicht erreicht werden. Entsprechend fallen auch die Indikationen für diese Gruppe aus. Sie werden hauptsächlich bei Kopfschmerzen, Zahnschmerzen und Schmerzen in Gelenken und Muskeln genommen. Neben der analgetischen Wirkung besitzen diese Stoffe eine antipyretische Wirkung. Dies rechtfertigt auch ihren Einsatz bei Erkältungskrankheiten.
Wirkungen wie Nebenwirkungen sind zum großen Teil über die Hemmung der Cyclooxygenasen erklärbar.

8.6 Arzneimittel gegen rheumatische Erkrankungen

Die Antirheumatika sind schon heute zusammen mit den Analgetika die umsatzstärkste Indikationsgruppe in der Apotheke. Mit der sich abzeichnenden Veränderung der Alterspyramide werden die rheumatischen Erkrankungen und degenerativen Veränderungen weiter zunehmen und diese Indikationsgruppe wird weiter an Bedeutung gewinnen. Neue therapeutische Ansätze in der Behandlung dieser Erkrankungen zeichnen sich bereits ab.

Unter dem Begriff **rheumatische Erkrankungen** wird eine große Anzahl von Erkrankungen zusammengefasst. Bei wenigen dieser Erkrankungen ist die Ursache bekannt, deswegen ist die Therapie schwierig und meist symptomatisch.

Die große Anzahl der rheumatischen Erkrankungen soll zunächst gegliedert werden.

8.6.1 Einteilung und Ursachen der rheumatischen Erkrankungen

Die Einteilung der rheumatischen Erkrankungen orientiert sich im Wesentlichen an den betroffenen Organen und den Symptomen. Abb. 8.19 zeigt eine Arthrose. Man erkennt, dass hier Gelenke betroffen sind. Damit liegt bereits ein Kriterium für die Einteilung vor (Abb. 8.20).

Allen rheumatischen Erkrankungen ist gemeinsam, dass es sich um Erkrankungen des Bindegewebes (Mesenchyms) handelt. Ferner zeigen die meisten dieser Erkrankungen einen chronischen und fortschreitenden (progredienten) Verlauf. Die Symptome gehen häufig mit **Schmerz** einher und treten in **akuten Schüben** auf.

Von den wenigsten Erkrankungen dieses Formenkreises sind die Ursachen bekannt: Das **rheumatische Fieber** (Synonym: akuter

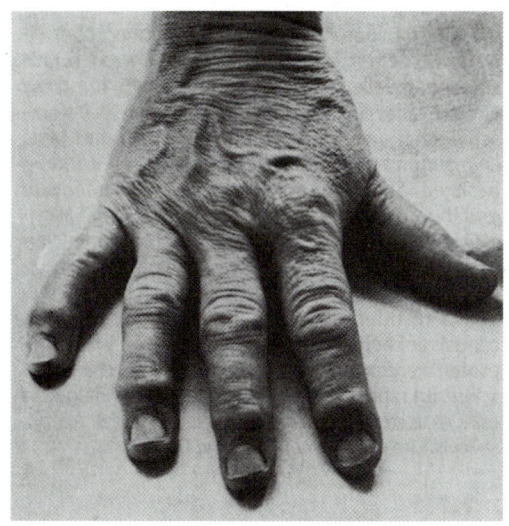

Abb. 8.19 Arthrose

Gelenkrheumatismus) wird durch Streptokokken mit verursacht. Der Erythematodes (Lupus erythematodes) ist eine **Autoimmunreaktion.**

Normalerweise besitzt der Körper die Fähigkeit, zwischen körpereigenen und körperfremden Stoffen zu unterscheiden, d. h. nur gegen körperfremde Stoffe Antikörper zu bilden. Bei den Autoimmunkrankheiten ist diese Fähigkeit gestört, der Körper bildet Antikörper gegen sich selbst.

8.6.2 Therapie der rheumatischen Erkrankungen

Eine kausale Therapie ist nur bei bekannter Ursache möglich. Für die Mehrzahl der rheu-

---

```
                    ┌──────────────────────────────┐
                    │  Rheumatische Erkrankungen   │
                    └──────────────────────────────┘
```

Rheumatische Erkrankungen, die sich hauptsächlich an den Gelenken zeigen artikuläre Rheumaformen	Rheumatische Erkrankungen, die sich nicht an den Gelenken zeigen (Weichteil-Rheumatismus) extraartikuläre Rheumaformen	Pararheumatische Erkrankungen
	– Muskelrheumatismus (Myogelose) – Schleimbeutelentzündung (Bursitis) – Sehnenscheidenentzündung (Tendovaginitis).	– Kollagenosen. Bei diesen Erkrankungen wird das Bindegewebe-Kollagen (Kollagen, ein Gerüsteiweißkörper) verändert; u.a. rheumatoide Arthritis, systemischer Lupus erythematodes (Schmetterlingsflechte), Vaskulitiden (Gefäßwanderkrankungen) und progressive Systemsklerosen. – Reiter-Syndrom. Es ist eine Erkrankung, die sich in Arthritis, Harnleiterentzündung, Bindehautentzündung des Auges und evtl. Haut- sowie Darmentzündung äußert.

Entzündliche Erkrankungen	**Degenerative Erkrankungen**
– Rheumatisches Fieber [mit Fieber, Gelenkentzündung (Arthritis), Entzündung des Herzens (Karditis)] Synonym: akuter Gelenkrheumatismus – Chronische Entzündung zahlreicher Gelenke (Polyarthritis) – Spondylitis ankylosans (Morbus Bechterew), chronische Entzündung im Bereich der Wirbelgelenke und des Bandapparates der Wirbelsäule. Folge ist häufig eine vollständige Versteifung der Wirbelsäule.	– Degenerative Gelenkerkrankungen mit Auffasern, Abschliff oder vollständigem Abrieb der Knorpelsubstanz in den Gelenken (Arthrosen) – Degenerative Erkrankungen der Wirbelkörper und Bandscheiben mit Auftreten von Zacken und Randwülsten an den Wirbelkörpern (Spondylosen) – Arthrose der kleinen Wirbelgelenke (Spondylarthrose).

Abb. 8.20 Gliederung der rheumatischen Erkrankungen

matischen Erkrankungen kommt deswegen nur die symptomatische Therapie in Frage. Die Behandlung rheumatischer Erkrankungen zeichnet sich durch eine Vielfalt therapeutischer Maßnahmen aus. Einige allgemeine Grundprinzipien werden bei allen Behandlungsmethoden beachtet:

■ Man versucht den entzündlichen Prozess zurückzudrängen, die Beweglichkeit zu

Tab. 8.12 **Antirheumatika zur symptomatischen Therapie** (Einzelstoffe) (05)*

INN	Fertigarzneimittel®	Halbwertzeit in Std.
A Pyrazolon-Derivate		
Phenylbutazon**	+ Ambene	29–175 dosisabhängig
B Thiazin-Derivate		
Meloxicam	+ Mobec	20
Piroxicam	+ Felden	50
C Anthranilsäure-Derivate		
Etofenamat	+ Rheumon i.m. (einmalige ölige Injektion)	(2)
Mefenaminsäure	+ Parkemed	2
D Phenylessigsäure-Derivate		
Aceclofenac	+ Beofenac	4
Diclofenac	+ Diclofenac verschiedener Hersteller	2
	+ Voltaren	
E Phenylpropionsäure-Derivate		
Ibuprofen	+ Brufen	1,8–3,5
	+ Anco	
	+ Imbun	
Ketoprofen	+ Gabrilen	1,5–2,5
Naproxen	+ Proxen	14
	+ Dysmenalgit N	
Tiaprofensäure	+ Surgam	1,4–3
F Indol-Derivate		
Acemetacin	+ Rantudil	5
Indometacin	+ Amuno	5–10
	+ Indomet-ratiopharm	
Proglumetacin	+ Protaxon	6–11
G Coxibe		
Celecoxib	+ Celebrex	11
Etoricoxib	+ Arcoxia	22
Parecoxib	+ Dynastat	8–10
Rofecoxib	+ Vioxx (seit 09/2004 a.H.!)	17
Valdecoxib	+ Bextra (seit 04/2005 a.H.!)	8–11

* Hauptgruppen-Nummer der Roten Liste   ** stark eingeschränkte Anwendung

verbessern und den entzündlichen Schmerz zu vermindern.

- Die akuten Schübe werden nach Möglichkeit abgekürzt.
- Es wird versucht, die Leistungsfähigkeit und Arbeitsfähigkeit des Patienten aufrechtzuerhalten.

Die wichtigsten Therapiearten sollen kurz zusammengestellt und erklärt werden.

Kausale Therapie

Das durch Streptokokken verursachte rheumatische Fieber wird mit **Antiinfektiva** behandelt (s. Kap. 15.8). Für die Therapie während des akuten Schubes wie zur Dauertherapie eignen sich Penicilline oder Erythromycin. Die Dauertherapie soll Rückfälle verhindern (Rezidivprophylaxe). Auch durch Bakterien verursachte Arthritis wird mit Penicillin behandelt.

Auf Autoimmunreaktionen beruhende rheumatische Erkrankungen werden mit Immunreaktionen unterdrückenden Arzneimitteln behandelt (**Immunsuppressiva,** s. Kap. 14.7), wenn die anderen Therapiearten ohne Erfolg bleiben.

Symptomatische Therapie

Die symptomatische Therapie rheumatischer Erkrankungen hat das Ziel, Schmerzen zu lindern und auftretende Entzündungen zu hemmen.

Als analgetische und entzündungshemmende Arzneimittel wurden Acetylsalicylsäure, Ibuprofen, Naproxen, Diclofenac und Pyrazolone bereits vorgestellt. Diese Stoffe und weitere in Tab. 8.12 genannte Arzneistoffe werden unter dem Begriff der nichtsteroidalen Antirheumatika (**NSAR**) zusammengefasst. Sie besitzen im Unterschied zu den ebenfalls eingesetzten Glucocorticoiden kein Steroidgrundgerüst.

Die wichtigsten Arzneistoffe sind das Phenylessigsäure-Derivat **Diclofenac,** die Phenylpropionsäure-Derivate **Ibuprofen** und **Naproxen** (Abb. 8.21 u. Abb. 8.15), das

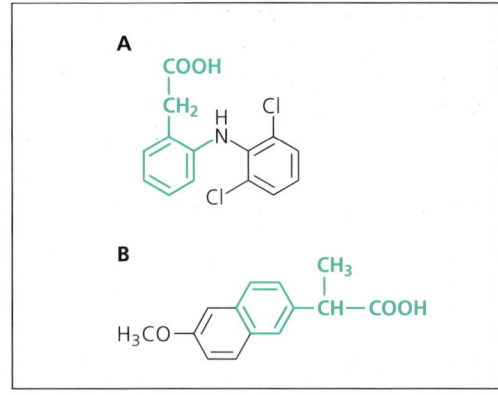

Abb. 8.21 A Diclofenac (Phenylessigsäure-Derivat)
B Naproxen (Phenylpropionsäure-Derivat)

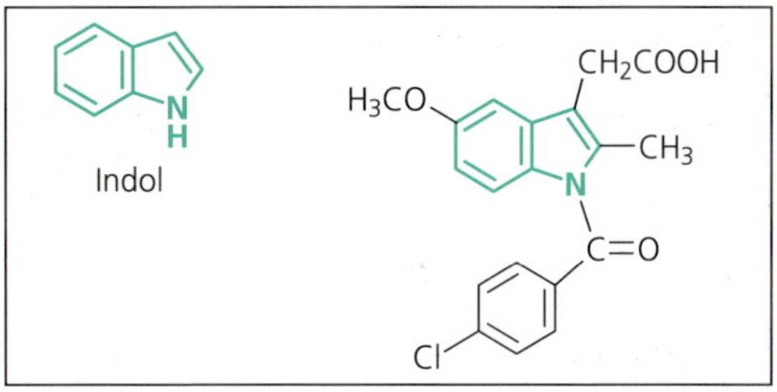

Abb. 8.22 Indometacin (Indol-Derivat)

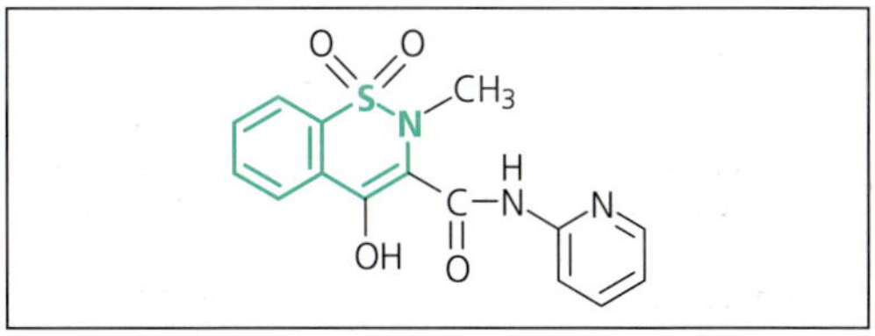

Abb. 8.23 Piroxicam (Benzothiazin-Derivat)

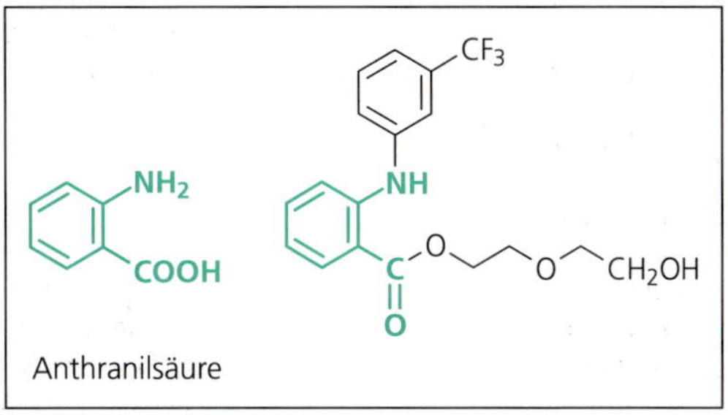

Abb. 8.24 Etofenamat (Anthranilsäure-Derivat)

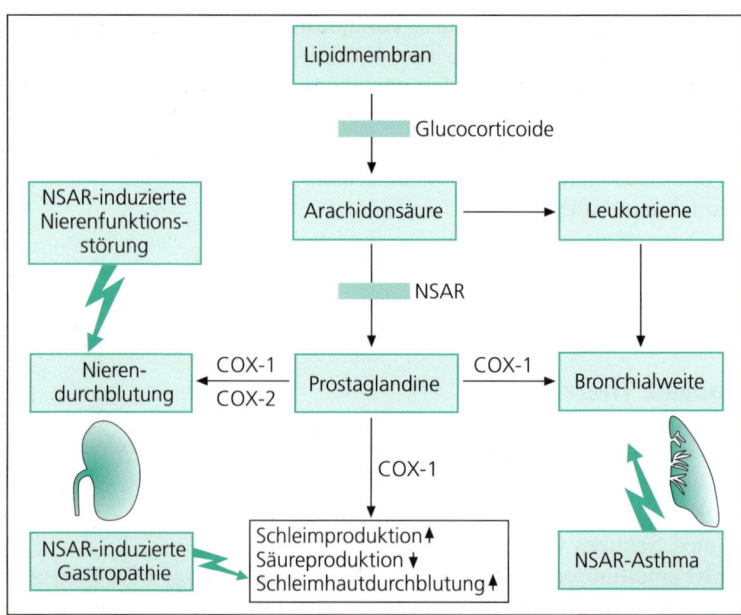

Abb. 8.25 Gruppenspezifische Nebenwirkungen der NSAR. Nach Lüllmann u. Mitarb. 2004

Indol-Derivat **Indometacin** (Abb. 8.22) und die Oxicame **Piroxicam** (Abb. 8.23) und **Meloxicam** mit Benzothiazin-Grundgerüst. Das Anthranilsäure-Derivat **Etofenamat** (Abb. 8.24) wird hauptsächlich topisch verwendet.

Wegen erheblicher gesundheitlicher Risiken beim Einsatz von **Phenylbutazon** wird das Anwendungsgebiet dieses Stoffes auf wenige Indikationen wie akute Schübe von **Morbus Bechterew** und chronischen Gelenkrheumatismus sowie den akuten Gichtanfall eingeschränkt.

Die NSAR entfalten ihre Wirkung über die Hemmung der Cyclooxygenase (COX; s. Kap. 8.5.7 und Abb. 8.12). Dieses Enzym tritt in zwei Formen auf. Die COX-1-Form bildet die physiologisch notwendigen Prostaglandine; wird sie gehemmt, so führt der Mangel an diesen Gewebshormonen zu unerwünschten Arzneimittelwirkungen wie:

- Schädigung der Magenschleimhaut
- Nierenfunktionsstörungen
- Bronchienverengung (Analgetika-Asthma).

In der Peripherie ist die COX-2-Form unter physiologischen Bedingungen vor allem in der Niere immer vorhanden, wird aber bei entzündlichen Prozessen sehr schnell in großer Menge freigesetzt. In entzündeten Geweben steigt die Prostaglandin-Konzentration stark an. Die Prostaglandine verstärken den Schmerzreiz und unterhalten gleichzeitig auch den entzündlichen Prozess (Schwellung, Erwärmung). Die NSAR binden sich unterschiedlich stark an die beiden COX-Formen. Je stärker die Affinität zu COX-2 ist, desto stärker werden die pathologischen Prozesse gehemmt und desto weniger COX-1-vermittelte Nebenwirkungen treten auf. Trotz sehr guter entzündungshemmender Eigenschaften sinkt das magenschleimhautschädigende Potenzial dieser Substanzen. Wegen des konstitutiven Vorkommens der COX-2 in der Niere muss allerdings immer noch mit nephrotoxischen Nebenwirkungen gerechnet werden (Abb. 8.25).

Von den oben genannten wichtigsten NSAR zeigen Piroxicam und Indometacin das höchste Ulkusblutungsrisiko und damit die geringste COX-2-Selektivität. Das Risiko ist bei Ibuprofen und Naproxen geringer, sodass die Freigabe niedrig dosierter Präparate für die Selbstmedikation gerechtfertigt erscheint.

Meloxicam und Diclofenac sind präferenzielle COX-2-Inhibitoren, die zwar schon deutlich höhere COX-2-Affinität haben, die aber immer noch ein magenschleimhautschädigendes Potenzial aufweisen.

Neben den COX-abhängigen Wirkungen spielen noch substanzspezifische Eigenschaften eine Rolle bei der Arzneistoffauswahl durch den Arzt:

- Indometacin wirkt rasch und stark, führt aber häufiger zu Kopfschmerzen und Verwirrtheitszuständen.
- Piroxicam hat eine lange Wirkdauer, kann aber zu Photosensibilität führen.

Auch scheint ein Zusammenhang zwischen Häufigkeit der Nebenwirkungen und der Halbwertszeit zu bestehen. Antirheumatika mit langer Halbwertszeit zeigen häufiger unerwünschte Wirkungen als solche mit kurzer Halbwertszeit.

Die Therapie mit Antirheumatika muss als Dauertherapie erfolgen. Teilweise ist es notwendig, wegen spezifischer Nebenwirkungen den Arzneistoff zu wechseln.

Weitere Fortschritte wurden von **COX**-2-spezifischen **I**nhibitoren (**Coxib**en) erwartet, die in therapeutischer Dosierung keine COX-1-Hemmung mehr aufweisen und deshalb auch kein magenschleimhautschädigendes Potential haben. Zugelassen waren zunächst **Rofecoxib** und **Celecoxib** (Abb. 8.26), später auch **Valdecoxib, Parecoxib** und **Etoricoxib** (s. Tab. 8.12), die alle im Vergleich zu unspezifischen COX-Inhibitoren eine geringere Gastrotoxizität aufweisen. Allerdings bleibt das COX-2-bedingte Nebenwirkungspotential an den Nieren unbeeinflusst. Inzwischen ist auch klar, dass alle COX-Hemmer, also spezifische und unspezifische, langfristig zu einer beschleunigten Entwicklung einer Arteriosklerose führen können. Vermutlich ist die vaskuläre COX-2 verantwortlich für die Produktion der Gefäß- und Herzkranzgefäßwand schützenden Prostaglandine. Wird sie gehemmt, so muss mit entsprechenden Nebenwirkungen am Herzen gerechnet werden. Erste Konsequenzen hat es in den Jahren 2004 und 2005 gegeben: Rofecoxib (+ Vioxx®) und Valdecoxib (+ Bextra®) wurden vom Markt genommen und es bleibt abzuwarten, ob die anderen folgen bzw. die beiden genannten Fertigarzneimittel unter wesentlich strengeren Auflagen wieder in Verkehr gebracht werden dürfen.

Auch diese selektiven COX-2-Hemmer sind nicht so stark wirksam wie die **Glucocorticoide.** Die physiologischen Vertreter dieser Gruppe von Nebennierenrindenhormonen sind **Hydrocortison** und **Cortison.** Von der Struktur her liegt hier ein Steroidgrundgerüst vor (s. Kap. 13.1.3). Hier eingesetzt werden z. B. **Prednisolon** und **Dexamethason** (s. Kap. 13.3.2). Bei diesen Derivaten treten die physiologischen Hormonwirkungen gegenüber der erwünschten und sehr **ausgeprägten antiphlogistischen Wirkung** in den Hintergrund. Glucocorticoide hemmen die Phospholipase A2; da nun weniger Arachidonsäure zur Verfügung steht, wird auch weniger Prostaglandin produziert. Vor allem wird zugleich auch das COX-2-bildende Gen gehemmt. Während die physiologische Prostaglandin-Bildung kaum beeinflusst wird, wird die Prostaglandin-Bildung im Entzündungsgewebe unterdrückt. Exsudation und Proliferation des Gewebes werden zurückgedrängt (s. Kap. 13.3.2). Diese Stoffe besitzen außerdem einen **immunsuppressiven Effekt,** sodass auch alle durch Leukozytenreaktionen ausgelösten rheumatischen Prozesse beeinflusst werden können.

Trotzdem ist bei einer Therapie mit diesen Cortison-Derivaten mit zahlreichen Nebenwirkungen zu rechnen, die durch die physio-

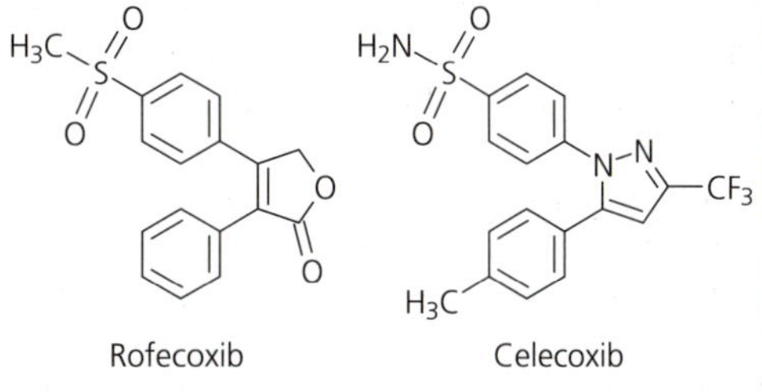

Abb. 8.26 COX-2-spezifische Inhibitoren

logische Wirkung der Hormone bedingt sind. Dazu gehören z. B.:

- Stoffwechselstörungen
- Veränderte Stressreaktion
- Erhöhung des Infektionsrisikos
- Störung der Wundheilung
- Erhöhung des Thromboserisikos.

Auch mit Corticoiden kann Rheuma nicht geheilt werden, es ist nur eine unspezifische und damit symptomatische entzündungshemmende Therapie möglich. Wegen der zahlreichen Nebenwirkungen sollte die antirheumatische Corticoidtherapie ganz bestimmten Indikationen vorbehalten bleiben. Zu diesen gehören:

- Kollagenosen
- Rheumatisches Fieber, wenn Karditis eintritt
- Rheumatisch bedingte Muskelschmerzen.

Basistherapie mit remissionsinduzierenden Mitteln

Da eine symptomatische Therapie stets nur eine vorübergehende Besserung herbeizuführen vermag, versucht man durch Einsatz weiterer Arzneimittel die rheumatischen Vorgänge im Bindegewebe selbst – an der Basis des rheumatischen Geschehens – zu beeinflussen. Diese Art der Therapie bezeichnet man als Basistherapie. Eine Besserung mit den hier eingesetzten **Basistherapeutika** (disease-modifying antirheumatic drugs = DMARDs) tritt häufig nur langsam nach längerer Behandlung ein. Wichtige Basistherapeutika sind Chloroquin, Sulfasalazin und Methotrexat.

Das **Chloroquin** (+ Resochin®) wurde als Malariamittel (s. Kap. 15.10.1) entwickelt und wird bei Lupus erythematodes (Schmetterlingsflechte) eingesetzt.

Sulfasalazin (+ Azulfidine® RA), das auch zur Behandlung von Darmentzündungen verwendet wird (s. Kap. 3.8.3), ist indiziert bei Arthritis.

Methotrexat (+ Lantarel®), ein Folsäure-Antagonist, ist nach den NSAR Mittel der Wahl bei chronischer Polyarthritis und ist auch als Zytostatikum gebräuchlich (s. Kap. 14.5.2).

Weitere Basistherapeutika sind orale und injizierbare Goldverbindungen, D-Penicillamin und Leflunormid.

Für die Akuttherapie sind Basistherapeutika nicht geeignet. Einer breiten Anwendung steht das relativ hohe Risiko durch schwere Nebenwirkungen wie Blutbildschäden, Leberschäden und Haut- und Schleimhautschäden entgegen.

Für Formen der chronischen Polyarthritis, die auf andere Basistherapeutika nicht ansprechen, stehen inzwischen Arzneimittel zur Verfügung, die über den **Tumornekrosefaktor alpha (TNF-α)** wirken. TNF-α bewirkt über immunologische Wege das Absterben von Tumorzellen, löst aber im Gelenkspalt auch die Freisetzung von Gewebshormonen aus, die Entzündungen und Gewebezerstörungen verursachen. Infliximab (+ Remicade®) ist ein Eiweiß-Antikörper gegen TNF-α, Etanercept (+ Enbrel®) ein löslicher TNF-α-Rezeptor (s. Kap. 21.4). Beide Arzneistoffe führen zu einer Hemmung von TNF-α und verhindern damit die weitere Gelenkzerstörung. Bei Anwendung dieser TNF-α-Antagonisten ist eine herabgesetzte Infektabwehr und ein höheres Risiko von Tumorerkrankungen zu erwarten.

Pflanzliche Arzneimittel haben in der unterstützenden Begleittherapie rheumatischer Erkrankungen einen festen Platz. Es gibt Anzeichen dafür, dass einige der traditionellen Rheuma-Phytopharmaka über Immunmechanismen wirken. Pflanzen, deren Zubereitungen in dieser Art der Rheumatherapie eingesetzt werden, sind z. B. Brennnessel, **Teufelskralle, Weidenrinde,** Kastanie, Arnika und Birke. Auch mit homöopathischen Präparaten werden Erfolge in der Rheumatherapie erzielt.

Für die Kombination von antirheumatisch wirksamen Stoffen gelten dieselben Einschränkungen wie bei Analgetika (s. Kap. 8.5.10).

Tab. 8.13 Antirheumatika zur äußeren Anwendung (05)*

Fertigarzneimittel®	Darreichungsform	Zusammensetzung
ABC	Salbe N	Benzylnicotinat, Hydroxyethylsalicylat
Dolgit	Creme, Mikrogel	Ibuprofen
Dolo-Arthrosenex NH/N	Salbe/Gel	Hydroxyethylsalicylat
Dolobene	Gel	Dimethylsulfoxid, Heparin-Natrium, Dexpanthenol
Dolobene Pur	Gel	Dimethylsulfoxid
Elmetacin	Spray	Indometacin
Finalgon/– extra stark	Salbe	Nonivamid, Nicoboxil
Kytta Plasma F	Paste	Beinwellwurzelextrakt
Lindofluid N	Lösung	Bornylacetat, α-Pinen, Pflanzliche Auszüge
Mobilat Akut Hes Gel	Gel	Hydroxyethylsalicylat
Rheumon	Creme, Gel, Lotio	Etofenamat
Traumon	Gel	Etofenamat
+ Voltaren	Emulgel	Diclofenac
Voltaren	Schmerzgel	Diclofenac
ZUK Thermocreme	Creme	Hydroxyethylsalicylat, Benzylnicotinat

* Hauptgruppen-Nummer der Roten Liste

Lokale Therapie

Eine lokale Therapie, vor allem mit Einreibungen, vermag die symptomatische Therapie nur zu unterstützen.

Besondere Bedeutung kommt ihr bei der Behandlung von **degenerativen rheumatischen Erkrankungen** und **Weichteilrheumatismus** zu (Abb. 8.20). Zahlreiche entsprechende Fertigarzneimittel erzielen ihre Wirkung über eine Durchblutungsförderung und Schmerzlinderung, teilweise aber auch durch eine Entzündungshemmung.

Als **durchblutungsfördernde Stoffe** können enthalten sein:

- Bienengift
- Campher
- Capsaicin
- Ätherische Öle wie Rosmarinöl, Terpentinöl, Thymianöl
- Nicotinsäurebenzylester (Benzylnicotinat)
- Monosalicylsäureglykolester
- Salicylsäureester.

Ob diese Stoffe zum Teil eine spezifisch antirheumatische Wirkung besitzen, gilt als nicht gesichert. Bei den äußerlich eingesetzten NSAR ist die therapeutische Nützlichkeit von Stoffen wie Indometacin, Diclofenac, Ibuprofen und Salicylaten gesichert. Inzwischen sind auch Schmerzpflaster im Handel. Gastrointestinale Blutungen wurden aber nicht nur nach oraler, sondern besonders bei Älteren auch nach kutaner Gabe als Rheumasalbe beobachtet.

Antirheumatika zur äußeren Anwendung sind in Tab. 8.13 aufgeführt. Es handelt sich hauptsächlich um Einreibungen.

Physikalische Therapie

Eine Besserung rheumatischer Beschwerden, oft sogar längerdauernde Beschwerdefreiheit, erreicht man mit der physikalischen Therapie.

Zu dieser Therapie gehören z. B.

- Moorbäder, Moorpackungen
- Unterwassermassage
- Bestrahlung
- Diadynamik
- Bewegungstherapie (Gymnastik)
- Bäder.

Die physikalische Therapie wird meist kurmäßig in dafür geeigneten Kurorten (z. B. Bad Kreuznach, Bad Waldsee) durchgeführt.

Zusammenfassung Arzneimittel gegen rheumatische Erkrankungen

Bei dem Begriff **rheumatische Erkrankungen** handelt es sich um eine Sammelbezeichnung für Erkrankungen, deren gemeinsame Charakteristika sind:

- Der Ort des rheumatischen Geschehens (das Bindegewebe)
- Der chronisch-progrediente Verlauf
- und das Auftreten in akuten Schüben.

Die Ursachen der rheumatischen Erkrankungen sind meist nicht bekannt.
Die rheumatischen Erkrankungen lassen sich gliedern in Erkrankungen, bei denen die Gelenke betroffen sind, Erkrankungen, bei denen die Gelenke nicht betroffen sind (Weichteilrheumatismus) und in pararheumatische Erkrankungen.
Eine teilweise kausale Therapie ist lediglich beim rheumatischen Fieber, bei bakteriell verursachter Arthritis und evtl. bei Lupus erythematodes möglich.
Die in der Hauptsache symptomatisch durchgeführte Rheumatherapie ist eine antiphlogistische und analgetische Therapie. Vor allem die Derivate des Cortisols besitzen eine ausgeprägte antiphlogistische Wirkung.
Mit dem Ziel der Entzündungshemmung und Schmerzlinderung werden Derivate der Phenylessig- und der Phenylpropionsäure, des Indols, des Benzothiazins, des Pyrazolons, der Anthranilsäure und Coxibe eingesetzt. Im Gegensatz zu den Glucocorticoiden bezeichnet man diese dann als Nicht-steroidale Antirheumatika. Die Nebenwirkungen sind großenteils stoffgruppenspezifisch und können so schwerwiegend sein, dass die Therapie abgebrochen werden muss.
Die Therapie mit Basistherapeutika versucht, die rheumatischen Vorgänge im Bindegewebe zu beeinflussen. Erfolge sind meist nur bei einer frühzeitig einsetzenden und langdauernden Therapie zu erreichen. Verordnet werden Chloroquin, Methothrexat, Sulfasalazin, Goldpräparate und D-Penicillamin. Auch hier sind schwerwiegende Nebenwirkungen zu befürchten. Die Phytotherapie dient als unterstützende Begleittherapie.
Die lokale Therapie der rheumatischen Erkrankungen kann wie die physikalischen Maßnahmen nur eine unterstützende therapeutische Maßnahme sein.

Fragen

1. Warum ist die Gabe von corticoidhaltigen Antirheumatika bei bestehendem Magengeschwür kontraindiziert?
2. Begründen Sie, warum es für den Arzt wichtig ist, ein breites Spektrum von Antirheumatika an der Hand zu haben.
3. Erklären Sie den Begriff der Basistherapie und führen Sie an, durch welche Maßnahme diese Therapie charakterisiert ist.
4. Welchen Zweck hat die lokale Therapie rheumatischer Erkrankungen mit Einreibungen?
5. Zeigen Sie, dass Indometacin auch als Essigsäure-Derivat aufgefasst werden kann.
6. Im Handel erhältlich ist ein Kombinationspräparat von Diclofenac mit Misoprostol. Suchen Sie die jeweilige Hauptindikation für diese zwei Arzneistoffe und erläutern Sie die mit dieser Kombination verfolgte therapeutische Absicht! Welche andere Arzneimittelgruppe käme ebenfalls für dieses Therapieziel in Frage?

8.7 Antiemetika

Die Seekrankheit gehört wie die Reisekrankheit durch Autofahren und Fliegen zu den Bewegungskrankheiten (Kinetosen), die sich in **Übelkeit** (Nausea) und **Erbrechen** (Emesis) äußern.

8.7.1 Ursachen von Übelkeit und Erbrechen

Die Bewegungskrankheiten entstehen durch besondere Reizung des Gleichgewichtsorgans (Vestibularapparat) im Innenohr. Das Gleichgewichtsorgan verarbeitet normale Bewegungsabläufe komplikationslos. Unnatürliche Bewegungsabläufe, besonders kombinierte Bewegungen, wie sie bei Schiff-, Auto- und Flugreisen auftreten, führen zu einer starken Reizung des Gleichgewichtsorgans. Die genannten Reisearten bedingen eine massive

Veränderung des Gleichgewichts, wobei rasch vorüberziehende Gegenstände nur ungenügend fixiert werden.

Die übermäßige Reizung des Gleichgewichtsorgans wird als Erregung über das Zwischenhirn zum Brechzentrum im verlängerten Mark geleitet. Aber auch Impulse aus anderen Körperregionen, z.B. dem Magen-Darm-Kanal, können zum Brechzentrum gelangen. Auch das Brechzentrum selbst hat Chemorezeptoren.

An dem physiologischen Geschehen bei Übelkeit und Brechvorgang sind verschiedene Neurotransmitter mit spezifischen Rezeptoren beteiligt, z.B. Serotonin, Histamin und Dopamin.

Auch psychische Erregung, Frühschwangerschaft, Magenerkrankungen, Narkosemittel (perioperatives Erbrechen), Zytostatikagabe und Bestrahlung bei der Krebstherapie und Hirndruck sind Ursachen von Erbrechen.

Erbrechen ist ein Schutzreflex. Durch sofortige Ausscheidung von Noxen aus dem oberen Verdauungstrakt wird der Organismus z.B. vor Vergiftungen und Infektionen geschützt.

8.7.2 Therapie von Übelkeit und Erbrechen

Die gegen Bewegungskrankheiten und anderweitig verursachte Erbrechen eingesetzten Arzneimittelgruppe nennt man **Antiemetika.** Einige Arzneimittel dieser Gruppe werden auch bei Schwindel (lat. vertigo: Schwindel) als **Antivertiginosa** eingesetzt.

Indikationsgebiete

Die wichtigsten Indikationen für Antiemetika sind:

- Prophylaxe von Reisekrankheiten
- Perioperatives Erbrechen in der Anästhesie
- Erbrechen und Übelkeit als Nebenwirkungen bei Zytostatika- und Strahlentherapie von Krebspatienten

- Notfalloperationen; hier gilt es, eine Entleerung des Magens zu verhindern
- Starkes Erbrechen während der Frühschwangerschaft (**Hyperemesis gravidarum**)
- Ménière-Krankheit, charakterisiert durch die Symptome Drehschwindel mit Übelkeit, Erbrechen, Ohrensausen und Innenohrschwerhörigkeit.

Die Wirkstoffe der Antiemetika lassen sich in vier Gruppen einteilen.

Peripher schwach antiemetisch wirksame Stoffe

Metoclopramid (+ Paspertin®, + MCP-ratiopharm®), Domperidon (+ Motilium®) und Cisaprid (+ Propulsin®) sind Stoffe, die die Motilität des Magens erhöhen und einen antiemetischen Effekt besitzen (s. Migräne Kap. 8.5.8). Letzterer wird zur Behandlung der von der Krebs-Chemotherapie induzierten Emesis genutzt. Bei Metoclopramid handelt es sich um ein Benzamid-Derivat (Abb. 8.27).

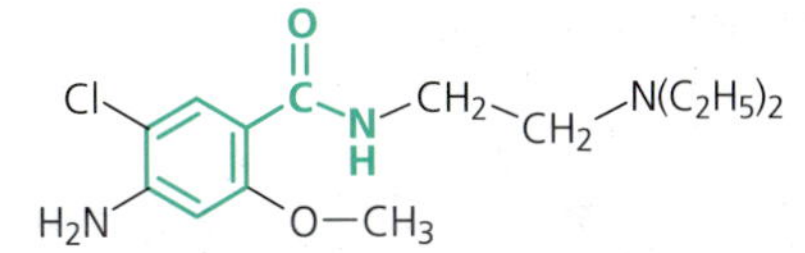

Abb. 8.27 Metoclopramid (Benzamid-Derivat)

Peripher stark antiemetisch wirksame Stoffe

In diese Gruppe gehören Ondansetron (+ Zofran®), Dolasetron (+ Anemet®), Granisetron (+ Kevatril®) und Tropisetron (+ Navoban®). Es handelt sich hier um selektive 5-HT$_3$-(Serotonin-)Antagonisten, also um Stoffe, die Serotonin von spezifischen Rezeptoren, vor allem im Darm, verdrängen. Die strukturelle Verwandtschaft zeigen die beiden Strukturformeln (Abb. 8.28).

Diese Wirkstoffe sind bei zytostatika- und strahleninduziertem Erbrechen indiziert.

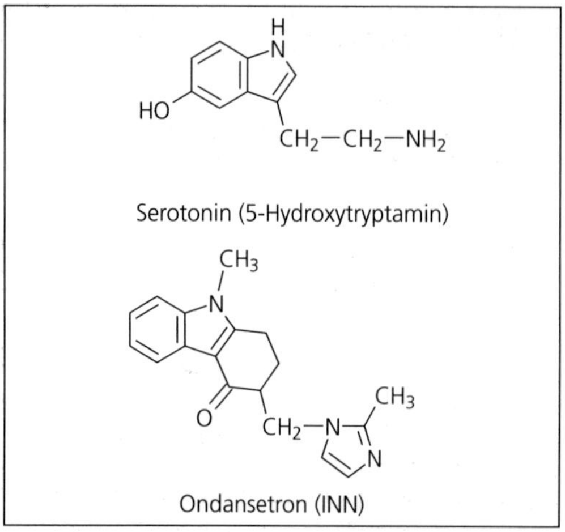

Abb. 8.28 Ondansetron (Serotonin-Derivat)

Zentral antiemetisch wirksame Stoffe

Aus der Gruppe der zu den Psychopharmaka zählenden **Neuroleptika** (s. Kap. 8.8.4) findet unter anderem das Phenothiazin-Derivat-Triflupromazin (+ Psyquil®) bei schweren Formen von Übelkeit und Erbrechen Anwendung.

Einen breiten Einsatz – vor allem gegen Reisekrankheit – haben die H_1-**Antihistaminika.** Die wichtigsten Wirkstoffe sind Diphenhydramin – das bereits als Schlafmittel besprochen wurde –, Chlorphenoxamin, Meclozin und Betahistin (Tab. 8.14). Diphenhydramin und Chlorphenoxamin werden oft als Salze des 8-Chlortheophyllin eingesetzt (Abb. 8.29). Letzteres soll durch seinen zentral anregenden Effekt dem sedierenden Effekt der beiden Antihistaminika entgegenwirken. Trotzdem wirken auch diese Kombinationen stark sedierend.

Als charakteristisches **Anticholinergikum** (Parasympatholytikum) hat Scopolamin hauptsächlich in der Prophylaxe der Reisekrankheit Eingang gefunden. Da Scopolamin oral appliziert nur eine geringe Bioverfügbarkeit besitzt, hat man es zu einem transdermalen therapeutischen System (TTS) in Form eines Membranpflasters (+ Scopoderm®) verarbeitet. Der Wirkstoff wird programmiert über ca. 72 Stunden abgegeben. Es ist vorteilhaft, das Membranpflaster bereits 8–10 Stunden vor dem Reiseantritt hinter dem Ohr aufzukleben. Störende Begleiteffekte, wie Schläfrigkeit und Beeinträchtigung des Lernvermögens, sind bei dieser Therapie stark reduziert.

Weitere schwach antiemetisch wirksame Stoffe

Hier handelt es sich um Stoffe mit ungeklärtem Wirkungsmechanismus, die in der Regel auch nicht als Antiemetika eingesetzt werden. Beispiele sind Glucocorticoide, Calciumantagonisten, Ingwerwurzel und Alkohol bei chronischem Alkoholabusus.

Vorsichtsmaßnahmen und Kontraindikationen

Wegen des sedierenden Effekts zahlreicher Antiemetika ist Vorsicht beim Autofahren geboten.

Ist die Einnahme eines Antiemetikums wegen Reisekrankheit notwendig, so muss

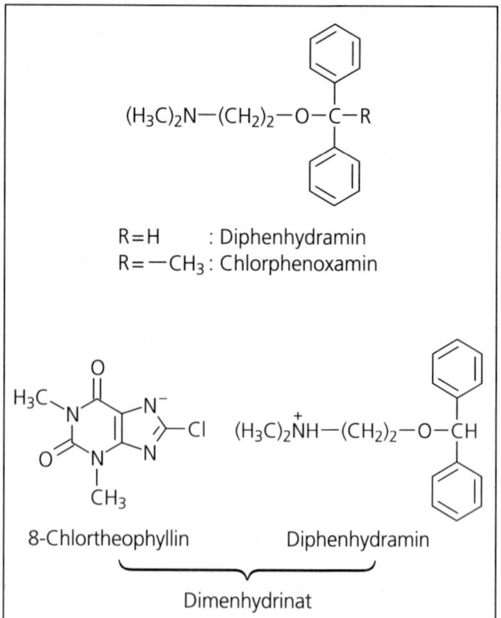

Abb. 8.29 Antiemetika

dies mindestens eine halbe Stunde vor Beginn der Reise erfolgen. Hat sich Übelkeit bei einer Reise eingestellt, ist es für den Einsatz eines Antiemetikums meist zu spät. Lediglich über die Mundschleimhaut ist dann eine ausreichend rasche Resorption möglich. Antihistaminika zur Anwendung bei Erbrechen während der Schwangerschaft sind verschreibungspflichtig. Bei nicht verschreibungspflichtigen Antihistaminika muss Schwangerschaft als Kontraindikation ausgeschlossen sein.

Bei der Beratung in der Apotheke ist zu beachten, dass Übelkeit und Erbrechen sehr verschiedene Ursachen haben können, z.B. Hirntumoren, Verschluss des Pförtners, Magen- und Dünndarmgeschwüre. Dient das gewünschte Arzneimittel nicht zur Vorbeugung einer Reiseübelkeit oder zur Behandlung in der Schwangerschaft, so sollten die Kunden zu einem Arzt geschickt werden.

Schwindel wird behandelt mit Stoffen wie Betahistin und Cinnarizin, die die Durchblutung im Innenohr verbessern sollen.

HV-Empfehlung

Reisekrankheit
Empfehlung: Dimenhydrinat z.B.:
Reise-Tabletten ratiopharm®
20 Stück à 50 mg

Diphenhydramin-HCl, z.B.:
Emesan® Tabletten
20 Stück à 50 mg

Dosierung: 30 Minuten vor Reiseantritt 1–2 Tabletten einnehmen. Erwachsene bis zu 6-mal täglich eine Tablette (max. 300 mg). Beratungshinweis: Nicht gleichzeitig mit Alkohol oder zentraldämpfenden Pharmaka einnehmen. Das Reaktionsvermögen kann herabgesetzt werden, die aktive Teilnahme am Straßenverkehr sowie das Bedienen von Maschinen kann dadurch beeinträchtigt werden!

Tab. 8.14   Antiemetika, Antivertiginosa (145)*

INN/Zusammensetzung	Fertigarzneimittel®	Indikation
A Einzelstoffe		
Betahistin	+ Aequamen	Ménière-Syndrom
	+ Vasomotal Tabletten	
Cinnarizin	+ Stutgeron forte Kapseln	Irritationen des Innenohres, zerebrale Durchblutungsstörungen
Dimenhydrinat	Vertigo-Vomex S/SR	Schwindel
	Reisegold tabs	Reisekrankheit
	Vomex A	Hyperemesis gravidarum, Reisekrankheit
	Superpep/forte	Reisekrankheit
	Reise-Kaugummi-Dragees	
	Reisetabletten-ratiopharm	Reisekrankheit
Diphenhydramin-HCl	Emesan/E/K/S	Reisekrankheit
Meclozin	+ Postadoxin N	Reisekrankheit
B Kombinationen		
Cocculus D_4, Conium D_3, Ambra D_6, Petroleum D_8	Vertigoheel Tabl., Tropfen	Schwindel
Diphenhydramin-HCl, 8-Chlortheophyllin	Reisedragee EuRho®	Übelkeit und Erbrechen

*Hauptgruppen-Nummer der Roten Liste

Die Wirkstoffe von Antiemetika-Fertigarzneimitteln lassen sich vier Gruppen zuordnen. Die häufig eingesetzten Antihistaminika gehören in die Gruppe der zentral antiemetisch wirksamen Stoffe. Wegen des sedierenden Effekts zahlreicher Antihistaminika ist Vorsicht bei der Anwendung geboten.

Zusammenfassung Antiemetika

Antiemetika sind Arzneimittel, die gegen Bewegungskrankheiten (Kinetosen) sowie Erbrechen und Übelkeit mit anderen Ursachen, wie z.B. starkes Erbrechen während der Frühschwangerschaft, eingesetzt werden. Diese Krankheiten sind häufig durch eine Reizung des Gleichgewichtsorgans bedingt. Die Erregung wird zum Brechzentrum im verlängerten Mark geleitet. Antivertiginosa sind Arzneimittel zur Behandlung von Schwindelzuständen.

Fragen

1. Einem Autofahrer wird beim Führen des Fahrzeugs nicht übel, als Beifahrer jedoch verliert er wegen Übelkeit rasch die Freude am Autofahren. Begründung?
2. Ein Mann, der mit Fähre und Wohnmobil eine Urlaubsreise nach Irland plant, aber leicht seekrank wird, will zur Vorbeugung ein rezeptfreies Antiemetikum. Welches Mittel empfehlen Sie? Wie sollte sich der Mann nach der Ankunft verhalten?
3. Warum ist die Klage eines Kunden in der Apotheke, er leide an Erbrechen, stets zu hinterfragen?
4. Vergleichen Sie die Zusammensetzung von Reisetabletten Retorta® und von Rodavan® S! Erläutern Sie die Unterschiede!

8.8 Psychopharmaka

Im Abschnitt über die Antiparkinsonmittel (s. Kap. 8.4) wurde die Bedeutung der Überträgersubstanzen im ZNS erwähnt.

Es handelt sich bei den bisher bekannten Überträgersubstanzen des ZNS neben Acetylcholin hauptsächlich um aromatische Monoamine und Gamma-Aminobuttersäure (GABA) (Abb. 8.30).

Unregelmäßigkeiten im Stoffwechsel der Überträgersubstanzen können zu **psychischen Störungen** (gr.: *psyche*: Seele) führen. Psychopharmaka sollen derartige psychische Störungen lindern oder beseitigen. Zunächst müssen wir uns einen Überblick über psychische Störungen verschaffen.

8.8.1 Psychopathologische Zustände

Psychische Erkrankungen werden unter dem Begriff der psychopathologischen Zustände zusammengefasst.

Es sollen drei größere Gruppen unterschieden werden (nach J. C. Aschoff):

- Exogene Psychosen
- Endogene Psychosen
- Psychopathien. Hierher gehören Süchte und konfliktbedingte Störungen (Neurosen).

Die Psychosen spielen für den Einsatz von Psychopharmaka eine wichtige Rolle. Unter Psychosen versteht man „Gemüts- und Geisteskrankheiten, die zum Strukturwandel des gesamten Erlebens und zu einer Persönlichkeitsänderung führen".

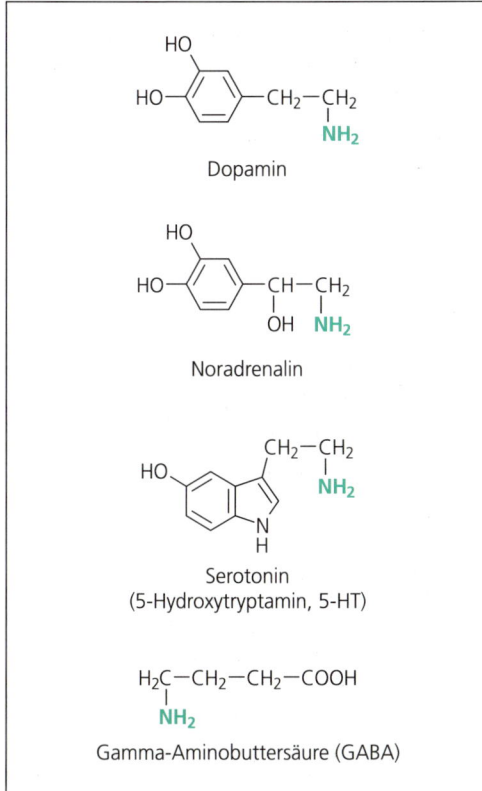

Dopamin

Noradrenalin

Serotonin
(5-Hydroxytryptamin, 5-HT)

Gamma-Aminobuttersäure (GABA)

Abb. 8.30   Überträgersubstanzen im ZNS

Die Ursache **exogener Psychosen** sind nachweisbare Hirnerkrankungen, z. B. durch Tumoren, Entzündungen, Gefäßveränderungen, hoch fieberhafte Infektionen und Vergiftungen. Exogene Psychosen äußern sich u. a. in Bewusstseins- und Persönlichkeitsänderungen.

Als Ursache der **endogenen Psychosen** nimmt man Störungen im Stoffwechsel der Überträgersubstanzen im ZNS an. Hierher gehören:

Schizophrenien. Die Erkrankten erfahren vielschichtige Persönlichkeitsstörungen im Bereich des Denkens und Fühlens sowie in der Beziehung zur Umwelt. Zu den Grundsymptomen von Schizophrenien gehören Störungen des Ich-Erlebnisses – der Kranke erlebt sich selbst oder auch die Umwelt verändert –, des Denkens und des affektiven, d. h. gefühlsmäßigen Verhaltens. Wichtige

Symptome der Krankheit sind auch Wahnvorstellungen und Halluzinationen. Es liegen Störungen im Stoffwechsel der Neurotransmitter Dopamin und Glutamat (Vorstufe von GABA) vor.

Endogene Depressionen. Sie sind auch echte Erkrankungen der Psyche und dürfen nicht mit einfachen traurigen Verstimmungen verwechselt werden, wie sie im Leben eines jeden Menschen als schlüssige psychische Reaktion auf ein entsprechendes Ereignis vorkommen. Eine Depression kann sich im Nachlassen der Leistungsfähigkeit, in Antriebshemmung, Schlafstörung, Schuldgefühlen, Angst und Suizidgedanken (Selbsttötungsgedanken) äußern. Hier ist der Stoffwechsel der Neurotransmitter Noradrenalin, Serotonin, GABA und Dopamin betroffen.

Zyklothymie. Es handelt sich um eine Gemütskrankheit, bei der die Erkrankten ohne äußere Ursache phasenhaft krankhafte Verstimmungen erleiden. Eine dieser Phasen, die depressive Verstimmung, stellt eine **endogene Depression** dar. Eine zweite Phase äußert sich entgegengesetzt in einer **Manie.** Die Manie ist ein Zustand krankhafter Regsamkeit und gehobener Stimmungslage. Die Verstimmungszustände wechseln periodisch mit Phasen normaler Stimmung. Das Krankheitsbild des Patienten kann bipolar sein, d. h. die Verstimmungen gehen sowohl in die depressive als auch in die manische Richtung. Ist das Krankheitsbild unipolar, so gehen die Verstimmungen nur in eine der beiden Richtungen.

Psychopathien kennzeichnen das Verhalten abnormer Persönlichkeiten. Dabei bezieht sich der Begriff **Süchte** nicht nur auf die Arzneimittelsucht (s. Kap. 2.3.9), sondern auch auf Triebentartungen.

Bei **Neurosen** liegen Störungen in der Konfliktverarbeitung vor. Innerlich widersprüchliches Reagieren führt zu einem Leidenszustand der Persönlichkeit. Man unterscheidet z. B. Angstneurosen, depressive Neurosen und Zwangsneurosen. Zu dem Verhalten von so genannten Psychopathen gehören aber auch Merkmale wie Geltungssucht,

Haltlosigkeit, Streitsucht, abnorme Erregbarkeit und Fanatismus.

Psychopharmaka dienen der Behandlung psychopathologischer Zustände, vor allem der Psychosen. Ihr Einsatz darf erst nach strenger Indikationsstellung durch den Arzt erfolgen.

8.8.2 Angriffspunkte und Einteilung der Psychopharmaka

Der Angriffspunkt der meisten Psychopharmaka ist wahrscheinlich die Synapse und ihre Umgebung im ZNS. Die Synapse ist die Umschaltstelle der Erregungsübertragung zwischen zwei Neuronen (Abb. 6.1 B). Dazu werden Überträgersubstanzen benötigt.

Die Angriffsorte der Psychopharmaka liegen an verschiedenen Stellen des ZNS, wie Abb. 8.31 zeigt. Die vielfältigen Nebenwirkungen sind durch das enge Beieinanderliegen der einzelnen Zentren und durch die Beteiligung gleicher Überträgersubstanzen an ganz verschiedenen Reizübertragungen bedingt. Welche Möglichkeiten der Einflussnahme durch Arzneimittel bestehen am ZNS? Möglich ist unter anderem:

- Eine Wechselwirkung des Arzneimittels mit der Überträgersubstanz, z. B. die Hemmung der Synthese oder des Abbaus (z. B. hemmen MAO-Hemmstoffe den Abbau von Serotonin und Noradrenalin im synaptischen Spalt)

- Eine Veränderung der Membraneigenschaften der Überträgersubstanzspeicher, die die Speicherentleerung oder den Rücktransport in den Speicher beeinflusst (Phenylethylamine erleichtern die Freisetzung aus den Speichern)
- Eine kompetitive Verdrängung der Überträgersubstanz vom Rezeptor (z. B. Dopamin durch Neuroleptika an Rezeptoren der postsynaptischen Membran)
- Die Aktivierung eines Rezeptors (z. B. GABA-Rezeptoren durch Benzodiazepine im limbischen System)
- Die Biotransformation von „falschen" prodrugs, sodass falsche Überträgersubstanzen entstehen, die eine geringere Rezeptorwirkung haben.

Wir müssen uns fragen, warum hinsichtlich der Ursache von Psychosen und der Wirkung von Psychopharmaka immer nur von Vermutungen gesprochen wird. Am Menschen ist die Erforschung der Ursachen von psychopathologischen Zuständen äußerst schwierig. Bei mangelnder Kenntnis der Ursachen aber ist eine kausale Therapie nicht durchführbar. Der Weg über ein Tierexperiment ist nur eingeschränkt möglich. Auslösung und Heilung einer Schizophrenie sind an einer Ratte kaum zu belegen. Trotzdem ist es beachtlich, welche Fortschritte in der Therapie psychischer Erkrankungen durch die Entdeckung und Weiterentwicklung moderner Psychopharmaka erzielt werden konnten.

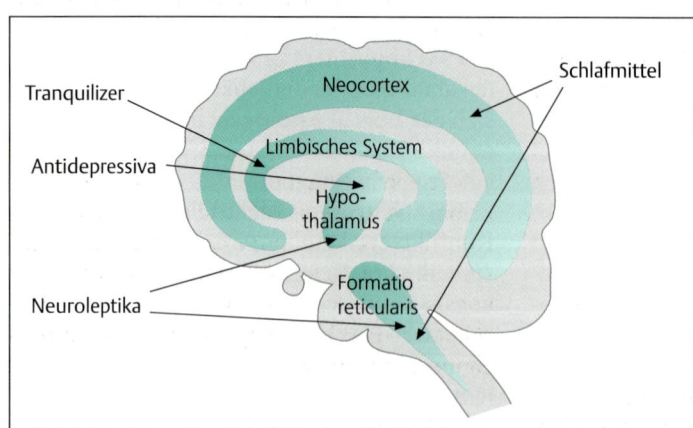

Abb. 8.31 Vermutliche Angriffsorte von Psychopharmaka und Schlafmitteln

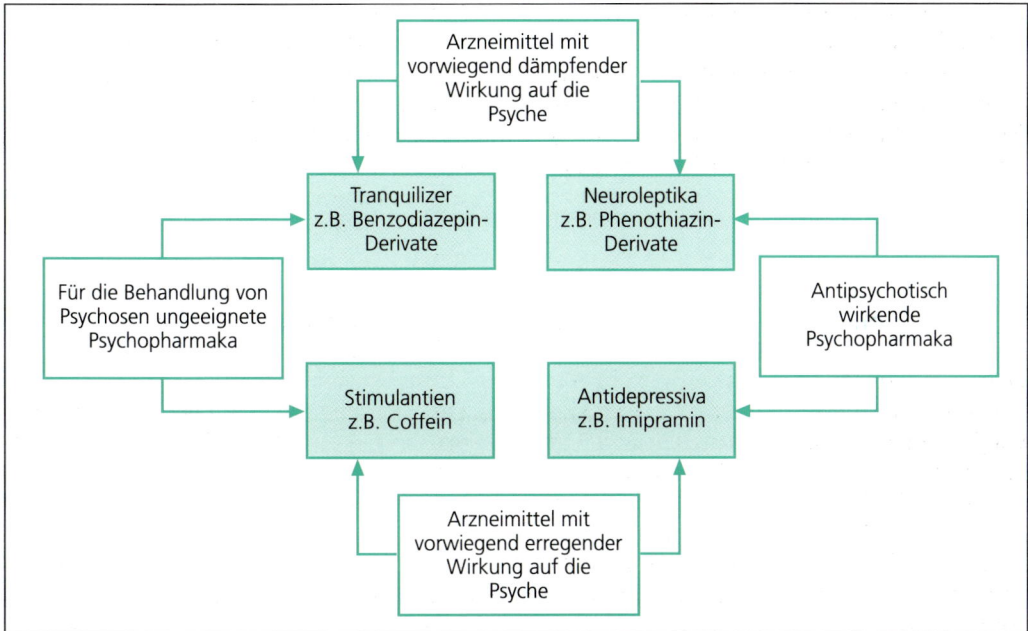

Abb. 8.32 Einteilung der Psychopharmka. Nach Aktories u. Mitarb. 2004

Die Vielzahl psychischer Erkrankungen erfordert auch eine Differenzierung der hier eingesetzten Arzneimittel. Kriterium für die Einteilung ist die Art der erwünschten Wirkung. Abb. 8.32 stellt eine solche Einteilung dar.

Man unterscheidet vier Gruppen von Psychopharmaka:

- Neuroleptika
- Antidepressiva
- Tranquilizer (Tranquillantien)
- Stimulantien.

Nur die Neuroleptika und Antidepressiva wirken antipsychotisch und sind damit zur Behandlung von Psychosen geeignet.

Die Indikationsgebiete für Tranquilizer und Stimulantien sind sehr vielfältig. Es wird später darauf eingegangen (s. Kap. 8.8.6 und 8.8.7).

8.8.3 Chemie der Psychopharmaka

Den entscheidenden Durchbruch in der medikamentösen Therapie von psychischen Er-krankungen brachte die Entwicklung des **Chlorpromazins,** eines typischen Neuroleptikums, aus Promethazin, einem typischen Antihistaminikum (Abb. 8.33). Beide Substanzen besitzen das Phenothiazin-Grundgerüst.

Die Mehrzahl der heute eingesetzten Psychopharmaka sind kondensierte heterocyclische Ringsysteme. Als Heteroatome findet man häufig den Stickstoff und auch den Schwefel.

Durch Substitutionen an diesen Grundgerüsten erhält man Psychopharmaka mit sehr unterschiedlicher Wirkung.

8.8.4 Neuroleptika

Neuroleptika (gr.: *analeptikos:* wiederherstellend) sind Arzneimittel, die zur Behandlung von Psychosen eingesetzt werden. Aus Abb. 8.32 lässt sich entnehmen, dass sie eine vorwiegend dämpfende Wirkung auf die Psyche besitzen. Neuroleptika wirken antipsychotisch, indem sie:

- Aktivitäten dämpfen

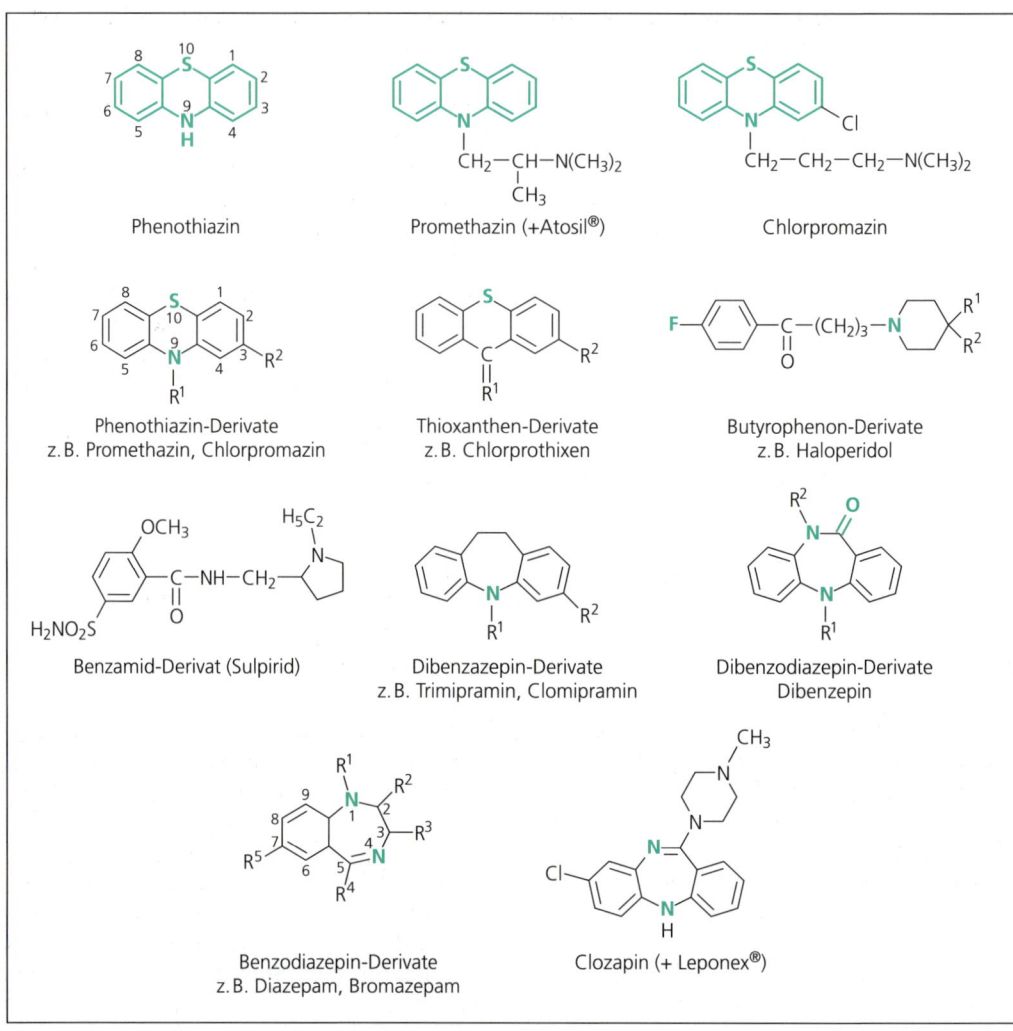

Abb. 8.33   Wichtige chemische Grundgerüste der Psychopharmaka

- Das Bewegungsvermögen (Motilität) herabsetzen
- Aggressivität dämpfen
- Abwehrreaktionen hemmen.

Mit Neuroleptika können Wahnvorstellungen, Halluzinationen und psychomotorische Erregbarkeit beseitigt werden.

Pharmakologisch gesehen wirken die Neuroleptika zentral dämpfend, wobei sie im Gegensatz zu den Schlafmitteln und Narkotika das Bewusstsein nicht ausschalten. Wichtige Angriffspunkte der Neuroleptika liegen in Hypothalamus und Formatio reticularis (Abb. 8.31).

Für die antipsychotische Wirkung der Neuroleptika könnte eine Blockade von prä- und postsynaptischen Dopaminrezeptoren im ZNS verantwortlich sein.

Indikationen für den Einsatz von Neuroleptika sind unter anderem:

- Schizophrenie
- Unruhezustände bei manisch-depressiven Zuständen
- Neurosen

- Erregungs-, Angst- und Verstimmungszustände, chronische Schmerzzustände
- Zentralbedingtes Erbrechen
- Narkosevorbereitungen
- Neuroleptanalgesie.

Die zentralen Wirkungen der Neuroleptika bedingen auch eine ganze Reihe von Nebenwirkungen, da die Zentren für verschiedene Körperfunktionen eng beieinander liegen. Zu den wichtigsten Nebenwirkungen gehören:

- Hypotonie
- Parkinsonartige Symptome (Rigor, Tremor, Akinese)
- Spätdyskinesien (auch noch nach Jahren auftretende motorische Störungen)
- Schweißausbrüche
- Motorische Fehlfunktionen, z.B. am Hals (Schiefhals)
- Akkommodationsstörungen

- Krankhafte Verminderung der Leukozyten (Leukopenie).

Zu beachten ist, dass das Reaktionsvermögen herabgesetzt sein kann.

Als Kontraindikationen gelten Vergiftungen durch Alkohol sowie die Einnahme von Schlaf- und Schmerzmitteln.

Wechselwirkungen (Interaktionen) sind vor allem bei gleichzeitiger Anwendung von Antihypertonika wie α-Methyldopa und Clonidin oder zentral stark dämpfenden Arzneimitteln und α- und β-Rezeptorenblockern zu erwarten.

Nach dem chemischen Grundgerüst lassen sich die Neuroleptika gliedern in:

- Trizyklische Neuroleptika
- Butyrophenon-Derivate
- Andere, sog. atypische Neuroleptika (Tab. 8.15 und Abb. 8.33).

Tab. 8.15   Neuroleptika (7)*

INN	Fertigarzneimittel®	Chemisches Grundgerüst	Hinweise
Chlorprothixen Flupentixol Fluphenazin Levomepromazin Perazin Promazin Promethazin Thioridazin Zuclopenthixol	+ Truxal + Fluanxol/depot + Lyogen/depot + Neurocil + Taxilan + Sinophenin + Atosil, Prothazin + Melleril + Ciatyl-Z	Phenothiazin-Derivate und andere trizyklische Neuroleptika	Grundsätzlich: Reaktionsvermögen eingeschränkt! Antiemetrisch
Haloperidol Melperon Pipamperon Fluspirilen	+ Haldol + Haloperidol verschiedener Hersteller + Eunerpan + Dipiperon + Fluspi, + Imap	Butyrophenon-Derivate Diphenylbutylpiperidin	Grundsätzlich: Reaktionsvermögen!
Sulpirid Amisulprid	+ Dogmatil + Solian	Benzamid-Derivate	Auch antidepressiv
Clozapin Olanzapin Risperidon Quetiapin	+ Leponex + Zyprexa + Risperdal + Seroquel	Atypische Neuroleptika	Keine bzw. kaum verzögert auftretende motorische Fehlfunktionen, aber: häufige Blutbildkontrolle!

* Hauptgruppen-Nummer der Roten Liste

Je nach Substitution an R_1 sind trizyklische Neuroleptika umso weniger sedierend, je besser ihre antipsychotische Wirkung ist. Mit den Butyrophenonderivaten bilden sie die Gruppe der **klassischen Neuroleptika,** die alle relativ starke extrapyramidale Nebenwirkungen wie motorische Störungen und parkinsonartige Symptome aufweisen. Dagegen weisen die **atypischen Neuroleptika** deutlich weniger, zum Teil auch gar keine extrapyramidalen Nebenwirkungen auf. Sie sind deshalb eine Alternative für die sich über lange Zeit erstreckende ambulante Weiterbehandlung und Rezidivprophylaxe, führen jedoch häufig zu Gewichtszunahme. **Langzeitneuroleptika** sind Fluphenazin-Decanoat (Lyogen® retard) und Haloperidoldecanoat (Haldol®-Janssen Decanoat), deren Applikationsintervall bis zu vier Wochen beträgt, die deshalb aber auch schlecht steuerbar sind.

Tab. 8.15 gibt eine Übersicht entsprechender Fertigarzneimittel aus dem Bereich der Neuroleptika.

8.8.5 Antidepressiva

Die Depression ist eine der wenigen psychischen Erkrankungen, die unmittelbar zum Tod führen kann, da sie die häufigste Ursache des Selbstmordes (**Suizid**) ist. Das gilt für die **endogenen Depressionen,** die gegen die mehr **psychogenen** oder mehr **somatogenen Depressionen** abgegrenzt werden müssen. Meist überlagern sich die verschiedenen Formen von Depressionen. Auch sind Depressionen durch Symptomenkomplexe gekennzeichnet (depressives Syndrom). Dazu gehören:

- **Psychische** Symptome, z. B. traurige Stimmungslage, Gefühlsverlust, Angst, Entschlusshemmung, Neigung zum Suizid.
- **Psychomotorische** Symptome. Es tritt entweder psychomotorische Hemmung oder psychomotorische Unruhe auf.
- **Somatische** Symptome mit Schwunglosigkeit, mangelnder Frische und vegetativen Störungen, wie z. B. Schlaflosigkeit, Appetitverlust und Herzrhythmusstörungen.

Tab. 8.16 Antidepressiva (71)*

INN	Fertigarzneimittel®
A Trizyklische Verbindungen	
Amitriptylin	+ Amineurin
	+ Saroten
Amitriptylinoxid	+ Equilibrin
Clomipramin	+ Anafranil
Doxepin	+ Aponal
	+ Doneurin
Imipramin	+ Tofranil
Nortriptylin	+ Nortrilen
Opipramol	+ Insidon
Trimipramin	+ Stangyl
B Tetrazyklische Verbindung	
Maprotilin	+ Ludiomil
C Verschiedene	
Dibenzepin	+ Noveril
Trazodon	+ Thomban
D Selektive Serotonin-Rückaufnahme-Inhibitoren (SSRI)	
Citalopram	+ Cipramil
Fluoxetin	+ Fluctin
	+ Fluneurin
Paroxetin	+ Seroxat
E Andere selektive Rückaufnahme-Inhibitoren	
Reboxetin	+ Edronax
Venlafaxin	+ Trevilor
F α_2-Antagonisten	
Mianserin	+ Tolvin
Mirtazapin	+ Remergil
G Monoaminooxidasehemmer (MAO-Hemmer)	
Moclobemid	+ Aurorix
Tranylcypromin	+ Jatrosom N
H Lithium-Salze	
Lithiumacetat	+ Quilonum
Lithiumcarbonat	+ Hypnorex

A, B, C: Nichtselektive Monamin-Rückaufnahme-Inhibitoren (NSMRI)
* Hauptgruppen-Nummer der Roten Liste

Aus diesem Symptomenkomplex und der häufig fehlenden Kenntnis der Ursache von Depressionen wird deutlich, dass eine depressive Erkrankung eines Gesamtbehandlungskonzepts bedarf. Es müssen psychotherapeutische, soziotherapeutische und somatische Verfahren zur Anwendung gelangen. Bei den somatischen Verfahren steht die Behandlung mit Antidepressiva im Vordergrund.

Ersetzt man das Schwefelatom der Phenothiazine durch eine – CH$_2$ – CH$_2$-Gruppe, so erhält man das trizyklische Dibenzazepin-Grundgerüst (Abb. 8.33). Damit ändert sich auch die pharmakologische Wirkung. Die neuroleptische, d. h. dämpfende Wirkung tritt zurück und eine psychisch anregende (stimulierende) Wirkung tritt in den Vordergrund. Eine ganze Reihe von Antidepressiva zeigen aber auch einen beruhigenden (sedierenden) Effekt. Charakteristisch für Antidepressiva ist eine antriebsfördernde, depressive Wahnvorstellungen beseitigende, anxiolytische und stimmungsaufhellende Wirkung, die allerdings meist erst nach einer Latenzzeit von mehreren Tagen sichtbar wird. Der stimmungsaufhellende Effekt trifft bei allen Antidepressiva auf. Amitriptylin und Doxepin sind dämpfende Substanzen, Fluoxetin und Paroxetin eher aktivierende Stoffe.

Antidepressiva erhöhen die Konzentration von Noradrenalin und Serotonin an Synapsen des ZNS. Dieser Effekt lässt sich auf verschiedenen Wegen erreichen.

Die **trizyklischen** und **tetrazyklischen Antidepressiva** hemmen die Rückaufnahme von Noradrenalin und Serotonin aus dem synaptischen Spalt in die Speicher sehr unspezifisch und sie haben auch Wirkungen an anderen ZNS-Rezeptoren. Sie werden als **nichtselektive Monoamin-Rückaufnahme-Inhibitoren (NSMRI)** bezeichnet. Ihre antidepressive Wirkung ist gut, tritt aber erst nach zwei bis drei Wochen ein. Durch die Beteiligung anderer Rezeptoren treten aber rasch verschiedene Nebenwirkungen auf (s. u.).

Inzwischen stehen auch selektiv wirkende Rückaufnahmehemmer zur Verfügung. Bisher am besten bewährt haben sich die **selektiven Serotonin-Wiederaufnahmehemmer (SSRI),** die keine Nebenwirkungen am Herz haben. Daneben gibt es einzelne Stoffe, die nur Noradrenalin oder Noradrenalin und Serotonin an der Rückspeicherung hemmen, ohne andere Rezeptoren zu beeinflussen.

Auch durch die Hemmung von präsynaptischen α_2-Rezeptoren erreicht man eine erhöhte Freisetzung der beiden Überträgersubstanzen an den Synapsen. Diese α_2-**Antagonisten** haben ebenfalls weniger ausgeprägte vegetative Nebenwirkungen.

Mit den **Monoaminooxidase-Hemmstoffen (MAO-Hemmer)** wurde ein früheres Therapieprinzip wieder aufgegriffen. Diese Stoffe hemmen den enzymatischen Abbau von Serotonin und Noradrenalin durch Blockade von Monoaminooxidasen in der Synapse. Während Tranylcypromin nicht spezifisch wirkt, hemmt Moclobemid selektiv die MAO A.

Bei einer Zyklothymie tritt neben der endogenen Depression auch die **Manie** auf. Die manische Phase lässt sich mit **Lithium**salzen, z. B. Lithiumcarbonat oder Lithiumacetat, therapieren. Die antipsychotische Wirkung stellt sich erst nach ca. 10 Tagen ein. Lithiumsalze besitzen eine geringe therapeutische Breite (s. Kap. 2.3.3). Blutspiegelkontrollen sind deswegen erforderlich.

Indikationen für Antidepressiva sind im Wesentlichen:

- Verschiedene Formen von Depressionen
- Akute Angst- und Erregungszustände
- Entziehungssyndrome nach Absetzen von Schlafmitteln und Alkohol und anderen zur Sucht führenden Stoffen
- Zwangsneurosen
- Essstörungen.

Wichtige Nebenwirkungen, die auftreten können, sind:

- Hypotonie
- Steigerung der Herzfrequenz (Tachykardie)
- Akkommodationsstörungen
- Erhöhung des Augeninnendrucks (Glaukom)
- Mundtrockenheit

- Schwindel und Unruhe sowie Schlafstörungen
- Auslösen deliriumähnlicher Zustände.

Zu beachten ist stets, dass das Reaktionsvermögen herabgesetzt sein kann.

Kontraindikationen für Antidepressiva sind unter anderem:

- Vergiftungen durch Alkohol, Schlaf- und Schmerzmittel
- Glaukom.

Zu Wechselwirkungen kommt es evtl. mit Guanethidin (Abschwächung der blutdrucksenkenden Wirkung), Catecholaminen (Verstärkung der sympathomimetischen Wirkung) und Antiarrhythmika (Erregungszustände treten eventuell auf).

Eine Prophylaxe endogener Depressionen wird ebenfalls mit Lithiumsalzen ermöglicht. Mit Johanniskrautextrakt (zzt. nicht standardisiert) steht ein vom damaligen BGA positiv monographiertes **pflanzliches Psychopharmakon** (Tab. 8.17) zur Verfügung. Bei schweren Depressionen sollten diese Präparate nicht angewendet werden. Bei leichten depressiven Verstimmungen scheint die Wirksamkeit ausreichend zu sein. Bei Einnahme von Johanniskrautauszügen sind verschiedene Wechselwirkungen zu berücksichtigen; Photosensibilisierung ist möglich. Kava-Kava-Extrakte sind nicht mehr zugelassen.

Tab. 8.17 Pflanzliche Phytopharmaka (71)*

Zusammensetzung	Fertigarzneimittel®
Johanniskraut- trockenextrakt	Felis, Jarsin, Laif, Neuroplant, Texx, Johanniskraut- ratiopharm
Kombinationen aus Johanniskraut- und Baldrianwurzeltrocken- extrakt	Hyperesa, Sedariston Konzentrat

* Hauptgruppen-Nummer der Roten Liste

8.8.6 Tranquilizer

Unter **Tranquilizern** (Tranquillantien) versteht man starke Beruhigungsmittel, die im Allgemeinen keinen Schlaf auslösen. Grundsätzlich eignen sie sich nicht zur Behandlung von Psychosen. Tranquilizer wirken

- Anxiolytisch, d. h. sie beseitigen Angst und innere Spannungen
- Beruhigend und schlaffördernd
- Zentral muskelrelaxierend
- Antikonvulsiv
- Ausgleichend; sie führen einen Zustand des Wohlbehagens herbei (lösen Stressgefühl)
- Aggressionsdämpfend
- Steigernd auf das soziale Verhalten.

Wichtigster Angriffspunkt der Tranquilizer im ZNS ist das limbische System (s. Kap. 6.3.1).

Charakteristische Indikationen für Tranquilizer aller Gruppen sind:

- Phobische und andere Angsterkrankungen
- Erregung und gesteigerte Reizbarkeit
- Innere Spannungs- und Verstimmungszustände
- Schlafstörungen
- Fehlregulationen im vegetativen Nervensystem (**vegetative Dystonie**)
- Psychisch verursachte Herzfunktions-, Kreislauf- und Magen-Darm-Störungen.

Weitere Indikationen – je nach Wirkstoff – sind:

- Zentral verursachte und lokale Muskelverspannungen
- Epilepsie
- Operationsvorbereitung.

Die Gliederung der Tranquilizer erfolgt nach dem chemischen Grundgerüst.

Das **Propandiol-Derivat** Meprobamat (+ Visano®) und das **Diphenylmethan-Derivat** Hydroxyzin (+ Atarax®) haben nur untergeordnete Bedeutung. Gegenwärtig werden fast ausschließlich **Benzodiazepin-Derivate** verwendet (Abb. 8.34). Nur auf diese Gruppe soll deswegen hier ausführlicher eingegangen werden.

Das für die Wirksamkeit entscheidende Strukturelement ist der Dihydro-1,4-diazepin-Ring (Siebenring B) und eine vorhandene oder entstehende Lactam-Struktur (vgl. Abb. 8.34: $R^2 = O$).

Trotz der unterschiedlichsten Substituenten am Grundgerüst besitzen alle Benzodiazepine das gleiche Wirkungsmuster. Akzentverschiebungen sind möglich. Die Hauptwirkungen beim Menschen sind Anxiolyse, d.h. die Unterdrückung der Folgeerscheinungen von Angst-, Spannungs- und Erregungszuständen, Beruhigung und Schlaf-

R1
R2
R3
R7
H
A
B
C
R2'
R4'

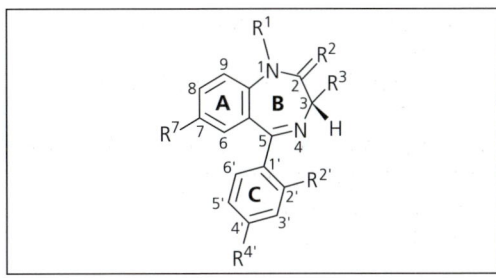

Abb. 8.34 Grundstruktur der Benzodiazepingruppe

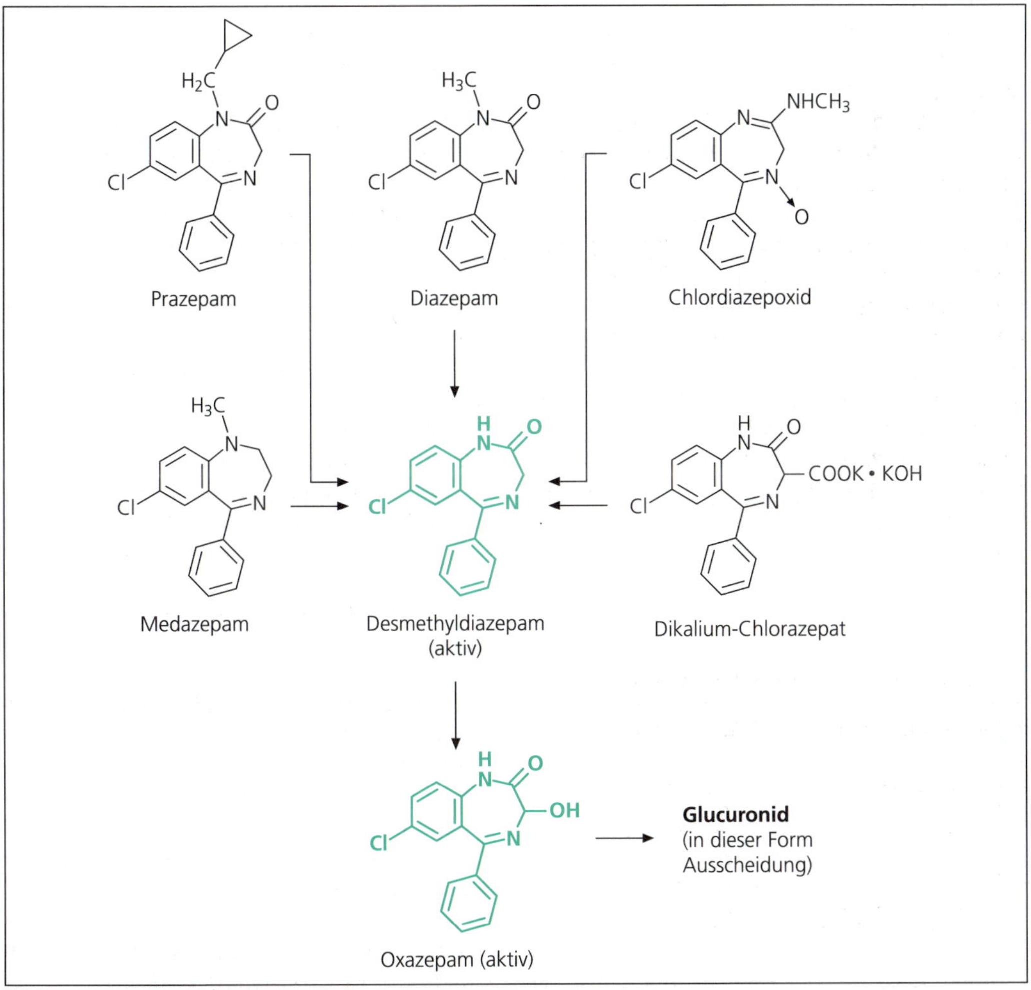

Prazepam
Diazepam
Chlordiazepoxid
Medazepam
Desmethyldiazepam
(aktiv)
Dikalium-Chlorazepat
COOK • KOH
Oxazepam (aktiv)
Glucuronid
(in dieser Form
Ausscheidung)

Abb. 8.35 Abbauwege der verschiedenen Benzodiazepine über aktive Stoffwechselprodukte

Tab. 8.18 Tranquilizer der Benzodiazepingruppe (71)*

INN	Fertigarzneimittel®	Hauptsächlich gewünschter therapeutischer Effekt	Empfohlene therapeutische Einzeldosis in mg	Eliminationshalbwertszeit in Stunden
A Benzodiazepine mit kurzer Wirkungsdauer				
Brotizolam	+ Lendormin	Einschlafmittel	0,125–0,25	4–7
Triazolam	+ Halcion	Einschlafmittel	0,125–0,25	2–5
B Benzodiazepine mit mittellanger Wirkungsdauer				
Alprazolam	+ Tafil	Anxiolyse, Beruhigung	0,25–0,5	10–15
Bromazepam	+ Bromazanil, + durazanil, + Lexotanil, + Normoc	Anxiolyse, Beruhigung	3–6	6–24
Lorazepam	+ Tavor	Anxiolyse, Beruhigung	0,5–1,5	10–20
Lormetazepam	+ Noctamid	Ein-, Durchschlafmittel	1,0	10
Oxazepam	+ Adumbran, + Praxiten	Anxiolyse, Beruhigung, Durchschlafmittel	10	5–20
Temazepam	+ Remestan, + Planum	Ein-, Durchschlafmittel	10–20	5–12
C Benzodiazepine mit langer Wirkungsdauer				
Chlordiazepoxid	+ Librium, + Radepur	Anxiolyse, Beruhigung	10–30	18–44
Clobazam	+ Frisium	Anxiolyse, Beruhigung; zusätzlich bei Epilepsie	10	20–200
Diazepam	+ Diazepam-ratiopharm, + Faustan, + Tranquase, + Valium	Anxiolyse, Beruhigung, Epilepsie, OP-Prämedikation	2,5–5	20–100
Dikaliumclorazepat	+ Tranxilium	Anxiolyse, Beruhigung	5–20	50–80
Flunitrazepam	+ Rohypnol	Durchschlafmittel, (Drogenersatzstoff!)	0,5–1	15–31
Flurazepam	+ Dalmadorm, + Staurodorm neu	Durchschlafmittel	30	19–133
Medazepam	+ Rudotel, + Rusedal	Anxiolyse, Beruhigung	5–10	30–100
Nitrazepam	+ Radedorm, + Eatan N	Durchschlafstörungen	5–10	18–57
Prazepam	+ Demetrin	Anxiolyse, Beruhigung	5–10	30–80
Tetrazepam	+ Musaril	Zentrales Muskelrelaxans	50	25–50

*Hauptgruppen-Nummer der Roten Liste

förderung, muskelrelaxierende und antikonvulsive (zentral krampflösende) Wirkung. Bei niedriger Dosis setzt der anxiolytische Effekt ein. Mit Dosissteigerung setzt der beruhigende und schlaffördernde Effekt ein, bis schließlich Muskelrelaxation erreicht wird.

Nach Auffinden spezieller Benzodiazepin-Rezeptoren im ZNS – hier besonders gehäuft in Großhirn- und Kleinhirnrinde, im limbischen System und Hypothalamus – nimmt man heute an, dass alle Vertreter dieser Gruppe nach dem gleichen Mechanismus wirken. Unterschiede der Wirkungsintensität beruhen auf verschiedener Affinität (Neigung zur Bindung) zum Rezeptor. Der **Benzodiazepin-Rezeptor** bildet mit dem GABA-Rezeptor und anderen Strukturen einen Komplex. Durch Reaktion der Benzodiazepine mit dem Benzodiazepin-Rezeptor wird der GABA-Effekt verstärkt. Anxiolyse, Sedierung und Schlafauslösung sind wichtige, durch diesen Mechanismus ausgelöste Effekte.

Pharmakokinetik. Benzodiazepine werden schnell und fast vollständig resorbiert. Bei der Metabolisierung in der Leber entstehen bei einigen Vertretern der Gruppe aktive Stoffwechselprodukte. So ist z. B. Desmethyldiazepam (DMD) ein gemeinsames aktives Stoffwechselprodukt von Diazepam, Chlordiazepoxid, Medazepam, Dikaliumchlorazepat und Prazepam (Abb. 8.35). Dessen Eliminationshalbwertszeit beträgt ca. 100 Stunden! Wird DMD als Zwischenstufe gebildet, so besteht immer Kumulationsgefahr!

Die Eliminationshalbwertszeit (s. Kap. 2.2.8) ist bei den Benzodiazepinen sehr unterschiedlich. Im Alter steigen diese Werte z. T. deutlich an.

Allerdings lassen sich zwischen Blutspiegel und Wirkung keine einfachen Beziehungen herstellen. Als sinnvoll erweist sich eine grobe Einteilung der Benzodiazepine in kurz-, mittellang- und langwirkende Stoffe (Tab. 8.18).

Wie bei anderen Tranquilizern muss auch bei den Benzodiazepinen beachtet werden, dass sie das Reaktionsvermögen herabsetzen können. Weitere mögliche Nebenwirkungen sind:

- Appetitzunahme
- Libidoverlust
- Menstruationsbeschwerden
- Schwindel
- Artikulationsstörungen.

Nach chronischer Anwendung tritt psychische und physische Abhängigkeit (s. Kap. 2.3.9) auf. Benzodiazepinsucht stellt nach der Alkoholsucht klinisch das größte Problem dar. Das Entziehen des Arzneimittels bei Benzodiazepinsucht bringt Entzugserscheinungen. Außerdem beobachtet man bei Absetzen einer Therapie mit Benzodiazepinen von kurzer Wirkungsdauer gelegentlich Rebound-Reaktionen, d. h. Auftreten von Symptomen wie Schlafstörungen und Ruhelosigkeit, die ursprünglich der Anlass für die Therapie waren.

Nach der Entdeckung von Benzodiazepin-Rezeptoren war es möglich, einen entsprechenden **Benzodiazepin-Antagonisten** zu synthetisieren. Das Flumazenil (+ Anexate®) ist ein derartiger Antagonist (Abb. 8.36), mit

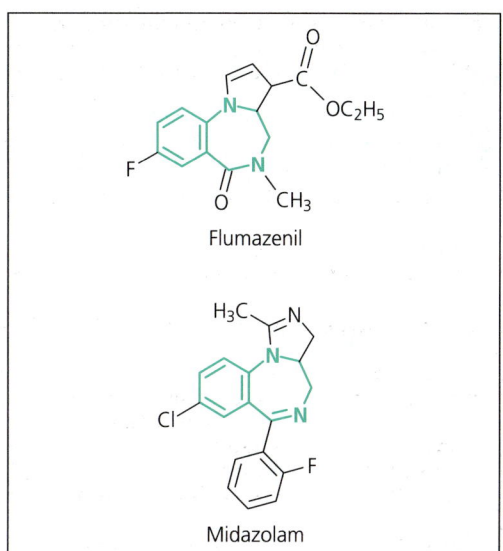

Abb. 8.36 Strukturformel des Benzodiazepin-Antagonisten Flumazenil im Vergleich zum Benzodiazepin-Agonisten Midazolam

dem sich die Wirkung von Benzodiazepinen aufheben lässt. Einsatzbereiche von Flumazenil sind z. B. Benzodiazepin-Vergiftungen oder Beendigung einer Benzodiazepinnarkose.

Eine wichtige Kontraindikation für Benzodiazepine ist die durch Störung der Erregungsleitung bedingte Muskelschwäche **(Myasthenia gravis).**

Bei den Wechselwirkungen (Interaktionen) ist die gegenseitige Wirkungssteigerung mit Alkohol zu beachten. Mit Alkohol treten gelegentlich auch so genannte paradoxe Reaktionen, z. B. übermäßige Erregungszustände, auf. Auch die gleichzeitige Einnahme anderer zentralwirksamer Arzneimittel führt zu gegenseitiger Wirkungsverstärkung.

Nach der Rücknahme von Kava-Kava ist Johanniskrautextrakt das einzige pflanzliche Psychopharmakon, mit dem leichte Depressionen behandelt werden.

Bei einer Therapie mit Psychopharmaka ist zu beachten, dass diese während der physiologischen Ruheperioden wirksamer sind als zu anderen Zeiten (Biorhythmus!). Tranquilizer sollten deswegen abends verabreicht werden. Damit wird eine deutlich niedrigere Dosierung ermöglicht.

Die zahlreichen Nebenwirkungen und die Gefahr einer gefühlsmäßigen Verflachung beim Dauergebrauch von Tranquilizern machen eine strenge Indikationsstellung durch den Arzt vor dem Einsatz eines Tranquilizers notwendig. Sie sollten nur kurzfristig angewandt und nicht in der Routinemedikation als Beruhigungsmittel für ältere Menschen eingesetzt werden.

8.8.7 Stimulantien

Stimulantien (lat.: stimulare: anspornen) oder Psychotonika sind Arzneimittel, die die psychische Aktivität steigern, das Gefühl der Müdigkeit und des Abgespanntseins beseitigen. Auch die Konzentrations- und Leistungsfähigkeit wird in Grenzen erhöht.

Soweit klingt es, als ob es sich hier um Wundermittel handelt. Doch der Gebrauch von Stimulantien birgt große Gefahren in sich.

Unter dem Einfluss von Stimulantien überschätzt man die eigene Leistungsfähigkeit. Da alle Reserven verbraucht werden, besteht die Gefahr völliger körperlicher Erschöpfung. Außerdem muss bei den Stimulantien aus der Gruppe der Phenylethylamine mit **Gewöhnung** und **Sucht** gerechnet werden. Stoffe aus dieser Gruppe wirken wahrscheinlich über eine vermehrte Freisetzung der Überträgersubstanzen Dopamin und Noradrenalin im ZNS.

Die Indikationen für den Einsatz von Stimulantien sind eng begrenzt. Methylphenidat findet Anwendung bei Kindern mit hyperkinetischer Verhaltensstörung bzw. Aufmerksamkeits-Defizit(-Hyperaktivitäts)-Syndrom (ADS bzw. ADHS). Eine psychiatrisch abgesicherte Diagnose mit Therapieverlaufskontrolle ist dabei wünschenswert. Amfetamin wird hier ebenfalls eingesetzt.

Der Einsatz von Stimulantien ist beim Gesunden nicht gerechtfertigt. Eine der wenigen weiteren Indikationen ist die Schlummersucht (**Narkolepsie**): Diese Erkrankung ist durch mehrmals täglich auftretendes anfalls-

Tab. 8.19 Stimulantien (04/71)*

INN	Fertigarzneimittel®	Chemische Struktur
Coffein	Coffeinum Compretten Percoffedrinol N	
Methylphenidat	BTM Ritalin BTM Medikinet	2-Phenyl-α-(2-piperidyl)-essigsäure-methylester
Phenylethylamin-Derivate		Grundgerüst:
Amfetamin	(Rezeptursubstanz!)	
Amfetaminil	+ AN$_1$	
Fenetyllin	BTM Captagon	
Pemolin	+ Tradon	

* Hauptgruppen-Nummer der Roten Liste

weises Einschlafen von einigen Minuten gekennzeichnet.

Chemisch können die Stimulantien in zwei Gruppen gegliedert werden (Tab. 8.19):

- Coffein
- Phenylethylamin-Derivate.

Das **Coffein** ist ein Xanthin-Derivat (Tab. 8.19). Es ist ein relativ harmloses Stimulans und Analeptikum, das gut verträglich ist. Als Bestandteil von Analgetika-Kombinationen wurde es bereits erwähnt. Coffein entfaltet seine Wirkung in der Großhirnrinde. Beim Ermüdeten kommt es durch Coffein zu einer Antriebssteigerung und Verbesserung im Sinne der Stimmungslage. Bei höheren Dosen treten auch eine Erregung des Vasomotoren- und Atemzentrums im verlängerten Mark und Herzklopfen (**Tachykardie**) ein. Coffein bewirkt peripher eine Erweiterung der Gefäße, z. B. der Haut-, der Nieren- und der Herzkranzgefäße. Hirngefäße werden verengt. Die Wirkung von Coffein bei Kopfschmerzen wird diesem Effekt zugeschrieben. Nach Kaffeegenuss tritt die Coffeinwirkung innerhalb von 30 Minuten ein und klingt nach 2 bis 3 Stunden wieder ab. Bei Tee wirkt das enthaltene Coffein innerhalb von ca. 60 Minuten; die Wirkung klingt langsamer ab als nach Kaffeegenuss. Im Gegensatz zum Coffein führen die **Phenylethylamin-Derivate** auch bei nicht ermüdeten Personen zu Aktivitätssteigerung, erhöhtem Selbstvertrauen und in höheren Dosen zu Euphorie.

Tab. 8.19 soll einen Überblick der Stimulantien vermitteln.

8.8.8 Appetitzügler

Phenylethylamin-Derivate sind auch Bestandteil der meisten Appetitzügler, einer Arzneimittelgruppe, die zur Behandlung der Fettsucht (**Adipositas**) eingesetzt wird, daher auch die Bezeichnung Abmagerungsmittel.

Fettsucht. Der Begriff Fettsucht soll den Krankheitscharakter von **Übergewicht** unterstreichen. Eine Erklärung der Erkrankung ist eindeutig möglich: Über längere Zeit wird mehr Nahrung aufgenommen, als der Körper benötigt. Eine primäre Folge der übermäßigen Nahrungsaufnahme ist die Fettspeicherung. Eine Eiweißspeicherung ist vom Stoffwechsel her nicht möglich. Kohlenhydrate können zwar in Form des Glykogens begrenzt in der Leber und in der Muskulatur gespeichert werden. Dies ist jedoch für ein Übergewicht unwesentlich. Wichtigste Folge der Fettsucht ist eine **verminderte Lebenserwartung.** Fettsucht kann die Entstehung und Verschlimmerung folgender Erkrankungen fördern:

- Altersdiabetes (Diabetes mellitus)
- Gicht
- Hyperlipoproteinämien (erhöhter Lipidgehalt des Blutes)
- Arteriosklerose
- Gelenkdeformationen.

Unter den Therapiemöglichkeiten steht die verminderte Nahrungszufuhr (hypokalorische Ernährung) an erster Stelle. Die Therapie mit Appetitzüglern ist zweitrangig und darf nur ausnahmsweise bei sorgfältiger Abwägung von Nutzen und Risiko durch den Arzt veranlasst und unter seiner Kontrolle für maximal drei Monate durchgeführt werden.

Weitere Informationen finden Sie in Kap. 20.1.4.

Therapie mit Appetitzüglern

Aufgrund ihrer Phenylethylamin-Struktur sind Appetitzügler in der Lage, Hungergefühl und Appetit zentral zu hemmen. Daneben besitzen sie zum Teil eine grundumsatzsteigernde, glykogen- und fettspaltende Wirkung. Die Appetitzügler können ihrer chemischen Herkunft nach in Ephedrin- und Amfetaminabkömmlinge unterteilt werden (Abb. 8.37).

Beide Stoffe besitzen das Phenylethylamingrundgerüst.

Ephedrin ist ein Alkaloid aus der Pflanze Ephedra distachya. **Amfetamin** ist ein syn-

Tab. 8.20 Appetitzügler (Abmagerungsmittel) (01)*

Fertigarzneimittel®	Zusammensetzung
A Präparate mit Ephedrin-Derivaten	
+ Boxogetten S	Phenylpropanolamin (Norephedrin)
+ Fugoa N	Phenylpropanolamin (Norephedrin)
+ Mirapront N	D-Nor-pseudoephedrin (Cathin)
B Präparate mit Amfetamin-Derivaten	
+ Reductil	Sibutramin
+ Regenon retard	2-Diethylamino-propiophenon-HCl (Amfepramon-HCl)
+ Tenuate retard	2-Diethylamino-propiophenon-HCl (Amfepramon-HCl)

*Hauptgruppen-Nummer der Roten Liste

thetisches Produkt. Beide sind **indirekte Sympathomimetika** (s. Kap. 7.4.2) und führen zu einer Tachyphylaxie, d.h. bei langdauernder und wiederholter Anwendung tritt in zunehmendem Maße Wirkungsverlust ein. Tab. 8.20 vermittelt einen Überblick der Appetitzügler nach der oben genannten Einteilung.

Die **Nebenwirkungen** dieser Arzneimittel können vielfältig und gravierend sein. Herzklopfen, Herzrhythmusstörungen, psychomotorische Erregungen, Depression, Lungenödem, Gefahr von Gewohnheitsbildung und Sucht sind bekannt.

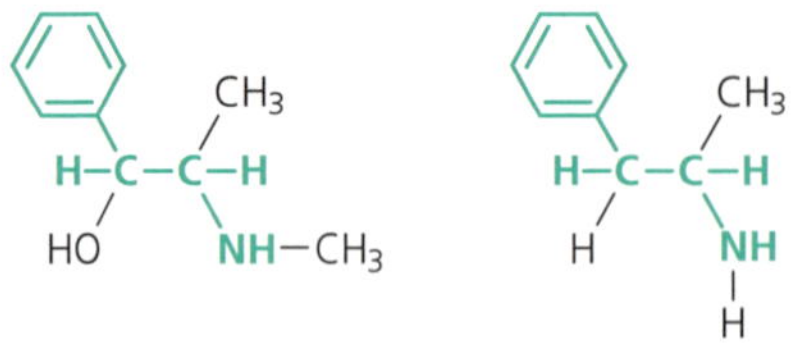

Als **Kontraindikationen** gelten z.B. Hypertonie, Herz- und Gefäßveränderungen, Glaukom, Prostataadenom, psychische Erkrankungen und Schwangerschaft. Nebenwirkungen und Kontraindikationen unterstreichen die Vorbehalte gegen Appetitzügler sehr deutlich.

8.8.9 Rauschmittel

Rauschmittel, auch „Drogen" genannt, gehören zu den Stoffen, die nicht als Arzneimittel beim Menschen eingesetzt werden. Ihre Anwendung durch den Menschen führt zu den Erscheinungen, die von der WHO unter dem Begriff Arzneimittelabhängigkeit zusammengefasst werden (s. Kap. 2.3.9).

Zu den Rauschmitteln gehören:

- Die Indol-Derivate **Lysergsäurediethylamid (LSD)**, **Psilocybin** aus dem mexikanischen Zauberpilz Teonanacatl, **Bufotenin,** ein Krötensekret
- Die Phenylethylamin-Derivate **Mescalin** aus mexikanischen Kakteen, **Adrenochrom,** ein Adrenalin-Derivat
- Der Haschischinhaltsstoff **Tetrahydrocannabinol,** der allerdings inzwischen auch eine Rolle spielt als Co-Analgetikum
- Die Opiumalkaloide – vor allem **Morphin** und **Heroin** als Morphin-Derivat
- **Designerdrogen;** synthetische Drogen, die ein Phenylethylamin-Grundgerüst besitzen, z.B. Ecstasy, XTC, Speed.

Abb. 8.37 Chemische Grundstrukturen der Appetitzügler

Zusammenfassung Psychopharmaka

Die Psychopharmaka sind Arzneimittel, die psychische Störungen beseitigen sollen. Die Psychosen umfassen die wichtigste Gruppe von psychischen Störungen. Hierher gehören z. B. Schizophrenie, Depressionen und Zyklothymien. Psychopharmaka können in vier große Gruppen unterteilt werden:

- Neuroleptika (Haupteinsatzgebiet bei Psychosen)
- Antidepressiva (Haupteinsatzgebiet bei Psychosen)
- Tranquilizer (Haupteinsatzgebiete Erregungs-, Spannungs- und Angstzustände, Benzodiazepine teilweise als Schlafmittel)
- Stimulantien (Einsatz selten).

Psychopharmaka haben mit den Neuroleptika und Antidepressiva entscheidende Fortschritte in der Therapie von psychischen Erkrankungen gebracht, z. B.:

- Können Zwangsmaßnahmen wie „Zwangsjacke" und „Gummizelle" umgangen werden
- Wird die Unterbringung und Pflege von psychisch Kranken vereinfacht
- Ist die Resozialisierung von psychisch Kranken nach längeren Klinikaufenthalten erleichtert.

Die Behandlung mit Psychopharmaka ist symptomatisch, da die Ursachen von Psychosen und die Wirkungsmechanismen der Arzneimittel noch weitgehend ungeklärt sind.

Da die Appetitzügler dasselbe Grundgerüst (Phenylethylamin) wie die Stimulantien besitzen, wird auf die Fettsucht und ihre Behandlung mit Appetitzüglern eingegangen. Ihr Einsatz ist wegen gravierender Nebenwirkungen sorgfältig abzuwägen.

Fragen

1. Warum ist die Erforschung der Wirkungen von Psychopharmaka äußerst schwierig?
2. Begründen Sie folgende Nebenwirkungen der Neuroleptika: Hypotonie, Schweißausbrüche.
3. Inwieweit besteht zwischen Neuroleptika und Antidepressiva ein Antagonismus?
4. Durch welche pharmakologische Wirkung kommt der beruhigende Effekt der Tranquilizer zustande?
5. Erklären Sie die teilweise sehr lange Wirkungsdauer von Benzodiazepinen.
6. Welche chemischen Grundgerüste weisen die Antidepressiva auf?
7. Wie stellt man sich den Wirkungsmechanismus der MAO-Hemmstoffe vor?
8. Begründen Sie die Gefahr von Sucht und Gewöhnung bei Appetitzüglern.

9

ARZNEIMITTEL ZUR BEHANDLUNG VON HERZ-, KREISLAUF- UND GEFÄSSERKRANKUNGEN

Das Blut als wichtigstes Transportmedium unseres Körpers muss alle Organe erreichen können, um diese mit Sauerstoff und Nährstoffen zu versorgen. Es muss auch wieder abtransportiert werden, damit Abbauprodukte, wie z. B. Harnstoff und Kohlendioxid ausgeschieden werden (Funktionen des Blutes, s. Kap. 4.2). Die Stofftransportfunktion und andere Aufgaben des Blutes werden durch den Blutkreislauf gewährleistet. Dieser Blutkreislauf findet in den Gefäßen statt. Das Herz sorgt als „Pumpe" für die ständige Zirkulation des Blutes im Gefäßsystem.

9.1 Bau und Funktion des Gefäßsystems

Definitionsgemäß werden alle Gefäße mit Blutstromrichtung vom Herzen weg als Arterien und solche mit Blutstromrichtung zum Herzen hin als Venen bezeichnet.

Der linken Herzkammer entspringt die große Körperschlagader, die Aorta. Sie verzweigt sich und führt Geweben sowie Organen sauerstoffreiches Blut zu (Abb. 9.1). In den Organen verzweigen sich die Arterien zu einem Kapillarnetz, in dem der Gas- und Sauerstoffaustausch stattfindet. Das sauerstoffarme Blut wird in dem Kapillarnetz der Venen gesammelt und über die untere und obere Hohlvene dem rechten Vorhof des Herzens zugeführt. Eine besondere Rolle spielt noch die Pfortader. Dieses Gefäß sammelt aus den Darmkapillaren sauerstoffarmes, aber nährstoffbeladenes Blut und führt es der Leber zu. Man bezeichnet den beschriebenen Kreislauf des Blutes von der linken Herzkammer über Gewebe und Organe zurück zum rechten Vorhof als großen Kreislauf.

Der rechte Vorhof gibt das sauerstoffarme, CO_2-reiche venöse Blut an die rechte Herzkammer weiter. Von hier wird das Blut in die Lungenarterien gepumpt. Im Kapillarnetz der Lungen findet der Gasaustausch statt. Kohlendioxid wird abgegeben und Sauerstoff aufgenommen. Das sauerstoffreiche (arterielle) Blut gelangt über die Lungenvenen in den linken Vorhof des Herzens und von hier in die linke Herzkammer (Abb. 9.1). Der Kreislauf des Blutes von der rechten Herzkammer über die Lungen zurück zum linken Vorhof nennt man den kleinen Kreislauf.

Arterien und Venen besitzen einen unterschiedlichen Bau. Die Arterienwand ist deutlich dreischichtig aufgebaut (Abb. 9.2). Die Mittelschicht ist durch den Einbau von glatten Muskelzellen zu einem Ringmuskel ausgebildet. Außerdem sind in diese Mittelschicht elastische Fasern eingebaut. Durch diese Struktur sind Arterien zur Kontraktion befähigt und elastisch.

Die Venenwand ist wesentlich dünner als die Arterienwand. Wandschichten sind kaum zu unterscheiden. Es besteht keine Elastizität wie bei den Arterien, jedoch eine starke Dehnbarkeit, die den Venen eine Blutspeicherfunktion verleiht. Die Venen besitzen Venenklappen, die dafür sorgen, dass das Blut nur in einer Richtung fließen kann (Abb. 9.2).

Arterien und Venen spalten sich in den Organen in kleinere Gefäße, die Arteriolen bzw. Venolen, auf. Arteriolen sowie Venolen bilden schließlich unter weiterer Verzweigung das Kapillarnetz, in dem der Stoffaustausch erfolgt (Abb. 9.2).

Eine Sonderstellung nimmt das Lymphgefäßsystem ein. In den Gewebelücken zwischen den Zellen sammelt sich eine Flüssigkeit, die **Lymphe,** an. Die Zusammensetzung der Lymphe entspricht der des Blutes ohne Erythrozyten. Die Lymphe gelangt über Lymphkapillaren in Lymphgefäße. Die Lymphgefäße der Baucheingeweide und der Beine sammeln sich im Milchbrustgang, der in die linke Schlüsselbeinvene mündet. Andere Lymphgefäße münden in die rechte bzw. linke Schlüsselbeinvene ein (Abb. 9.1). In die Lymphgefäße sind Lymphknoten eingeschaltet, die Teil des Immunsystems sind und die Aufgabe haben Mikroorganismen zu vernichten (s. Kap. 4.1.1 und Kap. 15.14.1).

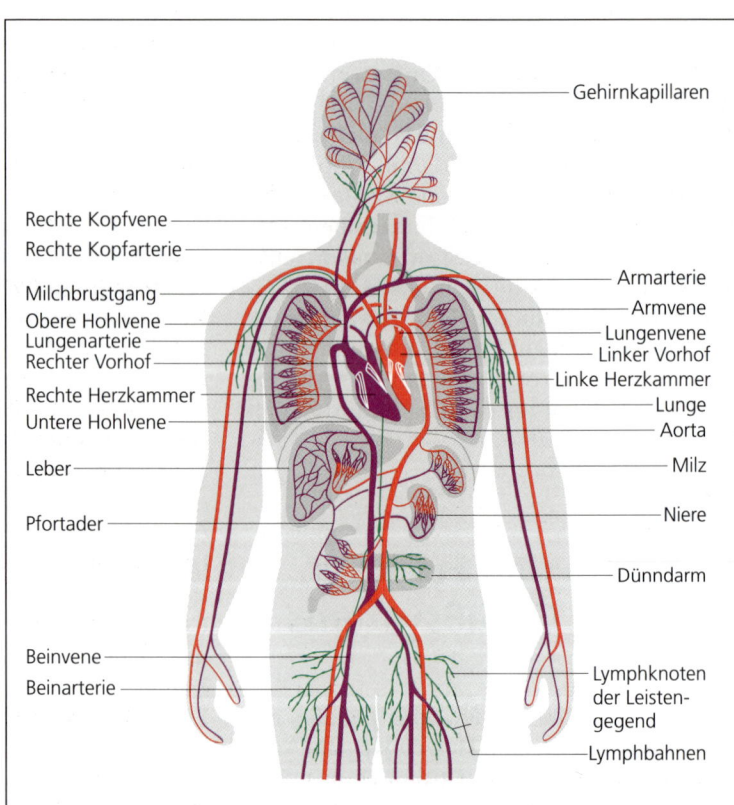

Gehirnkapillaren
Rechte Kopfvene
Rechte Kopfarterie
Armarterie
Armvene
Milchbrustgang
Obere Hohlvene
Lungenarterie
Rechter Vorhof
Lungenvene
Linker Vorhof
Linke Herzkammer
Rechte Herzkammer
Untere Hohlvene
Lunge
Aorta
Leber
Milz
Niere
Pfortader
Dünndarm
Beinvene
Beinarterie
Lymphknoten der Leistengegend
Lymphbahnen

Abb. 9.1 Blutkreislauf und Lymphgefäßsystem. Aus Bauer 2000

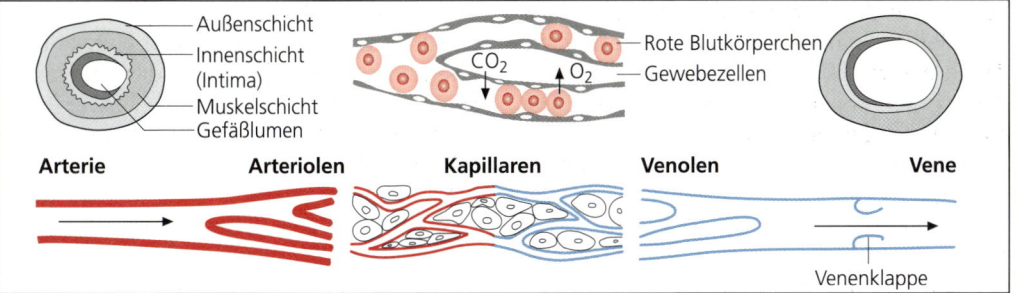

Abb. 9.2 Gefäße. Nach Blume u. Mitarb.

9.2 Bau und Funktion des Herzens

Das Herz (Cor) muss das Blut durch das Gefäßsystem „pumpen", damit der Blutkreislauf gewährleistet ist. Durch seinen besonderen Bau kann das Herz diese lebenswichtige Aufgabe erfüllen.

Entwicklungsgeschichtlich ist das Herz aus Gefäßen hervorgegangen. Das Herz liegt im Herzbeutel (Perikardsack) des Brustraumes. Es ist ein kräftiger Hohlmuskel mit den Besonderheiten der quergestreiften und der glatten Muskulatur. Der Hohlmuskel besteht aus zwei Hälften, die durch die Herzscheidewand (Septum) vollständig voneinander getrennt sind (Abb. 9.3).

Jede Hälfte besteht aus zwei Höhlen, einem Vorhof (Atrium) und einer Kammer (Ventrikel). Zwischen Vorhof und Kammer besteht eine Öffnung, die durch die Segelklappe (Atrioventrikularklappe) mit Ventilfunktion verschlossen werden kann. Sehnenfäden verhindern ein Öffnen in die Vorhöfe. Von der linken Kammer geht die Aorta aus, von der rechten Kammer nimmt die Lungenarterie ihren Ausgang. Durch die Taschenklappen wird das Blut daran gehindert, aus Aorta und Lungenarterie in die Kammern zurückzufallen. Segelklappen und Taschenklappen werden unter dem Begriff Herzklappen zusammengefasst. Alle Herzklappen befinden sich in einer Ebene (Ventilebene).

Die Herzwand besteht aus drei Schichten:

- Der Herzinnenhaut (Endokard), die die Herzhöhlen auskleidet.
- Dem Herzmuskel (Myokard), der für die Kontraktion, d. h. für das Zusammenziehen der Herzhöhlen, verantwortlich ist. Der Herzmuskel der linken Kammer ist doppelt so dick wie der Herzmuskel der rechten Kammer, weil die linke Kammer mehr Arbeit leisten muss.
- Der äußeren Herzhaut (Epikard).

Man nennt die Kontraktion der Herzwand Systole und die Erschlaffung Diastole. Kammern bzw. Vorhöfe kontrahieren sich und erschlaffen abwechselnd.

Bei dem rhythmischen Wechsel von Systole und Diastole verbleibt die Herzspitze an der vorderen Brustkorbwand, während sich die Ventilebene rhythmisch hebt und senkt. In der **Systole** wird beim Auswerfen des Blutes aus den Kammern die Ventilebene rasch der Spitze angenähert. Dadurch wird gleichzeitig Blut aus den Venen in die Vorhöfe gesaugt. Während der Systole sind die Taschenklappen geöffnet, die Segelklappen geschlossen (Abb. 9.3).

In der **Diastole** stülpen sich die Kammern über das in die Vorhöfe gesaugte Blut und füllen sich damit an. Während der Diastole sind die Taschenklappen geschlossen und die Segelklappen geöffnet (Abb. 9.3).

Wir spüren den Rhythmus des Herzens als Herzschlag. An den Arterien kann man die

Systole als „Puls" wahrnehmen. Der normale Rhythmus des Herzens beträgt beim Erwachsenen 70 bis 80 Herzaktionen pro Minute, man spricht von der Herzfrequenz (HF). Das pro Herzaktion ausgeworfene Blutvolumen bezeichnet man als Schlagvolumen (SV) (ca.

80 ml im Ruhezustand). Damit errechnet sich das pro Minute von der linken Herzkammer ausgestoßene Blutvolumen, das Herzminutenvolumen (HMV), von ca. 5–7 l wie folgt:

$$HMV = SV \cdot HF$$

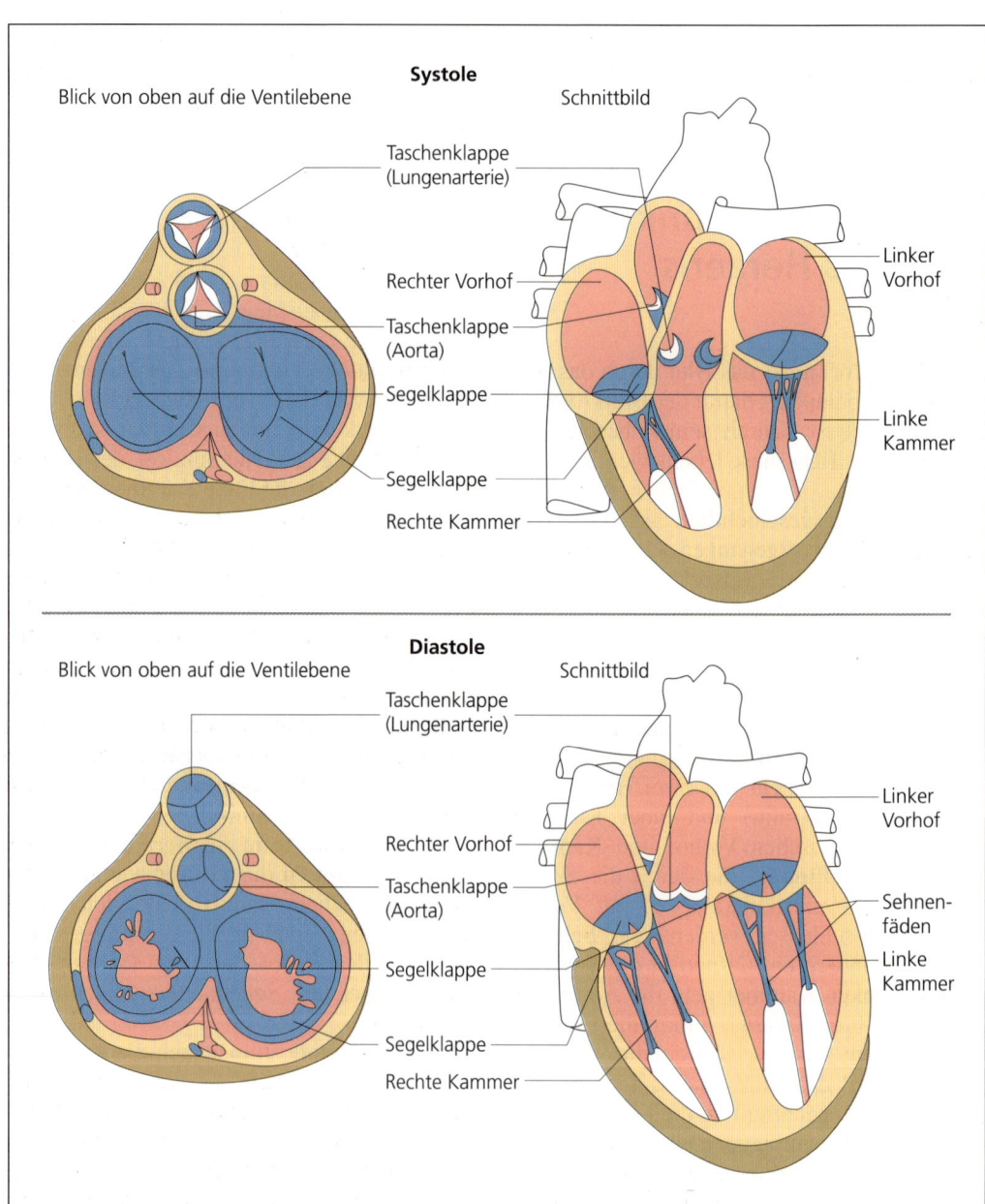

Abb. 9.3 Herzklappenstellung in Systole und Diastole. Nach Hellige und Spieckermann

Wie kommt es nun zum Blutdruck?

Durch die Kontraktion des Herzmuskels wird auf die Flüssigkeit Blut eine Kraft ausgeübt. Diese Kraft wird als Druck auf die Gefäßwände weitergegeben. Man erhält auf diese Weise den **systolischen Blutdruck.**

In der Diastole müsste der Druck eigentlich stark nachlassen und das Fließen des Blutes zum Stillstand kommen. Da die Arterien aber elastisch sind, werden sie in der Systole gedehnt. In der Diastole ziehen sie sich wieder zusammen, treiben damit das Blut weiter voran und erzeugen **diastolischen Blutdruck.**

Der normale systolische Blutdruck beträgt beim Erwachsenen 120–140 mm Hg, der normale diastolische Blutdruck 70–90 mm Hg.

In den dünnwandigen Venen wird das Blut vor allem durch die Tätigkeit des umliegenden Muskelgewebes („Muskelpumpe") vorangetrieben. Die Venenklappen sind so ausgerichtet, dass eine Bewegung des Blutes nur in Richtung Herz möglich ist.

Die Bestimmung des Blutdrucks ist eine wichtige Diagnosemethode, die erste Aufschlüsse z. B. über Herz-, Gefäß- und Nierenerkrankungen vermittelt.

9.3 Steuerung von Herz und Gefäßsystem

Der Blutkreislauf funktioniert nur dann, wenn das Herz immer arbeitet, d. h., wenn sich der Herzmuskel periodisch kontrahiert. Zur Erfüllung dieser Aufgabe besitzt das Herz ein eigenes Erregungsbildungs- und Erregungsleitungssystem. Man spricht von der **Autonomie des Herzrhythmus.**

Die Erregungsbildung für die Muskelkontraktion erfolgt im Sinusknoten als so genanntem Schrittmacher. Die Erregung wird über die Vorhofmuskulatur zum Atrioventrikularknoten (AV-Knoten) geleitet. Bei Ausfall des Sinusknotens kann der AV-Knoten auch als Zentrum der Erregungsbildung fungieren, allerdings senkt das die Herzschlagfrequenz. Die Erregung folgt dann dem His-Bündel und verteilt sich schließlich über die Purkinje-Fasern in der Kammermuskulatur und regt sie zur Kontraktion an (Abb. 9.4).

Das Herz kann sich den wechselnden Belastungen anpassen.

Die Anpassung der Herzarbeit an körperliche Belastung erfolgt hauptsächlich über das autonome Nervensystem. Dieses kann beeinflussend wirken auf die:

- Herzfrequenz (chronotrope Wirkung)
- Kontraktionskraft (inotrope Wirkung)
- Erregbarkeit (bathmotrope Wirkung)
- Erregungsleitung (dromotrope Wirkung).

Eine verstärkte Sympathikustätigkeit bewirkt eine verstärkte Kontraktion des Herzmuskels und eine Beschleunigung der Herzfrequenz **(Tachykardie: Puls über 190/min).** Bei Vagusreizung (Parasympathikusreizung) beobachtet man u. a. eine Verlangsamung der Herzfrequenz **(Bradykardie: Puls unter 50/min)** und eine verminderte Kontraktion des Herzmuskels.

Durch Sympathikus und Vagus wird auch der Blutdruck nach der Arbeitsweise eines Regelkreises in bestimmten Grenzen konstant gehalten.

Das Elektrokardiogramm (EKG) ist eine wichtige Diagnosemethode zur Beurteilung, ob krankhafte Veränderungen der Herzmuskulatur oder des Erregungsablaufes im Herzen vorliegen. Das EKG ist die Aufzeichnung von elektrischen Spannungsschwankungen, die bei der Kontraktion der Herzmuskulatur auftreten.

Bildgebende Diagnoseverfahren wie Röntgenaufnahme des Thorax, Echokardiografie, Sonografie, Computertomografie und invasive Untersuchungsmethoden wie Rechts- und Linksherzkatheter ermöglichen den Einblick in Funktionen des Herzens.

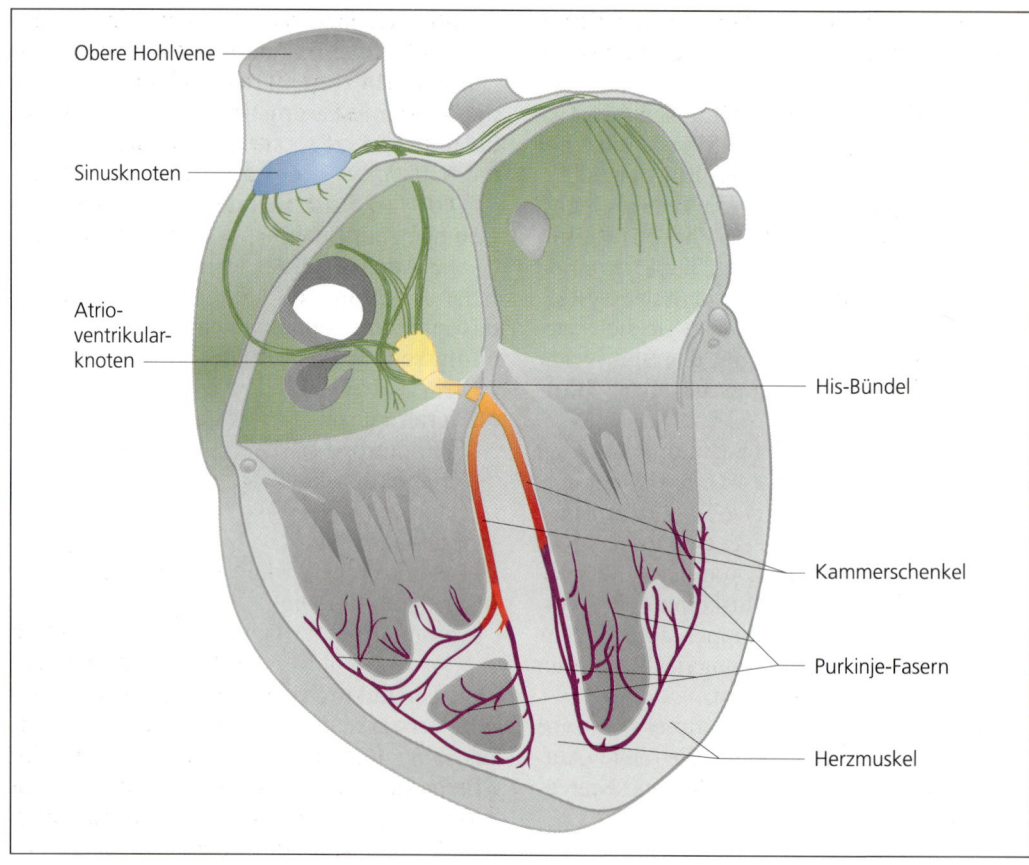

Obere Hohlvene

Sinusknoten

Atrio-
ventrikular-
knoten

His-Bündel

Kammerschenkel

Purkinje-Fasern

Herzmuskel

Abb. 9.4 Erregungsbildungs- und Erregungsleitungssystem des Herzens. Aus Netter 1990

9.4 Übersicht der Herz-, Kreislauf- und Gefäßerkrankungen

Es ist nicht schwer zu erkennen, dass Erkrankungen des Herzens und der Gefäße sowie Fehlfunktionen im Blutkreislauf gravierende Folgen für den Gesamtorganismus besitzen müssen. Krankheiten des Herzens und Kreislaufsystems mit ca. 350 000 Sterbefällen pro Jahr sind die häufigste Todesursache in Deutschland.

Zu den Erkrankungen des Herzens selbst zählen:

■ Herzinsuffizienz
■ Herzrhythmusstörungen

■ Koronare Herzkrankheit mit den Symptomenkomplexen **Angina pectoris** und **Herzinfarkt.**

Auf Herzklappenfehler oder Lücken in den Herzscheidewänden wird hier nicht eingegangen. Hier steht eine operative Behandlung im Vordergrund.

Wichtige Erkrankungen des Kreislaufes sind ein unter der altersbedingten Norm liegender Blutdruck (**Hypotonie**) und Bluthochdruck (**Hypertonie**). Beide Erkrankungen können zahlreiche Ursachen haben. Ihre Besprechung erfolgt im Anschluss an die Diuretika (s. Kap. 12).

Zu den häufigsten Gefäßerkrankungen gehört die **Arteriosklerose** mit ihren Folgeerkrankungen. Die Arteriosklerose ist durch

Verhärtung der Arterien bei gleichzeitigem Elastizitätsverlust und Lumenverminderung charakterisiert.

Zu den Krankheiten der Venen gehören:

- **Krampfadern** (Varicosis)
- **Venenentzündung** (Thrombophlebitis)
- **Venöse Zirkulationsstörungen mit Ödem.**

Bei **Hämorrhoiden** handelt es sich um eine krankhafte Vergrößerung (Hyperplasie) der Schwellkörper im Rektum.

Krankheitsbilder, die durch Gefäßverschlüsse bedingt sind, werden oft unter dem Begriff **Verschlusskrankheiten** zusammengefasst.

Auf die genannten Erkrankungen und ihre Therapie mit Arzneimitteln wird in den folgenden Abschnitten eingegangen. Die hier vorgenommene schematische Einteilung der Herz- und Kreislauferkrankungen darf nicht darüber hinwegtäuschen, dass z. B. zwischen der Pumpleistung des Herzens, den Widerstandsverhältnissen des Gefäßsystems sowie dessen Fassungsvermögen und den Fließeigenschaften des Blutes wechselseitige Abhängigkeiten bestehen.

9.5 Herzinsuffizienz

Warum leiden gerade ältere Menschen häufig an einer Herzinsuffizienz?

Die **Herzinsuffizienz** ist ein Syndrom. Im üblichen Sprachgebrauch ist damit meist die **Herzmuskelinsuffizienz** (Myokardinsuffizienz), ein besonders häufiger Sonderfall der Herzinsuffizienz, gemeint.

Die Auswurfleistung des Herzens ist so weit verringert, dass sie zur Versorgung der Organe mit Sauerstoff nicht mehr ausreicht.

Bei einer Herzmuskelinsuffizienz:

- Sind die Muskelfasern des Herzens überdehnt; damit ist die **Kontraktionskraft herabgesetzt**
- Ist das **Herz krankhaft vergrößert**

- Entleeren sich die Herzkammern in der Systole nicht mehr vollständig, d. h., die **Restblutmenge ist vergrößert**
- Kann es durch venösen Rückstau zur **Erhöhung des Blutdrucks** kommen
- Kann durch erhöhten Druck in den Venen eine Vermehrung der extrazellulären Flüssigkeit und damit **Ödembildung** auftreten.

Eine Herzmuskelinsuffizienz kann bedingt sein durch:

- Koronare Herzerkrankungen
- Hypertonie
- Entzündung der Herzmuskulatur
- Untergang von Herzmuskelzellen, z. B. nach einem Infarkt
- Herzklappenfehler
- Störungen des Elektrolythaushaltes.

Der Organismus versucht, eine uneffektive Herzleistung durch **Schutzmechanismen** auszugleichen, damit trotz Abnahme der Herzleistung eine ausreichende Durchblutung der Organe gewährleistet wird. Die Steigerung des Sympathikustonus ist ein derartiger Mechanismus, der eine Erhöhung der Herzfrequenz, des arteriellen und venösen Blutdrucks und der Kontraktionskraft des Herzens bedingt. Ein zusätzlicher Ausgleich erfolgt über eine Zunahme des Plasmavolumens durch eine Aktivierung des Renin-Angiotensin-Aldosteron-Systems (s. Kap. 11.3).

Das Frank-Starling-Gesetz beschreibt einen weiteren Anpassungsmechanismus vor allem für das krankhaft vergrößerte Herz: je stärker die Kammer in der Diastole mit Blut gefüllt wird, desto stärker werden die Herzmuskelfasern gedehnt. Zunächst steigt die Herzleistung mit der Dehnung an; bei Überdehnung fällt sie aber wieder ab. Der Sauerstoffbedarf steigt proportional zur Faserdehnung an.

Die Füllung der rechten Herzkammer mit venösem Blut bezeichnet man als Vorlast (preload). Bei stärkerer Füllung sind die Herzmuskelfasern weiter gedehnt und deswegen zu stärkerer Verkürzung befähigt.

Auch in der linken Herzkammer liegt bei Herzmuskelinsuffizienz eine vermehrte Füllung vor, durch die sich in der Systole die Wandspannung vergrößert. Man bezeichnet die Wandspannung, die zur Überwindung des Arteriendrucks in der Systole notwendig ist, als Nachlast (afterload).

Es wird deutlich, dass sich die oben erklärten Schutzmechanismen im Verlauf einer Herzmuskelinsuffizienz negativ auswirken, weil sie durch eine Steigerung von Vor- und Nachlast die Herzbelastung erhöhen. Besonders das kranke Herz reagiert auf eine **Erhöhung der Nachlast** (d.h. eine Erhöhung des peripheren Gefäßwiderstandes durch Gefäßverengung) mit einem drastischen Abfall des Schlagvolumens und des Herzminutenvolumens. Umgekehrt führt somit eine Abnahme des peripheren Gefäßwiderstandes beim kranken Herzen zu einer stärkeren Zunahme des Schlagvolumens als beim gesunden Herzen.

Beschwerden einer Herzmuskelinsuffizienz sind u.a.:

- Herzklopfen
- Zerebral bedingte Müdigkeit und Konzentrationsschwäche
- Atemnot
- Nächtliche Harnflut
- Dicke Beine (Ödeme)
- Lungenödem
- Stauungsbronchitis
- Rasche Ermüdbarkeit der Skelettmuskulatur.

Aus den dargestellten Folgen einer Herzmuskelinsuffizienz lassen sich die Therapieziele und Angriffspunkte bei der Therapie der Herzmuskelinsuffizienz ableiten.

Therapieziele sind:

- Besserung der Symptomatik
- Erhöhung der Lebensqualität
- Verbesserung der Prognose (gr.: prognosis: Vorauswissen) und dadurch eine Verlängerung der Lebenszeit.

Die Behandlung einer Hypertonie, Gewichtsreduktion und salzreduzierte Kost sowie dosierte körperliche Belastung sind wichtige Voraussetzungen einer Therapie.

Unabdingbar zur Behandlung einer Herzinsuffizienz sind Herzglykoside, Diuretika und ACE-Hemmer. AT_1-Rezeptorantagonisten, β-Rezeptorenblocker und Spironolacton werden zusätzlich eingesetzt. Phosphodiesterase-Hemmer (Inodilatatoren) werden nur kurzzeitig bei sehr schweren Formen eingesetzt. Gefäßerweiternde Stoffe unterstützen eine das Herz entlastende Therapie.

Angriffspunkte der entsprechenden Arzneimittelgruppen sind:

- Vorlast (Senkung durch Einsatz von Diuretika, venösen Dilatatoren, ACE-Hemmern)
- Nachlast (Senkung durch Einsatz von ACE-Hemmern, arteriellen Dilatatoren)
- Kontraktionsfähigkeit (Kontraktilität; Einsatz von Herzglykosiden, Inodilatatoren).

Die Art des zum Einsatz gelangenden Arzneimittels bzw. der Arzneimittelkombination richtet sich außerdem nach dem Schweregrad der Herzinsuffizienz. Eine entsprechende Klassifizierung hat die New York Heart Association vorgenommen (Tab. 9.1).

9.5.1 Herzglykoside

Die wichtigste Wirkung der Herzglykoside ist ihre positiv inotrope Wirkung. Dadurch wer-

Tab. 9.1 Klassifizierung der Herzinsuffizienz nach der New York Heart Association (NYHA)

Schweregrad	Beschwerdebild
I	Herzkrankheit ohne Insuffizienzzeichen bei körperlicher Tätigkeit
II	Belastungsinsuffizienz, Auftreten von Beschwerden bei stärkerer körperlicher Belastung
III	Auftreten von Beschwerden bei leichter körperlicher Tätigkeit, in Ruhe meist beschwerdefrei
IV	Ruheinsuffizienz, Auftreten von Insuffizienzzeichen bei körperlicher Ruhe; eine körperliche Belastung ist nicht möglich

Tab. 9.2   Herzglykoside (53)*

Wirkstoff (INN)	Fertigarzneimittel®	Stammpflanze des Wirkstoffs
Digitoxin	+ Digimerck + Digitoxin AWD	*Digitalis purpurea* (Roter Fingerhut)
Digoxin	+ Dilanacin + Lanicor	*Digitalis lanata* (Wolliger Fingerhut)
β-Acetyldigoxin	+ Novodigal	*Digitalis lanata* (Wolliger Fingerhut)
Metildigoxin	+ Lanitop	*Digitalis lanata* (Wolliger Fingerhut)

*Hauptgruppen-Nummer der Roten Liste

den die überdehnten Muskelfasern verkürzt und das krankhaft vergrößerte Herz verkleinert. Die verbesserte Kontraktionsfähigkeit führt zu einer Verringerung der Restblutmenge in der Systole und zu einer erhöhten Blutaufnahme in der Diastole. Letzteres bedingt wiederum eine Senkung des venösen Blutdrucks, eine Beseitigung des venösen Rückstaues und damit die Möglichkeit der Ausschwemmung von Ödemen.

Die verbesserte Herzleistung führt dazu, dass die Herzfrequenz gesenkt werden kann. Diese zweite wichtige Wirkung der Herzglykoside ist ein negativ chronotroper Effekt. Die Herzglykoside verlangsamen die Erregungsleitung am Herz (negativ dromotrope Wirkung).

Herzglykoside blockieren die Kalium-Natrium-Pumpe der Herzmuskelzellen. Der intrazelluläre Natriumanstieg bzw. die Absenkung des **K/Na-Quotienten** führt zu einer Erhöhung der Konzentration an freien Calciumionen in der Herzmuskelzelle. Das verbessert die **elektromechanische Kopplung,** die Kontraktionskraft steigt an.

Veränderungen im Ionenhaushalt greifen in dieses System ein und führen zu Wechselwirkungen. Laxantien und Diuretika, die zu einem Kaliummangel führen, führen ebenso zu einer Wirkungsverstärkung der Herzglykoside wie die Aufnahme von Calciumionen.

Wichtige Indikationen für den Einsatz von Herzglykosiden sind:

- Herzmuskelinsuffizienz
- Bestimmte Formen der Herzrhythmusstörungen (supraventrikuläre Tachykardien).

Die Herzglykoside sind fast ausschließlich pflanzlicher Herkunft. Durch Veränderungen am Molekül werden daraus einige halbsynthetische Stoffe hergestellt. Tab. 9.2 nennt die wichtigen Herzglykoside mit ihrer Herkunft.

Als Glykoside bezeichnet man Pflanzeninhaltsstoffe, die aus einem Nichtzuckeranteil, dem Aglykon (bei Herzglykosiden Genin), und einem Zuckeranteil bestehen. Der Zuckeranteil kann aus einem oder mehreren Monosacchariden bestehen. Er ist über eine besondere Bindung, die glykosidische Bindung, mit dem Nichtzuckeranteil verbunden.

Das in der Frischpflanze vorkommende Herzglykosid bezeichnet man als **genuines Glykosid,** zum Beispiel Purpureaglykosid A des Roten Fingerhuts (Abb. 9.5). Beim Isolieren des Glykosids wird meist ein Glucosemolekül abgespalten, es entsteht das **stabile Glykosid** (hier: Digitoxin).

Die Herzglykoside besitzen ein Steroidgrundgerüst. Der Zuckerrest und unterschiedliche Steroid-Substituenten haben Bedeutung für die Pharmakokinetik, jedoch nicht für die eigentliche Herzwirksamkeit.

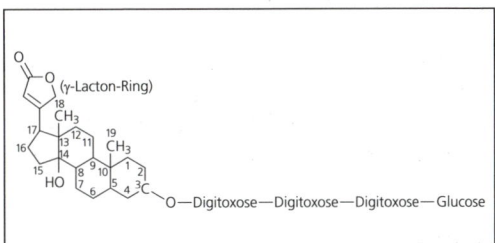

Abb. 9.5   Purpureaglykosid A

Die pharmakokinetischen Unterschiede sind wichtig für die Elimination und für die Zeit bis zum Erreichen des Vollwirkspiegels. Von den heute noch gebräuchlichen Arzneistoffen ist **Digitoxin** am lipophilsten, die Hydrophilie nimmt dann von Metildigoxin über β-Acetyldigoxin und **Digoxin** zu.

Digoxin und seine Derivate werden deshalb vorwiegend über die Niere ausgeschieden. Im Alter muss mit einer eingeschränkten Nierenfunktion gerechnet werden. Bei Digitoxin ist eine Dosisanpassung je nach Creatinin-Clearance (s. Kap. 11.3) nicht notwendig; diese Substanz ist deshalb Mittel der Wahl. Auch die Eliminationszeit ist sehr unterschiedlich. Digoxin hat eine Wirkungsdauer von etwa 6–8 Tagen, während Digitoxin durch starke Plasmaeiweißbindung und gute Rückresorption aus dem enterohepatischen Kreislauf nur so langsam eliminiert wird, dass die Wirkung etwa 20 Tage anhält. Entsprechend höher ist auch die Kumulationsgefahr bei Digitoxin.

Eine starke Plasmaeiweißbindung verzögert schließlich auch den Wirkungseintritt, weil der Arzneistoff nur relativ langsam aus dem Blut an das Zielorgan verteilt werden kann. Wird Digitoxin gegeben, so beginnt man deshalb mit einer **Sättigungsdosis** von 3 × täglich 1 Tablette und setzt ab dem 4. Tag mit der **Erhaltungsdosis** von 1 × täglich 1 Tablette fort. Wenn von Anfang an die Erhaltungsdosis gegeben würde, so wäre die volle Wirkung erst nach etwa 5 Wochen erreicht. Bei den anderen Wirkstoffen kann jedoch von Anfang an die Erhaltungsdosis gegeben werden.

Diese Therapie muss sehr sorgfältig durchgeführt werden, da Herzglykoside nur eine geringe therapeutische Breite besitzen. So liegt z. B. die therapeutische Konzentration von Digitoxin bei ca. 23 ng* ± 9 ng/ml Blut und die toxische Konzentration bei ca. 47 ng ± 9 ng/ml Blut. Die Folge ist, dass bereits bei geringer Überdosierung sehr schnell

---

* 1 ng = 10^{-9} g

toxische Nebenwirkungen auftreten können. Es ist deswegen Ziel der Therapie einer Herzinsuffizienz mit Herzglykosiden, im Blut eine Konzentration zu erreichen, die einen optimalen positiv inotropen Effekt ohne toxische Nebenwirkungen z. B. auf das Erregungsleitungssystem und das ZNS gewährleistet.

Es lassen sich verschiedene Gruppen von toxischen Nebenwirkungen infolge von Überdosierung der Herzglykoside unterscheiden:

- Toxische Wirkungen am Herz sind gekennzeichnet durch Herzrhythmusstörungen.
- Störungen im Magen-Darm-Trakt äußern sich z. B. in **Übelkeit, Erbrechen** und evtl. in Durchfällen.
- Toxische Nebenwirkungen am ZNS äußern sich in **Kopfschmerzen, Schlafstörungen** und bei älteren Patienten evtl. in **Verwirrtheit** oder sogar **Halluzinationen.**

Als Kontraindikationen für den Einsatz von Herzglykosiden gelten z. B. Rhythmusstörungen der Herzkammern.

Da Herzglykoside besonders bei älteren Patienten sehr oft gleichzeitig mit anderen Arzneimitteln verordnet und appliziert werden, ist hier auf nachteilige Wechselwirkungen (Interaktionen) besonders zu achten. Durch Dauergebrauch von Laxantien kann es zu einer **Hypokaliämie** kommen. Dies führt zu einer Verstärkung der toxischen Nebenwirkungen am Herz.

Weiter ist Vorsicht geboten bei der gleichzeitigen Einnahme z. B. von:

- Antazida
- Calciumsalzhaltigen Arzneimitteln
- Corticosteroiden
- Nichtsteroidalen Antirheumatika
- Insulin
- Diuretika
- Sympathomimetika
- Thyroxin.

9.5.2 Inodilatatoren

Die Wirkstoffe sind so genannte selektive **Phosphodiesterase(PDE)-III-Hemmstoffe.** Eingeführt sind bisher zwei Stoffe: Enoximon (Perfan®) und Milrinon (Corotrop®).

Sie zeigen am Herzen hauptsächlich eine positiv inotrope Wirkung und einen vasodilatierenden Effekt.

Der Einsatz dieser Wirkstoffe ist nur bei schwerer Herzinsuffizienz (NYHA III–IV) zur **Kurzzeitbehandlung** vorgesehen. Nebenwirkungen treten relativ häufig auf. Zu diesen gehören u. a. Thrombozytopenie, Fieber, gastrointestinale Beschwerden, Herzrhythmusstörungen, Hypotonie.

Ist eine schwere Herzinsuffizienz medikamentös nicht beherrschbar, so bleibt als Alternative eine **Herztransplantation.** Die Fünf-Jahres-Überlebensrate liegt heute bei etwa 75 %.

9.6 Herzrhythmusstörungen

Unter dem Begriff **Herzrhythmusstörungen** fasst man Störungen der Erregungsbildung, der Erregungsleitung und eine Kombination der beiden genannten Erscheinungen zusammen.

Zu den wichtigsten Ursachen von Herzrhythmusstörungen zählen u. a.:

- Koronarinsuffizienz
- Entzündung des Herzmuskels (Myokarditis)
- Arzneimittel (z. B. Antiarrhythmika!)
- Fehlfunktionen des autonomen Nervensystems, z. B. nervöse Erregung über den Sympathikus
- Sauerstoffmangel (**Hypoxie**) im Herzgewebe, z. B. nach einem Herzinfarkt
- Elektrolytstörungen, z. B. krankhafte Veränderungen der Kationenkonzentrationen außerhalb der Zellen.

Herzarrhythmien werden eingeteilt in **brady-karde** und **tachykarde Rhythmusstörungen.** Herzrhythmusstörungen äußern sich hauptsächlich in **Vorhofarrhythmien, Kammerarrhythmien** und **atrioventrikulären Leitungsstörungen.** Diese Symptome sind in Tab. 9.3 zusammengestellt.

Arzneimittel gegen Herzrhythmusstörungen nennt man **Antiarrhythmika.** Bradykarde Störungen (zu geringe Herzfrequenz) werden nichtmedikamentös, z. B. mit einem elektrischen Schrittmacher, oder mit Betasympathomimetika (s. Kap. 7.4.2) oder Parasympatholytika (s. Kap. 7.4.4) behandelt. Substanzen zur Behandlung tachykarder Störungen (zu hohe Herzfrequenz) werden aufgrund ihrer elektrophysiologischen Wirkung am Herzen in vier Klassen eingeteilt (in Klammern jeweils ein Fertigarzneimittelbeispiel):

Tab. 9.3 Einteilungsschema der Herzrhythmusstörungen

Vorhofarrhythmien	Kammerarrhythmien	Atrioventrikuläre Leitungsstörung
Sinustachykardie	Kammertachykardie	Partieller AV-Block
Sinusbradykardie		Totaler AV-Block
Vorhofextrasystole	Kammerextrasystole	
Vorhofflattern		
Vorhofflimmern	Kammerflimmern	
Extrasystole:	Unregelmäßige Systolen des Herzens durch Störungen in der Erregungsbildung	
Flimmern:	Ungleichzeitiges, ungeordnetes Zusammenziehen einzelner Herzmuskelfasern	
Partieller Block:	Verzögerte Erregungsleitung	
Totaler Block:	Vollständig unterbrochene Erregungsleitung	

- Die Klasse-I-Antiarrhythmika sind Wirkstoffe vom lokalanästhesierenden, den Na-Kanal blockierenden Typ. Hierher gehören Wirkstoffe wie Procainamid (+ Procainamid Duriles®), Lidocain (+ Xylocain®), Propafenon (+ Rytmonorm) und Flecainid (+ Tambocor®): Natriumkanalblocker.
- Unter Klasse-II-Antiarrhythmika versteht man die β-Rezeptorenblocker, z. B. Atenolol (+ Tenormin®), Bisoprolol (+ Concor) und Metoprolol (+ Beloc®).
- Die Klasse-III-Antiarrhythmika verlängern die Refraktärzeit. Hier werden der Wirkstoff Amiodaron (+ Cordarex®) und der β-Rezeptorenblocker Sotalol (+ Sotalex®) zugeordnet: Kaliumkanalblocker.
- Unter die Klasse-IV-Antiarrhythmika fallen die Calciumantagonisten vom Typ des Diltiazem (+ Dilzem®) und des Verapamil (+ Isoptin®): Calciumkanalblocker.

Herzglykoside lassen sich aufgrund ihrer rhythmisierenden und negativ chronotropen Wirkung als Antiarrhythmika bei Vorhofarrhythmien, Vorhofflimmern und -flattern einsetzen.

Neben den oben aufgeführten Stoffgruppen werden β-**Sympathomimetika** (Adrenalin bei Herzstillstand) oder **Parasympatholytika** (Atropin) zur Anhebung der Herzfrequenz bei bradykarden Herzrhythmusstörungen eingesetzt.

Zu den Nebenwirkungen bei Anwendung von Antiarrhythmika gehören u. a. Hypotonie, Schwindel, Übelkeit, Tremor, Appetitlosigkeit, Herzarrhythmien, gastrointestinale Störungen, wie z. B. Durchfall.

Die Kontraindikationen ergeben sich aus den Nebenwirkungen am Herz. Sie sind vielschichtig und hängen von der Klasse des einzusetzenden Antiarrhythmikums und dem Typ der zu behandelnden Arrhythmie ab.

Im Laufe der vergangenen Jahre ist die Therapie mit Antiarrhythmika zunehmend kritischer beurteilt worden. Das Bundesamt für Arzneimittel und Medizinprodukte kam zu der Auffassung, „dass bisher für kein Antiarrhythmikum nachgewiesen wurde, dass eine Behandlung der Herzrhythmusstörungen eine Lebensverlängerung bewirkt". Für ihren Einsatz bedarf es auf jeden Fall der strengen Indikationsstellung durch einen erfahrenen Arzt.

9.7 Koronarinsuffizienz

Als unablässig arbeitender Muskel besitzt das Herz einen hohen Energiebedarf. Zur Deckung dieses Energiebedarfs benötigt das Herz eine stetige Versorgung mit Nährstoffen und Sauerstoff. Versorgungsstörungen treten meist in Form von unzureichender Sauerstoffzufuhr infolge mangelnder Durchblutung auf. Grundphänomen der **Koronarinsuffizienz** ist das Missverhältnis zwischen Sauerstoffangebot und Sauerstoffbedarf des Herzmuskels (Myokard). Ursache dieses Missverhältnisses ist hauptsächlich ein verringertes Lumen der **Koronarien** (Abb. 9.6), d. h. der größeren arteriellen Kranzgefäße (Gefäße, die den Herzmuskel versorgen) durch:

- **Koronarsklerose** (Sklerose = Verhärtung): degenerative Veränderung der Gefäßinnenwand mit Verengung (Koronarstenose) oder Verschluss des Gefäßes
- **Koronarthrombose:** Auftreten von Blutplättchenaggregation oder Thrombenbildung (Pfropfbildung)
- **Koronarspasmen:** Verengung durch Vasokonstriktion
- **Verminderte Fließfähigkeit** des Blutes.

Alle vier Erscheinungen führen zu Durchblutungsstörungen des Herzmuskels und damit zu einer **Gewebshypoxie.** Dieser Sauerstoffmangel im Herzmuskel äußert sich beim Patienten meist in Form von zwei Symptomenkomplexen: als **Angina pectoris** oder als **Herzinfarkt.** Beide Symptomenkomplexe fasst man häufig unter dem Begriff **Koronare Herzkrankheit** (KHK) zusammen.

Die Ursachenforschung der Herzdurchblutungsstörungen hat zur Aufdeckung einer ganzen Reihe von Risikofaktoren geführt:

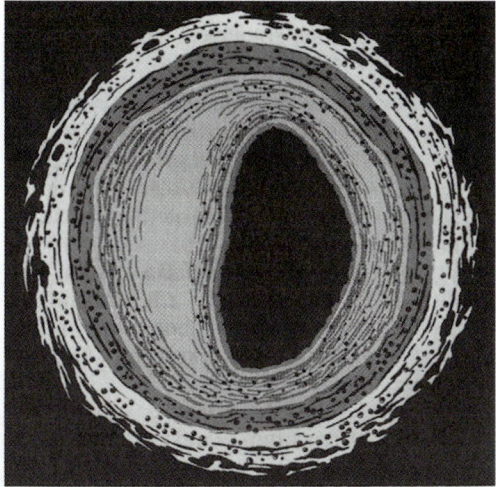

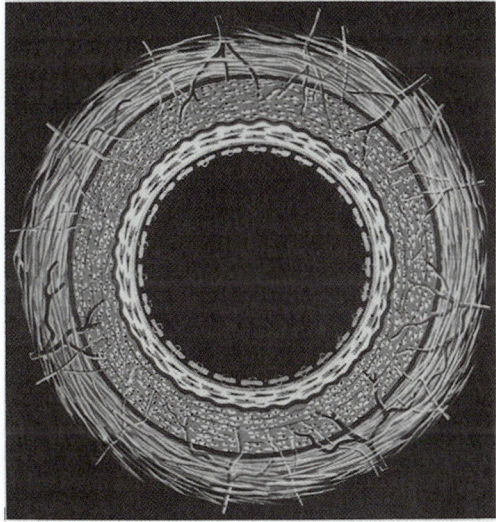

Abb. 9.6 Sklerotisch verändertes und normales Koronargefäß. Nach Mörl 1977

- Bluthochdruck (**Hypertonie**)
- Übergewicht
- Diabetes
- Hypercholesterinämie als eine Form der Hyperlipidämie (mehr als 200 mg/dl Cholesterin im Blut, s. Kap. 10.2.3)
- Rauchen
- Stress (vgl. Gesundheitsbegriff, s. Kap. 2.3.10)
- Bewegungsarmut.

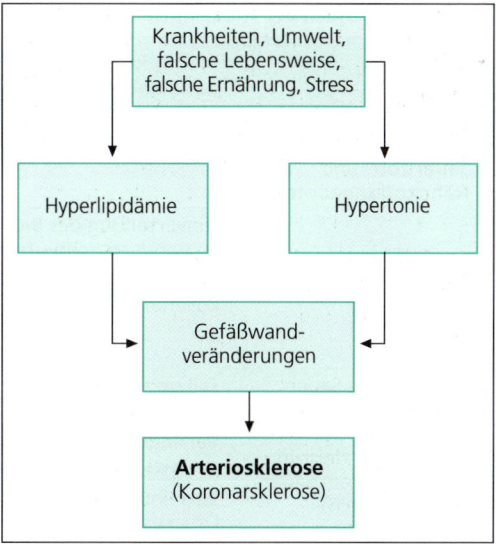

Abb. 9.7 Arteriosklerose und Risikofaktoren.

Den Zusammenhang zwischen Arteriosklerose und den Risikofaktoren verdeutlicht Abb. 9.7. Betrachten wir die Lebensgewohnheiten des zivilisierten Menschen, so wird verständlich, warum die Folgen der Koronarinsuffizienz die häufigsten Todesursachen in diesem Teil der Welt darstellen.

Das Ziel der Arzneimitteltherapie bei Herzdurchblutungsstörungen ist die Verhinderung oder Beseitigung des Missverhältnisses zwischen Sauerstoffbedarf und Sauerstoffangebot im Herzmuskel. Dabei können zwei grundsätzlich verschiedene Wege eingeschlagen werden (Tab. 9.4).

9.7.1 Angina pectoris

Angina pectoris, auch Stenokardie oder Brustenge genannt, kann durch folgende Symptome charakterisiert werden:

- Anfallsweises Auftreten
- Stechender Schmerz unter dem Brustbein, evtl. Ausstrahlung in den linken Arm
- Beklemmung, Angst, Atemnot, Schweißausbrüche.

Tab. 9.4 Prinzipien der Arzneimitteltherapie bei Herzdurchblutungsstörungen

Prinzip	Methode (pharmakodynamischer Effekt)	Wirkstoffgruppe
Steigerung des Sauerstoff- und Nährstoffangebotes	Senkung des Koronarwiderstandes	Organische Nitrate Calciumantagonisten (Herzglykoside)
	Umverteilung des Blutes von besser- zu minderdurchbluteten Bezirken	β-Rezeptorenblocker
	Thromboseprophylaxe und intra-koronare Fibrinolyse	Thrombozytenaggregationshemmer (s. Kap. 4.5.3) Antikoagulantien (s. Kap. 4.5.3) Fibrinolytika (s. Kap. 4.5.4)
Senkung des Sauer-stoffverbrauchs im Herzmuskel (bessere Herzleistung bei geringerem Sauer-stoffverbrauch)	Teilweise Blockade der β-Rezeptoren des Herzens	β-Rezeptorenblocker
	Verringerung des venösen Rück-stromes, Vorlastsenkung	Organische Nitrate
	Verminderung des systolischen Druckes in der Aorta und Verrin-gerung der Kammerfüllung	Organische Nitrate Calciumantagonisten
	Änderung der Kontraktionskraft (Abnahme am suffizienten, Steigerung am insuffizienten Herzen)	β-Rezeptorenblocker Calciumantagonisten Herzglykoside

Die Anfälle treten zunächst nach starker Belastung, später auch im Ruhezustand auf. Dem Anfall liegt ein akuter Sauerstoffmangel im Herzmuskel zugrunde; dies ist die Folge einer plötzlichen Sauerstoffverbrauchssteigerung oder einer Drosselung der Sauerstoffzufuhr, z. B. durch Gefäßverengung. Der starke Schmerz kommt durch eine Anhäufung saurer Stoffwechselprodukte infolge verminderter Strömung des Blutes zustande.

Zur Therapie der Angina pectoris werden vor allem Nitrate, β-Rezeptorenblocker und Calciumantagonisten eingesetzt. Die drei Wirkstoffgruppen fasst man oft unter dem Begriff Antianginosa zusammen.

Nitrate

Die größte Bedeutung kommen dem **Glyceroltrinitrat** („Nitroglycerin"), dem **Isosorbiddinitrat** (ISDN) und dem **Isosorbid-5-Mononitrat** (ISMN) zu (Abb. 9.8). Bei allen Nitraten und auch bei dem Wirkstoff **Molsidomin** (+ Corvaton®) handelt es sich um Pro-drugs, die im Körper den gefäßrelaxierenden Faktor **Stickstoffmonoxid** (NO) freisetzen. Inzwischen ließ sich aus der Gefäßinnenwand ein körpereigener gefäßerschlaffender Faktor nachweisen, bei dem es sich ebenfalls um Stickstoffmonoxid handelt.

Nitrate vermindern den Sauerstoffverbrauch des Herzmuskels um ca. 40 %. Ein großer Vorteil der Nitrate ist der rasche Wirkungseintritt, z. B. bei sublingualer Applikation. Dies ist wichtig bei der Therapie des Angina-pectoris-Anfalls. Das Glyceroltrinitrat hat sich hier besonders bewährt.

Zur Prophylaxe des Angina-pectoris-Anfalls werden Fertigarzneimittel eingesetzt, die Isosorbiddinitrat enthalten (Tab. 9.5). Um bei einer Langzeittherapie gleichmäßige Plasmakonzentrationen zu erreichen, versucht man eine transdermale Applikation, z. B. mit glyceroltrinitrathaltigen Spezialpflastern. Als häufigste Nebenwirkung der Nitrate treten Kopfschmerzen auf. Auch kommt es bei der prophylaktischen Anwendung von Nitraten gelegentlich zur Toleranzentwicklung (Nitrattoleranz).

β-Rezeptorenblocker

Sie verdrängen Adrenalin von den $β_1$-Rezeptoren des Herzmuskels. Dadurch wird die Arbeitsleistung des Herzmuskels verringert und somit auch der Sauerstoffverbrauch gesenkt. Es gelingt deswegen, den Angina-pectoris-Anfall mit β-Rezeptorenblockern zu unterdrücken. Sie werden zur Prophylaxe des Anfalls eingesetzt.

Als wichtige Nebenwirkungen stehen Verstärkung einer Herzinsuffizienz, Herzrhythmusstörungen, Durchblutungsstörungen und die Verkrampfung der Bronchien im Vordergrund. Die Nebenwirkungen an den Bronchien lassen sich durch Verwendung der $β_1$-selektiven Arzneistoffe Atenolol, Bisoprolol und Metoprolol sowie Nebivolol deutlich reduzieren.

Calciumantagonisten

Calcium-Ionen besitzen bedeutende Funktionen an den elektrisch erregbaren Strukturen des Herzens und an der glatten Muskulatur der Blutgefäße. Die Erregungsleitung im Bereich des Sinusknotens und des Atrioventrikularknotens wird durch Calcium-Ionen mitgesteuert, die eine Mittlerrolle bei der Übertragung und Umsetzung einer elektrischen Erregung (Reiz) einer Muskelzelle in eine Kontraktion übernehmen. Eine wichtige Wirkung der Calciumantagonisten ist die Hemmung des Einstroms von Calcium-Ionen in die Herzmuskelzellen und die Zellen der glatten Muskulatur arterieller Gefäße. Dadurch nimmt die Kontraktionskraft des Herzens ab, und arterielle Blutgefäße in der Körperperipherie erweitern sich. Die Folge ist eine Entlastung des Herzens und ein Absinken des Blutdrucks.

Calciumantagonisten haben in die Therapie von Herzrhythmusstörungen, arteriellem Bluthochdruck und Koronarinsuffizienz Eingang gefunden.

Wie die β-Rezeptorenblocker werden auch die Calciumantagonisten zur Prophylaxe des Angina-pectoris-Anfalls eingesetzt. Ihre Wirkung am Herz ist:

- Negativ inotrop
- Negativ chronotrop
- Negativ dromotrop.

Auf die Gefäße im Herz wirken die Calciumantagonisten tonusvermindernd. Die genannten Effekte führen zu einer:

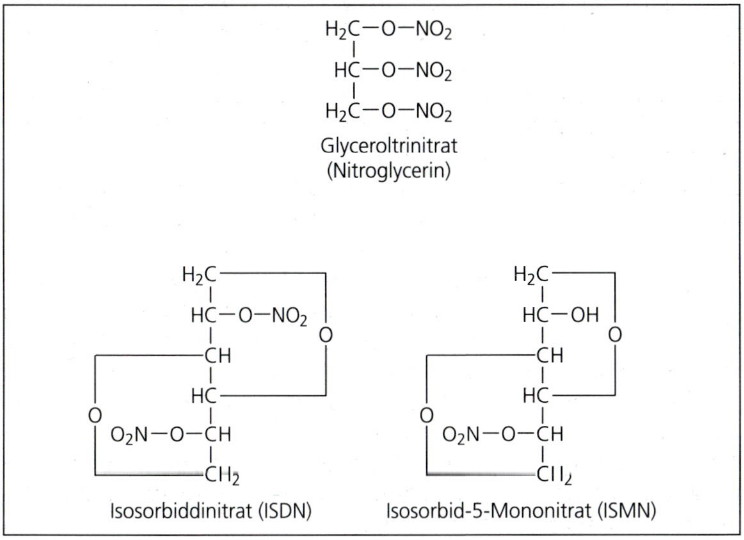

Abb. 9.8 Nitrate

Tab. 9.5   Fertigarzneimittel zur Behandlung der Angina pectoris (55)*

INN	Fertigarzneimittel®	
A Nitrate		
Glyceroltrinitrat – oral:	+ Nitrolingual, + Nitrangin	
– als Pflaster:	+ Nitroderm TTS Membranpflaster	
Isosorbiddinitrat	+ ISDN verschiedener Hersteller + Isoket	
Isosorbid-5-Mononitrat	+ ISMN verschiedener Hersteller + Corangin, + Mono Mack	
Pentaerythrityltetranitrat	+ Pentalong	
B Andere koronare Vasodilatatoren		
Molsidomin	+ Corvaton + Molsidomin verschiedener Hersteller	
Trapidil	+ Rocornal	
C β-Rezeptorenblocker		
Metoprolol	+ Beloc, + Azumetop, + Lopresor	
Bisoprolol	+ Concor	
Atenolol	+ Tenormin, + Blocotenol	
Nebivolol	+ Nebilet	
Talinolol	+ Cordanum	
Betaxolol	+ Kerlone	
Celiprolol	+ Selectol	
Propranolol	+ Dociton, + Obsidan	
Sotalol	+ Sotalex	
D Spezifische Calciumantagonisten		
Nifedipin	+ Adalat, + Corinfar + Nifedipin verschiedener Hersteller	1,4-Dihydropyridintyp
Nitrendipin	+ Bayotensin	
Gallopamil	+ Procorum	Phenylethylamintyp
Verapamil	+ Isoptin, + Verahexal	
Diltiazem	+ Dilzem, + Diltahexal	Diltiazemtyp

* Hauptgruppen-Nummer der Roten Liste

- Aufhebung von Koronarspasmen
- Verminderung des Sauerstoffverbrauchs im Herzmuskel
- Vermehrung des Sauerstoffangebots im Herzmuskel.

Die Resorptionsraten liegen bei den Calciumantagonisten zwischen 90 und 95 %. Die Bioverfügbarkeit fällt wegen eines teilweise hohen First-pass-Effektes (s. Kap. 2.2.7) sehr unterschiedlich aus, z. B. Nifedipin 65 %, Diltiazem 25–35 %, Verapamil 10–20 %.

Zu den Nebenwirkungen gehören Kopfschmerzen, Schwindel, Magenbeschwerden, Völlegefühl, Obstipation, Hypotonie u. a.

Tab. 9.5 gibt eine Übersicht der Fertigarzneimittel zur Behandlung der Angina pectoris.

9.7.2 Herzinfarkt

Der Herzinfarkt (Myokardinfarkt; lat.: infarcire: hineinstopfen) ist sozusagen die Endstufe der koronaren Durchblutungsstörung, d. h. der akute Verschluss einer Koronararterie.

Der Herzinfarkt kann durch einen Blutpfropf (**Thrombus**) oder durch einen Krampf (**Spasmus**) ausgelöst werden. Im Unterschied zum Angina-pectoris-Anfall ist hier die Sauerstoffversorgung so mangelhaft, dass der vom Infarkt betroffene Herzmuskel häufig nicht wiederbelebt werden kann; das Gewebe stirbt ab, und das Herz kann seine Funktion nicht mehr vollständig erfüllen.

Die Symptome eines Herzinfarkts können Kollabieren, sehr starker Schmerz (Vernichtungsschmerz) unter dem Brustbein mit Ausstrahlung in Arme, Schultern und Hals, Todesangst, Schweißausbruch, Blässe und meistens Absinken des Blutdrucks sein. Im EKG und an den Blutwerten ist ein Herzinfarkt meist erst nach 6 bis 8 Stunden, in Einzelfällen erst nach Tagen, zu erkennen.

Der zu einem frischen Herzinfarkt gerufene Arzt ergreift sofort folgende Maßnahmen:

- Schmerzbekämpfung mit einem stark wirksamen Schmerzmittel wie z. B. BTM Dolantin®, BTM Fortral®, + Novalgin®
- Ruhigstellung des Patienten, z. B. mit + Diazepam oder BTM Morphin (Letzteres schließt Schmerzbekämpfung mit ein)
- Schock- und Kreislauftherapie
- Einsatz von Antiarrhythmika, falls **Arrhythmie** auftritt
- Einweisung des Patienten in die Intensivstation eines Krankenhauses.

Im Krankenhaus sollte möglichst innerhalb der ersten sechs Stunden nach Eintritt des Ereignisses mit der medikamentösen Auflösung des Blutpfropfs begonnen werden. Für diese **Thrombolyse** stehen, wie bekannt (s. Kap. 4.5.4), Urokinase, Streptokinase, Plasminogen-Streptokinase-Aktivator-Komplex und verschiedene Plasminogen-human-Aktivatoren zur Verfügung. Parallel zur Thrombolyse wird oft mit der Einnahme von Acetylsalicylsäure begonnen, um die Thrombozyten-abhängige Gerinnung zu hemmen. Meist wird im Rahmen einer Nachbehandlung eine Antikoagulantientherapie fortgesetzt, um weitere Infarkte zu verhindern. Auch die Sedierung wird häufig beibehalten.

Der Einstieg in die Therapie mit **Antikoagulantien** erfolgt oft mit Heparin und wird dann mit 4-Hydroxycumarin-Derivaten, wie z. B. + Coumadin® oder + Marcumar®, in einer Dauertherapie fortgesetzt. Alternativ kann auch Acetylsalicylsäure eingesetzt werden, wobei schnell resorbierbare Zubereitungen gewählt werden sollten, z. B. Godamed® 100/500. Antithrombotisch wirken auch Clopidogrel und Ticlopidin. Neu zur Verfügung stehen Abciximab, Tirofiban und Eptifibatid, die allerdings einen anderen Wirkungsmechanismus haben (s. Kap. 4.5.3). Für Infarktpatienten ist der Einsatz von Nicotinpflastern zur Entwöhnung kontraindiziert.

9.8 Phytopharmaka als Kardiaka

Für eine ganze Reihe von Herz- und Kreislaufbeschwerden kann eine Gruppe von Phytopharmaka eingesetzt werden, die in der Regel unter den nicht streng definierten Begriffen **Kardiaka** oder **Koronarmittel** zusammengefasst werden. Da diese Arzneimittel meist verschreibungsfrei sind, eignen sie sich für die Selbstmedikation. Die Beratung in der Apotheke spielt hier wieder eine wichtige Rolle.

Als Indikationen für Kardiaka und Koronarmittel werden z. B. angegeben:

- Leichte bzw. beginnende Herzinsuffizienz
- Leichte stenokardische Beschwerden
- Funktionelle Herzbeschwerden
- Nachlassende Leistungsfähigkeit des Herzens
- Altersherz

- Kreislaufbeschwerden
- Herz- und Kreislaufinsuffizienz.

Die Arzneimittel sind in der Regel aus **standardisierten Pflanzenextrakten** zusammengesetzt, die Herzglykoside, Flavonoide, Alkaloide oder/und Terpene als Hauptwirkstoffe enthalten. Häufig eingesetzte herzglykosidhaltige Drogen sind:

- Maiglöckchenkraut (Convallariae majalis herba) mit Convallatoxin als Hauptglykosid,
  z. B. in Convastabil®, Convallocor SL 100®, Goldtropfen DHU® S, Miroton forte®
- Frühlingsadonisröschenkraut (Adonis vernalis herba) mit Cymarin als Hauptglykosid,
  z. B. in Miroton forte®, Oxacant® N
- Meerzwiebel (Scillae bulbus) mit Proscillaridin als Hauptglykosid,
  z. B. in Miroton forte®, Befelka® Herz-Dragees.

Weitere Drogen sind:

- Besenginsterkraut (Spartii scopariae herba) als alkaloidhaltige Droge,
  z. B. Spartiol®
- Herzgespannkraut (Leonuri cardiacae herba) als alkaloid- und bufenolidhaltige Droge
  z. B. in Herzgespann® Kapseln, Oxacant® sedativ
- Weißdornblüten und Weißdornblätter (Crataegi flores und Crataegi folium) als Flavonoid-Droge
  z. B. in Crataegutt®, Esbericard® novo, Faros®, Diacard®, Oxacant®-mono, Orthangin® novo

Weißdornextrakte wurden zwar von der damaligen BGA-Kommission E für Klasse-II-Herzinsuffiziente positiv bewertet, doch finden diese Präparate in aktuellen ärztlichen Empfehlungen keine Berücksichtigung. Sie sollten höchstens unterstützend verwendet werden, wenn tatsächlich eine Herzinsuffizienz vorliegt.

Nicht alle auf dem Markt zu findenden Fertigarzneimittel entsprechen den Vorgaben der Kommission E:

- Zum Teil werden nicht oder negativ bewertete Pflanzenteile eingesetzt, z. B. Weißdornbeeren an Stelle von Blättern und Blüten
- Zum Teil werden die Einzelbestandteile im Vergleich zu der Empfehlung der Kommission E deutlich unterdosiert eingesetzt.

9.9 Gefäßerkrankungen

Sinnvoll ist eine Unterscheidung zwischen **Erkrankungen der Arterien** und der **Venen**.

9.9.1 Erkrankungen der Arterien

Die häufigste Erkrankung der Arterien ist die Arteriosklerose (Verhärtung und Verengung der Arterien). Bisher wurden nur arteriosklerotisch bedingte Herzerkrankungen besprochen (s. Kap. 9.7 u. Abb. 9.6). Weitere wichtige Folgeerkrankungen der **Arteriosklerose** sind die **zentralen** und **peripheren Durchblutungsstörungen,** die eventuell mit Gefäßverschlüssen oder Gefäßbrüchen enden.

Abb. 9.9 zeigt den Zusammenhang zwischen der Arteriosklerose und diesen beiden Folgeerkrankungen mit ihren Symptomen. Arteriosklerose kann im Gehirn zu einem **Schlaganfall** (apoplektischer Insult, Apoplexie, Hirninfarkt) führen. Dabei werden bestimmte Regionen des Gehirns durch eine Massenblutung nach einem Gefäßbruch zerstört, oder einzelne Hirngebiete werden wegen eines Gefäßverschlusses nicht mehr durchblutet.

Oft wird das Krankheitsbild der **zerebralen Insuffizienz** einer zerebralen Arteriosklerose zugeordnet. Doch häufig hat das andere Ursachen. Morbus Alzheimer führt zu zerebraler Insuffizienz und damit Demenz. Die Ursache dieser durch Ablagerungen im Ner-

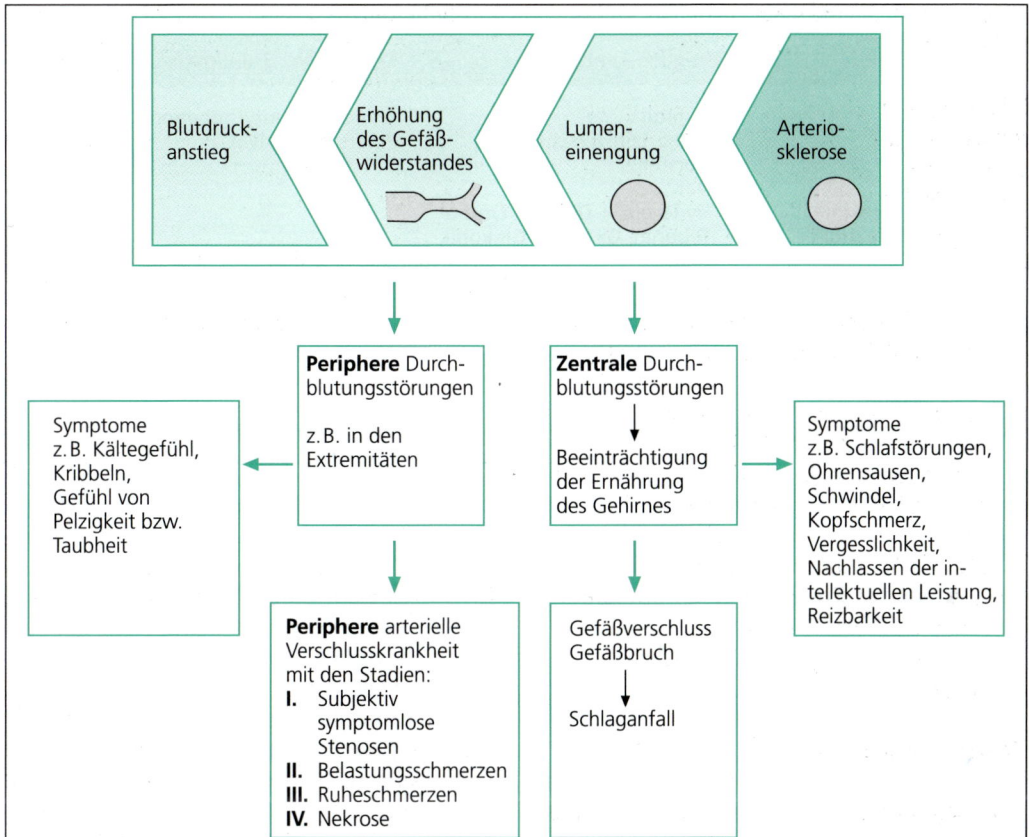

Abb. 9.9 Arteriosklerose, zentrale und periphere Durchblutungsstörungen mit ihren Folgen

vengewebe gekennzeichneten Erkrankung konnte noch nicht geklärt werden. Drei weitere Erkrankungen, deren Ursachen weitgehend ungeklärt sind, meist aber einer Mangeldurchblutung zugeschrieben werden, sind:

- **Tinnitus** (Ohrgeräusch, in der Regel mit Hörstörung)
- **Hörsturz** (plötzliche, meist einseitige Taubheit)
- **Morbus Ménière** (unterbrochene, Minuten bis Stunden dauernde Tieftonschwerhörigkeit mit Ohrensausen, Drehschwindel und Erbrechen).

Die Therapie der zentralen und peripheren Durchblutungsstörungen zielt darauf ab, die Durchblutung, z.B. durch Gefäßerweiterung,

zu verbessern. Dadurch soll im Hirn die Versorgung mit Sauerstoff und Glucose günstig beeinflusst werden. Die Effektivität einer solchen Therapie ist sehr umstritten. Da gesunde Gefäße auf den Reiz zur Erweiterung stärker ansprechen, muss sogar mit einem „Raub"-Effekt, d.h. mit der Umleitung des Blutes in nicht sklerotisch veränderte Bereiche gerechnet werden. Stoffe und Fertigarzneimittel, die zur Behandlung peripherer und zentraler Durchblutungsstörungen eingesetzt werden, sind in Tab. 9.6 zusammengestellt.

Zur Prophylaxe und Therapie arteriosklerotisch bedingter Erkrankungen werden auch **Lipidsenker** eingesetzt. Dies sind Stoffe, die erhöhte Blutfettwerte (Hyperlipoproteinämie) senken sollen. Auf diese Therapie wird später (s. Kap. 10.2.3) ausführlich eingegangen.

Tab. 9.6   Arzneimittel gegen periphere und zentrale Durchblutungsstörungen

INN	Fertigarzneimittel®	Chemisches Grundgerüst
Buflomedil	+ Bufedil	Trimethoxybutyrophenon-Derivat
Cinnarizin	+ Cinnarizin verschiedener Hersteller	Piperazin-Derivat
Cyclandelat	Natil	
Dihydroergotoxin	+ Hydergin, + DCCK, + Orphol	
Gingoblätterextrakt	Tebonin, Gingium, Ginkobil, rökan	
Naftidrofuryl	+ Dusodril	Naphthalin-Derivat
Nicergolin	+ Sermion, + duracebrol	Mutterkornalkaloid-Derivat
Pentoxifyllin	+ Trental, + Claudicat	Xanthin-Derivat
Piracetam	+ Nootrop, + Normabraïn	Oxopyrrolidin-Derivat
Prostaglandin E1 = Alprostadil	+ Prostavasin	Prostaglandin-Derivat
Xantinolnicotinat	Complamin	Xanthin-Nicotinsäure-Salz

Systematisches Gehtraining und die Reduzierung gefäßverengender Risikofaktoren – insbesondere Verzicht auf Rauchen – gelten als wirksamste Prophylaxe: „Stop smoking and keep walking"!

9.9.2   Erkrankungen der Venen

Erkrankungen der Venen findet man häufig in den Beinen. Als Ursachen dieser Erkrankungen kommen z. B. **Bindegewebsschwäche, ungenügendes Schließen der Venenklappen** (Abb. 9.2) und mangelnde Bewegung bei vorwiegend sitzender oder stehender Berufstätigkeit in Frage.

Wichtige Formen von Venenerkrankungen sind:

- **Krampfaderbildung** (Varikosis)
- **Venenentzündung** (Thrombophlebitis).

Bei Bindegewebsschwäche tritt leicht eine Erweiterung und Überdehnung der Venenwände ein. Diese besitzen im Vergleich zu den Arterienwänden nur eine sehr dünne Muskelschicht. Besonders an den Beinen erkennt man solche erweiterten Venen als **Krampfadern** (Varizen). Schließen die Venenklappen in solchen erweiterten Venen nicht mehr richtig, so treten durch Zurückfließen venösen Blutes Stauungen auf. Dadurch werden Gewebshormone wie z. B. Histamin freigesetzt

(s. Kap. 2.3.7), die die Durchlässigkeit der Kapillarwände erhöhen. Folge ist eine **Ödembildung** durch Ansammlung von Flüssigkeit in den Gewebsspalten. Äußerlich kann eine solche Ödembildung als Schwellung wahrgenommen werden. Dieser Beschwerdenkomplex wird auch unter dem Begriff der **venösen Zirkulationsstörungen** zusammengefasst.

Der venöse Rückstau behindert die arterielle Blutzufuhr, damit wird die Gewebsdurchblutung verschlechtert. Geschwüre, wie z. B. das Unterschenkelgeschwür (**Ulcus cruris varicosum**) oder Stauungsekzeme sind die Folge.

Typische Symptome für Krampfadern sind „schwere Beine" und Schmerzen.

Für die Therapie der Krampfadern gibt es fünf wichtige Ansatzpunkte:

- Allgemeine Maßnahmen, wie z. B. Fuß- und Beingymnastik, Kompression (elastische Binden, Stützstrümpfe), Gewichtsreduktion, Massagen, regelmäßige Bewegung, Schwimmen (die genannten Maßnahmen eignen sich auch zur Prophylaxe!).
- Verödung der Varizen. Dabei wird durch direkte Injektion, z. B. von Polidocanol (Aethoxysklerol Kreussler®) in eine Vene deren Funktion unterbrochen.
- Operative Entfernung der Vene.
- Orale Antivarikosatherapie mit Ödemprotektiva (Tab. 9.7).
- Lokale Therapie mit Salben oder Gelen (Tab. 9.7).

Tab. 9.7   Venenmittel: Arzneimittel gegen Krampfadern, Venenentzündung, Stauungsödeme etc. (82)*

Fertigarzneimittel®	Aescin/Rosskastanienextrakt	Rutin/Rutin-Derivate	Heparin/Hepainoid	Andere Wirkstoffe
A Interna				
Aescusan/-retard/-mono	+			
Antistax				Extrakt aus rotem Weinlaub
Essaven N	+			+
Venalot		+		Cumarin
Venopyronum N forte	+			
Venoruton oral		+		
Venostasin N/-retard/-S	+			
B Externa				
Exhirud				Blutegelextrakt
Hemeran			+	
Heparin ratiopharm 180000			+	
Hirudoid/forte			+	
Opino	+		+	
Thrombareduct			+	
Vasotonin				Arnikablütenextrakt
Venalot				Cumarin
Venoplant Gel A.H.S.	+		+	Hydroxyethylsalicylat
Venoruton				
Emulgel Heparin			+	
Venostasin N	+			
Vetren			+	

*Hauptgruppen-Nummer der Roten Liste

Venen- bzw. Krampfadermittel sollten nach heutigem Kenntnisstand Wirkstoffe mit belegter antiexsudativer und ödemprotektiver Wirkung enthalten. Dabei versteht man unter „ödemprotektiv" eine abdichtende Wirkung an den geschädigten venösen Gefäßen und unter „antiexsudativ" eine Verhinderung des Flüssigkeitsübertritts aus dem Blut in das benachbarte Gewebe. Ödemprotektiva lagern sich an biologische Membranen, z. B. an die Endothelzellen der Kapillaren, an oder dringen in diese ein.

Gerade für die Selbstmedikation eignen sich die hauptsächlich pflanzlichen Ödemprotektiva, wie z. B. Flavonoidpräparate und Extrakte aus Rosskastaniensamen (Hippocastani semen), Mäusedornwurzelstock (Rusci aculeati rhizoma) und Steinkleekraut (Meliloti herba). Die Therapie mit Ödemprotektiva ist nur sinnvoll, wenn sie über einen langen Zeitraum bei oraler Applikation durchgeführt wird. Tabelle 9.8 gibt eine Übersicht der in Ödemprotektiva pflanzlicher Herkunft enthaltenen Stoffgruppen, die mindestens die Anforderungen der Kommission E erfüllen sollten (s. Kap. 19.1).

Bei der **Venenentzündung** (Thrombophlebitis) sind die Gefäßwände entzündet. Betroffen sind häufig die Unterschenkelvenen. Durch die Venenentzündung treten oft

Tab. 9.8   Ödemprotektiva pflanzlicher Herkunft

Saponine
Rosskastaniensamen-Extrakt mit standardisiertem Aescin-Gehalt; mittlere Tagesdosis 30–150 mg Aescin.
Mäusedornwurzelstock-Extrakt mit standardisiertem Ruscogenin-Gehalt; mittlere Tagesdosis 7–11 mg Ruscogenine.

Flavonoide
Rutoside (Rutinether), darunter β-Hydroxyethylrutosid (teilsynthetisch) und Troxerutin.

Cumarine
Steinkleekraut mit standardisiertem Cumarin-Gehalt; mittlere Tagesdosis 3–30 mg Cumarin.

Veränderungen der innersten Schicht der Gefäßwände (Intima) auf. Damit besteht die Gefahr einer Thrombusbildung. Löst sich ein solcher Thrombus, so wandert er und kann ein Gefäß verschließen. Kommt es z. B. zu einem Gefäßverschluss in der Lunge, so spricht man von einer **Lungenembolie.** Eine Thrombophlebitis gehört deswegen in ärztliche Behandlung.

Zu den Symptomen zählen lokale Schmerzen, Rötung, Ödeme und oft auch Fieber.

Die orale Therapie der Venenentzündung ist ähnlich der Therapie von Krampfadern, sodass sich auch hier die **Fertigarzneimittel** aus Tab. 9.7 einsetzen lassen. Zusätzlich werden eventuell Antikoagulantien verordnet (s. Kap. 4.5.3).

9.9.3 Hämorrhoiden

Bei **Hämorrhoiden** und **Hämorrhoidalleiden** liegt eine Hyperplasie des Schwellkörpers im Rektum vor (Abb. 9.10). Es handelt sich hier also nicht um eine Venenerkrankung. Der Schwellkörper (Corpus cavernosum) sorgt

mit dem äußeren und inneren Schließmuskel für eine Abdichtung des Analkanals.

Hämorrhoidalleiden werden in vier Stadien eingeteilt (Abb. 9.11).

Das Stadium I ist durch eine knotige Vergrößerung des Schwellkörpers unter der Rektumschleimhaut charakterisiert. Diese Hämorrhoidalknoten sind nur durch Proktoskopie (Spiegeluntersuchung des Analkanals und unteren Rektumabschnittes) zu diagnostizieren. Leitsymptom dieses Stadiums ist die Blutung.

Im Stadium II werden Hämorrhoidalpolster beim Pressen am äußeren Analrand sichtbar. Blutung und Schmerzen sind die Leitsymptome dieses Stadiums.

Im Stadium III kommt es zu einem Vorfall (Prolaps) der Hämorrhoidalknoten beim Pressen bzw. Stuhlgang. Die Knoten sind manuell zurückpressbar. Symptome sind Fremdkörpergefühl, Inkontinenz, Nässen und Juckreiz.

Das Stadium IV ist durch Hämorrhoidalknotenvorfall gekennzeichnet, wobei sich die Knoten nicht mehr zurückpressen lassen. Kontinenz kann nur durch einen operativen Eingriff wieder hergestellt werden.

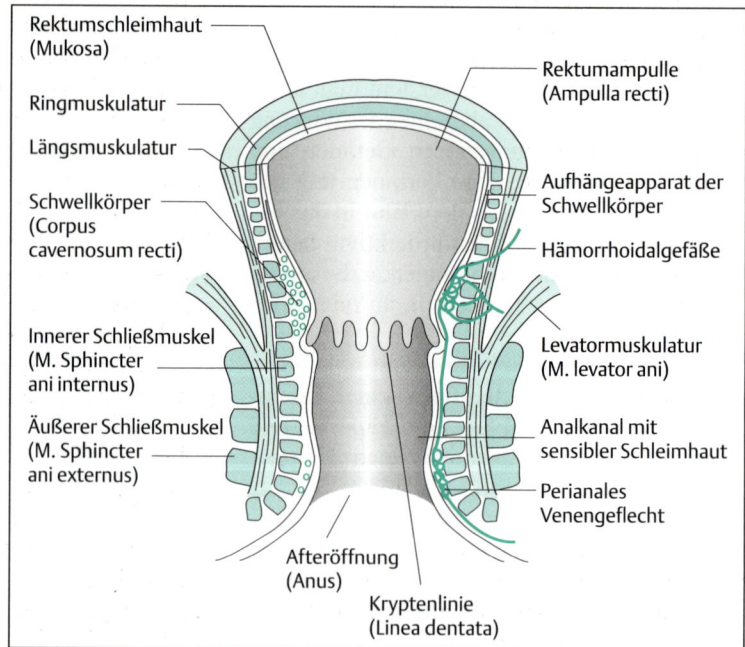

Abb. 9.10 Anatomischer Aufbau des Enddarms

Rektumschleimhaut (Mukosa)

Ringmuskulatur

Längsmuskulatur

Schwellkörper (Corpus cavernosum recti)

Innerer Schließmuskel (M. Sphincter ani internus)

Äußerer Schließmuskel (M. Sphincter ani externus)

Rektumampulle (Ampulla recti)

Aufhängeapparat der Schwellkörper

Hämorrhoidalgefäße

Levatormuskulatur (M. levator ani)

Analkanal mit sensibler Schleimhaut

Perianales Venengeflecht

Afteröffnung (Anus)

Kryptenlinie (Linea dentata)

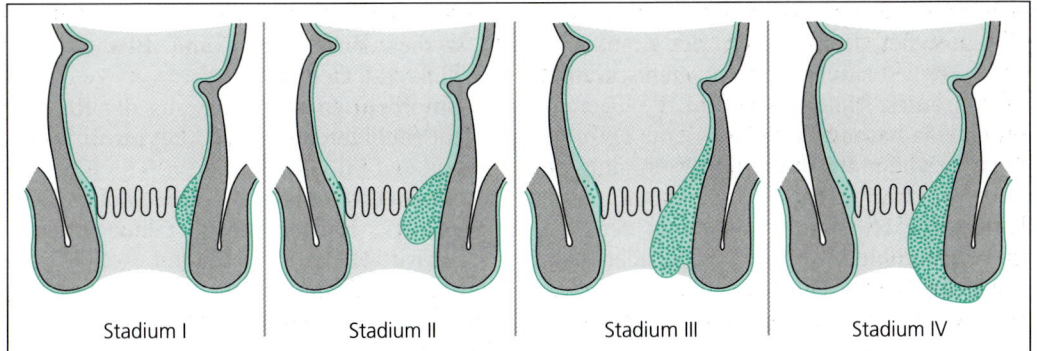

Abb. 9.11 Anatomisch-pathologische Verhältnisse von Hämorrhoiden-Stadium I bis IV

Die Eigendiagnose von Hämorrhoiden durch den Laien ist problematisch, weil diese mit anderen Erkrankungen im Analbereich verwechselt werden können, z. B. mit Analfissur, Analekzem, Analmykose, perianaler Thrombose und Rektumprolaps.

Als Ursachen für Hämorrhoidalleiden kommen u. a. in Frage:

- Chronische Obstipation, z. B. bedingt durch ballaststoffarme Ernährung oder Abführmittelmissbrauch
- Bewegungsmangel, der oft mit einer sitzenden Berufstätigkeit einhergeht
- Bindegewebsschwäche.

Wir erkennen, dass zwischen dem Auftreten von Hämorrhoiden und Obstipation ein wichtiger Zusammenhang besteht (s. Kap. 3.9.3).

Folgende Symptome geben u. a. Hinweise auf das Vorliegen einer Hämorrhoidalerkrankung: Blutung, Juckreiz und Kribbeln, Nässen, Fremdkörpergefühl im Analkanal, Schmerzen beim Stuhlgang, Hämorrhoidalknotenvorfall.

Die Zahl der Bundesbürger, die an Hämorrhoiden leiden, dürfte bei über 20 Millionen liegen. Dabei behandeln viele dieser Leidenden ihre Hämorrhoiden über Jahre hinweg durch Selbstmedikation. In der Apotheke kommt dem Hinweis auf die Dringlichkeit einer ärztlichen Konsultation große Bedeutung zu, weil vor einer Selbstmedikation ein Mastdarmkarzinom als Ursache auszuschließen

ist. Für die Therapie der Hämorrhoidalleiden stehen eine ganze Reihe von Verfahren zur Verfügung, die sich im Wesentlichen am Stadium der Erkrankung orientieren.

Als nichtmedikamentöse Therapieverfahren stehen u. a. zur Verfügung:

- Verödung (Sklerosierung) vor allem im Stadium I und II z. B. mit Polidocanol (+ Aethoxysklerol Kreussler®)
- Gummiring-Ligatur im Stadium II; dieses Verfahren führt zu einer Nekrose
- Dehnung des verkrampften Analkanales
- Infrarotkoagulation
- Operative Entfernung der Hämorrhoiden. Dieser Eingriff ist im Stadium IV unvermeidbar.

Parallel zu den genannten Verfahren und Bemühungen sollte durch eine Änderung der Lebensgewohnheiten (mehr Bewegung, ballaststoffreiche Ernährung, Beenden eines Abführmitteldauergebrauchs und evtl. Umsteigen auf Quellstoffe oder ein ballaststoffreiches Laxans, reichliche Flüssigkeitsaufnahme, etc.) versucht werden, die Beschwerden zu bessern oder zu beseitigen.

Es gilt der **Grundsatz:** Nur durch geregelten Stuhlgang sind Hämorrhoidalbeschwerden zu vermeiden oder zu lindern.

Die medikamentöse Therapie beschränkt sich meist auf eine symptomatische Linderung der Beschwerden durch Anwendung topisch einzusetzender Darreichungsformen wie **Zäpfchen, Analtamponaden** – besonders geeignet, da sie den Ort des Krankheitsgeschehens relativ sicher erreichen –, **Salben** und **Cremes.** Unterstützt wird die Therapie durch eine besondere Analhygiene. Dazu gehört vor allem die sorgfältige Reinigung des Analbereiches nach der Defäkation. Entsprechende Hilfsmittel können in der Apotheke empfohlen werden: z. B. Syndets (statt Seife), Einmalwaschlappen, alkoholfreie Reinigungstücher, Kamillenextrakt für Sitzbäder.

Als häufige Wirkstoffe bzw. Wirkstoffgruppen in Hämorrhoidalzäpfchen, -tamponaden und -salben finden wir (Tab. 9.9):

■ **Lokalanästhetika,** z. B. Lidocain, Polidocanol, Cinchocain.

■ **Astringentien,** z. B. Bismutsalze (wie basisches Bismutgallat und Bismutnitrat), Zinkoxid, Gerbstoffe.
■ **Emollientien** zur Linderung der Reizung bei Stuhldurchtritt, z. B. Glycerol, Lebertran und Ethyllinolat.
■ **Glucocorticoide,** z. B. Triamcinolon, Prednisolon, Hydrocortison. Glucocorticoidhaltige Hämorrhoidalmittel sollten nur kurzfristig angewandt werden, weil bei länger dauerndem Einsatz Hautatrophien, Wundheilungsstörungen und Mykosen auftreten können.

Der Einsatz von Saponinen und Flavonoiden (Tab. 9.8) erscheint wenig sinnvoll, da Hämorrhoidalleiden eben nicht zu den Venenerkrankungen zählen.

Tab. 9.9 Hämorrhoidalmittel (46)*

Fertigarzneimittel®	Zusammensetzung Lokalanästhetika	Adstringentien	Emollientien	Glucocorticoide	Sonstige
Hämo-ratiopharm Creme/Zäpfchen N	+	+			Bufexamac als Antiphlogistikum, Titandioxid
DoloPosterine N Salbe mit Analdehner/Zäpfchen	+				
Faktu	+				Policresulen als Antiseptikum
Faktu akut	+	+			Bufexamac, Titandioxid
Mastu S/-forte	+	+			Bufexamac, Titanoxid
Haemo-Exhirud	+				Blutegelwirkstoff, Allantoin
LidoPosterine Salbe mit Analdehner/ Zäpfchen	+				
+ Posterisan forte				+	E. coli-Stoffwechselprodukte (!)
+ Scheriproct	+			+	
+ Procto-Jellin	+			+	
+ Procto-Kaban	+			+	

* Hauptgruppen-Nummer der Roten Liste

Zusammenfassung Arzneimittel zur Behandlung von Herz-, Kreislauf- und Gefäßerkrankungen

Die Versorgung der Organe unseres Körpers mit Sauerstoff und Nährstoffen ist lebenswichtig. Gewährleistet wird diese Versorgung durch die ständige Zirkulation des Blutes in den Gefäßen. Das Herz hat dabei die Funktion einer „Pumpe".

Die Beeinträchtigung der Funktionen von Herz und Gefäßsystem kann Auswirkungen auf alle anderen Organe des Körpers haben. Als wichtige Erkrankungen des Herzens lernten wir **Herzinsuffizienz, Herzrhythmusstörungen** und **Koronarinsuffizienz** kennen.

Ein wichtiges Merkmal der Herz**muskel**insuffizienz ist die Überdehnung der Muskelfasern des Herzens und dadurch bedingt eine herabgesetzte Kontraktionskraft. Arzneimittel, die hier eingesetzt werden, sollen die Vorlast senken (Diuretika, venöse Dilatatoren, ACE-Hemmer), die Nachlast senken (ACE-Hemmer, arterielle Dilatatoren) und die Kontraktionskraft des Herzens steigern (Herzglykoside, Inodilatatoren).

Herzrhythmusstörungen, d.h. Störungen der Erregungsbildung und Erregungsleitung, werden mit Antiarrhythmika, β-Sympathomimetika und Parasympatholytika behandelt.

Die Koronarinsuffizienz ist eine Verhärtung und Verengung der den Herzmuskel versorgenden Arterien (Herzkranzgefäße). An den Veränderungen dieser Arterien sind u.a. Calciumcarbonat und Cholesterin beteiligt. Die so genannten **Risikofaktoren** Rauchen, Hypertonie, erhöhter Lipidgehalt des Blutes und Bewegungsarmut fördern die Koronarsklerose. **Koronare Herzkrankheit**, d.h. Angina pectoris und Herzinfarkt können die Folgen einer Koronarinsuffizienz sein.

Die Therapie der Angina pectoris erfolgt vor allem mit Nitraten, β-Rezeptorenblockern und Calciumantagonisten. Es werden aber auch Sedativa und Tranquilizer eingesetzt.

Die Behandlung des Herzinfarkts gliedert sich in Sofortmaßnahmen und Langzeitmaßnahmen. Zu ersteren gehören z.B. Schmerzbekämpfung und Ruhigstellung des Patienten, zu letzteren die Therapie mit Antikoagulantien und Fibrinolytika.

Bei den **Gefäßerkrankungen** ist zwischen Erkrankungen der Arterien und der Venen zu differenzieren.

Die verbreitetste **Erkrankung der Arterien** ist die **Arteriosklerose** mit zentralen und peripheren Durchblutungsstörungen und entsprechenden Gefäßverschlüssen als Folgeerkrankungen.

Wichtige Formen von **Venenerkrankungen** sind Krampfaderbildung und Venenentzündung. Die wesentlichsten Ursachen liegen in einer Bindegewebsschwäche und einem mangelhaften Verschluss der Venenklappen. Als Folgeerkrankung treten z.B. Ödembildung und Geschwüre auf.

Die Behandlung der Krampfadern kann oral und lokal mit Arzneimitteln oder/und auch durch allgemeine Maßnahmen, wie z.B. Fuß- und Beingymnastik und Kompression, erfolgen. Ferner werden Krampfadern **(Varizen)** verödet oder operativ entfernt. Die Effektivität der oralen Therapie ist umstritten.

Eine Venenentzündung muss wegen der damit verbundenen Thrombosegefahr vom Arzt behandelt werden.

Hämorrhoiden sind Folge eine Hyperplasie des Schwellkörpers im Rektum. Durch den Arzt muss ein Mastdarmkarzinom ausgeschlossen werden. Lokal gelangen Tamponaden, Zäpfchen und Salben zur Anwendung. Damit soll eine symptomatische Linderung der Beschwerden erreicht werden. Als Wirkstoffgruppen gelangen Lokalanästhetika, Adstringentien, Antiphlogistika, Emollientien und Glucocorticoide zum Einsatz. Allgemeine Maßnahmen, Verödung und die operative Entfernung der Hämorrhoiden sind weitere wichtige therapeutische Möglichkeiten.

Fragen

1. Nennen Sie die wichtigsten Aufgaben des großen und des kleinen Kreislaufs!
2. Wodurch äußert sich für uns messbar die Herztätigkeit?
3. Welche Eigenschaft der Antiarrhythmika macht deren Einsatz oft problematisch?
4. Beantworten Sie die Eingangsfrage zum Kapitel 9.5: Herzinsuffizienz.
5. Warum ist man bei der Therapie mit Herzglykosiden oft bestrebt, den Vollwirkspiegel erst nach einigen Tagen zu erreichen?
6. Überlegen Sie sich, welchen Einfluss Antazida auf die Wirkung von Herzglykosiden haben könnten. Bei welcher Antazida-Gruppe wird der Einfluss besonders ausgeprägt sein?
7. Nennen Sie die drei wichtigsten Arzneistoffgruppen zur Behandlung einer Herzinsuffizienz!
8. Erklären Sie das Auftreten einer Gewebshypoxie bei Koronarinsuffizienz.
9. Begründen Sie, warum nicht-selektive β-Rezeptorenblocker bei einem Angina-pectoris-Patienten mit Bronchialasthma kontraindiziert sind.
10. Der Einstieg in die Therapie mit Antikoagulantien nach einem Herzinfarkt erfolgt häufig mit Heparin. Begründen Sie diese Maßnahmen. Nennen Sie einen anderen Wirkstoff, der Heparin ersetzen könnte!
11. Nennen Sie zwei Folgeerkrankungen der Varikosis.
12. Geben Sie die Wirkung der häufig in Hämorrhoidaltamponaden vorkommenden Wirkstoffe an.

ARZNEIMITTEL ZUR BEHANDLUNG VON STOFFWECHSELERKRANKUNGEN

In diesem Kapitel werden häufig auftretende Stoffwechselerkrankungen erklärt, die neben der Diättherapie einer medikamentösen Behandlung zugängig sind oder deren bedürfen.

10.1 Gicht

Bei der Gicht handelt es sich um einen Symptomenkomplex, der durch eine Störung des Purinstoffwechsels bedingt ist (Abb. 10.1).

10.1.1 Purinstoffwechsel

Purin ist ein kondensiertes Ringsystem. Es besteht aus einem Pyrimidin- und einem Imidazolring. Purin-Derivate sind in zahlreichen Nahrungs- und Genussmitteln enthalten. So sind Coffein, Theobromin und Theophyllin Purin-Derivate. Purin-Derivate wie Adenin und Guanin sind aber auch Bestandteile wichtiger Bausteine unseres Organismus, z. B. der Nukleinsäuren und verschiedener Enzyme (Abb. 10.2).

Der größte Teil der mit der Nahrung aufgenommenen Purine wird über die Verbindungen Hypoxanthin und Xanthin zu **Harnsäure** abgebaut. Nur ein kleiner Teil wird zu körpereigenen Purinverbindungen umgebaut. Der Abbau körpereigener Purinverbindungen endet ebenfalls bei der Harnsäure (Abb. 10.2).

Harnsäure ist also das Endabbauprodukt des Purinstoffwechsels. Die Harnsäureausscheidung erfolgt zu ca. 75 % mit dem Urin und zu ca. 25 % mit dem Stuhl.

Das Blut enthält auch geringe Mengen an Harnsäure. Die Normalwerte liegen bei 4–6 mg/100 ml Blut.

Wird durch eine Störung des Purinstoffwechsels eine Steigerung der Harnsäureproduktion verursacht, ohne dass die Harn-

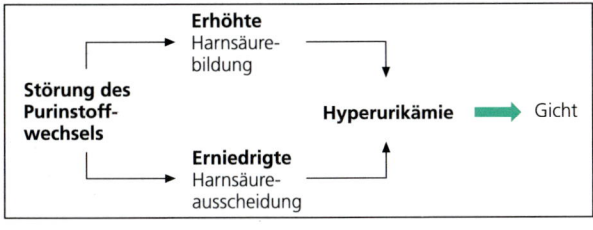

Abb. 10.1 Zusammenhang zwischen Purinstoffwechsel und der Entstehung der Gicht

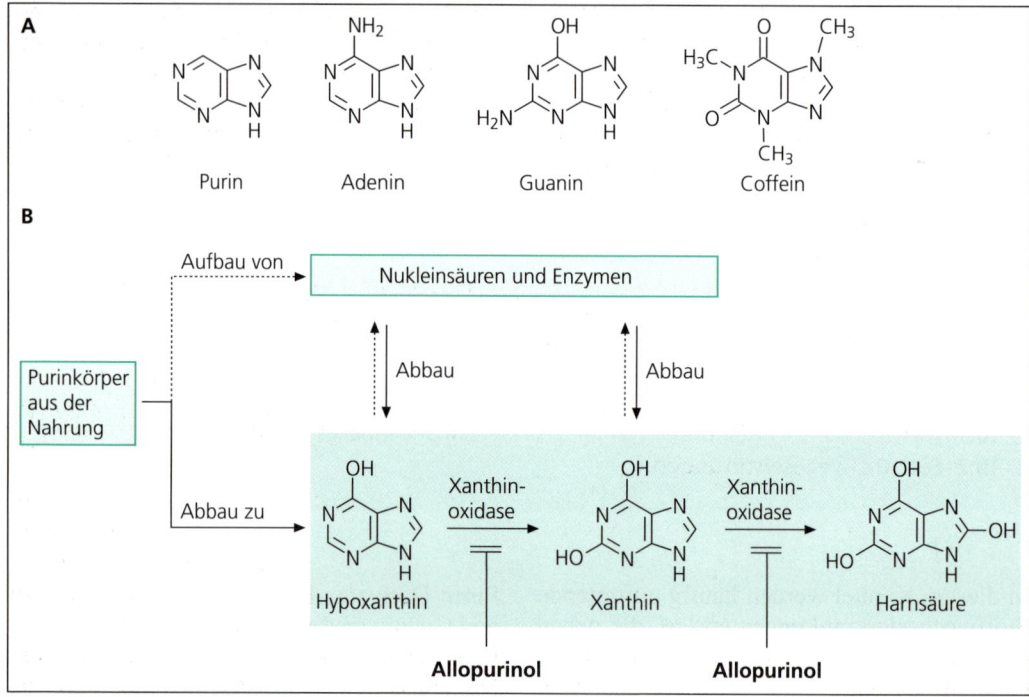

Abb. 10.2 **A** Purinkörper **B** Purinstoffwechsel (stark vereinfacht)

säureausscheidung zunimmt, so steigt die Harnsäurekonzentration in den Körperflüssigkeiten an. Bereits bei einer Konzentration von 6,5 mg/100 ml ist die Löslichkeitsgrenze erreicht. Bei höheren Konzentrationen fällt die Harnsäure in Form kleinster Kristalle als Salz aus. Die Salze der Harnsäure nennt man Urate.

Die Gicht ist eine Folge der Vermehrung der Gesamtharnsäure im Körper (Harnsäurepool) durch erhöhte Bildung von Harnsäure oder durch zu geringe renale Ausscheidung derselben. Man bezeichnet eine solche Vermehrung des Harnsäurepools als **Hyperurikämie.**

Der Zusammenhang zwischen Purinstoffwechsel und Gicht wird in Abb. 10.1 dargestellt.

Die zu einer Hyperurikämie führenden Störungen des Purinstoffwechsels haben verschiedene Ursachen.

Die Störungen können erblich bedingt sein, wobei Männer siebenmal häufiger erkranken als Frauen.

Auslösende Faktoren sind oft **Alkoholmissbrauch, Übergewicht** und **Zuckerkrankheit** (Diabetes mellitus).

10.1.2 Stadien der Gicht

Die **Hyperurikämie** kann zu drei Krankheitsstadien führen:

- Erhöhung des Harnsäurepools. Dabei treten meist keine besonderen Symptome auf (**asymptomatische Hyperurikämie**), eine Behandlung ist nicht erforderlich.
- Schubweise auftretende **Gichtanfälle,** die mit einer Steigerung der Ablagerung von Uraten verbunden sind. Am Gichtanfall sind die winzigen Uratkristalle maßgeblich beteiligt.
  Die Kristalle werden von Leukozyten als Fremdkörper erkannt und aufgefressen (phagozytiert). Größere Mengen an Leukozyten sammeln sich an und zerfallen. Dabei werden Urate, Milchsäure und ent-

zündungsfördernde Enzyme freigesetzt. Symptome des Gichtanfalls sind u. a. Schwellungen und Rötungen, besonders an Gelenken von Großzehe und Fingern, sowie heftige Schmerzen. Der Gichtanfall dauert einige Tage. Er kann durch starken Alkoholgenuss, Anstrengungen oder Abkühlung ausgelöst werden.

- Die anhaltende Erhöhung des Harnsäurepools führt unbehandelt zur **chronischen Gicht.** Die Ablagerungen von Uraten findet man nicht nur in den Gelenken, sondern auch in den Muskeln und Nieren. Gelegentlich bilden sich **Knötchen (Tophi)** im Ohrknorpel. Diese Tophi enthalten Urate. Die Ablagerungen führen zu schmerzhaften Entzündungen (**Arthritis urica**). Die Gelenke können bis zur Versteifung degenerieren.

Als **Folgeerkrankungen** treten oft Nierenerkrankungen mit Steinen, Bluthochdruck (Hypertonie) und Arteriosklerose auf.

10.1.3 Therapie der Gicht

Wir haben erfahren, dass die Gicht ein Symptomenkomplex ist und als Folge einer Hyperurikämie auftritt. Ziel einer Gichttherapie muss eine Normalisierung der Harnsäurekonzentration in den Körperflüssigkeiten sein. Diese lässt sich entweder durch eine erhöhte Harnsäureausscheidung oder durch eine Hemmung der Harnsäurebildung erreichen. Durch Umstellung der Ernährung auf purinarme Kost lässt sich der Harnsäurewert ebenfalls senken.

Therapie des Gichtanfalls

Mittel der Wahl für die Behandlung des akuten Gichtanfalls sind die symptomatisch wirkenden Substanzen aus der Gruppe der nichtsteroidalen Antirheumatika, z. B.: Diclofenac (+ Voltaren®, + Diclo 150 Uno 1 A®) und Naproxen (+ Proxen®). Sind diese kontraindiziert, werden alternativ Glucocorticoide ein-

gesetzt. **Colchicin** ein giftiger Inhaltsstoff der Herbstzeitlose hemmt die Aktivität der Leukozyten. Es muss ziemlich hoch dosiert werden (+ Colchicum Dispert®). Häufig und sehr störend ist dabei das Auftreten von Durchfällen.

Spezifische Langzeitbehandlung der chronischen Gicht

Mit der Therapie des Gichtanfalles kann das eingangs genannte Ziel, Normalisierung der erhöhten Harnsäurewerte, nicht erreicht werden.

Das Prinzip der spezifischen Langzeitbehandlung ist die Verringerung des Harnsäurepools im Körper. Es bestehen zwei grundsätzlich verschiedene Wege, dieses Ziel zu erreichen. Einmal kann eine Erhöhung der Harnsäureausscheidung gefördert werden. Dies geschieht mit so genannten Urikosurika. Zum anderen kann die Harnsäurebildung verringert werden. Dieses Ziel erreicht man mit den Urikostatika. Zur Unterstützung dient jeweils eine Diät.

Als **Urikostatikum** wird **Allopurinol** eingesetzt. Allopurinol ist ein Isomeres des Hypoxanthins (Abb. 10.3). Es hemmt die Xanthinoxidase, das den Abbau von Hypoxanthin und Xanthin katalysierende Enzym. Dadurch wird die Konzentration von Hypoxanthin und Xanthin in den Körperflüssigkeiten erhöht. Die beiden Stoffe können jedoch mit dem Harn ausgeschieden werden. Die Harnsäurekonzentration und die Harnsäureausscheidung nehmen durch die unterbrochene Xanthinoxidaseaktivität ab.

U. a. enthalten folgende Arzneimittel Allopurinol:

+ Allopurinol 300 ratiopharm®, + allo 300 von ct, + Uripurin 300, + Zyloric®, + Allo comp ratiopharm® (eine Kombination aus Allopurinol und Benzbromaron).

Allopurinol verstärkt die Wirkung von Hydroxycumarinderivaten (s. Kap. 4.5.3). Bei Niereninsuffizienz kann es zur Kumulation des Allopurinol-Metaboliten Oxipurinol

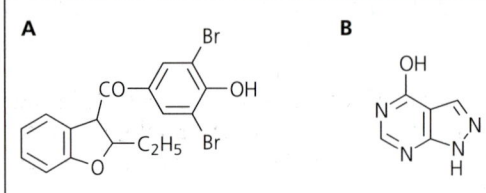

Abb. 10.3 A Urikosurikum Benzbromaron
B Urikostatikum Allopurinol

kommen. Dann muss die Dosis reduziert werden.

Als **Urikosurikum** wird **Benzbromaron,** meist in Kombination mit Allopurinol, eingesetzt (Abb. 10.3). Es fördert die renale Harnsäureausscheidung.

Urikosurika können zur Ausfällung von Urat in der Niere und in den Harnwegen führen.

Zur Unterstützung der spezifischen Dauertherapie empfiehlt sich eine Gewichtsreduktion und purinarme Kost. Vor allem sollte Alkohol gemieden werden.

Zusammenfassung Gicht

Gicht ist die Folgekrankheit einer Störung des Purinstoffwechsels. Diese Störung hat eine Hyperurikämie zur Folge.

Die Hyperurikämie führt zur Ablagerung von Harnsäure und ihren Salzen. Die Ablagerungen bedingen die verschiedenen Formen und Symptome der Gicht.

Der akute, schubweise auftretende Gichtanfall ist mit starken Schmerzen und Gelenkschwellungen verbunden. Die Therapie erfolgt mit Antirheumatika und Glucocorticoiden.

Die chronische Gicht ist durch eine anhaltende Erhöhung des Harnsäurepools gekennzeichnet. Die schmerzhaften Entzündungen der Gelenke können bis zu einer Versteifung derselben führen. Folgeerkrankungen sind häufig. Die Therapie erfolgt mit Urikostatika sowie einer unterstützenden purinarmen Diät. Die Therapie mit dem Urikostatikum Allopurinol, einem Xanthinoxidasehemmstoff, zeichnet sich durch gute Verträglichkeit aus.

10.2 Fettstoffwechselstörungen

Es wurde bereits herausgestellt, dass die koronare Herzkrankheit durch eine Reihe von Risikofaktoren bedingt ist (s. Kap. 9.7). Unter diesen Risikofaktoren besitzen **Hyperlipoproteinämien** (erhöhte „Blutfettspiegel") einen hohen Stellenwert. Die erhöhten „Blutfettspiegel" sind Folge von Fettstoffwechselstörungen.

Bei Fettstoffwechselstörungen liegt ein unphysiologischer Anstieg von Lipoproteinen im Blut des Menschen vor. Dieser ist mit einem Anstieg des Arteriosklerose-Risikos verknüpft.

10.2.1 Lipoproteine

Das Blut des Menschen enthält ganz unterschiedliche Lipide, z. B. Cholesterin, Cholesterinester, Triglyceride und Phospholipide. Überschreiten deren Konzentrationen individuelle physiologische Grenzen, so werden sie zu Risikofaktoren. Die weder in Wasser noch in Plasma löslichen Lipide werden im Blut meist an Proteine gebunden. Sie sind dadurch als so genannte Lipoproteine transportfähig. Den Proteinanteil eines solchen Lipoproteins bezeichnet man als Apoprotein. Man unterscheidet vier Klassen von Lipoproteinen entsprechend ihrem Verhalten bei Elektrophorese und Ultrazentrifugation. Der Unterschied liegt vor allem in der Größe und der Dichte:

- **Chylomikronen** sind große runde Lipidteilchen; sie werden im Darm gebildet und transportieren exogene Triglyceride. Der Lipidanteil der Chylomikronen beträgt ca. 98 %.
- Very-low-density-Lipoproteine **(VLDL)** sind Lipoproteine sehr geringer Dichte. Die Synthese erfolgt in der Leber. Sie transportieren überwiegend Triglyceride und wenig Cholesterin von der Leber zu

anderen Organen. Während des Transportes im Blut schrumpfen die VLDL unter Abgabe von Triglyceriden zu cholesterinreichen LDL.

- Low-density-Lipoproteine (**LDL**) sind Lipoproteine geringer Dichte, die hauptsächlich Cholesterin von der Leber in andere Organe transportieren (LDL-Cholesterin). Bei starkem Überangebot von LDL wird Cholesterin in Blutgefäßen abgelagert: „böses" Cholesterin. Das LDL-Cholesterin spielt als kausaler Risikofaktor für die koronare Herzkrankheit eine dominierende Rolle.
- High-density-Lipoproteine (**HDL**) sind Lipoproteine hoher Dichte, deren Vorläufer in der Leber synthetisiert werden. Sie transportieren überwiegend Cholesterin. HDL sind in der Lage, Cholesterin u. a. aus den Gefäßwänden zu entfernen und zur Leber zurückzuführen: „gutes" Cholesterin. Von hier aus wird es nach Umwandlung in Gallensäuren mit der Galle ausgeschieden.

Eine weiterreichende Unterscheidung der Lipoproteine ist möglich.

10.2.2 Klassifizierung der Hyperlipoproteinämien

Primäre Hyperlipoproteinämien beruhen auf Defekten an einem oder mehreren Genen. Hierher gehört beispielsweise die familiäre Hyperlipoproteinämie, die unter anderem durch einen Defekt der LDL-Rezeptoren bedingt ist.

Sekundäre Hyperlipoproteinämien sind meist Komplikationen als Folge von weiteren Erkrankungen, wie z. B. Metabolisches Syndrom, Diabetes mellitus, Schilddrüsenunterfunktion, Magersucht (Anorexia nervosa), Alkoholismus und Adipositas.

Aber auch unerwünschte Arzneimittelwirkungen, wie Nebenwirkungen von Diuretika, Glucocorticoiden und oralen Kontrazeptiva, können Ursache eines erhöhten Blutlipidspiegels sein.

10.2.3 Die besondere Rolle des Cholesterins

Das LDL-Cholesterin wurde oben als bedeutender Risikofaktor herausgestellt. Cholesterin selbst ist eigentlich ein wichtiger Baustein im menschlichen Körper, z. B. von Zellmembranen, als Ausgangsverbindung für die Biosynthese von Steroidhormonen, Vitamin D_3 und Gallensäuren. Bei normaler Ernährung nimmt der Körper 300–500 mg pro Tag auf, weitere 700–900 mg pro Tag werden vom Organismus selbst – hauptsächlich in der Leber – synthetisiert. Der tägliche Bedarf liegt bei nur ca. 300 mg.

Unter physiologischen Bedingungen wird LDL-Cholesterin auf der Zelloberfläche von LDL-Rezeptoren gebunden. Es folgt Einschleusung in die Zelle und Abbau des Cholesterins oder Übernahme desselben durch HDL. Als HDL-Cholesterin gelangt das Cholesterin dann zurück in die Leber.

Bleibt der LDL-Cholesterin-Spiegel infolge einer Hyperlipidämie zu hoch, so wird das Cholesterin, das nicht in die Zelle gelangt, im Blut oxidiert und von Makrophagen aufgenommen. Dadurch bilden sich auf den Gefäßwänden Plaques als Ausgangspunkte arteriosklerotischer Gefäßveränderungen. Auch Nikotin fördert die Plaqueentstehung über die Bildung von Radikalen, die ihrerseits das Cholesterin oxidieren.

Für einen physiologischen Cholesterinstoffwechsel müssen genügend LDL-Rezeptoren vorhanden sein.

Zielwerte für Cholesterin

In der Praxis wird immer wieder das Problem des idealen Cholesteringehalts des Blutes auftauchen. Die Frage lässt sich nur sehr differenziert und individuell beantworten. Zur allgemeinen Orientierung gelten Zielwerte. Zur Lösung der Frage, ob eine Hyperlipoproteinämie vorliegt oder nicht und weiter zur Beurteilung der Frage, welche der vielfältigen Formen dieser Stoffwechselerkrankung vorliegt, bedarf es der Ermittlung zahlreicher

Blutwerte durch den Arzt. Dies wird deutlich, wenn man sich vergegenwärtigt, dass das Cholesterin in unterschiedlichen Bindungen vorkommt: VLDL-, LDL- und HDL-Cholesterin.

Die International Task Force for Prevention of Coronary Heart Disease hat die folgenden **Zielwerte** gesetzt:

- Gesamtcholesterin: < 200 mg/dl
- Triglyceride: < 200 mg/dl
- HDL-Cholesterin: ♂ > 35 mg/dl;
  ♀ > 45 mg/dl
- LDL-Cholesterin:
  ohne Risikofaktoren: < 160 mg/dl
  mit Risikofaktoren: < 135 mg/dl
  mit hohem Gesamtrisiko: < 100 mg/dl.

Grundlage der Behandlung von Fettstoffwechselstörungen ist eine **Diät,** mit der das Normalgewicht stabilisiert oder erst erreicht werden soll. Ziel ist eine Beschränkung der Fettaufnahme mit einer Nahrung, die ballaststoffreich und cholesterinarm ist. Umfangreiche und unverzichtbare Ernährungsempfehlungen dazu werden im Fach Ernährungslehre und Diätetik gegeben.

10.2.4 Ansatzpunkte für eine lipidsenkende Arzneimitteltherapie

Gallensäurebindende, nichtresorbierbare Anionen-Austauscherharze

Diese Pharmaka, z. B. Colestyramin (+ Quantalan®) erhöhen die intestinale Gallensäureausscheidung und bewirken u. a. eine verstärkte Umwandlung von Cholesterin zu Gallensäuren. Der Plasmacholesterinspiegel lässt sich um 20–30 % senken.

Fibrate

Fibrate sind Derivate der Clofibrinsäure (Abb. 10.4). Sie erhöhen die Ausscheidung von Cholesterin über die Galle durch Aktivi-

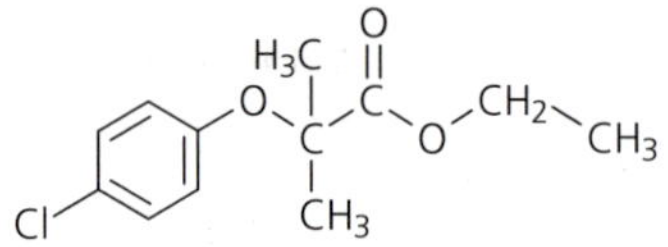

Abb. 10.4 Clofibrat (Ethylester der Clofibrinsäure)

tätssteigerung von Lipoprotein-Lipasen (Lipasen = fettspaltende Enzyme). Vertreter dieser Gruppe sind u. a. Bezafibrat (z. B. + Cedur®, + Bezabeta®) und Gemfibrozil (+ Gevilon®). Der LDL-Cholesterin-Spiegel wird durch diese Stoffe im Plasma um 15–20 % gesenkt.

Cholesterin-Synthese-Enzym-Hemmer (CSE-Hemmer)

Die CSE-Hemmer sind die wichtigste Wirkstoffgruppe unter den **Lipidsenkern.** Ihre Entwicklung war gezielt möglich, weil die einzelnen Stufen der Cholesterinbiosynthese im menschlichen Körper bekannt sind. Ziel der entsprechenden Forschung war es, die Cholesterinbiosynthese auf einer möglichst frühen Stufe zu unterbrechen (Abb. 10.5).

Der Wirkungsmechanismus der Stoffe

- Atorvastatin (+ Sortis®)
- Fluvastatin (+ Cranoc®, + Locol®)
- Lovastatin (+ Mevinacor®, + Lovabeta®)
- Pravastatin (+ Mevalotin®, + Pravasin protect® (besitzt auch eine Zulassung zur Therapie der instabilen Angina pectoris), Pravastatin ratiopharm®)
- Simvastatin (+ Zocor® + Simvahexal®).

beruht auf einer intrazellulären kompetitiven Hemmung des Enzyms Hydroxymethylglutaryl-Coenzym-A-Reduktase (HMG-CoA-Reduktase). Dieses Enzym katalysiert die Umsetzung des Hydroxymethylglutaryl-Coenzym-A (HMG-CoA) zu Mevalonsäure, ein wichtiger Schritt der **Cholesterinbiosynthese** in der Leber (Abb. 10.5). Durch die Reduzierung der Eigensynthese des Cholesterins kommt es kompensatorisch zur ver-

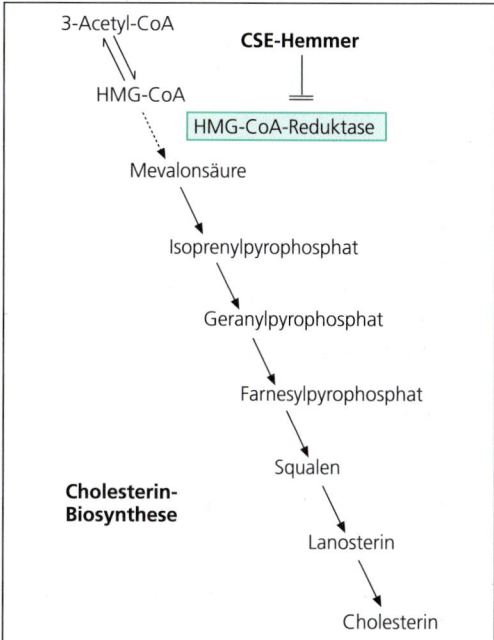

Abb. 10.5 Hemmung der Cholesterinbiosynthese durch CSE-Hemmer (HMG-CoA-Reduktase-Hemmer)

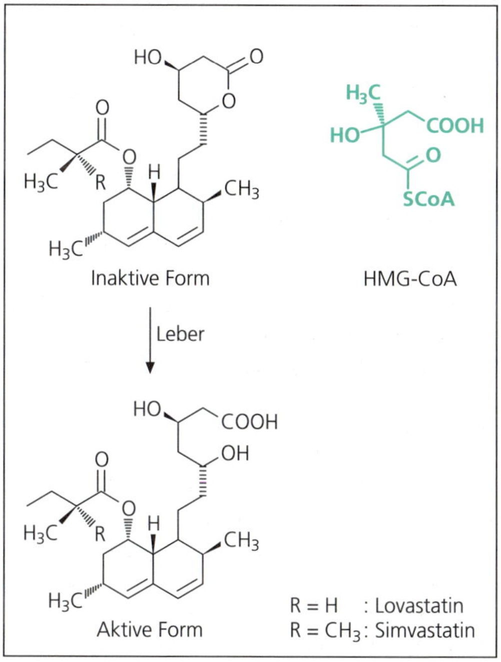

3-Acetyl-CoA

CSE-Hemmer

HMG-CoA

HMG-CoA-Reduktase

Mevalonsäure

Isoprenylpyrophosphat

Geranylpyrophosphat

Farnesylpyrophosphat

Squalen

Cholesterin-Biosynthese

Lanosterin

Cholesterin

HMG-CoA

Inaktive Form

Leber

Aktive Form

R = H : Lovastatin
R = CH₃ : Simvastatin

Abb. 10.6 CSE-Hemmer, ihre aktiven Metaboliten und HMG-CoA

stärkten Ausbildung von LDL-Rezeptoren, die LDL vermehrt aus dem Blut entfernen.

Die Wirksamkeit der CSE-Hemmer lässt sich also durch ihre strukturelle Ähnlichkeit mit Hydroxymethylglutaryl-Coenzym-A erklären (Abb. 10.6).

Die CSE-Hemmer Lovastatin und Simvastatin sind gute Beispiele für Pharmaka, die als Prodrugs vorliegen und in der Leber über einen First-pass-Effekt in aktive Metaboliten überführt werden (Abb. 10.6).

In Abhängigkeit von der Dosis lässt sich mit den CSE-Hemmern das Gesamtcholesterin um 25–40 %, das LDL-Cholesterin um 25–45 % und Triglyceride um 25 % senken. Indikationen für diese Gruppe von Lipidsenkern sind besonders primäre Hyperlipoproteinämien und Hochrisikopatienten. Bei schweren Hypercholesterinämien ist eine Kombination mit Anionen-Austauscherharzen möglich.

Da die Cholesterinbiosynthese einen zirkadianen Rhythmus (s. Kap. 2.3.2) mit einem Maximum um Mitternacht durchläuft, ist es sinnvoll, die Applikation abends vorzunehmen.

Mit Nebenwirkungen wie Magen-Darm-Störungen, Hautausschlag, Schlafstörungen oder Myopathien muss eventuell gerechnet werden.

Mit Ezetimib (+Ezetrol®) ist kürzlich der erste Vertreter einer neuen Substanzklasse in den Handel gekommen, die die **Cholesterinresorption aus dem Darm hemmen.** Das Nebenwirkungsprofil scheint dem der CSE-Hemmer zu entsprechen.

Zusammenfassung Fettstoffwechselstörungen

Hyperlipoproteinämien gehören zu den wichtigsten Risikofaktoren der Arteriosklerose und der koronaren Herzkrankheit. Sie sind durch einen unphysiologischen Anstieg von Lipoproteinen im menschlichen Blut gekennzeichnet. Lipoproteine sind die Transportform von Lipiden, wie z.B. Cholesterin oder Triglyceriden, im Blut. Sie werden nach Größe und Dichte in Chylomikronen, VLDL, LDL und HDL eingeteilt.

Bei den Hyperlipoproteinämien unterscheidet man die primären und die sekundären Hyperlipoproteinämien. Letztere sind u.a. durch Erkrankungen, wie Diabetes mellitus oder Schilddrüsenunterfunktion, aber auch durch Fehlverhalten oder Arzneimittel bedingt.

Eine hohe LDL-Cholesterinkonzentration ist für den Organismus am schädlichsten. Das an sich physiologische Cholesterin kann infolge eines Mangels an LDL-Rezeptoren auf der Zelloberfläche nicht mehr in die Zellen gelangen und wird jetzt Ursache arteriosklerotischer Gefäßveränderungen.

Die International Task Force for Prevention of Coronary Heart Disease hat Zielwerte für die wichtigsten Lipide bzw. Lipoproteine im Blut gesetzt. Neben der Diät hat heute die Arzneimitteltherapie mit spezifisch entwickelten Lipidsenkern – den CSE-Hemmern – eine große Bedeutung bei einer erfolgreichen Behandlung von Hyperlipoproteinämien erlangt.

10.3 Diabetes mellitus

Bei der Behandlung der Erkrankungen des Magen-Darm-Kanals (s. Kap. 3.6.2) lernten wir eine wesentliche Funktion der Bauchspeicheldrüse (Pankreas) kennen. Es ist dies die Produktion des Pankreassaftes, der verschiedene für die Verdauung wichtige Enzyme enthält. Wir sprechen von der exokrinen Aktivität des Pankreas; daneben besitzt das Pankreas auch eine endokrine (hormonale) Funktion. Es bildet in endokrinen Zellen die Hormone Insulin und Glucagon. Beide Hormone greifen regulierend in den Kohlenhydratstoffwechsel ein.

10.3.1 Bau und Funktion des Inselapparates

Der hormonproduzierende Teil des Pankreas ist der Inselapparat, der hauptsächlich aus den Langerhans-Inseln besteht (Abb. 10.7).

Das Gewebe dieser Inseln bildet in den so genannten A-Zellen das Glucagon, ein Peptidhormon, das den Blutzuckerspiegel erhöht. In den B-Zellen der Langerhans-Inseln wird das Insulin gebildet. Das Insulin ist ein Peptidhormon, das den Blutzuckerspiegel senkt. Glucagon und Insulin sind also Gegenspieler (Antagonisten); dadurch aber, dass Glucagon die Glucose bereitstellt, die dann von Insulin weiter verwertet werden kann, gibt es auch einen Synergismus in der Wirkung dieser beiden Hormone. Schließlich wird in den D-Zellen noch das Somatostatin gebildet, das die Ausschüttung gastrointestinaler Hormone und Salzsäure hemmt und wegen dieses Effekts und der zusätzlichen gefäßkontrahierenden Wirkung als Hämostyptikum/Antihämorrhagikum eingesetzt wird (+ Somatostatin®).

10.3.2 Struktur und Wirkung des Insulins

Ein Insulinmangel führt zum Krankheitsbild des **Diabetes mellitus,** der **„Zuckerkrankheit".** Es ist dies die häufigste Stoffwechselerkrankung. Man schätzt, dass es 2010 in Deutschland 10 Millionen Diabetiker geben wird.

Insulin besteht aus 51 Aminosäuren. Es gliedert sich in eine A-Kette mit 21 Aminosäuren und eine B-Kette mit 30 Aminosäuren. Die beiden Ketten sind durch zwei Disulfidbrücken miteinander verknüpft. Bei den verschiedenen Säugetieren ist der Unterschied in der Aminosäuresequenz gering, die Wirkung ist gleich. Dies hat in der Vergangenheit zum relativ problemlosen Ersatz des menschlichen Insulins

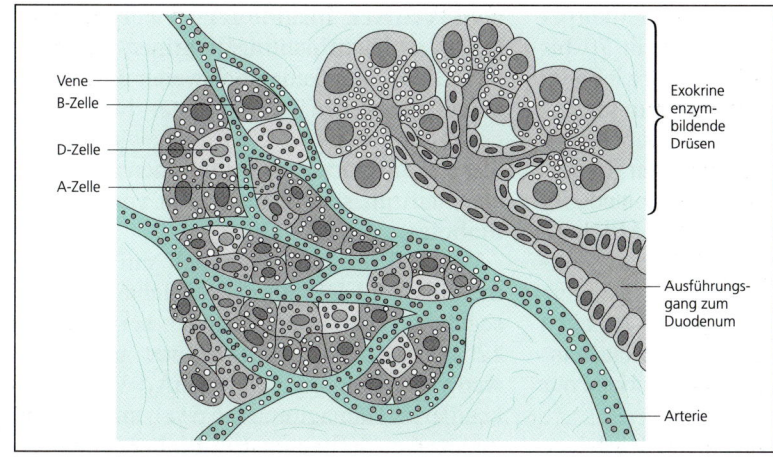

Vene
B-Zelle

D-Zelle

A-Zelle

Exokrine
enzym-
bildende
Drüsen

Ausführungs-
gang zum
Duodenum

Arterie

Abb. 10.7 Inselapparat.
Nach Faller 2004

durch Rinder- oder Schweine-Insulin geführt.

Der Insulinbedarf des Menschen liegt bei 30 bis 50 IE pro Tag.

Die IE (= Internationale Einheit) wird auf ein Standardinsulin bezogen. 1 mg Humaninsulin entspricht 29 IE.

Wenn wir die Symptome des Diabetes mellitus verstehen wollen, müssen wir zunächst die Wirkung des Insulins im Organismus untersuchen.

Der Mensch deckt seinen Energiebedarf zu ca. 45 % aus Kohlenhydraten. Damit kommt dem Insulin als einem den Kohlenhydratstoffwechsel regulierenden Hormon eine zentrale Bedeutung zu. Insulin hat Einfluss auf das Muskelgewebe, auf das Fettgewebe und die Leberzellen. Es

- bewirkt eine Erhöhung der Permeabilität (Durchlässigkeit) der Zellmembran von Muskel- und Fettzellen für Glucose und andere Zucker (dadurch kommt es zur Senkung des Blutzuckerspiegels)
- fördert die Umwandlung von Glucose zu Glykogen in der Leber und in den Muskelzellen
- hemmt die Lipolyse (enzymatische Fettspaltung) in der Fettzelle.

Eine **ungenügende Insulinsekretion** der B-Zellen im Inselapparat muss dann folgende Wirkungen haben:

- **Ansteigen des Blutzuckerspiegels,** da besonders Glucose nicht in vollem Maße in die Zellen aufgenommen werden kann.
- **Steigerung der Gluconeogenese** (Umwandlung von Eiweiß zu Kohlenhydraten), um zusätzliche Energiereserven heranzuziehen.
- **Steigerung der Lipolyse,** ebenfalls um zusätzliche Energiereserven zu mobilisieren. Die gesteigerte Lipolyse bedingt einen Anstieg der Konzentration von freien Fettsäuren im Blut, die aber ohne Glucose nicht vollständig verbrannt werden können. Folglich steigt die Konzentration an Ketonkörpern im Blut und eventuell im Urin. Ketonkörper sind z. B. Acetacetat, 3-Hydroxybutyrat und Aceton. Man spricht beim Auftreten dieser Verbindungen im Urin auch von **Ketonurie.**

10.3.3 Entstehung und Symptome des Diabetes mellitus

Für die Entstehung eines Diabetes mellitus ist die Krankheitsbereitschaft maßgebend. Diese kann erblich bedingt sein.

Eine Zerstörung der Betazellen durch Autoimmunreaktion (s. Kap. 14.7) führt zum **absoluten Insulinmangel: Typ-1-Diabetes = Insulinpflichtiger Diabetes (IDDM = in-**

sulin demand diabetes mellitus). Antikörper gegen Inselzellen sind dann auch in 70 bis 90 % der Fälle nachweisbar. Die Entwicklung der Krankheit geschieht in kurzer Zeit und typischerweise vor dem 30. Lebensjahr. Das hat dieser Verlaufsform auch den Namen **juveniler Diabetes** eingebracht. In Deutschland gibt es ca. 400 000 Betroffene. Seit der Möglichkeit einer Insulinbehandlung kommen zahlreiche Diabetiker in das fortpflanzungsfähige Alter, dadurch ist die Weitergabe der Anlagen und eine geringe Zunahme der Diabeteshäufigkeit bedingt. Umweltfaktoren wirken nur auslösend.

Beim **Typ-2-Diabetes** liegt zunächst eine angeborene Insulinresistenz der Skelettmuskulatur vor. Durch Überernährung und Bewegungsmangel kommt es zur Hyperglykämie und als Reaktion darauf zur Hyperinsulinämie. Diese Situation (Fettleibigkeit und Hyperinsulinämie) wird – ergänzt durch die sich daraus entwickelnde Hypertonie und Hyperlipoproteinämie (s. Kap. 10.2.2) – als **Metabolisches Syndrom** bezeichnet und ist eine Vorphase des Diabetes in der sich allerdings die Gefäßschäden (s. u.) bereits entwickeln. Die Mehrproduktion an Insulin führt zur weiteren Zunahme der Insulinresistenz und durch eine Sekretionsstörung der Betazellen auch zum Insulinmangel, allerdings

zum **relativen Insulinmangel = Typ-2-Diabetes = Nichtinsulinpflichtiger Diabetes (NIDDM).** Man kann noch weiter unterscheiden und zwar den Typ 2-a (unter- bis normalgewichtig) vom Typ 2-b (übergewichtig). Da diese Form vorwiegend im höheren Lebensalter auftritt, spricht man auch vom **Altersdiabetes.**

Wann liegt nun eigentlich ein Diabetes mellitus vor? Der normale Nüchtern-Glucosegehalt des Blutes liegt bei 90 bis 120 mg %/dl. Der Arzt benützt gerne den weniger manipulierbaren HbA_{1c}-Wert (glykosiliertes Hämaglobin < 6,5 %), um das Therapieziel zu definieren. Ein **Diabetes mellitus** liegt bei **Insulinmangel** und **Überschreiten des oberen Blutzuckerwertes** vor. An der Regulation des Blutzuckerspiegels sind jedoch weitere Hormone beteiligt. Abb. 10.8 veranschaulicht die Wechselwirkung zwischen Pankreas, Hypophyse und vegetativem Nervensystem bei der Aufrechterhaltung des normalen Glucosegehaltes des Blutes.

Jene Symptome, die einen Diabetes mellitus kennzeichnen, sollen kurz noch mal zusammengestellt werden:

Wir kennen bereits:
- **Hyperglykämie,** d. h. Vermehrung des Glucosegehaltes im Blut
- **Hyperlipidämie,** d. h. Vermehrung des

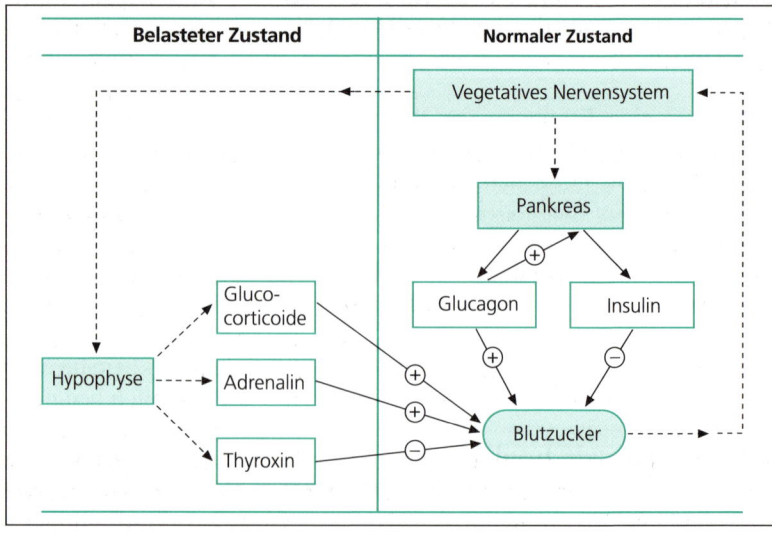

Abb. 10.8 Regulation des Glucosehaushaltes im Blut

Fettgehaltes im Blut durch Mobilisierung der Fettreserven

■ **Ketonurie,** d. h. Ausscheidung von Ketonkörpern im Harn.

Nun kommen hinzu:

■ **Glucosurie,** d. h. Zuckerausscheidung im Harn sobald die Nierenschwelle für Glucose überschritten ist

■ **Polyurie,** d. h. Erhöhung der Harnmenge, da mit der Glucose auch entsprechende Anteile an Wasser ausgeschieden werden müssen

■ **Polydipsie,** d. h. Durst, die verlorengegangene Flüssigkeit muss wieder ersetzt werden

■ **Azidose,** d. h. der Blut-pH-Wert fällt unter 7,36 weil beim unvollständigen Fettsäureabbau viele saure Stoffwechselprodukte anfallen.

Mit der Hyperglykämie und der Hyperlipidämie sind Stoffwechselstörungen genannt, die ein Indiz sind für die **Gefahren,** die im Gefolge der Zuckerkrankheit auftreten und die den Verlauf der Erkrankung nachhaltig verschlechtern können. Es sind dies vor allem die **Gefäßkomplikationen,** die an den großen (**Makroangiopathien**) und an den kleinen Gefäßen (**Mikroangiopathien**) beobachtet werden sowie die **diabetische Neuropathie,** die durch sensible Reiz- und Ausfallserscheinungen, ggf. auch mit Schmerzverlust gekennzeichnet ist. Diese Folgen treten häufig auch trotz bestehender Therapie ein.

Eine bekannte Mikroangiopathie ist die **Netzhautschädigung** (Retinopathie), die zur Verschlechterung des Sehvermögens führt. Ein anderes Organ, das betroffen sein kann, ist die Niere (**Nephropathie**).

Zu den Makroangioathien zählen die **Arteriosklerose** mit den durch sie begünstigten dramatischen Komplikationen, wie **Herzinfarkt, arterielle Verschlusskrankheiten** oder **Schlaganfall.**

Die regelmäßige Selbstkontrolle des Blutzuckerspiegels ist unabdingbar mit der Therapie verknüpft. Nur dadurch lässt sich z. B. vor der Injektion die notwendige Insulindosis ermitteln oder bei oralen Antidiabetika die Therapietreue kontrollieren. Sie erfolgt visuell mit Teststreifen (ungenau und deshalb heute weniger wichtig) oder mithilfe moderner, preisgünstiger Reflexions-Photometer, die den Teststreifen auswerten (Accu-Check-plus®, Lifescan One Touch® Profile™) oder als biochemische Messmethode mit Sensor-Elektroden (Teststreifen) und Messgerät (Accutrend® sensor, Glucometer® elite, Medisense® Precision Xtra). Daneben spielt immer noch die Zuckerbestimmung im Urin – nicht nur als Screening (z. B. Diastix®) – eine Rolle: Sie ist unkompliziert, hinreichend genau (Diabur-Test® 5000) und erlaubt bei Kenntnis der eigenen Nierenschwelle einen Rückschluss auf den Blutzuckerspiegel. Durch die regelmäßige Kontrolle wird das Bewusstsein für die gesundheitliche Störung geweckt und die Einsicht in die Notwendigkeit einer Behandlung verbessert (Verbesserung der Compliance).

10.3.4 Therapie des Diabetes mellitus

Stellen wir zunächst die Therapiemöglichkeiten zusammen:

■ **Diätetische Maßnahmen** sind die **Basis jeder Diabetes-Therapie**
■ Behandlung mit **Insulin**
■ Behandlung mit **oralen Antidiabetika.**

Die einzuschlagende Therapie wird von der Art des Diabetes abhängig gemacht.

Beim **Typ-2-Diabetes** produziert die Bauchspeicheldrüse noch Insulin. Eine Diät alleine oder gegebenenfalls die Kombination mit oralen Antidiabetika ist hier oft ausreichend. Allerdings wird heute zunehmend früher auf Insulin umgestellt, weil sich zeigt, dass bei entsprechender Compliance mögliche Folgeerkrankungen seltener oder später auftreten.

Der **Typ-1-Diabetes** ist gekennzeichnet durch einen **absoluten Insulinmangel,** d. h. er kann nur mit Insulin behandelt werden. Diesem Diabetiker muss in bestimmten Abständen eine individuell zu bestimmende Dosis Insulin subkutan zugeführt werden.

Wird ein Diabetes mellitus nicht behandelt, so kommt es infolge des Blutzuckermangels in den Zellen zum **diabetischen Koma** (Bewusstlosigkeit, Ketoazidose) und schließlich zum Tod.

Da Insulin ein Peptid-Hormon ist, kann es wegen der eiweißspaltenden Enzyme des Magen-Darm-Kanals nicht oral eingesetzt werden. Ein Pulverinhalator mit Insulin steht indes kurz vor der Zulassung.

Insulin-Präparate

Bei Neueinstellungen von Diabetikern ist das biotechnologisch hergestellte Humaninsulin das Mittel der Wahl. Daneben gibt es noch Insulin aus Schweine- und Rinderpankreas. Neu auf dem Markt sind Humaninsulin-Analoga, bei denen die Aminosäuresequenz geringfügig verändert wurde und die sehr schnell und sehr kurz (Insulin lispro und Insulin Aspart) wirken und zum Essen gespritzt werden können (kein Spritz-Essabstand!), bzw. sehr lange (Insulin glargin, Insulin detemir) wirken.

Bei der Insulinbehandlung müssen der unterschiedliche Wirkungseintritt, das Wirkungsmaximum und die unterschiedliche Wirkungsdauer beachtet werden.

Alt-Insulin

Dabei handelt es sich um reines Insulin. Seine Wirkung setzt $1/2$ bis 1 Stunde nach subkutaner Applikation ein. Die Wirkungsdauer beträgt 5–8 Stunden. Ist eine sofortige Wirkung erwünscht, wie z. B. beim diabetischen Koma, so kann Alt-Insulin auch intravenös verabreicht werden (Tab. 10.1).

Mittellang wirksame Verzögerungsinsuline (oder intermediärwirksame Insuline)

Präparate mit einer Wirkungsdauer von 10 bis 24 Stunden bezeichnet man als mittellangwirksame Verzögerungsinsuline (Depotinsu-

line). Die Verzögerung der Wirkung kann durch technologische Maßnahmen erreicht werden. Insulin wird z. B. an Human-Globulin, Zink-Ionen oder Protamin (ein Eiweißkörper) komplex gebunden. Diese Präparate müssen zweimal täglich injiziert werden. Die Mehrzahl der Diabetiker ist auf eines dieser Präparate eingestellt (Tab. 10.1).

Lang wirksame Depotinsuline oder Verzögerungsinsuline

Die Wirkung der Präparate dieser Gruppe hält 20 bis 30 Stunden an. Eine einmalige Injektion pro Tag ist ausreichend. Ihre Anwendung ist nur bei Patienten mit konstanter Stoffwechsellage indiziert (Tab. 10.1).

Tab. 10.1   Insulinpräparate (12)*

Fertigarzneimittel®	INN
A Kurzwirkende Insuline WE 0,5–1 WD 5–8	
+ Insulin Actrapid HM	Humaninsulin
+ Insuman Rapid	Humaninsulin
+ Humalog	Insulin lispro
+ Novorapid	Insulin aspart
+ Apidra	Insulin glulisin
B Verzögerungsinsuline WE 1–2 WD 10–24	
+ Protaphane	Humaninsulin
+ Insuman Basal	Humaninsulin
+ Huminsulin Basal	Humaninsulin
C Langwirkende Insuline WE 2,5 WD 20–30	
+ Lantus	Insulin glargin
+ Levemir	Insulin detemir
D Mischinsuline	
+ Insuman Comb	Humaninsulin
+ Huminsulin Profil	Humaninsulin
+ Berlinsulin H	Humaninsulin
+ Novomix	Insulin aspart

* Hauptgruppen-Nummer der Roten Liste
WE: Wirkungseintritt (h)
WD: Wirkungsdauer (h)

Dosierung

Die Dosierung erfolgt nach verschiedenen Strategien:

- **Konventionelle Therapie (CT),** Gabe eines Insulingemisches (Verzögerungsinsulin mit im Regelfall 25 Prozent Altinsulin) früh und abends. Diese Strategie ist einfach, Menge und Zeitpunkt der Mahlzeiten sind vorgegeben.
- **Intensivierte konventionelle Therapie (ICT),** sieht morgens und abends die Gabe von reinem Verzögerungsinsulin vor und zusätzlich zu den Hauptmahlzeiten eine diesen entsprechende Menge Normalinsulin.
- **Kontinuierliche subkutane Insulininfusion (CSII),** d.h. eine konstante Basalrate wird über eine Insulinpumpe erreicht, zusätzlich wird zu jeder Mahlzeit eine zusätzliche Dosis als Bolus gesetzt.

Zur Applikation werden 1 ml-Insulin-Einmalspritzen sowie Injektionsgeräte (Fertigspritzen, Pens) und Insulinpumpen eingesetzt. Insulinzubereitungen zur Verabreichung mit der Einmalspritze enthalten in 1 ml Flüssigkeit 40 IE Insulin (U 40-Insulin). Für die anderen Applikationsmöglichkeiten wird konzentrierteres Insulin eingesetzt: U 100-Insulin mit einem Gehalt von 100 IE/ml. Da der Diabetiker sich die Injektion häufig selbst verabreicht, ist auf peinliche Sauberkeit bei Reinigung, Aufbewahrung und Anwendung des Injektionsgerätes zu achten.

Nebenwirkungen und Kontraindikationen

Die bedeutendste Nebenwirkung ist die **Hypoglykämie** (Unterzuckerung) – durch Diätfehler oder Überdosierung ausgelöst –, die sich u.a. durch Hunger, Bradykardie, Müdigkeit, Krämpfe und Koma äußern kann. Gefährlich ist das Auftreten von irreversiblen Hirnschädigungen bei langanhaltender Hypoglykämie. Eine weitere Nebenwirkung ist die **Insulinallergie.**

Interaktion. Die blutzuckersenkende Wirkung des Insulins wird durch MAO-Hemmer, α-Rezeptorenblocker und ACE-Hemmer verstärkt, durch Schilddrüsenhormone und trizyklische Antidepressiva abgeschwächt.

Orale Antidiabetika

Diese Präparate bedeuten einen Fortschritt in der Behandlung des Typ-2-Diabetikers, da sie peroral eingenommen werden können und damit die Belastung der täglichen Insulin-Injektion wegfällt.

Zwei Gruppen stehen zur Verfügung:

- **Insulinotrope,** d.h. auf die Betazelle wirkende Arzneistoffe: Sulfonylharnstoffe und Repaglinid

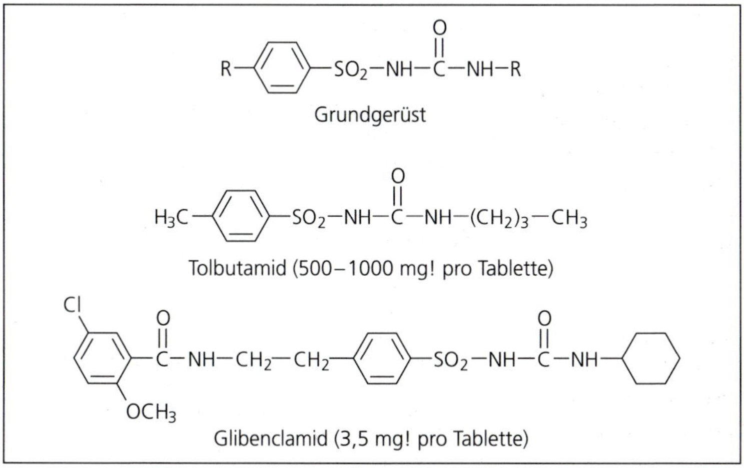

Grundgerüst

Tolbutamid (500–1000 mg! pro Tablette)

Glibenclamid (3,5 mg! pro Tablette)

Abb. 10.9 Weiterentwicklung von Sulfonamiden

- **Nicht-insulinotrope** Arzneistoffe, wie z. B. Biguanide, Alpha-Glucosidase-Hemmer und Insulinsensitizer.

Die Blutzucker senkende Wirkung von Sulfonamiden war Ausgangspunkt der Forschung auf dem Gebiet der peroralen Antidiabetika (Abb. 10.9). Die ursprüngliche Struktur ist so abgewandelt, dass die bakteriostatische Wirkung ganz aufgehoben ist. Dafür wirken die **Sulfonylharnstoff-Derivate** an den Betazellen. Ergebnis ist eine verstärkte Freisetzung von Insulin.

Neben den Sulfonylharnstoff-Derivaten ist zzt. noch **Repaglinide** im Handel, das ebenfalls eine gesteigerte Insulinsekretion bewirkt.

Biguanid-Derivate, bei uns ist nur Metformin im Handel (Abb. 10.10), führen zu einer verbesserten Glucose-Aufnahme in die Zelle, daneben besitzen sie appetithemmende Eigenschaften und sind deshalb besonders geeignet für übergewichtige Typ-2-Patienten. Eingeschränkt wird der Einsatz durch die – seltene – Nebenwirkung Laktacidose.

Heute werden α-**Glucosidase-Hemmer** häufig als Mittel der ersten Wahl bei Typ-2-Diabetikern eingesetzt: Acarbose und Miglitol sind Hemmstoffe der Enzyme, die den Abbau von Poly-, Oligo- und Disacchariden zu Monosacchariden katalysieren. Dadurch kommt es zu einer verzögerten Freisetzung und Resorption von Glucose und zu einer Glättung des Blutzuckertagesprofiles. Nebenwirkungen wie z. B. Blähungen und Durchfälle führen zu einer sehr unterschiedlichen Bewertung dieser Substanzgruppe.

Eine neue Substanzgruppe (Thiazolidindione) wird als **Insulinsensitizer** bezeichnet. Derzeit sind Rosiglitazon (+ Avandia®) und Pioglitazon (+ Actos®) im Handel. Sie verbessern die Empfindlichkeit des peripheren Gewebes und senken dadurch den Glucose- aber auch den Insulin-Spiegel. Sie werden in Kombination mit Sulfonylharnstoffen und Metformin eingesetzt.

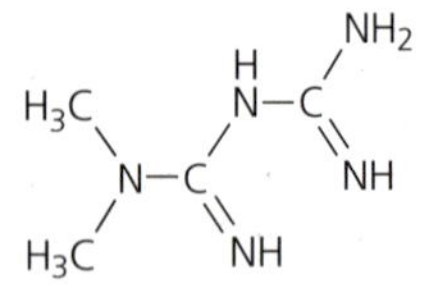

Für alle oralen Antidiabetika (s. Tab. 10.2) gilt als Voraussetzung für ihren Einsatz, dass die körpereigene Insulinproduktion noch nicht ganz ausgefallen ist. Diese Wirkstoffe können also nur bei Typ-2-Diabetes eingesetzt werden. Weitere Kriterien sind:

- Fehlen einer akuten Gefährdung des Patienten durch Hyperglykämie
- Alter des Patienten über 35 bis 40 Jahre
- Versagen der Einstellung befriedigender Blutzuckerwerte durch Diät.

Als **Nebenwirkungen** können Allergien und lang anhaltende Hypoglykämien auftreten. Es gibt eine Vielzahl von **Interaktionen** der verschiedenen oralen Antidiabetika mit anderen Pharmaka, **die berücksichtigt werden müssen.**

Tab. 10.2 Orale Antidiabetika (12)*

INN	Fertigarzneimittel®
A Sulfonylharnstoff-Derivate	
Glimepirid	+ Amaryl
Glibenclamid	+ Euglucon N
	+ Glib-ratiopharm
	+ Glibenhexal
Glibornurid	+ Glutril
B Andere Insulinotrope Stoffe	
Repaglinide	+ NovoNorm
Nateglinid	+ Starlix
C Biguanide	
Metformin	+ Glucophage
	+ Siofor
D α-Glykosidase-Hemmer	
Acarbose	+ Glucobay
Miglitol	+ Diastabol
E Insulinsensitizer	
Rosiglitazon	+ Avandia®
Pioglitazon	+ Actos®

Abb. 10.10 Biguanid-Derivat Metformin

* Hauptgruppen-Nummer der Roten Liste

Auch während der Schwangerschaft sind orale Antidiabetika kontraindiziert, da die Blutzuckerschwankungen zu teratogenen Schäden führen können.

Glucagon. Wir haben Glucagon als **Antagonist** und **Synergist** des Insulins kennen gelernt. Es fördert den Abbau von Glykogen zu Glucose in der Leber und erhöht den Blutzuckerspiegel. Glucagon kann zur Behandlung schwerer hypoglykämischer Reaktionen unter Insulintherapie eingesetzt werden und ist darüber hinaus als Antidot bei Vergiftungen mit Betablockern Bestandteil des Notfall-Sets (+ GlucaGen® Hypokit).

Zusammenfassung Diabetes mellitus

Das Pankreas ist ein Organ mit zwei großen Aufgabengebieten: Produktion von verdauungsfördernden Enzymen und Produktion von Blutzucker regulierenden Peptidhormonen im Inselapparat. Insulin senkt den Blutzuckerspiegel und Glucagon erhöht denselben. Ein dauernder Mangel an Insulin führt zu Diabetes mellitus.

Eine wesentliche Wirkung des Insulins ist die Erhöhung der Permeabilität der Zellmembranen von Muskel- und Fettzellen für Glucose. Dies erklärt ein Ansteigen des Blutzuckerspiegels bei Insulinmangel über den Normalwert von 90 bis 120 mg/dl. Der Diabetes mellitus ist durch Hyperglykämie, Glukosurie, Gewichtsverlust, Hyperlipidämie, Ketonurie und Azidose gekennzeichnet. Es muss zwischen Typ-2-Diabetes und Typ-1-Diabetes unterschieden werden. Letzterer ist ein echter Insulinmangel-Diabetes. Der juvenile Diabetes muss mit Insulin behandelt werden. Insulin muss injiziert werden. Zur Behandlung des Typ-2-Diabetes reicht oft eine Diät und/oder der Einsatz von oralen Antidiabetika aus. Insulin-Präparate unterscheiden sich in der Zeitspanne bis zum Wirkungseintritt, dem Wirkungsmaximum und in der unterschiedlichen Wirkungsdauer. Dementsprechend können die insulinhaltigen Fertigarzneimittel in drei Gruppen gegliedert werden:

- Alt- oder Normalinsulin (rascher Wirkungseintritt, kurze Wirkungsdauer)
- mittellang wirksame Verzögerungs- oder Intermediärinsuline
- lang wirksame Depot- oder Verzögerungsinsuline.

Die Depotwirkung wird durch Komplexbildung erreicht. Es kommt vor allem Humaninsulin zum Einsatz. Obwohl der Insulinbedarf bei ca. 40 IE pro Tag liegt, muss der Diabetiker meist höher dosieren. Wichtigste Nebenwirkung einer Insulintherapie ist die Hypoglykämie, ein Absinken des Blutzuckerspiegels unter den Normalwert. Die Hypoglykämie muss wegen der Gefahr von Hirnschäden sofort behandelt werden.

Als orale Antidiabetika werden hauptsächlich Sulfonylharnstoff-Derivate eingesetzt. Darüber hinaus sind noch Biguanide und die α-Glucosidasehemmer von Bedeutung. Orale Antidiabetika werden bei Typ-2-Diabetes angewendet, wenn die eigene Insulinproduktion noch nicht ganz ausgefallen ist.

Glucagon, der Gegenspieler des Insulins, dient der Therapie von hypoglykämischen Zuständen.

Fragen

1. Warum ist die Diät bei Gicht alleine nicht ausreichend?
2. In welchen Bestandteilen der Nahrung kommen besonders viel Purine vor?
3. Auf welchem Wege verlassen die Purine den Körper?
4. Welche Symptome sind typisch für einen Gichtanfall?
5. Welche medikamentösen Möglichkeiten gibt es, den Harnsäurespiegel zu senken?
6. Welcher Umstand berechtigt Sie vom LDL als dem „bösen" Cholesterin zu sprechen?
7. Was sind Statine?
8. Welche Aufgaben hat die Bauchspeicheldrüse?
9. Insulin und Glucagon sind Antagonisten und Synergisten. Begründen Sie diese Aussage.
10. Wodurch unterscheiden sich der Typ-1- und Typ-2-Diabetiker?
11. Nennen Sie einige typische Symptome eines Diabetikers.

DIURETIKA

Wirkung und Anwendung der **Diuretika** lassen sich nur verstehen, wenn die Harnorgane und die Nierenfunktion bekannt sind.

Zu den Harnorganen (Abb. 11.2) zählt man:

- beide Nieren (Renes, Abb. 11.1)
- beide Harnleiter (Ureteren)
- Harnblase (Vesica urinaria)
- Harnröhre (Urethra).

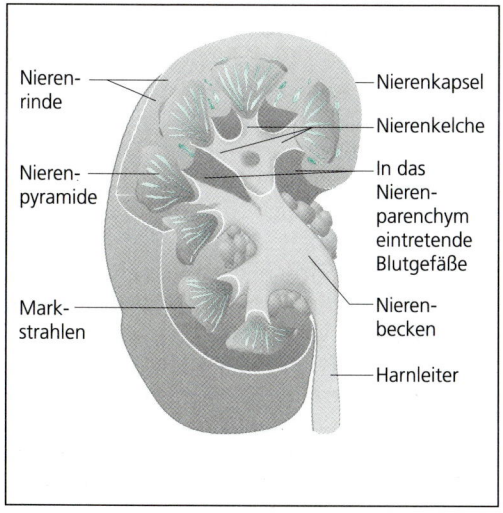

Abb. 11.1 Rechte Niere mit Schnitten in mehreren Ebenen. Aus Thews, Mutschler, Vaupel 1999

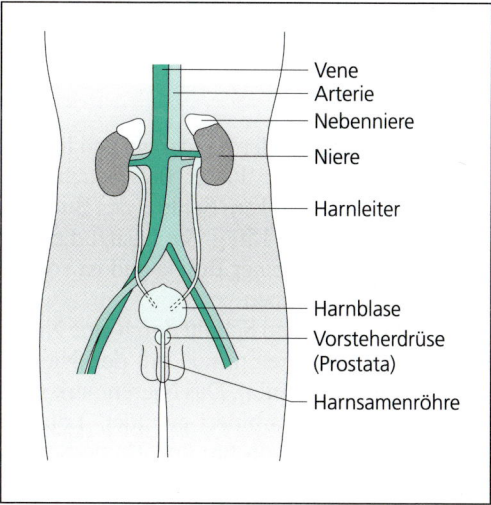

Abb. 11.2 Lage der harnableitenden Organe beim Mann. Nach Bauer 1975

11.1 Aufgaben der Nieren

Die Harnorgane leisten einen lebenswichtigen Beitrag zur Stabilität (Homöostase) unserer Körperfunktionen. Zu den wesentlichen Aufgaben gehören die Regulation des Flüssigkeitshaushaltes und die Ausscheidung (Exkretion). Die Nieren besitzen auch endokrine Funktionen. So werden Renin (s. Kap. 11.3) und Erythropoetin (s. Kap. 4.4) in ihnen gebildet.

Über die Nieren werden Harnstoff, Harnsäure und Kreatinin, Abbauprodukte der Eiweiße und Nukleinsäuren, ausgeschieden. Auch andere nicht verwertbare Stoffwechselprodukte, Arzneistoffe oder Arzneistoffmetaboliten werden auf diesem Wege ausgeschieden.

Zum Verständnis der Regulation des Flüssigkeitshaushaltes ist die Kenntnis von Bau und Funktion der Nieren mit Nierenbecken und Nierenkelchen erforderlich.

11.2 Lage und Bau der Nieren

Die Nieren liegen in der Lendengegend beiderseits der Wirbelsäule hinter der Bauchhöhle (s. Abb. 11.2 und Tafel am Schluss des Buches). Jede Niere wiegt ca. 150 g. Sie besitzt die charakteristische Form einer Bohne und ist von einer Fettkapsel umgeben.

Abb. 11.1 zeigt den Schnitt durch eine Niere. Man erkennt die Nierenrinde mit den Nierenkörperchen (Glomerula). Das Nierenmark wird von den Nierenpyramiden gebildet. Letztere enthalten die Sammelrohre und Henle-Schleifen. Die Sammelrohre münden auf der Papille, die ihrerseits von dem Nierenkelch umfasst wird. Die Nierenkelche münden in das Nierenbecken. Vom Nierenbecken wird der Harn im Harnleiter zur Harnblase transportiert.

Die Niere ist ein sehr stark durchblutetes Organ. Die Nierenarterien ästeln sich auf und bilden Arteriolen, die das Blut den Glomerula zuführen (Abb. 11.3). Über eine wegführende Arteriole wird das Blut aus jedem Glomerulum wieder herausgeleitet und durch ein Kapillarnetz den Venen zugeführt.

11.3 Funktion der Nieren

Die eigentliche Funktionseinheit der Niere ist das Nephron (Abb. 11.3). Hier erfolgt die Harnbereitung. Beide Nieren des Menschen besitzen zusammen ca. 2 Millionen derartige Nephrone. Jedes Nephron besteht aus einem Glomerulum, d. h. einem Arterienknäuel, das von einer Bowman-Kapsel umgeben ist, und einem Nierenkanälchen (Tubulus). Wie Abb. 11.3 zu entnehmen ist, gliedert sich jedes Nierenkanälchen in einen proximalen Tubulus, einen distalen Tubulus und die den geraden Teil des proximalen und des distalen Tubulus verbindende Henle-Schleife. Der distale Tubulus mündet in ein Sammelrohr.

Drei verschiedene Prozesse sind an der Harnbereitung beteiligt:

Glomeruläre Filtration. In 24 Stunden fließen ca. 1500 l Blut durch die Nieren. Aus diesem Blut werden in den Arterienknäueln der Glomerula pro Tag ca. 150 l eines Ultrafiltrates, auch Primärharn genannt, abgepresst. Die Filtrationsleistung ist unter anderem von der Durchblutung der Niere und dem Filtrationsdruck abhängig. Da der Mensch täglich etwa 1 bis 1,5 l Urin bildet, muss ein überwiegender Teil des Primärharns und auch der darin gelösten Stoffe wieder resorbiert werden.

Tubuläre Rückresorption. Zahlreiche glomerulär filtrierte Substanzen werden im Tubulus durch verschiedene Mechanismen (z. B. Diffusion) wieder resorbiert. Magnesium- und Calcium-Ionen werden in einem solchen Umfang rückresorbiert, dass im Harn etwa die gleiche Konzentration wie im Blutplasma erreicht wird. Mit der Resorption dieser und anderer Elektrolyte und entsprechender Anionen, wie z. B. Chlorid- und Bicarbonat-Ionen, ist eine Rückresorption

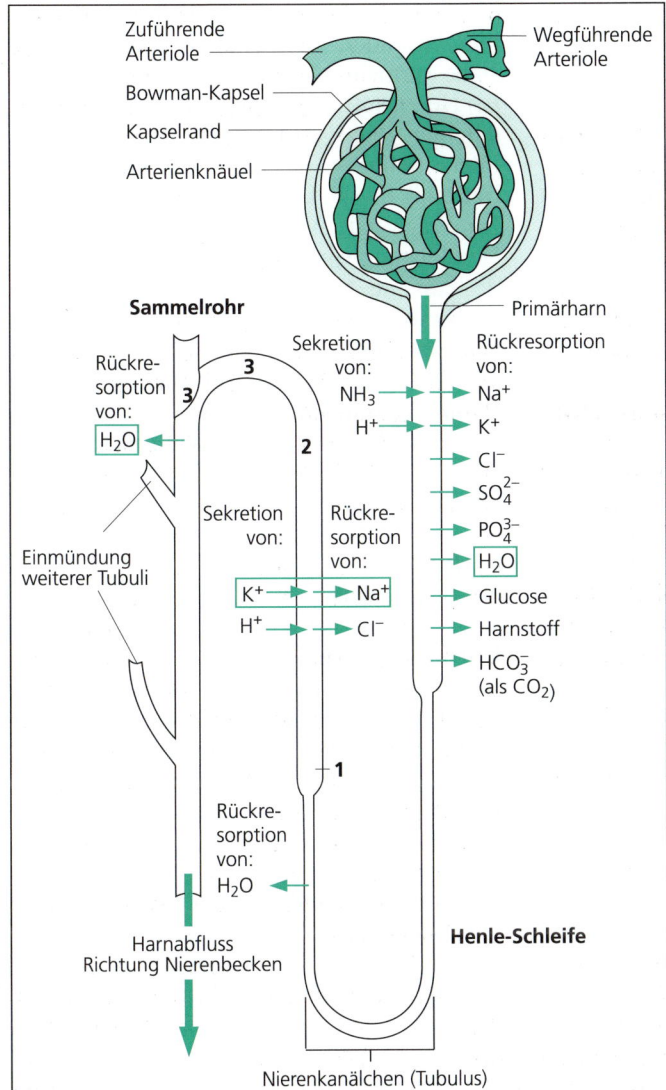

Abb. 11.3 Nephron als Funktionseinheit der Niere.
1 Angriffsort für Schleifendiuretika
2 Angriffsort für mäßig stark wirkende Diuretika
3 Angriffsort für kaliumsparende Diuretika und Aldosteronantagonisten

von ca. 99 % des glomerulär filtrierten Wassers verbunden. Glucose wird beim gesunden Menschen fast vollständig rückresorbiert.

Tubuläre Sekretion. Neben der glomerulären Filtration können verschiedene Stoffe auch durch tubuläre Sekretion in den Harn gelangen. Zu diesen Stoffen gehören anorganische Ionen, wie z. B. Kalium- und Hydronium-Ionen, die im Austausch gegen Natrium-Ionen sezerniert werden. Ferner gelangen auch organische Säuren und Basen und damit ebenso entsprechende Arzneimittel durch tubuläre Sekretion in den Harn.

Die drei genannten Prozesse ermöglichen es der Niere, den Flüssigkeitshaushalt des Körpers zu steuern. Dazu gehört die Regelung des:

- Wasserhaushaltes
- Salzhaushaltes (Elektrolythaushaltes); das Gleichgewicht zwischen Natrium- und Kalium-Ionen ist hier besonders wichtig (Isoionie)

- Säure-Basen-Gleichgewichtes (Isohydrie); hier ist das Carbonat-Bicarbonat-Gleichgewicht von großer Bedeutung:

$$H_2O + CO_2 \overset{\text{Carbo-}}{\underset{\text{anhydrase}}{\rightleftharpoons}} H_2CO_3 \rightleftharpoons HCO_3^- + H^+$$

(Das Enzym Carboanhydrase katalysiert die Reaktion von Wasser und Kohlenstoffdioxid zu Kohlensäure.)
- Osmotischen Druckes (Isotonie).

Die Kontrolle dieser Regelungsprozesse erfolgt über Hormonsysteme. Eines dieser Hormonsysteme ist das Renin-Angiotensin-Aldosteron-System. Fallen z. B. die Na^+-Ionen-Konzentration und der Blutdruck ab, so bewirkt dies eine verstärkte Ausschüttung des Enzyms Renin. Renin bewirkt im Blutplasma die Abspaltung von Angiotensin I aus Angiotensinogen. Angiotensin I wird durch ein Enzym, das so genannte **Angiotensin-Converting-Enzym (ACE),** gespalten, sodass als aktives Petidhormon das Angiotensin II entsteht. Angiotensin II bewirkt einerseits eine erhöhte Aldosteronausschüttung aus der Nebennierenrinde (s. Kap. 13.3.3). Aldosteron führt in der Niere zu einer erhöhten Natriumrückresorption und damit auch zu einer vermehrten Wasserrückresorption. Zum anderen besitzt Angiotensin II eine sehr ausgeprägte gefäßverengende und dadurch blutdrucksteigernde Wirkung. Die Renin-Ausschüttung wird wieder reduziert.

Ein zweites an der Kontrolle des Flüssigkeitshaushaltes beteiligtes Hormon ist das im Hypophysenhinterlappen gespeicherte Vasopressin, auch antidiuretisches Hormon (ADH) genannt. Steigt der osmotische Druck im Blut über die Norm an, so kommt es zu einer ADH-Ausschüttung. ADH führt über eine Erhöhung der Wasserdurchlässigkeit von Tubuli und Sammelrohren zu einer gesteigerten Wasserrückresorption. Damit ist wieder Homöostase erreicht. Die aufgeführten hormonellen Regelungsprozesse gibt Abb. 11.4 wieder.

Bei **Funktionsstörungen** der Niere handelt es sich häufig um Störungen des Elektrolyt- und Wasserhaushalts, die sich in Form von **Ödemen** äußern. Bei Ödemen ist die Flüssigkeitsmenge außerhalb der Gefäße und hier besonders in den Zellzwischenräumen stark vermehrt. Wie wir bereits wissen tritt bei Herzinsuffizienz ein erhöhter Venendruck auf, der einen verminderten Rückfluss von interstitieller (= die Zellzwischenräume betreffend) Flüssigkeit in das Blutgefäßsystem zur Folge hat. Wenn durch die verminderte Herzleistung auch der arterielle Blutdruck, deshalb die Nierendurchblutung und damit auch die glomeruläre Filtration herabgesetzt sind, ist zusätzlich noch die Ausscheidung von Natrium- und Chlorid-Ionen sowie von Wasser vermindert.

Ödeme lassen sich wie folgt gliedern:

Akute Ödeme

- Hirnödem
- Lungenödem

Chronische Ödeme

- Durch Funktionseinschränkung oder -ausfall von Herz, Leber und Nieren sowie durch Thrombosen bedingte Ödeme
- Durch Vergiftungen, Entzündungen oder Allergien bedingte Ödeme
- Eiweißmangelödeme
- Arzneimittelbedingte Ödeme (z. B. durch Glucocorticoide).

Mithilfe der Kreatinin-Clearance kann die Nierenfunktion überprüft werden. Man misst dazu das Volumen an Urin innerhalb 24 Stunden (V) sowie den Kreatinin-Gehalt in diesem Urin (U) und im Blutplasma (P). Daraus lässt sich die Clearance wie folgt berechnen:

$$\text{Kreatinin-Clearance (in ml/min)} = \frac{U \times V}{P}$$

Dieser Wert entspricht annähernd der glomerulären Filtrationsrate, die beim gesunden Erwachsenen etwa 120 ml/min beträgt. Ist der Wert stark erniedrigt, so werden auch andere harnpflichtige Stoffe, z. B. Arzneimittelmetaboliten, langsamer ausgeschieden. Oft muss dann die Dosierung angepasst werden.

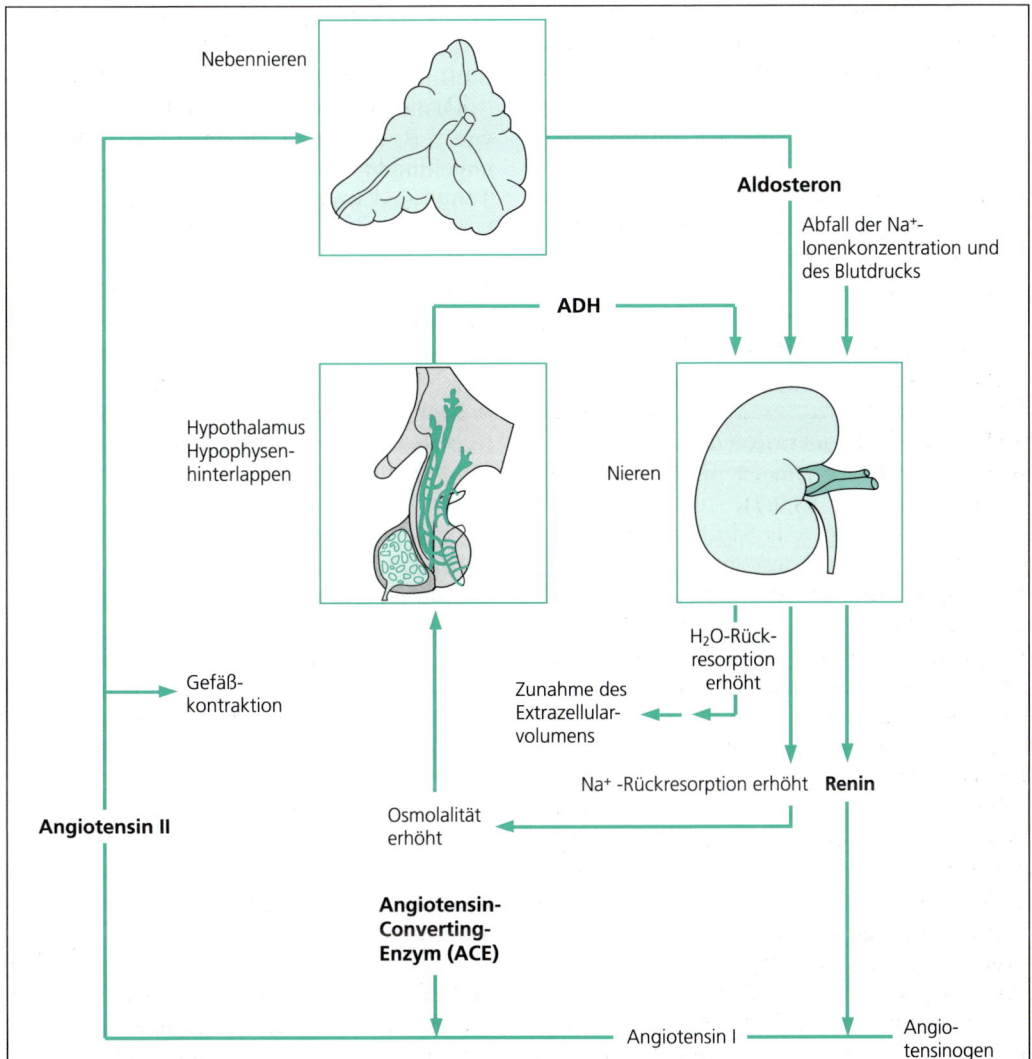

Abb. 11.4 Hormonelle Regelungsprozesse des Flüssigkeitshaushaltes durch das Renin-Angiotensin-Aldosteron-System und ADH. Nach Löffler u. Mitarb. 2003

11.4 Harnleiter, Harnblase und Harnröhre

Der in drei Schritten gebildete Harn tritt aus den Sammelrohren in die Nierenkelche und von dort ins Nierenbecken. Von beiden Nierenbecken führt ein Harnleiter zur Blase.

Die Harnleiter sind ca. 25 cm lang. Sie besitzen mehrere Schichten glatter Muskulatur. Die peristaltischen Bewegungen dieser Muskulatur transportieren den Harn in die Blase. Ein ventilartiger Verschlussmechanismus gestattet den Urinfluss nur in einer Richtung, nämlich nur vom Harnleiter in die Blase und nicht umgekehrt.

Die Harnblase dient der Aufnahme des Harns. Sie besitzt eine äußere Wandschicht aus glatter Muskulatur und eine innere Wandschicht aus Schleimhaut. Das Fassungsvermögen der Harnblase liegt zwischen 150 und 500 ml. Der Abfluss des Harns wird durch zwei Schließmuskeln kontrolliert. Der obere Schließmuskel arbeitet unwillkürlich, der untere willkürlich. Die Harnblase wird über die Harnröhre entleert. Die Harnröhre ist bei der Frau 2,5 bis 4 cm und beim Mann 20 bis 25 cm lang. Beim Mann handelt es sich um eine gemeinsame Harn-Samen-Röhre, die im oberen Teil von der Vorsteherdrüse (Prostata) umgeben ist. Die Harnröhre ist im Inneren von einer Schleimhaut ausgekleidet.

Infektiöse Erkrankungen der besprochenen Harnorgane werden meist mit Antiinfektiva behandelt (s. Kap. 15.9.7).

11.5 Diuretika – Wirkung und Einteilung

Ödeme lernten wir als ein Symptom von Erkrankungen kennen, das eine „Entwässerung" des Körpers notwendig macht. Zu diesem Zweck werden Diuretika eingesetzt.

Diuretika sind Arzneimittel, die den Harnfluss vergrößern. Ihre Anwendung hat das Ziel, vermehrt extrazelluläre Flüssigkeit auszuscheiden. Dies ist nur möglich über eine Ausscheidung entsprechender Mengen körpereigener Salze (Elektrolyte). Die über einen derartigen Mechanismus wirkenden Diuretika nennt man häufig auch **Saluretika** (lat.: sal: Salz).

Ein geeignetes Einteilungskriterium sind die möglichen Wirkorte an der Niere. Ein weiteres Einteilungskriterium kann der Wirkungsmechanismus sein.

Xanthin-Derivate wie Coffein, Theophyllin und Theobromin fördern die Herz-Kreislauf-Tätigkeit. Dies bedingt eine vermehrte Nierendurchblutung und damit auch eine gesteigerte glomeruläre Filtration. Die Xanthin-Derivate hemmen außerdem die Natrium-Ionenrückresorption direkt an den Nierentubuli. Insgesamt ist die diuretische Wirkung dieser Stoffgruppe jedoch gering.

Osmotisch wirkende Diuretika. Stoffe wie z. B. **Mannit** werden in den Glomerula ungehindert abfiltriert. Sie gelangen in die Tubuli und werden von dort nicht rückresorbiert und halten deswegen Wasser in den Tubuli fest. Salze werden kaum vermehrt ausgeschieden. Mannit wird zur Entwässerung von Hirnödemen und zur forcierten Diurese z. B. bei Schlafmittelvergiftung eingesetzt.

Stark und meist kurz wirkende Diuretika hemmen im aufsteigenden Teil der Henle-Schleife die Rückresorption von Natriumchlorid. Diese Gruppe wird deswegen auch **Schleifendiuretika** genannt. Wichtige Vertreter dieser Gruppe sind Furosemid, Torasemid und Piretanid (Tab. 11.1).

Die Strukturformel des Furosemids (Abb. 11.5) lässt die Verwandtschaft zu den Sulfonamiden (vgl. Kap. 15.8) deutlich werden. Indikationen und Nebenwirkungen sind in Tab. 11.1 zusammengestellt. Der Wirkungseintritt der Diuretika dieser Gruppe erfolgt relativ rasch, für Furosemid bei oraler Gabe nach 20 bis 30 Minuten.

Mäßig stark wirkende Diuretika wirken vor allem im distalen Tubulus, indem die Natrium-Ionenrückresorption gehemmt wird. Sie besitzen eine ziemlich langanhaltende Wirkung. Es handelt sich um Sulfonamide mit einem Benzothiadiazin-Grundgerüst (**Thiazid-**Grundgerüst) wie Hydrochlorothiazid oder monocyclische Sulfonamide wie Xipamid (Abb. 11.6; Beispiele, Indikationen und Nebenwirkungen Tab. 11.1).

Die Wirkung der mäßig stark wirkenden Diuretika tritt bei oraler Applikation nach 1 bis 3 Stunden ein.

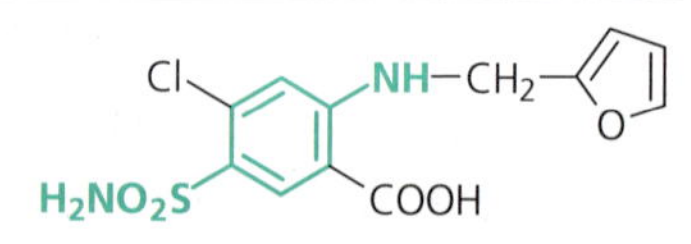

Abb. 11.5 Schleifendiuretikum Furosemid

Tab. 11.1 Diuretika (36)*

Gruppe mit Wirkungsort	INN/ Substanz	Fertigarznei- mittel®	Indikationen	Nebenwirkungen
Osmotisch wirkende Diuretika	Mannitol	Osmofundin	Hirnödem, Vergiftungen	
Stark und meist **kurz wirkende** Diuretika, „Schleifen- diuretika" (Henle-Schleife)	Furosemid Piretanid Torasemid	+ Lasix + Furorese + Furosemid (verschiedene Hersteller) + Arelix + Torem + Unat	– Hypertonie – Ausschwemmung von Ödemen – Vergiftungen – Anfangsphase des akuten Nierenversagens – Renal bedingte Azidose	– Hyperurikämie (Gicht) – Hypovolämie (Verminderung der zirkulierenden Blutmenge) – Verschlechterung einer diabetischen Stoffwechsellage – Hypokaliämie
Mäßig stark wirkende Diuretika (distaler Tubulus)	Thiazide: Hydrochloro- thiazid Bemetizid Butizid Thiazid-Analoga: Chlortalidon Clopamid Indapamid Xipamid	+ Esidrix + HCT (verschie- dene Hersteller) + in Kombinationen (s. Tab. 12.3) In + dehydro sanol tri, + diucomb In + Modenol (s. Tab. 12.3) In Kombinationen (s. Tab. 12.3) In + Briserin N (s. Tab. 12.3) + Natrilix + Aquaphor	– Diabetes insi- pidus (vermehrte Harnausscheidung bei Mangel an Vasopressin oder fehlender Ansprechbarkeit der Nierentubuli auf Vasopressin) – Renales Ödem – Hypertonie – Kardiales Ödem – Schwangerschafts- ödem – Hyperkalzurie – Renal bedingte Azidose	– Verschlechterung einer diabetischen Stoffwechsellage – Hypokaliämie – Hyperurikämie (Gicht)
Kalium- sparende Diuretika (letzter Abschnitt des distalen Tubulus und Sammelrohre)	**Nur in Kombinationen:** Triamteren Amilorid	In + Dytide H, + dehydro sanol tri, + Neotri (s. auch Tab. 12.3) In + Moduretik, + Aquaretic	– Kaliummangel bei Herz- – Hypertonie – Unterstützung einer Saluretika- therapie – kaliumsparen- de Begleit- therapie bei Behandlung mit anderen Diuretika	– Gastrointestinale Störungen insuffizienz – Hyperkaliämie bei Langzeittherapie
Aldosteron- antagonist (letzter Abschnitt des distalen Tubulus und Sammelrohre)	Spirono- lacton	+ Aldactone + Osyrol + Spirono- lacton (verschiedene Hersteller)	– Hepatogenes Ödem – Renales Ödem – Schwere Hypertonie	– Hyperkaliämie bei Langzeittherapie – Vergrößerung der männlichen Brustdrüse – Stimmverände- rungen – Amenorrhoe

* Hauptgruppen-Nummer der Roten Liste

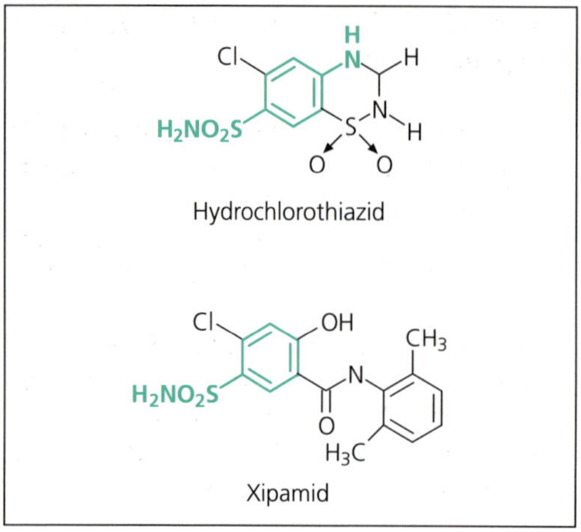

Abb. 11.6 Hydrochlorothiazid und Thiazid-Analo-gon Xipamid

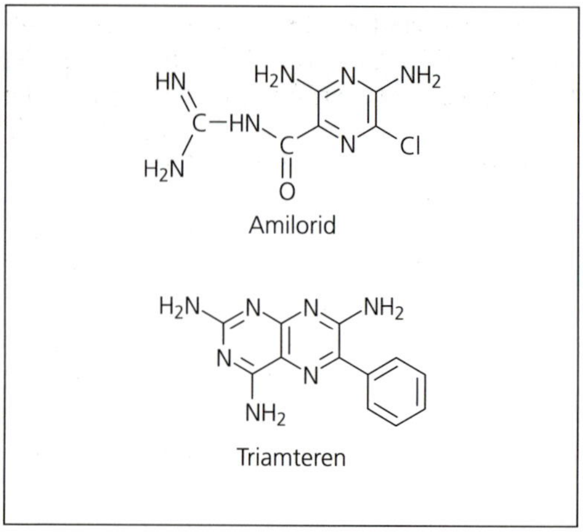

Abb. 11.7 Kaliumsparende Diuretika

Bei unzureichender Wirkung ist eine Dosissteigerung nicht sinnvoll; dann muss auf eine andere Diuretikagruppe ausgewichen werden.

Den stark und mäßig stark wirkenden Diuretika ist eine Hemmung der Na$^+$-Rückresorption aus den Nierentubuli gemeinsam. Dadurch wird die Natriumchlorid- und Natriumbicarbonatausscheidung und als Folge davon die Wasserausscheidung erhöht. Nachteil dieser Stoffe ist ein durch sie verursachter erhöhter Kaliumverlust (bedingt **Hypokaliämie**) und Magnesiumverlust (**Hypomagnesiämie**). Der Kaliumverlust beruht sehr wahrscheinlich auf einer:

■ Verstärkten Kaliumsekretion im distalen Tubulus, weil durch das Diuretikum mehr Natrium-Ionen diesen Ort des Na$^+$/K$^+$-Austausches erreichen

■ Anregung der Aldosteronsekretion durch das Diuretikum, wodurch ebenfalls der Na$^+$/K$^+$-Austausch gesteigert wird.

Eine Therapie mit den stark und mäßig stark wirkenden Diuretika macht deswegen die Kontrolle des Kaliumspiegels im Blutplasma erforderlich.

Kaliumsparende Diuretika greifen im letzten Abschnitt des distalen Tubulus und in den Sammelrohren an. Ihre die Natrium-Ionenresorption und Kalium-Ionensekretion hemmende Wirkung macht den Namen der Gruppe verständlich. Amilorid und Triamteren sind die charakteristischen Vertreter dieser Gruppe (Abb. 11.7).

Indikationen und Nebenwirkungen dieser Stoffe sind in Tab. 11.1 angeführt. Der Wirkungseintritt erfolgt nach 1 bis 2 Stunden.

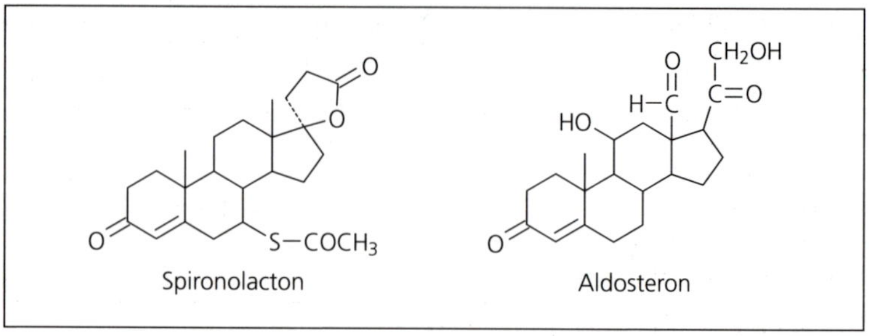

Abb. 11.8 Aldosteron-Antagonist Spironolacton im Vergleich zu Aldosteron

Der **Aldosteron-Antagonist Spironolacton** besitzt die gleichen Wirkungsorte wie die kaliumsparenden Diuretika, damit ist seine Wirkung ebenfalls „kaliumsparend". Die strukturelle Ähnlichkeit von Aldosteron und Spironolacton macht den antagonistischen Effekt des Spironolactons, d. h. die Konkurrenz um die Rezeptoren in den Tubuluszellen, verständlich (Abb. 11.8).

Bei einer Therapie mit Aldosteron-Antagonisten ist zu beachten, dass die Wirkung erst am zweiten Tag einsetzt und ein Wirkungsmaximum erst 3 bis 5 Tage nach Therapiebeginn erreicht wird. Indikationen und Nebenwirkungen Tab. 11.1.

Kaliumsparende Diuretika und Spironolacton verfügen über eine relativ schwache diuretische Wirkung im Vergleich zu den beiden anderen Gruppen. Als Monopräparate werden sie deshalb nur relativ selten eingesetzt.

Liegt eine Niereninsuffizienz vor, so besteht immer die Gefahr einer zu geringen Kalium-Ausscheidung; hier sind diese Substanzen kontraindiziert. Soll dagegen z. B. ein als Folge einer Herzinsuffizienz auftretendes Ödem behandelt werden, so ist eine Kombination von Thiaziden oder Schleifendiuretika mit kaliumsparenden Diuretika sinnvoll, um einen Kaliummangel als Nebenwirkung der Diuretikagabe zu verhindern.

Besondere Bedeutung haben Kombinationspräparate mit:

- Hydrochlorothiazid und Triamteren (z. B. + Dytide® H, + Diutensat®, + Triampur® compositum)
- Hydrochlorothiazid und Amilorid (z. B. + Moduretik®/mite, + Aquaretic®, + Diursan®)
- Bemetizid und Triamteren (z. B. + dehydro sanol tri®, + dehydro tri mite®) sowie Xipamid und Triamteren (+ Neotri®)
- Furosemid und Spironolacton (z. B. + Spiro comp.-ratiopharm®, + Osyrol-Lasix®).

Pflanzliche Drogen mit diuretischer Wirkung, die eine positive Monographie der Kommission E beim Bundesamt für Arzneimittel und Medizinprodukte erhielten, sind u. a.:

- Birkenblätter (Betulae folium)
- Goldrutenkraut (Solidaginis virgaureae herba)
- Hauhechelwurzel (Ononidis radix)
- Brennnesselkraut (Urticae herba)
- Schachtelhalmkraut (Equiseti herba)
- Orthosiphonblätter (Orthosiphonis folium).

Eine Auswahl von Fertigarzneimitteln, die derartige Drogen enthalten, bringt Tab. 11.2.

Tab. 11.2 Pflanzliche Diuretika, Urologika (36/82)*

Teezubereitungen	Pflanzliche Kombinationspräparate	Additiva
Heumann Blasen- und Nierentee Solubitrat® uro	Asparagus-P Tabletten	Kneipp-Birkenblätter-Pflanzensaft Kneipp-Brennnessel-Pflanzensaft
Harntee-Steiner® Nierentee 2000	Nieron S Kapseln Solidagoren N Tropfen	Weleda Birkenbonbons Weleda Birkenelixier
Standardzugelassene Blasen- und Nierentees		

* Hauptgruppen-Nummer der Roten Liste

Zusammenfassung

Die Nieren erfüllen mit der Regulation des Flüssigkeitshaushaltes und der Ausscheidung zwei äußerst wichtige Aufgaben im Körper. Die Funktionseinheiten der Niere sind die Nephronen. Hier finden die drei für die Harnbereitung wesentlichen Prozesse statt: glomeruläre Filtration, tubuläre Rückresorption und tubuläre Sekretion. Über diese Prozesse wird der Flüssigkeitshaushalt des Körpers gesteuert. Die Regelung erfolgt hormonell durch das Renin-Angiotensin-Aldosteron-System und durch das Vasopressin (ADH).

Funktionsstörungen der Niere, wie sie bei einer Entzündung (Nephritis, Glomerulonephritis, Pyelonephritis) auftreten können, führen zu einer Störung des Elektrolyt- und Wasserhaushaltes. Eine häufige Folge von Nierenfunktionsstörungen sind die Ödeme. Die Ursachen derartiger Funktionsstörungen liegen oft außerhalb der Niere (z.B. Herzinsuffizienz).

Diuretika sollen den Harnfluss und dadurch auch die Ausscheidung der extrazellulären Flüssigkeit vergrößern. Entsprechend dem Mechanismus der Mehrzahl der Diuretika werden diese auch als Saluretika bezeichnet. Xanthinderivate wirken über eine verstärkte Nierendurchblutung. Die diuretische Wirkung ist gering. Auch die diuretische Wirkung der osmotisch wirkenden Stoffe Mannit und Harnstoff ist nicht sehr stark. Eine Gliederung der Diuretika ist nach dem Wirkungsort möglich (s. Tab. 11.1).

Die Mehrzahl der heute eingesetzten Diuretika gehört zur Stoffgruppe der Sulfonamide. Eine wichtige Untergruppe sind die Thiazide und wirkungsverwandte Stoffe. Allen gemeinsam ist die Wirkung über die Hemmung der Rückresorption von Natrium-Ionen und eine damit verbundene erhöhte Wasserausscheidung. Wichtigste Nebenwirkung ist ein verstärkter Kaliumverlust.

Zu den kaliumsparenden Diuretika gehören z.B. Triamteren und Amilorid. Auch der Aldosteron-Antagonist Spironolacton besitzt aufgrund seines Wirkungsortes eine kaliumsparende Wirkung. Diese Stoffe werden mit Thiaziden und wirkungsverwandten Stoffen kombiniert, um die kaliuretische Wirkung letzterer auszugleichen.

Wichtige Indikationen für Diuretika sind Hypertonie, Ödeme, drohende Anurie bei Nierenversagen und bestimmte Vergiftungsfälle. Bei den Nebenwirkungen stehen die Folgen eine Hypokaliämie im Vordergrund (z.B. Funktionsstörungen des Herz-Kreislaufsystems).

Fragen

1. Erklären Sie die tägliche Harnmenge von nur ca. 1,5 l bei einer glomerulären Filtrationsleistung von ca. 150 l Primärharn!
2. Geben Sie ein Beispiel für einen Steuerungsprozess, bei dem Kalium- und Natrium-Ionen eine entscheidende Rolle spielen.
3. Erklären Sie, wie es der Niere möglich ist, den osmotischen Druck im Körper zu regeln.
4. Als Folge einer Herzinsuffizienz kommt es zu verminderter Nierendurchblutung und erhöhter Aldosteronsekretion. Erläutern Sie die Folgen dieser Erscheinung.
5. Warum wirken auch Herzglykoside indirekt diuretisch?
6. Erklären Sie die erhöhte Wasserausscheidung bei gesteigerter NaCl-Ausscheidung als Folge einer Diuretikawirkung.
7. Versuchen Sie, das Auftreten eines Eiweißmangelödems zu erklären.
8. Alkohol vermindert die Vasopressin-Ausschüttung. Erläutern Sie die nach starkem Alkoholgenuss auftretenden Symptome!
9. Welche Wirkung hat Kaffee auf die Nieren?

HYPOTONIE UND HYPERTONIE

Die Krankheitsbilder von Hypotonie und Hypertonie bieten eine gute Möglichkeit, die Kenntnisse vom autonomen Teil des peripheren Nervensystems (s. Kap. 7.4), von Herz- und Kreislauferkrankungen (s. Kap. 9.5 – 9.9) und Diuretika (s. Kap. 11.5) zu vertiefen.

Das **vegetative Nervensystem** hat Einfluss auf den Blutdruck:

- Direkte Sympathomimetika steigern über eine Erregung adrenerger α-Rezeptoren und der daraus resultierenden Gefäßverengung den Blutdruck.
- α-Rezeptorenblocker, wie z. B. Doxazosin, verringern den Blutdruck über eine Gefäßerweiterung.
- β-Rezeptorenblocker (Betablocker) wirken durch Herabsetzung von Herzleistung und Reninsekretion blutdrucksenkend.
- Antisympathotonika stören die Synthese, Freisetzung oder Speicherung von Noradrenalin.

  Der Sympathikustonus wird vermindert. Dadurch kann peripher der Gefäßwiderstand vermindert werden (z. B. Blutdrucksenkung durch Reserpin) oder zentral bedingt eine Blutdrucksenkung erreicht werden (z. B. mit Clonidin, Methyldopa und Moxonidin).

Die **Herzmuskelinsuffizienz** kann durch **Hypertonie** bedingt sein. Desgleichen zählt die Hypertonie zu den Risikofaktoren der Koronarinsuffizienz. Der Einsatz von β-Rezeptorenblockern, ACE-Hemmern und Calciumantagonisten als blutdrucksenkende Arzneimittel wurde hier mehrmals erwähnt.

Auch bei den **Diuretika** trat die Hypertonie nochmals als wichtiges Indikationsgebiet auf.

12.1 Hypotonie und Antihypotonika

Von einer **Hypotonie** oder hypotonen Kreislaufregulationsstörungen spricht man, wenn der systolische Blutdruck unter der Norm von 105 mmHg und der diastolische Blutdruck unter 60 mmHg liegt. Krankheitswert hat niedriger Blutdruck nur, wenn objektive Symptome auf mangelnde Organdurchblutung hinweisen. Leitsymptome dafür sind Müdigkeit und eingeschränkte Leistungsfähigkeit in den Morgenstunden mit Besserung im Laufe des Tages.

Eine sehr häufige Form der Hypotonie ist die orthostatische Fehlregulation, kurz **Or-**

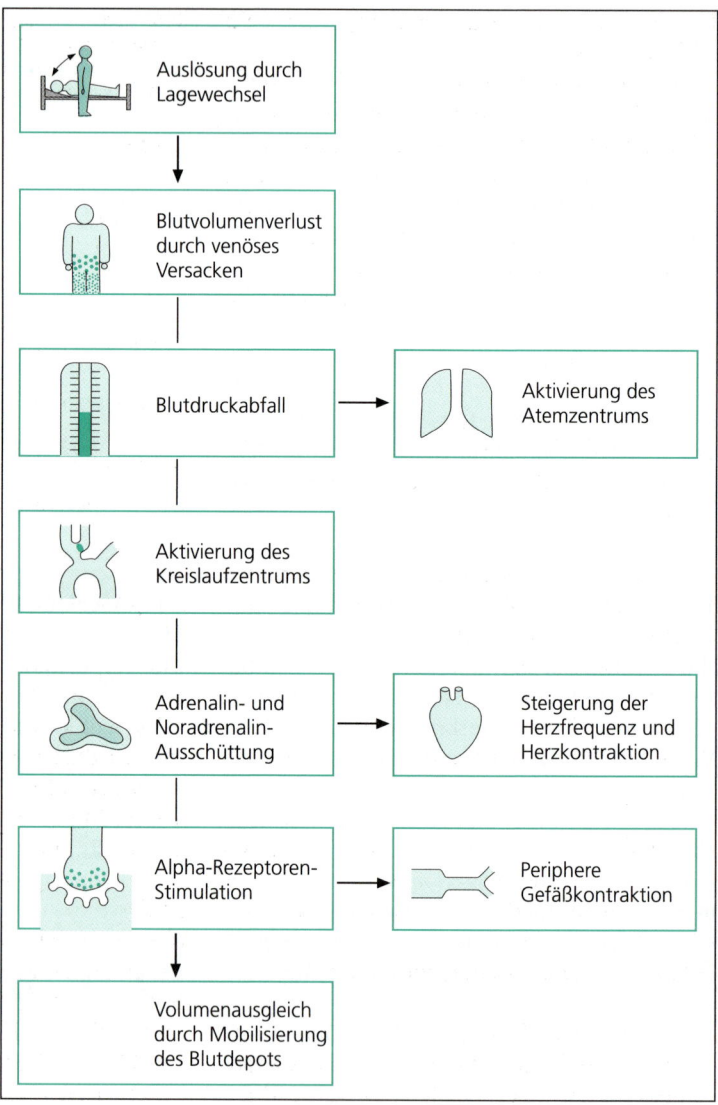

Abb. 12.1 Die orthostatische Kettenreaktion

thostase genannt. Wechselt der Mensch seine Lage vom Liegen zum Stehen, so kommt es zu einem Blutandrang in der unteren Körperhälfte, dadurch nimmt die venöse Blutzufuhr zum Herz ab.

Zum Ausgleich werden durch Erhöhung des Sympathikustonus Adrenalin und Noradrenalin freigesetzt, damit wieder genügend Blut in die rechte Herzhälfte strömt. Kommt es nicht sofort zu diesem Ausgleich, so treten die Symptome der Orthostase auf. Diese sind:

- Abfall des systolischen Blutdrucks im Stehen um mehr als 20–30 mmHg
- Schwindel
- Augenflimmern
- Schweißausbruch
- Kopfschmerzen
- Herzklopfen
- Ohrensausen
- Ermüdbarkeit
- Übermäßige Steigerung der Atmung (**Hyperventilation**)
- Eventuell Kollaps.

Den Zusammenhang dieser Symptome stellt Abb. 12.1 dar.

Kommt es zu einer Abnahme des systolischen Blutdrucks, einem Anstieg des diastolischen Blutdrucks und einer starken Zunahme der Herzfrequenz, so spricht man von einer **hypersympathotonen Form** (ca. 70 % aller Hypotonien). Zu dieser Form gehört auch die Hypotonie in der Schwangerschaft.

Von einer **hyposympathotonen Form** der Hypotonie spricht man, wenn die Herzfrequenz nur schwach ansteigt, während der systolische und der diastolische Blutdruck erniedrigt sind. Eine schwere Hypotonie entsteht auch infolge Nebenniereninsuffizienz (s. Kap. 13.3).

Damit wenden wir uns bereits den Ursachen einer Hypotonie zu:

- Gefäßregulationsstörungen; hier spielen Veranlagung und Training eine Rolle
- Infektionskrankheiten
- Herzinsuffizienz
- Arzneimittel (z. B. Antidepressiva und Neuroleptika)
- Blut-, Plasma- oder starke Flüssigkeitsverluste.

Eine Hypotonie ist kausal meist nicht zu behandeln. Es ist deswegen sinnvoll, wenn vor und neben der medikamentösen symptomatischen Therapie Allgemeinmaßnahmen ergriffen werden. Dazu zählen zum Beispiel:

- Training von Herz und Gefäßsystem durch Sport, Hydrotherapie (z. B. kalte Güsse) und regelmäßigen Wechsel zwischen Ruhe und körperlicher Tätigkeit.
- Schlafen mit um 20 Grad angehobenem Oberkörper
- Kochsalzzufuhr zur Erhöhung des Wasserbestandes
- Absetzen auslösender Arzneimittel

Bei der Therapie der hypersympathotonen Hypotonie ist das hydrierte Mutterkornalkaloid **Dihydroergotamin** als Antihypotonikum indiziert. Die geringe Bioverfügbarkeit (2–4 %) aufgrund eines ausgeprägten Firstpass-Effektes und eine lange Wirkungsdauer

Tab. 12.1 α-Sympathomimetika als Antihypotonika (18)*

A Einzelstoffpräparate	
INN	**Fertigarzneimittel®**
Etilefrin HCl	Effortil/-Depot, Thomasin
Midodrin	Gutron
Norfenefrin	Novadral
Oxilofrin	Carnigen/-Mono
Pholedrin	Pholedrin Alpha

B Kombinationspräparate	
Fertigarzneimittel®	**Zusammensetzung**
Amphodyn retard	Etilefrin, Aescin (aus Rosskastanienextrakt)
+ Dihydergot plus	Dihydroergotamin-mesilat, Etilefrin
+ Effortil plus	Dihydroergotamin-mesilat, Etilefrin
Ordinal forte	Norfenefrin, Octodrin-Camsilat

* Hauptgruppen-Nummer der Roten Liste

erfordern die individuelle Einstellung der Dosierung durch den Arzt. Dihydroergotamin ist Bestandteil folgender **Fertigarzneimittel:** + DET MS Rentschler®, + DHE-ratiopharm®, + Dihydergot®.

Dihydroergotamin ist ein partieller Agonist an den α-Adrenorezeptoren. Der Stoff wirkt – allerdings schwächer als Noradrenalin. Dies bedeutet, dass Dihydroergotamin auf die kontrahierte Gefäßmuskulatur erschlaffend (antagonistischer Effekt) und auf die dilatierte Gefäßmuskulatur kontrahierend (agonistischer Effekt) wirkt. Damit verbunden ist eine zentrale Dämpfung von Kreislaufregulationszentren, wie z. B. dem Vasomotorenzentrum. Dadurch kommt es zu einer:

- Tonuszunahme der Venen bei gleichzeitiger Entspannung der arteriellen Gefäße
- Blutdrucksteigerung
- Verhinderung des Herzklopfens (Tachykardie).

Die Symptome der Orthostase verschwinden.

Die hyposympathotone Hypotonie ist ein Indikationsgebiet für α-Sympathomimetika

(Tab. 7.2). Eine Zusammenstellung dieser Gruppe von Fertigarzneimitteln gibt Tab. 12.1.

Die schwere Hypotonie infolge von Nebenniereninsuffizienz wird mit Mineralocorticoiden wie z. B. Fludrocortison (+ Astonin®-H) behandelt.

12.2 Hypertonie und Antihypertonika

Als obere Normgrenze des Blutdruckes festgelegt wurde durch verschiedene Organisationen – unabhängig vom Lebensalter – ein arterieller Blutdruck von 140 mmHg für den systolischen und von 90 mmHg für den diastolischen Wert. Werte über dieser Normgrenze werden als **Hypertonie** (Bluthochdruck) bezeichnet. Diese arterielle Hypertonie tritt bei etwa 30 % der Erwachsenen mittleren Alters auf und begünstigt das Auftreten von Apoplexie, Herzinfarkt, Herzinsuffizienz und Nierenversagen.

Personen, deren Messergebnisse wiederholt über dieser Grenze liegen, sollten zumindest intensiv überwacht werden. Mit Erreichen der „Borderline"-Werte von 165 bzw. 95 mmHg ist eine Arzneimitteltherapie sinnvoll.

Diabetiker haben ein wesentlich höheres Risiko, an weiteren Folgen wie Arteriosklerose zu erkranken; sie sollten deshalb möglichst Werte von 130 bzw. 80 mmHg nicht überschreiten.

Die wichtigsten Formen der Hypertonie sind die **essenzielle Hypertonie** (primäre oder genuine Hypertonie) und die renale Hypertonie. Die essenzielle Hypertonie ist mit ca. 80 % die häufigste Form. Ihre Ursache ist noch nicht geklärt, daher ist nur eine symptomatische Therapie möglich.

Die renale Hypertonie macht ca. 18 % der Hypertonieerkrankungen aus. Ursache können verschiedene Nierenerkrankungen sein.

Als Symptome einer Hypertonie treten unter anderem Kopfschmerzen, Ohrensausen und Gesichtsröte auf. Ferner ist der Augenhintergrund durch Verengung und Verhärtung der Gefäße verändert. Die Hypertonie gehört zu den wichtigsten Risikofaktoren für eine Arteriosklerose und damit auch für einen Herzinfarkt oder einen Schlaganfall (**Apoplexie, apoplektischer Insult**, s. Kap. 9.9.1).

Der Blutdruck unterliegt erheblichen Tagesschwankungen (vgl. Biorhythmus, s. Kap. 2.3.3). Beim Hochdruckkranken mit essenzieller Hypertonie liegen die Spitzenwerte gegen 10 Uhr morgens, die Tiefstwerte gegen 3 Uhr nachts. Die Einnahme von Antihypertonika hat deswegen – auch entsprechend den Therapieempfehlungen der Arzneimittelkommission der deutschen Ärzteschaft – in den Morgenstunden zu erfolgen.

Bei einer leichten Hypertonie und als Begleittherapie sind die folgenden nicht medikamentösen Maßnahmen angezeigt:

- Gleichmäßige, regelmäßige und häufige körperliche Betätigung
- Reduktion des Körpergewichtes durch kalorienarme Diät
- Einstellen des Rauchens
- Einschränkung des Alkoholkonsums auf unter 30 g/Tag
- Einschränkung der Kochsalzzufuhr auf 4 – 6 g/Tag (kochsalzarme Diät)
- Diätetisch verstärkte Zufuhr von Eicosapentaensäure – einer mehrfach ungesättigten Fettsäure – z. B. durch Makrelendiät
- Diätetisch verstärkte Zufuhr von Kalium und Magnesium (antihypertensive Wirkung durch Erhöhung der Kalium- und Magnesiumkonzentration im Organismus).

Eine medikamentöse Therapie sollte erwogen werden, wenn der Bluthochdruck durch wiederholte Messungen bestätigt und durch Blutdruck-Langzeitmessungen eine „Praxis-Hypertonie" ausgeschlossen werden kann.

Der Arzneimitteltherapie sollen die Empfehlungen der Deutschen Liga zur Bekämpfung des hohen Blutdrucks e. V. zugrunde gelegt werden. Diese Empfehlungen stellen einen Stufenplan dar, der je nach Schweregrad der Hypertonie eine Mono- oder Kom-

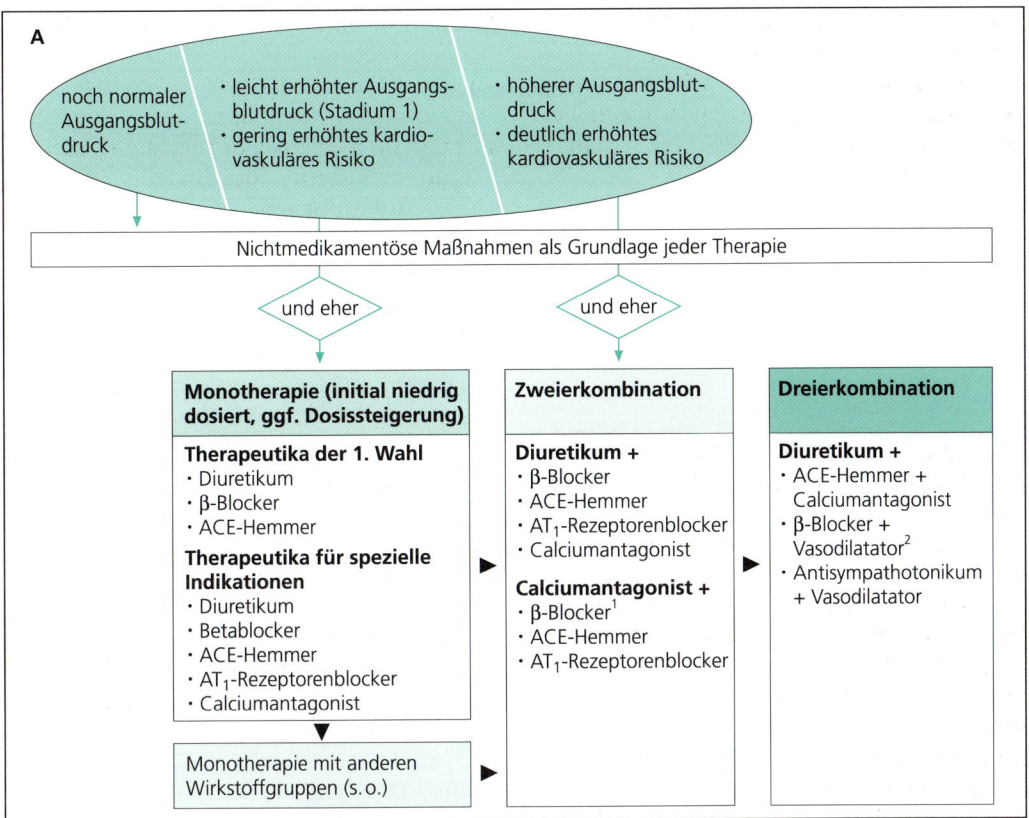

A

noch normaler Ausgangsblutdruck

- leicht erhöhter Ausgangsblutdruck (Stadium 1)
- gering erhöhtes kardiovaskuläres Risiko

- höherer Ausgangsblutdruck
- deutlich erhöhtes kardiovaskuläres Risiko

Nichtmedikamentöse Maßnahmen als Grundlage jeder Therapie

und eher

und eher

Monotherapie (initial niedrig dosiert, ggf. Dosissteigerung)

Therapeutika der 1. Wahl
- Diuretikum
- β-Blocker
- ACE-Hemmer

Therapeutika für spezielle Indikationen
- Diuretikum
- Betablocker
- ACE-Hemmer
- AT$_1$-Rezeptorenblocker
- Calciumantagonist

Monotherapie mit anderen Wirkstoffgruppen (s. o.) ▶

Zweierkombination

Diuretikum +
- β-Blocker
- ACE-Hemmer
- AT$_1$-Rezeptorenblocker
- Calciumantagonist

Calciumantagonist +
- β-Blocker[1]
- ACE-Hemmer
- AT$_1$-Rezeptorenblocker

Dreierkombination

Diuretikum +
- ACE-Hemmer + Calciumantagonist
- β-Blocker + Vasodilatator[2]
- Antisympathotonikum + Vasodilatator

Abb. 12.2 A   Antihypertensive Therapie (Arzneimittelkommission der Deutschen Ärzteschaft 2004, modifiziert)

[1]   Kombination nur mit Dihydropyridinderivat (Amlodipin, Nitrendipin)

[2]   hier: Calciumantagonist, ACE-Hemmer, α$_1$-Rezeptorenblocker oder Dihydralazin, Minoxidil nur bei sehr schwer einstellbarer Hypertonie, als Diuretikum dann ein Schleifendiuretikum

▶: bei unzureichender Blutdrucksenkung

binationstherapie empfiehlt (Abb. 12.2 B). Teilweise wird sofort mit einer niedrig dosierten Kombinationstherapie begonnen (Abb. 12.2 A). Diese Schemata gelten für Patienten, die außer Hypertonie keine weiteren Erkrankungen oder Risikofaktoren aufweisen.

Bei der Hochdruckbehandlung muss der Arzt eine ganze Reihe von Besonderheiten beachten. Dafür seien hier nur drei Beispiele angeführt. Patienten über 65 Jahre sollten bevorzugt mit Calciumantagonisten und Diuretika therapiert werden. Liegt eine therapierefraktäre Hypertonie vor, d. h. eine Hypertonie, die auf die angeführte Therapie nicht anspricht, so wird die Kombination von ACE-Hemmer, Schleifendiuretikum und Calciumantagonist oder Minoxidil, Schleifendiuretikum und Betablocker empfohlen. Eine dritte Besonderheit ist das Vorliegen von Begleiterkrankungen, wie z. B. Herzmuskelinsuffizienz, Diabetes mellitus oder Hyperlipidämie.

Entsprechend dem in Abb. 12.2 B aufgeführten Stufenplan werden nun die einzelnen Wirkstoffe bzw. Wirkstoffgruppen erklärt. Beispiele für Fertigarzneimittel sind dann in weiteren Tabellen zusammengefasst (Tab. 12.2 Einzelstoffe, Tab. 12.3 Kombinationspräparate).

Diuretika (Saluretika) fördern eine vermehrte Natriumchloridausscheidung über die Niere. Dadurch tritt eine Abnahme des Plasma- und des extrazellulären Flüssigkeits-

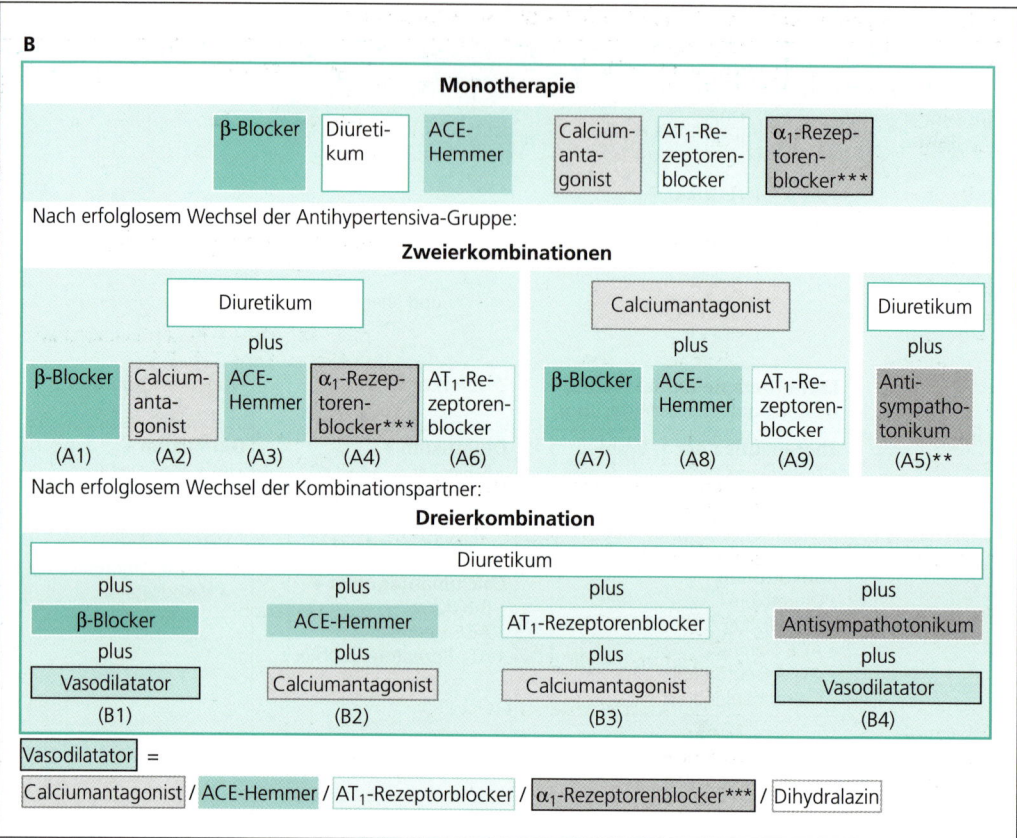

B

Monotherapie

β-Blocker | Diureti-kum | ACE-Hemmer | Calcium-anta-gonist | AT$_1$-Re-zeptoren-blocker | α$_1$-Rezep-toren-blocker***

Nach erfolglosem Wechsel der Antihypertensiva-Gruppe:

Zweierkombinationen

Diuretikum

plus

β-Blocker | Calcium-anta-gonist | ACE-Hemmer | α$_1$-Rezep-toren-blocker*** | AT$_1$-Re-zeptoren-blocker
(A1) | (A2) | (A3) | (A4) | (A6)

Calciumantagonist

plus

β-Blocker | ACE-Hemmer | AT$_1$-Re-zeptoren-blocker
(A7) | (A8) | (A9)

Diuretikum

plus

Anti-sympatho-tonikum
(A5)**

Nach erfolglosem Wechsel der Kombinationspartner:

Dreierkombination

Diuretikum

plus | plus | plus | plus

β-Blocker | ACE-Hemmer | AT$_1$-Rezeptorenblocker | Antisympathotonikum

plus | plus | plus | plus

Vasodilatator | Calciumantagonist | Calciumantagonist | Vasodilatator
(B1) | (B2) | (B3) | (B4)

Vasodilatator =

Calciumantagonist / ACE-Hemmer / AT$_1$-Rezeptorblocker / α$_1$-Rezeptorenblocker*** / Dihydralazin

Abb. 12.2 B Medikamentöse Hochdrucktherapie. Modifiziert nach dem Schema der Stufentherapie zur Hochdruckbehandlung der Deutschen Liga zur Bekämpfung des hohen Blutdrucks 2003. **/***: Anmerkungen siehe Tabelle 12.3

volumens ein. In den Gefäßwänden erfolgt eine Abnahme der Natriumionenkonzentration. Die Folge ist eine Verringerung der Spannung der peripheren Gefäße und damit eine Blutdrucksenkung. Man spricht auch von einer Abnahme des peripheren Gefäßwiderstandes. Wichtige Stoffe, die hier eingesetzt werden, sind Chlortalidon, Furosemid, Hydrochlorothiazid u. a.

β-Blocker ist die Kurzbezeichnung für β-Rezeptorenblocker. Ihre blutdrucksenkende Wirkung ist noch nicht vollständig geklärt. Zunächst setzen sie das Herzzeitvolumen und die Reninabgabe in der Niere herab. Schließlich kommt es infolge einer Senkung des peripheren Gefäßwiderstandes zur Blutdrucksenkung (vgl. auch Angina-pectoris-Therapie,

s. Kap. 9.7.1). Beim Einsatz von β-Blockern ist zu beachten, dass diese eine Schuppenflechte (Psoriasis vulgaris) auslösen, die Symptome dieser Erkrankung verschlimmern oder zu schuppenflechteähnlichen Hautausschlägen führen können. Auch ein Asthmaanfall kann provoziert werden.

Die Wirkung der **Calciumantagonisten** auf den arteriellen Bluthochdruck lernten wir bereits bei der Therapie der Koronarinsuffizienz (s. Kap. 9.7) kennen.

Als vierte Säule des Stufenplanes zur Hypertoniebehandlung dienen die **ACE-Hemmer.** Diese Stoffe hemmen die Funktion des Angiotensin-Converting-Enzyms (s. Kap. 11.5), d. h. sie verhindern die Umwandlung von Angiotensin I zum gefäßaktiven Angio-

Tab. 12.2   Fertigarzneimittel zur Behandlung des Bluthochdruckes (17)*

INN	Fertigarzneimittel®	Wirkstoffgruppe
Chlortalidon	+ Hygroton	**Diuretika,** vgl. Tab. 11.1
Furosemid	+ Lasix	
Hydrochlorothiazid	+ Esidrix	
Indapamid	+ Natrilix	
Atenolol	+ Tenormin	β_1-**selektive Rezeptorenblocker**
Bisoprolol	+ Concor	(β-**Blocker**) vgl. Tab. 9.5
Metoprolol	+ Beloc	
Nebivolol	+ Nebilet	
Celiprolol	+ Selectol	**nicht selektive β-Rezeptorenblocker**
Propranolol	+ Obsidan, + Dociton	(β-**Blocker**) vgl. Tab. 9.5
Sotalol	+ Sotalex, + Sotahexal	
Felodipin	+ Modip	**Calciumantagonisten**
Nifedipin	+ Adalat, + Corinfar	vgl. Tab. 9.5
	+ Nifedipin verschiedener Hersteller	
Verapamil	+ Isoptin	
Nitrendipin	+ Nitrepress, + Nitrendipin-ratiopharm	
Amlodipin	+ Norvasc	
Benazepril	+ Cibacen	**ACE-Hemmer**
Captopril	+ Lopirin	
	+ ACE-Hemmer-ratiopharm	
Enalapril	+ Pres, Xanef	
	+ Enalapril verschiedener Hersteller	
Fosinopril	+ Fosinorm	
Lisinopril	+ Acerbon	
Quinapril	+ Accupro	
Ramipril	+ Delix/-protect	
Candesartancilexetil	+ Atacand, + Blopress	**AT$_1$-Rezeptorenblocker**
Eprosartan	+ Teveten	**(Angiotensinrezeptorantagonisten)**
Irbesartan	+ Aprovel, + Karvea	
Losartan	+ Lorzaar	
Telmisartan	+ Micardis	
Valsartan	+ Diovan	
Bunazosin	+ Andante	**Selektive**
Doxazosin	+ Cardular, + Diblocin	α_1-**Rezeptorenblocker**
Prazosin	+ Minipress	
Urapidil	+ Ebrantil	
Clonidin	+ Catapressan	**Sonstige: Antisympathotonika/**
	+ Clonidin verschiedener Hersteller	α_2-**Agonisten**
Guanfacin	+ Estulic	
Methyldopa	+ Presinol, + Dopegypt	
Moxonidin	+ Cynt	
	+ Physiotens	
Dihydralazin	+ Depressan	**Sonstige: direkte Vasodilatatoren**
	+ Nepresol	
Minoxidil	+ Lonolox	

* Hauptgruppen-Nummer der Roten Liste

Tab. 12.3   Kombinationspräparate zur Behandlung des Bluthochdruckes (17)*

A	Zweierkombinationen	
A1 Diuretikum plus β-Rezeptorenblocker		
Hydrochlorothiazid	Metoprolol	+ Beloc comp., + Metohexal comp.
Hydrochlorothiazid	Bisoprolol	+ Concor plus
Chlortalidon	Atenolol	+ Teneretic
Furosemid	Penbutolol	+ Betasemid
A2 Diuretikum plus Calciumantagonist		
Hydrochlorothiazid	Verapamil	+ Isoptin RR plus
A3 Diuretikum plus ACE-Hemmer		
Hydrochlorothiazid	Captopril	+ Captohexal comp., + ACE-Hemmer-ratiopharm comp., + Acenorm HCT
Hydrochlorothiazid	Ramipril	+ Delix plus, + Vesdil plus
Hydrochlorothiazid	Lisinopril	+ Acercomp
Hydrochlorothiazid	Quinapril	+ Accuzide
Hydrochlorothiazid	Enalapril	+ Renacor, + Pres plus
Hydrochlorothiazid	Benazepril	+ Cibadrex
A4 Diuretikum plus α_1-Rezeptorenblocker***		
Polythiazid	Prazosin	+ Polypress
A5 Diuretikum plus Antisympathotonikum**		
Chlortalidon	Clonidin	+ Combipresan
Mefrusid	Methyldopa	+ Sali-Presinol
Clopamid	Reserpin	+ Briserin N
Butizid	Reserpin	+ Modenol
A6 Diuretikum plus AT_1-Rezeptorenblocker		
Hydrochlorothiazid	Losartan	+ Lorzaar plus
Hydrochlorothiazid	Valsartan	+ Codiovan, + Provas comp.
Hydrochlorothiazid	Candesartan	+ Atacand plus, + Blopress plus
Hydrochlorothiazid	Irbesartan	+ Coaprovel, + Karvezide
A7 Calciumantagonist plus β-Rezeptorenblocker		
Felodipin	Metoprolol	+ Mobloc
Nifedipin	Atenolol	+ Nif-Ten, + Nifatenol
Nifedipin	Metoprolol	+ Belnif
A8 Calciumantagonist plus ACE-Hemmer		
Felopidin	Ramipril	+ Delmuno, + Unimax
Verapamil	Trandolapril	+ Tarka, + Udramil
A9 Calciumantagonist plus AT_1-Rezeptorenblocker		
Eine Fixkombination steht nicht zur Verfügung!		

Tab. 12.3 **Kombinationspräparate zur Behandlung des Bluthochdruckes** (17)* (Fortsetzung)

B Dreierkombinationen			
B1 Diuretikum plus β-Rezeptorenblocker plus Vasodilatator			
Hydrochlorothiazid	Metoprolol	Hydralazin	+ Treloc
Chlortalidon	Atenolol	Hydralazin	+ TRI-Normin
B2 Diuretikum plus ACE-Hemmer plus Calciumantagonist			
Eine Fixkombination steht nicht zur Verfügung!			
B3 Diuretikum plus AT$_1$-Rezeptorenblocker plus Calciumantagonist			
Eine Fixkombination steht nicht zur Verfügung!			
B4 Diuretikum plus Antisympathotonikum plus Vasodilatator			
Hydrochlorothiazid	Reserpin	Dihydralazin	+ Triniton
B5 Schleifendiuretikum plus β-Rezeptorenblocker plus Minoxidil			
Eine Fixkombination steht nicht zur Verfügung!			

*	Hauptgruppen-Nummer der Roten Liste
**	Im Schema der Hochdruckliga nicht mehr enthaltene Zweierkombinationen; es besteht kein Grund, bisher so erfolgreich behandelte Patienten umzustellen.
***	Im Schema der Hochdruckliga werden α$_1$-Rezeptorenblocker ab 2001 nicht mehr für die Monotherapie oder als Zweierkombination empfohlen; es besteht allerdings kein Grund, bisher so erfolgreich behandelte Patienten umzustellen.

tensin II. Folge ist eine Blutdrucksenkung. Die ACE-Hemmer sind eine gezielte Entwicklung von Wirkstoffen in Kenntnis des „Rezeptormoleküls" im Organismus, d. h. in diesem Fall bei bekannter Struktur des Angiotensin-Converting-Enzyms. Die ACE-Hemmer blockieren als falsche Substrate das aktive Zentrum dieses Enzyms. ACE-Hemmer unterscheiden sich deutlich von anderen Vasodilatatoren. Über ihren Effekt auf das Renin-Angiotensin-Aldosteronsystem hinaus vermindern sie die Herzgröße des insuffizienten Herzens, beeinflussen sie die Magnesium- und Kaliumbilanz günstig, dämpfen sie das sympathische Nervensystem und verringern sie die Gefahr ventrikulärer Arrhythmien bei Herzmuskelinsuffizienz. Damit wird auch der Einsatz dieser Wirkstoffgruppe bei Herzmuskelinsuffizienz (s. Kap. 9.5) verständlich. Captopril, der erste ACE-Hemmer (Abb. 12.3) ist ein Dipeptid-Analoges, das die Aminosäure Prolin als Baustein enthält. Diese Stoffe hemmen den Bradykinin-Abbau; das verursacht relativ häufig einen Reizhusten.

Während ACE-Hemmer die Bildung von Angiotensin II und andere enzymatische Reaktionen hemmen, verhindern die **Angiotensinrezeptorantagonisten (AT$_1$-Rezeptorenblocker)** den Angiotensin-II-Angriff am AT$_1$-Rezeptor. Von dieser selektiveren Wirkung erwartet man eine bessere Verträglichkeit dieser neuen Stoffklasse. AT$_2$-Rezeptoren und Bradykinin-Abbau werden nicht gehemmt. Losartan ist inzwischen auch zugelassen zur Kombinationsbehandlung der chronischen Herzinsuffizienz.

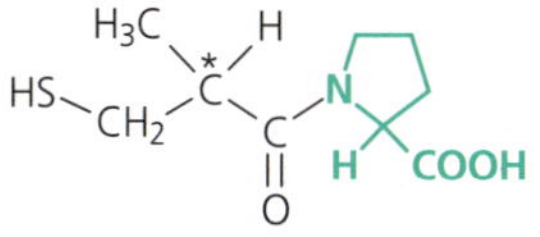

Abb. 12.3 ACE-Hemmer Captopril (grün: Prolin-Baustein

α_1-**Rezeptorenblocker** haben Bedeutung als gefäßerweiternde Substanzen in Dreifachkombinationen. Auch **Antisympathotonika** können nur in Kombination sinnvoll eingesetzt werden. Neben seiner blutdrucksenkenden Wirkung hat der **selektive α_1-Rezeptorenblocker** Doxazosin positive Auswirkungen auf gleichzeitig bestehende Risikofaktoren der koronaren Herzkrankheit (z. B. Triglyceride, Gesamtcholesterin).

Fixe Kombinationen zur Behandlung des Bluthochdruckes sind in der Regel preisgünstiger und erleichtern vor allem auch die Compliance deutlich. Allerdings sollten zunächst die einzelnen Komponenten als Monopräparate kombiniert werden. Bei Patienten, deren Blutdruck durch die gemeinsame Einnahme der Einzelkomponenten normalisiert werden kann, sollte dann auf eine Fixkombination im selben Dosisverhältnis übergewechselt werden.

In Tab. 12.2 und 12.3 sind Fertigarzneimittel zur Hypertoniebehandlung zusammengestellt.

Zusammenfassung

Hypotonie und **Hypertonie** zählen zu den bedeutenden Erkrankungen des Kreislaufs. Ihre Besprechung baut auf den Kenntnissen vom autonomen Teil des peripheren Nervensystems, der Herz- und Kreislauferkrankungen und der Diuretika auf.

Zur Therapie der Hypotonie werden das hydrierte Mutterkornalkaloid **Dihydroergotamin** und α-Sympathomimetika eingesetzt. Auch allgemeine Maßnahmen, wie z. B. regelmäßiger Sport und Hydrotherapie, spielen hier eine Rolle.

Die wichtigsten Formen der Hypertonie sind die essenzielle und die renale Hypertonie. Der Arzneimitteltherapie liegt als Empfehlung der Stufenplan der Deutschen Liga zur Bekämpfung des hohen Blutdrucks zugrunde. Arzneimittel aus den Stoffgruppen der Diuretika, β-Rezeptorenblocker, Calciumantagonisten, ACE-Hemmer, AT_1-Rezeptorenblocker, Antisympathomimetika und der selektiven α_1-Rezeptorenblocker gelangen hier in einer Mono- oder Kombinationstherapie zur Anwendung. Diät, körperliche Betätigung und andere Lebensstil-Veränderungen sind auch hier von Bedeutung.

Fragen

1. Erklären Sie das Herzklopfen bei Orthostase.
2. Begründen Sie den Sinn von Allgemeinmaßnahmen bei Hypotonie.
3. Begründen Sie die Bedeutung von Blutdruckkontrollen für das frühzeitige Erkennen eine Hypertonie.
4. Calciumantagonisten werden als Antiarrhythmika eingesetzt. Warum können sie auch bei Hypertonie genommen werden?
5. Erklären Sie den blutdrucksenkenden Effekt der ACE-Hemmer.
6. Bewerten Sie die Zusammensetzung der Fertigarzneimittel der Tabelle 12.1B mithilfe der ABDA-Datenbank oder anderer geeigneter Hilfsmittel!

ARZNEIMITTEL ZUR BEHANDLUNG UND BEEINFLUSSUNG ENDOKRINER VORGÄNGE UND STÖRUNGEN

13.1 Grundlagen

Einem Patienten mit Schilddrüsenüberfunktion wird neben einem Arzneimittel, das die Schilddrüsenhormonproduktion blockiert (Thyreostatikum), zusätzlich ein Schilddrü-senhormonpräparat verordnet. Diese Verordnung scheint zunächst einen Widerspruch zu enthalten. Das Thyreostatikum soll die Überfunktion der Schilddrüse herabsetzen. Von dem Schilddrüsenhormon aber müssen wir annehmen, dass es die Symptome der Schilddrüsenüberfunktion verstärken wird.

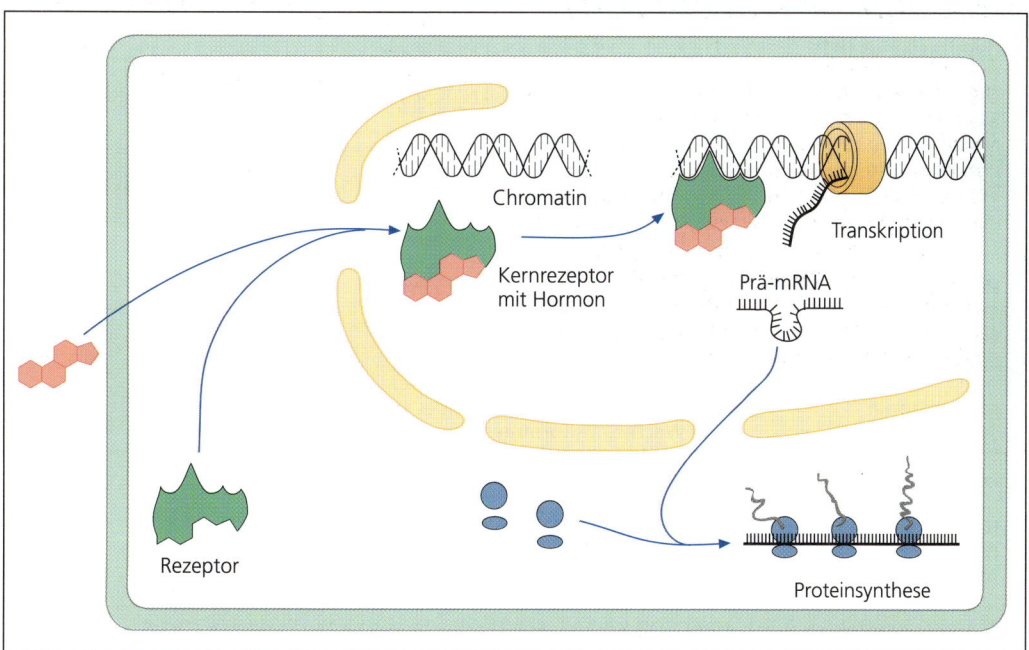

Abb. 13.1 Schema der Hormonwirkung durch Enzyminduktion. Nach Karlson 1994

Dieser Widerspruch lässt sich ausräumen, wenn man sich das Prinzip der hormonalen Regulation klarmacht. Wir lernten bereits die Regulation der Herztätigkeit und der Atmung durch das vegetative Nervensystem kennen. Mit der hormonalen oder humoralen (über das Blut erfolgenden) Regulation erarbeiten wir eine weitere Möglichkeit der Steuerung, besonders des inneren Milieus des menschlichen Organismus.

13.1.1 Wirkungsweise und Definition der Hormone

Wenn ein **Hormon** als Arzneimittel eingesetzt werden soll, ist es vorteilhaft, seine Wirkungsweise zu kennen. Nebenwirkungen und eventuelle Kontraindikationen werden dadurch verständlicher.

Zwei Wirkungsmechanismen können heute als gesichert gelten. Hier soll nur der Mechanismus der hormongesteuerten Enzyminduktion beschrieben werden (Abb. 13.1).

Das Hormon wird im Erfolgsorgan von einem im Zytoplasma der Zelle lokalisierten Rezeptor aufgenommen und von diesem an seinen Wirkungsort, den Zellkern, transportiert. Das Hormon erfährt dabei eine Konformationsänderung. Dadurch kann es an Desoxyribonukleinsäure (DNA) binden. Die Synthese von m-Ribonukleinsäure (m-RNA) kann stattfinden. Enzymprotein wird gebildet. Dieses ist für die spezifische Hormonwirkung verantwortlich. Der beschriebene Wirkungsmechanismus gilt z. B. für die Sexualhormone als gesichert.

Eine weitere Möglichkeit der Hormonwirkung ist die Aktivierung eines zweiten Boten (second messenger), z. B. c-AMP, über das Adenylatcyclase-System in der Zellmembran.

Bevor das Prinzip hormonaler Regulation besprochen und eine Einteilung der Hormone vorgenommen wird, wollen wir eine Definition geben, die verschiedene bereits erarbeitete Gesichtspunkte zusammenfasst: Hormone sind spezifische, physiologisch hochwirksa-

Tab. 13.1   Hormone und ihre Abkürzungen

Kurznamen*	Andere Namen	Abkürzungen
Hypothalamus (HT)		
Corticoliberin	Corticotropin-RH	CRF, CRH
Gonadoliberin**	RH des FSH und des LH (ICSH)	Gn-RH, FSH/LH-RH
Melanoliberin	Melanotropin-RH	MRF, MRH
Melanostatin	Melanotropin-IH	MIF, MIH
Prolaktostatin	Prolaktin-IH	PIF, PIH
Somatoliberin	RH d. somatotropen Hormons	SRF, SRH, GH-RH
Somatostatin***	IH d. somatotropen Hormons	SIH, GH-IH
Thyroliberin	RH d. thyreotropen Hormons	TRF, TRH
Hypophysenvorderlappen (HVL)		
Corticotropin	Adrenocorticotropes Hormon	ACTH
Follitropin	Follikelstimulierendes Hormon	FSH
Lutropin	Luteinisierendes (interstitial-zellenstimulierendes) Hormon	LH, ICSH
Melanotropin	Melanozytenstimulierendes Hormon	MSH
Soma(to)tropin	Wachstumshormon	STH, GH
Thyrotropin	Schilddrüsenstimulierendes Hormon	TSH
Prolaktin	Mammotropes (laktotropes) Hormon	PRL, LTH, PROL
Hypothalamus/Hypophysenhinterlappen (HHL)		
Oxytocin		
Adiuretin	Vasopressin, antidiuretisches Hormon	ADH, AVP

* Großteils empfohlen durch IUPAC-IUB-Kommission für Biochemische Nomenklatur (1974).
** Die früher getrennt benannten RH Folliberin (FSH-RH) und Lutiliberin (LH-RH) sind identisch.
*** Wird auch im Pankreas u. a. Organen des Magen-Darm-Traktes gebildet.

me Stoffe, die von bestimmten, dazu spezialisierten Drüsen oder Geweben gebildet und in die Blutbahn sezerniert werden. Man spricht auch von Drüsen innerer Sekretion (endokrinen Drüsen).

Die Hormone werden also im Gegensatz zu den Vitaminen vom Organismus selbst produziert. Manche Drüsen, wie z. B. die Schilddrüse, können Hormone speichern, andere, wie z. B. die Nebennierenrinde, geben das Hormon sofort nach der Bildung in die Blutbahn ab. Der Abbau der Hormone erfolgt dann größtenteils in der Leber.

Die **Endokrinologie**, d. h. die Lehre von der Funktion endokriner Drüsen und der Hormone, ist eine Teildisziplin der medizinischen Wissenschaft, die sich mit den Hormonen in Forschung und Therapie befasst.

13.1.2 Prinzip hormonaler Regulation

Betrachten wir Abb. 13.2.

Der **Hypothalamus (HT)** produziert ein so genanntes Releasing- (d. h. Freisetzungs-)Hormon, z. B. das TRH (thyrotropine releasing hormone) oder Thyroliberin (Tab. 13.1).

Dieses Hormon gelangt zum **Hypophysenvorderlappen (HVL** = Adenohypophyse) und stimuliert diesen zur Sekretion des Thyrotropins (TSH, schilddrüsenstimulierendes Hormon). Das TSH gelangt über die Blutbahn zur Schilddrüse und regt hier die Synthese und Sekretion der Schilddrüsenhormone an. Diese Hormone entfalten ihre charakteristische Wirkung auf den Stoffwechsel. So fördern sie z. B. das normale Wachstum.

Eine fortgesetzte Produktion und Freisetzung des hypothalamischen Releasing-Hormons müsste katastrophale Folgen für unseren Organismus haben, da hierdurch die Produktion der Schilddrüsenhormone kein Ende nehmen würde. Der Organismus löst das Problem mithilfe eines **Regelkreises**. Produktion und Sekretion werden durch einen **Rückkopplungsmechanismus** gesteuert. Der Hypothalamus, als übergeordnete Drüse, richtet seine Aktivität nach dem Ge-

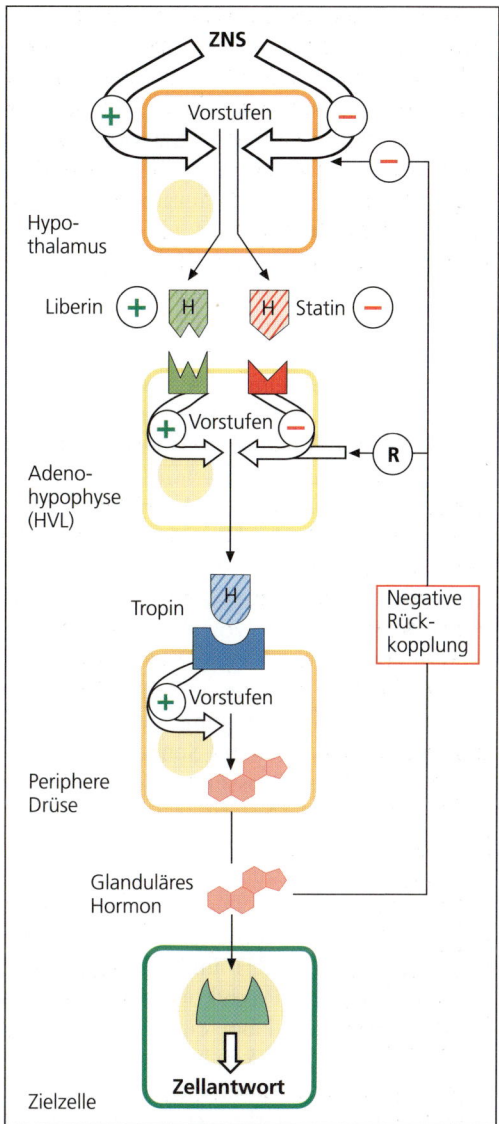

Abb. 13.2 Prinzip der Rückkopplung mit negativer Wirkung. Nach Koolmann u. Röhm

halt an peripheren Hormonen im Blut, also in unserem Beispiel nach der Konzentration an Schilddrüsenhormonen.

Hat das Blut eine bestimmte Konzentration an Schilddrüsenhormonen erreicht, so wird über eine verminderte Freisetzung des hypothalamischen Releasing-Hormons die Aktivität des HVL gedrosselt und damit wiederum die Neubildung und Sekretion der Schilddrüsenhormone. Sinkt der Blutspiegel ab, dann steigt über vermehrte Freisetzung des Releasing-Hormons die Hypophysenaktivität. Es wird wieder mehr TSH gebildet und die Schilddrüse dadurch zu stärkerer Hormonproduktion und Hormonfreisetzung angeregt. Wir sprechen von einer negativen Rückkopplung (**negativer Feedback**).

Manchmal gibt es auch eine **positive Rückkopplung,** dann nämlich, wenn die Zunahme der Konzentration des peripheren Hormons die Bildung des übergeordneten Hormons anregt. Ein Beispiel für diesen positiven Feedback-Mechanismus werden wir bei den Sexualhormonen kennen lernen.

Die Konzentration der Hormone im Blut kann sich periodisch (Tag, Monat) oder episodisch (pulsatil, d.h. stoßweise in kurzen Abständen) ändern oder, wie z.B. beim Insulin, ereignisabhängig (von der Nahrungsaufnahme) sein.

Mithilfe der jetzt erlangten Kenntnisse können wir auch die eingangs gestellte Frage beantworten. Bei einer Schilddrüsenüberfunktion wird zur Drosselung der übermäßigen Produktion und Sekretion von Schilddrüsenhormonen ein Thyreostatikum eingesetzt. Dadurch sinkt der Blutspiegel der Schilddrüsenhormone stark ab.

Über eine Rückkopplung kommt es zu einer Steigerung der TRH- und TSH-Sekretion, die eine verstärkte Produktion an Schilddrüsenhormonen und dabei eine Vergrößerung der Schilddrüse bewirken könnte. Die gleichzeitige Gabe von Schilddrüsenhormonen verhindert eine zu starke Rückkopplung, da künstlich ein normaler Hormonblutspiegel aufrecht erhalten wird.

Der für die Funktion der Schilddrüse entwickelte Regelkreis kann auch auf viele andere hormonal gesteuerte Organe des menschlichen Körpers angewendet werden.

Regelkreise der Hormonproduktion

In Abb. 13.3 sind die wichtigsten hormonalen Regelkreise zusammengefasst.

Wir erkennen, dass der Hypothalamus mithilfe verschiedener **Releasing-Hormone** die Produktion und Sekretion der glandotropen (auf die Drüse gerichteten) Hormone im Hypophysenvorderlappen stimuliert, aber auch hemmt.

Diese wiederum regulieren die Funktion peripherer Hormondrüsen, z.B. der Nebennierenrinden (NNR). Die peripheren Hormondrüsen können über die Sekretion der glandulären (von der Drüse produzierten) Hormone zu den spezifischen Stoffwechselwirkungen führen, im Falle des Cortisols beispielsweise zur Neubildung von Glucose aus Aminosäuren.

Hormone, die direkt am Erfolgsorgan wirken, werden auch **effektorische Hormone** genannt.

Durch den negativen Rückkopplungsmechanismus wird jede Abweichung vom Sollwert der Hormonkonzentration nach oben oder unten sofort korrigiert.

Der in der Abbildung dargestellte Regelkreis kann durch Stoffwechselprodukte des Organismus und durch Arzneistoffe beeinflusst werden.

13.1.3 Einteilung der Hormone

Zur Einteilung der Hormone bieten sich, wie Abb. 13.3 zeigt, verschiedene Möglichkeiten an. Man kann z.B. einteilen nach:

- Bildungsort, z.B. HVL-Hormone oder NNR-Hormone
- Funktion, d.h. z.B. Freisetzungshormone, trope Hormone oder effektorische Hormone
- Chemischer Struktur (s.u.)
- Bedeutung, z.B. lebensnotwendige und arterhaltende Hormone.

Die erste und die zweite Möglichkeit gehen aus Abb. 13.3 hervor.

Aufgrund ihrer chemischen Struktur können die Hormone in drei Gruppen eingeteilt werden:

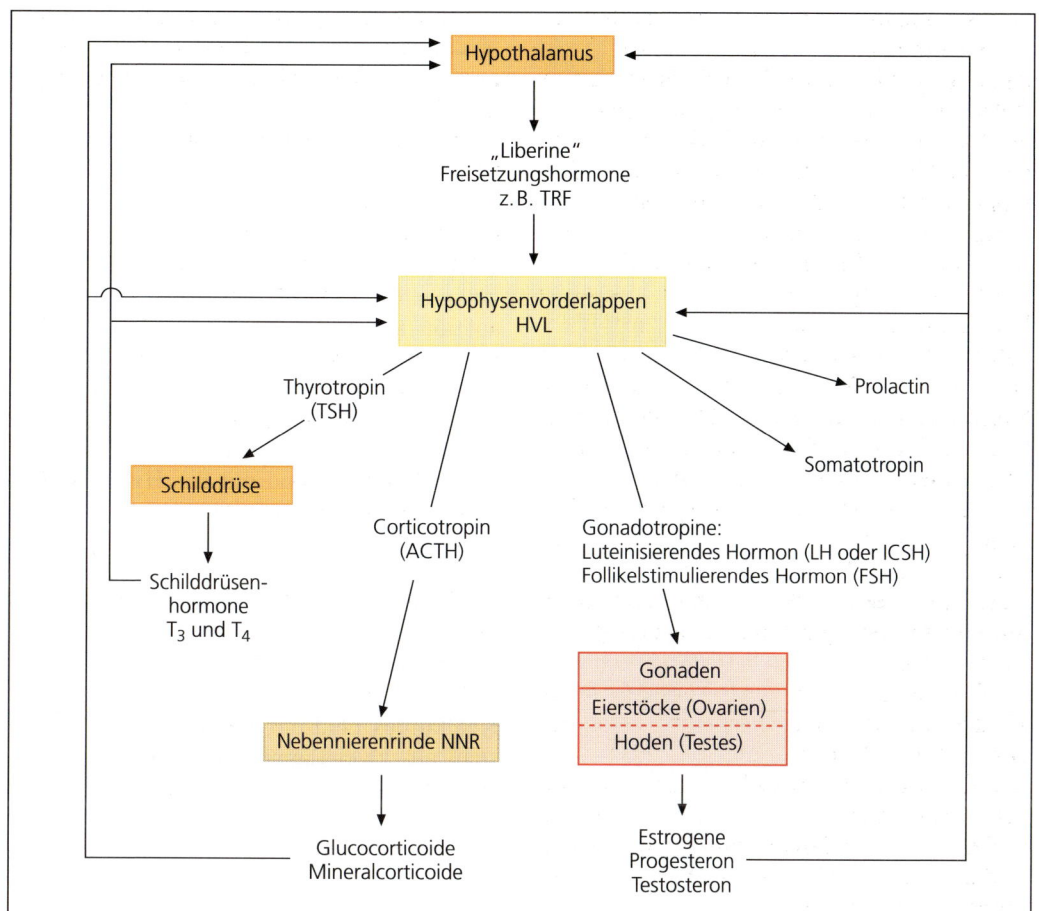

Abb. 13.3 Regelkreise der Hormonproduktion

1. Die **Steroidhormone** leiten sich von dem Sterangrundgerüst ab. Dieses Grundgerüst liegt den NNR-Hormonen und den Sexualhormonen zugrunde, z.B. Cortisol und Estradiol (s. Kap. 13.4.2).

2. Von **Aminosäuren** leiten sich die Schilddrüsenhormone Thyroxin und Triiodthyronin, die Nebennierenmarkhormone Adrenalin und Noradrenalin und

eine Reihe von Gewebshormonen, z.B. das Histamin, ab. Auf die Gewebshormone wird gesondert eingegangen (s. Kap. 13.5).

3. Zu der Gruppe der **Peptid-** und **Proteohormone** gehören die hypophysären und hypothalamischen Hormone (s. Tab. 13.1). Weitere Proteohormone sind Insulin, Glucagon, Parathormon und Thyreocalcitonin.

Zusammenfassung Grundlagen

Neben der Regulation durch das vegetative Nervensystem, das mehr für eine schnelle, gezielte Reaktionsbereitschaft verantwortlich ist, besteht im Organismus die hormonale Regulation. Diese arbeitet nach dem Prinzip der negativen Rückkopplung. Das Prinzip kann mithilfe hormonaler Regelkreise veranschaulicht werden. Der hormonale Regelkreis beginnt mit dem Hypothalamus, einem Teil des Zwischenhirns. Von hier werden Informationen in Form von Freisetzungshormonen (Liberine oder Releasing-Hormone und Statine oder Inhibiting-Hormone) an die Hypophyse weitergegeben. Die Hypophyse ihrerseits reagiert mit Synthese und Freisetzung spezifischer, die peripheren Hormondrüsen anregender (troper) Hormone. Die glandulären Hormone der peripheren Drüsen entfalten ihre Wirkung am entsprechenden Zielorgan. Für die Wirkung der Hormone kommen verschiedene Mechanismen in Frage. Ein wichtiger Wirkungsmechanismus läuft über die Enzyminduktion.

Hormone wirken in kleinsten Mengen. Sie sind physiologisch hochwirksam und gelangen über die Blutbahn zum Wirkungsort. Die Einteilung der Hormone ist nach verschiedenen Kriterien möglich. Näher ausgeführt wurde die Gliederung nach der chemischen Struktur. Man kann unterscheiden zwischen Steroidhormonen, von Aminosäuren abgeleiteten Hormonen und Peptid- und Proteohormonen.

Fast alle hormonhaltigen Fertigarzneimittel unterliegen der Verschreibungspflicht.

13.2 Schilddrüsenhormone

Zahlreiche Fertigarzneimittel gegen Schilddrüsenerkrankungen erkennen wir an der Silbe „thyr", z. B. + Euthyrox®, + Thyreostat®, + Novothyral®, + L-Thyroxin®. Diese Silbe deutet auf die lateinische Bezeichnung für Schilddrüse hin: glandula thyreoidea (schildförmige Drüse). Wir wollen uns hauptsächlich mit den beiden wichtigsten Schilddrüsenerkrankungen befassen, mit der **Hyperthyreose** (Schilddrüsenüberfunktion) und mit der **Hypothyreose** (Schilddrüsenunterfunktion).

13.2.1 Lage, Bau und Funktion der Schilddrüse

Die Schilddrüse liegt knapp unterhalb des Kehlkopfes beidseits der Luftröhre. Sie besteht aus zwei Lappen und dem sie verbindenden Isthmus (Abb. 13.4).

In den Epithelzellen des aus Follikeln (Bläschen) bestehenden Gewebes wird Kolloid gebildet, das die Schilddrüsenhormone enthält. Die Hormone werden in den Follikeln gespeichert.

Die Schilddrüse hat die Aufgabe, Stoffwechselvorgänge zu regulieren. Damit hat sie einen großen Einfluss auf die normale Entwicklung und das Wachstum.

13.2.2 Bildung und Wirkungsweise der Schilddrüsenhormone

Die Schilddrüsenhormone leiten sich von der Aminosäure Tyrosin ab. In den Epithelzellen der Follikel werden mithilfe von Enzymen Iodid-Ionen angereichert und zu Iod oxidiert. Aus der Aminosäure Tyrosin und dem Iod erfolgt die Synthese der Schilddrüsenhormone Triiodthyronin (T_3) und Tetraiodthyronin (T_4 oder L-Thyroxin). Die beiden Hormone wer-

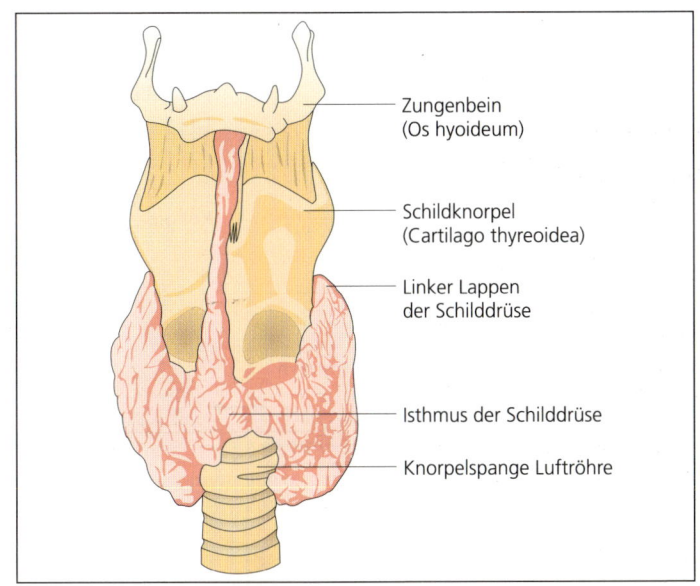

Abb. 13.4 Schilddrüse. Nach Thews, Mutschler, Vaupel 1999

den in den Follikeln – im Kolloid an Thyreoglobulin gebunden – deponiert. Biosynthese und Sekretion der Schilddrüsenhormone werden durch das hypothalamische Hormon Thyroliberin (TRH) und das hypophysäre Hormon Thyrotropin (TSH) gesteuert (s. Kap. 13.1.2).

Das Thyrotropin aktiviert den Transport von Iodidionen in die Epithelzellen, die Oxidation derselben zu Iod und die Enzyme, die eine Freisetzung der Hormone katalysieren (Abb. 13.5). Auf der Abbildung können wir die verschiedenen Angriffspunkte des TSH erkennen und zugleich feststellen, wo Möglichkeiten bestehen, durch Arzneimittel in die Regulation einzugreifen.

T_3 und T_4 – die eigentliche Wirkform ist T_3, das immer wieder aus T_4 entsteht – stimulieren über die Synthese von Ribonukleinsäure die Proteinsynthese. In einigen Organen bewirken die Hormone eine Erhöhung des Sauerstoffverbrauchs, d.h. sie beeinflussen den Energiestoffwechsel. Es wird verständlich, warum die Höhe des **Grundumsatzes** von den Schilddrüsenhormonen abhängt. Unter dem Grundumsatz versteht man den Energieumsatz in kJ eines absolut ruhenden und nüchternen Patienten bei thermischer Behaglichkeit.

Entscheidenden Einfluss haben die Schilddrüsenhormone auf das normale Wachstum, die Reifung des menschlichen Organismus und die Funktion des Zentralnervensystems. Ein Fehlen der Hormone bewirkt einen Stillstand der körperlichen und geistigen Entwicklung.

Von den genannten Funktionen der Schilddrüsenhormone lassen sich die Symptome der beiden wesentlichen Schilddrüsenerkrankungen ableiten.

Bei der **Hypothyreose** (Schilddrüsenunterfunktion) können wir zwischen zwei Krankheitsbildern unterscheiden:

- Ist die Funktion der Schilddrüse bereits in der Fetal- und Perinatalzeit ungenügend, so tritt **Kretinismus** auf. Es handelt sich um eine angeborene Idiotie bei gleichzeitigem Zwergwuchs, bedingt durch Entwicklungsstörungen des Organismus.
- Das **Myxödem** ist eine Unterfunktion, die nach der Geburt erworben wurde. Symptome sind hier herabgesetzter Grundumsatz, Antriebsarmut, Störung der Denkfähigkeit, Wachstumsstörungen bei

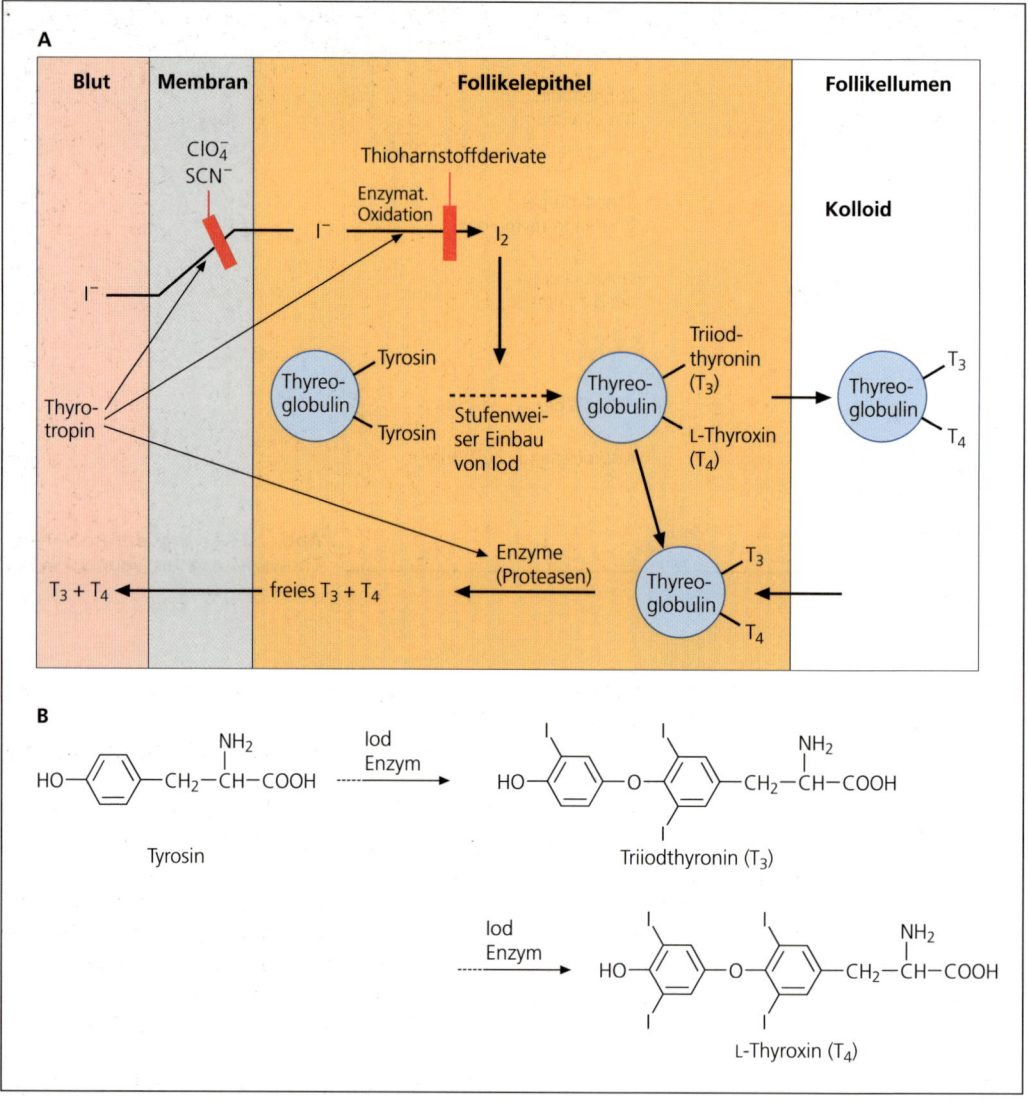

Abb. 13.5 A Schematische Darstellung einer Epithelzelle des Schilddrüsenfollikel.
B Bildung von Triiodthyronin (T₃) und L-Thyroxin (T₄) aus Tyrosin

Kindern und eine unregelmäßige Vergrößerung der Schilddrüse, der **Kropf** (Struma) (Abb. 13.6).

Die **Hyperthyreose** (Schilddrüsenüberfunktion) ist gekennzeichnet durch erhöhten Energieverbrauch bei gleicher Arbeit, erhöhte Herzfrequenz und gesteigerte Erregbarkeit. Ein Patient mit Hyperthyreose leidet an Nervosität, Schlaflosigkeit, Tachykardie, Verdau-

ungsstörungen, Abnahme des Körpergewichts trotz gutem Appetit. Bei voll ausgeprägtem Krankheitsbild ist das Hervortreten der Augäpfel mit weiter Pupille charakteristisch. Die stark ausgebildeten Symptome werden unter dem Begriff **Basedow-Erkrankung** zusammengefasst (Abb. 13.7). Möglich wird diese Hyperthyreose dadurch, dass der Rückkopplungsmechanismus, der ja die ohnehin schon zu viel produzierende Schild-

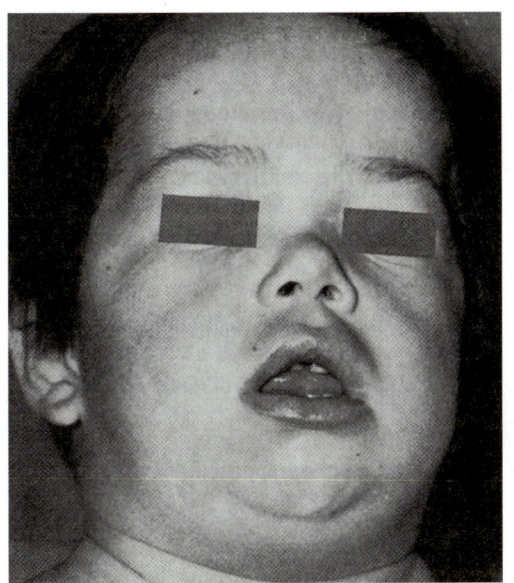

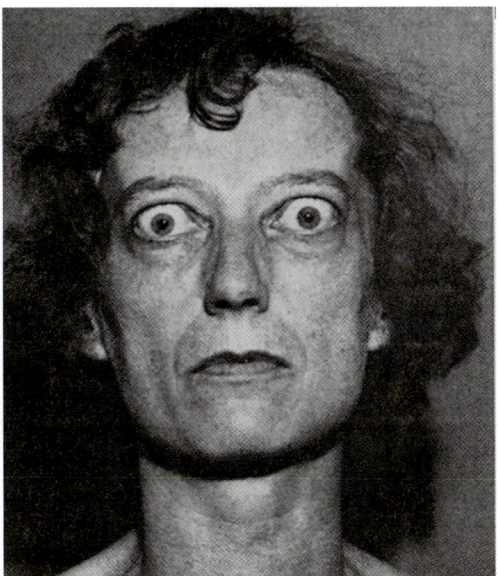

Abb. 13.6 Kretinismus. Aus Oberdisse, Klein u. Reinwein 1980

Abb. 13.7 Ausgeprägter Basedow. Aus Oberdisse, Klein u. Reinwein 1980

drüse bremsen müsste, unterlaufen wird, die Schilddrüse also auf anderem als dem oben dargestellten HT-HVL-Wege stimuliert wird. Häufig sind Autoimmunkrankheiten die Ursache (s. Kap. 14.7).

Strumen können auch ohne Über- oder Unterfunktion der Schilddrüse auftreten. Durch mangelhafte alimentäre Iodversorgung kommt es – in dem Bemühen das geringe Iodangebot vollständig zu nutzen – zum Anstieg von TSH und zur Hypertrophie der Thyreozyten, man spricht dann von euthyreoten Strumen.

13.2.3 Therapie der Hypothyreose

Bei dem Auftreten des endemischen Kretinismus spielt der Iodmangel eine große Rolle. Eine Iodprophylaxe bei werdenden Müttern und Säuglingen – nicht nur in gefährdeten Gebieten – verhindert das Auftreten des Kretinismus. Der tägliche Iodbedarf liegt bei ca. 200 μg pro Tag. Durch Zusatz von Kaliumiodid zu Kochsalz gelang es in Europa das Auftreten des endemischen Kretinismus weitgehend zum Verschwinden zu bringen. Wa-

renzeichen für Iodtabletten zur Prophylaxe: Jodetten®, Jodid 100®.

Indikationen für Schilddrüsenhormone sind:

- Alle Formen der Hypothyreose
- Substitution nach Totalexstirpation (operative Entfernung) der Schilddrüse
- Begleittherapie bei Hyperthyreose zur Vermeidung der Kropfbildung beim Einsatz von Thyreostatika (s. Kap. 13.2.4)
- Schilddrüsenentzündungen
- Schilddrüsenfunktionstests, z. B. T_3-Test.

Nebenwirkungen treten bei richtiger Dosierung nicht auf.

Kontraindikationen sind Angina pectoris und Nebennereninsuffizienz.

Für die Therapie stehen die reinen Schilddrüsenhormone zur Verfügung. Dabei ist zu beachten, dass die Wirkung von L-Thyroxin erst nach drei bis fünf Tagen eintritt, dann aber sieben bis zehn Tage anhält. Der Wirkungseintritt von Triiodthyronin erfolgt nach 12 bis 48 Stunden. Die Wirkung hält aber nur 3 bis 5 Tage an.

Für die Substitutionstherapie wird hauptsächlich L-Thyroxin, gelegentlich eine Kom-

Tab. 13.2 Schilddrüsenhormonhaltige Fertigarzneimittel (74)*

T$_4$-Präparate	µg T$_3$ bzw. T$_4$/Dosis
+ Euthyrox	25–300 µg
+ Jodthyrox (enthält Zusatz von Kaliumiodid)	100 µg
+ L-Thyroxin Henning	25–200 µg
T$_3$ + T$_4$-Kombinationspräparat	
+ Novothyral	20/100 µg

* Hauptgruppen-Nummer der Roten Liste

bination aus L-Thyroxin und Triiodthyronin eingesetzt.

Betrachten wir Tab. 13.2, so fällt die niedrige Dosierung der Hormone auf. Dies entspricht unserer Definition der Hormone von Kap. 13.1.1. Die täglichen Erhaltungsdosen für T$_4$ liegen bei 150–500 µg, für T$_3$ – in Kombination mit T$_4$ – bei 5–20 µg. Die Tabletten sind 30 Minuten vor der Mahlzeit einzunehmen.

13.2.4 Therapie der Hyperthyreose

Wie kann eine **Hyperthyreose** behandelt werden? Hier bieten sich drei grundsätzlich unterschiedliche Möglichkeiten an. Einmal die operative Entfernung von Schilddrüsengewebe, zum anderen der Einsatz von Fertigarzneimitteln zur Behandlung der Hyperthyreose (Thyreostatika) und dann noch die Radioiodtherapie.

Thyreostatika sollen die Bildung der Schilddrüsenhormone oder deren Vorstufen hemmen. Ein Blick auf Abb. 13.5 lässt zwei Angriffspunkte erkennen. So besitzen verschiedene chemische Stoffgruppen eine thyreostatische Wirkung:

Thioharnstoff-Derivate hemmen die Oxidation von Iodid zu Iod, während **Perchlorat**-Ionen (+ Irenat®) die Aufnahme von Iodid in die Schilddrüse hemmen. Nur die **Mercaptoimidazole** aus der Gruppe der Thioharnstoff-

Derivate spielen in der Praxis eine Rolle, so z.B.: + Carbimazol Henning®, + Favistan®, + Thiamazol Hexal®.

Bei der **Radioiodtherapie** wird der Schilddrüse, zu deren Gewebe Iod eine hohe Affinität hat, ein radioaktives Iodisotop (^{131}I) angeboten. Dieses Isotop sendet Betastrahlen aus, die eine geringe Eindringtiefe besitzen und im Umkreis des Isotops wucherndes Schilddrüsengewebe zerstören können.

Radioiod wurde auch als **Diagnostikum** verwendet. Heute wird dafür 99^m Technetiumpertechnetat eingesetzt. Die Aktivität des in die Schilddrüse eingelagerten Isotops wird gemessen und grafisch dargestellt (Szintigramm, Abb. 13.8). Daraus werden Rückschlüsse gezogen auf aktives, d.h. hormonproduzierendes Gewebe oder auf **kalte Knoten,** das sind nichthormonproduzierende Areale (vgl. Abb. 13.9).

Eine Hyperthyreose wird nicht immer mit Thyreostatika behandelt. Häufig versucht der Arzt auch die vegetative Symptomatik mit Tranquillantien oder teilweise mit β-Rezeptorenblockern zu beherrschen.

13.2.5 Parathormon und Calcitonin

Die Schilddrüse hat auch eine Bedeutung für die Regulation des Calcium- und des Phosphatstoffwechsels. Zwei Polypeptidhormone sind für die Regulation mitverantwortlich: Parathormon und Calcitonin. Daneben ist noch das Vitamin D beteiligt.

Parathormon

Das Parathormon wird in den Nebenschilddrüsen (Glandulae para-thyreoideae), auch Epithelkörper genannt, gebildet. Dies sind vier linsenförmige, kleine Organe an den Polen der Schilddrüse.

Bei der Entfernung der Epithelkörperchen kommt es zu einer **Hypokalzämie** und damit zu einer Übererregbarkeit des Nervensystems mit tetanischen Krämpfen und Spasmen der

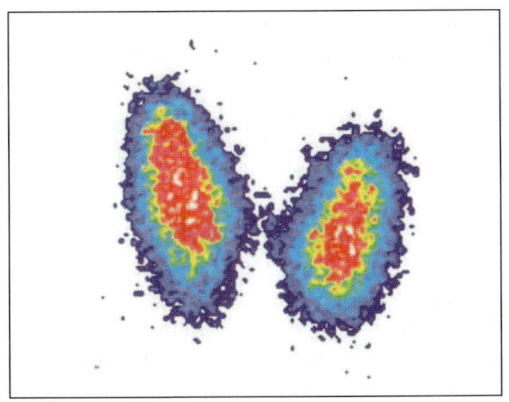

Abb. 13.8 Szintigramm einer Schilddrüse mit Normalfunktion

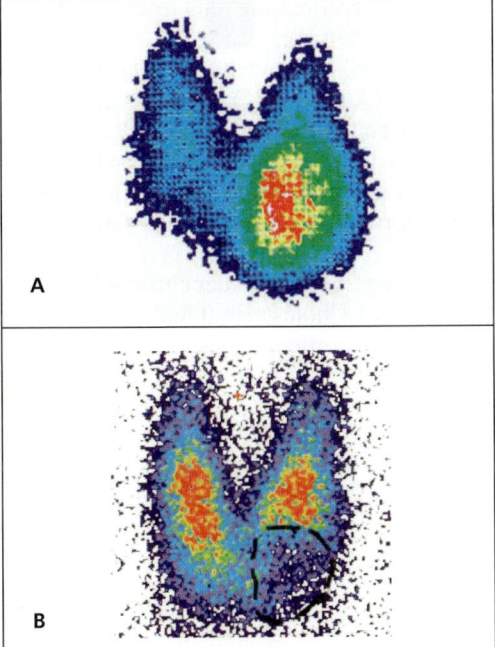

Abb. 13.9 Schematische Darstellung der Szintigramme eines „heißen Knotens" **(A)** und eines „kalten Knotens" **(B)**. Die rote Farbe signalisiert hohe Strahlungsaktivität, diese wiederum ist proportional zur Hormonproduktion.

glatten Muskulatur. Wir sprechen von **Tetanie** (s. Kap. 4.5.3). Das Parathormon erhöht also den Blut-Calcium-Spiegel.

Wegen seines späten Wirkungseintritts und seiner kurzen Wirkungsdauer spielt das Parathormon als Arzneimittel kaum eine Rolle.

Ein biotechnologisch hergestelltes Parathormonfragment, das Teriparatid (+ Forsteo®), wirkt knochenaufbauend und wird zur Behandlung der manifesten Osteoporose bei postmenopausalen Frauen eingesetzt.

Eine symptomatische Behandlung der Tetanie erfolgt durch intravenöse Injektion von Calciumsalzen. Die Dauerbehandlung nach Entfernung der Epithelkörperchen wird mit Vitamin-D_3 und Dihydrotachysterol (+ A.T.10® Perlen) durchgeführt.

Calcitonin

Steigt der Calciumspiegel im Blut zu stark an, so bedeutet dies für bestimmte Zellen der Nebenschilddrüse einen Reiz zur Sekretion von Calcitonin. Dies hat zur Folge, dass z. B. bei **Hyperkalzämie** die Calcium- und Phosphationenkonzentration im Serum gesenkt und Calcium in die Knochen eingebaut wird. Calcitonin, das damit ein Gegenspieler zum Parathormon ist, wird z. B. in der Behandlung der Osteoporose oder des Morbus Sudeck, einer schmerzhaften Komplikation nach Knochenbrüchen, mit Erfolg eingesetzt (z. B. + Karil®, + Calcitonin Stada®).

Zusammenfassung Schilddrüsenhormone

Die Schilddrüse ist ein aus Follikeln bestehendes Gewebe. Dieses bildet das Kolloid, in dem die beiden Schilddrüsenhormone Triiodthyronin (T_3) und L-Thyroxin (T_4) enthalten sind. Beide Hormone werden aus der Aminosäure Tyrosin und Iod aufgebaut. Die Schilddrüse reguliert Stoffwechselvorgänge, indem T_3 und T_4 den Energiestoffwechsel in den Zellen beeinflussen. Die Hormone haben entscheidenden Einfluss auf Wachstum, Reifung und die normale Funktion des Zentralnervensystems im menschlichen Organismus.
Eine Schilddrüsenüberfunktion (Hyperthyreose) führt zur Basedow-Erkrankung. Die Schilddrüsenunterfunktion (Hypothyreose) führt je nach zeitlichem Auftreten zum Kretinismus oder zum Myxödem.

13.3 Nebennierenhormone

Die Hormone der Nebennieren, vor allem jene der Nebennierenrinde spielen eine wichtige Rolle als Bestandteile von Fertigarzneimitteln für die unterschiedlichsten Indikationsgebiete. Wir finden diese Hormone u. a. als Antiasthmatika, als Rheumatherapeutika und als Wirkstoffe in Dermatika. Es soll nun eine Begründung für die vielseitigen Einsatzmöglichkeiten gesucht werden.

13.3.1 Lage und Bau der Nebennieren

Die Nebennieren sind paarige Organe. Sie sind ca. 10 g schwer und liegen am oberen Pol der Nieren (Abb. 13.10).

Die Nebenniere ist von einer Kapsel umschlossen. Unter der Kapsel liegt die Nebennierenrinde, die einen geschichteten Bau aufweist. Diese Rinde macht 80 bis 90 % des Organgewichts aus. Das Innere der Nebenniere bildet das Nebennierenmark.

Die Nebennierenrinde (NNR) bildet die Nebennierenrindenhormone, Corticosteroide genannt (lat.: cortex, die Rinde). In geringer Menge werden in der Rinde geschlechtsunspezifisch auch Androgene (männliche Sexualharomone) und Estrogene (weibliche Sexualhormone) gebildet.

Das Nebennierenmark (NNM) bildet die Nebennierenmarkhormone. Es sind dies die zur Gruppe der Catecholamine gehörenden Hormone Adrenalin und Noradrenalin (s. Kap. 7.4.1).

13.3.2 Glucocorticoide

Mit den NNR-Hormonen kommen wir zu den Molekülen mit einem Sterangrundgerüst. Entsprechend ihrer Stoffwechselfunktion unterscheidet man zwischen Glucocorticoiden (Beeinflussung des Kohlenhydrat-, Fett- und Eiweißstoffwechsels) und Mineralocorticoiden (Beeinflussung des Elektrolyt- und Wasserhaushaltes).

Grundgerüst aller Glucocorticoide ist das Pregnan (Abb. 13.11). Die physiologisch wichtigsten Hormone dieser Reihe sind Hydrocortison, Cortison und Corticosteron. Das Haupthormon ist das Hydrocortison, oder Cortisol (mit einer OH-Gruppe am C_{11}).

Ausgangsstoff der Glucocorticoid-Biosynthese ist das Cholesterin (Cholesterol). Auch die Mineralocorticoide besitzen ein Pregnangrundgerüst.

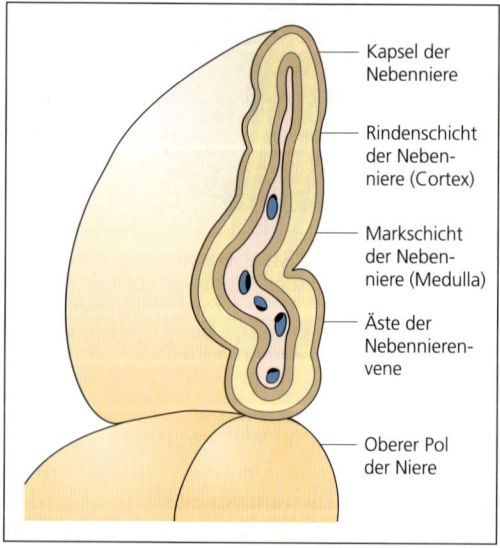

Kapsel der Nebenniere

Rindenschicht der Nebenniere (Cortex)

Markschicht der Nebenniere (Medulla)

Äste der Nebennierenvene

Oberer Pol der Niere

Abb. 13.10 Schnitt durch eine Nebenniere. Nach Faller 2004

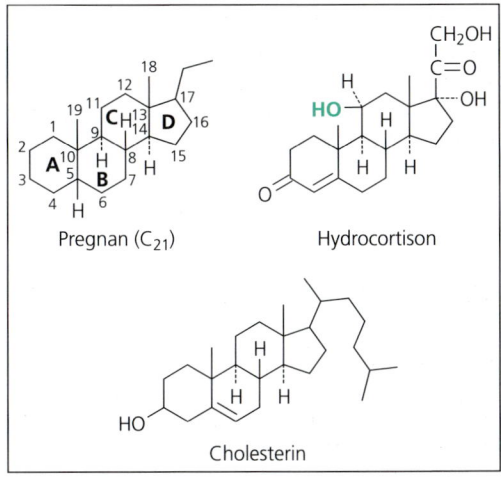

Abb. 13.11 Corticoide

Physiologische und pharmakologische Wirkungen der Glucocorticoide.

Ein Blick zurück auf Abb. 13.3 zeigt, dass die Tätigkeit der NNR durch die Hypophyse über das Corticotropin (ACTH) geregelt wird. Die Hirnanhangdrüse wird wiederum über das hypothalamische Hormon CRH (Corticoliberin) aktiviert.

Von den Glucocorticoiden ist uns die antiphlogistische (entzündungshemmende) Wirkung bekannt. Es handelt sich hier nicht um eine physiologische Wirkung, sondern um eine dosisabhängige pharmakologische Wirkung. Es muss also zwischen diesen beiden Wirkungen unterschieden werden. Zunächst sollen einige wichtige physiologische Wirkungen genannt werden:

- Katabole Wirkung durch Förderung des Proteinabbaus
- Erhöhung des Blutzuckerspiegels durch Förderung der Gluconeogenese (Neubildung von Glucose) aus Aminosäuren (vgl. Abb. 10.8) und Förderung des Glykogen-Aufbaus (vgl. Abb. 10.8)
- Bildung von freien Fettsäuren durch Lipolyse (katabole Wirkung)
- Im Stress vermehrte Glucocorticoid-Sekretion, dadurch Bereitstellung von schnell verfügbarer Energie über Gluconeogenese.

Diese genannten Effekte sind zumeist Insulin-antagonistische Wirkungen.

In höheren Konzentrationen, sog. pharmakologischen Dosen, entfalten die Glucocorticoide folgende Wirkungen:

- Antiinflammatorische Wirkung
- Immunsuppressive Wirkung
- Zytostatische Wirkung (vgl. Kap. 14).

Diese Wirkungen resultieren aus verschiedenen Reaktionen auf molekularer Ebene. Entzündungsreaktionen werden unterdrückt, weil:

- Die für den Unterhalt der Entzündung wichtigen Zytokine und TNF-alpha vermindert gebildet werden
- Das Wachstum der Fibroblasten (Zellen des Bindegewebes) gehemmt wird (antiproliferativ)
- oder weil die Aktivität der Phospholipase A2 abnimmt und deshalb die entzündungsfördernden Produkte der Arachidonsäure-Kaskade (s. Abb. 8.12) weniger werden.

Das Immunsystem wird geschwächt, weil:

- Die Aktivierung der T-Lymphozyten reduziert wird
- Die Membran von Mastzellen stabilisiert und damit die Ausschüttung von Mediatoren verhindert wird.

Einige der aufgeführten Wirkungen können bei entsprechender Dosierung der Glucocorticoide pharmakologisch genutzt werden.

Bei einer **Unterfunktion der Nebennierenrinde** kommt es zur **Addison-Krankheit (Morbus Addison).** Sie ist begleitet von Symptomen wie Muskelschwäche, Hypoglykämie, Abmagerung und Appetitverlust.

Eine **Überfunktion** der NNR führt zum **Cushing-Syndrom.** Symptome sind hier Fettsucht, Vollmondgesicht, Hyperglykämie (Steroid-Diabetes), Hypertonie, geschwächte Genitalfunktion.

Indikationsgebiete für Glucocorticoide und ihre synthetischen Abwandlungspro-

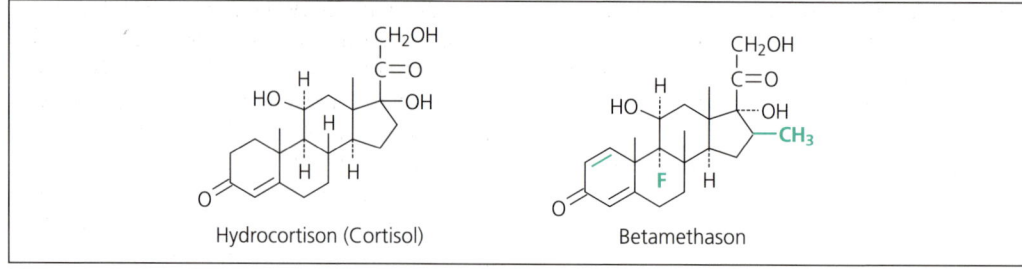

Abb. 13.12 Wirkungssteigerung durch partialsynthetische Abwandlung

dukte. Durch eine synthetische Veränderung des Cortisolmoleküls wurde versucht, erwünschte pharmakologische Wirkungen zu verstärken.

Dazu gehören die **antiphlogistische, antirheumatische, antiallergische und die immunsuppressive Wirkung.** Der Kohlenhydrat-, Eiweiß-, Fettstoffwechsel und der Mineralhaushalt sollten dabei möglichst nicht beeinflusst werden. Mit der Synthese des Betamethasons (+ Betnesol®, + Celestan Solubile®) z. B. konnte die antirheumatische Wirkung des Cortisols um das Dreißigfache gesteigert werden (Abb. 13.12).

Weitere Abwandlungsprodukte mit gesteigerter pharmakologischer Wirkung (die Wirkung von Hydrocortison wird dabei als 1 gesetzt) sind:

- Prednison (4 ×)
- Prednisolon (4 ×)
- Triamcinolon (5 ×)
- Dexamethason (30 ×).

Eine wichtige Rolle bei der Behandlung von Hautkrankheiten spielen topisch anzuwendende, synthetische Glucocorticoide, die nur geringe systemische Nebenwirkungen entfalten, so z. B. die lipophilen Ester des Hydrocortisons und des Prednisons, wie Methylprednisolonaceponat, Hydrocortisonbutyrat oder Prednicarbat, die bei guter antiinflammatorischer Wirksamkeit nur eine geringe antiproliferative Wirkung haben.

Einige wichtige Indikationsgebiete werden hier aufgeführt. Dabei ist zu berücksichtigen, dass bei vielen Erkrankungen Glucocortico-ide nicht das einzige Mittel in der Therapie sind. Sie wirken auch immer nur **symptomatisch,** es sei denn sie würden einer Substitution, wie z. B. bei der Therapie des M. Addison, dienen.

Der Arzt unterscheidet zwischen einer systemischen und einer lokalen Anwendung.

Systemische Anwendung bei:

- Rheumatischen und anderen entzündlichen Gewebserkrankungen, z. B. **chronische Polyarthritis**
- Allergischen Erkrankungen, z. B. anaphylaktischer Schock, **Asthma bronchiale** und chronisch obstruktiver Lungenkrankheit **(COPD)**
- Infektionskrankheiten, z. B. tuberkulöse Meningitis (immer in Kombination mit Antiinfektiva)
- **Tumoren,** z. B. Malignes Lymphom, akute und chronische lymphatische Leukämie, maligne Hirntumoren
- **Erkrankungen des Gastrointestinaltraktes,** z. B. akute schwere Hepatitiden, **Morbus Crohn, Colitis ulcerosa**
- Nierenerkrankungen, z. B. nephrotisches Syndrom
- **Zytostatika-induziertes Erbrechen**
- **Transplantatabstoßung.**

Lokale Anwendung bei:
- Hauterkrankungen, z. B. **Ekzeme,** Psoriasis vulgaris (Schuppenflechte), Verätzungen, Hautschädigungen durch Strahleneinwirkung (s. Kap. 5.3.1)
- Augenerkrankungen, z. B. Keratitis, Konjunktivitis (s. Kap. 17.2)

- Gelenkerkrankungen, z.B. intraartikuläre Injektion bei degenerativen Gelenkerkrankungen im entzündlichen Schub (**Arthrosen**)
- Inhalative Therapie bei **Asthma**.

Nebenwirkungen und Kontraindikationen. Als Nebenwirkungen können besonders bei Langzeittherapie folgende Erscheinungen auftreten:

- Symptome des Cushing-Syndroms
- Entwicklung eines manifesten Diabetes
- Entwicklung einer Osteoporose (unzureichende Bildung von Knochensubstanz)
- Leichtes Ausbreiten von akuten bakteriellen Entzündungen und Virusinfektionen (wegen Immunsuppression)
- Zunahme der Hypertonie
- Begünstigung der Entstehung von Magen- und Duodenalulzera
- Erhöhte Thromboseneigung
- Bei längerer Behandlung Atrophie der NNR durch hormonale Rückkopplung.

Die **Kontraindikationen** lassen sich teilweise aus den Nebenwirkungen ableiten:

- Diabetes mellitus
- Osteoporose
- Virusinfektionen und bakterielle Infektionen (z.B. Tuberkulose)
- Ulcus ventriculi und Ulcus duodeni
- Thrombophlebitis (Entzündung der Gefäßwände)
- Frühschwangerschaft.

Klinische relevante **Interaktionen** gibt es mit oralen Antidiabetika (Wirkung der Antidiabetika wird vermindert) und oralen Antikoagulantien (Wirkung der Antikoagulantien wird vermindert).

Indikationskriterien und Durchführung der Therapie. Die aufgeführten Nebenwirkungen lassen erkennen, dass der Einsatz der Glucocorticoide einer strengen Indikationsstellung unter Berücksichtigung möglicher Nebenwirkungen bedarf, wobei Folgendes zu beachten ist:

- Die Dosis ist individuell zu ermitteln.
- Eine einmalige, noch so hohe Dosis ruft normalerweise keine gefährlichen Nebenwirkungen hervor (z.B. einmalige Injektion bei Heuschnupfen, bei Wespenstich).
- Bei länger andauernder Therapie ist die Gesamtdosis für den Tag am Morgen zwischen 6 und 8 Uhr zu applizieren (akrophasische Dosierung, entsprechend der zirkadianen Ausschüttung. s. Kap. 2.3.3), ggf. ist zu prüfen, ob nicht die Gesamtdosis für zwei Tage am Morgen jedes zweiten Tages gegeben werden kann (alternierende Dosierung). Dabei wird weniger in den natürlichen Regelkreis eingegriffen und die Gefahr einer NNR-Atrophie ist geringer.
- Bei einer länger andauernden Therapie sollte die Tagesdosis an Glucocorticoid eine Hormondosis, die einer Prednisolonmenge von 7,5 mg entspricht, nicht überschreiten (Prednisolonäquivalent).
- Die Beendigung der Therapie ist durch langsames Reduzieren der Dosis („ausschleichend") durchzuführen, um die NNR wieder langsam zur Aktivität zu veranlassen.

Die Tab. 13.3 gibt eine Übersicht glucocorticoidhaltiger Fertigarzneimittel. Es handelt sich dabei wiederum um eine Auswahl.

13.3.3 Mineralocorticoide

Die natürlichen Mineralocorticoide sind Aldosteron und 11-Desoxycorticosteron (Desoxycorton). Das wichtigste physiologische Mineralocorticoid, das Aldosteron (Abb. 13.13), erhöht die Rückresorption von Natrium-Ionen und Wasser in der Niere und fördert die Kalium-Ionen-Ausscheidung. Damit besitzt es eine **antidiuretische** Wirkung. Die Ausschüttung von Aldosteron wird stimuliert durch ACTH, Angiotensin II und durch einen Anstieg der Kalium-Ionen- bzw. einen Abfall der Natrium-Ionenkonzentration im Blut.

Die antidiuretische Wirkung des Aldosterons kann pharmakologisch genutzt werden. Aus dem Magen-Darm-Kanal wird es schlecht

Tab. 13.3 Glucocorticoide als Fertigarzneimittel (31) (32)*

INN	Fertigarzneimittel®
I Systemisch (31)*	
A Nicht halogeniert	
Hydrocortison	+ Hydrocortison Hoechst
Cortison	+ Cortison CIBA
Prednison	+ Decortin
	+ Rectodelt
Prednisolon	+ Decortin H
	+ duraprednisolon
Methylprednisolon	+ Urbason
Deflazacort	+ Calcort
Budesonid	+ Pulmicort
B Halogeniert	
Betamethason	+ Celestamine N
Cloprednol	+ Syntestan
Dexamethason	+ Dexabene
	+ Fortecortin
Fluocortolon	+ Ultralan-oral
Triamcinolon	+ Triamhexal
	+ Volon A
II Topisch (32)*	
A Nicht halogeniert	
Hydrocortison (-acetat)	+ Hydrogalen, Ebenol, Soventol HC, Systral Hydrocort
Hydrocortison-buteprat	+ Pandel
Hydrocortison-butyrat	+ Alfason
Methylprednisolon-aceponat	+ Advantan
Prednicarbat	+ Dermatop
Prednisolon	+ Linola HN

* Hauptgruppen-Nummer der Roten Liste

Tab. 13.3 Glucocorticoide als Fertigarzneimittel (31) (32)* Fortsetzung

INN	Fertigarzneimittel®
II Topisch (32)*	
B Halogeniert	
Amcinonid	+ Amciderm
Betamethason	+ Betnesol-V, Celestan-V
	+ Betagalen
Clobetasol	+ Dermoxin
Clocortolon	+ Kaban
Desoximetason	+ Topisolon
Diflucortolon	+ Nerisona
Fluocinolon-acetonid	+ Jellin
Fluocinonid	+ Topsym
Fluocortolon	+ Ultralan
Flupredniden	+ Decoderm
Mometason	+ Ecural
Triamcinolon	+ Volon A antibiotikafrei

* Hauptgruppen-Nummer der Roten Liste

resorbiert und ist deswegen für die perorale Therapie nicht geeignet. Die Mineralocorticoide haben im Vergleich mit den Glucocorticoiden eine geringe therapeutische Bedeutung.

Therapie mit Aldosteron und chemisch verwandten Substanzen. Indikationen für den Einsatz von Aldosteron und Fludrocortison sind z. B. Nebennierenrindeninsuffizienz **(M. Addison),** Hypotonie und Schockzustände. Als Fertigarzneimittel wird u. a. + Astonin® H eingesetzt.

Die Wirkung des Aldosteronantagonisten **Spironolacton** zeigt sehr eindrucksvoll, wie durch Molekülabwandlung eine Wirkungsumkehr erfolgen kann (Abb. 13.13). Spironolacton hemmt das Aldosteron kompetitiv und wird als **Diuretikum** eingesetzt (s. Kap. 11.5).

Ein weiterer Aldosteronantagonist Eplerenon (+ Inspra®) wird zur Behandlung der Herzinsuffizienz eingesetzt (s. Kap. 9.5).

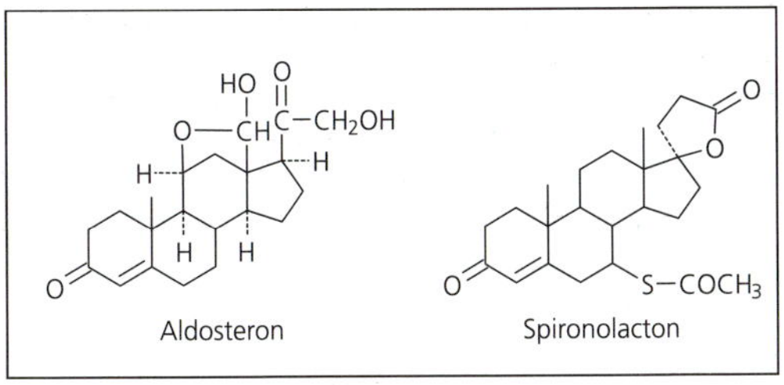

Abb. 13.13 Aldosteron-Antagonist Spironolacton im Vergleich zu Aldosteron

13.3.4 Hormone des Nebennierenmarks

Das Nebennierenmark (NNM) bildet die Hormone Adrenalin und Noradrenalin. Noradrenalin ist uns bereits als Überträgersubstanz des vegetativen Nervensystems bekannt. Es wird dort in den Neuronen gebildet. Mit dem Nebennierenmark lernen wir einen zweiten Bildungsort für Noradrenalin kennen. Auch hier ist der adäquate Reiz für die Bildung die Acetylcholinausschüttung als Folge der Stimulierung des Sympathikus.

Die physiologische Wirkung von Noradrenalin und Adrenalin wurde bereits ausführlich erörtert (s. Kap. 7.4.1). Beide Hormone fördern u. a. einen Umbau von Glykogen in Glucose. Dadurch steigt der Blutzuckerspiegel (Abb. 10.8).

Zusammenfassung Hormone der Nebenniere

Zu Beginn dieses Kapitels haben wir uns die Frage gestellt, warum die Hormone der Nebennieren einen so breiten Einsatz bei den verschiedensten Indikationsgebieten finden. Die Antwort können wir jetzt geben. Wegen ihrer starken entzündungshemmenden Wirkung werden Hydrocortison und seine Derivate u. a. als Antirheumatika eingesetzt.

Es wurde unterschieden zwischen NNR-Hormonen mit einem Sterangrundgerüst und NNM-Hormonen, die zur Gruppe der Katecholamine gehören.

Nach der Stoffwechselfunktion unterscheidet man bei den NNR-Hormonen zwischen Glucocorticoiden und Mineralocorticoiden. Therapeutisch spielen die Glucocorticoide die bei weitem größere Rolle. Das wichtigste Glucocorticoid ist das Hydrocortison (Cortisol).

Aus der physiologischen und pharmakologischen Wirkung des Hydrocortison können wichtige Indikationsgebiete abgeleitet werden. Hierher gehört z. B. die systemische Anwendung bei entzündlichen Erkrankungen, bei Lebererkrankungen und allergischen Krankheitsbildern. Die lokale Anwendung erfolgt u. a. bei Haut-, Bronchien- und Gelenkerkrankungen. Zu beachten sind zahlreiche Nebenwirkungen, die durch eine regelgerechte Therapie weitgehend beherrscht werden können sowie die Kontraindikationen.

Durch die Synthese von Abwandlungsprodukten der natürlichen Glucocorticoide konnten die erwünschten pharmakologischen Wirkungen erheblich gesteigert werden.

Das physiologisch wichtigste Mineralocorticoid, das Aldosteron, besitzt eine antidiuretische Wirkung. Aldosteron und chemisch verwandte Substanzen finden Anwendung in Fertigarzneimitteln gegen Nebennieren-insuffizienz, Hypotonie und Schockzustände.

Spironolacton ist in seiner Struktur dem Aldosteron verwandt, besitzt jedoch eine diuretische Wirkung.

Wichtige Hormone des NNM sind Adrenalin und Noradrenalin. Beide bedingen eine Erhöhung des Blutdrucks und fördern den Umbau von Glykogen in Glucose. Sie wirken damit antagonistisch zum Insulin.

Für Fertigarzneimittel, die NNR- oder NNM-Hormone enthalten, gilt mit wenigen Ausnahmen die Verschreibungspflicht.

13.4 Sexualhormone

Die Wirkung und Anwendung von Gonadotropinen und Sexualhormonen als Arzneimittel kann nur deutlich werden, wenn man sie als Bestandteile hormonaler Regelkreise versteht.

Unter dem Begriff Gonaden (Keimdrüsen) fasst man die Ovarien (Eierstöcke) und die Testes (Hoden) zusammen.

13.4.1 Gonadotropine

Die Gonadotropine werden im Hypophysenvorderlappen gebildet. Der entsprechende Reiz erfolgt über den Hypothalamus, der GnRH (Gonadoliberin) pulsatil ausschüttet (s. Kap. 13.1.2). Chemisch sind sie der Gruppe der Glykoproteide zuzuordnen. Die Gonadotropine steuern die weiblichen und männlichen Sexualfunktionen. Sie sind artspezifisch, aber wie Abb. 13.14 zeigt, geschlechtsunspezifisch:

- ■ **FSH** (follikelstimulierendes Hormon = Follitropin) fördert die Follikelreifung bei der Frau und die Spermatogenese beim Mann.
- ■ **LH** (luteinisierendes Hormon oder interstitialzellenstimulierendes Hormon, Lutropin) löst bei der Frau Estrogenproduktion, Ovulation (Eisprung) und Gelbkörperbildung aus.

Beim Mann wird die Testosteronsynthese in den Leydig-Zwischenzellen der Hoden angeregt.

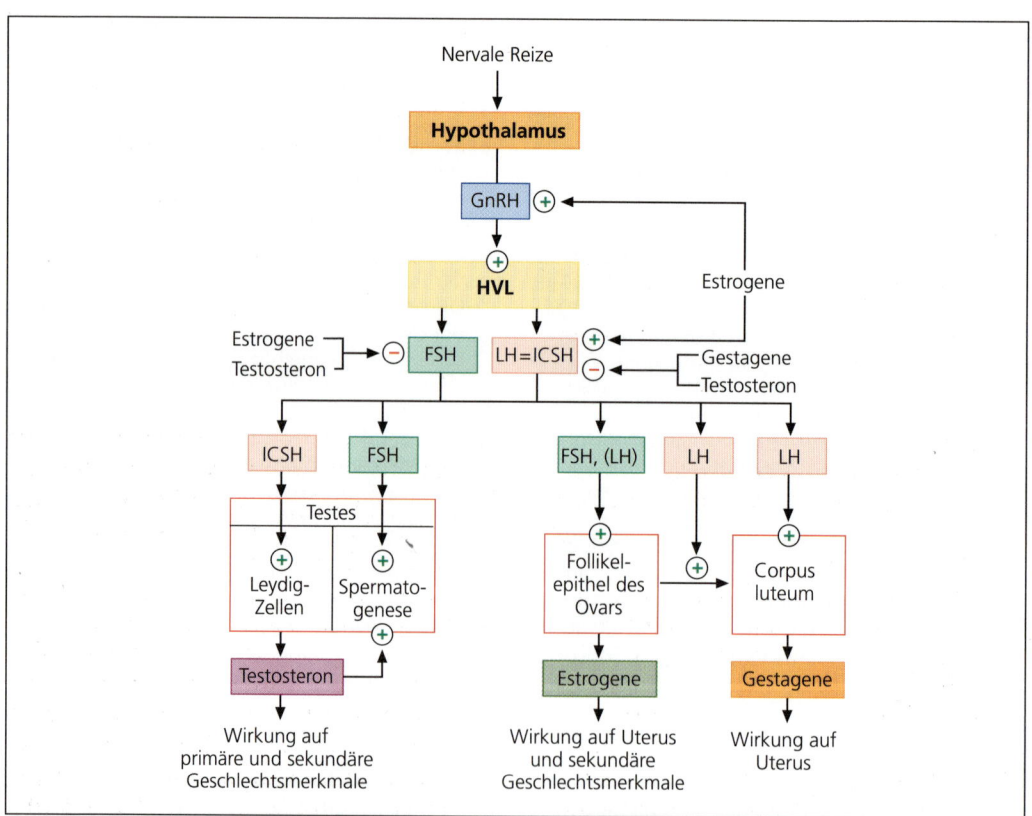

Abb. 13.14 Regelkreis der Sexualhormone. LH/ICSH = luteinisierendes Hormon bzw. interstitialzellenstimulierendes Hormon, FSH = follikelstimulierendes Hormon, FRH = FSH-Release-Hormon, LRH = LH-Release-Hormon

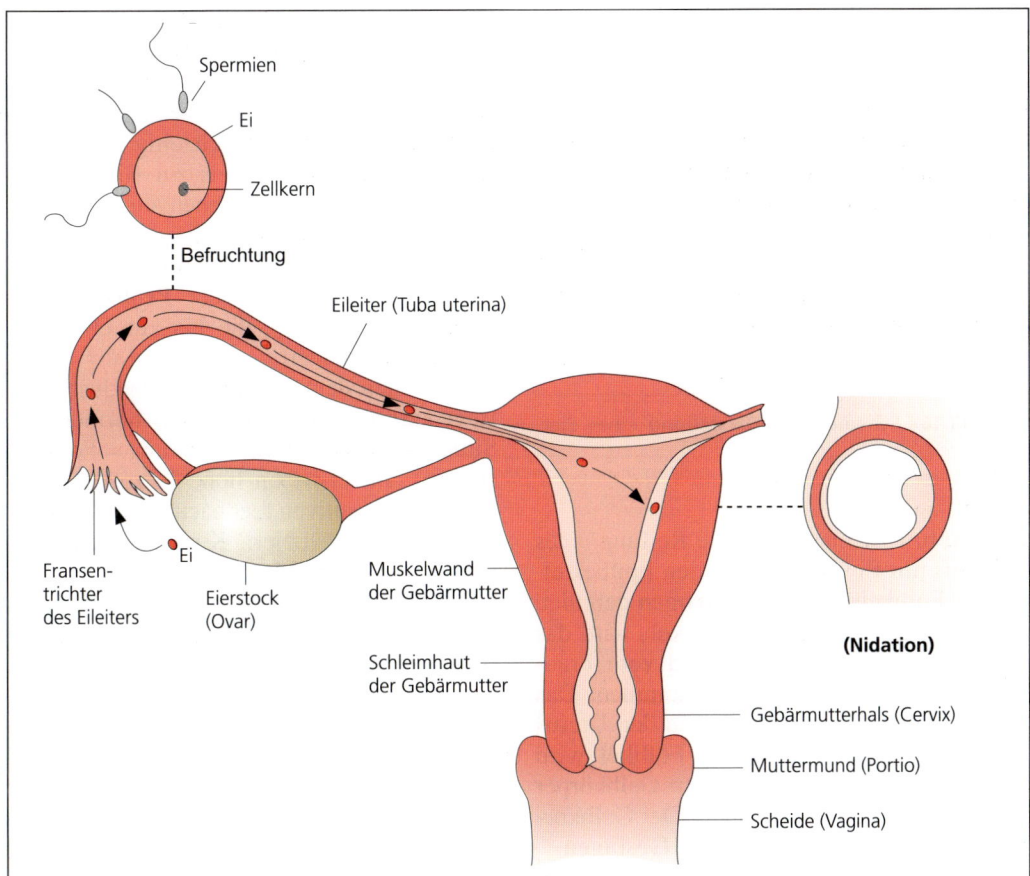

Abb. 13.15 Die weiblichen Geschlechtsorgane

Spermien — **Ei** — **Zellkern** — **Befruchtung** — **Eileiter (Tuba uterina)** — **Fransentrichter des Eileiters** — **Ei** — **Eierstock (Ovar)** — **Muskelwand der Gebärmutter** — **Schleimhaut der Gebärmutter** — **(Nidation)** — **Gebärmutterhals (Cervix)** — **Muttermund (Portio)** — **Scheide (Vagina)**

13.4.2 Weibliche Sexualhormone

Während der Schwangerschaft kann das von der Plazenta (Mutterkuchen) gebildete **HCG** (Choriongonadotropin, engl. Human Chorionic Gonadotrophin) teilweise die Funktion des LH übernehmen.

Gonadotropine lassen sich aus dem Serum trächtiger Stuten und aus Schwangerenurin gewinnen. Natürliche Gonadotropine z. B. im Präparat + Kryptocur® werden zur Behandlung des Hodenhochstandes eingesetzt. Die Indikation künstlicher Gonadotropine ist Endometriose und hormonabhängige Tumoren der weiblichen Brust und der Prostata: Buserelin (+ Profact®), Leuprorelin (+ Enantone®), Goserelin (+ Zoladex®).

Abb. 13.14 können wir entnehmen, dass die Ovarien Bildungsort der weiblichen Sexualhormone, der Estrogene und Gestagene, sind. Betrachten wir zunächst den Bau der weiblichen Geschlechtsorgane.

Hierher gehören die beiden Eierstöcke (Ovarien) als Geschlechtsdrüsen der Frau, die paarig angelegten Eileiter (Tuben), die Gebärmutter (Uterus) und die Scheide (Vagina). Eine schematische Darstellung der Organe gibt (Abb. 13.15). Jedes Ovar enthält bei der Geburt ca. 200 000 Primärfollikel. Davon gelangen im Leben einer Frau ca. 400 zur Reife, d. h. es kommt zur Reifung von Eizellen in den Primärfollikeln.

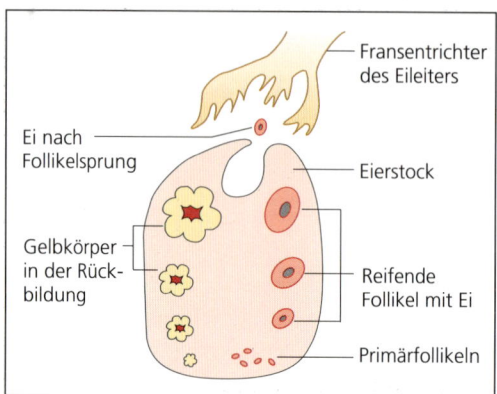

Abb. 13.16 Schematische Darstellung eines Eierstocks

In Abb. 13.16 lässt sich die Reifung eines Follikels mit Ei verfolgen. In den Epithelzellen des Follikels wird das **Estrogen** gebildet. Beim Platzen eines reifen Follikels wird das reife Ei herausgeschleudert und vom Fransentrichter des Eileiters aufgenommen. Das Ei kann jetzt über den Eileiter in den Uterus herabwandern. Der geplatzte Follikel wird unter dem Einfluss des LH zum Gelbkörper (Corpus luteum) umgewandelt. Der Gelbkörper ist die Bildungsstätte für das **Gestagen**.

Welche Vorgänge laufen in den beschriebenen Organen im Falle einer Befruchtung des Eis und im Falle des Ausbleibens der Befruchtung ab?

Hormonale Steuerung des weiblichen Zyklus

Gesteuert durch FSH reift vom 3. bis 14. Zyklustag ein Follikel. Gleichzeitig werden die Epithelzellen des Follikels zur Bildung und Ausschüttung von Estrogenen angeregt.

Durch die Wirkung des Estrogens wird das Endometrium (Uterusschleimhaut) aufgebaut. Man spricht von der **Proliferationsphase** (Abb. 13.17), die bis zur Ovulation (Eisprung) andauert.

Zwischen dem 13. und 16. Zyklustag erfolgt aufgrund der besonderen hormonellen Situation die Ovulation (Eisprung = Follikelsprung). Dabei haben hohe Estrogenspiegel über einen positiven feedback hohe FSH- und LH-Spiegel provoziert. Kurz nach dem Eisprung steigt die Morgentemperatur um ca. 0,5 °C an. Daraus leitet man eine Methode zur Empfängnisverhütung durch Messung der Basaltemperatur ab.

Das LH steuert die Umwandlung des geplatzten Follikels zum Gelbkörper und veranlasst den Gelbkörper zur Aufnahme der Progesteronproduktion.

Jetzt beginnt unter dem Einfluss des Progesterons die Vorbereitung der Uterusschleimhaut auf die Einnistung des Eies. Es liegt die **Sekretionsphase** vor. Eine Einnistung ist jedoch nur möglich, wenn das Ei befruchtet worden ist. Mithilfe von Abb. 13.18

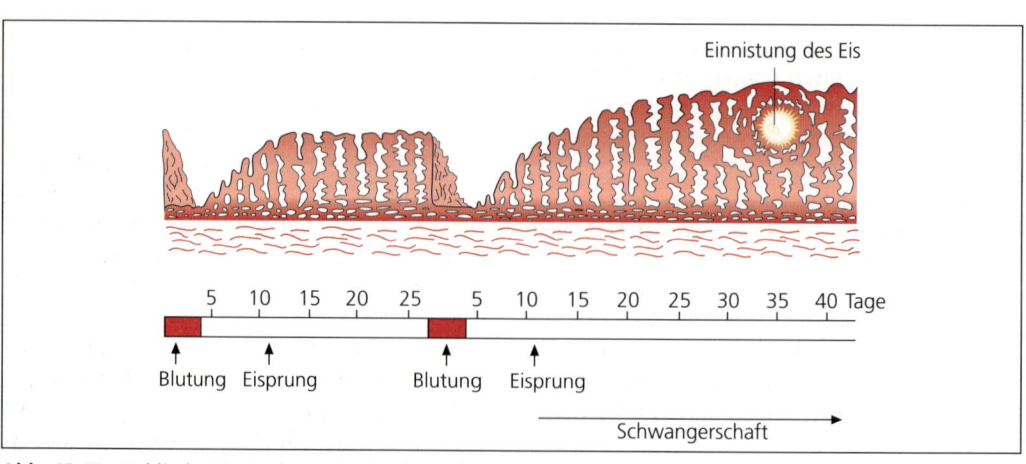

Abb. 13.17 Zyklische Veränderungen in der Gebärmutterschleimhaut

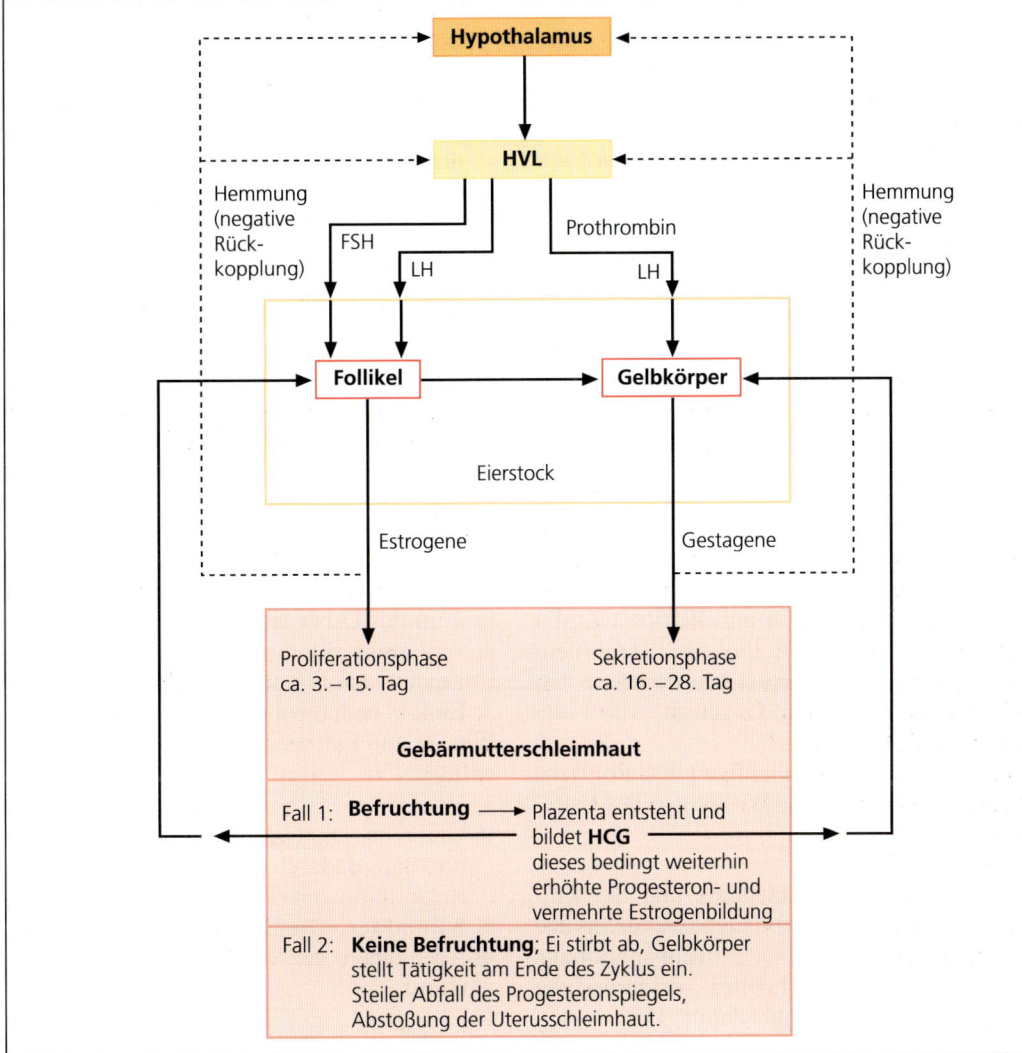

Abb. 13.18 Hormonelle Steuerung der Menstruation

soll weiterverfolgt werden, welche Veränderungen eintreten können.

Fall 1, das Ei wird befruchtet: Das Ei nistet sich in die Uterusschleimhaut ein. Diese wird nicht abgestoßen, sondern zur Plazenta umgebildet. Dort wird das Choriongonadotropin gebildet, das eine Vergrößerung des Gelbkörpers und eine weiterhin hohe Produktion von Progesteron und auch Estrogen bewirkt.

Über den Nachweis von HCG im Urin oder Serum wird heute meist der Schwangerschaftstest durchgeführt. Es handelt sich dabei um eine Antigen-Antikörper-Reaktion. Präparate, denen dieser Mechanismus zugrunde liegt, sind z. B.: Femtest®, Evatest®, Clearblue®.

Die hohen Estrogen- und Progesteronspiegel im Blut veranlassen über eine negative Rückkopplung eine Drosselung der Gonadotropinproduktion (FSH, LH) der Hypophyse. Dadurch wird eine erneute Reifung einer Eianlage und die Ovulation ausge-schlossen.

Fall 2, das Ei bleibt unbefruchtet: Das unbefruchtete Ei kann sich nicht einnisten und stirbt ab. Der Gelbkörper wird zurückge-bildet, und stellt seine Tätigkeit gegen Ende des Zyklus ein. Um den 28. Zyklustag fällt der Progesteronspiegel steil ab. Es kommt zur Abstoßung der Uterusschleimhaut, d.h. zur Menstruationsblutung. Der Abfall der Hor-mone stimuliert über den Rückkopplungsme-chanismus eine erneute FSH-Ausschüttung. Der Zyklus kann wieder beginnen.

Estrogene

Das physiologische Estrogen ist das **Estra-diol** (Abb. 13.19). Als Stoffwechselprodukte des Estradiols treten noch die weniger wirk-samen Hormone Estron und Estriol auf. Wir erkennen, dass das Estradiol wie die Cortico-ide ein Sterangrundgerüst besitzt. Beim Es-tradiol ist jedoch im Gegensatz dazu der Ring A aromatisch.

Wir wollen einige wichtige physiologische und pharmakologische Wirkungen des Estra-diols festhalten:

■ Förderung des Wachstums und der Ent-wicklung der weiblichen Sexualorgane und der sekundären Geschlechtsmerkmale.
■ In der Pubertät schneller Verschluss der Epiphysenfugen und damit Beendigung des Längenwachstums.
■ Verbesserung der Durchblutung von Geni-talorganen und Extremitäten.

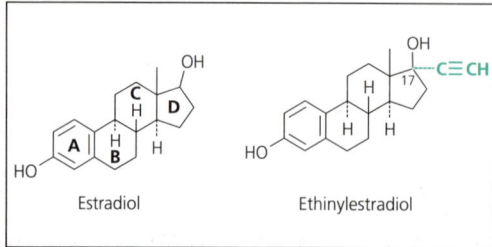

Estradiol   Ethinylestradiol

Abb. 13.19 Estrogene

■ Beeinflussung des psychischen Verhaltens der Frau.
■ Anaboler Effekt.
■ Hemmung der Gonadotropinausschüttung.
■ Estrogene (und auch Gestagene) können die Ausschüttung von LH anregen und da-mit die Ovulationsauslösung fördern. In diesem Fall liegt eine positive Rückkopp-lung vor (s. Kap. 13.1.2).
■ In höheren Dosen werden Natriumionen und Wasser zurückgehalten.

Wegen des raschen Abbaus in der Leber ist Estradiol sowohl parenteral als auch peroral kaum wirksam. Durch Veresterung mit ver-schiedenen organischen Säuren können Abbau und Resorption des Moleküls ver-langsamt werden, z.B. Estradiol-17-valerat (+ Progynon Depot®). Auch durch Einführen einer Ethinylgruppe in C_{17} wird die Inaktivie-rung in der Leber stark verlangsamt und ein peroral gut wirksames Präparat erhalten, z.B. Ethinylestradiol (Komb. in + Yasmin®).

Einige bedeutende Indikationen für den Einsatz von Estrogenen sind hier zusammen-gefasst:

■ Unterentwicklung (**Hypoplasie**) des Ute-rus und dadurch bedingte schmerzhafte Regelblutungen (**Dysmenorrhoe**)
■ **Klimakterische Beschwerden**
■ Ausbleiben der Regelblutung (**Amenor-rhoe**)
■ Estrogenmangel infolge **Ovarialinsuffi-zienz**

Als Nebenwirkung können Gewichtszunah-me, Ödembildung, Unverträglichkeit von Kontaktlinsen, Atrophie der Ovarien, En-dometriumkarzinom auftreten. Besonders her-vorzuheben ist das **Thromboembolierisiko**. Die Dosierung sollte wegen der Nebenwir-kung möglichst niedrig gehalten werden.

Kontraindikationen für Estrogentherapie sind hormonabhängige Tumoren der Gebär-mutter und der weiblichen Brust, Endome-triose, schwere Leberfunktionsstörungen, thromboembolische Erkrankungen, Sichel-zellanämie.

Fertigarzneimittel, die ein Estrogen-Derivat enthalten, sind z. B.:

+ Femoston® mono, + Ovestin®, + Estrifam®.

Gestagene

Von den Gestagenen, auch Schwangerschaftshormone genannt, ist nur das **Progesteron** als physiologisches Hormon von Interesse (Abb. 13.20).

Das Molekül zeigt ein ähnliches Grundgerüst wie die Glucocorticoide.

Ab dem 16. Zyklustag werden täglich ca. 20 mg Progesteron gebildet. Während der Schwangerschaft, ab dem dritten Monat, wird das Progesteron hauptsächlich von der Plazenta gebildet.

Fast alle physiologischen Progesteronwirkungen resultieren aus dem Zusammenwirken von Progesteron und Estrogen. Oft ist nur das Verhältnis von Estrogen zu Progesteron ausschlaggebend für die Wirkung, die eintritt.

Das Progesteron:

- Verursacht den Wechsel von der Proliferations- zur Sekretionsphase
- Fördert das Wachstum der Uterusmuskulatur und der Brustdrüsen
- Verursacht eine Hemmung der LH-Freisetzung aus dem HVL und damit eine Hemmung der Ovulation
- Beeinflusst die Beschaffenheit des Zervikalsekrets (Zervixschleim, lat.: cervix uteri, Gebärmutterhals) derart, dass die Spermien nur schwer penetrieren können

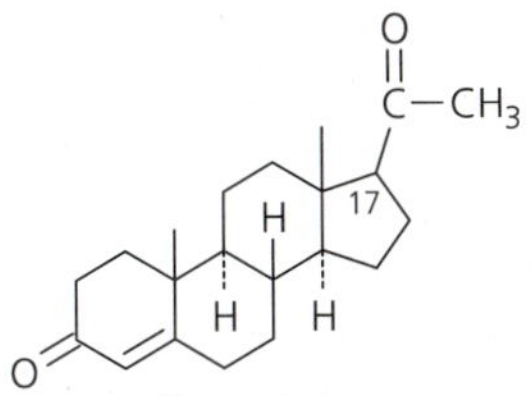

- Atmung und Herzfrequenz werden erhöht, die Körpertemperatur steigt an.

Wie das Estradiol ist auch das Progesteron wegen rascher Metabolisierung parenteral und oral kaum wirksam.

Durch Abwandlung des Testosteronmoleküls ist es gelungen, Moleküle zu synthetisieren, die – parenteral oder oral appliziert – eine gute Wirkung zeigen. Zu diesen Verbindungen gehören Lynestrenol, Norethisteron, Norgestrel, Gestoden, Desogestrel und Etonogestrel. Abb. 13.21 zeigt solche Verbindungen und das männliche Sexualhormon.

Auch die Abwandlungsprodukte mit Progesteronwirkung werden als **Gestagene** bezeichnet.

Indikationen für Gestagene sind u. a.:

- **Dysfunktionelle Blutungen** (lang andauernde Blutungen)
- **Dysmenorrhoe und prämenstruelles Syndrom**
- Fortgeschrittenes **Uterus-** und **Mammakarzinom**
- **Endometriose**
- **Klimakterische Beschwerden,** hier als zyklischer Kombinationspartner für das wirksame Estrogen.

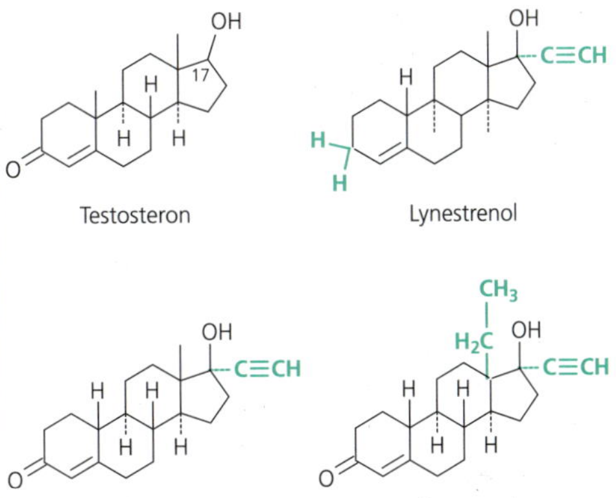

Abb. 13.20 Physiologisches Gestagen

Abb. 13.21 Synthetische Gestagene im Vergleich zu Testosteron

Meist in Kombination mit Estrogenen werden die Gestagene als **Kontrazeptiva** (Arzneimittel zur Empfängnisverhütung) eingesetzt.

Als **Nebenwirkungen** vor allem bei längerer Anwendung können auftreten:

- Gewichtszunahme
- Ovulationshemmung
- Libidoverlust (Verlust des Geschlechtstriebes)
- Kopfschmerzen und Übelkeit.

Als **Kontraindikationen** gelten schwere Leberschäden und Thromboseneigung. Wegen der Maskulinisierungsgefahr des Feten sollen während der Schwangerschaft keine C_{17}-alkylierten Testosteronabkömmlinge eingesetzt werden.

Reine Gestagen-Zubereitungen sind z.B.: + Primolut Nor®, + Sovel®, + Clinofem® oder + Proluton Depot®.

Mifepriston (RU 486, + Mifegyne®) ist ein Abwandlungsprodukt des Progesterons. Es blockiert die Gestagen-Rezeptoren in der Gebärmutter und gilt als sichere und derzeit schonendste Methode der **Schwangerschaftsunterbrechung**: 600 mg Mifepriston werden auf einmal – unter ärztlicher Aufsicht – eingenommen, innerhalb von 36 bis 48 Stunden wird dann noch ein Prostaglandin-Präparat appliziert.

Diese Methode ist für einen Abbruch bis zum 49. Tag der Amenorrhoe zugelassen. Für Mifegyne® wurde ein besonderer Vertriebsweg für notwendig erachtet und deshalb das Arzneimittelgesetz geändert.

Orale Kontrazeption

Bei der peroralen Konzeptionsverhütung verhindert die Frau durch Einnahme von weiblichen Sexualhormonen eine Empfängnis. Meist wird diese Methode mit Gestagen-Estrogen-Kombinationspräparaten durchgeführt. Entsprechend den bereits genannten physiologischen und pharmakologischen Wirkungen von Estradiol und Progesteron kann die Kontrazeption nach verschiedenen Methoden erfolgen:

- Über eine negative Rückkopplung – bewirkt durch Estrogen und/oder Gestagen – wird die Ausschüttung der Gonadotropine gedrosselt und damit die Ovulation unterdrückt (**Ovulationshemmung**).
- Falls doch eine Ovulation stattgefunden haben sollte, ist eine Einnistung des Eis nicht möglich, da – bewirkt durch Gestagen – die Sekretionsphase des Endometriums nicht stattfinden konnte (**Nidationshemmung**).
- Die Viskosität des Zervixsekretes wird – bewirkt durch Gestagene – erhöht, sodass die Penetration der Spermien im Gebärmutterhals gehemmt wird (**Migrationshemmung**).
- Die Tubenmotilität und damit der Transport der Eizelle und der Spermien wird durch Gestagen und durch Estrogen beeinträchtigt.

Bei dem klassischen **Kombinations-** oder **Ein-Phasen-Präparat** wird die Frau an allen 21 Einnahmetagen die gleiche Kombination von Estrogen und Gestagen schlucken, wobei die Einnahme vom 5. bis zum 25. Zyklustag erfolgt – bei der ersten Einnahme beginnt man aus Gründen der Sicherheit am ersten Tag des Zyklus. Drei bis vier Tage nach der letzten Einnahme tritt dann die so genannte Abbruchblutung ein. Als erster Zyklustag gilt der erste Tag der Menstruationsblutung. Diese Ein-Phasen-Präparate enthalten in der Regel maximal 50 µg Estrogenanteil (Tab. 13.4 Gruppe I und Abb. 13.22). Dieser Pillentyp wird aber auch als hormonarme Ein-Phasen-Pille, auch **Mikropille** genannt, angeboten; hier liegt der Estrogenanteil bei 30, teilweise bei 20 µg. Ein Vorteil scheint die geringere Hemmung der hypothalamisch-hypophysären Funktion zu sein und die vielleicht bessere Verträglichkeit (Tab. 13.4, Gruppe II).

Beim **Zwei-Stufen-Präparat** erfolgt der Einsatz von Estrogen und Gestagen nacheinander in unterschiedlichen Konzentrationen und in zwei zeitlich aufeinanderfolgenden Phasen. In einer ersten Phase (10 Tage) wird zur konstant durchlaufenden Estrogendosis wenig (bei manchen Präparaten kein = normophasische oder Sequential- oder Zwei-Phasen-Präparate) Gestagen gegeben, das dann in der zweiten Phase (11 Tage) erhöht wird (Tab. 13.4, Gruppe III und Abb. 13.22).

Bei den **Drei-Stufen-Präparaten** wird über sechs Tage eine niedrige Estrogen- und Gestagenmenge gegeben, die dann beide über weitere fünf Tage leicht erhöht werden, worauf dann an den folgenden zehn Tagen der Estrogenanteil wieder verringert, der Gestagenanteil aber weiter erhöht wird. Sinn dieser Kombination ist, bei gleich sicherer Kontrazeption, das Risiko von Nebenwirkungen der Estrogene zu verringern (Tab. 13.4, Gruppe IV und Abb. 13.22).

Von Interesse ist dabei auch immer die Gestagenkomponente, die ebenfalls für die Nebenwirkungen Verantwortung trägt.

Eine hormonelle Kontrazeption ohne Ovulationshemmung lässt sich auch mit einem nur gestagenhaltigen Präparat (**Minipille**) erzielen. Hier wird täglich, ohne Einnahmepause, eine niedrige Dosis eines Gestagens eingenommen. Die Einnahme muss pünktlich erfolgen und darf nicht um mehr als drei Stunden differieren. Die Wirkung beruht auf der Hemmung der Penetration der Spermien. Indiziert sind diese Präparate bei Unverträglichkeit oder Thrombosegefahr durch Estrogene (Tab. 13.4, Gruppe V).

Außer der täglichen oralen Einnahme von Gestagenen lassen sich diese als **Injektion** in Form eines Depot-Präparates mit einer Wirkungsdauer von drei Monaten (Dreimonatsspritzen) verabfolgen, z. B. + Depo Clinovir®.

Man kann das Gestagen aber auch aus einer „**Spirale**" freisetzen. Intra-Uterin-Pessare (IUP) spielen in der Empfängnisverhütung nach der „Pille" eine wichtige Rolle. Sie wirken über den Fremdkörpereffekt nidationshemmend und zusätzlich über die Freisetzung von Kupferionen spermizid. Die Sicherheit ist dabei etwas geringer als bei der

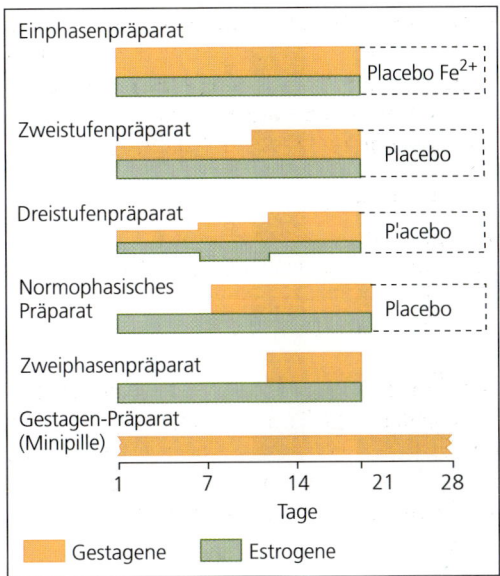

Abb. 13.22 Zusammensetzung der verschiedenen oralen Kontrazeptiva

„Pille". Ein Problem aller IUPs ist die Gefahr aufsteigender Infektionen. + Mirena® ist ein Gestagen-haltiges IUP, das über einen Zeitraum von maximal fünf Jahren 20 bis 15 μg/Tag Levonorgestrel freisetzt. Die Sicherheit dieses IUP ist mit der der „Pille" vergleichbar.

Mit + Evra® wurde ein transdermales Matrix-**Pflaster** zur 7-Tage-Empfängnisverhütung eingeführt. Es enthält 600 μg Ethinylestradiol und 6 mg Norelgestromin und wirkt hauptsächlich ovulationshemmend.

Eine weitere moderne Applikationsform für das Gestagen ist das **Implantat:** + Implanon® wird mithilfe einer Kanüle unter die Haut des Oberarms eingepflanzt und setzt dort drei Jahre lang 40 μg/Tag Etonogestrel frei. Das Implantat liegt in Stäbchenform (40 mm lang, Durchmesser 2 mm) vor und kann jederzeit wieder entfernt werden.

In diesem Zusammenhang muss auch die **Postkoital-Pille** erwähnt werden. Hier handelt es sich um ein reines Gestagenpräparat mit Levonorgestrel 750 μg/Tbl.): Einnahmebeginn innerhalb von 12 Stunden, spätestens aber 72 Stunden nach Geschlechtsverkehr, die zweite Tablette wird gleichzeitig (+ Duo-

Tab. 13.4 Übersicht oraler Kontrazeptiva (76)*

Fertigarzneimittel®	Ethinylestradiol	Lynestrenol	Norethisteron	L-Norgestrel	Sonstige
Gruppe I	**Kombinationspräparate**				
+ Neogynon	0,05			0,25	
Gruppe II	**Kombinationspräparate mit niedrig dosiertem Estrogen**				
+ Belara	0,03				Chlormadinonacetat 2,0
+ Desmin 20	0,02				Desogestrel 0,15
+ Desmin 30	0,03				Desogestrel 0,15
+ Eve 20	0,02		0,5		
+ Femovan	0,03				Gestoden 0,075
+ Leios	0,02			0,1	
+ Lovelle	0,02				Desogestrel 0,15
+ Marvelon	0,03				Desogestrel 0,15
+ Microgynon	0,03			0,15	
+ Miranova	0,02			0,1	
+ Petibelle	0,03				Drospirenon 3,0
+ Valette	0,03				Dienogest 2,0
+ Yasmin	0,03				Drospirenon 3,0
Gruppe III	**Zwei-Stufen-Präparate und Sequentialpräparate**				
+ Biviol	0,04/0,03				Desogestrel 0,025/0,125
+ Neo-Eunomin	0,05/0,05				Chlormadinonacetat 1,0/2,0
Lyn-ratiopharm Sequenz	0,05/0,05	–/2,5			
Gruppe IV	**Drei-Stufen-Präparate**				
+ Synphase(c)	0,035/0,035/0,035			0,5/1,0/0,5	
+ Nova Step	0,03/0,04/0,03			0,05/0,075/0,125	
Gruppe V	**Minipillen**				
+ Cerazette					Desogestrel 0,075

* Hauptgruppen-Nummer der Roten Liste

fem®) bzw. nach 12 bis 24 Stunden (+ Levo-gynon®) eingenommen. Als Nebenwirkung werden leichte Übelkeit, selten Erbrechen angegeben. Die Sicherheit liegt bei früher Einnahme bei 95 %. Der erwünschte Effekt wird über die Verhinderung der Einnistung des Eies (Nidationshemmung) erreicht.

Die **Sicherheit** kontrazeptiver Maßnahmen wird häufig durch den **Pearl-Index** dargestellt. Er gibt an, wie viele Versager bei der jeweiligen Methode, bezogen auf 100 Frauenjahre (= 1200 Zyklen) auftreten. Methoden mit einem Pearl-Index bis maximal 1 gelten gemeinhin als sehr sicher. Kombinationspräparate haben z. B. einen Pearl-Index von ca. 0,2, Kondome einen Pearl-Index – je nach Benutzergruppe – von ca. 2–6.

Nach Absetzen von Kontrazeptiva kann wieder volle Konzeptionsfähigkeit erlangt werden. Eine Pillenpause wird heute nicht mehr empfohlen.

Über die Bewertung von **Nebenwirkungen** und Verträglichkeit gehen die Meinungen stark auseinander. Das Auftreten von Nebenwirkungen ist hier vor allem unter dem Aspekt zu sehen, dass die Anwenderinnen keine Patientinnen, sondern gesunde, junge Frauen sind, die zunächst – außer einer möglichen Schwangerschaft und der daraus resultierenden gesundheitlichen Gefährdung – keine gesundheitlichen Risiken tragen.

Mit folgenden Nebenwirkungen ist zu rechnen:

- Erhöhtes Risiko **thromboembolischer Erkrankungen** (estrogenbedingt und durch die Art und Menge des Gestagens evtl. verstärkt)
- Neigung zu **Ödemen**, Übelkeit und Erbrechen, Brustspannung, Pigmentierung der Haut, zu starke Regelblutung (Hypermenorrhoe), zervikale Hypersekretion (alle wahrscheinlich estrogenbedingt)
- Hypomenorrhoe, trockene Scheide, Soor-Kolpitis (von Candida verursachte Scheidenentzündung) (alle wahrscheinlich estrogenbedingt)
- **Gewichtszunahme**
- Seborrhoe
- Erniedrigung der Glukosetoleranz

- Libidoverlust (Verlust des Geschlechtstriebes)
- Das **Risiko** an einem **Zervix- oder Mammakarzinom** zu erkranken **ist wahrscheinlich erhöht.**

Folgende günstige Begleiterscheinungen sind zu beobachten:

- Das Risiko an einem Ovarial- oder Endometriumkarzinom zu erkranken ist geringer
- Schutz vor Eisenmangelanämie
- Weniger Dysmenorrhoen.

Bei der Minipille mit einem sehr geringen Nebenwirkungsrisiko treten vor allem sehr störende Zyklusanomalien (Zwischenblutungen) auf.

Als **Kontraindikationen** gelten Hypertonie, Schlaganfall, schwere Leberschäden, Thromboseneigung, erstmaliges Auftreten von Migräne, hormonabhängige Tumoren des Uterus oder der Mammae, die Schwangerschaft und Raucherinnen älter als 35 Jahre. Wegen der Virilisierungsgefahr des Feten sollen während der Schwangerschaft keine C_{17}-alkylierten Testosteronabkömmlinge eingesetzt werden.

Interaktionen. Bei gleichzeitiger Einnahme von Kontrazeptiva und anderen Arzneimittelgruppen ist das Versagen der Kontrazeptiva, vor allem der niedrig dosierten Präparate möglich, weil sie durch Enzyminduktion schneller abgebaut werden. Das gilt z. B. für das Tuberkulostatikum Rifampicin, einige Antiepileptika und einige Antibiotika. Bei Raucherinnen potenziert sich das Thromboembolierisiko.

Zur Behandlung **klimakterischer Beschwerden** werden v. a. Estrogene eingesetzt. Zuerst einige Definitionen: Menopause ist der Zeitpunkt der letzten Menstruationsblutung. Postmenopause ist die Zeit fünf bis sechs Jahre nach der Menopause. Klimakterium ist die Zeit vor, während und nach der Menopause. Durch drastische Reduzierung der Eianlagen – mehr als 99 Prozent gehen einfach zugrunde – kommt es zu einer Phase

Tab. 13.5   Arzneimittel zur Behandlung klimakterischer Beschwerden (76)*

Fertigarzneimittel®	INN-Name
A Orales Estrogen	
+ Presomen	konjugierte Estrogene
+ Progynova	Estradiolvalerat
+ Estradiol Jenapharm	Estradiolvalerat
B Orale Kombination Estrogen plus Gestagen	
+ Kliogest N	Estradiol + Norethisteronacetat
+ Klimonorm	Estradiolvalerat + L-Norgestrel
+ Trisequens	Estradiol + Norethisteronacetat
C Transdermal	
+ Estraderm TTS	Estradiol
+ Menorest Pflaster	Estradiol
+ Tradelia Pflaster	Estradiol
+ Fem 7 Pflaster	Estradiol
+ Sisare Gel	Estradiol
+ Aerodiol Nasenspray	Estradiol
D Vaginal	
+ Estring	Estradiol

* Hauptgruppen-Nummer der Roten Liste

des Estrogenmangels. Dadurch wird ein Feed-back-Mechanismus ausgelöst, der zum FSH-Anstieg führt. Dies hat allerdings durch die genannten Veränderungen in den Ovarien keine Erhöhung der Estrogenausschüttung mehr zur Folge. Als Symptome des Estrogenmangels, bzw. der hohen FSH-Spiegel treten auf: Unregelmäßige Monatsblutung, **Hitzewallung, Schweißausbruch, Stimmungsschwankung,** Osteoporose, steigende Cholesterin- und Lipidwerte, Erhöhung des Herzinfarktrisikos.

Daraus ergibt sich die Möglichkeit, Estrogene zu substituieren. Dies erfolgt in Form des Estradiols, Estradiolvalerates, konjugierter (d. h. veresterter) Estrogene und synthetischer Sexualsteroide. Es gibt perorale, transdermale und vaginale Darreichungsformen (s. Tab. 13.5). Um eine Wucherung des Endometriums, hervorgerufen durch die Estrogengaben, zu vermeiden wird zyklisch zusätzlich ein Gestagenpräparat gegeben. Zyklisch bedeutet: 14 Tage pro Monat oder 14 Tage pro Quartal.

Wegen der beobachteten Risiken wie Brustkrebs, Schlaganfall, Herzinfarkt und Hirnleistungsstörungen erfolgt die **Hormonersatztherpie (HET** oder HRT: hormone replacement therapy), die eine unbestrittene Wirksamkeit bei Wechseljahresbeschwerden hat, nur im Individualfall, bei gesicherter Indikation und nach ausführlicher Nutzen-Risiko-Bewertung. Die Osteoporoseprophylaxe ist keine Indikation mehr für Estrogen und Estrogen-Gestagen-Kombinationen. Den sog. **Phytoestrogen**-haltigen Drogen, z. B. *Cimicifuga racemosa*, Traubensilberkerze, und deren Zubereitungen (z. B. Remifemin®) kommt durch die Neubewertung der HRT eine besondere Bedeutung zu.

13.4.3 Prolactin und Oxytocin

Prolactin ist ein Peptidhormon aus dem Hypophysenvorderlappen (HVL), dem früher eine Wirkung auf die sexualhormonproduzierenden Drüsen der Frau nachgesagt wurde (alter Name: LTH = luteotropes Hormon, heute Lactotropin). Die Ausschüttung erfolgt aufgrund eines entsprechenden hypothalamischen Hormons, des Prolactoliberins (PRH). Prolactin stimuliert die Milchproduktion der Brustdrüse. Erhöhte Spiegel treten demzufolge während der Schwangerschaft auf.

Oxytocin gehört ebenfalls zur Gruppe der Peptidhormone. Es stammt aus dem Hypothalamus. In physiologischen Dosen bewirkt Oxytocin eine rhythmische Kontraktion des Uterus und fördert die Milchentleerung aus den Milchdrüsen der Brust.

Oxytocin kann zur **Einleitung der Geburt,** z. B. bei vorzeitigem Fruchtblasensprung eingesetzt werden. Während der Geburt wird Oxytocin bei Wehenschwäche verwendet. Nach der Geburt kann es zu einer Verringerung des Blutverlustes, zur Lösung der Plazenta und zur Kontraktion des Uterus dienen. Oxytocin wird parenteral appliziert (+ Syntocinon®).

13.4.4 Männliche Sexualhormone

Wir sahen, dass bei der Frau die Bildungsorte für die Eizellen und die weiblichen Sexualhormone in den Ovarien eng beieinander liegen. Eine Parallele finden wir im männlichen Organismus. Hier liegen die Bildungsorte für die Spermien und das männliche Sexualhormon Testosteron in den Hoden.

Zu den männlichen Geschlechtsorganen (Abb. 13.23) gehören die Hoden mit ihrer Doppelfunktion:

- Als **exokrine Funktion** bezeichnet man die Bildung der Samenzellen (Spermien) in den gewundenen Hodenkanälchen (Abb. 13.24).

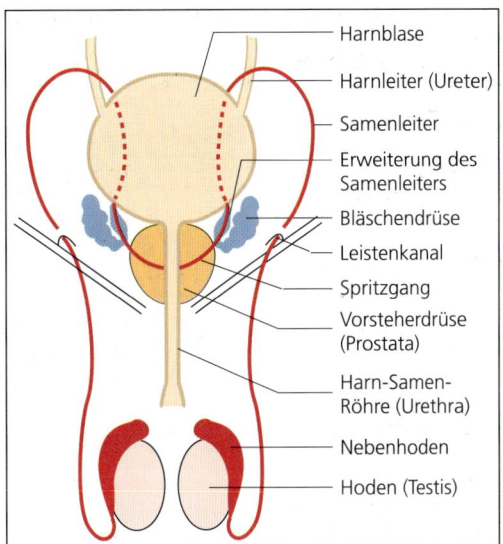

Abb. 13.23 Schematische Darstellung des männlichen Geschlechtsapparates. Nach Thews, Mutschler, Vaupel 1999

Labels:
Harnblase · Harnleiter (Ureter) · Samenleiter · Erweiterung des Samenleiters · Bläschendrüse · Leistenkanal · Spritzgang · Vorsteherdrüse (Prostata) · Harn-Samen-Röhre (Urethra) · Nebenhoden · Hoden (Testis)

- Als **endokrine Funktion** bezeichnet man die Bildung der männlichen Geschlechtshormone, hauptsächlich des Testosterons, in den Leydig-Zwischenzellen (Abb. 13.24).

Unter dem Begriff der ableitenden Geschlechtswege werden Nebenhoden, Samenleiter, Spritzgänge und Harn-Samen-Röhre zusammengefasst. Vorsteherdrüse (Prostata) und Bläschendrüsen bilden Sekrete, die den zuvor unbeweglichen Spermien Beweglichkeit verleihen. Dadurch können sie nach dem Geschlechtsverkehr durch den Uterus und die Eileiter wandern, bis sie einer Eizelle begegnen (Abb. 13.15).

Eine **Prostatahyperplasie,** wie sie häufig bei Männern im fortgeschrittenen Alter vorkommt, führt zur Einengung der Harnröhre und zu Schwierigkeiten beim Harnlassen **(Miktionsbeschwerden).** Für die Wucherung dieses Gewebes wird Dihydrotestosteron verantwortlich gemacht, das mithilfe des Enzyms 5 α-Reduktase aus Testosteron entsteht. Zur Behandlung der **Benignen Prostatahyperplasie** (BPH) sind Arzneimittel im

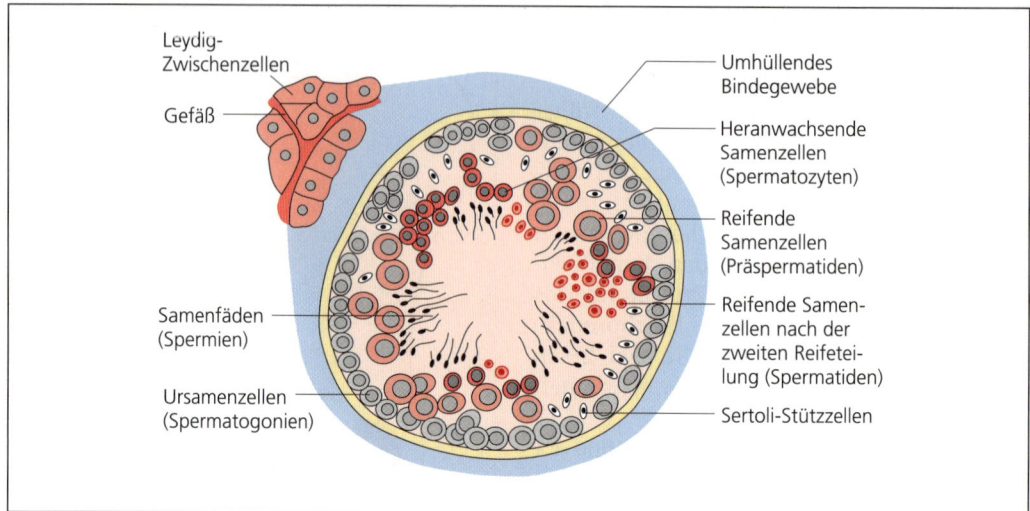

Abb. 13.24 Schnitt durch ein samenbildendes gewundenes Hodenkanälchen und das Zwischengewebe. Nach Thews, Mutschler, Vaupel 1999

Handel, die die 5 α-Reduktase hemmen, z. B. Finasterid (+ Proscar®) oder Sägepalmenfruchtextrakte (Serenoa Uno®) oder α_1-Rezeptorenblocker, wie Alfuzosin (+ Urion®) oder Tamsulosin (+ Omnic®, + Alna®).

Hodensack (Scrotum) und Glied (Penis) sind die äußeren männlichen Geschlechtsorgane.

Androgene

Die männlichen Sexualhormone werden unter dem Begriff Androgene zusammengefasst. Als wichtigstes Hormon soll hier nur das **Testosteron** besprochen werden. Die Biosynthese verläuft ähnlich wie beim Estradiol und Progesteron über Squalen, Cholesterin und Pregnenolon unter Beteiligung zahlreicher Enzymsysteme (Abb. 13.25).

Man kann zwischen geschlechtsspezifischen und geschlechtsunspezifischen Wirkungen des Testosterons unterscheiden.

Geschlechtsspezifische Wirkungen:

- Ausbildung der männlichen Geschlechtsorgane

- Ausbildung der sekundären männlichen Geschlechtsmerkmale, wie Bartwuchs, Stimmbruch
- Reifung der Spermien
- Aufrechterhaltung der Funktion der Geschlechtsdrüsen Prostata und Samenblase
- Erhöhung der Libido.

Geschlechtsunspezifische Wirkungen:

- **Anabole Stoffwechselbeeinflussung** (anabol = aufbauend)
- Förderung der Knochenreifung und des Längenwachstums
- Beschaffenheit der Haut, Talgdrüsen.

Indikationen für Testosteron und das gut oral wirksame Methyltestosteron sind:

- Androgenmangel, z. B. nach **Kastration** und bei Hypogonadismus
- Verminderte Spermienzahl (**Oligospermie**)
- Klimakterische Beschwerden der Frau. Hier wird Testosteron in Kombination mit Estrogenen gegeben.

Testosteron oder Testosteron-Derivate sind in folgenden Fertigarzneimitteln enthalten:

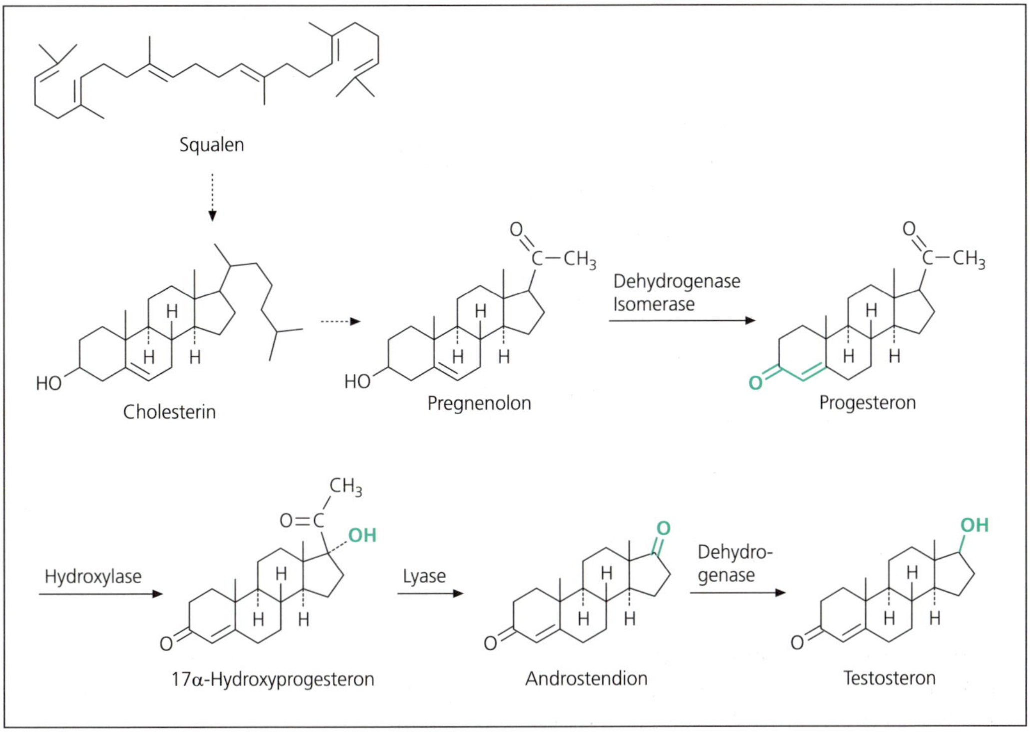

Abb. 13.25 Ein möglicher Biosyntheseweg des Testosterons

+ Andriol®, + Testogel®, + Testoviron Depot® Ampullen, + Androderm® Pflaster.

Testosteron und testosteronhaltige Organpräparate sind auch gelegentlich Bestandteile von Fertigarzneimitteln gegen Altersbeschwerden des Mannes, wie z. B. **Klimakterium virile,** Libido- und Potenzstörungen.

Kontraindikationen für Androgene sind Prostatakarzinom und Schwangerschaft.

Antiandrogene

Uns ist bereits der kompetitive Antagonismus bekannt (s. Kap. 2.3.2). Für spezielle Indikationsgebiete hat man versucht, durch gezielte Synthese zu Substanzen zu gelangen, die eine antiandrogene Wirkung besitzen. Mit dem Cyproteronacetat, z. B. + Androcur®, wurde eine Substanz gefunden, die durch kompetitiven Antagonismus die Wirkung der Androgene weitgehend aufhebt. Allerdings besitzt dieses Präparat eine ausgeprägte Gestagenwirkung.

Indiziert ist Cyproteronacetat bei Akne, Hirsutismus (Androgenisierungserscheinung bei der Frau) oder androgenetischer Alopezie.

Anabolika

Zu den sexualunspezifischen Wirkungen des Testosterons gehört der anabole Effekt. Dieser Effekt bezieht sich im Wesentlichen auf eine Eiweiß aufbauende Wirkung.

Einem therapeutischen Einsatz als Anabolikum stehen jedoch die anderen Hormonwirkungen entgegen. So würden bei der Frau unter dem Einfluss von Testosteron sekundäre männliche Geschlechtsmerkmale ausgeprägt werden (Bartwuchs, Veränderung der Stimmlage u. Ä.).

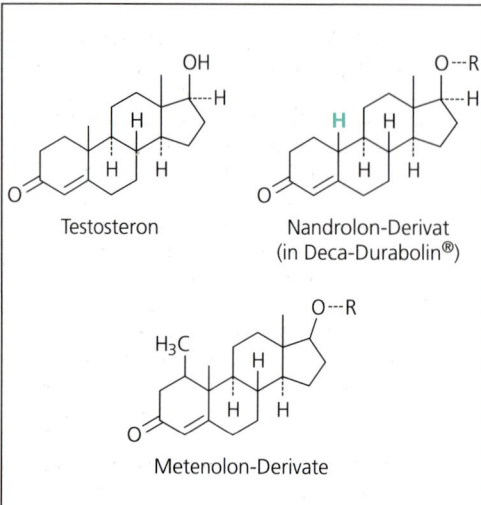

OH

O---R

H

Testosteron

Nandrolon-Derivat
(in Deca-Durabolin®)

H₃C

O---R

Metenolon-Derivate

Abb. 13.26 Testosteron und Testosteron-Derivate mit anaboler Wirkung

Durch eine Molekülabwandlung wurde versucht, den eiweißanabolen Effekt weitgehend von der androgenen Wirkung zu trennen und die anabole Wirkung zu steigern. Abbildung 13.26 zeigt das Testosteron neben zwei Derivaten mit signifikanter anaboler Wirkung.

Die wichtigsten Eigenschaften der Anabolika sollen kurz zusammengefasst werden, um daraus einige Indikationsgebiete ableiten zu können:

■ Durch eine Positivierung der Stickstoffbilanz im Körper wird das Längenwachstum beschleunigt und das Körpergewicht gesteigert (vermehrte Eiweißneubildung).

■ In der Knochengrundsubstanz kommt es zu einer Vermehrung der Mucopolysaccharide.

■ Es kommt zu einer Zurückhaltung von Calcium-, Kalium- und Phosphationen und Kreatinin.

Indikationen für Anabolika sind alle Formen des akuten Eiweißmangels, die durch diätetische Maßnahmen nicht behoben werden können, dazu gehören Untergewicht, u.a. bei bösartigen Tumoren oder chronischen Infektionskrankheiten, Appetitlosigkeit in der Rekonvaleszenz, reduzierter Allgemeinzustand im Alter und schlechtes Gedeihen bei Säuglingen.

Die Nebenwirkungen lassen sich von der androgenen Komponente der Anabolika ableiten. Bei Frauen besteht die Gefahr der Virilisierung, bei Männern die Gefahr einer Störung der Spermienreifung.

Als Kontraindikationen gelten wie bei den Androgenen Prostatakarzinom und Schwangerschaft.

Anabolika gehören zu den vom Internationalen Olympischen Komitee (IOC) verbotenen **Doping**-Mitteln. In der Roten Liste findet sich eine gekürzte Fassung der IOC-Regeln. Das AMG hat in § 6a verboten, Arzneimittel zu Dopingzwecken im Sport in den Verkehr zu bringen, zu verschreiben oder bei anderen anzuwenden.

Fertigarzneimittel aus der Gruppe der Anabolika sind z. B.:

+ Deca-Durabolin®, + Testoviron Depot®.

Die Präparate werden häufig in einer Depotform injiziert.

Zusammenfassung Sexualhormone

Die Gonadotropine FSH und LH werden vom HVL gebildet und erweisen sich als geschlechtsunspezifisch. Während der Schwangerschaft bildet auch die Plazenta ein Gonadotropin, das HCG. Dieses kann teilweise die Funktion von LH übernehmen. Ein Schwangerschaftstest ist über den Nachweis von HCG möglich.

Die Funktionen der weiblichen Geschlechtsorgane werden durch die Gonadotropine gesteuert.

In den Ovarien gelangen Follikel zur Reifung, in diesen befindet sich die Eizelle.

Der weibliche Zyklus ist durch den periodischen Aufbau und eine darauf folgende Abstoßung der Uterusschleimhaut unter dem Einfluss der Gonadotropine FSH und LH sowie der Sexualhormone Estradiol und Progesteron gekennzeichnet. Kommt es zu einer Befruchtung des Eis, so unterbleibt die Abstoßung der Schleimhaut. Sie erfährt eine Umwandlung zur Plazenta.

Das wichtigste Estrogen ist das Estradiol. Diesem kommt eine Bedeutung in der Therapie, z.B. der klimakterischen Beschwerden, der Hypoplasie des Uterus, der Ovarialinsuffizienz, des Prostatakarzinoms, und in Kombination mit den Gestagenen als Kontrazeptivum zu.

Von den Gestagenen, den Gelbkörperhormonen ist nur das Progesteron von Bedeutung. Es wird während der Schwangerschaft hauptsächlich von der Plazenta gebildet.

Estradiol und Progesteron sind oral kaum wirksam. Synthetische Abwandlungsprodukte der beiden Moleküle zeigen gute orale bzw. parenterale Wirkung.

Orale Kontrazeptiva sind meist Estrogen-Gestagen-Kombinationen. Über eine negative Rückkopplung drosseln sie die Ausschüttung der Gonadotropine in der Hypophyse. Dadurch wird die Ovulation unterdrückt. Bei der oralen Kontrazeption unterscheidet man Ein-Phasen-, Zwei- und Dreistufen-Präparate sowie die Minipille.

Estrogen-Gestagen-Kombinationen können auch therapeutisch eingesetzt werden, z.B. zur Behandlung der Amenorrhoe.

Das Hypothalamus/Hypophysenhinterlappenhormon Oxytocin wird als uteruskontrahierende Substanz eingesetzt. Indiziert ist dieses Hormon zur Einleitung der Geburt oder zur Kontraktion des Uterus nach der Geburt.

Die Bildung der Spermien erfolgt in den Hodenkanälchen. Die Androgene werden von den Leydig-Zwischenzellen der Hoden gebildet. Von den Androgenen, den männlichen Sexualhormonen, ist nur das Testosteron von Bedeutung. Wie beim Estradiol und beim Progesteron liegt hier ein Steroidhormon vor. Beim Testosteron kann zwischen geschlechtsspezifischen und geschlechtsunspezifischen Wirkungen unterschieden werden. Die wichtigste geschlechtsunspezifische Wirkung ist der anabole Effekt. Durch Abwandlung des Testosterons wurde versucht, die anabole von der androgenen Wirkung abzutrennen. Man erhält Anabolika, die auch oral wirksam sind und die bei akutem Eiweißmangel eingesetzt werden.

13.5 Gewebshormone

Im Zusammenhang mit Histamin und Bradykinin (s. Kap. 8.5.1) wurde schon mehrfach der Begriff Gewebshormon erwähnt. Im Gegensatz zu Hormonen sind Gewebshormone – auch Mediatoren genannt – stark wirksame Stoffe, deren Bildung nicht auf bestimmte Organe beschränkt ist.

Bei verschiedenen Erkrankungen können sie aus sehr unterschiedlichen Geweben freigesetzt werden. Histamin z.B. findet man u.a. in der Lunge, im Magen und in der Leber.

Eine ganze Reihe von Gewebshormonen spielt z.B. bei Entzündungen, Schmerzentstehung und Allergien eine Rolle. Ihre Wirkungen sind jedoch noch nicht vollständig aufgeklärt. Tab. 13.6 gibt Informationen über einige wichtige Gewebshormone.

Tab. 13.6 Gewebshormone

Name	Struktur	Wirkung
Histamin	$CH_2-CH_2-NH_2$ (Imidazolring mit N, NH)	Erweiterung arterieller Gefäße Frequenzsteigerung am Herzen Kontraktion glatter Muskulatur Verstärkung der Magensaftsekretion
Bradykinin	Nonapeptid	Ähnlich Histamin
Serotonin	$HO-$ (Indolring) $-CH_2-CH_2-NH_2$	Neurotransmitter
Angiotensin II	Octapeptid	Wirkt gefäßkontrahierend, stimuliert die Aldosteronausschüttung
Prostaglandine z. B. + Cytotec®	Derivate der Prostansäure $(CH_2)_6-COOH$ $(CH_2)_7-CH_3$	Die physiologischen Wirkungen sind abhängig von der Art des Prostaglandin-Derivats, Prostaglandine werden eingesetzt, z. B. zur oralen Geburtseinleitung und Aborteinleitung (kontrahierende Wirkung auf den schwangeren Uterus) und bei Ulkus

Fragen

1. Warum führt eine Unterfunktion des Nebennierenmarks zu Hypoglykämie und Hypotonie?
2. Begründen Sie die Kontraindikation einer Therapie mit Androgenen während der Schwangerschaft.
3. Warum regt das TSH nur die Schilddrüse zu einer Tätigkeit an, obwohl das Hormon auf dem Blutweg überall hingelangt?
4. Ist die antiphlogistische Wirkung der Glucocorticoide eine physiologische Wirkung? Begründung?
5. Erklären Sie das mögliche Auftreten von akuten bakteriellen Entzündungen bei einer Langzeittherapie mit Glucocorticoiden.
6. Wie kommt die kontrazeptive Wirkung von Estradiol-Gestagen-Kombinationspräparaten zustande?
7. Begründen Sie den Einsatz von Anabolika als so genannte Doping-Mittel.
8. Im Hormonsystem und im vegetativen Nervensystem beobachtet man eine Hemmung durch Gegenspieler oder durch negative Rückkopplung. Nennen Sie jeweils zwei Beispiele und deren Aufgabe.

14 ARZNEIMITTEL ZUR BEHANDLUNG VON TUMOREN – IMMUNSUPPRESSIVA

Krebs ist in der Bundesrepublik mit ca. 20 % die zweithäufigste Todesursache. An erster Stelle liegen die Kreislauferkrankungen. Dieses Kapitel soll auch verdeutlichen, warum Arzneimittel gegen Krebs nur beschränkt wirksam sind.

14.1 Definition neuer Begriffe

Krebs ist ein anderer Name für eine bösartige Geschwulst, für Gewebsneubildung (Neoplasie) oder **Tumor.** Wir wollen hauptsächlich den zuletzt genannten Begriff verwenden. Tumor bedeutet eigentlich Schwellung. Man unterscheidet zwei Haupttypen von Tumoren:

- **Gutartige** (benigne) Tumoren sind verdrängend wachsende Geschwülste, die auf ihren Ursprungsort begrenzt bleiben.
- **Bösartige** (maligne) Tumoren sind Geschwülste mit entarteten Zellen, deren Differenzierung verlorengegangen ist und deren Wachstum dem Steuerungsmechanismus entzogen ist.

Zytostatika (= zellvermehrungshemmende Mittel) oder Antineoplastika sind Arzneimittel, die Zellen eines bereits vorhandenen Tumors in ihrem Wachstum hemmen oder diese vernichten.

Alle Faktoren, die eine Veränderung der Zelle zu einer Tumorzelle auslösen können, nennt man **karzinogene** Faktoren.

Folgende Gruppen von karzinogenen Faktoren lassen sich unterscheiden:

- Chemikalien
- Ionisierende Strahlen (z. B. UV-Strahlen)
- Lang einwirkende mechanische oder thermische Reize
- Viren.

Teilweise sind diese Stoffe selbst wirksam, teilweise entsteht erst aus ihnen (wir nennen sie dann Präkanzerogene) der kanzerogene Stoff.

Mit der Kenntnis dieser Faktoren ist aber die Entartung der Zelle noch nicht geklärt. Bei der Erforschung der Ursachen der Tumorentstehung bewegt sich die Wissenschaft noch im Bereich der Theorie.

14.2 Theorie zur Ursache der Tumorentstehung

Durch alle genannten karzinogenen Faktoren kommt es im Falle der Tumorentstehung zu einer nicht rückgängig zu machenden (irreversiblen) Umwandlung der zellulären DNA im Sinne einer Genmutation. Dabei werden Proto-Onkogene, das sind Stoffe, die in der gesunden Zelle für das Wachstum verantwortlich sind, in **Onkogene** umgewandelt. Es gelang, bei verschiedenen Tiertumoren Viren nachzuweisen. Ebenso gelang der Nachweis der Virusbeteiligung bei der Entstehung menschlicher Leukämie. Als Erklärung wird vermutet, dass RNA-Viren mithilfe eines Enzyms die „bösartige" Information – unkontrollierte Vermehrung – in das Erbgut, d.h. die DNA, der Wirtszelle „schmuggeln". Diese „bösartige" Information kann lange Zeit verborgen bleiben und erst durch bestimmte Auslöser zur Tumorbildung angeregt werden.

Es gilt heute als gesichert, dass Tumoren bereits vor der Geburt erzeugt werden können. Auch die Beteiligung psychischer Faktoren an der Tumorentstehung wird nicht bestritten.

Neben zahlreichen Stoffen unserer Umwelt, wie aromatischen Kohlenwasserstoffen (Teerprodukte) und aromatischen Aminen (Abb. 14.1) wirken auch einige Arzneimittel unter bestimmten Bedingungen karzinogen. Man sollte jedoch bei den häufigen diesbezüglichen Pressemeldungen kritisch sein und wissenschaftlich gesicherte Ergebnisse in der Fachpresse abwarten.

Hier soll nur ein Beispiel angeführt werden:

Eine ganze Reihe von Arzneimitteln bildet mit Nitrit in saurem Milieu so genannte N-Nitroso-Verbindungen. Zahlreiche N-Nitroso-Verbindungen wirken karzinogen. Zur Bildung derartiger Verbindungen neigen Arzneimittel, die sekundäre aromatische Amine sind, wie z.B. Methadon und die Phenothia-

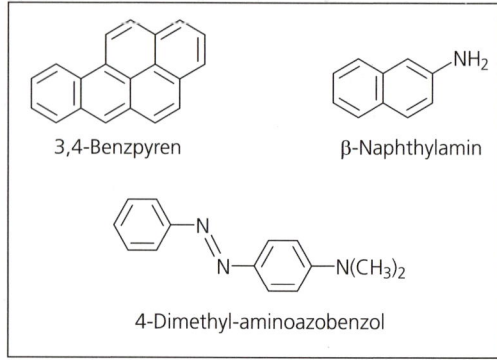

Abb. 14.1 Karzinogene aromatische Kohlenwasserstoffe und Amine

zine. Abb. 14.2 zeigt die Freisetzung des karzinogenen Dimethylnitrosamin aus Methadon unter Einwirkung salpetriger Säure. Derartige Arzneimittel sollten deswegen nur mit nitrit- und nitratfreier Kost, sowie einige Zeit nach dem Essen eingenommen werden.

14.3 Merkmale eines bösartigen Tumors

Drei Merkmale sind charakteristisch für die Bösartigkeit eines Tumors und führen meist zum Untergang des befallenen Organismus. Es sind dies:

- **Infiltrierendes Wachstum,** d.h. der Tumor hält sich nicht an die Gewebsgrenzen, sondern bricht in benachbarte Organe und Gefäße ein
- **Destruierendes Wachstum,** d.h. der Tumor zerstört das ursprüngliche Gewebe
- **Metastasierendes Wachstum,** d.h. der Tumor bildet an anderen Stellen des Organismus **Tochtergeschwülste (Metastasen).**

Darüber hinaus produzieren einige Tumorzellen Antigene, die im Gewebe, aber auch im Serum nachgewiesen werden können: so

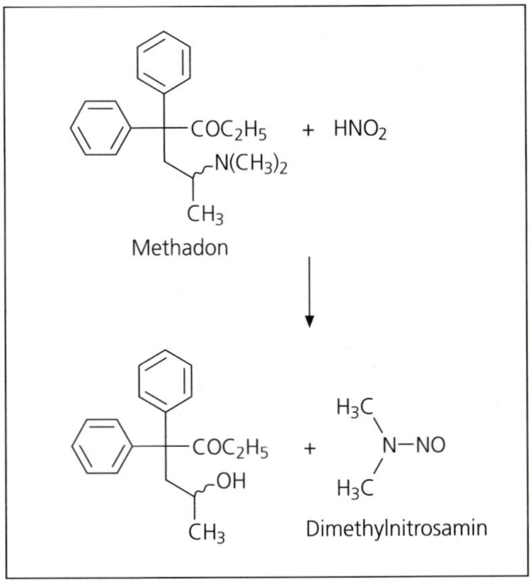

Abb. 14.2 Freisetzung von Dimethylnitrosamin aus Methadon

genannte Tumormarker. Diese tumor-assoziierten Proteine (z. B. PSA = Prostataspezifisches Antigen oder AFP = Alpha-Fetoprotein) sind allerdings nicht spezifisch und kommen auch beim gesunden Menschen – allerdings in viel geringeren Konzentrationen – vor. Man versucht, mit diesen Substanzen ein Instrumentarium zu schaffen, das einerseits der Frühdiagnostik, andererseits der Verlaufskontrolle der Therapie dient.

14.4 Häufige Tumorerkrankungen

Tumoren können fast alle Gewebe bzw. Organe befallen. Ihr Name deutet häufig auf das betroffene Organ hin.

Mit ungefähr 50 % der Tumorerkrankungen stehen Genital- und Brusttumoren an vorderster Stelle. Man kennt u. a. Tumoren der:

- Brust (**Mammakarzinom**)
- Gebärmutter (**Endometrium-** und **Zervixkarzinom**)
- Eierstöcke (**Ovarialkarzinom**)
- Vorsteherdrüse (**Prostatakarzinom**).

Relativ häufig sind auch:

- Dickdarm-Mastdarmkarzinom (**Kolonkarzinom**)
- **Bronchialkarzinom**
- **Magenkarzinom**
- **Pankreaskarzinom**
- **Malignes Melanom.**

Ein breites Anwendungsgebiet für Zytostatika sind die Systemtumoren. Dazu gehören u. a.:

- **Leukämie,** charakterisiert durch überschießendes, bösartiges Wachstum der Leukozyten; man unterscheidet zum Zwecke der Therapie zwischen lymphatischer (vermehrtes Auftreten von Lymphozyten) und myeloischer (vermehrtes Auftreten von Myeloblasten, also Vorstufen der Granulozyten) Leukämie.
- **Multiples Myelom,** neoplastische Vermehrung plasmatischer Zellen des Knochenmarks.
- **Morbus Hodgkin** oder **Lymphogranulomatose,** bösartige Erkrankung des retikulären und lymphatischen Systems.
- **Lymphom,** bösartiger Tumor des lymphatischen Systems, z. B. Non-Hodgkin-Lymphom mit chronisch lymphatischer Leukämie oder Burkitt-Lymphom.

Wie kann der Arzt der Bösartigkeit eines Tumors begegnen? Diese Frage führt uns zu den Therapiemöglichkeiten.

14.5 Therapiemöglichkeiten

Die Tumortherapie kann operativ, durch Bestrahlung, mit Zytostatika, Immunsuppressiva oder durch eine Kombination der genannten Methoden erfolgen Die Erfolgsrate einer Therapie wird wesentlich von der Art des malignen Geschehens und dem Zeitpunkt der Erkennung des Tumors bestimmt. Je früher die Diagnose, desto größer sind die Heilungschancen. Bei einem Mammakarzinom von 10 mm Durchmesser rechnet man mit einer Metastaserate von 10 bis 15 %. Bei einem Durchmesser von 20 bis 30 mm liegt die Metastaserate bereits bei ca. 30 bis 45 %. Dementsprechend ungünstig sind dann die Überlebenschancen. Die Bedeutung der Frühdiagnose wird dadurch sehr deutlich.

Es gibt keine allgemeingültigen Richtlinien, in welchen Fällen eine bestimmte Therapieart einzusetzen ist. Es gilt, dass ein Tumor chirurgisch entfernt oder durch Bestrahlung zerstört werden sollte, solange er noch auf den Ursprungsort begrenzt ist. Wenn eine Geschwulst bereits in benachbartes Gewebe eingebrochen ist, nicht ortsgebunden ist (z. B. Systemtumoren) oder metastasiert, wird der Einsatz von **Zytostatika** (Antineoplastika) erforderlich.

Das Ziel einer zytostatischen Therapie kann sein:

- **Kurative Chemotherapie** (Heilung des Patienten)
- **Palliativtherapie** (Lebensverlängerung, Symptomlinderung und Begleitung des Patienten in seiner letzten Lebensphase)
- **Adjuvante Chemotherapie** (Verbesserung der Heilungschancen nach erfolgter Tumorresektion)
- **Neo-adjuvante Therapie** (z. B. zur Verkleinerung der Tumormasse vor einer Resektion).

Unterstützt wird die Zytostatika-Gabe durch eine

- **Supportive Therapie** (Behandlung der Schmerzen, von Infektionen, Erbrechen, Substitution von Erythrozyten und Thrombozyten.

Da die Wirkung der Zytostatika nur in ganz wenigen Fällen spezifisch ist, werden auch gesunde Zellen geschädigt, hier besonders solche mit einer hohen Zellteilungsrate, wie sie z. B. im Knochenmark, den Keimdrüsen oder auch in Haut und Haaren vorliegen.

Es ist das Ziel der Krebsforschung, Arzneimittel zu entwickeln, die möglichst selektiv die entarteten Zellen vernichten und dabei das gesunde Gewebe nur wenig schädigen. Von diesem Ziel ist man noch weit entfernt. Die Eigenschaft der Zytostatika, auch gesundes Gewebe in seiner Funktion zu beeinträchtigen, bedingt die häufigen schwerwiegenden Nebenwirkungen, die gelegentlich zum Absetzen des Arzneimittels zwingen.

Relativ häufige Nebenwirkungen sind:

- Appetitlosigkeit, **Übelkeit, Erbrechen,** Fieber, Diarrhoe
- **Leukopenie** (krankhafte Verminderung der weißen Blutkörperchen)
- **Haarausfall**
- Schwächung der Immunabwehr
- Leberschäden
- Nierenschäden.

Eine der wichtigsten Nebenwirkungen ist die zu den Leukopenien gehörende **Neutropenie.** Sie macht häufig eine Dosisreduktion, ja sogar eine Unterbrechung der Therapie notwendig, da es durch die Reduktion der Leukozytenzahl zu einer erhöhten Infektanfälligkeit des Krebspatienten kommt. Durch Einsatz der zu den Zytokinen gehörenden **hämatopoetischen Wachstumsfaktoren** Filgrastim (+ Neupogen®), Lenograstim (+ Granocyte®) und Pegfilgrastim (+ Neulasta®), die biotechnologisch gewonnen werden, gelingt es, im therapiefreien Intervall die Zahl der neutrophilen Granulozyten zu normalisieren.

Erbrechen ist die Folge der durch Zytostatika ausgelösten Serotonin-Freisetzung in der Darmschleimhaut. Hier hat die neue Arzneistoffgruppe der **Setrone** (s. Kap. 8.7.2) die seitherige Therapie mit Metoclopramid und Dexamethason deutlich verbessert.

Die Therapie mit Zytostatika zielt darauf ab, die Zellen des besonders schnell wachsenden Tumorgewebes während des empfindlichen Teilungsmechanismus zu schädigen.

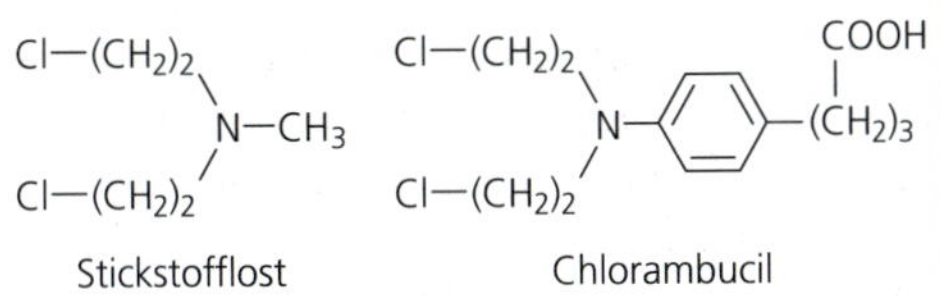

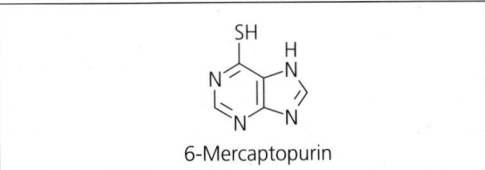

Abb. 14.3 Alkylantien

Stickstofflost

Chlorambucil

6-Mercaptopurin

Abb. 14.4 Antimetabolit

Zellen, die sich im Ruhezustand befinden, können von Zytostatika kaum angegriffen werden, da hier weder Synthese- noch Wachstums- oder Teilungsvorgänge ablaufen. In der Entwicklung der Antineoplastika wurde deshalb versucht, durch Gabe so genannter **Mitosegifte** (z. B. Vincristin oder Paclitaxel) Tumorzellen in ihrem Teilungsverhalten gleichsam zu synchronisieren, um sie dann anschließend durch Gabe von **Interphasengiften** (z. B. Alkylantien, s. u.) in möglichst großer Anzahl zu zerstören.

Monotherapien sind in der Krebsbehandlung äußerst selten, meist werden zwei bis acht Arzneistoffe nach einem festen Schema kombiniert.

Die **Therapieschemata** verwenden Buchstabenkombinationen für die einzelnen Zytostatika, so steht z. B.

- **CHOP,** das für hochgradige Non-Hodgkin-Lymphone verwendet wird, für die Gabe von **C** Cyclophosphamid, **H** für Doxorubicin, **O** für Vincristin und **P** für Prednison.
- **CMF,** das beim Mammakarzinom Verwendung findet, für die Gabe von **C** Cyclophosphamid, **M** für Methotrexat und **F** für 5-Fluorouracil.

CMF als Standardchemotherapie bei Mammakarzinom sieht vor, dass

- Cyclophosphamid 100 mg/m^2 peroral vom ersten bis zum 14. Tag eingenommen wird oder alternativ 600 mg/m^2 an den Tagen 1 und 8,
- Methotrexat 40 mg/m^2 intravenös ebenfalls am ersten und am achten Tag injiziert wird und
- 5-Fluorouracil 600 mg/m^2 intravenös ebenfalls am ersten und achten Tag gegeben wird.

Am Tag 29 findet eine Wiederholung dieses Zyklus statt. Insgesamt sind bei diesem Schema sechs Zyklen vorgesehen.

Nur wenige Zytostatika werden mit einer festen Gabe in Milligramm, also absolut dosiert. In der Regel wird auf die **Körperoberfläche (KOF)** Bezug genommen, da diese mit der Organgröße und -funktion und damit auch mit der Ausscheidung des Arzneistoffs korrelieren sollte. Die Standard-KOF beträgt 1,73 m^2. Dieser Patient ist 1,75 cm groß und 60 kg schwer. Unter Umständen ist allerdings trotzdem noch eine individuelle Anpassung der Dosis an die tatsächlichen Organfunktionen notwendig.

Eine **kumulative Gesamtdosis** darf bei bestimmten Zytostatika nicht überschritten werden, weil sonst lebenswichtige Organe regelmäßig geschädigt werden; diese beträgt z. B. bei Doxorubicin 500 mg/m^2.

Die Einteilung der Zytostatika in Mitosegifte und Interphasengifte ist einer Gliederung gewichen, die sich zunächst an den chemischen Stoffklassen, dem chemischen Verhalten und der Herkunft der Substanzen orientiert.

14.5.1 Alkylantien

Alkylantien sind reaktionsfähige organische Verbindungen, die durch Alkylierung hauptsächlich die DNA in der Zelle angreifen und dadurch schädigen. Bei den eingesetzten Alkylantien handelt es sich um Weiterentwicklungen des Stickstofflost, wie z. B. **Cyclophosphamid**, Chlorambucil, Carmustin oder Lomustin (Abb. 14.3). Eine vergleichbare Wirkung weisen die **Platinverbindungen** auf, z. B. Cisplatin oder Carboplatin.

Tab. 14.1 Zytostatika (86)*

INN	Fertigarzneimittel®	Indikation
A Alkylantien		
Bendamustin	+ Ribomustin	Malignes Lymphom, Mammakarzinom, multiples Myelom
Busulfan	+ Myleran	Chronisch myeloische Leukämie, Polycythaemia vera
Carboplatin	+ Carboplat	Weites Wirkspektrum, z.B. Ovarial-, Bronchialkarzinom, Kopf-, Halstumoren
Carmustin (= BCNU)	+ Carmubris	Hirnturmoren
Chlorambucil	+ Leukeran	Chronisch lymphatische Leukämie
Cisplatin	+ Cisplatin Gry, + Platinex	Weites Wirkspektrum, z.B. Hoden-, Ovarial-, Bronchialkarzinom
Oxaliplatin	+ Eloxatin	Metastasiertes kolorektales Karzinom
Cyclophosphamid	+ Endoxan	Weites Wirkspektrum, z.B. maligne Lymphome, Ovarial-, Mamma-, Bronchialkarzinom
Ifosfamid	+ Holoxan, + Ifo Cell	Weites Wirkspektrum, z.B. Bronchial-, Ovarial-, Hodenkarzinom, Sarkome
Lomustin (= CCNU)	+ Cecenu	Gastrointestinale Tumoren
Melphalan	+ Alkeran	Multiples Myelom, Ovarial-, Mammakarzinom
Temozolomid	+ Temodal	Hirntumoren
B Antimetaboliten		
Cytarabin	+ Alexan, + Udicil	Akute Leukämien
5-Fluorouracil	+ 5-FU Lederle, + Ribofluor	Mamma-, Rektum-, Kolonkarzinom
Fludarabin	+ Fludara	Niedrig-malignes Non-Hodgkin-Lymphom
Gemcitabin	+ Gemzar	Pankreaskarzinom
Methotrexat	+ Lantarel, + Metex, + MTX-Hexal	Akute lymphatische Leukämie, Non-Hodgkin-Lymphom, Mammakarzinom, Kopf-, Hals-, Blasenkarzinom
C Antibiotika		
Bleomycin	+ Bleomycin-Hexal, + Bleo Cell	Hodentumoren, maligne Lymphome
Daunorubicin (= Daunomycin)	+ Daunoblastin	Akute Leukämie
Doxorubicin (= Adriamycin)	+ Adriblastin, + Caelyx (pegyliertes D.)	Mamma-, Ovarial-, Magentumoren, Leukämie, Knochen-, Weichteilsarkom
Idarubicin	+ Zavedos	Akute myeloische Leukämie
Mitomycin	+ Mito-medac, + Mitomycin Hexal	Blasen-, Magen-, Pankreas-, Mammakarzinom
Mitoxantron	+ Onkotrone, + Novantron	Mammakarzinom

* Hauptgruppen-Nummer der Roten Liste

Tab. 14.1   Zytostatika (86) (Fortsetzung)

INN	Fertigarzneimittel®	Indikation
D Hormone und ihre Hemmstoffe		
Anastrozol	+ Arimidex	Mammakarzinom
Buserelin	+ Profact	Prostatakarzinom, Mammakarzinom
Fulvestrant	+ Faslodex	Metastasierendes Mammakarzinom
Goserelin	+ Zoladex	Prostatakarzinom, Mammakarzinom
Leuprorelin	+ Enantone	Prostatakarzinom
Tamoxifen	+ Nolvadex, + tamox puren	Mammakarzinom
E Mitosehemmstoffe		
Etoposid	+ Vepesid	Bronchialkarzinom, Lymphome, Hodentumoren
Vinblastin	+ Vinblastin Hexal	Maligne Lymphome, metastasierendes Hodenkarzinom
Vincristin	+ Farmistin, + Onkocristin	Morbus Hodgkin, Non-Hodgkin-Lymphom, Mammakarzinom
Vindesin	+ Eldisine	Maligne Lymphome, Melanom
Vinorelbin	+ Navelbine	Fortgeschrittenes Mammakarzinom, fortgeschrittenes nicht-kleinzelliges Bronchialkarzinom
F Sonstige		
Asparaginase	+ Asparaginase medac	Akute lymphatische Leukämie
Bortezomib	+ Velcade	Multiples Myelom
Cetuximab	+ Erbitux	Metastasierender Darmkrebs
Docetaxel	+ Taxotere	Mammakarzinom, Bronchialkarzinom
Hydroxycarbamid	+ Litalir, + Syrea	Polycythaemia vera, chronisch myeloische Leukämie
Imatinib	+ Glivec	Chronisch myeloische Leukämie
Interferon alfa	+ Intron A, + Roferon A	Haarzellenleukämie, chronisch myeloische Leukämie, Melanom
Irinotecan	+ Campto	Kolon- Rectumkarzinom
Paclitaxel	+ Taxol	Ovarial- und Mammakarzinom, Bronchialkarzinom
Rituximab	+ Mabthera	Malignes B-Zell-Lymphom
Topotecan	+ Hycamtin	Ovarialkarzinom
Trastuzumab	+ Herceptin	Mammakarzinom

14.5.2 Antimetabolite

Antimetabolite besitzen sehr unterschiedliche Angriffspunkte. Sie können durch Enzymblockade die Synthese der DNA-Bausteine (z. B. Purinbasen) verhindern oder auch die RNA-Synthese beeinträchtigen. In die Reihe von Antimetaboliten gehören **Methotrexat** (Folsäureanaloga), 5-Fluorouracil (Pyrimidinanaloga) und 6-Mercaptopurin (Purinanaloga, Abb. 14.4).

14.5.3 Naturstoffe oder naturstoffverwandte Verbindungen

Hierher gehören die **Antiinfektiva** wie Adriamycin, Bleomycin, Daunomycin, Idarubicin oder Mitomycin, die durch Einlagerung in die DNA-Doppelhelix u. a. zu einer Hemmung der DNA-Replikation führen.

Die **Vinca-Alkaloide** (*Vinca minor*, Kleines Immergrün) Vincristin, Vinblastin und Vindesin hemmen wie Colchicin als Mitosegifte die Zellteilung.

Paclitaxel und **Docetaxel,** Terpene aus *Taxus brevifolia* (Pazifische Eibe) hemmen ebenfalls die Zellteilung und werden derzeit beim metastasierenden Ovarial- und Mammakarzinom und Bronchialkarzinom eingesetzt.

Dem Wirkungsmechanismus der **Hormone** als Zytostatika ist man mit dem Auffinden spezifischer Hormonrezeptoren im Gewebe näher gekommen. Bei den Prostatakarzinomen werden z. B. Estrogene oder Estramustin eingesetzt.

In bestimmten Fällen ist beim Mammakarzinom der Einsatz von **Antiöstrogen** indiziert. Hierher gehört das Tamoxifen. Die Aromatasehemmer Anastrozol (+ Arimidex®) und Letrozol (+ Femara®) werden beim fortgeschrittenen Mammakarzinom eingesetzt. Auch mit **monoklonalen Antikörpern** gegen Wachstumsrezeptoren, z. B. Trastuzumab wird bei Mammakarzinom therapiert. Ein relativ neues Prinzip stellen die **Topoisomerase-Hemmstoffe** Topotecan und Irinotecan dar, die bei Ovarial- und gastrointestinalen Tumoren zum Einsatz kommen. Ähnlich wie Gyrasehemmer (s. Kap. 15.8.2) hemmen sie die DNS-Synthese.

Die **GnRH-Analoga** (s. Kap. 13.4.1) Buserelin, Leuprorelin und Goserelin stellen das jüngste Verfahren dar, mit Hormonen bei Krebs zu therapieren. Sie werden bei Prostata- und Mammakarzinomen eingesetzt.

Interferone werden derzeit zur Behandlung der Haarzellenleukämie, der chronisch-myeloischen Leukämie und des Melanoms eingesetzt. Verwendet wird Interferon alpha. Weitere Indikationsgebiete werden erprobt.

Fertigarzneimittel aus der Gruppe der Zytostatika sind mit den wichtigsten Indikationen in Tab. 14.1 dargestellt.

14.6 Apotheke und Krebsprophylaxe

Die Beratung in der Apotheke kann einen wichtigen Beitrag zur Krebsprophylaxe leisten. Es ist möglich, auf die **Vorsorgemaßnahmen** hinzuweisen. Die Kosten für diese Vorsorge tragen die Krankenkassen. Folgende Untersuchungen können in Anspruch genommen werden:

Für Frauen:

- Jährliche Untersuchung zur Früherkennung des Genitalkrebses ab dem 20. Lebensjahr
- Jährliche Untersuchung zur Früherkennung des Brust- und Hautkrebses ab dem 30. Lebensjahr

Für Männer:

- Jährliche Untersuchung zur Früherkennung des Prostata- und Hautkrebses und von Krebs der äußeren Genitalien ab dem 45. Lebensjahr.

Für Frauen und Männer:

- Jährliche Stuhluntersuchung auf Dickdarmkrebs ab dem 50. Lebensjahr.

In der Apotheke können z. B. die Gefahren durch Rauchen oder Sonnenbaden aufgezeigt und darauf hingewiesen werden, dass Hautveränderungen genau beobachtet werden müssen.

Es ist wichtig, den Kunden die Gefahren von Tumorerkrankungen klarzumachen und sie gegebenenfalls von der Notwendigkeit eines Arztbesuches zur Früherkennung oder Kontrolle zu überzeugen.

14.7 Immunsuppressiva

Bei den Nebenwirkungen der Zytostatika begegneten wir in Kap. 14.5 der Schwächung der Immunabwehr. Man kennt eine ganze Reihe von Erkrankungen bzw. Indikationen, wo eine solche Unterdrückung der körpereigenen Abwehr erwünscht ist. Arzneimittel, mit denen Immunreaktionen unterdrückt werden können, nennt man **Immunsuppressiva.** Häufig werden Antineoplastika, vor allem aber Glucocorticoide, als Immunsuppressiva eingesetzt, d. h. eine Nebenwirkung wird als Hauptwirkung genutzt.

Wichtige Indikationen für Immunsuppressiva sind **Autoaggressionskrankheiten** (z. B. bestimmte Formen rheumatischer Erkrankungen) und die **Abstoßungsreaktionen** nach Organverpflanzungen (Transplantationen).

Autoaggressionserkrankungen bzw. Autoimmunerkrankungen sind Erkrankungen, bei denen das auslösende Moment eine Immunreaktion gegen körpereigene Strukturen ist.

Durch Strahlen, Infektionserreger, Arzneimittel und andere Faktoren können einzelne Körperbestandteile derart verändert werden, dass der Organismus sie nicht mehr als körpereigen, sondern als fremd, d. h. als Antigene, erkennt. Folglich bildet der Organismus Antikörper zur Abwehr. Man spricht hier von Autoantikörpern, die zur Autoimmunreaktion führen.

Bestimmte Formen der chronischen Polyarthritis (s. Kap. 8.6.2), chronischen Hepatitis, Psoriasis, hämolytischen Anämie, Diabetes mellitus Typ 1 (s. Kap. 10.3.3) und andere mehr lassen sich auf derartige Autoimmunreaktionen zurückführen und sind damit als Autoaggressionskrankheiten gegebenenfalls Indikationsgebiete für den Einsatz von Immunsuppressiva.

Die Autoimmunreaktion stellt in einigen Fällen (z. B. bei Tumoren) aber auch eine physiologische, d. h. erwünschte Schutzmaßnahme des Körpers gegenüber entarteten Zellen dar.

Der Einsatz von Immunsuppressiva erfordert vom Arzt sehr viel Erfahrung, da die meisten Immunsuppressiva wie die Zytostatika auf alle Gewebe in unterschiedlichem Ausmaß funktions- und wachstumshemmend wirken. Infolge der knochenmarkschädigenden Nebenwirkung können, z. B. nach Gaben von Methotrexat oder Vinblastin, schwere Infektionen eintreten.

Das wichtigste – und wohl am besten untersuchte – Immunsuppressivum ist derzeit Ciclosporin, das aus einem Pilz gewonnen wird.

Es handelt sich dabei um ein zyklisches Polypeptid (+ Sandimmun®), das bei Haut- und rheumatischen Erkrankungen und auch bei Knochenmarktransplantationen eingesetzt werden kann.

Ebenfalls aus Pilzen werden Tacrolimus (+ Prograf®), Sirolimus (+ Rapamune®) und Everolimus (+ Certican®) gewonnen, die zur Vorbeugung der Transplantatabstoßung zugelassen sind.

Daneben wurden in den letzten Jahren monoklonale Antikörper (MAK) zur Verhinderung der Transplantatabstoßung eingeführt, wie z. B.:

- Daclizumab (+ Zenapax®), MAK gegen IL-2-Rezeptor
- Basiliximab (+ Simulect®), MAK gegen T-Zell-Rezeptor.

Einen anderen Weg geht Mycophenolatmofetil (+ Cellcept®), das auf T- und B-Lymphozyten zytostatisch wirkt und ebenfalls zur Prophylaxe der Transplantatabstoßung eingesetzt wird. Die Hemmung aktivierter T-Lymphozyten ist auch mit Leflunomid (+ Arava®), einer Substanz, die eine Zulassung bei chronischer Polyarthritis besitzt und mit Azathioprin (+ Imurek®) möglich. Letzteres wird bei nahezu allen Erkrankungen eingesetzt, bei denen eine autoimmune Krankheitsursache vorliegt.

Einen hohen Stellenwert besitzen die Glucocorticoide. Man nimmt an, dass diese die Antigenaufnahme, Antigenerkennung sowie die zellulären Reaktionen nach der Antigen-Antikörper-Reaktion beeinflussen.

Zusammenfassung

Tumoren können in gutartiger und in bösartiger Form auftreten. Die bösartige Form ist durch entartete Zellen mit einem ungehemmten Wachstum charakterisiert.

Karzinogene Faktoren, wie z.B. Viren, können die Veränderung der gesunden Zelle zur Tumorzelle auslösen. Die Kenntnisse der Ursache der Tumorentstehung liegen großenteils noch im Bereich der Theorie. Die wichtigsten Merkmale eines bösartigen Tumors sind infiltrierendes, destruierendes und metastasierendes Wachstum.

Zu den zahlreichen Stoffen unserer Umwelt, die karzinogen wirken können, gehören unter bestimmten Bedingungen auch einige Arzneimittel (z.B. Stoffe, die N-Nitrosoverbindungen bilden).

Die häufigsten Tumorerkrankungen sind Bronchial- und Mammakarzinom sowie Erkrankungen des Dick- und Enddarms.

Da die Ursachen der Tumorerkrankungen weitgehend unbekannt sind, ist die Therapie erschwert und eine Heilung häufig nicht möglich. Die Tumortherapie kann operativ, durch Bestrahlung, mit Zytostatika oder kombiniert erfolgen. Der Einsatz von Zytostatika wird immer dann erforderlich, wenn ein Tumor bereits in benachbarte Gewebe eingebrochen ist, metastasiert oder nicht ortsgebunden ist.

Alle Zytostatika sind mit meist schweren Nebenwirkungen behaftet, da sie auch das gesunde Gewebe in seiner Funktion beeinträchtigen und schädigen. Eine Erleichterung bringt hier der Einsatz von Zytokinen, die die Störungen der Blutbildung teilweise aufheben.

Wichtige Gruppen von Zytostatika sind alkylierende Substanzen (Alkylantien), Antimetabolite und Naturstoffe (Alkaloide, Terpene und Hormone).

Die Wirkung der Immunsuppressiva ergibt sich bereits aus den Nebenwirkungen der Zytostatika. Wichtige Indikationen für die Immunsuppressiva sind Autoaggressionskrankheiten und Organverpflanzungen. Als Immunsuppressivum wird v.a. Ciclosporin eingesetzt.

Fragen

1. Führen Sie einen Grund für die relativ geringe Zahl von Zytostatika an.
2. Warum wird in vielen Fällen, nach der chirurgischen Entfernung eines Tumors oder nach dessen Zerstörung durch Bestrahlung, eine Nachbehandlung mit Zytostatika durchgeführt?
3. Erklären Sie den Feminisierungseffekt bei der Hormontherapie des Prostatakarzinoms.
4. Erläutern Sie einen Zusammenhang zwischen Zytostatika und Immunsuppressiva.
5. Erklären Sie das Auftreten von Infektionen nach Gabe von Immunsuppressiva.

15 ARZNEIMITTEL ZUR THERAPIE UND PROPHYLAXE VON INFEKTIONSKRANKHEITEN

15.1 Infektion und Infektionskrankheiten

Die Entwicklung der **Antiinfektiva** hat die Medizin revolutioniert, da erstmals hochwirksame Arzneimittel zur Verfügung standen, mit denen lebensbedrohliche Krankheiten, z. B. Lungenentzündungen, geheilt werden konnten.

Hinzu kamen Impfstoffe, durch die ein umfassender Schutz vor gefährlichen Infektionskrankheiten möglich geworden ist. Trotz dieser Erfolge, dem enormen Rückgang von Infektionskrankheiten und einer deutlich höheren Lebenserwartung, zählen Infektionskrankheiten nach wie vor weltweit zur häufigsten Todesursache. Noch vor 40 Jahren herrschte eine regelrechte Euphorie, mit Antiinfektiva und Impfstoffen den größten Teil der Infektionskrankheiten ausrotten zu können.

Inzwischen ist Ernüchterung eingetreten. Krankheiten wie z. B. Tuberkulose, die noch vor kurzem besiegt zu sein schienen, kehren mit neuer Kraft zurück. Dazu kommen neuere Infektionskrankheiten, z. B. AIDS, die derzeit noch nicht heilbar sind bzw. für die noch kein Impfstoff verfügbar ist.

Unter **Infektion** versteht man das Eindringen von Krankheitserregern in den menschlichen Körper und deren Vermehrung. Krankmachende (pathogene) Erreger gelangen in die Blutbahn, zerstören Gewebe, sondern dabei Toxine ab und führen so zu Krankheit oder im Extremfall zum Tod.

Tab. 15.1   Darstellung verschiedener Infektionswege

Direkte Übertragung Vom Infizierten auf einen Nichtinfizierten	Indirekte Übertragung Vom Infizierten über andere Infektionsquellen auf einen Nichtinfizierten

Inhalationsinfektion
– Tröpfcheninfektion
  (z. B. Schnupfen)
– Staubinfektion
  (z. B. Tuberkulose)
	Schmierinfektion
	– Über die Hände (z. B. Schnupfen, Konjunktivitis)
	– Über Körperausscheidungen wie Eiter, Speichel, Stuhl, Urin
	  (z. B. Enteritis)
	– Tierausscheidungen (z. B. Toxoplasmose)

Kontaktinfektion – Sexuelle Kontakte (z. B. AIDS) – Blutkontakte (z. B. Hepatitis C, AIDS)	**Kontaktinfektion durch infizierte Gegenstände** – Über Türklinken, Geschirr, Spielzeug, etc. (z. B. Schnupfen) – Über Instrumente, Hilfsmittel (z. B. bakterielle Infektionen)

Infektion über Wunden
– Bisse und Kratzer
  von Tieren (z. B. Tollwut)
	Perkutane Infektionen
	– Durch einen Insektenstich (z. B. Malaria, Borreliose)
	– Durch spitze oder scharfe Gegenstände wie Kanülen
	  (z. B. AIDS, Hepatitis B)

	Infektion durch kontaminierte Nahrungsmittel – Wasser, Soft-Drinks (z. B. Cholera) – Lebensmittel (z. B. Salmonellose)

Es ist hauptsächlich Louis Pasteur (1822–1895) und Robert Koch (1843–1910) zu verdanken, dass man Mikroorganismen als Auslöser von Infektionskrankheiten erkannte.

Allerdings sind nicht alle Erreger pathogen. Bestimmte Mikroorganismen helfen dem Menschen zu überleben. Darmbakterien sorgen für eine gesunde Darmflora, die verhindert, dass sich pathogene Erreger festsetzen. Auf der Haut bildet die natürliche bakterielle Besiedelung einen Schutzfilm.

Infektionskrankheiten sind durch Infektionen hervorgerufene Krankheiten, die auftreten, wenn das körpereigene Immunsystem die eingedrungenen Erreger nicht mehr abwehren kann. Heute können Infektionskrankheiten meist erfolgreich mit Antiinfektiva behandelt werden.

Prophylaktisch oder therapiebegleitend kann die körpereigene Abwehr durch eine gesunde Lebensweise (ausgewogene Ernährung, regelmäßige Bewegung, genügend Schlaf, körperliche Hygiene und allgemeine Sauberkeit) gestärkt werden.

15.2 Infektionsübertragung

Infektionserreger können auf vielfältige Weise von Mensch zu Mensch oder Tier zu Mensch übertragen werden. In Tab. 15.1 sind mögliche Infektionswege dargestellt.

Nach Übertragung des Erregers, der Infektion, vergeht eine bestimmte Zeit bis zum Auftreten erster Krankheitssymptome (z. B. Fieber).

Diese **Inkubationszeit** kann Tage oder mehrere Wochen dauern und ist charakteristisch für bestimmte Infektionskrankheiten, sie beträgt bei Scharlach z. B. 2 bis 5 Tage.

15.3 Infektionsgeschehen im Körper

Infektionen zeigen normalerweise typische **Infektionszeichen:**

- Fieber
- Schmerz
- Schwellung
- Rötung
- Leukozytose.

Im infizierten Gebiet werden Gewebshormone freigesetzt, die weiße Blutkörperchen (Leukozyten) anziehen. Von den verschiedenen Leukozytenarten wandern vor allem so genannte Fresszellen (Phagozyten) ein, die Erreger, „Erregerleichen", geschädigte oder abgestorbene Körperzellen in sich aufnehmen, verdauen und auf diese Weise beseitigen.

Diese **Phagozytose** findet auch unter einer antiinfektiösen Therapie statt, da ein Großteil der Antiinfektiva nur mikrobiostatisch wirkt, d.h. die Erreger werden zwar im Wachstum gehemmt, bleiben aber am Leben und müssen durch die körpereigene Abwehr vernichtet werden. Gleiches gilt für mikrobiozid wirkende Antiinfektiva: dann werden abgetötete Erreger von den Phagozyten entfernt.

Insofern könnte die antiinfektive Therapie als eine die körpereigene Abwehr unterstüt-

zende Maßnahme bezeichnet werden, wobei die Phagozyten den eigentlichen „Reinigungsprozess" übernehmen. Ohne das körpereigene Immunsystem ist also eine antiinfektive Behandlung nicht denkbar.

15.4 Erreger von Infektions- krankheiten

Wenn sich die Erreger nach dem Eindringen in den Organismus schneller vermehren als die körpereigene Abwehr sie beseitigen kann, entstehen Infektionskrankheiten. Zu den Erregern dieser Infektionskrankheiten zählen

- Bakterien
- Viren
- Pilze
- Protozoen
- Würmer.

Tab. 15.2   Erregergruppen und durch sie verursachte Infektionskrankheiten

Bakterien	Viren	Pilze	Protozoen	Würmer
Abszesse Blutvergiftung (Sepsis) Cholera **Darminfektionen** Diphtherie Gonorrhoe **Harnwegsinfekte** Keuchhusten Lepra Lungenentzündung (Pneumonie) **Lyme-Borreliose** Meningitis Pest **Scharlach** Syphilis (Lues) **Tuberkulose** Typhus **Wundinfektionen** Wundstarrkrampf (Tetanus)	**AIDS** **FSME** Gelbfieber **Grippe (Influenza)** Kinderlähmung (Poliomyelitis) **Lippenherpes** Masern Mumps Pocken Röteln **Virus-Hepatitis**	Aspergillose **Candidose** Dermatophythose	**Malaria** Kala-Azar Orientbeule **Chagas-Krankheit** **Amöbenruhr** Schlafkrankheit **Pneumocystis-Carinii-Pneumonie** **Toxoplasmose** Trichomoniasis	Bandwurm-Infektion (Echinokokkose, Taeniasis) Madenwurm-Infektion (Oxyuriasis) Saugwurm-Infektion (z. B. Bilharziose) Spulwurm-Infektion (Askariasis)

Im Text besprochene Infektionskrankheiten sind **fett** gedruckt.

Mit Ausnahme der Würmer werden die Erregergruppen unter dem Begriff Mikroorganismen zusammengefasst, da sie extrem klein sind, z. B. Bakterien mit einer Größe von 0,2 bis 80 μm. In Tab. 15.2 sind die Erregergruppen und die durch sie verursachten Infektionskrankheiten dargestellt.

In diesem Kapitel werden zwei verschiedene Wege der Infektionsabwehr behandelt:

▨ Infektionsabwehr durch Chemotherapie (s. Kap. 15.5)
▨ Infektionsabwehr durch Immunisierung (s. Kap. 15.14)

15.5 Chemotherapie mit Antiinfektiva

Der Begriff **Chemotherapie** umfasst die Therapie von Infektionskrankheiten und von Krebserkrankungen (Abb. 15.1).

Antiinfektiva sind „Stoffe, die im Körper (Blutbahn und Gewebe) Mikroorganismen zu schädigen oder zu töten vermögen und deren Wirkung bereits in Konzentrationen einsetzt, die für den Menschen untoxisch sind" (Mutschler 2001).

Die „klassischen" **Antibiotika** sind natürlich vorkommende Stoffwechselprodukte, die von Pilzen oder Bakterien gebildet werden. Da Antibiotika heute jedoch synthetisch oder teilsynthetisch hergestellt werden, ist es sinn-voller, generell nur noch von Antiinfektiva zu sprechen. Im Übrigen verstehen Laien unter dem Begriff Chemotherapeutika meist eine zytostatische Therapie zur Krebsbehandlung!

Die Begriffe Antiinfektiva und Antibiotika werden oft gleichgesetzt. Das ist nicht korrekt, denn bis auf wenige Ausnahmen werden Antibiotika, also antibakterielle Antiinfektiva, nur zur Bekämpfung von Bakterien eingesetzt.

Nachdem **Robert Koch** (1843–1910) gezeigt hatte, dass Mikroorganismen spezifisch angefärbt werden können, entwickelte **Paul Ehrlich** (1854–1915) die Grundgedanken der Chemotherapie. Wenn ein Farbstoff Mikroorganismen und tierisches Gewebe unterschiedlich anfärbt, muss es organische Verbindungen geben, die nur Mikroorganismen schädigen, aber für den menschlichen Organismus unschädlich sind. Eine der ersten Substanzen, die diese Wirkung aufwies, war **Salvarsan,** eine organische Arsenverbindung zur Behandlung der Syphilis. Die moderne Chemotherapie begann in Deutschland 1932, als **Gerhard Domagk** (1895–1964) das erste **Sulfonamid** entwickelte, einen Azofarbstoff, der gegen Streptokokken-Infektionen, z.B. Kindbettfieber, erfolgreich eingesetzt wurde. 1928 entdeckte **Sir Alexander Fleming** (1881–1955) eher zufällig, dass Stoffwechselprodukte des Schimmelpilzes *Penicillium notatum* Bakterien (Staphylokokken) abtöten. Die Bedeutung des nach dem Pilz benannten **Penicillins** wurde zwar erst später erkannt, aber die Grundlage zur Entwicklung der **Antibiotika** war geschaffen!

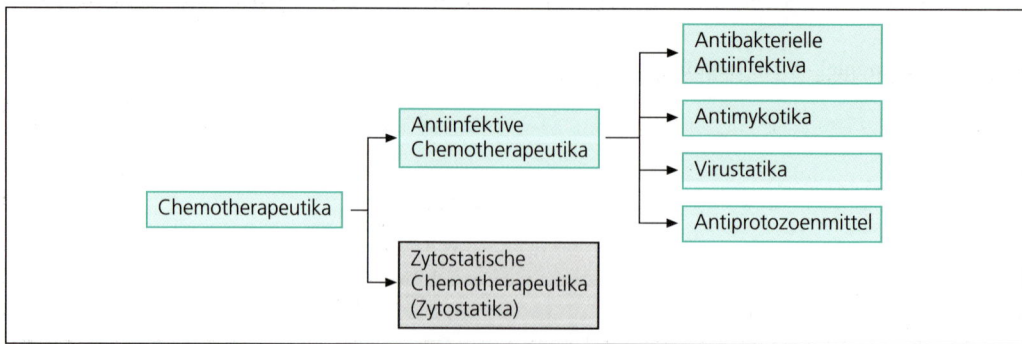

Abb. 15.1 Einteilung der Chemotherapeutika

Noch im Zweiten Weltkrieg begann die Suche nach weiteren Antiinfektiva, deren Einsatz schon teilweise erfolgte. Nach dem Krieg wurden durch systematisches Screening **Erythromycin** und **Chloramphenicol** entdeckt.

Im Vergleich zu den bisher besprochenen Arzneimitteltherapien stellt die antiinfektive Therapie einen Sonderfall dar. Zu der Wechselwirkung zwischen Arzneimittel und Organismus kommt bei der Therapie mit Antiinfektiva noch die Wechselwirkung zwischen Organismus und Erreger sowie zwischen Arzneimittel und Erreger. Diese Wechselwirkungen kennzeichnen die verschiedenen Antiinfektiva und müssen bei der Therapie berücksichtigt werden (Abb. 15.2).

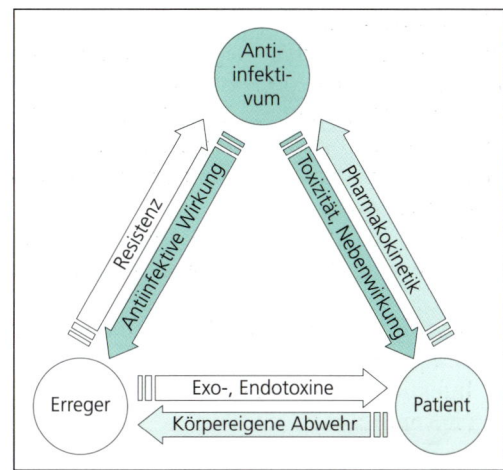

Abb. 15.2 Antiinfektiva und ihre Wechselbeziehungen

15.5.1 Wichtige Eigenschaften von Antiinfektiva

Zur Charakterisierung von Antiinfektiva verwendet man folgende Fachbegriffe:

- Wirkungstyp
- Wirkungsmechanismus
- Wirkungsspektrum
- Wirkungsintensität.

Antiinfektiva können Erreger auf vielfältige Art schädigen. Man spricht von unterschiedlichen **Wirkungstypen.** Werden Bakterien abgetötet, liegt eine bakterizide Wirkung oder **Bakterizidie** vor. Die Hemmung der weiteren Vermehrung der Bakterien, ohne deren Abtötung, wird als bakteriostatische Wirkung oder **Bakteriostase** bezeichnet. Analog wird bei Virusinfektionen von viruzider oder virustatischer Wirkung und bei Pilzinfektionen von fungizider oder fungistatischer Wirkung gesprochen. Abb. 15.3 zeigt die Unterschiede zwischen bakterizider und bakteriostatischer Wirkung.

In Tab. 15.3 werden antibakterielle Antiinfektiva gegliedert nach ihrem Wirkungstyp aufgelistet.

Der **Wirkungsmechanismus** eines Antiinfektivums richtet sich nach dem Angriffsort am Mikroorganismus. Durch Hemmung der Zellwandbiosynthese oder Schädigung der Zytoplasmamembran entsteht meist eine bakterizide Wirkung. Die Hemmung von wichtigen Stoffwechselvorgängen (z. B. Proteinsynthese) führt meist zu einer bakterio-

Tab. 15.3 Antibakterielle Antiinfektiva gegliedert nach Wirkungstyp

Bakterizid wirkende Antiinfektiva	**Bakteriostatisch** wirkende Antiinfektiva
β-Lactame (Lactamoide)	Tetracycline
Gyrasehemmer (Chinolone)	Makrolide
Aminoglykoside	Lincosamide
Polypeptide	Sulfonamide
Glycopeptide	*Trimethoprim*
Metronidazol	*Chloramphenicol*
Co-trimoxazol	

Chemotherapeutikagruppen bzw. *Wirkstoffnamen*

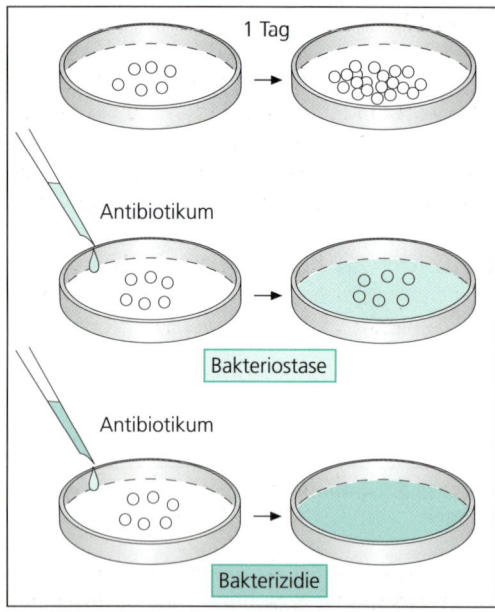

1 Tag

Antibiotikum

Bakteriostase

Antibiotikum

Bakterizidie

Abb. 15.3 Bakterizide und bakteriostatische Wirkung von Chemotherapeutika (Antibiotika)

statischen Wirkung. Die verschiedenen Wirkungsmechanismen sind in Tab. 15.4 dargestellt.

Bei der Auswahl eines Antiinfektivums muss das **Wirkungsspektrum** beachtet werden, d. h. welche Erregerarten von dem Arzneistoff erfasst werden.

Man unterscheidet **Breitspektrum-** und **Schmalspektrumantiinfektiva.** Ein so genanntes Breitspektrumantibiotikum ist sowohl gegen grampositive (z. B. Streptokokken) als auch gramnegative Bakterien (z. B. Enterobakterien) wirksam. Neben der Klassifizierung nach Gram (s. Kap. 15.8) wird noch eine Einteilung anhand des Bakterienstoffwechsels vorgenommen. Man unterscheidet aerobe Bakterien oder Aerobier, die Sauerstoff zum Wachstum benötigen und anaerobe Bakterien oder Anaerobier, die ohne Sauerstoff auskommen.

Die **Wirkungsintensität (Wirkstärke)** eines Antiinfektivums gibt an, welche Konzen-

Tab. 15.4 Verschiedene Wirkungsmechanismen antibakterieller Antiinfektiva

Wirkungsmechanismus	Antiinfektivum	Kapitel
Hemmung der Zellwandsynthese		
	Penicilline	15. 8. 1
	Cephalosporine	15. 8. 1
	Bacitracin (Polypeptid)	15. 8. 4
	Glycopeptide	15. 8. 4
Schädigung der Zytoplasmamembran		
	Polypeptide	15. 8. 4
	Polyen-Antimykotika	15.12
Hemmung von Stoffwechselvorgängen		
– Hemmung der **Proteinsynthese**	Aminoglycoside	15. 8. 4
	Tetracycline	15. 8. 5
	Chloramphenicol	15. 8. 8
	Makrolide	15. 8. 6
	Lincosamide	15. 8. 8
– Hemmung der **Nukleinsäuresynthese**	Gyrasehemmer (Chinolone)	15. 8. 2
	Nitroimidazole	15. 8. 3
	Rifampicin	15. 8. 7
– Hemmung der **zelleigenen Synthese essentieller Substanzen**	Sulfonamide	15. 8. 7
	Trimethoprim	15. 8. 7
	Co-trimoxazol	15. 8. 7

tration für den gewünschten chemotherapeutischen Effekt nötig ist. Man beschreibt die Wirkungsintensität mit der **minimalen Hemmkonzentration (MHK),** nach Mutschler die geringste Konzentration eines Antiinfektivums, die in vitro (im Reagenzglas) gerade noch das Wachstum eines bestimmten Erregers zu hemmen vermag. Die Wirkungsintensität wird u. a. in Verdünnungsreihen bestimmt, indem in Nährflüssigkeit gezüchteten Erregern in Reagenzgläsern verschiedene Konzentrationen des zu prüfenden Antiinfektivums zugesetzt und diese Reagenzgläser anschließend bebrütet werden. In den Lösungen, in denen die Konzentration des zugesetzten Antiinfektivums für einen bakteriostatischen Effekt nicht ausreicht, vermehren sich die Erreger sichtbar, d. h. die Lösungen werden trüb.

In der Praxis muss die Pharmakokinetik des Antiinfektivums bekannt sein, da der Serumspiegel des Antiinfektivums im infizierten Gebiet mindestens die MHK erreichen muss. Aus den pharmakokinetischen Daten und der Verträglichkeit leiten sich die Dosierempfehlungen für das Antiinfektivum ab.

15.6 Virulenz, Resistenz und Superinfektion

Virulenz

Nicht jede Erregerart wirkt gleich stark pathogen. Das Maß der „Giftigkeit" eines Erregers für den Makroorganismus wird als Virulenz bezeichnet und wird über die Größe LD_{50}, die Letaldosis, beschrieben, d. h. derjenigen Anzahl von Erregern, die 50 % der Versuchstiere töten.

Resistenz

Häufig kann man beobachten, dass die Empfindlichkeit von Erregern, die anfangs gut auf ein Antiinfektivum ansprechen, nach einiger Zeit nachlässt und immer höhere Konzentrationen des Antiinfektivums benötigt werden, um die gewünschte Wirkung zu erzielen. Die MHK steigt also an. Der Erreger ist resistent, d. h. unempfindlich geworden. Man unterscheidet verschiedene Arten der Resistenz:

- Natürliche Resistenz
- Primäre Resistenz
- Sekundäre Resistenz
- Kreuz- oder Parallelresistenz.

Von **natürlicher Resistenz** spricht man, wenn bestimmte Erreger aufgrund ihrer genetischen Ausstattung auch ohne Mutation bereits resistent gegenüber einem Antiinfektivum sind. Bei der **primären Resistenz** sind einzelne Erreger einer Erregerart oder eines Stammes schon vor der Behandlung gegenüber dem Antiinfektivum resistent. Wird dieses Antiinfektivum trotzdem eingesetzt, so überleben gerade die durch ihre Resistenz gefährlichen Erreger. Diese chemotherapeutische Auslese führt zu konkurrenzlosem Wachstum dieser Mikroorganismen. Entsteht die Resistenz dagegen während der Therapie, spricht man von **sekundärer Resistenz**. Sie ist genetisch bedingt und entsteht durch Mutation oder Austausch von Erbinformationen mit anderen Stämmen oder Individuen.

Von einer **Kreuz- oder Parallelresistenz** spricht man, wenn eine Erregerart, die gegen ein Antiinfektivum resistent geworden ist, auch gegen andere Antiinfektiva resistent wird, die eine ähnliche chemische Struktur und/oder den gleichen Wirkungsmechanismus besitzen. So besteht z. B. Kreuzresistenz zwischen Penicillinen und Cephalosporinen oder innerhalb der Gruppe der Tetracycline. Die **Mechanismen der Resistenzentwicklung** sind verschieden. Den Erregern gelingt z. B.:

- Die Synthese spezieller „Verteidigungsenzyme" (z. B. Penicillasen, s. Kap. 15.8.1), die Antiinfektiva unwirksam machen
- Die Zellwand für Antiinfektiva (z. B. Tetracycline, s. Kap. 15.8.5) undurchlässig zu machen
- Einzelne Zellbestandteile oder Zellwandstrukturen zu ändern, an denen Antiinfektiva angreifen
- Diejenigen Stoffwechselwege zu verändern, die durch Antiinfektiva blockiert werden.

Infolgedessen können ganze Bakterienstämme gegen Antiinfektiva resistent werden, wodurch das Antiinfektivum seine Wirksamkeit verliert. Treten Resistenzen während der Therapie auf, kommt es in 50 % der Fälle zum Therapieversagen. Zum Teil können Resistenzbildungen durch Dosiserhöhung oder Kombinationstherapie (gleichzeitige Gabe verschiedener Antiinfektiva z. B. bei Tuberkulose) hinausgezögert werden.

Resistenzentwicklungen bereiten weltweit zunehmend Probleme. Die Ursachen dafür liegen u. a. in der unkritischen Anwendung von Antiinfektiva und dem vorschnellen Einsatz neuer hochwirksamer Reserve-Antiinfektiva im ambulanten Bereich. Denn je häufiger Erreger mit einem Antiinfektivum in Kontakt kommen, desto leichter entstehen Resistenzen, was bedeutet, dass Antiinfektiva bei immer mehr Infektionen wirkungslos bleiben. Das gilt insbesondere für Krankenhausinfektionen, wo mehrfach resistente Problemkeime die Therapie häufig erschweren.

Superinfektion

Antiinfektiva vernichten nicht nur pathogene Erreger, sondern auch „gute" Bakterien der Darm- oder Mundschleimhaut. Diese körpereigene physiologische Bakterienflora schützt den Organismus vor pathogenen Erregern. Antiinfektiva stören dieses empfindliche Gleichgewicht, so dass sich normalerweise unterdrückte pathogene Bakterien und Pilze

ungehindert vermehren können. Man spricht von einer Superinfektion, da auf eine bereits bestehende Infektion eine oder mehrere andere Infektionen aufgepfropft werden. Das kann während einer antiinfektiven Therapie zu schweren Komplikationen, z. B. Soorinfektionen der Schleimhäute, führen.

15.7 Behandlungsregeln für den Einsatz von Antiinfektiva

Die Verordnung eines Antiinfektivums soll nur nach strenger Indikationsstellung erfolgen. Durch den unkritischen, nicht indizierten Einsatz, z. B. bei grippalen Infekten, die häufig von Viren verursacht werden, bestehen Gefahren:

- Unnötige Resistenzentwicklungen hervorzurufen
- Infektionen zu verschleiern und die Diagnostik zu erschweren
- Die Bakterienflora von Mund- und Darmschleimhäuten zu schädigen.

Daher ist die **gezielte Behandlung** die Idealform jeder antiinfektiven Therapie, d. h. zuerst wird der Erreger identifiziert und dessen Empfindlichkeit bestimmt. Die Empfindlichkeit wird mit einem **Antibiogramm** ermittelt, indem z. B. ein Verdünnungsreihentest durchgeführt wird. Eine weitere Testmethode ist der **Diffusionstest.** Dazu wird ein Nährboden mit Testerregern beimpft, auf den anschließend mit Antiinfektiva getränkte Plättchen aufgelegt werden. Die Antiinfektiva diffundieren in den Nährboden und bilden nach der Bebrütung so genannte Hemmhöfe. Abb. 15.4 zeigt die Empfindlichkeit der Testerreger gegenüber den verschiedenen Antiinfektiva im Diffusionstest.

In der Praxis und Klinik wird meist eine **kalkulierte Therapie** durchgeführt, da der Arzt den Erreger einer Infektion bei Therapiebeginn meist noch nicht kennt. Die meisten Infektionen werden durch ein für sie typisches Erregerspektrum ausgelöst, sodass ein geeignetes Antiinfektivum ausgewählt wird, das die Erreger mit großer Wahrscheinlichkeit erfasst. Dabei müssen folgende Kriterien bei der Auswahl berücksichtigt werden:

- Erkrankung (Infektionsart, -ort) und Zustand des Patienten
- Aktivität, Pharmakokinetik, Verträglichkeit und derzeitige Resistenzsituation
- Darreichungsform und Nebenwirkungsprofil
- Ausreichend hohe Dosis (Initialdosis) und Therapiedauer (Erhaltungsdosis)
- Akzeptanz durch den Patienten und Compliance
- Ökonomische Aspekte.

In der Praxis werden fast nur orale Darreichungsformen eingesetzt, allerdings nimmt die Bedeutung parenteraler Applikationsformen zu, da häufiger auch schwere Infektionen (z. B. HIV-Infektionen) ambulant behandelt werden.

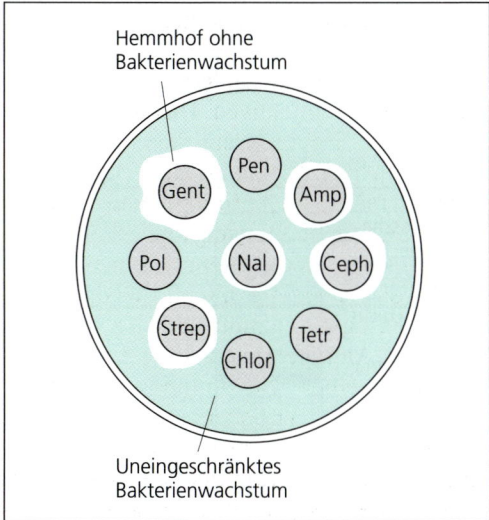

Abb. 15.4 Diffusionstest

Zusammenfassung

Die Therapie und Prophylaxe von Infektionskrankheiten kann auf zwei Arten erfolgen: **Gabe von Antiinfektiva** und **Immunisierung** (Impfstoffe und Sera).
Ein Antiinfektivum wird durch die Parameter Wirkungstyp, Wirkungsmechanismus, Wirkungsspektrum und Wirkungsstärke bestimmt. Die weitere Abhandlung der verschiedenen Antiinfektiva erfolgt nach Art der Erreger (Bakterien, Viren, Protozoen, Pilze und Würmer) und wichtigen Krankheiten, die von den jeweiligen Erregern hervorgerufen werden.

15.8 Therapie von bakteriellen Infektionen

Bakterien sind kleine, einzellige Lebewesen (Durchmesser zwischen 0,2 und 80 μm). Sie haben keinen Zellkern, sondern ein Kernäquivalent, daher der Name Prokaryonten (im Gegensatz zu Eukaryonten, die einen Zellkern besitzen). Sie bilden eine Zellwand und vermehren sich durch Teilung. Über 6000 Bakterienarten sind bekannt, die nach Form, biochemischen Eigenschaften und Stoffwechsel in Gruppen eingeteilt werden. Hinsichtlich der Form unterscheidet man u. a.:

- **Kokken** (kugelförmige Bakterien), z. B. Staphylokokken, Streptokokken
- **Stäbchen** (stäbchenförmige Bakterien), z. B. *Escherichia coli*
- **Vibrionen** (kommaförmige Bakterien), z. B. *Vibrio cholerae*
- **Spirillen** (spiralförmig gedrehte Bakterien).

Viele Bakterien sind unbeweglich bzw. werden passiv mit der Umgebung bewegt. Einige Arten tragen jedoch Geißeln und sind in der Lage sich fortzubewegen, z. B. Salmonellen.

Mittels Anfärbeverfahren lassen sich die biochemischen Eigenschaften der Bakterien zur Identifizierung und Klassifizierung nutzen. Meist wird die 1884 von **Hans Christoph Gram** (1853–1938) entwickelte Färbemethode angewandt.

Grampositive und gramnegative Bakterien

Die Gram-Zugehörigkeit eines Bakteriums ergibt sich aufgrund spezifischer Zellwand-Eigenschaften. Dazu werden Bakterienzellen auf einem Objektträger verteilt, hitzefixiert und angefärbt, wodurch sich in Wasser unlösliche, in Alkohol oder Aceton nur mäßig lösliche Lacke bilden. So ergibt sich die Differenzierung: man wäscht mit Alkohol aus, wobei **grampositive Bakterien** aufgrund ihrer Zellwandstruktur den Farbstoff-Komplex zurückhalten und blau bleiben (z. B. *Staphylococcus aureus*). **Gramnegative Bakterien** (z. B. *Escherichia coli*) werden dagegen entfärbt und können erst durch eine Gegenfärbung mit Karbolfuchsin (rot) sichtbar gemacht werden. Bakterien weisen eine unterschiedliche Empfindlichkeit gegenüber antibiotischen Antiinfektiva auf. Grampositive Bakterien werden in der Regel besser abgetötet bzw. in ihrem Wachstum gehemmt, weil sie eine zwar dickere, aber einfacher aufgebaute Zellwand als gramnegative Bakterien haben (Abb. 15.5).

Aerobe und anaerobe Bakterien

Ein weiteres Unterscheidungsmerkmal hinsichtlich der Empfindlichkeit gegenüber Antiinfektiva ist die Abhängigkeit des Bakterienstoffwechsels von Sauerstoff. Man unterscheidet Bakterien, die nur unter Sauerstoffzufuhr wachsen können (*aerobe Bakterien* oder **Aerobier**) von solchen, die ohne ihn auskommen (*anaerobe Bakterien* oder **Anaerobier**).

> ### Merke
>
> Bakterienzellen unterscheiden sich von menschlichen Zellen besonders durch eine Zellwand, ein Kernäquivalent statt eines echten Zellkerns und kleine Zellorganellen. Man unterscheidet grampositive Bakterien mit einer dicken, einfach gebauten Zellwand von gramnegativen Bakterien mit einer dünnen, aber kompliziert aufgebauten Zellwand (Abb. 15.5). Außerdem finden sich Unterschiede in der äußeren Form (z. B. Kokken, meist grampositiv, und Stäbchen, meist gramnegativ) sowie in der Abhängigkeit des Bakterienstoffwechsels von Sauerstoff (Aerobier oder Anaerobier).

Voraussetzung für den Einsatz antibiotischer Antiinfektiva ist eine **selektive Wirkung** auf die Bakterienzelle, ohne die Zellen des Wirtsorganismus, hier also des Menschen, zu beeinträchtigen. Wenn Strukturen angegriffen werden, die nur in der Bakterienzelle und

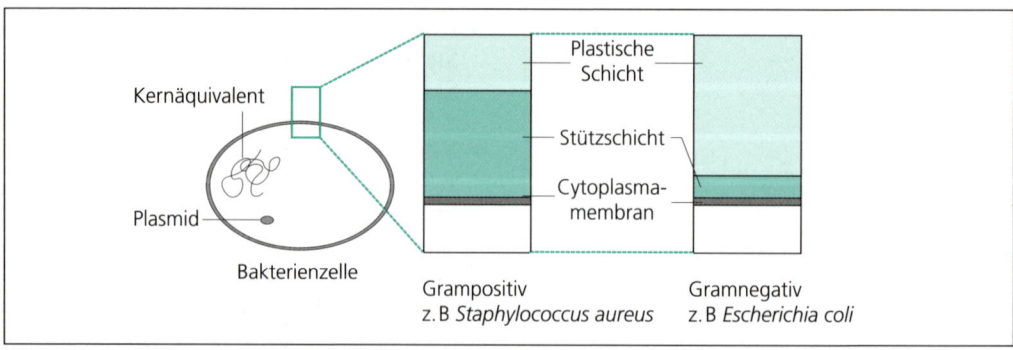

Abb. 15.5 Aufbau der bakteriellen Zellwand

nicht beim Menschen vorkommen, werden menschliche Zellen dadurch nicht geschädigt. Nebenwirkungen entstehen überwiegend aus anderen Gründen.

So hemmen Antiinfektiva z. B. Penicilline den Aufbau der bakteriellen Zellwand. Da menschliche Zellen aber keine Zellwand besitzen, finden diese antibiotischen Antiinfektiva dort keinen Ansatzpunkt. Solche Unterschiede erklären die relativ große therapeutische Breite der meisten Antiinfektiva.

Nach ihrem biologischen Ursprung bzw. ihrer chemischen Struktur werden **antibiotische Antiinfektiva** in verschiedene Gruppen und Untergruppen eingeteilt. Im Folgenden werden die wichtigsten vorgestellt.

15.8.1 β-Lactam-Antibiotika

Zu den β-Lactam-Antibiotika (Lactamoide) zählen:

- Penicilline
- Cephalosporine
- Sonstige β-Lactam-Verbindungen: Carbapeneme, Monobactame.

Die Bezeichnung β-Lactam-Antibiotika ist aufgrund der gemeinsamen chemischen Grundstruktur, dem viergliedrigen **β-Lactam-Ring,** entstanden (Abb. 15.6).

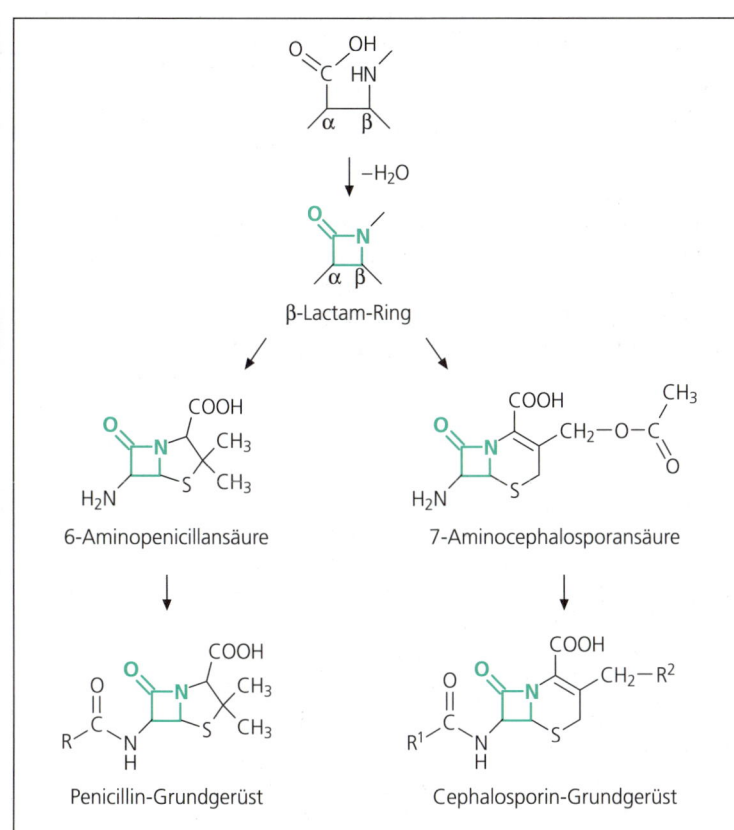

Abb. 15.6
Grundstrukturen der β-Lactamantibiotika

Penicilline

Die Entwicklung der **Penicilline** begann 1928 mit der Entdeckung von Sir Alexander Fleming, dass Stoffwechselprodukte des Schimmelpilzes *Penicillium notatum* das Wachstum von Staphylokokken hemmen.

Die Ausgangssubstanz dieser Gruppe ist Penicillin G (Benzylpenicillin), das aus Kulturmedien verschiedener Schimmelpilze isoliert wurde. Neben dem β-Lactam-Ring weisen Penicilline einen weiteren 5er-Ring auf. Die meisten der heute eingesetzten Penicilline werden halbsynthetisch gewonnen, wobei die biosynthetisch gewonnene **6-Aminopenicillansäure** als Ausgangsstoff dient. Durch Substitutionen an dieser Säure ließen sich gewisse Nachteile von Penicillin G beseitigen.

Merke

Penicilline

Wirkungstyp:	bakterizid
Wirkungsmechanismus:	Hemmstoff der Zellwandsynthese
Wirkungsspektrum:	schmal (Penicillin G) bis breit (Amino-, Acylamino- und Carboxypenicilline)

Penicilline wirken bakterizid, indem sie die Synthese der Bakterienzellwand stören, die aus **Murein** besteht. Murein ist ein aus Peptiden und Zuckern netzartig verknüpftes Makromolekül, das der Zellwand Festigkeit verleiht. Diese starre Hülle schützt die prokaryonte Bakterienzelle vor schädigenden äußeren Einflüssen und verhindert das Platzen. Eukaryonte Zellen besitzen kein Murein, woraus sich die geringe Toxizität der Penicilline auf den Menschen erklärt. Hemmstoffe der Zellwandsynthese sind daher gut als antibakterielle Wirkstoffe geeignet. Sie entfalten ihre Wirkung allerdings nur in der Wachstums-, also Teilungsphase, wenn neue Zellwände „geknüpft" werden. Penicilline hemmen das Enzym, welches die Quervernetzung der Zellwandbausteine katalysiert. Auf diese Weise entstehen Defekte („Löcher") in der Zellwand, wodurch die Bakterien platzen und absterben.

Das zuerst eingesetzte **Benzylpenicillin** weist einige Nachteile auf:

- Rasche Elimination aus dem Körper
- Säureinstabilität (Aufspaltung des β-Lactam-Ringes im sauren Magensaft), damit nur parenterale Applikation möglich
- Schmales Wirkungsspektrum (fast nur gegen grampositive Erreger wirksam)
- Inaktivierung durch bakterielle Penicillasen (β-Lactamasen), die den β-Lactamring zu spalten vermögen, bevor eine Wirkung eintritt.

Durch die Weiterentwicklung des Benzylpenicillins konnten eine Reihe von neuen Penicillinen halbsynthetisch hergestellt werden:

- **Depot-Penicilline** zur parenteralen Anwendung, die einen hohen Serumspiegel über längere Zeit aufrechterhalten;
- Säurestabile **Oral-Penicilline,** die von der Magensäure nicht mehr inaktiviert werden;
- **Breitspektrum-Penicilline,** die sowohl gegen grampositive als auch gramnegative Bakterien wirksam sind;
- **Penicillasefeste Penicilline,** die durch das von verschiedenen Bakterienstämmen, z. B. Staphylokokken, gebildete Enzym, die so genannte Penicillase (β-Lactamase) nicht mehr inaktiviert werden können, da der β-Lactam-Ring durch große Reste sterisch abgeschirmt wird. Dieser Erfolg war jedoch nur auf Kosten des Wirkungsspektrums und der Wirkungsintensität möglich. Um bei gleichbleibendem Wirkungsspektrum eine Penicillasestabilität zu erhalten, wurde als neue Therapiemöglichkeit eine
- **Kombination von Penicillinen mit β-Lactamase-Hemmstoffen** eingeführt. Die Zugabe eines β-Lactamase-Hemmstoffes erweitert das antibakterielle Spektrum des Penicillins nicht unbedingt – erhöht aber dessen Stabilität gegenüber dem Angriff der Enzyme. Das Penicillin wird nicht inaktiviert, da der Hemmstoff eine höhere Affinität zu den bakteriellen β-Lactamasen

hat und sich schneller an das Enzymmolekül bindet (kompetitive Hemmung), sodass das Penicillin nicht zerstört wird.

Zur Zeit werden drei β-Lactamase-Hemmstoffe verwendet:

- **Clavulansäure**
- **Sulbactam**
- **Tazobactam.**

Entweder werden diese Hemmstoffe als fixe Kombinationen mit Penicillinen oder in Form von Prodrugs (z. B. Veresterung von Ampicillin mit Sulbactam) eingesetzt.

In Tabelle 15.5 sind die verschiedenen Penicillingruppen dargestellt.

Penicilline zeichnen sich durch hohe Wirkungsstärke und große therapeutische Breite aus. Sie sind Antibiotika der ersten Wahl bei vielen Infektionen und werden u. a. bei folgenden **Indikationsgebieten** eingesetzt:

- Atemwegsinfektionen
- Lungenentzündung (Pneumonie)
- Hirnhautentzündung (Meningitis)
- Bakterielle Allgemeininfektionen (Sepsis oder „Blutvergiftung")
- Wundinfektionen
- Haut- und Weichteilinfektionen
- Geschlechtskrankheiten.

Die **Applikation** erfolgt oral oder parenteral. Für den Therapieerfolg ist die Einhaltung der vorgeschriebenen Dosierung unbedingt notwendig, um gleichmäßige Serumspiegel zu gewährleisten. Bei größeren Schwankungen im Serumspiegel erhöht sich die Gefahr von Resistenzbildungen bzw. Rezidiven (Rückfällen).

Im Allgemeinen sind Penicilline gut verträglich. Zu den möglichen **Nebenwirkungen,** die unter der Therapie auftreten können, zählen u. a.:

- Gastrointestinale Störungen (z. B. Übelkeit, Erbrechen)
- Penicillinallergie
- Allergische Hautreaktionen (Exantheme, Juckreiz, Nesselfieber)

- Mundtrockenheit
- Schleimhautreizungen.

In schweren Fällen kann eine **Penicillinallergie** anaphylaktische Sofortreaktionen zur Folge haben, die zu Atemnot und Schock führen und im weiteren Verlauf sogar tödlich enden können.

Eine bekannte Penicillinallergie stellt demnach eine **Kontraindikation** dar. Auch bei Patienten mit allergischer Reaktionsbereitschaft (z. B. Asthma, Heuschnupfen) ist das Risiko für schwerwiegende Überempfindlichkeitsreaktionen erhöht. Aufgrund fehlender teratogener Wirkungen sind Penicilline auch während der Schwangerschaft und Stillzeit anwendbar.

Zu **Wechselwirkungen** kann es mit Antikoagulantien, nichtsteroidalen Antirheumatika und Thrombozytenaggregationshemmern kommen.

Anwendungs- und Beratungshinweise

Penicilline

1. Halten Sie die vorgeschriebene Dosierung, die Dosisintervalle und Therapiedauer unbedingt ein.
2. Nehmen Sie die Tabletten regelmäßig und zum gleichen Zeitpunkt ein.
3. Wenn Sie die Tabletten wie verordnet einnehmen, erzielen Sie die erwünschte Wirkung.
4. Gelegentlich treten Nebenwirkungen auf, z. B. Übelkeit oder Durchfall. Bei Hautausschlägen oder starken Beschwerden müssen Sie unbedingt Ihren Arzt aufsuchen.
5. Wenn Sie hormonale Kontrazeptiva („Pille") einnehmen, kann die Wirkung durch die Antibiotikatherapie abgeschwächt sein und in dem Zyklus sollte ggf. zusätzlich verhütet werden.
6. Antibiotika wirken am besten, wenn Sie körperliche Anstrengungen meiden, viel ruhen, ausreichend trinken und auf Alkohol verzichten.
7. Sie können durch Verzehr von Joghurt die Funktion Ihrer Darmflora unterstützen.

Tab. 15.5 Penicilline (10)*

INN	Fertigarzneimittel®	Eigenschaften	Applikation
A Benzylpenicillin			
Benzylpenicillin (Penicillin G)	+ Penicillin G Jenapharm + Penicillin Grünenthal	**Nicht** säure**stabil** **Nicht** β-lactamase**stabil**	Parenteral (i.v., i.m.)
B Depotpenicilline			
Benzathin-Benzylpenicillin	+ Tardocillin 1200	**Nicht** säure**stabil** **Nicht** β-lactamase**stabil**	Parenteral (i.m.)
C Oralpenicilline			
Phenoxymethyl-penicillin (Penicillin V)	+ Penicillin V-ratiopharm + Megacillin oral + Isocillin	Säure**stabil** **Nicht** β-lactamase**stabil**	Oral
Propicillin	+ Baycillin	Säure**stabil** **Nicht** β-lactamase**stabil**	Oral
D Breitspektrum-Penicilline			
D1 Aminopenicilline			
Amoxicillin	+ Amoxicillin-ratiopharm + Amoxypen	Säure**stabil** **Nicht** β-lactamase**stabil**	Oral
Ampicillin	+ Ampicillin-ratiopharm + Binotal	Säure**stabil** **Nicht** β-lactamase**stabil**	Oral
D2 Acylaminopenicilline			
Piperacillin	+ Piperacillin Hexal	**Nicht** säure**stabil** **Nicht** β-lactamase**stabil**	Parenteral (i.v., i.m.)
E Penicillasefeste Penicilline			
Flucloxacillin	+ Staphylex	Säure**stabil** β-Lactamase**stabil**	Oral Parenteral (i.v., i.m.)
F Kombinationen mit β-Lactamase-Hemmstoffen			
F1 mit Clavulansäure			
Amoxicillin mit Clavulansäure	+ Amoxi-Clavulan STADA + Augmentan	Säure**stabil** β-Lactamase**stabil**	Oral
F2 mit Sulbactam			
Sultamicillin (Ester aus Ampicillin und Sulbactam; Prodrug)	+ Unacid PD	Säure**stabil** β-Lactamase**stabil**	Oral
F3 mit Tazobactam			
Piperacillin mit Tazobactam	+ Tazobac	**Nicht** säure**stabil** β-Lactamase**stabil**	Parenteral (i.v., i.m.)

* Hauptgruppen-Nummer der Roten Liste

Cephalosporine

Die ersten Cephalosporine wurden als Stoffwechselprodukte eines Pilzes isoliert. Cephalosporine besitzen neben dem β-Lactam-Ring einen weiteren 6er-Ring, im Gegensatz zu Penicillinen, die dort einen 5er-Ring aufweisen (Abb. 15.6).

Die meisten der heute eingesetzten Cephalosporine werden halbsynthetisch auf Basis der biosynthetisch gewonnenen **7-Aminocephalosporansäure** hergestellt (außer Cephamycinen, die von Streptomyces-Arten gebildet werden). Die natürlich vorkommenden Cephalosporine sind nur schwach antibiotisch wirksam. Durch Abwandlungen konnten Wirkungsverbesserungen, vor allem eine höhere Wirkungsintensität und ein breiteres Wirkungsspektrum, erzielt werden.

Cephalosporine wirken wie Penicilline bakterizid indem sie die Synthese der Bakterienzellwand stören. Sie verhindern bei wachsenden, sich teilenden Zellen die Quervernetzung bestimmter Bausteine, sodass die aus **Murein** (s. o.) bestehende Zellwand platzt und die Bakterien absterben.

> ### Merke
>
> **Cephalosporine**
>
> Wirkungstyp: bakterizid
> Wirkungsmechanismus: Hemmstoff der Zellwandsynthese
> Wirkungsspektrum: schmal (ältere) bis breit (neuere)

Zwischen den Cephalosporinen bestehen teilweise erhebliche Unterschiede bezüglich ihrer Wirksamkeit gegenüber grampositiven und gramnegativen Erregern. In Tab. 15.6 sind Cephalosporine hinsichtlich ihrer Anwendung (parenteral bzw. oral) dargestellt.

Die hochwirksamen Cephalosporine zeichnen sich durch große therapeutische Breite, geringe Toxizität und starke Aktivität gegen grampositive, gramnegative und z. T. auch anaerobe Erreger aus. Sie gelten nach den Penicillinen als Antibiotika der Wahl. Gegen Penicillasen sind sie überwiegend beständig, allerdings teilweise labil gegen andere β-Lactamasen (Cephalosporinasen). Das Wirkungs-

Tab. 15.6 Cephalosporine (10)*

INN	Fertigarzneimittel®	Eigenschaften	Besonderheiten
A Parenteralcephalosporine			
Cephazolin	+ Elzogram	**Nicht** β-lactamase**stabil**	Basiscephalosporin
Cefuroxim	+ Cefuroxim von ct, + Zinacef	β-Lactamase**stabil**	
Cefoxitin	+ Mefoxitin	β-Lactamase**stabil**	Anaerobier-Infektionen
Cefotaxim	+ Cefotaxim Hexal, + Claforan	Erweitertes Spektrum	Breitspektrumcephalosporin
B Oralcephalosporine			
Cephaclor	+ Cefaclor-ratiopharm + Panoral	„Älteres" Oralcephalosporin **Nicht** β-lactamase**stabil**	Oral
Cefuroximaxetil	+ Elobact + Zinnat	„Neueres" Oralcephalosporin β-Lactamase**stabil**	Oral (Ester-Prodrug)
Ceftibuten	+ Keimax	Breitspektrumcephalosporin	Oral

* Hauptgruppen-Nummer der Roten Liste

spektrum entspricht dem der Breitspektrum-Penicilline und ihr Einsatz erfolgt üblicherweise nur bei unzureichender Wirksamkeit der Penicilline oder bei Penicillin-Allergie. Es besteht zwar Kreuzresistenz mit Penicillinen, aber in der Regel keine Kreuzallergie. Oralcephalosporine stellen aufgrund ihrer guten Wirkung gegen grampositive Erreger eine Alternative zu penicillasefesten Penicillinen dar.

Die wichtigsten **Indikationsgebiete** der nach der Art der **Applikation** zu unterscheidenden Cephalosporine sind im Folgenden aufgelistet.

Für **Parenteralcephalosporine** sind es:

- Schwere Wundinfektionen
- Perioperative Prophylaxe
- Lebensbedrohliche Infektionen (auch mit multiresistenten Erregern).

Für **Oralcephalosporine** sind es:

- Atemwegsinfektionen
- Harnwegsinfektionen
- Hautinfektionen (mit sensiblen Erregern).

Für einen Therapieerfolg gelten die bei Penicillinen beschriebenen Einnahmebedingungen und Beratungshinweise gleichermaßen. Insgesamt zeichnen sich Cephalosporine durch eine gute Verträglichkeit aus. Folgende **Nebenwirkungen** können u. a. auftreten:

- Allergische Hautreaktionen (Exantheme, Juckreiz, Nesselfieber)
- Gastrointestinale Störungen (z. B. Übelkeit, Erbrechen)
- Blutbildveränderungen
- Nierenschädigungen.

Zu den **Kontraindikationen** zählen, abhängig vom jeweiligen Cephalosporin, Cephalosporin-Allergie, schwere Allgemeininfektionen sowie schwere Nierenfunktionsstörungen. Aufgrund fehlender teratogener Wirkungen sind Cephalosporine auch während der Schwangerschaft und Stillzeit anwendbar. Dieses gilt nicht für neuentwickelte Wirk-stoffe, da hier bisher zu wenig Erfahrungen vorliegen!

Wechselwirkungen. Cephalosporine können die Nephrotoxizität bestimmter Arzneistoffe, z. B. Aminoglykoside (s. Kap. 15.8.4), verstärken und die Blutungsgefahr bei gleichzeitiger Therapie mit Antikoagulantien oder Thrombozytenaggregationshemmern erhöhen. Nach Anwendung von Cephalosporinen können Harnzuckertestmethoden auf Reduktionsbasis falsch-positiv ausfallen.

Sonstige β-Lactam-Verbindungen

Zu den **Carbapenemen** gehört Imipenem. Es unterscheidet sich nur geringfügig von anderen β-Lactam-Verbindungen, besitzt ein sehr breites Wirkungsspektrum und ist β-lactamasestabil. Dennoch wird empfohlen, dieses Arzneimittel nur restriktiv in besonderen Notfällen einzusetzen, z. B. bei Mehrfachresistenz der Erreger und/oder Allergie gegen Penicilline und Cephalosporine. Da Carbapeneme durch Dipeptidasen der Nieren rasch inaktiviert werden, erfolgt die Gabe nur in fixer Kombination mit dem **Dipeptidase-Hemmstoff** Cilastin: Imipenem plus Cilastin in + Zienam®.

Das **Monobactam** Aztreonam (+ Azactam®) wird alternativ zu Cephalosporinen bei Infektionen mit gramnegativen Erregern eingesetzt.

15.8.2 Gyrasehemmer (Chinolone)

1962 wurde als erste Vertreterin der totalsynthetisch hergestellten Chinolone Nalidixinsäure (+ Nogram®) in den Handel gebracht und wegen des Wirkungsmechanismus als Gyrasehemmer bezeichnet. Gyrasehemmer wirken bakterizid, indem sie das bakterielle Enzym Gyrase hemmen, das für die Verknäuelung des ca. 1000 μm langen bakteriellen Chromosoms in der ca. 1 μm großen Bakterienzelle zuständig ist. Der Chromosomenfaden, in dem der DNA-Doppelstrang zur

Doppelhelix gewunden vorliegt, ist in Schlingen angeordnet, deren Länge durch Verdrillung verkleinert wird. Die für die Bakterienvermehrung notwendige neu synthetisierte Desoxyribonukleinsäure (DNA) kann durch Einwirkung der Gyrasehemmer nicht mehr verdrillt werden und passt nicht mehr in die Bakterienzelle. Dadurch stirbt die Zelle ab.

Innerhalb der Gyrasehemmer werden zwei Gruppen unterschieden, die sich in Wirkungsspektrum, Wirkungsstärke, Gewebegängigkeit und Resistenzentwicklung erheblich unterscheiden. Nalidixinsäure zählt zu den älteren Verbindungen (**Gyrasehemmer der 1. Generation**) mit einem nur schmalen Wirkungsspektrum im gramnegativen Bereich. Durch teilsynthetische Abwandlungen wurden Wirkungsverbesserungen erzielt.

Diese neueren **Gyrasehemmer der 2. Generation** (Abb. 15.7) haben ein breiteres Wirkungsspektrum, wobei sie jedoch gegen grampositive Erreger nur begrenzt und gegen Anaerobier nicht wirksam sind.

Da Gyrasehemmer der 1. Generation kaum noch eingesetzt werden, sind in Tab. 15.7 nur Gyrasehemmer der 2. Generation aufgeführt.

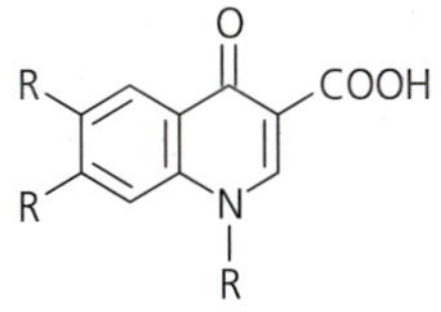

Abb. 15.7 Grundgerüst der Gyrasehemmer (Chinolone)

> ### Merke
>
> **Gyrasehemmer** (Chinolone)
>
> | | |
> |---|---|
> | Wirkungstyp: | bakterizid |
> | Wirkungsmechanismus: | Hemmung der Verdrillung des Bakterienchromosoms |
> | Wirkungsspektrum: | schmal (ältere Gyrasehemmer) bis breit (neuere Gyrasehemmer) |

Gyrasehemmer der 1. Generation werden sehr rasch renal eliminiert, sodass sie ausschließlich bei Harnwegsinfekten (als sog. Hohlraumantiinfektiva) eingesetzt werden können. Dagegen können die neueren Gyrasehemmer, die sich durch gute Gewebegängigkeit und ein stark erweitertes Wirkungsspektrum auszeichnen, bei folgenden **Indikationen** angewendet werden:

- Atemwegsinfektionen
- Harnwegsinfektionen
- Salmonellosen
- Infektionen des Bauchraums und der Weichteile
- Hautinfektionen (mit sensiblen Erregern).

Zwischen den neueren Gyrasehemmern besteht Kreuzresistenz. Trotz des breiten Wirkungsspektrums sollten Gyrasehemmer in der Regel eher als Reserveantibiotika angesehen werden, da sie bei komplizierten Infektionen mit Erregerresistenz wirksam sind. Die **Ap-**

Tab. 15.7 Gyrasehemmer der 2. Generation (10)*

INN	Fertigarzneimittel®	Indikationen (Auswahl)	Applikation
Norfloxazin	+ Barazan	Nur Harnwegsinfektionen	Oral
Ciprofloxacin	+ Ciprobay	Atemwegsinfektionen	Oral, parenteral
Ofloxazin	+ Tarivid	Atemwegsinfektionen	Oral
	+ Uro-Tarivid	HNO-Infektionen	Parenteral
		Infektionen der Niere und Harnwege	
	+ Floxal	Oberflächliche Infektionen des Auges	Dermal

* Hauptgruppen-Nummer der Roten Liste

Gyrasehemmer

1. Nehmen Sie Gyrasehemmer nicht zusammen mit Milch oder Milchprodukten ein. Das gilt auch für Antazida, Eisen-, Zink- oder andere Mineralstoffpräparate, da Gyrasehemmer sonst nicht in ausreichender Menge in den Körper aufgenommen werden können (Resorptionsverminderung). Es muss ein Einnahmeabstand von 2 Stunden eingehalten werden.
2. Meiden Sie Sonnenbäder oder Solarien, da Photosensibilisierungen möglich sind.

plikation erfolgt parenteral oder oral. Für einen Therapieerfolg gelten die bei Penicillinen beschriebenen Hinweise (s. Kap. 15.8.1). Allerdings müssen noch weitere Einnahmebedingungen beachtet werden, auf die bei der Abgabe hingewiesen werden sollte. Dazu zählen die Wechselwirkungen mit Milch oder Milchprodukten sowie mit Metallionen enthaltenden Arzneimitteln und mögliche Photosensibilisierungen.

Als **Nebenwirkungen** können gastrointestinale und zentralnervöse Störungen, Gelenkbeschwerden und Photosensibilisierungen auftreten. Aufgrund der zentralnervösen Störungen bestehen **Kontraindikationen** für Epileptiker, Patienten mit erniedrigter Krampfschwelle oder mit Depressionen. Vorsicht ist bei älteren Menschen geboten. Wegen möglicher irreversibler Knorpelschäden dürfen Gyrasehemmer nicht bei Schwangeren, Stillenden, Kindern und Jugendlichen vor Abschluss des Längenwachstums angewandt werden. **Wechselwirkungen** mit Milch, Milchprodukten, Antazida, Eisen- und Zinkpräparaten führen zu einer verminderten Resorption. Bei gleichzeitiger Gabe von nichtsteroidalen Antiphlogistika, z.B. Ibuprofen (außer Acetylsalicylsäure), besteht eine erhöhte Krampfbereitschaft. Die Wirkung von Theophyllin und Sulfonylharnstoffen wird durch Gyrasehemmer erhöht.

15.8.3 Nitroimidazole

Metronidazol (+ Arilin®, + Clont®) gehört zur Gruppe der Nitroimidazole und wirkt gegen Erreger, die in Körperregionen mit schlechter Sauerstoffversorgung leben. Das Wirkungsspektrum umfasst Anaerobier und Protozoen. Mit Nimorazol (+ Esclama®) und Tinidazol (+ Simplotan®) stehen zwei weitere Nitroimidazole zur Verfügung.

Merke

Metronidazol

Wirkungstyp:	bakterizid
Wirkungsmechanismus:	Hemmung der DNS-Funktion (Zerstörung essenzieller Zellbestandteile)
Wirkungsspektrum:	Anaerobier und Protozoen

Metronidazol wirkt bakterizid. Die Erreger reduzieren die Nitrogruppe des Wirkstoffes zu einem reaktiven Metaboliten, der durch Komplexbildung, Entspiralisierung der Doppelhelix oder Strangbrüche die bakterielle DNA zerstört, der Erreger stirbt ab. Aus diesem Wirkungsmechanismus erklären sich neben den antimikrobiellen Effekten auch die mutagenen Nebenwirkungen von Metronidazol, das bei folgenden **Indikationen** eingesetzt wird:

- Anaerobierinfektionen
- Amöbenruhr
- Trichomonadeninfektionen
- Perioperative Prophylaxe bei Dickdarm- oder gynäkologischen Operationen
- Ulcus ventriculi (Bestandteil der Tripeltherapie zur *Helicobacter-pylori*-Eradikation (s. Kap. 3.4.3).

Die **Applikation** erfolgt oral und parenteral sowie lokal in Form von Vaginaltabletten bzw. -ovula. Wegen des Mutagenitäts- und Kanzerogenitätsrisikos soll die Behandlungsdauer 10 Tage nicht überschreiten!

Als **Nebenwirkungen** können gastrointestinale Störungen wie Übelkeit, Durchfall und metallische Geschmacksempfindungen auftreten. Bei höheren Dosen können Neuropathien und zentralnervöse Störungen auftreten. Schwangerschaft, Stillzeit und Erkrankungen des ZNS sind **Kontraindikationen.**

Da das alkoholabbauende Enzym Aldehydoxigenase gehemmt wird, dürfen während der Behandlung keinerlei alkoholische Getränke konsumiert werden, da sonst ausgeprägte Symptome von Alkoholunverträglichkeit (ähnlich wie bei Einnahme des Alkoholentzugs-Arzneimittels + Antabus®) auftreten.

Zu **Wechselwirkungen** kommt es u. a. mit oralen Antikoagulantien, die in ihrer Wirkung verstärkt werden.

15.8.4 Andere bakterizide Antiinfektiva

Aminoglykoside

Aminoglykoside, z. B. Gentamycin, Kanamycin, Neomycin oder Streptomycin, bestehen aus untereinander glykosidisch verknüpften Aminozuckern und haben eine ähnliche chemische Struktur. Daher gleichen sie sich hinsichtlich Wirkungsspektrum, Pharmakokinetik und Toxizität.

Durch die Entwicklung der neuen, hochwirksamen β-Lactam-Antiinfektiva wurden Aminoglykoside in ihren Indikationen stark zurückgedrängt. Denn dem Vorteil des breiten Wirkungsspektrums, das auch gramnegative Problemkeime wie *Pseudomonas aeruginosa* erfasst, stehen zwei gravierende **Nebenwirkungen** gegenüber: Ototoxizität und Nephrotoxizität bei einer geringen therapeutischen Breite. Die dosisabhängige Schädigung des 8. Hirnnervs (Nervus statoacusticus) kann zu irreversiblen Störungen des Gehör- und Gleichgewichtsinnes führen (Ototoxizität) und die Schädigung der Nierentubuli zu meist reversiblen Nierenschäden (Nephrotoxizität). Darum werden Aminoglykoside überwiegend als **Lokalantibiotika** eingesetzt. Eine systemische Therapie erfolgt fast ausschließlich in Kombination mit β-Lactam-Antibiotika zur synergistischen Verstärkung des Wirkungsspektrums.

Die wichtigsten **Indikationsgebiete** sind schwere Infektionen (Meningitis, Sepsis), Augen- und Hautinfektionen, Tuberkulose, Verbrennungen, und die präoperative Darmsterilisierung (Tab. 15.8).

Die lokale Anwendung auf der Haut sollte nur nach strengster Indikationsstellung erfolgen, da sich Resistenzen und Allergien besonders rasch entwickeln und innerhalb der Gruppe Kreuzresistenz besteht, d. h. im Notfall können Aminoglykoside dann nicht mehr eingesetzt werden.

Tab. 15.8 Aminoglykoside (10/32/46/67/82)*

INN	Fertigarzneimittel®	Applikationsart	Darreichungsform	Indikationen
Gentamicin	+ Gentamicin-POS	Lokal	Augentropfen, -salbe	Konjunktivitis
	+ Refobacin	Lokal	Augentropfen, -salbe	Konjunktivitis
			Creme	Hautinfektionen, Verbrennungen
		Parenteral	Ampullen	Schwere Infektionen (Sepsis, Osteomyelitis)
Kanamycin	+ Kanamytrex	Lokal	Augentropfen, -salbe	Konjunktivitis
Neomycin	in + Nebacetin (Kombination mit Bacitracin)	Lokal	Augentropfen, -salbe	Konjunktivitis
			Salbe, Puder, Puderspray	Hautinfektionen
			Lösung	Spülung für Körperhöhlen
Streptomycin	+ Streptomycin-Heyl	Parenteral	Ampullen	Kombinationstherapie der Tuberkulose

* Hauptgruppen-Nummer der Roten Liste

Glykopeptide

Das Wirkungsspektrum der Glykopeptide Vancomycin (+ Vancomycin CP Lilly®) und Teicoplanin (+ Targocid®) umfasst aerobe und anaerobe grampositive Erreger. Sie wirken speziell gegen Staphylokokken, die im Krankenhaus besonders häufig Probleme bereiten, da sie gegen viele Routineantibiotika schnell resistent werden.

Glykopeptide werden parenteral als Notfall- bzw. Reserve-Antiinfektiva bei schweren Staphylokokken- und Enterokokkeninfektionen sowie als Mittel der Wahl zur oralen Lokalbehandlung bei schwerwiegenden Darmentzündungen (z. B. Pseudomembranöse Colitis; PMC) eingesetzt. Zu den

Nebenwirkungen zählen die dosisabhängige Ototoxizität, sowie – bei längerfristiger Anwendung – Nephrotoxizität. Außerdem können verschiedene Hauterscheinungen auftreten.

Polypeptide

Polypeptide wie Bacitracin und Tyrothricin weisen eine Peptidstruktur auf, sind sehr toxisch (Neuro- und Nephrotoxizität) und dürfen deshalb nur lokal angewandt werden (Tab. 15.9).

Merke

Glykopeptide

Wirkungstyp:	bakterizid
Wirkungsmechanismus:	Schädigung der Zellwand
Wirkungsspektrum:	grampositive Aerobier und Anaerobier
Gravierende Nebenwirkungen:	Ototoxität und Nephrotoxität

Merke

Polypeptide

Wirkungstyp:	bakterizid
Wirkungsmechanismus:	Schädigung der Zellwand bzw. der Zytoplasmamembran
Wirkungsspektrum:	schmal bis breit (je nach Wirkstoff)
Gravierende Nebenwirkungen:	Neurotoxität und Nephrotoxität

Zu den **Indikationen** zählen Haut- und Schleimhautinfektionen.

Tab. 15.9 Polypeptide (10/32/63/67/69)*

INN	Fertigarzneimittel®	Indikationen	Darreichungsform
Bacitracin	in + Nebacetin	Infektionen der Haut und Schleimhäute	Creme, Puder, Spray
	in Anginomycin	Halsschmerzen	Lutschtabletten
Tyrothricin	Tyrosur	Infektionen der Haut und Schleimhäute	Gel, Puder
	in Dorithricin	Halsschmerzen	Lutschtabletten
	in Lemocin	Halsschmerzen	Lutschtabletten
	in Anginomycin	Halsschmerzen	Lutschtabletten

* Hauptgruppen-Nummer der Roten Liste

Tyrothricinhaltige Zubereitungen sind nicht rezeptpflichtig, dennoch wird der Einsatz als Lokalantibiotikum kritisch beurteilt.

Die häufigsten Erreger von Wundinfektionen (Staphylokokken, Streptokokken) sind gegen die meisten Lokalantibiotika teilweise oder völlig resistent. Treten bei einer Wundinfektion Symptome einer Allgemeininfektion wie z. B. Fieber auf, so muss eine systemische Antibiotikatherapie erfolgen! Ähnliches gilt für das Lutschen Tyrothricin- bzw. Bacitracinhaltiger Tabletten bei Halsschmerzen. Diese werden überwiegend durch Virusinfekte hervorgerufen, bei denen ein Lokalantibiotikum nutzlos ist und eher die Flora der Mundschleimhaut geschädigt wird. Selbst bei bakteriellen Infekten gelangt ein Lokalantibiotikum nicht an den eigentlichen Ort der Infektion tief im Gewebe des Rachenraumes (s. Kap. 16.5).

Isoniazid, Rifampicin, Nitrofurantoin, Fosfomycin

Ebenfalls bakterizid wirken die überwiegend zur Tuberkulosetherapie eingesetzten Arzneistoffe **Isoniazid** und **Rifampicin** sowie **Nitrofurantoin** (+ Furadantin®), ein Harnwegschemotherapeutikum, das wegen seltener, aber schwerwiegender Nebenwirkungen nur noch als Reservemittel eingesetzt werden sollte.

Fosfomycin (+ Fosfocin®) ist ein aus Streptomyces-Arten gewonnenes Breitspektrum-Antibiotikum, das aufgrund seines Wirkungsspektrums als Reserveantibiotikum parenteral angewandt wird.

Der nächste Abschnitt befasst sich mit **bakteriostatisch** wirkenden Antibiotika.

15.8.5 Tetracycline

Allen Tetracyclinen, die aus Stoffwechselprodukten verschiedener Streptomyces-Arten und partialsynthetisch gewonnen werden, liegt ein gemeinsames Grundgerüst aus **vier kondensierten Sechsringen** zugrunde (Abb. 15.8).

Die einzelnen Stoffe unterscheiden sich nur durch die verschiedenen Substituenten am Ringgerüst. Alle Tetracycline wirken bakteriostatisch und dürfen deshalb nicht mit bakterizid wirkenden Antiinfektiva kombiniert werden. Bakterizid wirkende Antibiotika greifen nur sich teilende Zellen an. Kommt durch Einwirkung von Bakteriostatika die Zellteilung zum Stillstand, können bakterizide Antiinfektiva nicht wirken.

Tetracycline haben ein breites Wirkungsspektrum gegen grampositive und gramnegative Erreger. Außerdem sind sie Mittel der Wahl bei intrazellulären Keimen, zu denen

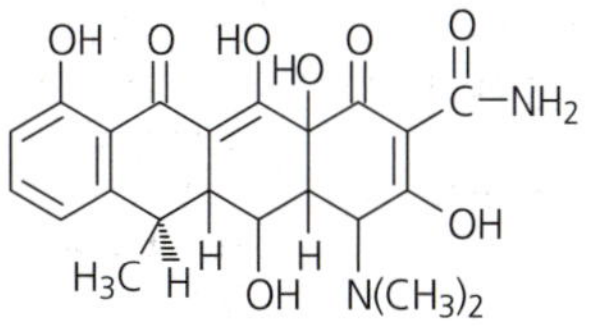

Abb. 15.8 Grundstruktur der Tetracycline am Beispiel Doxycyclin

Erreger von Lungenentzündungen (Mykoplasmen), Fleckfieber (Rickettsien) und Urogenitalinfektionen (Chlamydien) gehören. Leider weist die Breitspektrumwirkung nach jahrzehntelanger Anwendung in Klinik und Praxis inzwischen Wirkungslücken durch Resistenzentwicklungen auf. Zwischen allen Tetracyclinen besteht Kreuzresistenz.

Bei größtenteils ähnlichem Wirkungsspektrum der Tetracycline (Tab. 15.10) konzentriert sich die Anwendung seit einigen Jahren auf **Doxycyclin** und **Minocyclin,** da diese Wirkstoffe hinsichtlich der Pharmakokinetik Vorteile bei Resorption und Wirkungsdauer aufweisen. Die wichtigsten **Indikationen** der Tetracycline sind:

- Atemwegsinfektionen (chronische Bronchitis, atypische Pneumonien)
- Urogenitalinfektionen
- Lyme-Borreliose (s. Kap. 15.9.2)
- Cholera
- Hautinfektionen (schwere Akne, Rosacea)
- Augeninfektionen.

Die **Applikation** erfolgt oral und parenteral. Bei der oralen Therapie wird in der Regel am 1. Behandlungstag initial die doppelte Dosis gegeben **(Stoßtherapie),** da für den antimikrobiellen Effekt eine intrazelluläre Anreicherung der Tetracycline notwendig ist.

Die Einnahme der Tabletten oder Kapseln soll mit reichlich Flüssigkeit, allerdings auf keinen Fall mit Milch oder Milchprodukten erfolgen. Für den Therapieerfolg ist es notwendig, Dosierung, Dosisintervalle und Anwendungszeitraum einzuhalten.

<table>
<tr><td colspan="2">**Merke**</td></tr>
<tr><td colspan="2">**Tetracycline**</td></tr>
<tr><td>Wirkungstyp:</td><td>bakteriostatisch</td></tr>
<tr><td>Wirkungsmechanismus:</td><td>Hemmung der Proteinsynthese in der Bakterienzelle</td></tr>
<tr><td>Wirkungsspektrum:</td><td>breit</td></tr>
</table>

Anwendungs- und Beratungshinweise

Tetracycline

1. Nehmen Sie Tetracycline nicht mit Milch oder Milchprodukten, sowie Antazida, Eisen- oder anderen Mineralstoffpräparaten ein, da das Antibiotikum sonst nicht genügend wirksam ist.
2. Wenn Sie unter 1. genannte Produkte essen oder einnehmen, so halten Sie einen Einnahmeabstand von 2 Stunden ein.
3. Meiden Sie die Sonne, auch das Solarium, da schwere Photodermatosen die Folge sein können.

Doxycyclin und Minocyclin verursachen im Vergleich zu den „klassischen" – früher eingesetzten – Tetracyclinen seltener **Nebenwirkungen,** zu denen gastrointestinale Störungen mit Übelkeit, Erbrechen und Durchfällen zählen sowie Leberschäden. Intensive Sonnenbestrahlung bzw. Benutzung von Sonnenbänken muss unbedingt vermieden werden (Photosensibilisierung).

Tetracycline bilden Komplexe mit Calcium, die sich in Knochen und Zähnen ablagern und so zu Zahnverfärbungen mit Schmelzschäden sowie zur Hemmung des Knochenwachstums bei Feten und Kindern führen. Wichtige **Kontraindikationen** sind daher Schwangerschaft und Stillzeit, Anwendung bei Kindern unter 8 Jahren, schwere Leberfunktionsstörungen und Überempfindlichkeit gegen Tetracycline.

Wechselwirkungen erfolgen mit Antazida und Eisenpräparaten. Die Resorption von

Tab. 15.10 Tetracycline (10)*

INN	Fertigarzneimittel®	Applikation
Doxycyclin	+ Doxy Wolff	Oral
	+ Doxy Hexal SF	Parenteral (i. v.)
Minocyclin	+ Skid	Oral
	+ Minocyclin-ratiopharm	Oral

* Hauptgruppen-Nummer der Roten Liste

Tetracyclinen wird durch metallionenhaltige Nahrungs- und Arzneimittel vermindert, da sie schwer lösliche Komplexe mit Calcium-, Magnesium-, Aluminium-, Eisen- und Zink-Ionen bilden. Die Wirkung von Cumarin-Präparaten (orale Antikoagulantien) wird verstärkt, dagegen die Wirkung oraler Kontrazeptiva ("Pille") abgeschwächt.

15.8.6 Makrolide und Abkömmlinge

Die aus Streptomyces-Arten gewonnenen Makrolide und ihre partialsynthetischen Derivate, die "neueren" Makrolide, bestehen aus einem makrozyklischen Lactonring und glykosidisch gebundenen Zuckern. Sie wirken bakteriostatisch über eine Hemmung der bakteriellen Proteinsynthese. Makrolide haben ein den Penicillinen ähnliches breites Wirkungsspektrum gegen grampositive Erreger sowie einige gramnegative Keime und Anaerobier. Bei Penicillin-Allergie können sie alternativ eingesetzt werden. Innerhalb der Makrolide besteht weitgehende Kreuzresistenz.

Merke

Makrolide und Abkömmlinge

Wirkungstyp:	bakteriostatisch
Wirkungsmechanismus:	Hemmung der bakteriellen Proteinsynthese
Wirkungsspektrum:	überwiegend grampositive und einige gramnegative Erreger

---

Die hochwirksamen und gut verträglichen Makrolide werden für folgende **Indikationen** eingesetzt:

- Infektionen der tiefen Atemwege (z.B. Lungenentzündungen, Keuchhusten)
- HNO-Infektionen
- Hautinfektionen.

Erythromycin ist Leitsubstanz und zugleich ältester Vertreter der Makrolide. Aus diesem seit Jahrzehnten eingesetzten und bewährten Wirkstoff wurden die "neueren" Makrolide **Roxithromycin, Clarithromycin** und **Azithromycin** entwickelt, die in den letzten Jahren immer häufiger verordnet wurden (Tab. 15.11).

Zwischen Erythromycin und den neueren Makroliden bestehen kaum Unterschiede hinsichtlich pharmakodynamischer Daten wie Wirkungsspektrum und geringer Toxizität, aber große Unterschiede bei pharmakokinetischen Daten wie Halbwertszeit und Verteilung.

Die **neueren Makrolide** werden erheblich langsamer eliminiert. Daher reicht eine einmal tägliche Einnahme über wenige Tage für einen Therapieerfolg oft aus.

Azithromycin verfügt über ein erweitertes Spektrum im gramnegativen Bereich, eine ungewöhnlich hohe Gewebegängigkeit und eine lange Halbwertszeit (2–4 Tage). Daher wirkt eine drei- bis fünftägige Gabe genauso gut wie eine 10-tägige Erythromycin-Therapie.

Die **Applikation** erfolgt meist oral. Zur Aknebehandlung steht eine lokal anzuwendende Erythromycin-Lösung (+ Aknemycin®) zur Verfügung. Als **Nebenwirkungen** können bei oraler Applikation gastrointestinale Störungen wie Übelkeit, Erbrechen und Durchfälle, Leberfunktionsstörungen sowie Hautallergien auftreten. Eine Überempfindlichkeit gegen Makrolide, Lebererkrankungen und Stillzeit stellen **Kontraindikationen** dar. Während der Schwangerschaft darf die Anwendung nur unter strengster Indikationsstellung erfolgen. Zu **Wechselwirkungen** kommt es u.a. mit Theophyllin, oralen Antikoagulantien, Herzglykosiden und verschiedenen Antibiotika.

Makrolidabkömmlinge sind Clindamycin und Telithromycin.

Clindamycin, ein Lincosamid, ähnelt im Wirkungsmechanismus und -spektrum den Makroliden und wirkt ebenfalls bakteriostatisch. Clindamycin ist geeignet als Reserveantibiotikum bei Staphylokokken- und Anaerobierinfektionen. Die Applikation erfolgt oral oder parenteral sowie lokal als Gel oder Lösung (+ Basocin®) zur Aknebehandlung. Als Nebenwirkung treten bei systemischer Anwendung gastrointestinale Störungen wie Erbrechen und Durchfall sowie akute, zum sofortigen Therapieabbruch zwingende Entzündungen des Dickdarms (Pseudomembranöse Colitis, PMC) auf.

Telithromycin (+ Ketek®) gehört zu den Ketoliden, einer neuen Stoffgruppe, die ebenfalls den Makroliden entstammt und diesen im Wirkungsmechanismus und -spektrum ähnelt. Telithromycin wirkt allerdings bakterizid und wird zur Behandlung von Atemwegsinfekten eingesetzt. Neben gastrointestinalen Störungen können als Nebenwirkungen auch Herzrhythmus- sowie Sehstörungen auftreten.

15.8.7 Sulfonamide

Die chemische Grundstruktur der ersten industriell totalsynthetisch hergestellten antibakteriell wirksamen Substanz, das sich von Farbstoffen ableitende Sulfanilamid, kommt in der Natur – zumindest bei Bakterien und Pilzen – nicht vor. Durch die Entwicklung von **Gerhard Domagk** begann 1935 in Deutschland die moderne antiinfektive Therapie und vor allem vorher oft tödlich verlaufende Streptokokkeninfektionen konnten nun beherrscht werden. Ursprünglich verfügten Sulfonamide über ein breites Wirkungsspektrum, das mittlerweile durch Resistenzentwicklungen stark eingeschränkt ist. Zudem stehen inzwischen wirksamere und besser verträglichere Antiinfektiva, z. B. Penicilline, Makrolide oder Tetracycline, zur Verfügung.

Tab. 15.11 Makrolide und Makrolidabkömmlinge (10)*

INN	Fertigarzneimittel®	Applikation	Besonderheiten/Hinweise
A Erythromycin			
Erythromycin	+ EryHexal + Paediathrocin	Oral	Mittel der Wahl bei Keuchhusten und Legionellose
	+ Aknemycin	Lokal	Anwendung max. 8 Wochen, anschließend 8 Wochen Therapiepause
B „Neuere" Makrolide			
Clarithromycin	+ Klacid + Biaxin HP	Oral	Keuchhusten, Legionellose, Hautinfektionen, antibiotische Komponente der Tripeltherapie zur Eradikation von *Heliobacter pylori* (spez. Packungsgröße)
Roxythromycin	+ Rulid + Roxi von ct	Oral	Keuchhusten, Legionellose, Hautinfektionen
Azithromycin	+ Zithromax	Oral	Aufgrund langer Halbwertzeit (2–4 Tage) verkürzte Therapiedauer
C Clindamycin (Lincosamid)			
Clindamycin	+ Sobelin + Clindahexal	Oral Parenteral	Atemwegs-, HNO-, Zahn-/Kieferinfektionen
	+ Basocin	Lokal	Anwendung max. 4 Wochen, längere Anwendung im Ermessen des Arztes
D Telithromycin (Ketolid)			
Telithromycin	+ Ketek	Oral	Atemwegs-, HNO-Infektionen, nicht für Kinder unter 12 Jahren

* Hauptgruppen-Nummer der Roten Liste

Sulfonamide wirken bakteriostatisch über eine Hemmung der bakteriellen Nukleinsäuresynthese.

Der Wirkungsmechanismus ist genau untersucht: Für die Synthese von Nukleinsäuren wird Tetrahydrofolsäure als Überträgersubstanz benötigt. Bei einem Mangel an Tetrahydrofolsäure sind Zellwachstum und Zellteilung gehemmt. Ein Baustein der Tetrahydrofolsäure ist **p-Aminobenzoesäure (PABA),** die große strukturelle Ähnlichkeit mit dem Grundkörper aller Sulfonamide, dem 4-Aminobenzolsulfonsäureamid, hat (Abb. 15.9). Sulfonamide verdrängen PABA kompetitiv (Antimetabolite), sodass die Synthese von Tetrahydrofolsäure gestört wird.

Sulfonamide (Tab. 15.12) wirken nur bakteriostatisch, denn Bakterien benötigen PABA zwar zum Wachstum, werden durch einen Mangel jedoch nicht abgetötet. Bakterien können die Folsäure der Wirtszellen nicht verwerten, denn sie besitzen keinen Aufnahmemechanismus für Folsäure. Für Menschen und Tiere sind Sulfonamide keine Antimetaboliten, da sie Folsäure nicht selbst synthetisieren können, sondern als Vitamin mit der Nahrung zuführen müssen.

Da noch eine gute Wirksamkeit gegen bestimmte Bakterienarten und einige Protozoen wie *Pneumocystis carinii, Toxoplasma gondii* oder Plasmodien besteht, werden Sulfonamide in Kombination mit anderen Wirkstoffen bei folgenden **Indikationen** eingesetzt:

- Harnwegsinfektionen: in Kombination mit Trimethoprim
- Ulcus molle (Geschlechtskrankheit): in Kombination mit Trimethoprim
- Prophylaxe und Therapie der Pneumocystis carinii-Pneumonie z.B. bei AIDS-Patienten: in Kombination mit Trimethoprim

- Toxoplasmose (meldepflichtige Erkrankung!): in Kombination mit Pyrimethamin (+ Daraprim®).

Zur Behandlung der **Colitis ulcerosa** (s. Kap. 3.8.3) wird das Sulfonamid Sulfapyridin mit Mesalazin (5-Aminosalicylsäure) zu einer Azoverbindung, dem Sulfasalazin (+ Azulfidine®), verknüpft. Sulfasalazin wird im Kolon zu den Ausgangssubstanzen aufgespalten. Die Hauptwirkung wird dem Mesalazin zugesprochen, jedoch eine Sulfonamid-Wirkung ebenfalls diskutiert.

> **Merke**
>
> **Sulfonamide**
>
> Wirkungstyp: bakteriostatisch
> Wirkungsmechanismus: Hemmung der bakteriellen Folsäuresynthese
> Wirkungsspektrum: früher breit, heute wegen Resistenzen stark eingeschränkt

Die **Applikation** erfolgt in der Regel oral. Zu den **Nebenwirkungen** zählen gastrointestinale Störungen, Blutbildveränderungen und allergische Reaktionen. Nierenschädigungen entstehen durch Auskristallisieren der Sulfonamide in den Nierenkanälchen. Daher sollte während einer Sulfonamid-Therapie für eine reichliche Flüssigkeitszufuhr gesorgt werden. Als **Kontraindikationen** gelten schwere Niereninsuffizienz und Sulfonamid-Überempfindlichkeit. Während der Schwangerschaft und Stillzeit dürfen Sulfonamide nicht angewandt werden. Zu **Wechselwirkungen** kann die gleichzeitige Einnahme von Cumarinen oder Sulfonylharnstoffen führen. Orale Kontrazeptiva ("Pille") können in ihrer Wirksamkeit vermindert werden.

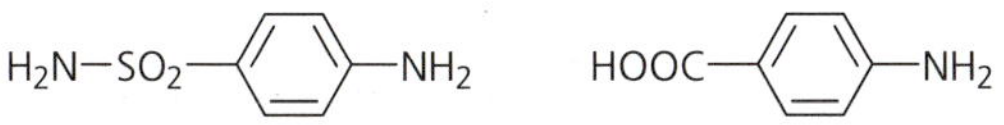

H_2N-SO_2—〈〉—NH_2 HOOC—〈〉—NH_2

4-Aminobenzolsulfonsäureamid   4-Aminobenzoesäure

Abb. 15.9 Strukturvergleich von 4-Aminobenzoesäure (PABA) mit 4-Aminobenzolsulfonsäureamid

Tab. 15.12   Sulfonamide (10)*

INN		Fertigarzneimittel®	Hinweise
Sulfamethoxazol	Bestandteil von Kombinationspräparaten mit Trimethoprim	In: + Co-trim ratiopharm + Kepinol + Bactoreduct	Reichliche Flüssigkeits- zufuhr

* Hauptgruppen-Nummer der Roten Liste

Trimethoprim hemmt ebenfalls die Tetrahydrofolsäure-Synthese, jedoch an einer anderen Stelle (Abb. 15.10). Das Wirkungsspektrum entspricht dem der Sulfonamide.

Merke

Trimethoprim

Wirkungstyp: bakteriostatisch
Wirkungsmechanismus: Hemmung der bakteriellen Folsäuresynthese
Wirkungsspektrum: überwiegend grampositive und einige gramnegative Erreger

---

Eine Monotherapie mit Trimethoprim (+ TMP-ratiopharm®) ist nur bei unkomplizierten Harnwegsinfekten und zur Reinfektionsprophylaxe möglich. Weitaus häufiger wird Trimethoprim in fixer Kombination mit dem Sulfonamid **Sulfamethoxazol** – im Verhältnis 1 : 5 – eingesetzt. Diese Kombination wird **Co-trimoxazol** genannt. Da nun der bakterielle Folsäurestoffwechsel an zwei verschiedenen Stellen gehemmt wird, entsteht ein synergistischer Effekt:

- Verbreiterung des Wirkungsspektrums
- Verstärkung der Wirksamkeit (Bakterizidie!)
- Verzögerung der Resistenzentwicklung

Merke

Co-trimoxazol

Wirkungstyp: bakterizid
Wirkungsmechanismus: mehrfache Hemmung der bakteriellen Folsäuresynthese
Wirkungsspektrum: breit

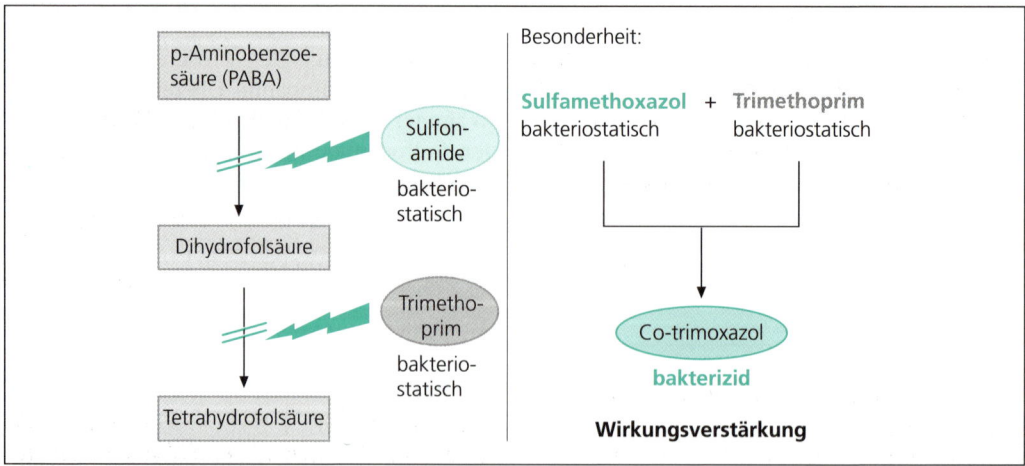

Abb. 15.10   Wirkungsmechanismus von Sulfonamiden und Trimethoprim einzeln und als Kombination

Die wichtigsten **Indikationen** für Co-trimoxazol sind akute und chronisch rezidivierende Harnwegsinfekte.

Diese sinnvolle fixe Kombination wird auch zur Rezidivprophylaxe unkomplizierter Harnwegsinfektionen eingesetzt. In höherer Dosierung ist Co-trimoxazol bei Patienten mit Immundefekten Mittel der Wahl zur Prophylaxe und Therapie von Pneumocystis carinii-Pneumonien (s. Kap. 15.10.7). Der Erreger *Pneumocystis carinii* tritt nur bei fast völligem Versagen der körpereigenen Abwehr auf, also bei AIDS-Kranken oder mit Zytostatika behandelten Patienten. Da die Wirksamkeit gegen Staphylokokken Lücken aufweist, wird Co-trimoxazol bei Atemwegs- und HNO-Infektionen nicht mehr uneingeschränkt empfohlen. Die **Applikation** erfolgt meist oral, seltener parenteral.

Anwendungs- und Beratungshinweise

Co-trimoxazol

1. Nehmen Sie Co-trimoxazol nach den Mahlzeiten mit viel Flüssigkeit ein.
2. Denken Sie an eine ausreichende Flüssigkeitszufuhr (besonders ältere Patienten!). Das schützt Ihre Nieren!
3. Wenn Sie orale Kontrazeptiva („Pille") einnehmen, so setzen Sie in diesem Zyklus sicherheitshalber zusätzliche Verhütungsmittel ein.

Die **Nebenwirkungen, Kontraindikationen** und **Wechselwirkungen** entsprechen denen der Sulfonamide (s. o.). Bei Patienten über 70 Jahren kann durch Dosisreduktion oft eine bessere Verträglichkeit erreicht werden.

15.8.8 Andere bakteriostatisch wirkende Chemotherapeutika

Weitere bakteriostatisch wirkende Chemotherapeutika sind:

Chloramphenicol (+ Paraxin®, + Posifenicol® Augensalbe) besitzt ein ähnliches Wirkungsspektrum wie die Tetracycline. Wegen der Gefahr von Knochenmarkschädigungen wird es nur noch als Reserveantibiotikum eingesetzt. Wenn bei lebensbedrohlichen Infektionen, z. B. Typhus, bakterieller Gehirnhautentzündung (Meningitis), oder Salmonellensepsis risikoärmere Antiinfektiva nicht wirksam sind, so erfolgt die Behandlung mit Chloramphenicol. Auch wenn bei Augen- und Ohrinfektionen andere Antibiotika versagen, erfolgt eine Therapie mit Chloramphenicolhaltigen Arzneimitteln.

Fusafungin (Locabiosol®), ein Peptidantibiotikum, das gegen Staphylokokken, Streptokokken und Candida albicans wirksam ist und als Dosier-Spray bei Atemwegserkrankungen, z. B. Laryngitis, eingesetzt werden soll. Da der eigentliche Ort der Infektion nicht erreicht wird und Fusafungin lediglich an der Oberfläche wirkt, wurde die Substanz in der Aufbereitungsmonografie negativ bewertet.

Fusidinsäure (+ Fucidine®), wird oral als Reserveantibiotikum bei Staphylokokkeninfektionen und lokal bei Hautinfektionen angewendet. Der Einsatz von antimikrobiellen Chemotherapeutika zur Lokalbehandlung wird in der Fachliteratur zurückhaltend bewertet, da Allergien und Resistenzbildungen gefürchtet sind. Grundsätzlich gilt die Regel, nach Möglichkeit nur solche antimikrobiellen Chemotherapeutika zur topischen Therapie einzusetzen, die systemisch nicht verwendet werden.

15.9 Therapie ausgewählter bakterieller Infektionskrankheiten

15.9.1 Tuberkulose

Tuberkulose (TBC) zählt weltweit zu den häufigsten bakteriellen Infektionskrankheiten. Laut Weltgesundheitsorganisation (WHO) sind fast ein Drittel der Weltbevölkerung infiziert, von denen jährlich 3 Millionen sterben, vor allem in sog. Entwicklungsländern, da dort Prophylaxe und Therapie aus verschiedensten Gründen schwierig sind. Aber auch in Europa nimmt die Tuberkulose wieder zu, besonders nach dem Zusammenbruch der Wirtschaftsstrukturen in den osteuropäischen Ländern. In den letzten Jahren haben sich die Neuerkrankungen in Deutschland zunehmend auf Risikopatienten, z. B. alte Menschen oder HIV-Infizierte verschoben. Tuberkulose ist eine meldepflichtige Krankheit!

Ursache

Der Erreger der Tuberkulose, das 1882 von **Robert Koch** entdeckte *Mycobacterium tuberculosis* (Tuberkelbakterium), wird in 95 % der Fälle durch Tröpfcheninfektion z. B. beim Niesen oder Husten übertragen. Tuberkelbakterien sind so widerstandsfähig, dass sie in geschlossenen Räumen ohne Feuchtigkeit tagelang überleben. Durch Ausrottung des zum TBC-Komplex gehörenden *Mycobacterium bovis*, Erreger der Rindertuberkulose, ist die Fütterungstuberkulose (Übertragung der Erreger durch nicht-pasteurisierte Milchprodukte auf Kinder) selten geworden. Jugendliche und Erwachsene, deren körpereigene Abwehrkräfte intakt sind, erkranken nicht an TBC, selbst wenn sie infiziert sind. Denn bei über 90 % der Infizierten bildet sich ein Gleichgewicht zwischen Immunsystem und Bakterien, die Infizierten bleiben klinisch gesund, da der Körper genügend Abwehrstoffe produziert, die den Ausbruch der TBC verhindern. Das Erkrankungsrisiko steigt bei:

- Schlechter Ernährungssituation (Mangel- und/oder Unterernährung)
- Zusammenleben auf engem Raum
- Geschwächter körpereigener Abwehr
- Kontakt mit TBC-Patienten.

Tuberkelbakterien befallen nach der Inhalation primär die Lunge, später Lymphknoten, Urogenitaltrakt, Knochen, Gelenke und andere Organe. Die Inkubationszeit beträgt 4 bis 6 Wochen. Anhand der Ausbreitung der Erkrankung werden zwei Formen unterschieden:

- **Primär-Tuberkulose** befällt überwiegend die Lunge. Normalerweise werden eingedrungene Bakterien von Makrophagen, speziellen Zellen der körpereigenen Abwehr, vernichtet. Tuberkelbakterien sind jedoch mit einer schützenden, dicken Lipidschicht umgeben, können sich nach Aufnahme in die Makrophagen sogar vermehren und diese letzten Endes zerstören. Es folgt eine Entzündung, wodurch die körpereigene Abwehr aktiviert wird. Während der Ausheilung vernarben und verkalken die Entzündungsherde zu Tuberkeln, Knötchen, die außen von gefäßlosem Bindegewebe umgeben sind (Primärherd). Innerhalb dieser abgekapselten Herde können sich Tuberkelbakterien über Jahre lebensfähig halten.
- **Postprimär-Tuberkulose** entwickelt sich bei schlechter Abwehrlage durch Streuung von Tuberkelbakterien aus einem Primärherd oder aus alten Organherden mit noch lebenden Erregern (Reinfektion), d. h. die Erkrankung schreitet weiter fort. Im Zentrum der Tuberkel zerfallen die Zellen, wodurch teilweise mit Flüssigkeit gefüllte Höhlen, sog. Kavernen, entstehen. Bekommen Kavernen Verbindungen zum Bronchialsystem, so enthält der von TBC-Patienten abgehustete Schleim Tuberkelbakterien und die sehr ansteckende offene TBC ist entstanden. Wenn sich Tuberkelbakterien über die Blutbahn aussäen, können u. a. Knochen, Hirnhaut, Gelenke, Haut und andere Organe befallen werden. Man spricht von **Organtuberkulose.** Die Letalität ist relativ hoch, besonders wenn das Gehirn befallen wird.

Da es bis weit ins 20. Jahrhundert hinein keine geeignete Therapie gab, versuchte man mit hochwertiger Ernährung, Bettruhe und heilklimatischen Bedingungen die Abwehrkräfte der Patienten zu steigern.

Gelang dieses nicht, schwanden die Patienten durch Kräfteverfall zunehmend dahin, daher der volkstümliche Name **Schwindsucht.**

Heute sind Behandlung und Heilung der TBC möglich. Die wichtigste Maßnahme besteht im Einsatz von **Antituberkulotika,** Chemotherapeutika, die relativ spezifisch gegen Tuberkelbakterien wirken. Unterstützend wirkt eine unspezifische Therapie mit Bettruhe, Freiluft und ausgewogener Ernährung. Allerdings wird die Tuberkulosetherapie erschwert durch:

▪ Die rasche Resistenzentwicklung der Tuberkelbakterien gegen die eingesetzten Antituberkulotika und
▪ Den erschwerten Zugang der Antituberkulotika zum Erreger, da tuberkulöses, teilweise zerstörtes Gewebe gefäßlos ist.

Aus dieser Problematik ergeben sich folgende Therapieprinzipien:

▪ Kombinationstherapie mit verschiedenen Antituberkulotika
▪ Ausreichend lange Therapiedauer nach WHO-Schemata (s. u.)

Tab. 15.13 Antituberkulotika-Standardmittel (80)*

INN	Fertigarzneimittel®	Wirkungstyp	Wirkungsmechanismus	Applikation	Hinweise/Besonderheiten
Isoniazid (INH)	+ Isozid	Bakterizid	Hemmung der bakteriellen DNS-Synthese	Oral, Parenteral	Wichtigstes Antituberkulotikum, übertrifft wegen hoher Wirksamkeit viele andere Antituberkulotika
Rifampicin	+ Rifa	Bakterizid	Hemmung der bakteriellen Zellteilung	Oral	Rasche Resistenzentwicklung bei Monotherapie, daher nur in Kombination mit anderen Antituberkulotika
Pyrazinamid	+ Pyrafat	Bakterizid	Ähnlich Isoniazid (genauer Wirkungsmechanismus unbekannt)	Oral	Rasche Resistenzentwicklung bei Monotherapie, daher nur in Kombination mit anderen Antituberkulotika
Streptomycin	+ Strepto-Fatol	Bakterizid	Hemmung der bakteriellen Proteinsynthese	Parenteral	Aminoglykosid (Kap. 15.8.4)), Anwendungsbeschränkung wegen Nebenwirkungen; rasche Resistenzentwicklung bei Monotherapie, daher nur in Kombination mit anderen Antituberkulotika
Ethambutol	+ Myambutol	Bakteriostatisch	Hemmung der bakteriellen Zellwandsynthese	Oral, Parenteral	Wirkt synergistisch mit Isoniazid und Rifampicin

* Hauptgruppen-Nummer der Roten Liste

■ Gezielte, der Erregerempfindlichkeit angepasste Therapie mit regelmäßiger Prüfung der Bakteriensensibilität wegen möglicher Resistenzentwicklungen.

Antituberkulotika werden eingeteilt in **Standardmittel** oder Mittel der 1. Wahl und **Reservemittel** oder Mittel der 2. Wahl.

Wirksamste Antituberkulotika sind die Standardmittel Isoniazid, Rifampicin und Pyrazinamid.

Weitere Standardmittel sind Streptomycin und Ethambutol, die im Falle von Unverträglichkeit oder fehlender Wirksamkeit der erstgenannten drei Mittel eingesetzt werden (Tab. 15.13).

Je nach Resistenz- oder Unverträglichkeitssituation werden Reservemittel eingesetzt.

Applikation

Antituberkulotika werden fast immer oral als tägliche Einmaldosis gleichzeitig eingenommen, wobei gemäß den Empfehlungen der WHO Therapieschemata angewandt werden, die sich in eine 2- bis 3-monatige Initialphase und eine anschließende Stabilisierungsphase gliedern. Dabei wird zwischen einer 6-monatigen **Kurzzeittherapie** und einer 9- bis 12-monatigen **Langzeittherapie** unterschieden (Tab. 15.14).

Die 6-monatige Kurzzeittherapie gilt als Standardtherapie, da bei 90 % der Patienten nach 2 Monaten keine Tuberkelbakterien mehr im Sputum nachweisbar sind und die Rückfallquote lediglich 2 % beträgt. Zu den **Nebenwirkungen** von Isoniazid, Rifampicin und Pyrazinamid zählen Allergien, Blutbild-, Leberfunktions- und gastrointestinale Störungen. Ethambutol kann Schäden am Sehnerv mit Einschränkungen des Sehvermögens, Gesichtsfeldes und Farbensehens, Streptomycin Oto- und Nephrotoxizität hervorrufen. Daher gelten bei u. a. Isoniazid, Rifampicin und Pyrazinamid Leberschäden, bei Ethambutol Störungen des Sehnervs und bei Streptomycin Schädigung des Hörnervs, Schwangerschaft und Stillzeit als **Kontraindikationen.** Aufgrund der unterschiedlichen Eigenschaften der Antituberkulotika treten mit einer Reihe von

Tab. 15.14   Antituberkulöse Chemotherapie gemäß WHO-Empfehlungen. Nach Scholz/Schwabe 2004

	Kurzzeittherapie 6 Monate Erstbehandlung unkomplizierter Tuberkulosen	**Langzeittherapie 9–12 Monate** Komplizierte Tuberkulosen und Erregerresistenzen
Initialphase	**2–3 Monate** Isoniazid + Rifampicin + Pyrazinamid + Streptomycin oder Ethambutol	**3 Monate** Isoniazid + Rifampicin + Streptomycin oder Ethambutol
Stabilisierungsphase	**4 Monate** täglich: Isoniazid + Rifampicin (in gleicher Dosis wie bei Initialtherapie) oder intermittierend 2-mal wöchentlich Isoniazid + Rifampicin (Isoniazid 3fache Dosis/kg, Rifampicin wie bei Initialtherapie)	**6–9 Monate** täglich: Isoniazid + Rifampicin (in gleicher Dosis wie bei Initialtherapie) oder intermittierend 2-mal wöchentlich Isoniazid + Rifampicin (Isoniazid 3fache Dosis/kg, Rifampicin wie bei Initialtherapie)

Arzneimitteln **Wechselwirkungen** auf. Vorsicht ist bei gleichzeitiger Gabe lebertoxischer Substanzen geboten. Rifampicin bewirkt eine starke Enzyminduktion, wodurch andere Arzneistoffe schneller abgebaut werden und Wirkungsverluste auftreten, z. B. bei oralen Kontrazeptiva („Pille") oder Antikoagulantien.

Diagnostik

Ein frühzeitiges Erkennen der Tuberkulose ist wegen der großen Ansteckungsgefahr, dem z. T. schwerwiegenden Krankheitsverlauf und den Schwierigkeiten bei der Therapie ausgesprochen wichtig. Folgende Diagnosemöglichkeiten bestehen:

- **Bakteriologischer Erregernachweis** aus Sputum, Bronchialsekret und anderen Körperflüssigkeiten
- **Tuberkulintest** bei dem Tuberkuline, Toxine und Zerfallprodukte von Tuberkelbakterien intrakutan gespritzt (z. B. + Tuberkulin GT Behring®) oder als Stempel eingedrückt (z. B. + Tuberkulintest PPD Mérieux®) werden.

Tuberkuline bewirken bei infizierten Patienten eine immunologische Reaktion in Form einer Rötung oder Quaddel. Ein positiver Tuberkulintest kann sowohl auf eine bestehende als auch auf eine durchgemachte Tuberkuloseinfektion hinweisen! Bei einem positiven Befund folgen weitere Untersuchungen, unter anderem auch Thorax-Röntgenaufnahmen.

Eine Prophylaxe mittels Antibiotika oder Impfung ist dann notwendig, wenn folgende Personen mit TBC-Infizierten in Kontakt gekommen sind und ein Infektionsverdacht besteht:

- Tuberkulinnegative Kinder und ältere Familienmitglieder
- Tuberkulinnegative Personen mit familiärer und/oder beruflicher Exposition
- Patienten mit positiver Tuberkulinreaktion und lang anhaltender Schwächung des Immunsystems.

Mittel der Wahl ist Isoniazid, das für 8 Wochen oral gegeben wird. Kinder, die nach dieser Therapie noch tuberkulinnegativ sind, erhalten einen Aktiv-Impfstoff (z. B. + BCG-Medac®); **BCG** steht für Mycobacterium bovis – Stamm-Bacille-Calmette-Guerin, ein avirulenter TBC-Erregerstamm).

Eine generelle BCG-Impfung wird zurzeit in Deutschland nicht empfohlen, da der Impfschutz unsicher ist (14–80 %) und die Tuberkulintestung als diagnostisch ausreichend angesehen wird.

15.9.2 Lyme-Borreliose

Die überwiegend durch den Stich der Schildzecken (*Ixodes ricinus*, Abb. 15.11) – aber auch Bremsen und Stechfliegen – übertragene Lyme-Borreliose wird verursacht durch die spiralig gewundenen Bakterien *Borrelia burgdorferii*, die im Darm der Zecken leben. Anders als bei der ebenfalls durch Schildzecken übertragenen Frühsommer-Meningo-Enzephalitis (FSME, s. Kap. 15.11.4), die durch Viren verursacht wird, aber in vergleichsweise wenigen Endemiegebieten auftritt, sind die Erreger der Lyme-Borreliose im Verbreitungsgebiet der Zecken weitgehend gleichmäßig verteilt. Statistisch betrachtet ist die Gefahr, nach einem Zeckenstich an einer Borrelieninfektion zu erkranken, erheblich höher als sich mit dem FSME-Virus zu infizieren. Allein in Deutschland werden die jährlichen Neuerkrankungen auf 40 000 bis 80 000 geschätzt.

Die Erkrankung, die erstmals 1976 in Lyme (USA) beschrieben wurde, verläuft in 3 Stadien unter Beteiligung verschiedene Organe:

1. **Lokale Infektion der Haut** im Bereich des Zeckenstichs mit einem flächigen, sich kontinuierlich vergrößernden **Erythem** (Hautrötung), weshalb dieses Symptom auch Wanderröte (Erythema migrans) genannt wird. Außerdem können Knötchen auftreten (s. Kap. 5.3.9).
2. **Erregeraussaat mit Organbefall,** gekennzeichnet durch fleckförmige Hautrö-

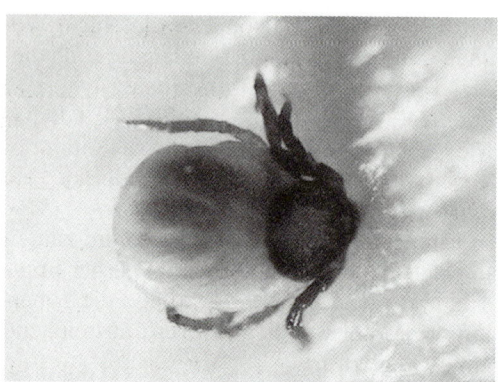

Abb. 15.11 Saugende Zecke

Breitspektrum-Cephalosporine und Makrolide eingesetzt, die oral oder parenteral appliziert werden (Tab. 15.15).

Die Mindesttherapiedauer beträgt 2 Wochen, teilweise werden auch 4 Wochen empfohlen. Auch bei Symptomfreiheit darf die Therapie nicht vorzeitig abgebrochen werden, um Rezidive und Spätrezidive (nach Jahren!) zu verhindern.

An der Entwicklung von Impfstoffen zur Prophylaxe wird gearbeitet. Der inzwischen in den USA eingesetzte Borrelien-Impfstoff eignet sich nicht für Europa, da hier andere Subtypen des Erregers vorliegen.

tungen, starke Schmerzen, Schwellungen, Gelenkentzündungen (Lyme-Arthritis), neurologische Symptome, z. B. Lähmungserscheinungen sowie Herzerkrankungen
3. **Chronische Organsymptome,** die sich durch zigarettenpapierartig veränderte Haut, schlecht heilende Geschwüre, chronische Lyme-Arthritis oder Hirnschädigungen äußern.

Obwohl Borrelieninfektionen eine hohe Spontanheilungstendenz aufweisen, sollte die Therapie möglichst frühzeitig begonnen werden, da die Behandlung des 1. Stadiums als unkompliziert gilt, hingegen beim 2. und 3. Stadium Therapieversager möglich sind. Neben Doxycyclin und Penicillinen werden

15.9.3 Harnwegsinfektionen

Infektionen von Niere, Harnleiter oder Harnblase werden überwiegend von aus dem Darm stammenden Erregern verursacht, vor allem *Escherichia coli*, Enterokokken und Staphylokokken. Neben der Erregerdiagnostik sollten mögliche eine Infektion auslösende oder **begünstigende Faktoren** analysiert werden:

- Harnwegsveränderungen
- Funktionelle Störungen (Blasenentleerungsstörungen)
- Geschlechtsverkehr
- Menstruation

Tab. 15.15 Standard- und Alternativtherapie der Lyme-Borreliose. Modifiziert nach Kramer et al. 1993

Stadium	Standardtherapie	Kinder unter 9 Jahren	bei Penicillinallergie
Stadium 1	Doxycyclin oral oder Amoxicillin oral	Amoxicillin oral	Azithromycin oral
Stadium 2	Doxycyclin oral oder Penicillin G parenteral (i. v.) oder Ceftriaxon parenteral (i. v.) oder Cefotaxim parenteral (i. v.)	Amoxicillin oral oder Ceftriaxon parenteral (i. v.)	Doxycyclin parenteral (i. v.)
Stadium 3	Ceftriaxon parenteral (i. v.) oder Cefotaxim parenteral (i. v.) oder Penicillin G parenteral (i. v.) oder Doxycyclin parenteral (i. v.)	Amoxicillin oral oder Ceftriaxon parenteral (i. v.)	

- Schwangerschaft
- Mangelnde oder falsche, d. h. auch übertriebene, Genitalhygiene
- Falsche Toilettenhygiene
- Stresssituationen
- Unterkühlung
- Vergrößerung der Prostata
- Mangelnde Flüssigkeitszufuhr, vor allem bei alten Menschen
- Blasenkatheterisierung.

Die häufigsten Erkrankungen sind:

Blasenentzündung oder Blasenkatarrh **(Zystitis),** die sich durch ständigen Harndrang und Schmerzen beim Wasserlassen äußert. Aufgrund der anatomischen Gegebenheiten erkranken Frauen wesentlich häufiger als Männer. Allgemeine Maßnahmen bestehen in lokaler Wärmebehandlung, reichlicher Flüssigkeitszufuhr und häufiger Blasenentleerung.

Nach einer bakteriologischen Diagnostik wird die unkomplizierte Zystitis der Frau durch eine **ungezielte Einmaltherapie** oder 3-tägige **Kurzzeit-Therapie** mit Co-trimoxazol (z. B. + Cotrim ratiopharm®) oder Amoxicillin (z. B. + Amoxypen®) behandelt. Ofloxacin (z. B. + Tarivid®) ist ebenfalls wirksam, sollte jedoch wegen möglicher Resistenzentwicklungen eher als Reservetherapeutikum für Problemkeime eingesetzt werden.

Bei Männern und bei Vorliegen einer Nierenbeckenentzündung ist diese Therapieform ungeeignet, da die Rezidivrate 50 % beträgt.

In diesen Fällen wird konventionell mit Co-trimoxazol, Amoxicillin oder Ofloxacin behandelt, die Einnahme erfolgt in geringeren Dosen und über einen längeren Zeitraum. Rezidivierende Harnwegsinfektionen können durch unterlassene Blasenentleerungen, Kohabitation oder mangelnde Genitalhygiene verursacht werden.

Zur Rezidivprophylaxe werden in niedrigen Dosen Trimethoprim, Co-trimoxazol oder Oralcephalosporine eingesetzt.

Eine Nierenbeckenentzündung **(Pyelonephritis)** entsteht meist durch eine von den Harnwegen aufsteigende Infektion. Die Ursachen ähneln denen der Zystitis. Die Therapie erfolgt mit Amoxicillin, Co-trimoxazol oder Oralcephalosporinen.

Ebenso wird die Harnröhrenentzündung **(Urethritis)** behandelt, wenn es sich um gramnegative Erreger handelt.

Bei leichten Beschwerden kann eine Therapie mit Arzneimitteln, die Bärentraubenblätter-Extrakt enthalten (z. B. Arctuvan® oder Cystinol mono®) ausreichen. Halten die Beschwerden an, muss ein Arzt aufgesucht werden!

Bei allen Harnwegsinfekten ist eine erhöhte Flüssigkeitszufuhr sinnvoll, wozu auch Blasen- und Nierentees als ergänzende Therapie eingesetzt werden können. Dadurch wird ein zusätzlicher Spüleffekt der Harnwege erreicht.

In sofortlöslichen Harntees (z. B. Harntee 400®, Nierentee 2000®, Solubitrat®) sind Auszüge verschiedener harntreibender Arzneipflanzen in mikroverkapselter Form enthalten.

Anwendungs- und Beratungshinweise

Blasen- und Nierentees

1. Indikation: Entzündung der ableitenden Harnwege
2. Anwendung: Mehrmals täglich eine Tasse frisch zubereiteten bzw. sofortlöslichen Tee zwischen den Mahlzeiten trinken
3. Anwendungsbeschränkungen bzw. Kontraindikationen: Ödeme, die durch eine eingeschränkte Herz- und Nierenfunktion entstanden sind, Niereninsuffizienz
4. Für die Teezubereitung eignen sich, auch in Form von Mischungen:
   - Bärentraubenblätter (Uvae ursi folium)
   - Birkenblätter (Betulae folium)
   - Brennnesselkraut (Urticae herba)
   - Goldrutenkraut (Solidaginis herba)
   - Hauhechelwurzel (Ononidis radix)
   - Queckenwurzelstock (Graminis rhizoma)
   - Orthosiphonblätter (Orthosiphonis folium)
   - Schachtelhalmblätter (Equisetii folium).

15.9.4 Wundinfektionen

Bei Wundinfektionen erfolgt eine lokale Behandlung mit Wunddesinfektionsmitteln (s. Kap. 15.17), z. B. Ethacridin (Rivanol®) als Lösung für Umschläge oder Povidon-Iod (Betaisodona®) als Lösung oder Salbe. Lokalantibiotika, z. B. Neomycin, Bacitracin oder Tyrothricin sind wegen ihrer sensibilisierenden Eigenschaften wenig geeignet. Grundsätzlich sollten lokal keine Antiinfektiva eingesetzt werden, die auch systemisch verwendet werden, z. B. Gentamicin oder Fusidinsäure. Die lokale Anwendung von Chloramphenicol gilt als Kunstfehler.

Bei tiefen Wunden und Symptomen einer Allgemeininfektion, z. B. Fieber, erfolgt eine systemische Therapie mit Antiinfektiva ungezielt oder gezielt nach Antibiogramm. Dazu werden überwiegend penicillasefeste Penicilline oder Cephalosporine eingesetzt.

15.10 Therapie von Virusinfektionen

Schätzungsweise 90 % aller menschlichen Infektionskrankheiten werden durch Viren verursacht. Die meisten Virusinfektionen sind banal, z. B. **Schnupfen** oder **grippale Infekte,** und heilen ohne kausale medikamentöse Therapie von selber aus. Andererseits sind Viren für die meisten Durchfallerkrankungen ebenso verantwortlich wie für Leberentzündungen und viele Kinderkrankheiten, z. B. **Masern, Mumps, Röteln** oder **Windpocken.** Durch Impfungen können diese Krankheiten teilweise verhindert werden. Da konsequent durchgeführte Impfprogramme teuer und deshalb vorwiegend nur in Industrieländern möglich sind, sterben weltweit jährlich Millionen von Kindern an Kinderkrankheiten. Besonders gefährlich sind Viren, die **Kinderlähmung** (Poliomyelitis) auslösen, eine Erkrankung, die auch Erwachsene befällt! Weiterhin sind Viren bei der Entstehung bestimmter bösartiger Tumoren beteiligt. Die Gefährlichkeit, aber auch enorme Anpassungsfähigkeit von Viren wird eindrucksvoll durch die rasche weltweite Verbreitung des HI-Virus, Auslöser der **AIDS**-Infektion, dokumentiert.

Viren (lat. Virus, Giftstoff) sind kleinste Erreger mit einem Durchmesser zwischen 0,01 und 0,28 μm, die erst mithilfe der Elektronenmikroskopie erforscht werden konnten. Abb. 15.12 stellt den schematischen Aufbau eines Grippevirus dar (vgl. auch Abb. 16.12).

In ihrem Inneren enthalten Viren als Erbmaterial Ribonukleinsäuren (**RNA**) oder Desoxyribonukleinsäuren (**DNA**), das schützend von einer Proteinhülle umgeben ist. Auch ihre Nukleinsäurepolymerase bringen die Viren mit. RNA und DNA sind Träger der genetischen Informationen, die den Viren zahlreiche nutzbringende Eigenschaften verleihen, z. B. die Möglichkeit, ihre Hülle ständig so zu verändern, dass sie sich der körpereigenen Abwehr entziehen können. Hinsichtlich der Art des Erbmaterials unterscheidet man RNA-Viren und DNA-Viren. Bei einigen Viren ist die Proteinhülle nochmals von einer Lipidschicht umgeben, die auf ihrer Oberfläche Glykoproteide, z. B. Neuraminidase und Hämagglutinin, tragen.

Viren haben keinen eigenen Stoffwechsel und können sich nur in lebenden Zellen (Wirtszellen) von Menschen, Tieren, Pflanzen oder Bakterien vermehren. Als obligate **Zellparasiten** befallen sie Zellen wie Piraten, „kapern" die Wirtszelle („Handelsschiff") und übernehmen das Kommando, indem sie ihr genetisches Material einschleusen. Die Wirtszelle steht nun unter dem Befehl der Viren und wird gezwungen, das fremde Erbgut millionenfach zu kopieren. Die Wirtszelle produziert fließbandmäßig Virus-RNA oder -DNA, Virusproteine und somit infektionsfähige Viren. Wenn die Wirtszelle erschöpft oder zerstört ist, verlassen Myriaden neuer Viren ihre Wirtszelle und dringen in neue, gesunde Zellen ein, die wiederum meist zugrunde gehen, manchmal zu Tumorzellen umgewandelt werden oder unverändert weiterleben (Abb. 15.13).

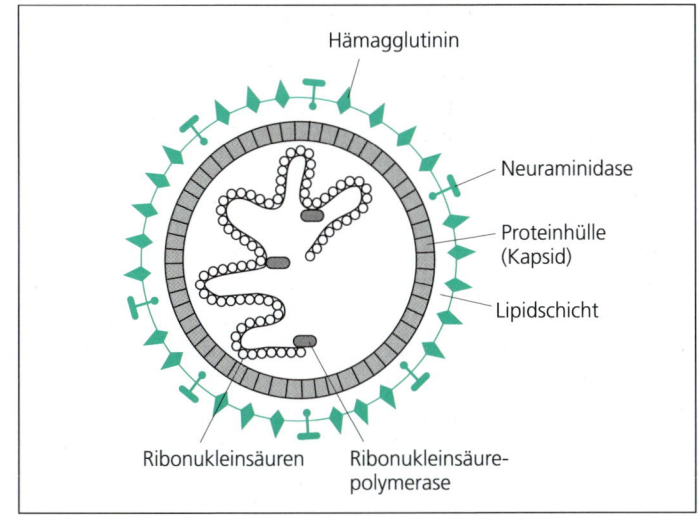

Abb. 15.12 Grippevirus. Aventis Pasteur MSD GmbH

Der menschliche Körper ist in der Lage, die Virusvermehrung mit der körpereigenen Abwehr zu hemmen. Die virusproduzierenden Zellen werden erkannt und zerstört oder die Viren werden durch Antikörper inaktiviert. Schutzimpfungen (s. Kap. 15.14.2) haben das Ziel, diese spezifische Immunabwehr zu aktivieren. Die körpereigenen Möglichkeiten sind jedoch begrenzt, sodass medikamentös behandelt werden muss. Die Therapie von Virusinfektionen bereitet allerdings Probleme, vor allem weil Viren keinen eigenen Stoffwechsel haben. Versucht man z. B. die Proteinsynthese des Virus zu hemmen, schädigt man gleichzeitig die Zellen des Wirtsorganismus, dessen Stoffwechselleistungen ja erst die Proteinsynthese des Virus ermöglichen. Hinzu kommen das Fehlen geeigneter Tierexperimente zur Erprobung der In-vivo-Wirkung **antiviraler Antiinfektiva** und die Vielzahl verschiedener Virusarten. Auf dem Gebiet der Virologie wird intensiv geforscht und die Möglichkeiten der Molekularbiologie und Gentechnologie lassen auf die Entwicklung neuer Wirkstoffe hoffen.

---

1. Anheftung
des Virus an spezifische Bindestellen der Wirtszellmembran

↓

2. Eindringen
des Virus in die Zelle

↓

3. Nukleinsäurefreisetzung
aus der Virusproteinhülle (Kapsid)

↓

4. Virus-Reproduktion
in der Wirtszelle
a) Synthese viraler Nukleinsäuren und Proteine durch die Wirtszelle
b) Zusammenbau der Virusbausteine zum fertigen Virus

↓

5. Virus-Freisetzung
aus der befallenen Zelle im Allgemeinen unter Absterben der Wirtszelle

Abb. 15.13 Virus-Vermehrungszyklus (Virus-Replikation)

15.10.1 Einteilung der antiviralen Antiinfektiva

Um die große Anzahl gefährlicher Viruserkrankungen (Tab. 15.2) therapeutisch zu beeinflussen, d. h. die Virusvermehrung gezielt zu verhindern, müssen die Wirkstoffe spezifische Stoffwechselvorgänge in den infizierten Zellen beeinflussen:

- Hemmung der Freisetzung von Viren-Nukleinsäure in den Wirtszellen (Uncoating), z. B. Amantadin
- Hemmung der viralen Nukleinsäure- und Proteinsynthese, z. B. Aciclovir
- Hemmung der Reifung und der Freisetzung neu gebildeter Viren aus infizierten Zellen, z. B. Zanamivir und α-Interferon
- Hemmung der HIV-Protease, z. B. Saquinavir (s. 15.11.1).

Antivirale Antiinfektiva (**Virustatika**) werden u. a. zur Behandlung der „echten" Grippe (Influenza), bei Herpes-Infektionen und bei HIV (Human-Immunodeficiency-Virus)-Infektionen eingesetzt.

Amantadin (+ Infex®, + PK-Merz®) verhindert die Öffnung der Virushülle und damit die Freisetzung von Viren-Nukleinsäure und viralen Enzymen. Amantadin, das auch als Antiparkinsonmittel eingesetzt wird, ist für die **Indikationen** Chemoprophylaxe der Virusgrippe Typ A bei Einzelpersonen oder Gruppen und zur kurativen Chemotherapie zugelassen, die innerhalb von 48 Stunden nach Auftreten von Krankheitserscheinungen begonnen werden muss. Die Behandlung sollte 1 bis 2 Tage über das Abklingen der Symptome hinaus fortgeführt werden. Als **Nebenwirkungen** können häufig zentralnervöse Störungen wie Unruhe und Schwindel sowie gastrointestinale Störungen auftreten.

Aciclovir (+ Acic®, (+) Zovirax®) und **Ganciclovir** (+ Cymeven®) sind **Antimetabolite,** synthetische Substanzen, die in die Nukleinsäuresynthese eingreifen. Sie weisen strukturelle Ähnlichkeit mit den natürlichen Bausteinen der DNA auf und werden in das Erbmaterial der Viren eingebaut. Die falschen Bausteine bewirken durch eine Schädigung des genetischen Materials, dass die Virusvermehrung gehemmt wird. **Aciclovir** wirkt nur gegen Herpes-simplex-Viren und Varicella-Zoster-Viren. Die **Indikationen** sind Lippenherpes (H. labialis), Genitalherpes (H. genitalis) oder generalisierte Herpes-simplex-Infektionen und Gürtelrose (s. Kap. 5.3.7).

Varicella-Zoster-Viren verursachen als Erstinfektion die hoch ansteckenden Windpocken (Übertragung mit dem „Wind"). Nach der Erkrankung verbleiben ruhende Viren in den Ganglien (Viruslatenz) und können bei einer Schwächung des Immunsystems eine Zweitinfektion, die Gürtelrose, hervorrufen. Die Applikation aciclovirhaltiger Präparate erfolgt lokal, oral oder parenteral. Aciclovir ist zur Behandlung von Lippenherpes aus der Verschreibungspflicht entlassen worden. Bei der Abgabe sollte eine ausführliche Beratung erfolgen.

Anwendungs- und Beratungshinweise

Behandlungsmöglichkeiten des **Lippenherpes** (Herpes labialis)

1. In der Regel heilt ein Lippenherpes innerhalb von 7–10 Tagen spontan ab.
2. Sie dürfen die Blasen nicht öffnen. Das Sekret ist hoch infektiös!
3. Bei Spannungsgefühl am besten Zinksulfathaltige Gele (Virudermin®-Gel) oder Zinkoxid-Paste (Pasta Zinci mollis) anwenden.
4. Bei Borkenbildung eignen sich fettende Präparate mit Melissen- oder Echinacea-Extrakten (Lomaherpan®-Creme oder Echinacin®-Salbe).
5. Wegen der schnellen Resistenzbildung sollte die Anwendung von Aciclovir-Externa den schweren Fällen vorbehalten bleiben. Dann Aciclovir-Externa frühzeitig anwenden, da nur so die Virusvermehrung gehemmt werden kann (also nicht erst bei prall gefüllten Blasen!).

Ganciclovir kann gegen viele humane Herpes-Viren eingesetzt werden: Neben Herpes-simplex- und Varicella-Zoster- auch gegen Epstein-Barr- und Cytomegalie-Viren.

Allerdings ist Ganciclovir deutlich toxischer als Aciclovir und wird daher ausschließlich bei einer lebensbedrohenden bzw. das Augenlicht bedrohenden Cytomegalie-Virus-Infektion bei immunsupprimierten Patienten eingesetzt. Die **Applikation** erfolgt parenteral. Zu den **Nebenwirkungen** zählen vor allem Blutbildschäden.

Die Neuentwicklung **Zanamivir** (+ Relenza®) gehört zu den **Neuraminidase-Hemmern.** Neuraminidase ist als Oberflächenprotein für die Freisetzung neu gebildeter Viren aus infizierten Zellen zuständig und damit für die Ausbreitung der Influenzaviren im Respirationstrakt. Durch die inhalative Anwendung von Zanamivir bei Influenza A und B soll sich die Dauer der typischen Grippesymptome verkürzen. Dazu ist eine eindeutige Diagnose und frühzeitige Anwendung erforderlich. Die Therapieeffekte werden unterschiedlich beurteilt, da die Ergebnisse bei alten und multimorbiden Patienten uneinheitlich sind. Mit **Oseltamivir** (+ Tamiflu®) steht ein oral applizierbarer Neuraminidase-Hemmer zur Verfügung.

Interferone (IF) sind Glykoproteine, die von verschiedenen Zellen, z.B. Leukozyten, T-Lymphozyten und Makrophagen freigesetzt werden. In den Nachbarzellen lösen Interferone die Produktion von antiviralen Proteinen aus. Diese hemmen die Synthese von Virusproteinen. Interferone sind nicht gegen ein bestimmtes Virus gerichtet, können ihre Wirkung aber nur in der Spezies entfalten, von der sie gebildet werden, also können beim Menschen nur Human-Interferone eingesetzt werden. Neben der ausgeprägten antiviralen Wirkung besitzen Interferone noch antiproliferative und immunmodulatorische Eigenschaften.

Daher bestehen Hoffnungen, Interferone intensiver zur Tumorbehandlung einsetzen zu können (s. Kap. 14.5.3). Nach ihrer Herkunft werden die heute gentechnologisch hergestellten Interferone unterschieden. α-**Interferone** (z.B. + Intron A®) stammen ursprünglich aus Leukozyten und werden bei bestimmten Hepatitis B- und C-Infektionen eingesetzt. β-**Interferone** (z.B. + Fiblaferon®), ursprünglich aus Fibroblasten stammend, werden u.a. bei schweren, sonst unbeherrschbaren Virusinfektionen, z.B. Virusenzephalitis, angewandt und in Form von Gel bei den durch Humane-Papilloma-Viren hervorgerufenen Feigwarzen.

15.11 Therapie ausgewählter Viruserkrankungen

15.11.1 AIDS

Zu Beginn der 80er-Jahre wurde eine lebensbedrohende Infektion mit einem bis dahin unbekannten Virus, dem Human-Immunodeficiency-Virus (Menschliches-Immunschwäche-Virus), abgekürzt **HIV,** entdeckt. Dieser Virus befällt die T-Helferzellen (s. Kap. 15.14.1) und schwächt dadurch die körpereigene Abwehr entscheidend. Für die Übertragung von HIV ist der Blut-zu-Blut-Kontakt ausschlaggebend.

Merke

HIV-Übertragungswege

- Ungeschützter Geschlechtsverkehr
- „Needle-Sharing": gemeinsames Benutzen von Spritzbestecken bei Drogenabhängigen
- HIV-verseuchte Blutkonserven oder Blutprodukte
- Übertragung von der infizierten Mutter auf das ungeborene Kind über die Plazenta oder unter der Geburt.

Das Endstadium der Krankheit, das Vollbild von **AIDS** (Acquired-Immuno-Deficiency-Syndrome, Erworbenes Immun-Schwäche-Syndrom), entsteht durch eine erhöhte Anfälligkeit gegenüber Erregern, die nur bei einer Abwehrschwäche pathogen sind. Durch den Verlust bestimmter Abwehrzellen, die jeweils spezifische Erreger erkennen, können sich ansonsten „in Schach gehaltene", dadurch apathogene Erreger ausbreiten und **opportunistische Infektionen** (s. Kap. 15.16.7) hervorrufen.

Außerdem treten gehäuft maligne Tumoren und Störungen des Nervensystems auf, wenn die Viren das Gehirn befallen. Die Krankheit beginnt schleichend und verläuft über drei Stadien:

1. **Akute HIV-Infektion:**
   Uncharakteristische grippeähnliche Symptome, Fieber, Schwäche – Dauer ca. zwei Wochen.
   Nach einem symptomlosen Zeitraum von Monaten bis Jahren folgt der
2. **AIDS-Related-Complex (ARC):**
   Ständiges Fieber, Lymphknotenschwellungen, starker Gewichtsverlust, Durchfälle, Hautausschläge
3. **AIDS-Vollbild:**
   Massiver Abfall der T-Helferzellen, ungewöhnliche Tumoren, z. B. Kaposi-Sarkom, opportunistische Infektionen wie:
   - Pneumocystis-carinii-Pneumonie (s. Kap. 15.13.2)
   - Generalisierte Herpes-simplex- und Herpes-Zoster-Infektionen (s. Kap. 15.10)
   - Candida-albicans-Infektionen der Lunge, der Hirnhaut und des Gehirns (s. Kap. 15.12).

Das HI-Virus ist ein **Retrovirus,** also ein Virus mit RNA als Erbmaterial. In der Wirtszelle wird nach Entfernen der Virus-Proteinhülle die RNA mithilfe eines vom Virus mitgebrachten Enzyms, der Reversen Transkriptase in DNA umgeschrieben.

Diese DNA wird in die Chromosomen der Wirtszelle eingebaut. Retroviren ändern durch eine hohe Mutationsrate laufend ihre Eigenschaften und damit auch ihre Angreifbarkeit durch antiretrovirale Therapeutika. Somit wird die Therapie durch Resistenzbildungen erschwert.

Die **antiretrovirale Therapie** soll begonnen werden, bevor ein irreversibler Immundefekt eingetreten ist. Anhand bestimmter diagnostischer Parameter (z. B. Anzahl der CD4-Zellen, einer bestimmten T-Lymphozyten-Art) wird der Zeitpunkt für einen Therapiebeginn festgestellt. Ziel der Therapie ist es, die HI-Viren maximal zu unterdrücken und Resistenzentwicklungen zu vermeiden. Während der Therapie erfolgen engmaschige Kontrollen. Als Wirkstoffe werden vor allem Nukleosidanaloga und HIV-Proteasen-Hemmer eingesetzt.

Als erste Substanz der **Nukleosidanaloga** wurde **Zidovudin** (+ Retrovir®) eingesetzt, das die Reverse Transkriptase kompetitiv hemmt. Mittlerweile sind weitere Nukleosidanaloga verfügbar, die den gleichen Wirkungsmechanismus, aber unterschiedliche Pharmakokinetik aufweisen (Didanosin, Zalcitabin, Lamivudin). Die **Applikation** erfolgt oral oder pareneral.

Zidovudin wirkt deutlich lebensverlängernd und verbessert die Lebensqualität der Patienten. Demgegenüber steht die in diesen Dosen starke Toxizität, die zu erheblichen **Nebenwirkungen,** vor allem Knochenmarksschädigungen mit schwerwiegenden Blutbildschäden führen kann. Therapieabbrüche sind oft die Folge.

HIV-Proteasen-Hemmer blockieren die Virusreifung in akut und chronisch infizierten Zellen. Die Substanzen, z. B. **Saquinavir** (+ Fortovase®) oder **Indinavir** (+ Crixivan®) sind besser verträglich als Nukleosidanaloga. Allerdings entstehen bei der Monotherapie sehr schnell HIV-Mutanten, sodass sie nur in Kombinationstherapien angewendet werden. Die **Applikation** erfolgt oral. Zu den **Nebenwirkungen** zählen vor allem gastrointestinale Störungen wie Übelkeit und Durchfall.

Durch Kombination mehrerer antiviraler Substanzen, zu denen auch die neue Stoffklasse der Nichtnukleosid-Reverse-Transkriptase-Inhibitoren **(NNRTI)** zählt, die ebenfalls die Umwandlung viraler RNA in DNA hemmt, wird die Therapie deutlich effektiver. **Efavirenz** (+ Sustiva®) und **Nevirapin** (+ Viramune®) sind Beispiele, die nur noch einmal täglich gegeben werden müssen.

Bei Therapieversagen oder zu hoher Toxizität werden Arzneistoffe ausgetauscht.

Trotz zahlreicher Anstrengungen konnte bislang kein Impfstoff entwickelt werden, der einen ausreichenden Schutz gegen das HI-Virus bietet. Alle derzeit verfügbaren Therapeutika wirken lediglich lindernd und lebensverlängernd, aber nicht heilend! Daher ist die **HIV-Prophylaxe,** insbesondere durch Aufklärung der Bevölkerung, nach wie vor die wichtigste Maßnahme bei der Bekämpfung von HIV-Infektionen und damit von AIDS.

15.11.2 Virale Hepatitiden

Durch molekularbiologische und immunologische Methoden werden die durch Viren verursachten Hepatitiden (**Leberentzündungen**) in verschiedene Typen eingeteilt (Tab. 15.16). Die Typen werden nach ihrer Entdeckung in alphabetischer Reihenfolge als Hepatitis A, B, C, D und E bezeichnet.

Die Hepatitiden A und E werden enteral erworben und verlaufen meist akut. Dagegen verlaufen die parenteral übertragenen Hepatitiden B, C und D bei einem Teil der Infizierten chronisch und als Spätfolgen können sich Leberzirrhose und Leberkarzinome entwickeln. Gegen die akuten Hepatitiden A bis E gibt es keine wirksame Therapie. Allgemeine Maßnahmen sind Alkoholkarenz, Bettruhe und Diät. Die akuten Formen heilen meist spontan aus.

Erst 1966 wurde entdeckt, dass **Hepatitis A** durch Nahrungsmittel übertragen wird. Das Hepatitis-A-Virus (**HAV**) tritt gehäuft in südlichen Ländern auf. Infektionsquellen sind fäkal verunreinigtes Wasser, Muscheln sowie Obst und Gemüse. Wichtigste Prophylaxe ist eine Nahrungsmittelhygiene und bei Reisen die Beachtung des Gebotes „**Cook it, boil it, peel it or leave (forget) it!**" (Koch' es, erhitze es, schäle es oder lass' es sein!). 15 bis 45 Tage nach der Infektion erscheinen meist grippeähnliche Krankheitssymptome, die in eine Gelbsucht (Gelbfärbung der Haut und Augäpfel infolge des verminderten Bilirubin-Abbaus in der Leber) übergehen. Die Ausheilung dauert mehrere Wochen bis Monate, hinterlässt aber eine Immunität. Zur aktiven Immunisierung (s. Kap. 15.14.2) stehen HAV-Impfstoffe (z. B. + Havrix®) zur Verfügung. Eine passive Immunisierung mit Immunglobulinen vom Menschen (z. B. + Beriglobin®) kann Infektionen verhindern oder abschwächen.

Die weltweit stark verbreitete **Hepatitis B** wird durch die parenterale Übertragung des Hepatitis-B-Virus (**HBV**) ausgelöst. Als Folge der akuten oder chronischen Verlaufsformen versterben jährlich über 500 000 Menschen. Zu den Risikogruppen zählen Krankenhaus- und Praxispersonal sowie immunsupprimierte oder mit Blutprodukten behandelte Patienten. Eine Hepatitis B, die länger als 6 Monate andauert, wird als chronisch aktiv bezeichnet. Zur Prophylaxe stehen HBV-Antigen-Impfstoffe (z. B. + Gen-HB-Vax®) zur Verfügung. In besonderen Fällen kann spätestens bis 48 Stunden nach HBV-Exposition mit einem Immunglobulin passiv immunisiert werden. In kontrollierten Studien wurde nachgewiesen, dass durch den Einsatz von α-Interferonen (z. B. + Roferon®, Interferon-α-2a oder + Intron A®, Interferon-

Tab. 15.16   Hepatitis-Arten. Nach Strehl 1995

	Hepatitis A	Hepatitis B	Hepatitis C (früher Non A–Non B)	Hepatitis D	Hepatitis E
Virus	HAV	HBV	HCV	HDV	HEV
Übertragung	Enteral	Parenteral	Parenteral	Parenteral	Enteral
Übertragung durch Blut oder Blutprodukte	Selten	Selten	Häufig	Unklar	Selten
Chronischer Krankheitsverlauf	Nein	Ca. 5–10 %	Über 50 %	Ca. 5–10 %	Nein
Prophylaxe	Ja (Immunisierung)	Ja (Immunisierung)	**Nein**	**Nein**	**Nein**

α-2b) bei bestehender chronischer Hepatitis B Krankheitsverlauf und Überlebenszeit günstig beeinflusst werden.

Etwa 1 bis 2 % der Bevölkerung sind chronisch mit **Hepatitis C** infiziert, die früher zu den Non-A-Non-B-Hepatitiden zählte. Das Hepatitis-C-Virus (**HCV**) wird parenteral übertragen. Insbesondere bei Drogenabhängigen sind HCV-Infektionen infolge der gemeinsamen Benutzung von Spritzbestecken („needle-sharing") verbreitet und zwar wesentlich häufiger als HIV-Infektionen. Die Chronifizierungsrate ist sehr hoch, ca. 50 % der Infektionen gehen in ein chronisches Stadium über. Da Impfungen gegen Hepatitis C noch nicht verfügbar sind, müssen andere prophylaktische Maßnahmen vor der Infektion schützen. Dazu zählen geschützter Geschlechtsverkehr und sichere Blutprodukte. Die Behandlung erfolgt mit einer α-Interferon-Monotherapie oder zur Rezidivvermeidung als Kombinationstherapie aus α-Interferonen und dem Nukleosidanalogon Ribavirin (+ Virazole®) eingesetzt.

Eine **Hepatitis D** entsteht als Zweitinfektion bei einer chronischen Hepatitis B, da das Hepatitis-D-Virus (**HDV**) zur Vermehrung das HBV benötigt. Hepatitis D führt häufig zum raschen Fortschreiten der Ersterkrankung mit Übergang zu Leberzirrhose und Leberversagen. Die Therapie wird ebenfalls mit α-Interferonen durchgeführt, jedoch tritt langfristig bei fast allen Patienten nach Absetzen der Therapie ein Rezidiv auf. Die **Hepatitis E** entsteht durch die enterale Übertragung des Hepatitis-E-Virus (**HEV**). Wie Hepatitis A wird diese Hepatitisart nicht chronisch und heilt durch allgemeine Maßnahmen von selbst ab.

15.11.3 Influenza

Durch Influenzaviren entsteht die **Influenza,** die „echte" Grippe, nicht zu verwechseln mit einem grippalen Infekt (s. Kap. 16.8). Verschiedene Stämme von Influenzaviren sind im Tierreich, bei Haustieren und Geflügel weit verbreitet und verändern sich aufgrund ihrer genetischen Struktur ständig. Viren mit neu kombiniertem Erbmaterial können völlig neue Eigenschaften aufweisen und für Menschen besonders gefährlich sein. Sie entstehen oft in Asien, wo Menschen mit Geflügel und Schweinen nicht selten unter einem Dach leben. Schweine fungieren quasi als „Mischgefäße", denn sie lassen sich sowohl mit Geflügel-Influenzaviren als auch mit humanen Influenzaviren infizieren.

Dabei entsteht eine genetische Neukombination, wenn z. B. ein Segment des humanen Influenzavirus durch ein Segment vom Schweinevirus ersetzt wird. Zur Prophylaxe werden jedes Jahr neue Impfstoffe, die gereinigte Influenza-Virus-Antigene enthalten (z. B. + Begrivac®) verwendet. Die Virusstammzusammensetzung entspricht nach den Empfehlungen der WHO jeweils dem neuesten epidemiologischen Erkenntnisstand. Zur Therapie werden Virustatika oder Neuraminidase-Hemmer eingesetzt. Ansonsten erfolgt eine symptomatische Behandlung (s. Erkältungskrankheiten, Kap. 16.8).

15.11.4 Frühsommer-Meningoenzephalitis

Die Frühsommer-Meningoenzephalitis (**FSME**) wird wie die Lyme-Borreliose (s. Kap. 15.9.2) durch den Biss von Zecken (*Ixodes ricinus*) übertragen. Während jedoch der Erreger der Borreliose, das Bakterium *Borrelia burgdorferi*, überall dort auftritt, wo Zecken leben, ist das FSME-Virus nur in bestimmten Regionen verbreitet. Dazu zählen Russland, Balkan, Zentral- und Nordeuropa und Naturherde in Deutschland, u. a. in Niederbayern und Baden-Württemberg.

Nach einer Inkubationszeit von 3 bis 28 Tagen beginnt der meist biphasische Krankheitsverlauf mit einer grippeähnlichen Initialphase. Bei ca. 10 % der infizierten Personen kommt es nach einem kurzen, symptomfreien Intervall zum Übergang in die zweite Krankheitsphase mit neurologischen Symptomen, mit einem erneuten Fieberanstieg sowie heftigen Kopf- und Gliederschmerzen. Bei ca. 50 % dieser Betroffenen wird eine meningitische Verlaufsform beobachtet. Etwa 10 % der so Erkrankten weisen auch nach der Heilung Konzentrationsstörungen, Kopfschmerzen und Psychosen auf. Auch motorische Lähmungen können zurückbleiben. Die Therapie erfolgt symptomatisch. Nach einer durchgemachten Infektion besteht lebenslange Immunität.

In den oben genannten Gebieten ist eine **Prophylaxe** sinnvoll. Die Expositionsprophylaxe besteht darin, den Kontakt mit Zecken zu vermeiden, z. B. durch geeignete Kleidung bei Wanderungen und Hautkontrollen. Für eine präexpositionelle, effiziente Prophylaxe steht besonders für beruflich Gefährdete und Reisende in Naturherdgebiete eine **aktive Schutzimpfung** (s. Kap. 15.14.2) mit inaktiviertem Virus (z. B. + Encepur® FSME-Vaccine Behring) zur Verfügung, deren Schutz ca. 3 Jahre anhält. Postexpositionell ist bis maximal 4 Tage nach dem Zeckenbiss ein **passiver Immunschutz** mit FSME-Hyperimmunglobulin (z. B. + FSME-BULIN Immuno®) möglich. Der Einsatz von FSME-Hyperimmunglobulin bei Kindern unter 14 Jahren ist in Deutschland nicht zugelassen, da bei Kindern, die nach einem Zeckenstich mit dem Immunglobulin behandelt worden waren, in einigen Fällen schwere Krankheitsverläufe mit teilweise bleibenden Schäden aufgetreten sind. Ohne Behandlung erkranken Kinder meist leicht. Daher besteht der Verdacht eines ursächlichen Zusammenhangs zwischen den untypischen Krankheitsverläufen und der Anwendung des Immunglobulins. FSME-Erkrankungen und damit zusammenhängende Todesfälle sind meldepflichtig.

> ## Zusammenfassung
>
> Antibakteriell wirkende Antiinfektiva (Antibiotika) wurden nach ihrem Wirkungstyp – **bakterizid** bzw. **bakteriostatisch** – abgehandelt. Bedeutsame bakterielle Erkrankungen wie Tuberkulose, Lyme-Borreliose oder Harnwegsinfektionen sind ausführlich besprochen worden.
> Die Behandlung von **Virusinfektionen** ist wesentlich schwieriger, weil bei der medikamentösen Beeinflussung immer auch die Wirtszellen geschädigt werden. Wichtige Virusinfektionen sind HIV-Infektion (AIDS), Hepatitiden, Influenza, FSME, aber auch Lippenherpes, für dessen Behandlung eine gründliche Beratung erfolgen muss.

15.12 Therapie von Pilzinfektionen

Pilzinfektionen (Mykosen) werden in oberflächlich auftretende Mykosen an Haut und Schleimhäuten (Dermatomykosen) und systemische Mykosen, die innere Organe befallen, eingeteilt. Meist werden Pilze durch Inhalation aufgenommen, befallen zunächst die Lunge und später auch andere Organe. Aber auch Dermatomykosen können systemische Mykosen verursachen. Menschenpathogene Pilze werden in drei Erregergruppen eingeteilt:

1. **Fadenpilze (Dermatophyten)**
   Diese führen ausschließlich zu oberflächlichen Mykosen (Dermatophytosen) auf totem Gewebe wie zum Beispiel auf Haut, Nägeln oder Haaren.
2. **Hefepilze (Candida)**
   Sie führen zu tieferen und systemischen Mykosen (Candidosen). Hefepilze kommen auch im gesunden Körper, z. B. Verdauungstrakt, vor. Durch eine verminderte Abwehranlage oder schlechten Allgemeinzustand können sich diese Pilze ausbreiten. Beispiele: Vaginalmykose, Mundsoor, Windeldermatitis.

3. Schimmelpilze (Aspergillus-Arten)

Diese führen bei geschwächtem Allgemeinzustand zu Mykosen von Haut, Haaren und Nägeln (Aspergillosen). Aber auch systemische Mykosen können hervorgerufen werden.

Zur Therapie werden **Antimykotika** eingesetzt, Arzneimittel zur Behandlung von Pilzinfektionen. In den 60er-Jahren wurde mit Einführung der Polyen-Antimykotika sowie Flucytosin und Griseofulvin ein Therapiefortschritt erreicht. Besonders bedeutsam war aber die spätere Entwicklung der Azolantimykotika. Einen Überblick vermittelt Tab. 15.17.

Haut- und Schleimhautmykosen (Dermatomykosen) treten in folgenden Formen auf:

- Hautpilz
- Fuß- und/oder Nagelpilz
- Genitalpilzinfektion
- Mundsoor
- Windeldermatitis.

Wesentliche **Symptome** der Dermatomykosen sind Rötung, Entzündung, Juckreiz, Schuppung, Nässen und weiße Beläge. Meist siedeln Pilze in feuchtwarmen Regionen, z. B. zwischen den Zehen, auf der Haut, im Mund-, Genital- oder Windelbereich.

Außerdem können Pilze vom Mund aus durch den Gastrointestinaltrakt wandern und über den Analbereich auch die Genitalien befallen.

Haut-, Fuß- und Nagelpilzerkrankungen wurden bereits bei den Hauterkrankungen (s. Kap. 5.3.8) besprochen. Wenn die lokale Behandlung oberflächlicher Mykosen erfolglos ist, werden orale und damit systemisch wirkende Antimykotika, z. B. das Azol-Derivat Itraconazol, das Allylamin-Derivat Terbinafin oder Griseofulvin eingesetzt.

Genitalpilzinfektionen

Genitalpilzinfektionen können durch folgende Faktoren begünstigt werden:

- Enge Kleidung und Unterwäsche mit hohem Kunstfaseranteil
- Falsche Intim- und/oder Analhygiene
- Hormonelle Empfängnisverhütung („Pille")
- Hormonumstellungen (Schwangerschaft, Klimakterium)
- Verändertes Sexualverhalten, veränderte Sexualpraktiken
- Stress oder psychische Belastungen
- Breiter Einsatz von Antibiotika
- Bestehende Krankheiten, die Pilzinfektionen fördern (z. B. Diabetes mellitus).

Genitalmykosen werden am häufigsten durch Candida-Hefepilze verursacht, von denen bisher ca. 2000 Arten bekannt sind. Der wichtigste und am weitesten verbreitete Pilz dieser Art ist *Candida albicans*, der von Natur aus im menschlichen Körper vorkommt. Generell sind Frauen stärker betroffen als Männer, was sich anhand der Anatomie und der bevorzugten Lebensräume der Pilze erklären lässt. Zur **Therapie** werden **Azol-Antimykotika;** vorzugsweise Clotrimazol, eingesetzt.

Merke

Azol-Antimykotika (z. B. Clotrimazol)

Wirkungstyp:	fungistatisch (z. T. fungizid)
Wirkungsmechanismus:	Hemmung der Synthese der Pilzzellmembran
Wirkungsspektrum:	breit (Faden-, Hefe-, Schimmelpilze)

Alle Azol-Antimykotika wirken fungistatisch, indem sie die Biosynthese von **Ergosterol,** einem essenziellen Baustein der Pilzzellmembran, hemmen. Einige Vertreter (z. B. Clotrimazol, Miconazol) wirken zusätzlich fungizid, da neben der Synthesehemmung von Ergosterol die Zellmembran derart verändert wird, dass Zellbestandteile austreten können. Der Prototyp der Azolantimykotika, Clotrimazol, kann u. a. wegen des Nebenwirkungsprofils nur lokal angewandt werden. Deshalb wurden Azol-Derivate entwickelt,

Tab. 15.17 Übersicht der antimykotischen Chemotherapeutika (21)*

INN	Fertigarzneimittel®	Applikation	Indikationen
A Polyen-Antimykotika			
Amphothericin B	+ Ampho-Moronal	Lokal, oral **und** parenteral	Haut-, Schleimhautmykosen (Mundsoor, Windeldermatitis), Organ- und Systemmykosen
Nystatin	Candio-Hermal	Lokal **und** oral	Haut-, Schleimhautmykosen (Mundsoor, Windeldermatitis)
Natamycin	+ Pimafucin	Lokal **und** oral	Haut-, Schleimhautmykosen (Mundsoor, Windeldermatitis)
B Griseofulvin			
Griseofulvin	+ Griseo von ct + Likuden	Lokal **und** oral	Haut-, Haar-, Nagelmykosen
C Flucytosin			
Flucytosin	+ Ancotil	**Nur** parenteral (i.v.)	Organ- und Systemmykosen
D Azol-Antimykotika (Auswahl)			
D1 Nur lokal applizierte Azol-Derivate			
Clotrimazol	Canifug Canesten	**Nur** lokal	Haut- und Genitalmykosen
Bifonazol	Mycospor	**Nur** lokal	Haut-, Nagelmykosen
Econazol	Epi-Pevaryl + Gyno-Pevaryl	**Nur** lokal	Haut-, Nagelmykosen, Genitalmykosen
D2 (Auch) Systemisch applizierbare Azol-Derivate			
Miconazol	Daktar Creme + Daktar-Mundgel + Gyno-Daktar	Lokal **und** oral	Haut-, Nagelmykosen, Schleimhautmykosen (Mundsoor, Windeldermatitis), Genitalmykosen
Itraconazol	+ Sempera + Siros	**Nur** oral Oral	Haut-, Nagelmykosen, Genitalmykosen
Ketoconazol	+ Nizoral	Lokal **und** oral	Haut-, Schleimhaut-, Nagelmykosen, Organ- und Systemmykosen
E Allylamin-Derivate			
Naftifin	Exoderil	**Nur** lokal	Haut-, Nagelmykosen
Terbinafin	+ Lamisil Lamisil	Oral **und** Lokal	Haut-, Nagelmykosen Haut-, Nagelmykosen

* Hauptgruppen-Nummer der Roten Liste

die sowohl lokal, als auch systemisch eingesetzt werden können.

Die **Applikation** erfolgt lokal in Form von Creme und/oder Ovula bzw. Vaginaltabletten. Die Therapie wird nach der Menstruation begonnen und an 3 oder 6 aufeinander folgenden Tagen abends durchgeführt. An den betroffenen Stellen der äußeren Genitalien wird eine Creme angewandt. Nach Möglichkeit sollte der Partner mitbehandelt werden, um **„Ping-Pong"-Effekte,** d. h. gegenseitige Wiederansteckung, zu vermeiden. Bei häufigen Rezidiven kann zusätzlich zur Lokaltherapie eine orale Therapie mit Itraconazol (+ Sempera®) oder Fluconazol (+ Fungata®) durchgeführt werden.

Clotrimazolhaltige Arzneimittel dürfen zur Behandlung von Vaginalmykosen für eine 3-tägige Therapie im Rahmen der Selbstmedikation abgegeben werden. Bei der Beratung muss darauf hingewiesen werden, dass neben Pilzen auch andere Krankheitserreger an den Beschwerden beteiligt sein können. Bei einer Erstinfektion sollte grundsätzlich ein Arztbesuch empfohlen werden, da eine unzureichende Behandlung zu gravierenden Folgeerkrankungen führen kann. Schwangere müssen immer einen Arzt aufsuchen.

Anwendungs- und Beratungshinweise

Clotrimazol für die Selbstmedikation **bei Vaginalmykosen**

1. Beginnen Sie mit der Therapie nach der Menstruation!
2. Verwenden Sie bei jeder Anwendung einen neuen Applikator!
3. Am besten lässt sich Ihr Partner mitbehandeln!
4. Waschen Sie Ihre Wäsche, auch Badeanzüge und -hosen bei 60–90 °C oder mit einem speziellen Waschmittel, z. B. Canestan® Hygiene Wäschespüler.
5. Bei Erstinfektion oder Schwangerschaft immer einen Arzt aufsuchen!

Azol-Antimykotika sind gut verträglich. Als **Nebenwirkungen** können bei der lokalen Anwendung Hautreaktionen wie vorübergehende Rötung, Stechen oder Brennen, bei der oralen Gabe gastrointestinale Beschwerden, Kopfschmerzen und z. T. Leberschädigungen (Ketoconazol) auftreten. Nach der antimykotischen Therapie kann die natürliche Scheidenflora durch Anwendung von Ovula, die *Lactobacillus*-Arten enthalten, z. B. Vagiflor® oder Einbringen von Naturjoghurt wieder aufgebaut werden.

Mundsoor

Der in der normalen Körperflora vorkommende Hefepilz *Candida albicans* kann pathogen werden und durch starke Vermehrung eine Candidose hervorrufen. Hauptsächlich tritt das auf:

- Bei Säuglingen und alten Menschen
- Als Begleiterkrankung bei Diabetes mellitus und AIDS
- Nach Anwendung von Glucocorticoiden, Antibiotika, Zytostatika oder Immunsuppressiva.

Eine Pilzinfektion im Mund und Gastrointestinaltrakt wird als oro-intestinale Candidose oder Soormykose bezeichnet und kann von einer Person auf die andere übertragen werden. Die **Symptome** von Mundsoor sind kleine rote Flecken, die zunächst am und im Mund erscheinen und bald eine weiße Färbung annehmen. Die Flecken sind sehr schmerzempfindlich, weshalb insbesondere Babys oft die Nahrungsaufnahme verweigern (Abb. 15.14).

Die **Therapie** erfolgt vor allem mit den **Polyen-Antimykotika** Nystatin, Natamycin und Amphotericin B sowie dem Azol-Derivat Miconazol. Polyen-Antimykotika werden nach oraler Gabe kaum resorbiert und daher nur als Lokaltherapeutika für Haut und Schleimhäute, einschließlich des Gastrointestinaltraktes eingesetzt. Amphotericin B stellt eine Ausnahme dar, da es als einziges Polyen-Antimykotikum auch resorbiert wird und systemisch angewendet werden kann. Dadurch zeigt es auch eine höhere Toxizität.

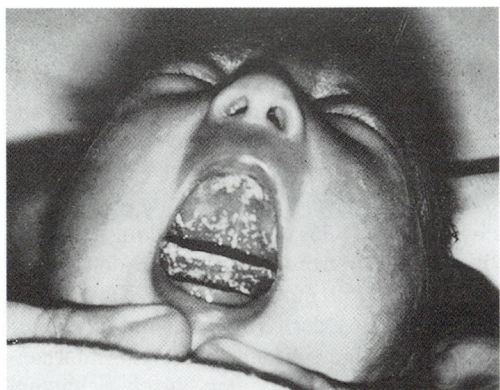

Abb. 15.14 Soorinfektion beim Säugling. Aus Hartung u. Lubach 1975

Alle Polyen-Antimykotika wirken fungizid, indem sie durch Bindung an Ergosterin, einem Baustein der Pilzzellmembran, die Membranpermeabilität erhöhen. Dadurch können Zellbestandteile aus der Pilzzelle austreten, was eine Zellzerstörung bewirkt.

Die **Applikation** von Nystatin und Natamycin sowie Miconazol erfolgt lokal und oral mit Oral-Suspensionen, Mundgelen oder Lutschtabletten. Vor dem Stillen werden die Brustwarzen mit Suspension oder Mundgel bestrichen und nach der Brustmahlzeit dem Kind die verordnete Menge Suspension bzw. Mundgel eingegeben. Schnuller oder Sauger müssen während der gesamten Behandlungsdauer mehrmals täglich ausgekocht werden, um eine Reinfektion zu verhindern. Als **Nebenwirkungen** treten selten gastrointestinale Störungen auf.

Windeldermatitis

Bei einer Soorinfektion der Mundhöhle kann der Hefepilz Candida albicans den Gastrointestinaltrakt durchwandern und im Genitalbereich ebenfalls eine Pilzinfektion auslösen. Im Babyalter begünstigt das feuchtwarme Windelklima die Ausbreitung der Infektion. In diesen Fällen spricht man von Windeldermatitis. Sie kann ebenfalls von einer Person auf die andere übertragen werden und erfordert häufig eine ärztliche Behandlung. Die **Symptome** einer Windeldermatitis äußern sich durch kleine, rote Flecken, die sich auch zu größeren roten, schuppigen Bezirken auswachsen können und im feuchtwarmen Windelklima schlecht abheilen.

Zur **Therapie** werden vor allem Nystatin sowie Natamycin und Miconazol in Form von Cremes, Salben oder Pasten eingesetzt. Je nach Befund erfolgt auch eine oral-lokale Kombinationstherapie. Als **Nebenwirkungen** können bei der lokalen Anwendung Hautreaktionen wie vorübergehende Rötung oder Brennen auftreten.

Organ- und Systemmykosen

Haben Pilze ein inneres Organ befallen, so spricht man von **Organmykose,** sind gleich mehrere Organe betroffen von **Systemmykose.**

Auslöser sind entweder primär pathogene Pilze, die entsprechende Krankheiten hervorrufen, in Mitteleuropa aber selten sind oder opportunistische Pilze, die eigentlich apathogen sind und erst bei Nachlassen der körpereigenen Abwehr pathogen werden, z. B. nach immunsuppressiven Behandlungen, nach Strahlentherapie oder bei AIDS-Patienten. Organ- und Systemmykosen müssen immer systemisch, d. h. oral oder parenteral, behandelt werden.

Die **Therapie** wird im Allgemeinen mit dem Polyen-Antimykotikum Amphotericin B, den Azol-Antimykotika Fluconazol (+ Fungata®) bzw. Ketoconazol sowie dem Pyrimidin-Derivat Flucytosin durchgeführt.

15.13 Therapie von Protozoeninfektionen

Protozoen (gr. zoon: Lebewesen) gehören zu der niedrigsten Stufe der Eukaryonten (s. Kap. 15.8). Es handelt sich um einzellige tierische Lebewesen, die im Gegensatz zu Bakterien einen Zellkern enthalten. Fast alle pathogenen Protozoen wachsen als Parasiten in verschiedenen Wirten, d. h. während des Entwicklungszyklus erfolgt ein **Wirtswechsel,** insbesondere zwischen Mensch und Insekt. Die Fortpflanzung erfolgt geschlechtlich oder ungeschlechtlich durch Zwei- oder Vielfachteilung und Knospung. Teilweise verfügen Protozoen über Bewegungsorganellen wie Wimpern oder Geißeln. In Tab. 15.18 sind menschenpathogene Protozoen, die von ihnen ausgelösten Krankheiten und Insekten, die als Überträger (Vektoren) wirken, aufgeführt.

15.13.1 Malaria

Malaria (ital.: mal aria = schlechte Luft), auch **Sumpf- oder Wechselfieber** genannt, ist die wichtigste und weltweit am weitesten verbreitete Protozoenerkrankung. Besonders in tropischen Ländern stellt Malaria noch immer ein wichtiges Gesundheitsproblem dar, denn trotz anfänglicher Erfolge der in den Jahren 1955 bis 1969 durchgeführten Kampagnen zur Ausrottung der Krankheit sind in einigen Regionen sogar Zunahmen von Malariaerkrankungen zu vermelden. Nach Schätzungen der WHO erkranken weltweit 300 bis 500 Millionen Menschen, von denen jährlich ca. 2 Millionen, vor allem Kinder, sterben. Aber Malaria ist längst nicht (mehr) auf tropische Länder beschränkt. Durch die Zunahme des Tourismus werden in Deutschland ca. 1000 Malariainfektionen pro Jahr gemeldet, wobei die Dunkelziffer höher sein dürfte, da die Behandlung teilweise bereits im Reiseland erfolgte oder Erkrankungen nicht gemeldet werden.

Ursache

Die Plasmodien, Erreger der Malaria, werden durch den Stich infizierter weiblicher Stechmücken (Anophelesmücken) auf den Menschen übertragen. Die **Inkubationszeit** beträgt **mindestens 7 Tage,** kann teilweise jedoch bis zu einem Jahr andauern! Typische **Symptome** sind meist periodisch auftretende Fieberanfälle, Kopf- und Gliederschmerzen mit starkem Krankheitsgefühl, Schüttelfrost und Schweißausbrüche. Man unterscheidet 3 Formen der Malaria, die von unterschiedlichen Plasmodienarten hervorgerufen werden:

- **Malaria tertiana** durch *Plasmodium vivax*
- **Malaria quartana** durch *Plasmodium malariae*
- **Malaria tropica** durch *Plasmodium falciparum.*

Bei der Malaria tertiana treten die Fieberanfälle im Abstand von 48 Stunden, d. h. am

Tab. 15.18   Protozoenerkrankungen (Erreger, Krankheiten, Überträger)

Protozoenart	Erreger von	Überträger	Kapitel
Flagellaten (Geißeltierchen)			
Leishmanien	Tropenkrankheiten:		
	Kala-Azar	Sandmücken	15.13.2
	Orientbeule	Sandmücken	
Trichomonaden	Trichomoniasis	–	15.13.2
	(T.-Kolpitis, -Urethritis)		
Trypanosomen	Tropenkrankheiten:		
	Schlafkrankheit	Tsetse-Fliege	15.13.2
	Chagaskrankheit	Raubwanzen	
Rhizopoden (Wurzelfüßler)			
Amöben	Amöbiasis	–	15.13.2
	z. B. Amöbenruhr		
Sporozoen (Sporentierchen)			
Plasmodien	Malaria	Anophelesmücke	15.13.1
Toxoplasmen	Toxoplasmose	–	15.13.2
Pneumocystis carinii			
	Pneumocystis-carinii-Pneumonie	–	15.13.2

1. Tag, dann am 3. Tag usw. auf, daher die Bezeichnung „tertiana-dreitägig". Analog erscheinen die Fieberanfälle bei der selteneren Malaria quartana im Abstand von 72 Stunden, d. h. am 1. Tag, dann am 4. Tag usw., daher „quartana – viertägig". Bei der Malaria tropica, der am weitesten verbreiteten und gefährlichsten Malariaform mit der höchsten Letalitätsrate, erscheinen die Fieberanfälle in unregelmäßigen Abständen.

> ## Merke
>
> Jedes unklare Fieber nach mindestens sieben Tagen in den Tropen oder nach Rückkehr aus den Tropen kann Symptom einer Malariaerkrankung sein. Das gilt auch, wenn das Fieber erst Monate nach Rückkehr aus den Tropen auftritt. Dieses Fieber ist so lange als malariaverdächtig anzusehen, bis das Gegenteil bewiesen ist.

Für das Verständnis der Symptome und der Malariatherapie ist es notwendig, den **Vermehrungszyklus** der Erreger zu kennen, die einen komplizierten Entwicklungszyklus durchlaufen (Abb. 15.15).

Beim Stich einer infizierten Anophelesmücke gelangen mit deren Speichel Plasmodien in den Blutkreislauf des Menschen. In diesem Stadium werden sie als Sporozoiten bezeichnet und stehen am Anfang der ungeschlechtlichen Vermehrung. Es folgt zunächst die

■ **Vermehrung in der Leber**

(ungeschlechtlich), wenn Sporozoiten in die menschliche Blutbahn gelangen und nach 30 bis 60 Minuten in die Leberzellen eingedrungen sind. Dort reifen sie zu Gewebsschizonten (Leberschizonten) heran, verändern ihr Aussehen und werden jetzt als Merozoiten bezeichnet. Nach ein bis zwei Wochen platzt die befallene Leber-

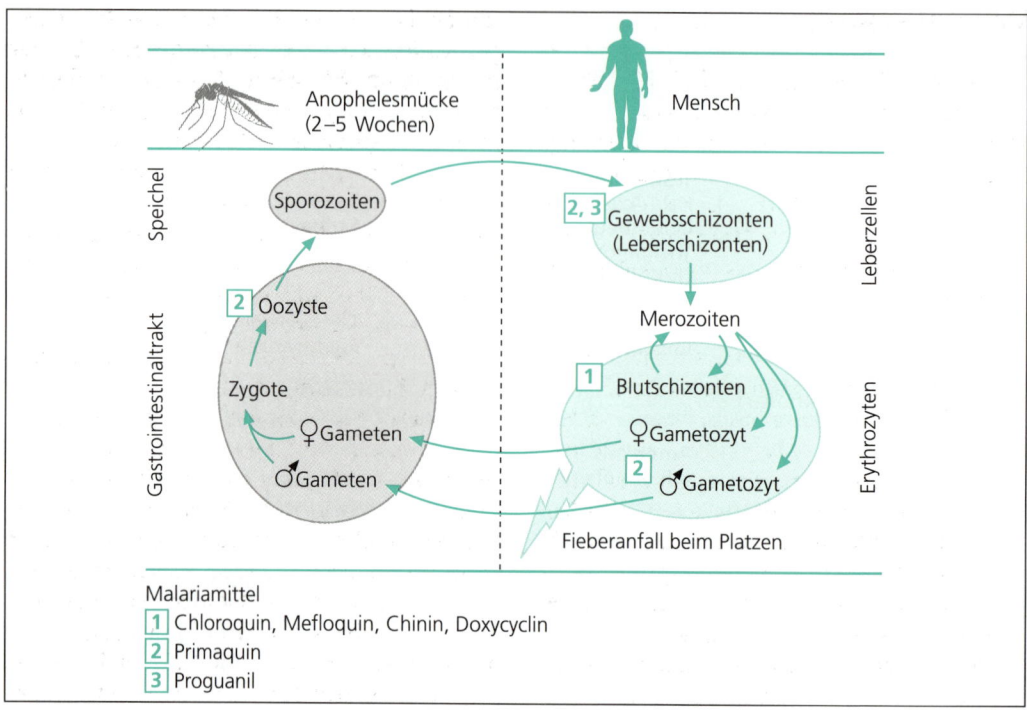

Abb. 15.15 Entwicklungszyklus der Malariaerreger und Angriffspunkte der Malariamittel. Modifiziert nach Mutschler 2001

zelle und schwemmt Tausende von Merozoiten ins Blut. Nun findet die

- **1. Phase der Vermehrung im Blut**

statt, indem die Merozoiten Erythrozyten befallen und sich zu Blutschizonten entwickeln. Sie vermehren sich wiederum ungeschlechtlich bis die Erythrozyten platzen und so beim Malariakranken einen Fieberanfall auslösen. Die freigesetzten Merozoiten können wieder neue Erythrozyten befallen. Infektion und Vermehrung wiederholen sich häufig, meist alle zwei bis drei Tage. Es schließt sich die

- **2. Phase der Vermehrung im Blut**

an. Ein Teil der Merozoiten in den Erythrozyten verwandelt sich in weibliche bzw. männliche Gametozyten, womit die ungeschlechtliche Vermehrung der Plasmodien im Menschen abgeschlossen ist. Nun findet die

- **Entwicklung in der Mücke**

(geschlechtlich) statt, wenn eine weibliche

Anophelesmücke mit der Blutmahlzeit weibliche und männliche Gametozyten aufsaugt. In der Mücke beginnt mit der Befruchtung die geschlechtliche Vermehrung durch Bildung einer Zygote. Diese durchdringt die Darmwand und nach mehreren Zwischenstadien entsteht eine mit Sporozoiten gefüllte Oozyste. Beim Aufbrechen der Oozyste gelangen die Sporozoiten in die Speicheldrüse der Anophelesmücke und mit dem nächsten Stich z. B. wieder in einen Menschen. Der Malariazyklus beginnt von vorn (Abb. 15.15).

Diagnose

Die **Diagnose** wird während der akuten Erkrankung durch den mikroskopischen Parasitennachweis im Blut gestellt. Sie kann auch nachträglich durch spezielle Antikörperuntersuchungen durchgeführt werden.

Malariatherapie

Malariamittel sind Arzneimittel, die gegen die verschiedenen Entwicklungsstadien der Malariaerreger eingesetzt werden, allerdings unterschiedlich stark wirksam sind. Gegenwärtig ist kein Wirkstoff bekannt, der gegen alle Entwicklungsstufen des Erregers gleich gut wirkt (Tab. 15.19). Nach der Hauptwirkung unterscheidet man:

- Arzneimittel gegen Gewebsschizonten (**Gewebsschizontozide**) hemmen die Entwicklung der Gewebsschizonten, indem Frühstadien der Plasmodien beeinflusst werden, bevor sie Erythrozyten befallen.
- Arzneimittel gegen Blutschizonten (**Blutschizontozide**) unterdrücken die Vermehrung der Plasmodien in den Erythrozyten.
- Arzneimittel gegen Gametozyten (**Gametozide**) wirken auf die geschlechtlichen Formen der Erreger und verhindern so die Übertragung auf andere Menschen.
- Arzneimittel gegen Sporozoiten (**Sporontozide**) haben lediglich theoretische Bedeutung, weil sich die Anophelesmücken einer konsequenten Behandlung entziehen.

Bei der **Malariatherapie** wird zwischen der Behandlung des akuten Malariaanfalls (**Suppressionsbehandlung**) und einer rezidivfreien Ausheilung (**Rezidivprophylaxe**) unterschieden. Bei der Suppressionsbehandlung werden nur Malariamittel gegen erythrozytäre Entwicklungsformen (Blutschizontozide) angewandt. Dagegen müssen zur Rezidivprophylaxe Malariamittel gegen sämtliche Entwicklungsstadien eingenommen werden. Ein großes Problem der Malariatherapie und

-prophylaxe ist die Resistenzentwicklung gegen Chloroquin. Der überwiegende Teil der Plasmodium falciparum-Stämme ist bereits resistent. Dieser Sachverhalt muss bei Therapie und Prophylaxe berücksichtigt werden.

Die Malaria tropica hat unbehandelt eine Letalitätsrate von 20 bis 40 % und muss daher stationär behandelt werden. Um die Plasmodien zu eliminieren muss ein wirksamer Arzneispiegel über mindestens 3 Vermehrungszyklen, d. h. 6 Tage, vorliegen.

Im Folgenden sind die wichtigsten **Malariamittel** kurz dargestellt:

Chinin (+ Chininum hydrochloricum 0,25 g Merck) wird aus der Rinde des Chinarindenbaumes (Chinae Cortex, *Cinchona succirubra*) isoliert, ist das älteste Malariamittel der Welt und erlebt heute wegen vielfältiger Resistenzen gegen neuere Mittel, insbesondere bei schweren Malariaformen, eine Renaissance. Als Nebenwirkungen können u. a. neurotoxische Reaktionen (Seh- und Hörstörungen), Herzrhythmusstörungen und Allergien auftreten.

Chloroquin (+ Resochin®) ist trotz Resistenzentwicklungen eines der wichtigsten Malariamittel für Therapie, Prophylaxe und Stand-by-Therapie, auch für Schwangere und Kleinkinder. Die Anwendung sollte jedoch auf Gebiete ohne Chloroquin-Resistenz beschränkt bleiben. Als Nebenwirkungen können Kopfschmerzen oder Übelkeit auftreten, bei Daueranwendung besteht das Risiko von Netzhautschäden.

Mefloquin (+ Lariam®) ähnelt dem Chinin und wird gegen Chloroquin-resistente Plasmodien eingesetzt. Als Nebenwirkungen werden Benommenheit und Schwindel genannt. Mefloquin ist für Schwangere im ersten Drittel der Schwangerschaft und für Kleinkinder nicht geeignet.

Halofantrin (+ Halfan®) ist besonders wirksam gegen *Plasmodium falciparum* (Malaria tropica). Aufgrund der zwar selten auftretenden, jedoch lebensgefährlichen Nebenwirkung Herzrhythmusstörungen darf Halofantrin trotz guter Wirksamkeit nicht für die Stand-by-Therapie verwendet werden.

Proguanil (+ Paludrine®) wird jetzt wieder

Tab. 15.19 Wirkungsspektrum einiger Malariamittel. Nach Mutschler 2003

Malariamittel	Beispiele
Gewebs-schizontozide	Pyrimethamin, Proguanil Sulfonamide, (Primaquin; in D aH)
Blutschizontozide	Chloroquin, Mefloquin, Chinin, Doxycyclin

öfter eingesetzt und zwar besonders gegen die in der Leber existierende Form von *Plasmodium falciparum*. Proguanil wird häufig zur Prophylaxe, oft in Kombination mit Chloroquin, verwendet. Nach der Einnahme kann es vorübergehend zu Haarausfall und/oder Magen-Darm-Beschwerden kommen.

Atovaquon und **Proguanil** werden als fixe Kombination (+ Malarone®) zur Prophylaxe und Therapie der Malaria tropica eingesetzt.

Artemether und **Lumefantrin** werden ebenfalls als fixe Kombination (+ Riamet®) zur Behandlung einer akuten, unkomplizierten Malaria, die auf einer Infektion mit *Plasmodium falciparum* beruht, angewandt. Artemether stammt von Artemisinin ab, einem Inhaltsstoff des Chinesischen Beifußes (*Artemisia annua*), der in China traditionell gegen Malaria eingesetzt wird.

Tetracycline (+ Doxycyclin ratiopharm®) werden teilweise mit Chinin bei Resistenzproblemen kombiniert und in dieser Form auch zur Prophylaxe angewandt. Sie sind in Deutschland für diese Indikation nicht zugelassen.

Generell muss die Behandlung so früh wie möglich begonnen werden, im Verdachtsfall auch ohne mikroskopischen Parasitennachweis.

Malariaprophylaxe

Eine umfassende **Malariaprophylaxe** besteht aus Maßnahmen zum Schutz vor Mückenstichen (Expositionsprophylaxe) und Einnahme von Malariamitteln (Chemoprophylaxe).

Verhaltensregeln der **Expositionsprophylaxe** sind z. B.:

- Tragen von hautbedeckender Kleidung bei Aufenthalten im Freien, besonders während der mückenaktiven Zeit
- Aufenthalte im Freien während der Dämmerung meiden; Anophelesmücken sind vom Einbruch der Dämmerung bis zum frühen Morgen besonders aktiv
- Anwendung von Repellentien auf unbekleideten Hautstellen
- Nähe zu stehenden Gewässern, Gräben und Wassertonnen meiden
- Mückensichere Schlafplätze durch Moskitonetze und Fliegengitter

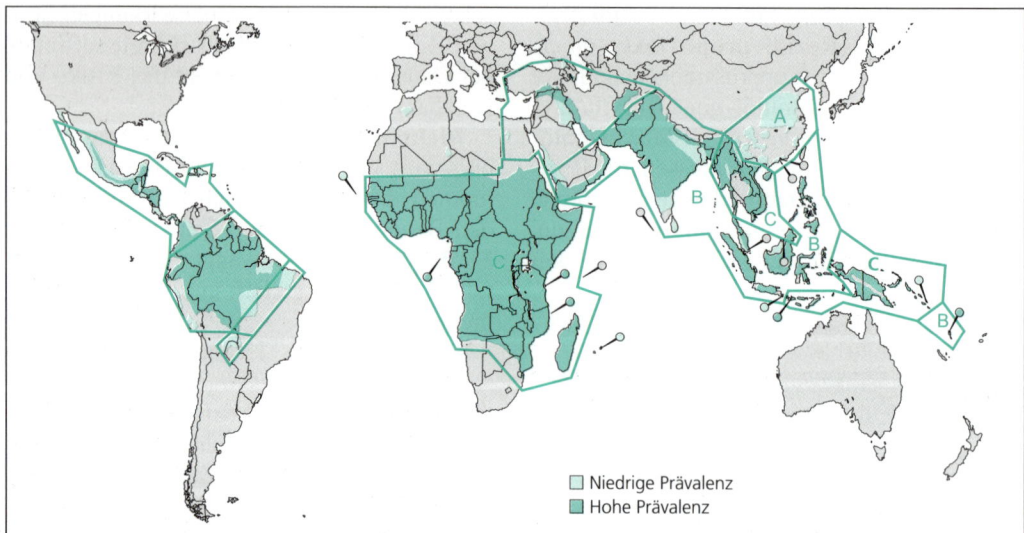

Abb. 15.16 Chemoprophylaxe der Malaria – Klassifizierung der Malariazonen. Nach WHO, Stand 2004

- Unterstützende Verwendung von Aerosolen, Verdampfern, Räucherspiralen („mosquito coils").

Die Wahrscheinlichkeit einer Malaria-Infektion steigt mit der Anzahl der Mückenstiche. Durch konsequentes Befolgen dieser Verhaltensregeln lässt sich das Malaria-Risiko deshalb vermindern.

Zusätzlich sollte eine **Chemoprophylaxe** durchgeführt werden. Die medikamentöse Prophylaxe wird durch die zunehmende Resistenzentwicklung immer schwieriger, wobei die Resistenz von *Plasmodium falciparum* (Malaria tropica) gegen Chloroquin besonders hervorzuheben ist. Die Prophylaxeempfehlungen variieren individuell, da diese aufgrund verschiedener Parameter wie Art und Dauer der Reise, Jahreszeit, individuelle Medikamentenverträglichkeit oder Neuentwicklungen einem häufigen Wechsel unterliegen. Daher sollten vor jeder Reise in ein Malariagebiet aktuelle Informationen, z. B. von einem Tropeninstitut, eingeholt werden, denen die Empfehlungen der WHO zugrunde liegen. Die WHO klassifiziert Gebiete mit hoher und niedriger Prävalenz, d. h. Häufigkeit des Auftretens der Krankheit. Apotheken sind bei der Informationsbeschaffung behilflich (Abb. 15.16).

Je nach Resistenzsituation im Reisegebiet muss die Chemoprophylaxe eine Woche vor Einreise und bis zu vier bis sechs Wochen nach Ausreise durchgeführt werden.

Bei Reisen in abgelegene Malariagebiete, bei ungenügender oder ganz fehlender Chemoprophylaxe soll für den Notfall eine therapeutische Dosis eines Malariamittels als **Standby-Therapie** mitgenommen werden. Reisende, die frühestens 7 Tage nach der Einreise in ein Malariagebiet Fieber oder grippeähnliche Symptome bekommen, sollten schnellstmöglich einen Arzt aufsuchen oder mit der Standby-Therapie beginnen. Außerdem kann diese Medikation in folgenden Situationen durchgeführt werden:

- Kurzfristige Entscheidung zu einem Aufenthalt in einem Malariagebiet, z. B. aus beruflichen Gründen oder als „last minute"-Reise

- Sehr langer Aufenthalt in einem Malariagebiet, z. B. eine mehrjährige Berufstätigkeit
- Reisen in Gebiete mit sehr geringem Malariarisiko
- Unverträglichkeit von Malariamitteln.

> ### Beratungshinweise zur Malariaprophylaxe
>
> 1. 7 Tage vor Reisebeginn mit der Chemoprophylaxe beginnen.
> 2. Auf konsequentes Einhalten der Expositionsprophylaxe hinweisen:
>   - Anwendung von Insektenrepellentien (z. B. Autan®)
>   - Geeignete Kleidung, Schlafen unter Mosquitonetzen
>   - Aufenthalte im Freien während der Dämmerung meiden.
> 3. Fieber oder „Grippe", die – auch längere Zeit – nach Rückkehr aus einem Malariagebiet auftreten, können Symptome für eine Malariainfektion sein.

15.13.2 Therapie weiterer Protozoenerkrankungen

Auch für verschiedene andere Tropenkrankheiten sind Protozoen verantwortlich:

Leishmaniosen werden von Sandfliegen verursacht. Durch den Stich werden Leishmanien übertragen, die Zellen des Immunsystems befallen und so in Haut, Milz, Leber, Lymphknoten und Knochenmark gelangen. Das Krankheitsbild richtet sich nach der Leishmanienart: Entweder entsteht ein relativ harmloses Hautgeschwür, die sog. **Orientbeule** oder eine schwere Infektion, **Kala-Azar,** die auch lebenswichtige Organe betrifft und unbehandelt zum Tode führen kann. Beide Erkrankungen sind in tropischen und subtropischen Klimazonen einschließlich der Mittelmeerländer (!) verbreitet. Durch Anwendung von Insektenrepellentien, die Schutz vor den hauptsächlich nachts aktiven Sandfliegen bieten, kann die Infektionsgefahr deutlich verringert werden.

Trypanosomenerkrankungen. Durch den Stich der **Tsetse-Fliege** werden Menschen, Haus- und Wildtiere im tropischen Afrika, Mittel- und Südamerika mit dem Erreger der **Schlafkrankheit** (*Trypanosoma brucei gambiense* bzw. *rhodesiense*) infiziert. Die **Chagaskrankheit** wird ebenfalls durch Trypanosomen (*Trypanosoma cruzi*) verursacht und kommt nur in Mittel- und Südamerika vor. Die Übertragung erfolgt durch **Raubwanzen,** die in Ritzen von Lehmhütten oder Reisigdächern leben und sich zum Blutsaugen nachts auf ihre Opfer fallen lassen.

Amöbiasis wird durch eine Infektion mit *Entamoeba histolytica* verursacht, die in fast allen warmen Ländern auftritt und u. a. zu akuter oder chronisch-rezidivierender **Amöbenruhr** führt. Die Übertragung der Darmparasiten erfolgt durch ungewaschene Früchte, Gemüse und unsauberes Trinkwasser. Die Inkubationszeit kann Monate betragen, in denen sich der Erreger symptomlos im Darm aufhalten kann. Allerdings scheiden die symptomlosen Amöbenträger in großen Mengen reife Zysten (Dauerform) aus, die den Erreger enthalten und auf diese Weise Nahrungsmittel und Trinkwasser immer wieder kontaminieren.

Die Protozoenerkrankungen **Trichomoniasis, Toxoplasmose** und **Pneumocystis carinii-Pneumonie** treten weltweit auf.

Trichomoniasis entsteht durch Sexualkontakte, bei denen *Trichomonas vaginalis* übertragen wird (also nicht durch einen Überträger oder Vektor). Die auch in Deutschland häufig auftretende Erkrankung äußert sich bei Frauen durch Entzündungen der äußeren Genitale (Vulvitis), der Scheide (Kolpitis) und der Harnröhre (Urethritis) bei gleichzeitig auftretendem Scheidenausfluss (Fluor vaginalis). Beim Mann verläuft die Infektion häufig symptomlos. Die Therapie erfolgt mit Metronidazol (s. Kap. 15.8.3) als Mittel der Wahl oder mit anderen Nitroimidazol-Derivaten. Bei einer Trichomoniasis muss der Partner grundsätzlich mitbehandelt werden, um dauernde Reinfektionen durch „Ping-Pong"-Effekte zu vermeiden.

Toxoplasmose wird durch Vögel und Säugetiere übertragen, die mit dem Erreger *Toxoplasma gondii* infiziert sind, ohne selbst zu erkranken. Der Mensch ist relativ resistent, wobei über 50 % der Erwachsenen eine Infektion ohne nennenswerte Symptome (subklinisch) durchmachen. Die Übertragung erfolgt über infiziertes Fleisch oder Kontakt mit Tieren, vor allem Katzen. Gefährlich sind Infektionen während der Schwangerschaft. Wenn die Erreger über Plazenta und Nabelschnur zum Fetus gelangen, kann das zu Fruchttod oder irreparablen Schäden wie z. B. Erblindung führen. Daher wird während der Schwangerschaft der Toxoplasmose-Titer bestimmt. Eine Prophylaxe ist schwierig. Schwangere sollen auf rohes Fleisch verzichten und den Umgang mit Katzen, vor allem Katzenkot, vermeiden. Die Therapie wird mit Pyrimethamin (+ Daraprim®) und Sulfonamiden (s. Kap. 15.8.7) durchgeführt.

Pneumocystis carinii-Pneumonie, die durch den Erreger *Pneumocystis carinii* hervorgerufene Lungenentzündung, gehört zu den häufigsten Infektionen von AIDS-Patienten. Der Erreger ist eigentlich apathogen und wirkt erst bei Schwächung der körpereigenen Abwehr krankheitsauslösend (opportunistische Infektion). Zur Therapie werden hochdosiertes Co-trimoxazol, Prednisolon oder Pentamidin (+ Pentacarinat 200®) eingesetzt. Co-trimoxazol, oral oder parenteral angewandt, zeigt die beste Wirkung, wird aber aufgrund der schweren Nebenwirkungen nicht von allen Patienten vertragen. Pentamidin wird parenteral oder inhalativ eingesetzt.

Zusammenfassung

Pilzinfektionen können lokal und systemisch (Organmykosen) auftreten und werden mit Antimykotika therapiert. Besonders wichtig ist die Beratung bei Präparaten zur Behandlung von Vaginalpilzinfektionen.
Protozoen (z. B. Malaria) vermehren sich häufig mit Hilfe von Zwischenwirten, was die Therapie von Protozoeninfektionen oft schwierig gestaltet.

15.14 Infektionsabwehr durch Impfstoffe und Sera

Zu Beginn des Kapitels wurden zwei grundsätzlich verschiedene Wege der Infektionsabwehr genannt:

■ Infektionsabwehr durch Antiinfektiva
■ Infektionsabwehr durch Immunisierung.

Die Möglichkeiten der Chemotherapie sind ausführlich dargestellt worden. Im folgenden Abschnitt wird die **Immunisierung** besprochen.

15.14.1 Die körpereigene Abwehr

Die körpereigene Abwehr (Immunsystem) wahrt die Unversehrtheit des menschlichen Organismus, indem sie fremdes Material, z.B. Bakterien, Viren oder Toxine erkennt und unschädlich macht. Dieses komplex aufgebaute System soll hier vereinfacht wiedergegeben werden.

Für die Abwehr potenziell schädlicher Stoffe oder Mikroorganismen, aber auch zur Vernichtung von Tumorzellen, verfügt der Organismus über unspezifische und spezifische Abwehrmechanismen, an denen sowohl zelluläre als auch humorale (die Körperflüssigkeiten betreffende) Prozesse beteiligt sind.

Eine vereinfachte Gliederung des Immunsystems ist in Abb. 15.17 dargestellt.

Immunsystem. Aus den Stammzellen des Knochenmarks entwickeln sich u. a. Granulozyten, Monozyten und Lymphozyten. Zum **unspezifischen Teil des Immunsystems** gehören die als Fresszellen (**Phagozyten**) bezeichneten Granulozyten und Monozyten, die amöboid beweglich sind. Phagozyten vernichten Fremdes durch Phagozytose, eine Art Einverleiben durch Umfließen. Unter den Blutzellen haben Monozyten, die zu den Makrophagen gezählt werden, die ausgeprägteste Phagozytoseaktivität. Granulozyten „fressen" z.B. so viele Staphylokokken, bis sie platzen. Dabei entsteht Eiter, der aus abgestorbenen Granulozyten, anderen Zelltrümmern und Erregern besteht.

Der **spezifische Teil des Immunsystems** richtet sich immer gegen bestimmte Fremdkörper (**Antigene**). Antigene sind große Moleküle, z.B. Fremdeiweiße, Polysaccharide auf Bakterien, Viren, infizierte Zellen oder Tumorzellen. Wenn eine resorbierte oder parenteral eingebrachte Substanz als Antigen empfunden wird, bildet der Körper dagegen Abwehrstoffe (**Antikörper**). Dabei spielen Lymphozyten (Tab. 15.20) eine wesentliche Rolle.

Lymphozyten entstehen aus sog. Vorläuferzellen (Abb. 15.18), die noch immunologisch inkompetent sind. Diese werden ins Blut abgegeben und gelangen zu Prägungsstellen, wo sie quasi gestempelt und damit immunologisch kompetent werden. Ein Teil der Lymphozyten erfährt seine Prägung im

Abwehr	Unspezifisches Immunsystem	Spezifisches Immunsystem
Zelluläre Abwehr (Abwehrzellen)	Makrophagen (Monozyten, Histiozyten) Granulozyten Mastzellen	B-Lymphozyten T-Lymphozyten
Humorale Abwehr (frei diffundierende Moleküle)	Lysozym (hydrolytisches Enzym) Interferone Serumeiweiße (Komplementsystem)	Immunglobuline (Antikörper)

Abb. 15.17 Vereinfachte Gliederung des Immunsystems

Tab. 15.20 Tabellarische Übersicht: T- und B-Lymphozyten

	T-Lymphozyten	B-Lymphozyten
Bildungsort	Knochenmark (Vorläuferzellen)	Knochenmark (Vorläuferzellen)
Differenzierungsort	Thymus	Knochenmark, Milz (beim Fötus: Leber)
Funktion	Zelluläre Immunität (Spezifische Abwehr)	Humorale Immunität (Spezifische Abwehr)
Zellformen	Immunozyten (Killer-Zellen) T-Helferzellen Suppressorzellen T-Gedächtniszellen	Plasmazellen (Antikörperproduktion) B-Gedächtniszellen

Thymus, daher T-Lymphozyten, ein anderer Teil reift in **Knochenmark** und **Milz** zu immunkompetenten B-Lymphozyten heran. Lymphozyten befinden sich in lymphatischen Geweben und im Blut. Bei einem Antigen-Kontakt können B- und T-Lymphozyten sensibilisiert werden. Das führt zu einer Immunreaktion (s. Kap. 15.14.2) auf bestimmte Antigene, um diese zu beseitigen, zu neutralisieren oder abzutöten. Durch den Antigen-Kontakt zwischen Antigen und Monozyt beginnt die Immunreaktion. T- und/oder B-Lymphozyten werden sensibilisiert und durch diesen Reiz zu Zellvermehrung und Differenzierung angeregt.

T-Lymphozyten differenzieren sich in Immunozyten, sog. **T-Killer-Zellen,** in **T-Helferzellen** und **T-Suppressorzellen.** Killer-Zellen wirken zellzerstörend auf Zellen, die als fremd oder (durch entsprechende Antigene an der Zelloberfläche) als infiziert erkannt werden. T-Helferzellen aktivieren die Killer-Zellen und können über die Freisetzung von Botenstoffen auch in die Antikörperbildung des humoralen Systems eingreifen. T-Suppressorzellen sind für eine Abschwächung (Modulation) der Immunreaktion verantwortlich, hemmen oder stoppen die Antikörperproduktion. Lymphozyten können immer nur gegen ein bestimmtes Antigen sensibilisiert werden, d. h. auch bei einem späteren zweiten Kontakt nur gegen dasselbe Antigen wirken.

Aus **B-Lymphozyten** entstehen Plasmazellen, die antigenspezifische Proteine, **Antikörper** oder sog. Immunglobuline bilden.

Antikörper stellen die humorale Immunität dar. Wie Schlüssel und Schloss verbinden sich Antikörper mit Antigenen zu einem Komplex, der von Fresszellen beseitigt werden kann. Antikörper erreichen nur die Antigene, die sich im extrazellulären Raum befinden, aber nicht die Antigene in intakten Zellen. So kann die Generalisierung von Infektionen begrenzt und der Erregerabbau beschleunigt werden. Sind die Krankheitserreger vernichtet, wird die Produktion von Antikörpern bzw. Killer-Zellen wieder eingestellt, aber ihre Baupläne werden gespeichert. Während der Immunreaktion entwickeln sich einige T- und B-Lymphozyten zu **Gedächtniszellen.** Diese besitzen die Fähigkeit sich beim wiederholten Eindringen des gleichen Erregers schnell zu vermehren, sodass ein erneuter Ausbruch der Krankheit verhindert wird, der Körper ist immun geworden. Wenn das gleiche Antigen erneut eindringt, so stehen die passenden Antikörper oder Killer-Zellen in kürzester Zeit zur Verfügung. Dieser nach einer durchgemachten Immunreaktion erhaltene Schutz vor wiederholter Infektion wird erworbene Immunität genannt, die z. T. lebenslang bestehen bleibt (Abb. 15.18).

Die Fähigkeit des Immunsystems, sich zu erinnern, macht man sich heute bei **Impfungen** zunutze. Gefährliche Infektionskrankheiten können so verhindert werden, so dass der Einsatz von Chemotherapeutika unnötig ist, zumal es auch Mikroorganismen gibt, gegen die kein Chemotherapeutikum zur Verfügung steht.

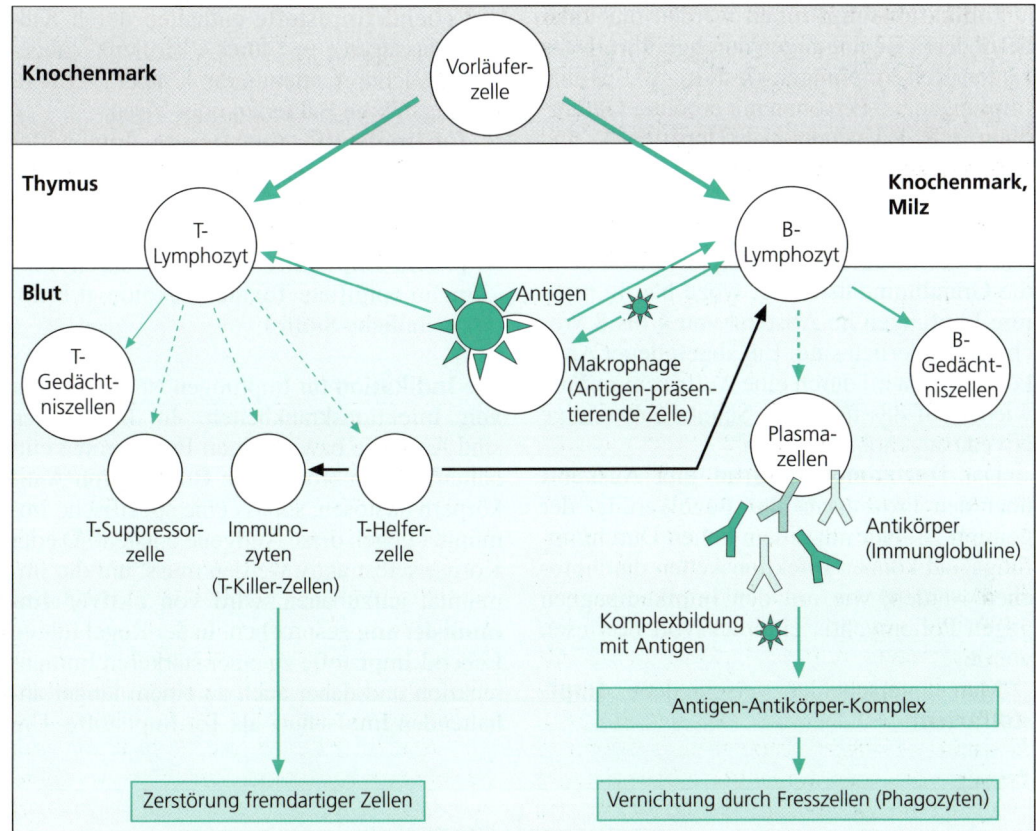

Abb. 15.18 Vereinfachter Ablauf einer Immunreaktion. Modifiziert nach Mutschler 2001

15.14.2 Infektionsabwehr durch Immunisierung

Immunität kann auch durch die Zufuhr von

- Unschädlichen Antigenen oder Antigenproduzenten (**Aktive Immunisierung**) oder
- Antikörpern (**Passive Immunisierung**)

aufgebaut werden (Abb. 15.19).

Aktive Immunisierung (Aktiv-Impfung)

Impfmüdigkeit war in den 60er-Jahren kein Thema, als der Slogan „Schluckimpfung ist süß, Kinderlähmung ist grausam" erfolgreich zur Vorsorge aufrief. In den Industrieländern ist das Polio-Virus dadurch heute fast völlig zurückgedrängt. Impfungen haben entscheidend dazu beigetragen, die Lebenserwartung zu erhöhen. Im Sinne des Arzneimittelgesetzes „sind **Impfstoffe** Arzneimittel, die Antigene enthalten und die dazu bestimmt sind, bei Mensch oder Tier zur Erzeugung von spezifischen Abwehr- und Schutzstoffen angewendet zu werden" (AMG §4 Absatz 4).

Bei den Aktiv-Impfungen unterscheidet man zwischen **Routineimpfungen** (Standardimpfungen) und **Indikationsimpfungen**. **Routineimpfungen** werden staatlich von der Ständigen Impfkommission (STIKO) am Robert-Koch-Institut empfohlen und bieten einen guten Schutz gegen gefährliche und weit verbreitete Infektionskrankheiten (aktuelle Fassung siehe www.rki.de/INFEKT/EPIBULL).

Indikation ← [handwritten note]

Indikationsimpfungen werden nur unter besonderen Bedingungen durchgeführt. Dazu zählen Reiseimpfungen (s. Kap. 15.16) und Impfungen bei Personen mit erhöhter Gefährdung, z. B. Pflegepersonal (Hepatitis-A- und B-Prophylaxe), Kanalisations- und Klärwerksarbeiter (Hepatitis-A-Prophylaxe) oder Waldarbeiter (FSME-Prophylaxe). Zum Aufbau eines ausreichenden Impfschutzes dient die Grundimmunisierung, wozu häufig mehrere Impfungen im Abstand von 4 bis 8 Wochen erforderlich sind. Ein abgefallener Antikörpertiter wird durch eine Auffrischimpfung wieder auf das für einen Schutz notwendige Niveau angehoben.

Der **Durchimpfungsgrad** gibt Auskunft über den Prozentsatz der Bevölkerung, der geimpft ist. Nur mit einem hohen Durchimpfungsgrad können Infektionsketten durchbrochen werden, wie mit den Impfkampagnen gegen Poliomyelitis eindrucksvoll bewiesen wurde.

Man unterscheidet verschiedene **Impfstoffarten:**

■ **Lebend-Impfstoffe** enthalten durch Kulturpassagen in ihrer Virulenz abgeschwächte („attenuierte"), aber vermehrungsfähige Bakterien oder Viren
■ **Tot-Impfstoffe** (inaktivierte Impfstoffe) enthalten abgetötete Viren, Bakterien oder Bestandteile von Viren bzw. Bakterien, die nicht infektiös sind
■ **Toxoid-Impfstoffe** enthalten durch Formalin entgiftete Toxine (Toxoide, d. h. toxinähnliche Stoffe).

Die **Indikation** für Impfungen ist die Abwehr von Infektionskrankheiten. In Impfstoffen sind Antigene bzw. Antigen-Produzenten enthalten, die im Körper die Bildung von Antikörpern auslösen, sodass eine spezifische Immunität gegen diese Antigene entsteht. Da der Körper selbst aktiv werden muss, um die Immunität aufzubauen, wird von **aktiver Immunisierung** gesprochen. In der Regel führen Lebend-Impfstoffe zu einer stärkeren Immunreaktion und daher auch zu einem länger anhaltenden Impfschutz als Tot-Impfstoffe. Um

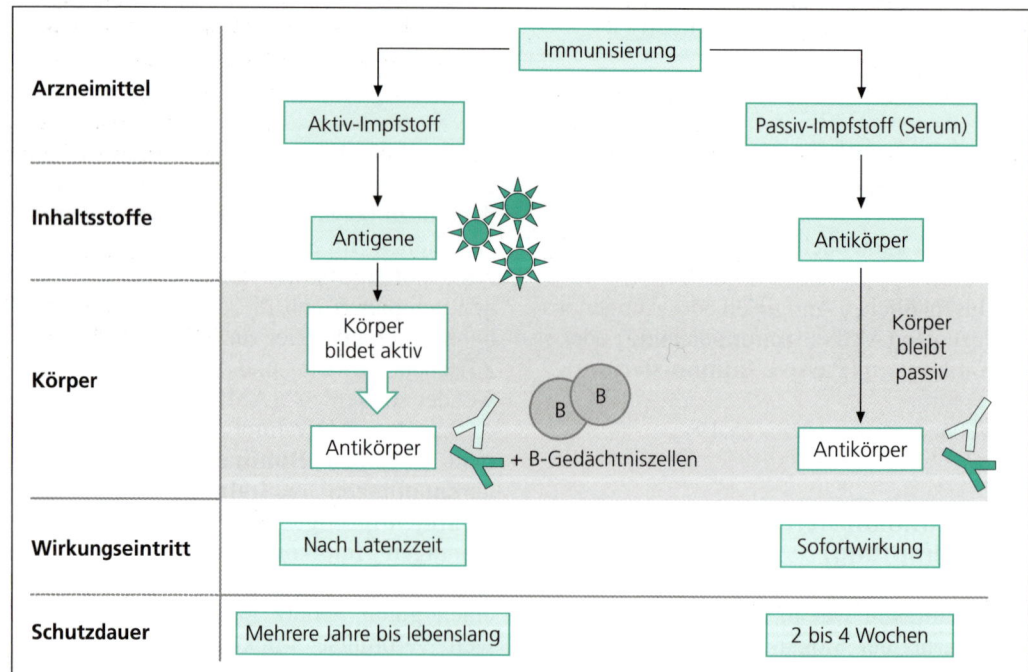

Abb. 15.19 Aktive und passive Immunisierung (Impfung)

Tab. 15.21   Beispiele für Aktiv-Impfstoffe (75)*

Impfstoffe	Bakterielle Infektionen	Fertigarznei-mittel®	Virale Infektionen	Fertigarznei-mittel®
Lebend-Impfstoffe	Tuberkulose	+ BCG-medac BCG (= Bacillus Calmette-Guérin)	Masern Mumps Röteln	+ Masern-Impfstoff Mérieux + Mumpsvax + Röteln-Impfstoff HDC Mérieux
	Gelbfieber	+ Stamaril	Varizella	+ Varilrix
Tot-Impfstoffe (inaktivierte Impfstoffe)	Haemophilus-influ-enzae-Typ-b Pertussis Tollwut Typhus	+ Hib-Titer + Pac Mérieux + Rabivac + Typherix	Frühsommer-Me-ningoenzephalitis (FSME) Grippe Hepatitis-A Hepatitis-B Poliomyelitis	+ Encepur + FSME-Immun + Begrivac + Havrix 1440 + HB Vaxpro + Engerix B + IPV-Virelon
Toxoid-Impfstoffe	Diphtherie Tetanus	+ Diphtherie-Adsorbat-Impf-stoff Behring + Tetanol pur		

* Hauptgruppen-Nummer der Roten Liste

die Anzahl der Impfungen zu reduzieren, wurden Mehrfach-Impfstoffe (Kombinations-Impfstoffe) entwickelt. Beispiele für Aktiv-Impfstoffe sind in den Tabellen 15.21 und 15.22 aufgeführt.

Bei der Impfung mit Lebend-Impfstoffen muss bis zur nächsten Impfung eine Mindestwartezeit von 4 Wochen eingehalten werden, es sei denn sie werden gleichzeitig (**simultan**) mit anderen Impfstoffen verabreicht. Die Applikation erfolgt subkutan, intrakutan, intramuskulär oder oral. Als **Nebenwirkungen** könne Fieber, Reaktionen an der Injektionsstelle mit Rötung und Schwellung und Kopfschmerzen sowie allergische Reaktionen auftreten. Diese Unverträglichkeiten können mit dem Impfstoff, aber

Tab. 15.22   Beispiele für Mehrfach-Aktiv-Impfstoffe (75)*

Mehrfach-Impfstoffe	Fertigarzneimittel®	Art des Impfstoffes Lebend-Impfstoff	Tot-Impfstoff	Toxoid-Impfstoff
Masern-Mumps-Röteln	+ M-M-RVax	X		
Hepatitis A und B	+ Twinrix		X	
Diphtherie, Keuchhusten, Tetanus	+ Boostrix		X	X
Diphtherie, Haemophilus infl. Typ b, Pertussis, Poliomyelitis, Tetanus	+ Pentavac		X	X
Diphtherie, Haemophilus influenzae-Typ-b, Pertussis, Poliomyelitis, Tetanus, Hepatitis B	+ Hexavac		X	X

* Hauptgruppen-Nummer der Roten Liste

Tab. 15.23 Kinderkrankheiten (Übersicht). Aus Ärztlicher Ratgeber 3/2000

	Inkubations-zeit	Charakter, Anzeichen	Impfung	Wichtig
Drei-Tage-Fieber	Etwa 10 Tage, Erreger ist das Humane Herpes-simplex-Virus Typ 6	Anfangs hohes Fieber bis 41° C, später blassrosa Ausschlag, haupt-sächlich am Rumpf	Gibt es nicht	Temperatur kontrol-lieren, bei schnellem Anstieg besteht die Gefahr eines Fieber-krampfs
Keuchhusten	7 bis 21 Tage, Erreger ist das Bak-terium Bordetella pertussis	Heftige, krampf-artige Hustenan-fälle, ziehendes Einatemgeräusch, Erbrechen	Ab 3. Monat, drei-mal im Abstand von 4 Wochen, 4. Imp-fung im 2. Lebens-jahr	Für Säuglinge wegen möglicher Atemstillstände lebensgefährlich
Masern	8 bis 12 Tage, Aus-schlag 1 bis 3 Tage später, Erreger ist das Masern-Virus	Ausschlag hinter den Ohren, dann im Gesicht, später an Rumpf, Armen, Beinen	Ab dem 15. Monat, zusammen mit der Mumps- und Rötelnimpfung	Komplikationen drohen, wenn das Fieber mit dem Er-scheinen des Aus-schlags nicht sinkt
Mumps	14 bis 21 Tage, Erreger ist das Mumps-Virus	Eine oder beide Ohrspeicheldrüsen können stark an-schwellen	Ab dem 15. Monat, zusammen mit der Masern- und Rötelnimpfung	Gefürchtete Kompli-kation ist die Hoden-entzündung während oder nach der Pu-bertät
Röteln	14 bis 18 Tage, Erreger ist das Röteln-Virus	Die Lymphknoten schwellen an, vor allem im Nacken	Ab dem 15. Monat, zusammen mit der Masern- und Mumpsimpfung	Röteln können ohne Ausschlag verlaufen, Impfschutz vor allem für Mädchen wichtig
Scharlach	Meist 2 bis 5 Tage, Erreger sind Streptokokken der Gruppe A	Halsschmerzen, leuchtend rote „Himbeerzunge", ausschlagfreie Mund- und Nasen-region	Gibt es nicht	Antibiotikabehand-lung über 10 Tage, dadurch verkürzte Ansteckungsfähig-keit
Windpocken	10 bis 21 Tage, Erreger ist das Varicella-Zoster-Virus	Tagelang bilden sich immer wieder neue Bläschen, die eintrocknen und dann verkrusten	Nur für Risiko-gruppen	Windpocken sind extrem ansteckend, Bläschen sollten nicht aufgekratzt werden

auch herstellungsbedingten Verunreinigungen, wie z.B. Hühnereiweiß oder Antibiotika zu-sammenhängen. So werden beispielsweise zur Herstellung von Masern-Impfstoff teilweise Zellkulturen aus Hühnerembryonen verwen-det, auf die Personen mit Hühnereiweiß-Aller-gie empfindlich reagieren können. Einige Impfstoffe enthalten in Spuren Antibiotika, z.B. Neomycin oder Streptomycin.

Häufig werden Impfungen aus Unsicher-heit über mögliche Nebenwirkungen oder bleibende Impfschäden verschoben oder ver-säumt. Während einer mäßigen oder schwe-ren Erkrankung sollte nicht geimpft werden, bei leichteren Infekten besteht keine Kontra-indikation, wobei die Abgrenzung, besonders bei Kindern, durchaus schwierig sein kann. Denn Kleinkinder machen pro Jahr im Schnitt

6 bis 8 Atemwegsinfekte durch. Wenn aus diesem Grund Impfungen ausgesetzt werden, versäumen manche Kinder die Vorsorgemaßnahme.

Gegen viele Kinderkrankheiten sind Impfstoffe verfügbar. Eine Übersicht verschiedener Erkrankungen, deren Inkubationszeiten und Symptome sowie Möglichkeiten eines Impfschutzes gibt Tab. 15.23.

Passive Immunisierung (Passiv-Impfung)

Unter einer **Passiv-Impfung** versteht man die Gabe von Antikörpern, die in Tieren oder Menschen vorgebildet werden. Diese Antikörper werden als Sera bezeichnet. Im Sinne des Arzneimittelgesetzes „sind **Sera** Arzneimittel, die aus Blut, Organen, Organteilen oder Organsekreten gesunder, kranker, krankgewesener oder immunisatorisch vorbehandelter Lebewesen gewonnen werden, spezifische Antikörper enthalten und dazu bestimmt sind, wegen dieser Antikörper angewendet zu werden" (AMG § 4 Absatz 3).

Heute werden die meisten Antikörper aus Humanplasma gewonnen. Für **Humanplasma-Sera** hat sich die Bezeichnung Immunglobulin-Präparate durchgesetzt. Der Vorteil der Sera liegt in ihrer sofortigen Schutzwirkung, die allerdings nur kurze Zeit, ca. 2 bis 4 Wochen, anhält (Merke: Sera bewirken Sofortschutz). Da der Körper an der Produktion der Antikörper nicht beteiligt ist, spricht man von **passiver Immunisierung,** die eine zeitlich begrenzte, „geliehene" Immunität bewirkt. Bei dieser Immunisierung unterscheidet man verschiedene Formen:

- **Natürliche passive Immunisierung,** die durch die Übertragung mütterlicher Antikörper auf das ungeborene Kind geschieht, z. B. Masern, Poliomyelitis.
- **Homologe passive Immunisierung,** die durch Übertragung humaner Antikörper (Immunglobuline) erfolgt, z. B. Röteln, Hepatitis oder Tetanus.

- **Heterologe passive Immunisierung,** bei der tierische Antikörper, z. B. Diphtherie-Antikörper vom Pferd, verwendet werden.

Humane Antikörper, **Human-Immunglobuline,** werden am häufigsten verwendet. Man unterscheidet:

- **Polyvalente Immunglobulin-Präparate,** die ein Gemisch verschiedener Antikörper, allerdings überwiegend Immunglobulin G (IgG), enthalten und gegen viele verschiedene Erreger wirksam sind sowie
- **Hyperimmunglobulin-Präparate** oder spezifische Immunglobulin-Präparate, in denen Antikörper gegen einen (spezifischen) Erreger stark angereichert sind.

In Tab. 15.24 sind Beispiele für Human-Immunglobuline und deren Indikationen dargestellt.

Antikörper **(Immunglobuline)** wirken durch Bakteriolyse (Bakterienzerstörung), Neutralisation bakterieller Toxine, Neutralisation von Viren und Fördern der Phagozytose gegen die Infektionserreger. Eine passive Immunisierung ist nur dann indiziert, wenn:

- Eine Infektion wahrscheinlich ist.
- Die Inkubationszeit für eine eigene Antikörperproduktion nicht ausreicht.
- Geeignete Chemotherapeutika nicht zur Verfügung stehen.

Die Applikation erfolgt intramuskulär oder intravenös. Wie bei der Anwendung von Impfstoffen müssen Anwendungsbeschränkungen und Kontraindikationen beachtet werden. Wenn irgend möglich wird die passive mit einer aktiven Impfung kombiniert. Bei dieser Art der Impfung, der **Simultanimpfung** werden Impfstoff und Serum gleichzeitig verabreicht, um in bestimmten Situationen für einen sofortigen Schutz aber auch für den Aufbau einer Immunität zu sorgen. Simultanimpfungen sind z. B. nach Verletzungen oder bei Unfällen indiziert, wenn nicht bekannt ist, ob der Patient einen ausreichenden Schutz gegen Wundstarrkrampf

Tab. 15.24 Beispiele für Human-Immunglobuline und deren Indikatoren (75)*

Immunglobulin	Fertigarzneimittel®	Indikationen
Polyvalent		
Immunglobulin (IgG)	+ Polyglobin 5 %	Prophylaxe und Therapie viraler und bakterieller Infektionen
Spezifisch (Hyperimmunglobuline)		
Immunglobulin (Hepatitis B)	+ Hepatitis-B-Immunglobulin Behring	Prä- und postexpositionelle Prophylaxe der Hepatitis B
Immunglobulin (Tollwut)	+ Berirab (Anwendung erfolgt immer in Verbindung mit einer Tollwutimpfung = Simultanimpfung)	Prophylaxe nach allen Verletzungen durch tollwütige oder tollwut-verdächtige Haus- oder Wildtiere sowie Kontakt der Schleimhäute oder der verletzten Haut mit deren Speichel

* Hauptgruppen-Nummer der Roten Liste

(Tetanus) besitzt. Auf diese Weise erreicht man einen schnellen und lang anhaltenden Schutz.

Zusammenfassung

Zum Verständnis der **Infektionsabwehr** durch Sera und Impfstoffe ist die Kenntnis des körpereigenen Immunsystems notwendig. Das Ziel aktiver **Schutzimpfungen** mit Impfstoffen ist die Prophylaxe schwerer Infektionen. Ein Schutz ist allerdings erst nach einer Latenzzeit vorhanden. Dagegen wirken passive Impfstoffe oder **Sera** sofort, also zu einem Zeitpunkt, wenn der Körper noch nicht über ausreichende Mengen an Antikörpern verfügt. Allerdings hält dieser Schutz nur wenige Wochen an. Sera werden therapeutisch meist in Form von Simultanimpfungen angewandt, d. h. bei gleichzeitiger Gabe eines Aktiv- und Passivimpfstoffes.

15.15 Therapie von Wurminfektionen

Würmer (Helminthen) leben als Parasiten im Menschen. In Europa am häufigsten anzutreffen sind:

- **Bandwürmer** (Zestoden)
- **Fadenwürmer** (Nematoden), zu denen **Madenwürmer** (Oxyuren) und **Spulwürmer** (Askarien) gehören

Ihre pathogene Wirkung auf den Wirt verursachen Würmer u. a. durch Nährstoffentzug, Gewebe- und Organschädigungen sowie durch Ausscheidung giftiger Stoffwechselprodukte. Die Therapie mit **Anthelminthika,** also „Wirkstoffen, die den menschlichen oder tierischen Organismus vom Wurmbefall befreien" (Mutschler 2003), wird durch verschiedene Faktoren erschwert. Die Diagnostik ist schwierig, da manche Wurmerkrankungen erst nach Jahren Symptome zeigen, die oft unspezifisch sind. Würmer durchlaufen teilweise komplizierte Entwicklungszyklen, an denen häufig mehrere Zwischenwirte beteiligt sind. Das begrenzte Wirkungsspektrum der Anthelminthika und die im Vergleich zu den Mikroorganismen große Ähnlichkeit zwischen Parasitenzellen und Wirtszellen sind weitere Gründe.

15.15.1 Bandwurmerkrankungen

Der **Rinder-, Schweine- und Fischbandwurm** kommt am häufigsten beim Menschen vor. Die Infektion erfolgt durch Aufnahme von Finnen (geschlechtslosen Jugendformen des Bandwurms) mit rohem Fleisch oder Fisch. Die Finnen entwickeln sich im menschlichen Darm zu Bandwürmern, die ihrerseits Glieder mit Eiern abwerfen. Durch Düngung gelangen die Eier über Grünfutter in die Tiere (Zwischenwirt) und entwickeln sich dort zu Larven, die sich durch die Darmwand bohren und über den Blutweg in die Muskulatur gelangen. In der Muskulatur entwickeln sich aus Larven Finnen und der Kreislauf beginnt von Neuem. Die Symptome einer Bandwurminfektion sind häufig unspezifisch: Heißhunger, Gewichtsabnahme und Bauchschmerzen. Zur Therapie wird in erster Linie das Salicylsäure-Derivat **Niclosamid** (+ Yomesan®) eingesetzt, das im Darm nicht resorbiert wird und Bandwürmer durch Beeinflussung ihres Kohlenhydratstoffwechsels zuverlässig abtötet. Als Nebenwirkungen treten selten gastrointestinale Störungen wie Brechreiz, Übelkeit, Leibschmerzen sowie Hautausschläge auf. Die durch engen Kontakt mit Hunden oral aufgenommenen Eier des **Hundebandwurms** entwickeln sich zu Larven und bilden in den Organen Zysten, die immer von Bindegewebe umgeben sind.

Besonders gefährlich sind **Fuchsbandwurm-Infektionen,** die in den letzten Jahren stark zugenommen haben. Die Infektion erfolgt über die orale Aufnahme der Eier, die aus dem Fuchskot direkt oder durch aufgewirbelten Staub auf Pilze oder Beeren gelangen. Hier ist der Mensch Zwischenwirt. In gleicher Weise wie beim Hundebandwurm entwickeln sich die Larven in inneren Organen, z. B. Leber oder Lunge. Dabei wächst das Fuchsbandwurmgewebe infiltrativ krebsartig und zerstört die betroffenen Organe. Unbehandelt führen diese Infektionen zum Tode. Die Therapie erfolgt vor allem mit dem Nematodenmittel (s. u.) **Albendazol** (+ Eskazole®).

15.15.2 Nematoden-erkrankungen

Zu den Fadenwürmern zählen die bei uns vorkommenden **Maden- und Spulwürmer** sowie eine große Zahl tropischer Würmer (z. B. Hakenwürmer). Erkrankungen werden mit Nematodenmitteln (Fadenwurmmitteln) therapiert. Der Mensch nimmt die Wurmeier u. a. durch verunreinigte Lebensmittel, kontaminiertes Trinkwasser, kothaltigen Staub oder unsaubere Hände auf.

Typische Symptome einer **Madenwurm-Infektion** (Oxyurasis), die häufig bei Kindern auftritt, sind Afterjucken, Stuhldrang und helle ca. 0,5 cm lange Würmer im Stuhl. Die aufgenommenen Wurmeier entwickeln sich im Darm zu geschlechtsreifen Würmern. Nachts kriechen die Wurmweibchen zum After und legen Tausende widerstandsfähige Eier in den Analfalten ab, wodurch ein starker Juckreiz entsteht. Beim Kratzen gelangen die Eier unter die Nägel und können so über den Mund zu einer neuen Infektion führen. Zur Therapie wird **Mebendazol** (+ Vermox®) eingesetzt, das den Glucosestoffwechsel der Würmer blockiert. Der Wirkstoff muss nur wenige Tage eingenommen werden und ist gut verträglich. Alternativ wird **Pyrantel** (+ Helmex®) angewandt, das in Form von Kautabletten und als Suspension zur Verfügung steht. Als Nebenwirkungen treten gelegentlich gastrointestinale Störungen auf. Da Reinfektionen sehr leicht möglich sind, sollte möglichst die ganze Familie mitbehandelt und auf wichtige Hygienemaßnahmen hingewiesen werden.

Madenwurm-Infektion

1. Schneiden Sie die Fingernägel so kurz wie möglich.
2. Reinigen Sie die Analgegend nach dem Stuhlgang mit Wasser oder feuchten Tüchern.
3. Waschen Sie nach jedem Stuhlgang die Hände und bürsten Sie die Nägel.
4. Wechseln Sie täglich die Wäsche und waschen Sie diese heiß (Kochwäsche).
5. Der ächtliche Juckreiz am After provoziert Kratzen. Tragen Sie dünne Handschuhe, damit Wurmeier nicht unter die Fingernägel gelangen!
6. Jedes Familienmitglied, auch die Kinder, benötigen eigene Waschlappen und Handtücher. Nur so können Sie eine gegenseitige Ansteckung vermeiden.

Spulwurm-Infektionen können zunächst symptomlos verlaufen. Erst bei stärkerem Wurmbefall entstehen unklare Bauchbeschwerden. Aus den Wurmeiern schlüpfen im Dünndarm Larven, die durch die Darmwand ins Blut gelangen und eine Leber-, Herz- und Lungenpassage vollziehen. Dort können sie Entzündungen auslösen. Über die Lungenbläschen erreichen sie die Luftröhre, kriechen dort hoch, werden verschluckt und entwickeln sich im Dünndarm zu geschlechtsreifen Würmern, die Eier produzieren. Die Behandlung erfolgt wie bei den Madenwürmern mit **Mebendazol** oder **Pyrantel.**

Aus tropischen Ländern können auch Infektionen mit **Saugwürmern** (Bilharziose) mitgebracht werden (s. Kap. 15.16).

15.16 Prophylaxe von Reisekrankheiten

Nicht alle Reisenden beachten die Infektionsgefahren in fremden Ländern. Anderes Klima, mangelnde Hygiene, niedrigerer sozi-aler Lebensstandard und ungenügende Aufklärung der Bevölkerung begünstigen dort häufig Krankheiten, die bei uns keine Bedeutung mehr haben oder niemals hatten.

Um sich vor Krankheiten auf Reisen zu schützen, müssen unbedingt dem Reiseziel angemessene **Vorsorgemaßnahmen** getroffen werden, denn sonst gilt „Unvorbereitetes Reisen bringt unglückliche Wiederkehr" (J. W. von Goethe, Wilhelm Meisters Wanderjahre).

Informationen über die medizinische Situation im Reiseland sind für eine gründliche Reisevorbereitung unerlässlich. Auskünfte erteilen Tropeninstitute und Gesundheitsämter sowie viele Ärzte und Apotheken, die ebenfalls Reiseberatungen anbieten. Mittlerweile bietet auch das Internet vielfältige und ausführliche Informationen zum Thema Reisemedizin. Abb. 15.20 gibt einen Überblick über die regionale Verbreitung der häufigsten Erkrankungen gegen die bei Fernreisen prophylaktische Maßnahmen empfohlen werden oder vorgeschrieben sind.

Die Vorsorgemaßnahmen umfassen:

- Impfungen
- Chemoprophylaxe
- Reiseapotheke
- Persönliche Verhaltensregeln.

Als Grundregel gilt: **Je entlegener das Reiseziel, desto umfassender die Gesundheitsvorsorge!** Für Impfungen und Chemoprophylaxe ist eine ärztliche Beratung und zeitliche Vorausplanung notwendig.

Impfungen

Wichtige Impfungen, mit denen man sich vor Reiseerkrankungen schützen sollte, sind Immunisierungen gegen:

- Cholera
- Diphtherie
- FSME (nur erforderlich bei Reisen in Endemiegebiete)
- Gelbfieber (nur erforderlich bei Reisen in Endemiegebiete)

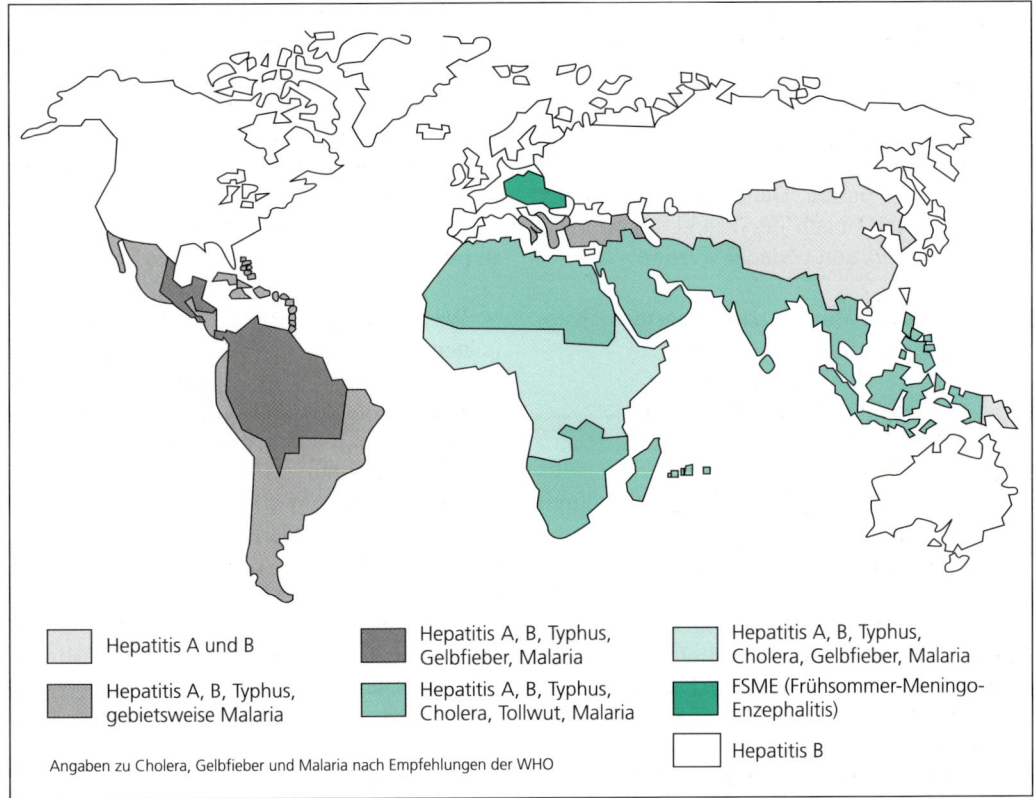

Abb. 15.20 Regionale Verbreitung der häufigsten Erkrankungen bei Fernreisen, gegen die prophylaktische Maßnahmen empfohlen werden oder vorgeschrieben sind

Legend:

- Hepatitis A und B
- Hepatitis A, B, Typhus, gebietsweise Malaria
- Hepatitis A, B, Typhus, Gelbfieber, Malaria
- Hepatitis A, B, Typhus, Cholera, Tollwut, Malaria
- Hepatitis A, B, Typhus, Cholera, Gelbfieber, Malaria
- FSME (Frühsommer-Meningo-Enzephalitis)
- Hepatitis B

Angaben zu Cholera, Gelbfieber und Malaria nach Empfehlungen der WHO

- Poliomyelitis
- Tetanus
- Typhus
- Virushepatitis.
- Malaria-Prophylaxe
- Trypanosomen-Prophylaxe
- Bilharziose-Prophylaxe
- Diarrhoe-Prophylaxe.

Manche Impfungen können kombiniert werden oder auch gleichzeitig erfolgen, andererseits müssen teilweise Mindestwartezeiten zwischen den einzelnen Impfungen eingehalten werden.

Chemoprophylaxe

Zum Infektionsschutz gegen Reiseerkrankungen, vor denen man sich bis heute nicht durch Impfungen schützen kann, muss eine Chemoprophylaxe durchgeführt und/oder Verhaltensregeln beachtet werden. Dieses gilt für die:

Malaria

Zur Vorbeugung sind folgende Maßnahmen wichtig:

1. Information über die Malariasituation im Reisegebiet.
2. Eine Woche vor Reiseantritt mit der Chemoprophylaxe beginnen.
3. Im Reisegebiet effektiv vor Anopheles-Mücken schützen:
   - Langärmelige, helle Kleidung tragen, insbesondere während der Dämmerung.

- Insektenrepellentien (z.B. Autan®) an sämtlichen freien Körperstellen verwenden.
- Unter einem intakten Moskitonetz schlafen.

4. Trotz Schutzmaßnahmen ist dennoch eine Infektion möglich. Daher sollte bei Fieber, auch Monate nach der Rückkehr, an eine Malariainfektion gedacht werden!

Weitere Informationen zu Malaria s. Kap. 15.13.1.

Trypanosomen

Der Erreger der **Schlafkrankheit** wird durch den Stich der Tsetse-Fliege übertragen, die **Chagas-Krankheit** durch den Biss von Raubwanzen. Wichtigste Prophylaxemaßnahme ist auch hier ein effektiver Insektenschutz. Weitere Informationen über Trypanosomen-Infektionen s. Kap. 15.13.2.

Bilharziose

Diese Krankheit wird durch den **Saugwurm** *Schistosoma mansoni,* einen Pärchenegel verursacht. Für die Vermehrung ist eine Süßwasserschnecke als Zwischenwirt notwendig. Vorsicht ist geboten an und in tropischen Süßwasserflüssen und -seen, weil die Larve des Wurms aus dem Wasser auf die Haut des Menschen gelangt. Dort bohrt sie sich in die Haut, gelangt ins Blut und damit in die Leber, wo sich die Larve zum Saugwurm entwickelt. Die Würmer wandern in verschiedene Organe, wo sie Entzündungen und Blutungen sowie krebsartige Wucherungen auslösen. Unbehandelt endet die Erkrankung tödlich.

Diarrhoe

Etwa jeden zweiten Reisenden trifft eine **Durchfallerkrankung,** die besonders in tropischen, aber auch europäischen Ländern auftreten kann. Kontaminierte Nahrungsmittel und Getränke sind die häufigste Infektionsquelle. Die beste Schutzmaßnahme ist große Vorsicht bei der Wahl und Zubereitung von Speisen und Getränken. Generell gilt für Reisen in wärmere Länder: Vorbeugung ist die beste Maßnahme, um Durchfallerkrankungen zu vermeiden. Es ist empfehlenswert, den englischsprachigen Ratschlag „Cook it, boil it, peel it or forget (leave) it!" zu beachten:

- Wasser, sowohl zum Trinken als auch Zähneputzen sollte abgekocht oder desinfiziert werden. Sonst Flaschenwasser verwenden!
- Große Vorsicht bei Eiswürfeln, nicht abgepackten Getränken, Speiseeis und Salaten!
- Früchte sollten geschält werden!
- Auf den Verzehr von rohem Obst und Gemüse, insbesondere aus landestypischen Garküchen sollte verzichtet werden.

Tritt dennoch eine Durchfallerkrankung auf, muss unbedingt die durch den Durchfall verursachte Dehydratation ausgeglichen werden, denn durch den enormen Wasser- und Salzverlust besteht ansonsten Austrocknungsgefahr für den Körper! Zur **Flüssigkeitssubstitution** (Orale Rehydratationstherapie, ORT) werden in hygienisch einwandfreiem Wasser aufgelöste Elektrolytmischungen getrunken, die in Form von Pulver (z.B. Elotrans®, Oralpädon®) erhältlich sind (s. Kap. 3.11). Alternativ können spezielle, auch von Kindern akzeptierte, salz- und glucosehaltige Lösungen getrunken werden, die folgende Zusammensetzung haben:

- Zubereitung nach WHO-Empfehlungen: 1,5 g KCl, 2,5 g $NaHCO_3$ und 20 g Glucose auf 1 Liter abgekochtes Wasser
- 1 Liter Orangensaft, 2 Esslöffel Zucker und 1 Teelöffel Kochsalz
- 1 Liter schwarzer Tee, 2 Esslöffel Zucker, 1 Teelöffel Kochsalz und der Saft von 2 Orangen.

Insgesamt sollen mindestens 2 bis 3 Liter Flüssigkeit getrunken werden. Bei Fieber, Magen-Darm-Krämpfen oder längeranhaltendem Durchfall (mehr als 3 Tage) muss der

Patient in ärztliche Behandlung! In diesen Fällen ist oft eine medikamentöse Therapie erforderlich. Diese wird mit Adstringentien (z. B. Tannalbin®), Opioiden (z. B. Imodium akut®, s. Kap. 3.11) oder antibiotischen Chemotherapeutika (z. B. + Doxycyclin ratiopharm® oder + Cotrimhexal®, s. Kap. 15.8) durchgeführt.

Außerdem können bei Reisen, insbesondere in warme und/oder tropische Länder, folgende Krankheiten übertragen werden:

■ Amöbiasis (Amöbenruhr); s. Kap. 15.13.2
■ Leishmaniosen (Orientbeule und Kala-Azar), s. Kap. 15.13.2
■ Hepatitis A und E, s. Kap. 15.11.2
■ Hepatitis C, s. Kap. 15.11.2
■ HIV-Infektion, s. Kap. 15.11.1.
■ Geschlechtskrankheiten (Trichomoniasis), s. Kap. 15.13.2

Reiseapotheke

Neben den individuell benötigten Medikamenten sollten auf jeden Fall folgende Arzneimittel in der Reiseapotheke enthalten sein:

■ Mittel zur Wundversorgung (Hautdesinfektionsmittel, Pflaster, Binden, Kompressen, Schere)
■ Tabletten oder Kaugummis gegen Reisekrankheit
■ Augentropfen gegen Bindehautentzündung
■ Nasentropfen
■ Arzneimittel gegen Schmerzen und Fieber
■ Fieberthermometer
■ Arzneimittel gegen Durchfall oder Verstopfung
■ Externa gegen Insektenstiche (Antihistaminika- oder Hydrocortisonhaltig)
■ Insektenabweisende Mittel (Repellentien)
■ Sonnenschutzmittel mit hohem Lichtschutzfaktor
■ Ggf. Verhütungsmittel und Kondome.

Bei Reisen in abgelegenere Gebiete sollten zusätzlich Arzneimittel gegen stärkere Schmerzen, Antibiotika, Wasserentkeimungsmittel, Pinzette, Einwegspritzen und -skalpelle mitgenommen werden. In diesen Fällen ist eine ärztlich begleitete Reisevorbereitung unumgänglich.

Persönliche Verhaltensregeln

Bei der Reisevorbereitung wird die **Prophylaxe sexuell übertragbarer Krankheiten** im Allgemeinen selten oder gar nicht angesprochen. Neben den Geschlechtskrankheiten, z. B. Gonorrhoe oder Syphilis (Lues) muss vor allem an AIDS gedacht werden. Sexualkontakt zu Prostituierten oder Strichern können verhängnisvoll enden, auch bei Verwendung von Kondomen oder Spermiziden, da diese das Infektionsrisiko zwar vermindern, aber keinen 100 %igen Schutz gewährleisten. Kondome oder Spermizide sollten bereits hier gekauft werden, da die Qualitätsnormen für Verhütungsmittel in den Reiseländern von den europäischen Vorschriften abweichen können.

15.17 Desinfektionsmittel

Desinfektionsmittel werden im Gegensatz zu Antiinfektiva außerhalb des Körpers eingesetzt.

Antiinfektiva sind in Kapitel 15.5 definiert worden als „Stoffe, die im Körper Mikroorganismen zu schädigen oder zu töten vermögen und deren Wirkung bereits in Konzentrationen einsetzt, die für den Menschen untoxisch sind". Entsprechend lautet die Definition für **Desinfektionsmittel:**

„Desinfektionsmittel sind Stoffe, die eingesetzt werden, um pathogene Mikroorganismen abzutöten, damit die Übertragung und Verbreitung von Infektionskrankheiten verhindert wird. Sie werden auf der Haut und in der Umwelt des Menschen angewendet"

(Mutschler 2003). Der Grund dafür ist, dass Desinfektionsmittel wesentlich toxischer als Chemotherapeutika sind.

Auch durch Sterilisation können Gegenstände keimfrei gemacht werden. Während bei der Sterilisation physikalische Maßnahmen (z. B. Dampfsterilisation) im Vordergrund stehen, wird eine Desinfektion in der Regel mit **chemischen Desinfektionsmitteln** erreicht. Die Anforderungen an ein gutes Desinfektionsmittel sind umfassend:

- Zuverlässige desinfizierende Wirkung in kurzer Zeit
- Breites Wirkungsspektrum
- Gute Verträglichkeit für Haut, Schleimhaut und Wunden
- Keine oder kaum sensibilisierende Wirkung (Allergien)
- Geringe Toxizität
- Gute Umweltverträglichkeit (biologisch abbaubar)
- Keine Inaktivierung durch Blut, Eiter, Sputum, Stuhl oder andere Fremdstoffe.

Nach ihrer Anwendung unterscheidet man zwischen Fein- und Grobdesinfektionsmitteln. **Feindesinfektionsmittel** dienen zur Desinfektion von Wäsche, Instrumenten und Händen. Sie werden auch zur Haut- und Schleimhautdesinfektion, z. B. bei Operationen, eingesetzt.

Mit **Grobdesinfektionsmitteln** werden Räume, Toiletten, Abwässer, Körperausscheidungen (z. B. Blut, Eiter, Stuhl, Urin) und Wasser desinfiziert. Desinfektionsmittel wirken bakterizid, fungizid, sporozid (pilzsporenabtötend) und viruzid.

Ihre desinfizierende Wirkung erreichen sie, indem sie:

- Proteine denaturieren und damit Enzyme der Mikroorganismen schädigen
- Zytoplasmamembranen zerstören und damit die Zellen der Mikroorganismen abtöten

- Mit Nukleinsäuren reagieren und damit das genetische Material schädigen.

Die **wichtigsten Desinfektionsmittel,** deren Wirkspektren und Anwendungsgebiete sind in Tab. 15.25 dargestellt.

Sie werden unterteilt in anorganische Desinfektionsmittel (z. B. Oxidationsmittel, Halogene) und organische Desinfektionsmittel (z. B. Alkohole, Aldehyde, Phenole, Ethylenoxid). Für den effektiven Einsatz eines Desinfektionsmittels muss dieses den oder die Erreger mit seinem Wirkspektrum erfassen und in der richtigen Konzentration bei ausreichend langer Einwirkzeit angewendet werden.

Die wichtigsten Anwendungsbereiche für Desinfektionsmittel sind:

- Haut, Schleimhaut- und Wunddesinfektion
- Geräte- und Instrumentendesinfektion
- Oberflächendesinfektion
- Desinfektion von Räumen
- Wäschedesinfektion
- Wasserdesinfektion.

Zusammenfassung

Der Lebenszyklus von Würmern verläuft in einem oder mehreren Zwischenwirten. Wurminfektionen werden mit Anthelmintika bekämpft und erfordern oft besondere Hygieneregeln.

Prophylaktische Maßnahmen sind für **Reisevorbereitungen,** insbesondere bei Reisen in tropische Länder, wichtig. Dazu zählen neben Informationen über das Reiseland ausführliche Beratungen (Impfungen, Chemoprophylaxe, Verhaltensregeln) sowie eine sorgfältig zusammengestellte **Reiseapotheke.**

Auch Desinfektionsmittel gehören zum Warensortiment der Apotheke, wobei streng zwischen Haut- und Schleimhaut- sowie Flächendesinfektionsmitteln unterschieden werden muss.

Tab. 15.25 Die wichtigsten Desinfektionsmittel, deren Wirkspektren und Anwendungsgebiete.
Modifiziert nach Mutschler 2001

Substanzgruppe Beispiel	Fertigarznei mittel®	Bakterien	Wirkung gegen Sporen	Pilze	Viren	Anwendungsgebiete
Anorganische Desinfektionsmittel						
Oxidationsmittel Wasserstoffperoxid (H_2O_2)		Bakterizid	Sporozid	Fungizid	Viruzid	F; Wundreinigung, Mundwasser
Halogene Iod (I_2) Chlor (Cl_2)	Betaisodona Braunovidon	Bakterizid	Sporozid	Fungizid	Viruzid	F; Haut-, Schleimhaut-, Wunddesinfektion G; Trinkwasser- entkeimung, Desinfektion von Kloaken
Organische Desinfektionsmittel						
Alkohole Ethanol	Amphisept E	Bakterizid	–	Fungizid	Viruzid	F; Hautdesinfektion vor allem Händedesinfektion
Aldehyde Formaldehyd	Lysoform	Bakterizid	Sporozid	Fungizid	Viruzid	F; Wäsche-, Hautdesinfektion
Phenole Hexachlorophen Biphenylol	Aknefug simpl. Primasept Med	Bakterizid Bakterio- statisch	– –	Fungizid	Viruzid	F; Hautdesinfektion
Quartäre Ammoniumverbindungen (Invertseifen) Benzalkonium- chlorid	Cutasept F	Bakterizid	–	Fungi- statisch	Viruzid	F; Hautdesinfektion
N-haltige Heterozyklen Ethacridin Hexetidin	Rivanol Hexoral Doreperol N	Bakterizid	–	Fungi- statisch	Viruzid	F; Wunddesinfektion (Spülungen, Bäder) F; Haut-, Schleim- hautdesinfektion
Sonstige Chlorhexidin	Chlorhexamed Hansamed Spray	Bakterio- statisch	–	Fungi- statisch	Viru- statisch	F; Haut-, Schleim- hautdesinfektion

F = Feindesinfektionsmittel
G = Grobdesinfektionsmittel

Fragen

1. Was versteht man unter Antiinfektiva?
2. Worin unterscheidet sich eine Therapie mit antibiotischen Antiinfektiva von einer normalen Arzneimitteltherapie?
3. Erläutern Sie die Antiinfektiva charakterisierenden Begriffe:
   Wirkungsspektrum – Wirkungstyp – Wirkungsintensität.
4. Was versteht man unter Resistenz? Wie entsteht eine Resistenz?
5. Wie entsteht eine Superinfektion?
6. Erläutern Sie den Wirkungsmechanismus der Penicilline!
7. Was versteht man unter einem Breitspektrumpenicillin? Nennen Sie zwei Beispiele!
8. Eine Kombination aus Penicillin und Doxycyclin ist nicht sinnvoll. Begründen Sie diesen Sachverhalt!
9. Nennen Sie 5 wichtige Beratungshinweise, die bei der Abgabe eines Antibiotikums gegeben werden sollten!
10. Welche Kontraindikationen bestehen für Gyrasehemmer? Nennen Sie zwei Gründe und die jeweils betroffenen Personengruppen!
11. Wie entsteht Tuberkulose? Warum ist diese Krankheit so gefährlich?
12. Wie wird eine Trichomoniasis behandelt? Was muss bei der Therapie beachtet werden?
13. Auf welche Weise schädigen Würmer den menschlichen Organismus?
14. Wie unterscheiden sich Viren von Bakterien? Welche Konsequenzen hat das für die Therapie mit Antiinfektiva?
15. Was bedeuten die Abkürzungen HIV und AIDS?
16. Worin unterscheiden sich Impfstoffe und Sera?
17. Was versteht man unter einer Simultanimpfung?
18. Warum muss eine Malariaprophylaxe bereits eine Woche vor Reiseantritt begonnen werden?
19. Nennen Sie fünf verschiedene Anwendungsgebiete für chemische Desinfektionsmittel!
20. Welche Vorsorgemaßnahmen sollten vor einer Tropenreise getroffen werden?

ARZNEIMITTEL ZUR BEHANDLUNG VON ERKÄLTUNGSKRANKHEITEN UND BRONCHIALASTHMA

In den Herbst- und Wintermonaten beginnt regelmäßig auch die Saison für Erkältungskrankheiten. Schnupfen, Husten und Heiserkeit haben Hochkonjunktur. In manchen Wintern kommt noch eine Grippewelle hinzu. Die Ursachen für **Erkältungen** sind vielfältig. Sie treten jedoch vor allem auf, wenn der Körper auskühlt, z. B. beim Warten auf einen Bus in feuchtkalter Witterung oder durch Zugluft nach starkem Schwitzen. Durch den Auskühlungsprozess verengen die Blutgefäße, wodurch die körpereigene Abwehr gebremst wird. Wenn die Durchblutung z. B. im Nasen-Rachen-Raum vermindert wird, stehen weniger Leukozyten und Antikörper zur Verfügung, um eingedrungene Krankheitserreger abzuwehren. Durch Kälte steigt die Infektionsanfälligkeit im Bereich der Atemwege stark an. Aber auch andere Faktoren, z.B. Stress, Schlafmangel oder unausgewogene Ernährung, können das Immunsystem beeinträchtigen, sodass sich Erreger leichter auf Schleimhäuten ansiedeln und von dort aus verbreiten können.

16.1 Atemwege und benachbarte Organe

Die Atemmuskulatur des Brustkorbs und des Zwerchfells dehnt den Brustraum, sodass Luft durch die Atemwege, dem sog. **Respirationstrakt,** in die Lunge nachströmt. Mit der Luft finden Erreger von Erkältungskrankheiten Zutritt zum menschlichen Organismus. Man unterscheidet zwischen oberen und unteren Atemwegen (Tab. 16.1).

Abbildung 16.1 zeigt die Lage der Bestandteile der **oberen Atemwege,** zu denen Nase mit Nasennebenhöhle, Mund, Rachen und Mandeln zählen.

Den **unteren Teil der Atemwege** bilden Kehlkopf, Luftröhre, Bronchien, Bronchiolen und Lungenbläschen. Die Atemwege gewährleisten die Atmung. Durch ein Röhrensystem, die Bronchien, das sich wie Äste eines Baumes immer weiter und feiner verzweigt, wird

Tab. 16.1 Einteilung der Atemwege

Obere Atemwege
Nasenhöhle Nasennebenhöhlen (Sinus) Mund Mundhöhle Rachen (Pharynx) Mandeln (Tonsillae)

Untere Atemwege
Kehlkopf (Larynx) Luftröhre (Trachea) Lunge (Pulmo) Bronchien Bronchiolen Lungenbläschen (Alveolen)

Luft zur Lunge transportiert. In den Lungenbläschen (Alveolen), die von filigranen Blutgefäßen umgeben sind, findet der Gasaustausch statt. Sauerstoff (O_2) aus der Einatemluft gelangt ins Blut und zu den Zellen, das im Körper entstandene Kohlendioxid (CO_2) wandert vom Blut in die Alveolen und wird im Austausch gegen O_2 wieder abgeatmet (Ausatemluft).

Es ist leicht zu verstehen, dass gestörte Atemwegsfunktionen weit reichende Folgen für den Organismus haben können. Bei Erkältungskrankheiten werden häufig unmittelbar benachbarte Organe der Atemwege, die Ohren und Augen (s. Kap. 17), in Mitleidenschaft gezogen.

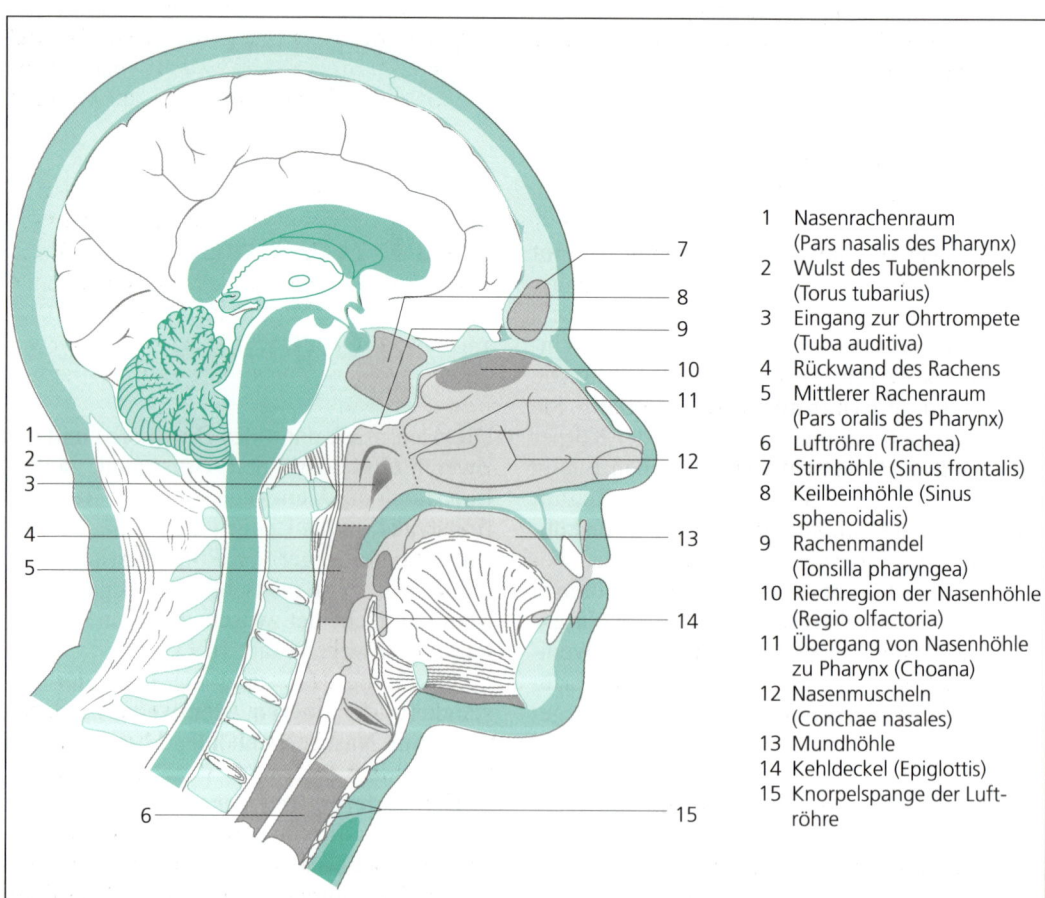

1	Nasenrachenraum (Pars nasalis des Pharynx)
2	Wulst des Tubenknorpels (Torus tubarius)
3	Eingang zur Ohrtrompete (Tuba auditiva)
4	Rückwand des Rachens
5	Mittlerer Rachenraum (Pars oralis des Pharynx)
6	Luftröhre (Trachea)
7	Stirnhöhle (Sinus frontalis)
8	Keilbeinhöhle (Sinus sphenoidalis)
9	Rachenmandel (Tonsilla pharyngea)
10	Riechregion der Nasenhöhle (Regio olfactoria)
11	Übergang von Nasenhöhle zu Pharynx (Choana)
12	Nasenmuscheln (Conchae nasales)
13	Mundhöhle
14	Kehldeckel (Epiglottis)
15	Knorpelspange der Luftröhre

Abb. 16.1 Mittelschnitt durch den Kopf eines erwachsenen Mannes. Atemwege hell- und dunkelgrau. Nach Faller 2004

16.2 Erkrankungen der Atemwege

Erkrankungen der Atemwege machen in den Industrieländern 25 % bis 50 % aller ärztlichen Konsultationen und ca. 33 % aller Arbeitsunfähigkeitstage aus. Damit kommt ihnen eine beachtliche ökonomische Bedeutung zu.

Die folgenden Erkrankungen der oberen Atemwege und benachbarter Organe lassen sich im weitesten Sinne als **Erkältungskrankheiten** auffassen, es handelt sich um Entzündungen:

- Der Nasenschleimhaut (**Rhinitis**)
- Der Nasennebenhöhlen (**Sinusitis**)
- Des Rachens (**Pharyngitis**)
- Der Mandeln (**Tonsillitis** oder **Angina tonsillaris**)
- Der Mundschleimhaut (**Stomatitis**).

Durch die unmittelbare Nähe benachbarter Organe können sich eingedrungene Erreger leicht von einem Organ zum anderen ausbreiten. Wenn die unteren Atemwege betroffen sind, entstehen folgende Entzündungen:

- Des Kehlkopfes (**Laryngitis**)
- Der Bronchien (**Bronchitis** oder Bronchialkatarrh)
- Der Lunge (**Pneumonie**).

Wenn sich Entzündungen des Nasen-Rachen-Raums auf die Ohren ausdehnen, können sich Tubenmittelohrkatarrhe oder Mittelohrentzündungen (**Otitis media**) entwickeln. Sind die Augen betroffen, äußern sich Erkältungskrankheiten häufig in Form einer Bindehautentzündung (**Konjunktivitis**).

Erreger von Erkältungskrankheiten

Erkältungskrankheiten (grippale Infekte) und Grippe werden zu 95 % von Viren verursacht. Diese **Primärinfektion** wird durch verschiedene Viren hervorgerufen:

- Respiratorisches Syncytal-Virus (**RSV**); (syncytal – zusammengewachsene Zellen)
- **Rhinoviren**
- **Adenoviren** (adeno – drüsenartig)
- **Parainfluenza-Viren**
- **Influenza A-, B- und C-Viren** (Grippe-Viren).

RSV-Infektionen treten vor allem bei Kindern unter einem Jahr auf, Influenza-A-Viren bei Patienten über 60 Jahren, Menschen mit geschwächtem Immunsystem und/oder chronischen Erkrankungen (z. B. Diabetes mellitus). Die **Übertragung** erfolgt über:

- Tröpfcheninfektion, Inhalation infektiöser Tröpfchen, die beim Niesen oder Husten abgesondert werden (s. Kap. 15.2).
- Schmierinfektion, d. h. direkten Kontakt mit infektiösen Absonderungen, z. B. Schleim auf der Haut oder auf anderen Oberflächen.

Häufig entstehen Infektionen durch Kombination beider Übertragungswege. Die **Inkubationszeit** beträgt 48 bis 72 Stunden. Da die Viren den Organismus schwächen, können sich Bakterien, die normalerweise vom Immunsystem (s. Kap. 15.14.1) in Schach gehalten werden, ausbreiten. Erreger dieser **Sekundärinfektionen** sind:

- Streptokokken
- Staphylokokken
- Pneumokokken
- Haemophilus influenzae Typ b (HIB)
- Fusobakterien.

Abb. 16.2 gibt einen Überblick über die möglichen Ausbreitungswege der Erreger in den Atemwegen. Wenn Infekte auf benachbarte Organe übergreifen, spricht man von **absteigender Infektion** oder auch „Etagenwechsel".

Die gesamte Oberfläche der Atemwege, von der Nase bis zu den Bronchien, ist mit Schleimhaut ausgekleidet. In der Schleimhaut gelegene kleine Drüsen produzieren ständig Schleim, damit diese feucht und geschmeidig

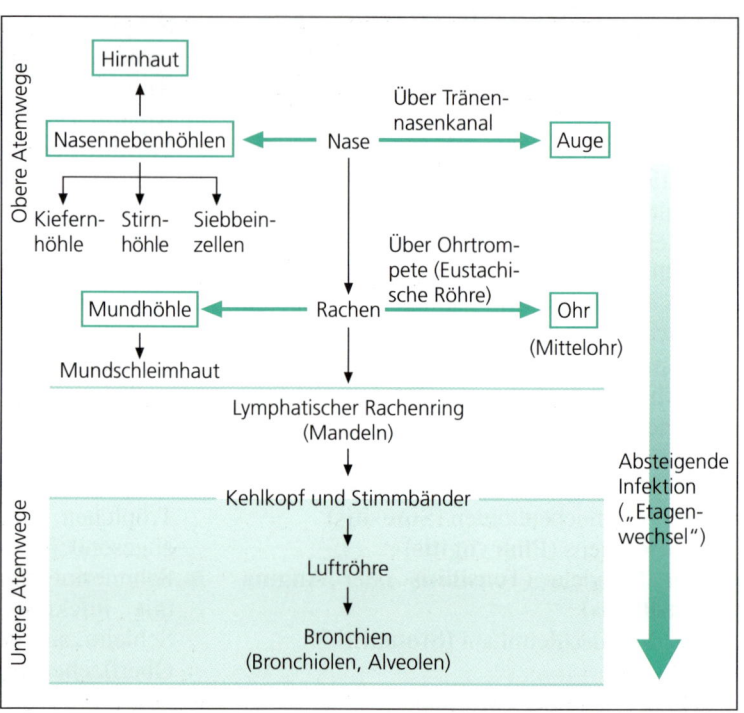

Abb. 16.2 Ausbreitungswege von Erregern in den Atemwegen und auf benachbarte Organe

Obere Atemwege

Hirnhaut ← Nasennebenhöhlen ↔ Nase ↔ (Über Tränennasenkanal) Auge

Nasennebenhöhlen → Kiefernhöhle, Stirnhöhle, Siebbeinzellen

Mundhöhle ← Rachen ↔ (Über Ohrtrompete (Eustachische Röhre)) Ohr (Mittelohr)

Mundhöhle → Mundschleimhaut

Untere Atemwege

Lymphatischer Rachenring (Mandeln)

Kehlkopf und Stimmbänder

Luftröhre

Bronchien (Bronchiolen, Alveolen)

Absteigende Infektion („Etagenwechsel")

bleibt. Dieses Sekret transportiert zusammen mit feinsten Flimmerhärchen des Schleimhautepithels Fremdstoffe, z. B. Staubpartikel oder Rußteilchen in Richtung Rachen und Mundhöhle. Durch ständige Reizung, etwa durch trockene Raumluft, Zigarettenrauch oder Mikroorganismen, entzündet sich die Schleimhaut und schwillt an. Sie wird durchlässiger und produziert mehr Schleim.

16.3 Nase und Rhinologika

Die wichtigsten Hohlräume der Nase (Abb. 16.3) sind die Nasenhöhle und die Nasennebenhöhlen (Sinus).

Der Nasenrachenraum ist Sitz des Geruchsorgans und dient zur **Reinigung, Befeuch-** tung und **Anwärmung** der Atemluft. Die Luft wird durch feine Härchen am Naseneingang gefiltert, von der Schleimhaut angefeuchtet und durch Wärmeaustausch mit dem Blut angewärmt. Lymphatisches Gewebe sorgt für eine Abwehr- und Schutzfunktion.

Außerdem bestehen über den **Tränennasenkanal** (Ductus naso-lacrimalis) Verbindungen von der Nasenhöhle zum Auge. Die eng nebeneinander liegenden Nasennebenhöhlen bilden die Verbindung zum Schädelinnern und sind ebenfalls mit Schleimhaut ausgekleidet.

Das Atmen durch die Nase ist ausgesprochen wichtig. Wenn der Luftweg durch die Nase wegen angeschwollener Schleimhäute oder anderer Hindernisse blockiert ist, muss die Nasenatmung durch Mundatmung ersetzt werden. Bei Mundatmung wird die Atemluft nicht gefiltert, nicht ausreichend befeuchtet und nicht angewärmt. Dadurch werden Infektionen des Rachens, aber auch von Kehlkopf und Bronchien begünstigt.

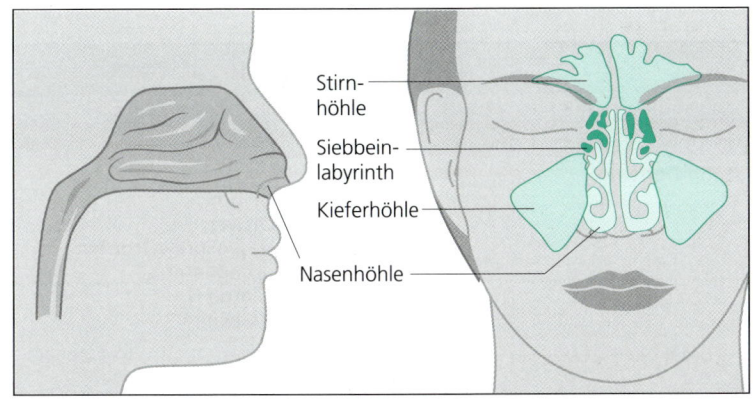

Stirn-
höhle

Siebbein-
labyrinth

Kieferhöhle

Nasenhöhle

Abb. 16.3 Nasenhöhle und
Nasennebenhöhlen

Die häufigste Erkrankung, die eine Nasenatmung beeinträchtigt, ist die **Rhinitis,** banal
Schnupfen genannt. Man unterscheidet:

- Akute Rhinitis
- Infektiöse Rhinitis
- Rhinitis medicamentosa
- Allergische Rhinitis (Heuschnupfen).

Die **akute Rhinitis** wird meist durch Viren
ausgelöst, die in die Nasenschleimhaut eindringen. Zu den typischen Vorboten eines
Schnupfens gehören Nasenkribbeln, Niesreiz
und Frösteln oder Frieren. Die Hauptsymptome sind:

- Anschwellen der Nasenschleimhaut
- Behinderung der Nasenatmung, die Nase
  scheint verstopft (Stockschnupfen)
- Wässriges, klares Nasensekret (Fließ-
  schnupfen)
- Beeinträchtigung des Geruchs- und Ge-
  schmackssinnes
- Kopfschmerzen
- Augentränen.

Da Viren die Nasenschleimhaut schädigen,
kommt es leicht zu einer bakteriellen Sekun-
därinfektion, dem eitrigen Schnupfen (**infektiöse Rhinitis**). Das Sekret ist dann nicht
mehr wässrig klar, sondern dickflüssig gelb
oder grün. Durch Ausbreitung der Bakterien
können weitere Folgeerkrankungen entstehen.

Dies sind Nasennebenhöhlenentzündun-
gen, vor allem Stirnhöhlenentzündung (**Sinusitis**) oder Mittelohrentzündungen (**Otitis
media**), die aufgrund der anatomischen Verhältnisse häufig bei Kindern auftreten, wenn
Bakterien über den Rachen durch die Ohrtrompete (**Eustachische Röhre**) zum Mittelohr gelangen (s. Kap. 16.5).

Eine kausale Therapie von Viruserkrankungen ist schwierig. Da Schnupfen in der
Regel nach einigen Tagen von allein wieder
abklingt, beschränken sich die therapeutischen
Maßnahmen auf die Linderung der Symptome. Für diese symptomatische Therapie werden meist **Rhinologika** (Tab. 16.2), Arzneimittel zur Behandlung von Erkrankungen im
Nasenraum, eingesetzt. Mit α-Sympathomimetika, sog. **Vasokonstriktoren** (s. Kap. 7.4)
bewirkt man eine Gefäßverengung. So lässt
sich eine Schleimhautabschwellung bewirken, die Schleimsekretion vermindern und
die:

- Nasenatmung verbessern
- Mundatmung verhindern
- Belüftung der Nasennebenhöhlen gewähr-
  leisten
- Ohrtrompete (Eustachische Röhre) freihalten.

Außer Vasokonstriktoren werden verwendet:

- Mineralsalze
- Ätherische Öle

Tab. 16.2   Rhinologika (72)*

Zusammensetzung	Fertigarzneimittel®
1. Nasentropfen/-spray-/Dosieraerosol	
α-Sympathomimetika (Imidazolin-Derivate)	
Xylometazolin	Olynth
	Otriven
	NasenSpray/-Tropfen-ratiopharm
Tramazolin	Ellatun N
Oxymetazolin	Nasivin
Salzlösungen	
Meerwasser	Rhinomer
Natriumchlorid	Olynth salin
Ätherische Öle	
Kamillenöl, Eucalyptusöl (u. a.)	Soledum
Glucocorticoide	
Beclometason	+ Beclorhinol
Dexamethason	+ Dexa-Rhinospray Mono
Flunisolid	+ Syntaris
2. Nasensalben	
Xylometazolin	NasenGel-ratiopharm
Natriumchlorid, Natriumhydrogencarbonat	Nisita
Pfefferminzöl, Thymianöl	Nasulind
Dexpanthenol	Bepanthen
Dexamethason	+ Dexa-Siozwo
3. Orale Rhinologika	
Kombinationspräparate: α-Symphathomimetika und Analgetika	
Pseudoephedrin und Acetylsalicylsäure	Aspirin Complex
Kombinationspräparate: Phythopharmaka	
Enzianwurzel, Primelblüten, Ampferblätter, Holunderblüten, Eisenkraut	Sinupret Dragees
Kombinationspräparate: Homöopathika	
Cinnabaris D4, Ferrum phosphoricum D3, Mercur. solub. Hahnemanni D6	Sinfrontal Tabletten
Cinnabaris D8, Carbo vegetab. D8, Silicea D8, Mercur. solub. D8, Kalium bichromic. D4, Calc. sulfuric D4, Hydrastis D4, Thuja D8	Sinuselect Tropfen

* Hauptgruppen-Nummer der Roten Liste

■ Antihistaminika
■ Glucocorticoide.

Rhinologika werden in oralen und lokalen Darreichungsformen angeboten. Die lokale Anwendung als Nasenspray, -tropfen, -salbe, -stift und -gel ist die Therapie der Wahl.

Am häufigsten werden in lokalen Rhinologika Imidazolin-Derivate, vor allem **Xylometazolin, Oxymetazolin** und **Tramazolin** eingesetzt. Diese Arzneistoffe wirken ausreichend lange, so dass eine zweimalige Anwendung je Tag ausreicht. Generell sollen Rhinologika, die α-Sympathomimetika enthalten, nicht öfter als 2- bis 3-mal täglich und in der Regel nicht länger als 5 bis 7 Tage angewandt werden. Wirken die Arzneistoffe zu kurz oder erfolgt eine zu häufige Anwendung so besteht die Gefahr eines **Rebound-Effektes:** Nach 4 bis 6 Stunden tritt eine verstärkte Schleimhautschwellung auf, die eine erneute Arzneimittelanwendung notwendig macht.

Dadurch kann ein chronischer Schnupfen (**Rhinitis medicamentosa**) entstehen, der zu Schleimhautnekrosen und völligem Verlust des Flimmerepithels führen kann. Durch die erhebliche Minderdurchblutung der Schleimhaut wird deren Hauptfunktion, die Schleimbildung, beeinträchtigt, was die Nase austrocknen und Borken entstehen lässt. Zur schrittweisen Reduzierung Sympathomimetika-haltiger Zubereitungen können alternierend immer niedriger dosierte Nasensprays („Herunterdosieren") und mineralsalzhaltige Nasensprays oder -salben eingesetzt werden, bis völlig auf Präparate mit Vasokonstriktoren verzichtet werden kann. Eventuell müssen intranasal Glucocorticoide angewandt werden.

Nicht nur Vasokonstriktoren, sondern auch der häufig zugesetzte Konservierungsstoff **Benzalkoniumchlorid** kann die Bewegung der Flimmerhärchen behindern oder bis zu einem irreversiblen Stillstand schädigen, bei längerer Anwendung auch eine Schwellung der Nasenschleimhaut hervorrufen. Daher werden mittlerweile viele konservierungsmittelfreie Zubereitungen angeboten.

Dosiersprays haben Vorteile gegenüber anderen Darreichungsformen:

- bessere Benetzung der Nasenschleimhäute
- genauere Dosierbarkeit und
- hygienischere Handhabung.

Bei der lokalen Anwendung von Vasokonstriktoren ist zu beachten, dass als Nebenwirkung gelegentlich eine gesteigerte Durchblutung nach Abklingen der Wirkung (reaktive Hyperämie) sowie lokal brennender Schmerz auftreten kann.

Systemische **Nebenwirkungen** wie Atemstörungen, Tachykardie und Hypertonie sind durch Resorption der Wirkstoffe möglich. Daher muss besonders bei Säuglingen und Kleinkindern auf die richtige Dosierung geachtet werden, Vasokonstriktoren sind gut lipidlöslich und können bei Resorption das ZNS erreichen. Dann besteht die Gefahr einer Atemlähmung.

Kontraindikationen für Rhinologika mit Vasokonstriktoren sind Ekzem- und Borkenbildung am Naseneingang und an den Innenflächen der Nasenflügel (Rhinitis sicca) sowie Glaukom (s. Kap. 17.2).

Beratungshinweise

Selbstmedikation bei Schnupfen

1. Dosiersprays haben weniger Nebenwirkungen als Tabletten, Kapseln oder Pulver.
2. Dosiersprays lassen sich einfacher handhaben und sind hygienischer als Tropfen. Allerdings nicht bei Säuglingen und Kleinkindern – sie atmen nicht „auf Kommando", also synchron zur Applikation ein!
3. Bevorzugen Sie Zubereitungen ohne Konservierungsmittel (z.B. Benzalkoniumchlorid).
4. Verwenden Sie Dosiersprays nicht häufiger als 2- bis 3-mal täglich und nicht länger als 5 bis 7 Tage, da sonst ein Gewöhnungseffekt eintritt.
5. Für Säuglinge und Kleinkinder sind isotonische Kochsalzlösung oder Anis- bzw. Majoranbutter besonders geeignet.
6. Achten Sie auf eine ausreichende Flüssigkeitszufuhr.
7. Dampfbäder und Rotlichtbestrahlungen wirken sich positiv auf den Krankheitsverlauf aus und beugen einem Übergriff des Schnupfens auf die Nebenhöhlen vor.
8. Bei anhaltenden Beschwerden, starken Stirnkopfschmerzen, Verstärkung der Symptome beim Bücken oder bei Ohrenschmerzen müssen Sie einen Arzt konsultieren.

Isotonische mineralsalzhaltige Nasensprays oder -salben bewirken keine direkte Verbesserung der Nasenatmung. Sie führen aber durch pH-Verschiebung zur Alkalisierung des Schleims und damit zu einer Schleimverflüssigung. Daher ist ihr Einsatz besonders bei Säuglingen und Kleinkindern sowie in der Abklingphase des mit Borkenbildung einhergehenden oder lang anhaltenden Schnupfens indiziert. Selbst hergestellte Salzlösungen oder -salben bzw. mineralsalzhaltige Fertigarzneimittel entfalten eine protektive Wirkung, wenn sie prophylaktisch während der Heizperiode oder in klimatisierten Räumen angewandt werden.

Nasentropfen mit ätherischen Ölen wirken durchblutungsfördernd und/oder entzündungshemmend und verbessern z. T. subjektiv die Nasenatmung. Allerdings sollte ihr allergenes Nebenwirkungspotenzial nicht unterschätzt werden. Die Anwendung entsprechender Nasentropfen ist bei Säuglingen und Kleinkindern kontraindiziert.

HV-Empfehlung

Lokale Rhinologika
Empfehlung: Xylometazolin, z. B.:
NasenSpray ratiopharm®, Olynth®, Otriven®, schnupfenendrine®, Stas Nasenspray®, xylo von ct®
Anwendung: Schleimhautschwellung bei akuter Rhinitis; zur Erleichterung des Sekretabflusses bei Nasennebenhöhlenentzündung sowie Tubenmittelohrkatarrh, kurzfristig unterstützend bei allergischer Rhinitis.
Dosierung: 2- bis 3-mal täglich in jede Nasenöffnung einbringen. Je nach Alter wird eine 0,025 %ige bis 0,1 %ige Lösung verwendet.
Nebenwirkungen: Bei längerfristiger Anwendung besteht die Gefahr der Gewöhnung (Rhinitis medicamentosa). Infolge von Resorption können systemische α-sympathomimetische Effekte (Blutdruckanstieg, Tachykardie, Atemstörung) auftreten.
Beratungshinweis: Ein Anwendungszeitraum von 5 bis 7 Tagen soll nicht überschritten werden.

Lokal applizierte **Glucocorticoide** wirken zuverlässig, insbesondere bei allergischer Rhinitis (s. u.). Allerdings können glucocorticoidtypische Nebenwirkungen (s. Kap. 13.3.2) auftreten. Insbesondere für Dexamethason ist bekannt, dass systemische Nebenwirkungen auftreten können. Dagegen weisen Budesonid und Flunisolid bisher keine klinisch relevanten Corticosteroid-Nebenwirkungen auf.

Nasensalben haften länger auf der Schleimhaut, jedoch muss berücksichtigt werden, dass die Wirkstoffe im Vergleich zu Nasensprays nicht so hoch eingebracht werden können.

Bei **Rhinologika zur oralen Anwendung** handelt es sich meist um Kombinationspräparate, die Vasokonstriktoren, Antihistaminika und/oder Analgetika enthalten. Die orale Anwendung birgt aufgrund der systemischen Wirkung ein wesentlich höheres Nebenwirkungsrisiko. Bei der Abgabe muss auf die sedierenden Nebenwirkungen der Antihistaminika unbedingt hingewiesen werden.

Eine **Entzündung** der **Nasennebenhöhlen** (Sinusitits) entsteht meist aus einer virusbedingten Rhinitis, wenn die Belüftung der Nasennebenhöhlen behindert ist. Jeder banale Schnupfen kann grundsätzlich auch die Nasennebenhöhlen in Mitleidenschaft ziehen (Begleitsinusitis), allerdings meist ohne klinische Symptomatik. Bei Kindern ist am häufigsten die Siebbeinhöhle, bei Erwachsenen die Kieferhöhle betroffen. Die Behandlung erfolgt symptomatisch mit **Vasokonstriktoren,** um die Belüftung wieder herzustellen. Wärme (Mikrowellen, Rotlicht) oder Dampfbäder sowie den Schleim verflüssigende Arzneimittel (Sinupret® und Gelomyrtol®, Soledum®, s. Expektorantien, s. Kap. 16.7) können den Heilungsprozess beschleunigen. Da die **akute Sinusitis** gute Selbstheilungsraten aufweist, erfolgt eine antibiotische Chemotherapie nur bei Fieber und/oder starken Schmerzen. Teilweise muss eine fachärztliche Punktion der erkrankten Nebenhöhle vorgenommen werden. Eine irreversibel geschädigte Schleimhaut wird operativ entfernt. Eine **chronische Sinusitis,** bei der auch Schleimhautpolypen auftreten können, kann nur von einem HNO-Arzt behandelt werden.

Die **allergische Rhinitis** wird durch Pilzsporen, andere Allergene wie z. B. Tierhaare oder Milbenkot, vor allem aber auch Pollen ausgelöst, weshalb diese Schnupfenart häufig als **Heuschnupfen (Pollinosis)** bezeichnet wird. Heuschnupfen ist mit Abstand die häufigste Erkrankung aus dem allergischen Formenkreis.

Auslöser sind Pollen verschiedenster Bäume, Sträucher und Gräser. Besonders viele Pollenallergiker leiden unter Frühblühern wie Birke und Haselnuss. Charakteristische Symptome der allergischen Rhinitis sind:

- Stark geschwollene Nasenschleimhaut und verstopfte Nasengänge
- Augenbindehautentzündung mit Juckreiz und Tränenfluss
- Niesattacken mit Absonderung eines wässrigen, klaren Sekrets
- Trockene Mundschleimhaut infolge Mundatmung
- Abgeschlagenheitsgefühl.

Die **Sensibilisierung** kommt bei entsprechender allergischer Veranlagung wie folgt zustande (vereinfachte Darstellung):

- Allergene (z. B. Pollen) kommen nach Durchdringung der Schleimhaut mit den B-Lymphozyten des Immunsystems in Berührung.
- Aus B-Lymphozyten bilden sich Plasmazellen, die Immunglobuline, in diesem Fall IgE-Antikörper, synthetisieren (s. Kap. 15.14).
- Diese IgE-Antikörper verteilen sich auf dem Blut- und Lymphweg im Körper und binden sich an Mastzellen.

Bei einem erneuten Kontakt mit diesen Allergenen binden diese an die IgE-Antikörper auf den Mastzellen (Überbrückung). Dadurch platzen die Mastzellen **(Degranulation)** und setzen Gewebshormone, z. B. Histamin, frei (Abb. 16.4).

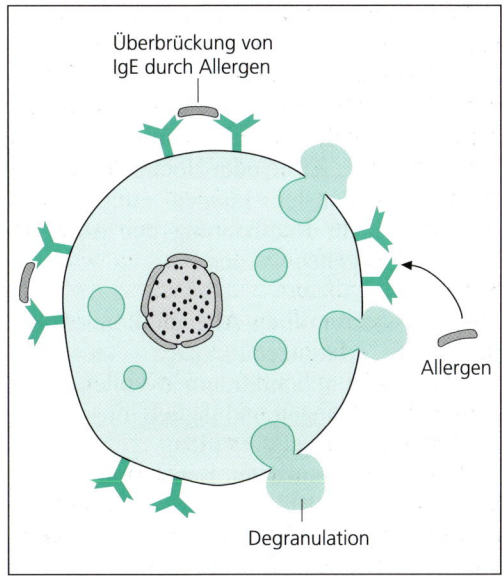

Abb. 16.4 Schematische Darstellung einer allergischen Reaktion. Nach Mutschler 2001

Die Gewebshormone wirken stark gefäßerweiternd und verursachen die typischen Symptome, wie z. B. die Hypersekretion der Nasenschleimhaut.

Die beste kausale **Therapie** bei allergischen Erkrankungen ist die Allergenkarenz. Das ist bei Heuschnupfen jedoch kaum möglich.

Daher ist die Kenntnis der individuellen Heuschnupfen auslösenden Pollenart wichtig.

Pollenfluginformationsdienste und -kalender nennen die Pollenarten, die zu den jeweiligen Jahreszeiten durch die Luft fliegen. In schweren Fällen müssen Patienten zur Hauptflugsaison ihrer Pollenart in pollenarme Regionen, z. B. Küste oder Hochgebirge, ausweichen. Ansonsten können einige Tipps (s. Kasten) zur Reduzierung der Allergen-Belastung gegeben werden.

Bei **Hausstaubmilben-Allergie** können milbendichte Matratzenüberzüge verwendet werden, in den Schlafräumen sollen keine Teppichböden liegen und täglich muss feucht gewischt statt gesaugt werden.

Ein weiterer kausaler Behandlungsansatz bei allergischer Rhinitis ist die **spezifische Hyposensibilisierung,** indem über mehrere Jahre hinweg sehr geringe Dosen des Antigenextraktes subkutan injiziert werden. Der Körper bildet bei sehr geringer Allergenbelastung vor allem IgG-Antikörper. Diese IgG-Immunglobuline schwimmen frei im Blut und können eingedrungene Allergene schon binden, bevor diese die mastzellgebundenen IgE-Antikörper erreichen. Der Körper wird das Allergen schließlich ohne Mastzellreaktionen tolerieren (**allergene Toleranz**). In der Regel wird diese Maßnahme in der pollenarmen Zeit (Herbst und Winter) durchgeführt.

Zur symptomatischen Behandlung stehen mehrere Arzneistoffgruppen zur Verfügung (Tab. 16.3):

- Degranulationshemmer (Mastzellenstabilisatoren)
- Antihistaminika
- Vasokonstriktoren (α-Sympathomimetika)
- Glucocorticoide.

Degranulationshemmer (Mastzellenstabilisatoren)

Der Hauptvertreter **Cromoglicinsäure** (Dinatriumcromoglycin, DNCG) verhindert das Platzen der Mastzellen und damit die Freisetzung von Gewebshormonen. Die volle Wirkung tritt erst nach 1 bis 2 Wochen ein, d. h.

DNCG ist nur prophylaktisch wirksam und die Behandlung muss vor der Pollenflugsaison begonnen und bis zu deren Ende durchgeführt werden. Gleiches gilt für **Nedocromil,** einem strukturell entfernt mit Cromoglicinsäure verwandten Wirkstoff. Zur Applikation stehen Nasensprays, Augentropfen, Inhalationslösungen und Dosieraerosole zur Verfügung.

HV-Empfehlung

Degranulationshemmer (Mastzellenstabilisatoren)
Empfehlung: Cromoglicinsäure (DNCG), z. B.: Allergocrom®, Colimune® Kapseln, Cromohexal®, DNCG Stada®, Intal®, Vividrin®
Anwendung: Zur Prophylaxe der allergisch bedingten Rhinitis und Konjunktivitis (Bindehautentzündung) sowie des allergischen Asthmas.
Dosierung: 4-mal täglich als Nasenspray, Augentropfen bzw. Inhalation mit Dosieraerosol oder Pulverkapseln.
Nebenwirkungen: Selten lokale Reizungen.
Beratungshinweis: Sehr gute Compliance erforderlich, d. h. konsequente Applikation in regelmäßigen Abständen; Behandlungsbeginn **vor** Pollenflugsaison bzw. Allergenkontakten.

Antihistaminika

Antihistaminika sollen die Wirkung bereits freigesetzter Gewebshormone, vor allem Histamin, an den Erfolgsorganen ausschalten. Diese Antihistaminika werden auch **H$_1$-Blocker** oder **H$_1$-Rezeptorantagonisten** genannt. Sie verdrängen Histamin nach dem Prinzip der kompetitiven Hemmung (s. Kap. 2.3.2) von den H$_1$-Rezeptoren und heben so seine rezeptorvermittelten Wirkungen auf. Ältere H$_1$-Antihistaminika, z. B. Dimetinden (Fenistil®) oder Clemastin (Tavegil®) wirken sedierend.

Dagegen weisen die neueren Wirkstoffe dieser Gruppe (Cetirizin, Fexofenadin, Loratadin, Mizolastin, s. Tab. 16.3) keine oder nur geringe zentrale Nebenwirkungen auf und

Tab. 16.3   Arzneimittel zur Therapie der allergischen Rhinitis (07)*

INN	Fertigarzneimittel®
1. Degranulationshemmer (Mastzellenstabilisatoren)	
Cromoglicinsäure	DNCG Stada Cromohexal
Nedocromil	Irtan
2. H$_1$-Antihistaminika (wenig sedierend)	
Lokal: Levocabastin	Livocab
Systemisch: Cetirizin	Zyrtec, Cetidura
Desloratadin	Aerius
Fexofenadin	+ Telfast
Loratadin	Lisino, Lorano
3. Vasokonstriktoren (α-Sympathomimetika) s. auch Tab. 16.2	
Xylometazolin	Olynth
4. Glucocorticoide s. auch Tab. 16.2	
Beclomethason	+ Beclorhinol
5. Sonstige	
Luffa opercul. D4, Galphimia glauca D3, Cardiosperm D3	Heuschnupfenmittel DHU

* Hauptgruppen-Nummer der Roten Liste

werden daher auch als wenig sedierende Antihistaminika bezeichnet.

Das ebenfalls wenig sedierende H$_1$-Antihistaminikum Terfenadin (Teldane®) induziert in seltenen Fällen z.T. lebensbedrohliche Herzrhythmusstörungen und wird daher nur noch gelegentlich eingesetzt. Die lokal wirksamen H$_1$-Antihistaminika Levocabastin und Azelastin werden nur bedarfsorientiert bei vorhandenen Symptomen angewandt. Im Gegensatz zu systemisch verabreichten Wirkstoffen ist nicht mit sedierenden Nebenwirkungen zu rechnen.

Vasokonstriktoren wurden bereits bei der akuten Rhinitis besprochen. Lokale **Glucocorticoide** sollen nur in schweren Fällen eingesetzt werden, wenn andere Maßnahmen versagen. Sie wirken stark antiallergisch und wirken sich positiv auf Niesreiz, Sekretion und Schleimhautabschwellung aus. Als Reservemittel sind systemische Glucocorticoide anzusehen.

Beratungshinweise

Hinweise für die Selbstmedikation bei allergischer Rhinitis

1. Beachten Sie die Hinweise zur Pollen-Reduzierung (siehe Kasten)!
2. Nehmen Sie Degranulationshemmer unbedingt vor Beginn der entsprechenden Pollenflugsaison ein!
3. Bevorzugen Sie wenig sedierende orale Antiallergika wie Cetirizin, Loratadin.
4. Während der Schwangerschaft sollten Sie H$_1$-Antihistaminika nur nach Rücksprache mit dem Arzt anwenden!
5. Erkundigen Sie sich beim Arzt nach Möglichkeiten einer Hyposensibilisierung!

HV-Empfehlung

H$_1$-Antihistaminika
Empfehlung: Cetirizin, z.B.: Zyrtec®
Anwendung: Allergische Rhinitis, chronische Urtikaria mit der Symptomatik Juckreiz, Rötung und Quaddeln der Haut; atopisches Ekzem (Neurodermitis) und andere allergische Erkrankungen.
Dosierung: 1-mal täglich als Tabletten, Tropfen oder Saft, vorzugsweise abends einnehmen.
Nebenwirkungen: Selten Mundtrockenheit, gastrointestinale Störungen, Kopfschmerzen, Schwindel; Agitiertheit, Müdigkeit, lokale Reizungen.
Beratungshinweis: Während der Therapie sollte auf Alkohol verzichtet werden.

Zusammenfassung

Aus Abbildung 16.2 geht die Ausbreitung von Infektionen auf die verschiedenen Teile der Atemwege hervor. Sehr oft erfolgt eine „absteigende" Infektionsausbreitung, ein sog. „Etagenwechsel", d.h. erst sind die oberen, dann die unteren Atemwege betroffen. Atemwegsinfekte werden überwiegend von Viren verursacht, wobei anschließend häufig bakterielle Sekundärinfektionen auftreten, z.B. Sinusitis. Schnupfen kann in unterschiedlichsten Formen auftreten und wird dann mit α-Sympathomimetika, Mineralsalzlösungen, Antiallergika oder pflegenden Wirkstoffen behandelt. Bakterielle Sekundärinfektionen müssen z.T. mit systemischen Antibiotika behandelt werden.

16.4 Ohr und Otologika

Die Ohren dienen nicht nur der Wahrnehmung von Tönen und Geräuschen, sondern beherbergen auch den Gleichgewichtssinn. In Abb. 16.5 ist die Anatomie des Ohres dargestellt.

Das Ohr wird in drei Abschnitte eingeteilt:

- **Äußeres Ohr** mit Ohrmuschel und Gehörgang
- **Mittelohr** mit Trommelfell, Gehörknöchelchen und Ohrtrompete (Eustachische Röhre)
- **Innenohr** (Labyrinth), bestehend aus dem Gleichgewichtsorgan und einem schneckenförmigen Gang (Cochlea oder Hörschnecke).

Ohrenerkrankungen äußern sich meist durch Ohrenschmerzen. Am häufigsten sind:

- Entzündungen des äußeren Gehörgangs (Otitis externa)
- Tubenmittelohrkatarrh
- Mittelohrentzündung (Otitis media)
- Zeruminalpfropf.

Bei der **Otitis externa** treten neben Ohrenschmerzen meist Juckreiz und Hörstörungen auf. Die Beschwerden werden durch eine Entzündung des äußeren Gehörgangs verursacht, meist durch Bakterien, seltener durch Pilze oder Viren. Auch Ekzeme können diese Symptome hervorrufen. Entsprechend dem Erregerspektrum wird mit Antiinfektiva in

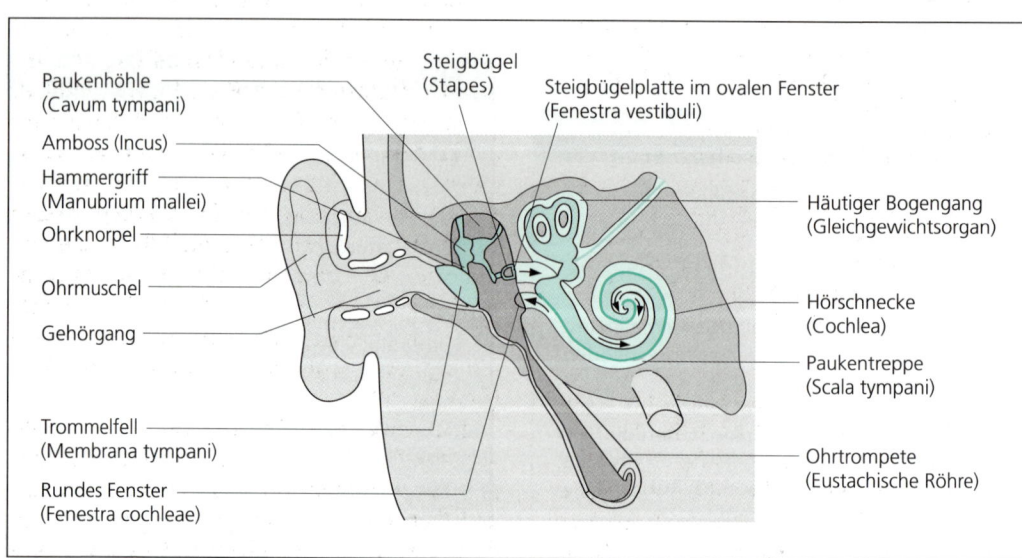

Abb. 16.5 Übersicht des äußeren Ohres, Mittelohres (dunkel) und Innenohres (hell). Nach Faller 2004

Form von Tropfen oder Salben, z. B. Polymyxin B (+ Panotile®), Clotrimazol (Canesten®), Aciclovir (Zovirax®) lokal behandelt. Diese Entzündungen entstehen vor allem durch falsche Reinigungsmaßnahmen oder Schwimmen in verunreinigtem Wasser. Empfindliche Personen sollten spezielle Badewolle oder -watte (z. B. Akustika®) oder Ohrstöpsel verwenden.

Ohrentropfen sollten grundsätzlich nur körperwarm in den Gehörgang eingebracht werden. Dazu kann man die Tropfflasche mit der Hand umschließen, zwischen den Handflächen rollen oder in die Hosentasche stecken. Denn kalte in den Gehörgang eingebrachte Flüssigkeiten können Schmerzen oder Schwindel hervorrufen.

Beratungshinweise

Hinweise für die Anwendung von Ohrentropfen

1. Nur körperwarme Ohrentropfen in den Gehörgang einbringen!
2. Beim Einträufeln Ohrmuschel leicht nach hinten-oben ziehen, um die Krümmungen des Gehörgangs etwas auszugleichen.
3. Kopf seitlich neigen, damit die Tropfen besser bis zum Grund des Gehörganges fließen. Die seitliche Neigung des Kopfes einige Minuten beibehalten, damit auch tiefere Gehörgangsbereiche vollständig benetzt werden.
4. Bei Kindern empfiehlt sich die Anwendung der Ohrentropfen im Liegen.
5. Gehörgang nur bei ärztlicher Anordnung mit einem lockeren Wattebausch verschließen. Ansonsten wird die Bildung einer feuchten Kammer begünstigt, die ideale Bedingungen für die Besiedlung mit Mikroorganismen schafft.

Ein **Tubenmittelohrkatarrh** mit entsprechender Schwerhörigkeit entsteht, wenn der Luftaustausch zwischen Nasen-Rachen-Raum und Mittelohr über die Ohrtrompete (Eustachische Röhre) behindert ist. Als Ursachen kommen Entzündungen im Nasen-Rachenbereich, vergrößerte Rachenmandeln oder plötzliche Luftdruckänderungen (Fliegen, Tauchen) in Frage. Durch die verschlossene Ohrtrompete entsteht im Mittelohr ein Unterdruck. Dadurch kann sich Gewebsflüssigkeit ansammeln und so die Schallübertragung auf die Gehörknöchelchen beeinträchtigen. Die **Therapie** besteht in der Beseitigung des Hindernisses. Dazu werden vasokonstriktorische Nasensprays eingesetzt, ggf. die Rachenmandeln entfernt oder das Trommelfell angeritzt, um die Flüssigkeit abzusaugen. Bei anhaltend unzureichender Belüftung werden für mehrere Monate kleine Röhrchen (Paukenröhrchen) ins Trommelfell eingesetzt.

Bei der akuten Mittelohrentzündung (**akute Otitis media**) kommt es zu pulsierenden, meist starken Schmerzen, häufig begleitet von hohem Fieber, Hörstörungen und Druckgefühl, da sich Eiter hinter dem Trommelfell sammelt. Insbesondere Kleinkinder sind betroffen, da sich Infekte im Nasen-Rachen-Raum aufgrund der anatomischen Gegebenheiten im Bereich der Ohrtrompete leicht ausbreiten. Zur symptomatischen Behandlung werden abschwellende Nasensprays, gegebenenfalls zusätzlich Analgetika und Antipyretika (z. B. Ibuprofen oder Paracetamol) eingesetzt. Häufig heilen Mittelohrentzündungen mit dieser Therapie spontan aus. In schweren Fällen wird oral, d. h. systemisch, mit Antibiotika (Penicilline, Makrolide, Cephalosporine, s. Kap. 15.8) behandelt.

Äußerlich am Ohr eingesetzte Arzneimittel zur Behandlung von Ohrerkrankungen, **Otologika,** sind hier nicht geeignet, da die Wirkstoffe den Ort der Erkrankung wegen des verschlossenen Trommelfells nicht erreichen. Sie dringen nicht in die Paukenhöhle ein, werden bei Ohrlaufen ausgeschwemmt und erschweren zudem die Beurteilung des Trommelfells durch den Arzt (Otoskopie).

Bei **unklaren Ohrenschmerzen** sollte von der Anwendung rezeptfreier Ohrentropfen mit schmerzstillendem und/oder lokalanästhetischem Zusatz abgeraten werden, da ein eventuell bestehendes Krankheitsbild verschleiert wird. Falsch oder nicht behandelte Infektionen können auf Knorpel und Knochen übergreifen. Wegen der anatomischen Lage des Ohres besteht die Gefahr, dass das Gehirn in Mitleidenschaft gezogen wird.

Die chronische Mittelohrentzündung **(chronische Otitis media)** kann verursacht werden durch:

- Verschleppte oder unsachgemäße Behandlung einer akuten Otitis media
- Angeborene Anfälligkeit der Mittelohrschleimhaut
- Angeborene oder erworbene Veränderungen im Mittelohr und in der Eustachischen Röhre.

Als Symptome zeigen sich entweder chronische Schleimhauteiterungen, die mit lokalen und/oder oralen antibiotischen Chemotherapeutika behandelt werden oder chronische Knocheneiterungen, die operiert werden müssen (Tympanoplastik).

Auch durch einen Ohrschmalzpfropf **(Zeruminalpropf)** kann es zu leichten Schmerzen und Hörstörungen kommen. Bei intaktem Trommelfell wird mit körperwarmem Wasser ausgespült. Eventuell kann der Pfropf vorher mit warmen öligen Lösungen aufgeweicht werden. Bei hartnäckigen Pfropfen sollte der Arzt aufgesucht werden, da diese instrumentell entfernt werden müssen. In Tab. 16.4 werden **Otologika** aufgelistet.

Tab. 16.4   Otologika (69)*

Fertigarznei-mittel®	INN/Zusammen-setzung	Indikation
Analgetika		
Audax	Cholinsalicylat	Schmerzen bei Otitis externa und Otitis media
Lokalanästhetika-Kombinationen		
Otalgan	Phenazon, Procain, (Glycerol)	Ohrenschmerzen
Antibiotika-Kombinationen		
+ Panotile cipro	Ciprofloxacin	Otitis externa (akut); chronisch-eitrige Otitis media
+ Polyspectran HC	Polymyxin B, Bacitracin, Neomycin	Otitis externa
Glucocorticoide		
+ Otobacid N	Dexamethason, Cinchocain, Butandiol	Otitis externa, Gehörgangsekzeme, bakteriell-entzündliche Erkrankungen der Ohrmuschel, Adjuvans bei akuter Otitis media
Mittel zur Zeruminalpfropf-Entfernung		
Cerumenex N	Ölsäure-Polypeptid-Kondensat	Zeruminalpfropf, Reinigung des Gehörgangs vor der lokalen Behandlung im Ohr
Otowaxol	Docusat-Natrium, Ethanol, Glycerol	Zerumen und Zeruminalpfropfen

* Hauptgruppen-Nummer der Roten Liste

Beratungshinweise

Ohrenschmerzen

1. Ohrenschmerzen bei Säuglingen und Kleinkindern müssen immer ärztlich behandelt werden!
2. Tropfen gegen Ohrenschmerzen oder (oral verabreichte) Schmerzmittel bekämpfen nur die Symptome, nicht die Ursache!
3. Bei Tubenmittelohrkatarrh, insbesondere bei Kindern, Nase mit abschwellenden Nasentropfen freihalten. Evtl. in deutlichem zeitlichen Abstand Rotlicht und/oder Dampfbäder anwenden.
4. Bei Verdacht auf Otitis media oder bei wiederholt auftretenden Ohrenschmerzen sofort den Arzt aufsuchen!
5. Bei Ohrschmalzpfropfen spezielle Lösungen mit Gummi-Ohrspritze anwenden und Ohren ausspülen!
6. Nimmt der Ohrschmerz bei Zug am Ohrläppchen oder auf Druck hinter dem Ohr zu, so liegt die Ursache im Außenohr. Pulsierender Schmerz ist ein Hinweis auf Mittelohrprobleme.

16.5 Halsschmerzmittel und Rachentherapeutika

Mund, Rachen und Kehlkopfraum gehören zum oberen Teil der Atemwege, wie in Abb. 16.1 bereits dargestellt. Abb. 16.6 zeigt die Strukturen des lymphatischen Rachenringes.

Die wichtigsten **Teile des lymphatischen Rachenringes** sind:

- Rachenmandel (Tonsilla pharyngica) am hinteren Rachendach
- Gaumenmandeln (Tonsilla palatinae)
- Zungenmandel (Tonsilla lingualis) im Zungengrund.

Als **Mandel** (Tonsilla) bezeichnet man allgemein eine lymphknotenähnliche Anhäufung (Lymphfollikel) die von einer bindegewebigen Kapsel umgeben ist. Der lymphatische Rachenring ist Teil des körpereigenen Abwehrsystems und dient der Infektabwehr und Antikörperbildung. Bei Infektionen schwellen Mandeln ähnlich wie Lymphknoten an, wenn sich die Abwehrzel-

Bei Sportschwimmern und Tauchern kann durch den ständigen Kaltwasserreiz eine Reaktion der Gehörgangsknochenhaut resultieren, die zu einem den Gehörgang einengenden Knochenwachstum (**Exostose**) führt. Nach dem Schwimmen und Tauchen entsteht dann oft das Problem, in den Ohren verbliebenes Wasser wieder herauszubekommen. Die kurzfristige Anwendung von austrocknenden Ohrentropfen (z. B. Acid. acet. 100 % 1,0, Spiritus dil. ad 20,0) wirkt prophylaktisch gegen Gehörgangsinfektionen, da Bakterien oder Pilze gern in feuchtwarmem Milieu siedeln.

Entzündungen des Innenohrs (**Otitis interna**) müssen mit hochdosierten Chemotherapeutika behandelt werden, da Gehör- und Gleichgewichtssinn gefährdet sind.

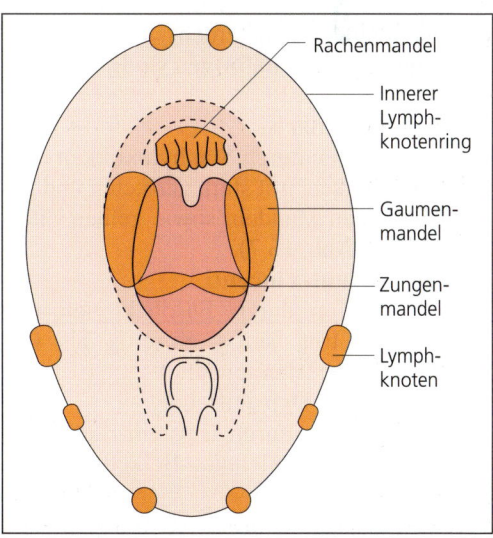

Abb. 16.6 Lymphatischer Rachenring

len (B-Lymphozyten) vermehren. Die wichtigsten Infektionen der oberen Atemwege sind:

- Mandelentzündung (**Tonsillitis** oder **Angina tonsillaris**)
- Rachenentzündung (**Pharyngitis**)
- Kehlkopfentzündung (**Laryngitis**).

Angina bedeutet zunächst lediglich eine „mit Engegefühl einhergehende Erkrankung". Apothekenkunden meinen damit eine Entzündung der Mandeln. Eine akute Mandelentzündung (**Angina tonsillaris**) äußert sich meist durch Halsschmerzen sowie Schluckbeschwerden, Fieber und Kopfschmerzen. Sie wird durch Viren oder Bakterien hervorgerufen. Am häufigsten sind die Gaumenmandeln entzündet (verschiedene Formen der Tonsillitis palatinae), die dann gerötet und geschwollen sind. Aufgrund der exponierten Stellung der Gaumenmandeln sind sie besonders bei chronischer Mundatmung schädlichen Einflüssen von außen ausgesetzt. Die tief gefurchte und weit verzweigte Oberfläche begünstigt Infektionen und deren Ausbreitung im Rachenraum. Bei Kindern sind auch oft die Rachenmandeln in Form einer **Angina retronasalis** betroffen. Bei der **Angina catarrhalis** findet man nur eine leichte Rötung mit Schwellung der Tonsillen und mäßige Schluckbeschwerden.

Besondere Verlaufsformen sind:

- **Angina lacunaris,**
  hervorgerufen durch Staphylokokken oder Streptokokken, mit stark geröteten und geschwollenen Mandeln sowie gelben Eiterpfropfen (Abb. 16.7).
- **Angina Plaut-Vincenti,**
  hervorgerufen durch Fusobakterien und Borrelien, tritt häufig einseitig als Geschwür in der Mandel auf.
- **Pfeiffersches Drüsenfieber,**
  hervorgerufen durch Epstein-Barr-Viren (EBV), mit ausgedehnten Belägen.
- **Diphtherie,**
  mit netzartigen (fibrinösen) Belägen auch außerhalb der Mandeln.

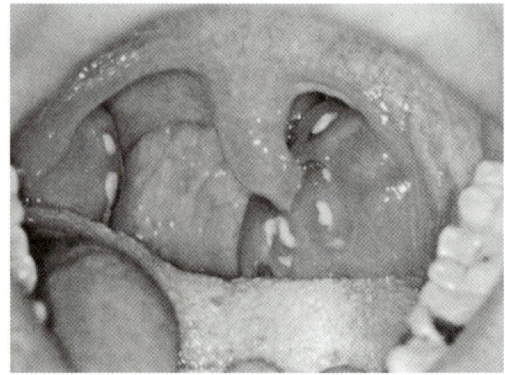

Abb. 16.7 Angina lacunaris. Aus Becker u. Mitarb. 1983

Die **akute Tonsillitis** mit eitrigen Belägen und Fieber entsteht aus der Angina lacunaris und kann gravierende Folgen haben. Sie muss daher ärztlich behandelt werden. Das Haupttherapieziel ist die Verhinderung des rheumatischen Fiebers durch rezidivierende Entzündungen. Unter Umständen kann selbst eine unerhebliche Angina zu Herz- oder Nierenerkrankungen führen. Die Behandlung erfolgt kausal mit systemisch wirkenden Antibiotika (Penicilline, Makrolide, Cephalosporine, s. Kap. 15.8).

Der Einsatz von Lokalantibiotika ist nicht sinnvoll, da sie die gefährlichen Folgekrankheiten von Streptokokkeninfektionen (z. B. Gelenkrheumatismus, Herzmuskelschäden, Nierenschäden) nicht verhüten, weil die Wirkstoffe den eigentlichen Ort der Infektion im Gewebe nicht erreichen. Statt dessen werden auch die Bakterien der natürlichen Mundflora stark dezimiert. Unterstützend wirkt die symptomatische Therapie mit oral applizierten Lokalanästhetika.

Mundspülungen mit **Antiseptika** (sog. Rachendesinfizienzia) werden unterschiedlich beurteilt. Der Begriff Desinfizienzia ist wenig geeignet.

Desinfektionsmittel sind Stoffe, die Mikroorganismen abtöten. Die Behandlung von Schleimhäuten und Wunden ist als lokale chemotherapeutische Maßnahme aufzufassen. Desinfektionsmittel unterscheiden sich von Antiinfektiva durch ihre größere Toxizität (Kap. 15.17). Man bezeichnet diese Arzneistoffe daher besser als antiseptisch wirkende Rachentherapeutika.

Als Arzneiformen stehen Lutschpastillen, Gurgelmittel und Rachensprays zur Auswahl (Tab. 16.5). Untersuchungen haben ergeben, dass nicht alle **Lutschpastillen** die therapeutischen Anforderungen hinsichtlich einer gesicherten Wirksamkeit erfüllen. In der Regel wirken diese Präparate eher unterstützend, sie erhöhen den Speichelfluss und führen häufig zu einer subjektiven Linderung der Schluckbeschwerden. Für diese Zwecke sind mineralsalzhaltige Präparate oder Lutschpastillen mit Isländisch-Moos-Auszügen besonders geeignet.

Auch die konservative Therapie mit Halsumschlägen, z.B. Enelbin-Paste N® oder Kytta-Plasma f®, unterstützt die Halsschmerzbehandlung.

Zahlreiche Fachärzte beurteilen **Gurgelmittel** kritisch, da sie Erreger in tiefer gelegenen Gewebeschichten nicht erreichen. Sie empfehlen warme Getränke, Lutschtabletten, Lokalanästhetika, Inhalationen mit Mineralsalzen und Halsumschläge.

In vielen **Rachensprays** sind ebenfalls Lokalantibiotika oder Antiseptika enthalten. Im Rahmen der Aufbereitungsmonographie wurde das Antibiotikum Fusafungin (Locabiosol®) negativ beurteilt, da Atemwegsinfektionen überwiegend durch Viren ausgelöst werden. Außerdem wirkt auch ein Spray nur auf der Schleimhautoberfläche.

Das **Antiseptikum** Chlorhexidingluconat weist eine breite antimikrobielle und lang anhaltende Wirkung auf. Bei Daueranwendung können jedoch reversible bräunliche Verfärbungen der Zunge und Zähne und Geschmacksstörungen auftreten. Hexetidin wirkt schwächer und deutlich kürzer als Chlorhexidin. Das oberflächenaktive Cetylpyridiumchlorid wird in der Aufbereitungsmonographie negativ beurteilt, da es nur begrenzt antimikrobiell wirksam ist und das Risiko allergischer Reaktionen birgt. Povidon-Iod zeigt nur in vitro eine starke Keimreduktion, die in vivo durch Speichelkontakt deutlich abnimmt. Patienten mit Schilddrüsenerkrankungen oder Iodüberempfindlichkeit müssen beachten, dass Iod aus den Zubereitungen resorbiert werden kann.

Tab. 16.5 Mund- und Rachentherapeutika (63)* – Auswahl

Fertigarzneimittel®	Zusammensetzung
A Lutschpastillen	
Emser Pastillen	Natürliches Emser Salz
Isla Moos	Isländisch-Moos
Dobendan	Cetylpyridiniumchlorid
Dolo-Dobendan	Cetylpyridiniumchlorid, Benzocain
Hexoraletten N	Chlorhexidin, Benzocain
Lemocin	Tyrothricin, Cetrimoniumbromid, Lidocain
B Gurgellösungen	
Chlorhexamed-Fluid	Chlorhexidindigluconat
Hexoral	Hexetidin
Betaisodona Mundantiseptikum	Povidon-Iod
C Sprays	
Doreperol	Hexetidin
Kamillosan Mundspray	Auszug aus Kamillenblüten, Pfefferminzöl, Anisöl

* Hauptgruppen-Nummer der Roten Liste

Kombinationspräparate, die Antiseptika und Lokalanästhetika enthalten, können bei stark schmerzenden Erkrankungen sinnvoll sein. Als Lokalanästhetikum ist Lidocain vorzuziehen, da Benzocain und Tetracain ein höheres Allergierisiko aufweisen. Die Problematik der Lokalantibiotika wurde bereits besprochen (Kap. 15.8).

Eine lediglich Chlorhexidin und Lidocain enthaltende Kombination steht zurzeit nicht zur Verfügung.

Halsschmerzen sind das Hauptsymptom einer **Pharyngitis,** die akut meist durch Viren, chronisch durch Alkohol und Rauchen ausgelöst wird. Auch Entzündungen des Kehlkopfes **(Laryngitis)** und der Stimmbänder entstehen durch Viren oder durch Rauch oder Überbeanspruchung der Stimme. Typisch dafür ist eine Heiserkeit. Bei länger anhaltender Heiserkeit muss ein HNO-Arzt aufgesucht werden, um ein Karzinom auszuschließen.

Bei Kleinkindern ist die **stenosierende Laryngitis,** auch **Pseudo-Krupp** genannt, bedeutsam. Meist entsteht sie aus einem harmlosen Virusinfekt und führt über heftigen Husten und Heiserkeit zu Atemnot, die jedoch nur selten lebensbedrohlich ist. Wesentlich ist die Beruhigung des Kindes, ggf. auch medikamentös, Hustendämpfung und Befeuchten sowie Abkühlen der Zimmerluft. In schweren Fällen werden Glucocorticoide parenteral appliziert.

Zusammenfassung

Eine Infektion bzw. Erkältung kann von der Nase ausgehend über Nasennebenhöhlen und Eustachische Röhre (Ohrtrompete) auch das Ohr erreichen. Ein weiterer, noch häufiger auftretender Infektionsweg führt von der Nase über den Rachenraum in den Mund. Dann sind vor allem Rachen, Mandeln und Kehlkopf betroffen. Je nach Infektionsstatus wird symptomatisch behandelt, z. B. mit Rachentherapeutika. Bakterielle Infektionen erfordern jedoch oft eine systemische antiinfektive und damit kausale Therapie.

16.6 Husten

Wenn Erreger von Erkältungskrankheiten die Abwehrmechanismen des lymphatischen Rachenringes überwinden, können sie sich in den Tiefen der unteren Atemwege ausbreiten und z. B. eine Bronchitis auslösen. Man spricht auch von **„Etagenwechsel"** oder absteigender Infektion, wenn sich Erkrankungen der oberen auf die unteren Atemwege verlagern (Abb. 16.2).

Einen Überblick der Anatomie der unteren Atemwege gibt Abb. 16.8.

Die eingeatmete Luft gelangt über den Kehlkopf (Larynx) mit seiner engsten Stelle, der Stimmritze (Glottis), in die **Luftröhre (Trachea),** ein weitlumiges Rohr, in das Knorpelstangen hufeisenförmig eingelagert sind. Die Trachea gabelt sich in zwei **Stammbronchien** auf, die jeweils einen Lungenflügel versorgen.

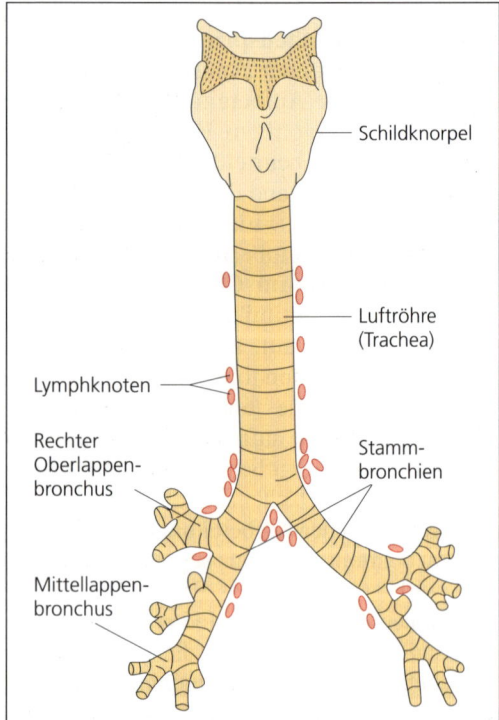

Schildknorpel

Luftröhre (Trachea)

Lymphknoten

Rechter Oberlappenbronchus

Stammbronchien

Mittellappenbronchus

Abb. 16.8 Luftröhre und Bronchien. Nach Faller 2004

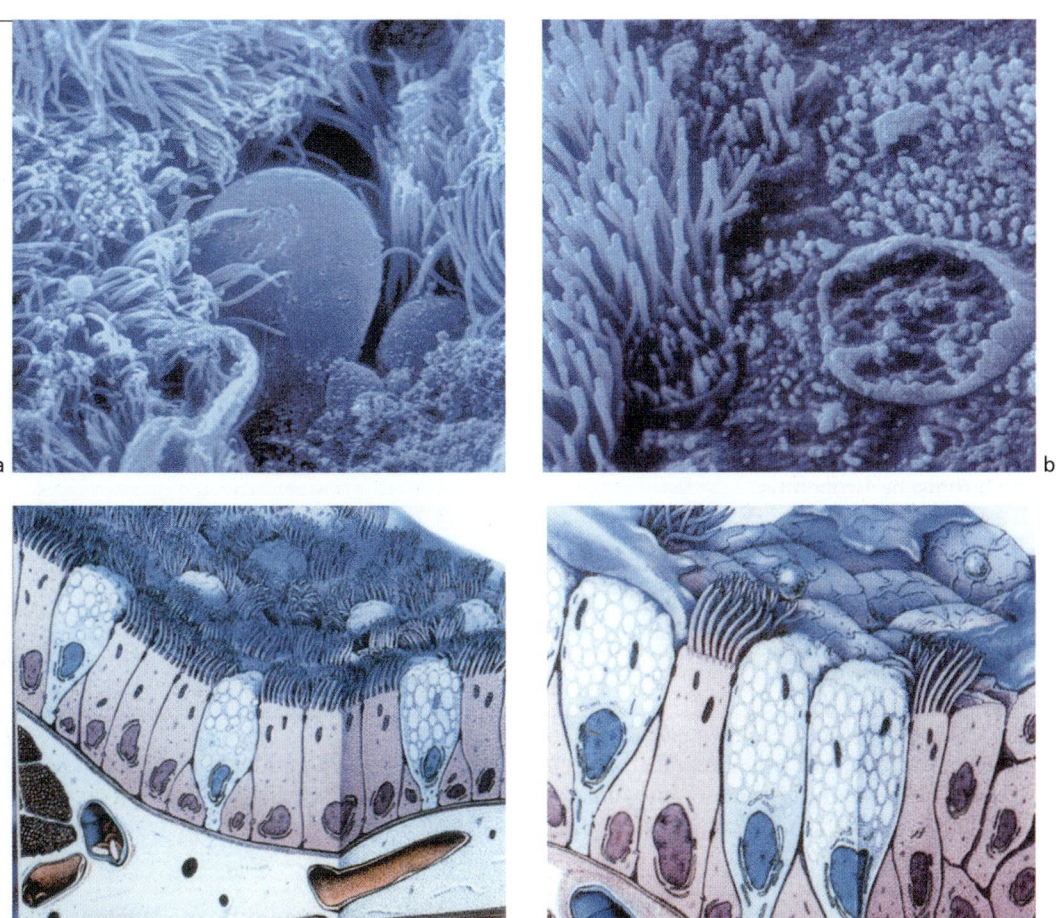

Abb. 16.9 Gesundes **(a)** und geschädigtes **(b)** Flimmerepithel. Aus Pharmazie 2000

Jeder Stammbronchus wiederum verzweigt sich in mehrere Bronchialäste. Diese Verzweigungen setzen sich fort bis in die Bronchiolen, die sich in Alveolargängen fortsetzen, die wiederum in den Lungenbläschen (Alveolen) münden. Diese Lungenbläschen sind von einem dichten Kapillarnetz umgeben, in dem der Gasaustausch stattfindet.

Die Innenwände des größten Teils der unteren Atemwege sind mit einer dünnen Schleimhautschicht ausgekleidet, die ständig Schleim erzeugt, der aus Glykoproteiden (Schleimstoffen), Proteinen, Lipiden und DNA besteht. Die meisten eingeatmeten Staubteilchen, Pollen oder Fremdstoffe schlagen sich auf dem Weg durch die Bronchien auf der Schleimschicht nieder. Die Oberflächenzellen der Atemwege weisen einen dichten Besatz an **Flimmerhärchen (Zilien)** auf, die in die Atemwege hineinragen und aufliegenden Schleim rachenwärts transportieren, wo er verschluckt wird. Die Flimmerhärchen (Abb. 16.9), die durch den Schleim geschmeidig gehalten werden, dienen wie der Hustenstoß der physiologischen Reinigung des Respirationstraktes.

Das Flimmerepithel von Rauchern ist oft geschädigt, was zur Folge hat, dass sich

Schleim staut, der dann zu morgendlichem Raucherhusten führt.

Husten ist das markanteste Symptom für eine Erkrankung der unteren Atemwege. Häufigste Ursachen von Husten sind **akute Infekte,** z. B.:

- Akute Bronchitis
- Lungenentzündung (Pneumonie)
- Keuchhusten
- Tuberkulose (s. Kap. 15.9.1)

sowie **chronische Erkrankungen** der unteren Atemwege, z. B.:

- Chronische Bronchitis
- Lungenemphysem
- Bronchialasthma (Asthma bronchiale)
- Bronchialkarzinom.

Hustenentstehung

An der Oberfläche der Atemwegsschleimhaut enden Nervenbahnen mit ihren Rezeptoren. Werden Atemwege, besonders die unteren Abschnitte, an einer Stelle gereizt, z. B. durch Staub, zähen Schleim, Eiter, so wird der Reiz zum Hustenzentrum im verlängerten Mark (Medulla oblongata) weitergeleitet. Über eine rücklaufende Nervenbahn wird eine Antwort, der Hustenstoß, an die Atemwege zurückgeleitet. Unter einem Hustenstoß versteht man ein explosionsartiges Auspressen von Atemluft durch die verengte Stimmritze. Dabei erreicht die ausgestoßene Luft Strömungsgeschwindigkeiten von bis zu 250 m/s (das entspricht 900 km/h). Dieser Vorgang wird als **Hustenreflex** bezeichnet. Den Auswurf von Schleim beim Hustenstoß nennt man Expektoration (Abb. 16.10).

Husten ist also eine normale Abwehrreaktion der Atemwege und hat eine atemwegsreinigende Funktion. Normalerweise produzieren die Bronchien täglich etwa 100 ml Schleim, der im Laufe des Tages abgehustet wird. Bei Reizung oder Entzündung der Atemwege wird vermehrt Schleim gebildet.

Man unterscheidet:

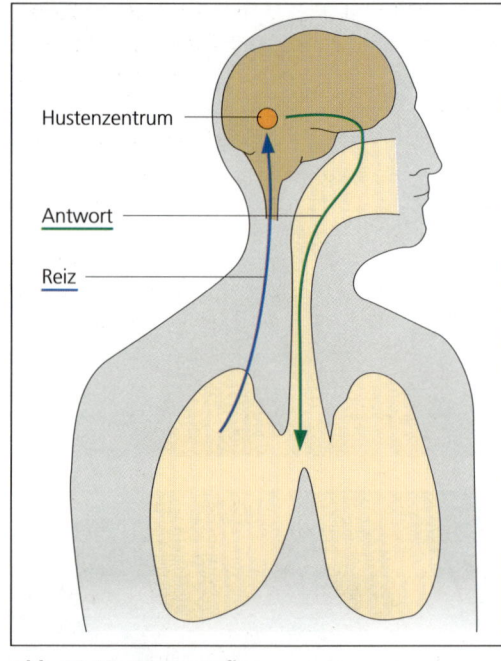

Abb. 16.10 Hustenreflex

- Trockenen, unproduktiven Husten oder Reizhusten ohne Schleimbildung
- Produktiven Husten mit (z. T. zäher) Schleimbildung.

Trockener, unproduktiver Husten oder Reizhusten ist eine Reaktion auf verschiedene schädliche Reize, z. B. Rauch, Staubpartikel oder Chemikaliendämpfe. Der Reizhusten ist hart, schmerzhaft und ohne Auswurf. Er kann zu einer chronischen Bronchitis führen. Die häufigsten Ursachen sind:

- Rauchen
- Staubarbeiten (z. B. beim Schleifen)
- Arzneimittelnebenwirkungen (z. B. ACE-Hemmer)
- Schwere Erkrankungen der Atemwege (z. B. Keuchhusten, TBC, Bronchialkarzinom).

Produktiver Husten tritt bei der akuten Bronchitis, Erkältung oder Grippe auf und ist meist Folge einer Infektion mit Viren oder Bakterien. Häufig kommen Fieber, Schnupfen oder Heiserkeit hinzu.

Die Erkrankung beginnt oft mit trockenem Husten, der nach 2 bis 3 Tagen in einen produktiven Husten übergeht. Der vermehrt gebildete Schleim zwingt zum Husten und Räuspern. Wenn die Erkrankung nicht richtig ausheilt, treten Rezidive auf und der Husten kann chronisch werden (chronische Bronchitis, s. Kap. 6.8).

Gegen Husten stehen zwei Arzneimittelgruppen zur Verfügung, die gezielt eingesetzt werden: Antitussiva und Expektorantien.

Antitussiva

Antitussiva sind Hustenstiller oder -blocker, die nur zur Unterdrückung eines trockenen, unproduktiven Hustens eingesetzt werden. Diese Hustenform ohne Schleimbildung, die durch entzündliche Schleimhautveränderungen entsteht, ist unnütz und quälend. Bei produktivem Husten sind Antitussiva nicht angezeigt, da sie zum Sekretstau in den Atemwegen führen. Das begünstigt Infektionen, weil Erreger im Sekret gute Wachstumsbedingungen vorfinden.

Antitussiva wirken über zwei Mechanismen (Abb. 16.11):

■ Zentrale Dämpfung des Hustenzentrums
■ Periphere Dämpfung der Hustenrezeptoren.

Die meisten Antitussiva (Tab. 16.6) greifen zentral an und leiten sich wie die zentral wirksamen Analgetika (s. Kap. 8.5.6) von den Opioiden Morphin bzw. Codein ab. Einige Antitussiva gehören deshalb zu den Betäubungsmitteln.

Zu den Opioidabkömmlingen zählen Codein, Dihydrocodein, Hydrocodon und Noscapin.

Codein und **Dihydrocodein** gelten als die zuverlässigsten Antitussiva und hemmen den Hustenreflex durch direkten Angriff auf das Hustenzentrum. Die Nebenwirkungen, u. a. Hemmung des Atemzentrums und der Darmperistaltik, sind relativ gering und dosisabhängig. Teilweise wird Codein mit H_1-Antihistaminika kombiniert, z. B. mit Phenyltolo-

xamin (+ Codipront®), einem Isomer des Diphenhydramins oder mit Chlorphenamin (+ Codicaps®). Diese Kombinationen werden kritisch beurteilt, da über die antitussive Wirksamkeit von H_1-Antihistaminika nichts Sicheres bekannt ist, jedoch die atemdepressive Wirkung des Codeins verstärkt und das Bronchialsekret verfestigt wird.

Codein und Dihydrocodein werden auch zur **Substitutionsbehandlung** Heroinabhängiger verwendet. Dafür gelten die besonderen Bestimmungen des Betäubungsmittelgesetzes.

Die Verordnung von **Hydrocodon** unterliegt der Betäubungsmittel-Verschreibungsverordnung. Es wird bei starkem und schmerzhaftem Husten eingesetzt, soweit dieser zu schweren Komplikationen bzw. lebensbedrohlichen Zuständen führen und durch andere Maßnahmen nicht unterdrückt werden kann.

Noscapin (Narkotin), ein Alkaloid der Papaverinreihe, hat gute antitussive Eigenschaften ohne die unerwünschten Wirkungen der

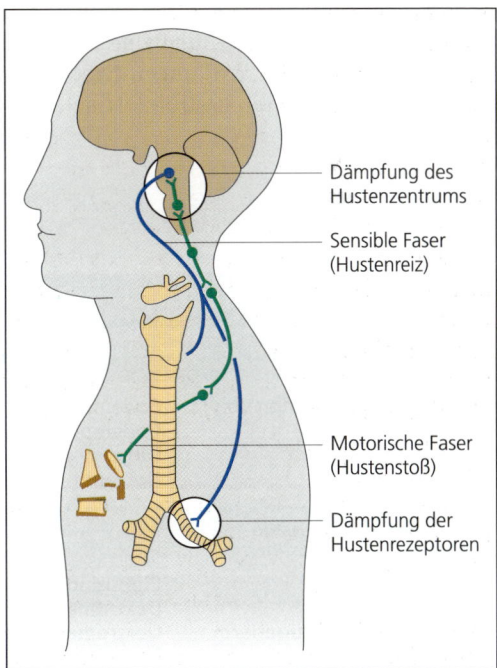

Abb. 16.11 Möglichkeiten der Dämpfung des Hustenreflexes. Nach Mutschler 2001

Opioide. Allerdings ist es schwächer wirksam als Codein. Da es eine Histaminfreisetzung bewirken kann, können höhere Dosen zu Bronchokonstriktion und Hypotonie führen.

Clobutinol, Dextrometorphan und Pentoxyverin sind nicht rezeptpflichtig.

Clobutinol wirkt über einen zentralen Angriff im Hustenzentrum, hat aber keine analgetischen oder atemdepressiven Wirkungen. Ebenso wird die Tätigkeit des Flimmerepithels auf den Schleimhäuten der Atemwege nicht vermindert.

Dextromethorphan erhöht die zentrale Hustenschwelle und wirkt hier ähnlich wie Codein, mit dem es strukturell verwandt ist, hat aber keine analgetische Wirkung. Die Suchtgefahr wird als eher gering eingeschätzt. Ähnlich wie beim Codein gibt es eine Reihe von Kombinationspräparaten, die Dextromethorphan enthalten. Kombinationen mit H_1-Antihistaminika wurden bereits besprochen. Der Zusatz von Sympathomimetika, z.B. Phenylpropanolamin (in Wick Day-Med®), kann Unruhe und Schlaflosigkeit bewirken und ist daher wenig sinnvoll.

Pentoxyverin gehört zur Oxeladin-Gruppe, basischen Estern, die keine sedativen und atemdepressiven Wirkungen haben. Als Nebenwirkungen treten gastrointestinale Störungen auf.

Tab. 16.6 Antitussiva (24)*

Fertigarzneimittel®	Zusammensetzung	Darreichungsformen
A Opioidabkömmlinge		
+ Codeinsaft/-Tropfen von ct	Codeinphosphat	Saft, Tropfen
+ Codicaps mono	Codeinphosphat	Kapseln, Kindersaft
+ Paracodin/retard	Dihydrocodein	Tabletten, Kapseln, Sirup
+ Capval	Noscapin	Dragees, Saft, Tropfen
B Andere Antitussiva		
Silomat	Clobutinol	Dragees, Saft, Tropfen
Neo Tussan	Dextromethorphan	Saft
Hustenstiller ratiopharm	Dextromethorphan	Kapseln
Sedotussin	Pentoxyverin	Kapseln, Tabletten, Tropfen, Saft, Suppositorien

* Hauptgruppen-Nummer der Roten Liste

Expektorantien

Wenn der Expektorationsmechanismus versagt, also der mit Fremdstoffen beladene Schleim nicht mehr nach außen transportiert werden kann, besteht die Gefahr, dass angestautes Bronchialsekret zum Nährboden für Bakterien wird. Daraus können z. B. Bronchitiden oder Pneumonien (s. Kap. 16.7) entstehen.

Das angestaute Sekret wird primär zu einem Reiz führen, der einen Hustenreflex auslöst. Patienten, die an starkem Husten mit zähem Schleim leiden, soll mit Expektorantien geholfen werden, die

- Den Abtransport des Bronchialsekretes fördern (Sekretomotorika)
- Die Sekretion der Bronchialflüssigkeit steigern (Sekretolytika)
- Die Zähigkeit eines verfestigten Schleims senken (Mukolytika).

Sekretomotorika sind Wirkstoffe, die den Schleimtransport erhöhen, indem die Tätigkeit des Flimmerepithels gesteigert wird (Erhöhung der mukoziliären Clearance). Für β_2-Sympathomimetika, z. B. Orciprenalin, und das Xanthinderivat Theophyllin ist dieser Effekt nachgewiesen.

Sekretolytika sind Wirkstoffe, die eine Steigerung der Bronchialsekretion und Schleimverflüssigung erzielen sollen. Dabei handelt es sich meist um Stoffe (Ammoniumchlorid, Kaliumiodid, ätherische Öle, Saponine sowie Guaifenesin), die reflektorisch über den Magen die Bronchialsekretion stimulieren sollen, indem parasympathische Nerven im Magen gereizt werden und die Erregung zum Brechzentrum weitergeleitet wird. Efeublätter enthalten Saponine, Thymiankraut enthält ätherisches Öl, vor allem Thymol.

Ätherische Öle werden in zahlreichen Externa als Husten- und Erkältungssalben und in Kombination mit Schleimdrogen in Hustentees eingesetzt. Die Übergänge zwischen Sekretomotorika und Sekretolytika sind fließend; so besitzen ätherische Öle in gewissem Maße auch einen sekretomotorischen Effekt.

Mukolytika vermindern in hohen Konzentrationen die Konsistenz des Schleimes, sodass er besser abtransportiert werden kann:

- **Bromhexin** verstärkt den Abbau des Schleims (saurer Mucopolysaccaride).
- **Ambroxol,** ein aktiver Metabolit von Bromhexin, verstärkt ebenfalls den Schleimabbau und vermindert außerdem die Oberflächenspannung des Sekrets.
- **N-Acetylcystein (ACC, NAC)** verflüssigt nach Inhalation das Sekret durch Spaltung von Disulfidbrücken im Schleim.

Trotz der sehr häufigen Anwendung bleibt der therapeutische Wert von Expektorantien umstritten; die inhalative und parenterale Anwendung wird negativ bewertet.

Die Wirksamkeit von N-Acetylcystein (ACC bzw. NAC) bei oraler Anwendung wird kontrovers beurteilt, da die Bioverfügbarkeit nur bei ca. 10 % liegt und die Substanz im Bronchialsekret nicht nachgewiesen werden konnte. Nachteilig sind relativ häufig auftretende Nebenwirkungen, z. B. allergische Reaktionen und gastrointestinale Störungen. Allerdings ist N-Acetylcystein ein wirksames Antidot bei Paracetamol-Vergiftungen (s. Kap. 8.5.2).

Als **Mucilaginosa** setzt man Schleimdrogen ein wie z. B. Eibischwurzel, Spitzwegerichkraut oder Huflattichblätter. Diese Schleime sollen die gereizte Schleimhaut in Trachea und Bronchien mit einem Schutzfilm überziehen – ein kaum nachvollziehbarer Wirkungsmechanismus.

Wesentlich für die Expektoration ist immer eine ausreichend hohe Trinkmenge.

Wie bei den Antitussiva werden auch Expektorantien mit den verschiedensten Arzneistoffen wie z. B. Antihistaminika, Analgetika, Sympathomimetika oder antibakteriellen Antiinfektiva in Form von **Kombinationspräparaten** angeboten. Die Problematik dieser Präparate wurde bereits bei den Antitussiva besprochen. Es können unerwünschte Neben- und Wechselwirkungen auftreten und oft sind die einzelnen Bestandteile unterdosiert.

Sollen ein Antitussivum oder ein Expektorans oder beide sinnvoll und gezielt eingesetzt werden, muss die Art des Hustens genau bekannt sein:

- Trockener Husten ohne Expektoration ist eine Indikation für Antitussiva.
- Produktiver Husten mit zähem Expektorat ist eine Indikation für Expektorantien.

Die gleichzeitige Gabe eines Antitussivums mit einem Expektorans ist nicht sinnvoll: das Expektorans führt zu einer erhöhten Produktion von Schleim, der durch die Wirkung des Antitussivums nicht abgehustet werden kann. Als **Faustregel** gilt: **Husten tagsüber lösen, nachts stillen.**

Ein länger andauernder Husten gehört unbedingt in ärztliche Behandlung, da er dann ein Symptom für verschiedene Erkrankungen, z. B. Pneumonie, Tuberkulose, Fremdkörper-Aspiration, Bronchialkarzinom, Herzschwäche oder für eine Arzneimittelnebenwirkung (ACE-Hemmer, s. Kap. 12.2) sein kann.

Weitere Darreichungsformen von Arzneimitteln gegen Husten sind Husten- und Bronchialtees sowie Erkältungssalben oder -tropfen zum Beträufeln der Wäsche. In Tab. 16.7 sind expektorierend wirkende Arzneimittel aufgeführt.

Generell sollte bei Erkältungskrankheiten auf eine ausreichend hohe Flüssigkeitszufuhr geachtet werden. Besonders geeignet sind heiße Getränke, z. B. **Husten- und Bronchialtees,** die vielfach Schleimdrogen enthalten.

Für eine vereinfachte Anwendung wurden sofortlösliche Pulver und Granulate entwickelt. Die Standardzulassungen für Brust- und Hustentees bieten in der Apotheke eine gute Möglichkeit, erprobte Teedrogen für Hustentees zu mischen.

Die meisten **Erkältungssalben** enthalten ätherische Öle, häufig in einer fettigen Sal-

bengrundlage. Sie werden überwiegend auf Brust und Rücken aufgetragen und sollen die Expektoration fördern, die Durchblutung verbessern und durch die Wahl der Salbengrundlage eventuell für Wärme sorgen. Allerdings sollten in der Beratung folgende Punkte berücksichtigt werden:

- Tropfen mit ätherischen Ölen werden auf Kleidungs- oder Wäschestücke geträufelt. So wird die Gefahr eines Kontaktekzems vermindert.
- Menthol und Pfefferminzöl dürfen bei Kindern unter zwei Jahren nicht angewendet werden.
- Campherhaltige Zubereitungen dürfen nicht im Gesicht angewendet werden. Durch diese Stoffe kann die Atmung massiv beeinträchtigt werden.

Tab. 16.7 Expektorantien (24)

Zusammensetzung	Fertigarzneimittel®	Darreichungsformen
A Sekretomotorika		
Orciprenalin	+ Alupent	Dosieraerosol, Tabletten
Theophyllin**	+ Aerobin	Kapseln
B. Sekretolytika		
Einzelmittel, chemisch definiert:		
Guaifenesin	Fagusan N	Lösung
Phytopharmaka:		
Efeublätterextrakt (Saponine)	Prospan	Saft, Suppositorien, Tabletten, Tropfen
	Sinuc	Saft, Tropfen
Thymianfluidextrakt	Aspecton	Saft, Tropfen
	Thymipin N	Saft, Tropfen
Myrtol (ätherisches Öl)	Gelomyrtol	Kapseln
Cineol (ätherisches Öl)	Soledum	Kapseln
C. Mukolytika		
Bromhexin	Bromhexin Meuselbach	Dragees, Saft, Tabletten, Tropfen
Ambroxol	Mucosolvan	Brause-, Filmtabletten, Inhalations-, Injektions- lösung, Kapseln, Lutsch- pastillen, Saft, Tropfen
	Ambroxol-ratiopharm	wie Mucosolvan
N-Acetylcystein	ACC Hexal	Brausetabletten, Kapseln, Injektionslösung, Pulver, Saft, Tabletten
	Fluimucil	Brausetabletten, Injektions- lösung, Saft, Trinktabletten
D. Mucilaginosa		
Isländisch Moos	Isla-Moos	Pastillen
E. Husten- und Bronchialtees		
Efeublätter- und Thymiankrautextrakt	Bronchialtee 400 N	Granulat
Eibischwurzel, Süßholzwurzel Primelwurzel, Anis- und Thymianöl (mikroverkapselt)	Heumann Bronchialtee Solubifix novo	Pulver
F. Erkältungssalben		
Eucalyptus- und Fichtennadelöl	Babix-Inhalat N	Tropfen
Eucalyptus-, Fichtennadel- und Pfefferminzöl	Bronchoforton	Salbe
Eucalyptus- und Kiefernnadelöl	Pinimenthol-S Erkältungsbalsam mild	Salbe

*   Hauptgruppen-Nummer der Roten Liste
** (s. auch Asthma bronchiale, Tab. 16.10)

16.7 Bronchitiden, Lungenemphysem und Pneumonien

Bronchitiden und Pneumonien (Lungenentzündungen) treten häufig als Komplikation einer einfachen Erkältung auf.

Unter einer **Bronchitis** versteht man eine Entzündung der Bronchialschleimhaut, meist unter Beteiligung der Tracheaschleimhaut.

Die **akute Bronchitis** tritt überwiegend bei Erkältungen oder grippalen Infekten auf. Nach ersten Erkältungssymptomen entsteht ein schmerzhafter, zunächst trockener Reizhusten. Diese Phase dauert meistens nur zwei bis drei Tage, danach wird Schleim produziert. Nach etwa 7 Tagen ist ein viral bedingter Husten normalerweise überstanden. Anzeichen einer bakteriellen Bronchitis sind grünlich-gelber Auswurf und Husten, der länger als 7 Tage dauert. Die Therapie besteht in ausreichend hoher Flüssigkeitszufuhr, Gabe von Expektorantien oder Antitussiva je nach Phase und Tageszeit, Inhalationen und antibiotischen Chemotherapeutika bei einer bakteriellen Bronchitis.

Von einer **chronischen Bronchitis** spricht man nach WHO-Definition, wenn in zwei aufeinander folgenden Jahren während mehr als drei Monaten ein produktiver Husten vorliegt. Die chronische Bronchitis zeigt anders als eine akute Bronchitis, aus der sie sich entwickeln kann, eine starke Tendenz zur kontinuierlichen Verschlechterung. Eine anhaltend gereizte Bronchialschleimhaut entsteht jedoch nicht nur durch rezidivierende Infekte, sondern auch durch Zigarettenrauch, Umweltschadstoffe oder allergische Faktoren, die das Flimmerepithel dauerhaft schädigen. Die Anzeichen sind vor allem Husten, der wochen- bis monatelang anhält, bei Rauchern morgendlicher Raucherhusten. Gefährlich ist das Auftreten von Einengungen der Atemwege (**Atemwegsobstruktionen**) durch die chronische Infektion. Wichtig ist die Ausschaltung der Noxen, d.h. vor allem Einstellung des Rauchens, wodurch sich die Flimmerhärchen mit der Zeit regenerieren. Zur Therapie werden Expektorantien und/oder Antitussiva eingesetzt, bei Atemwegsobstruktionen zusätzlich Bronchodilatatoren (β_2-Sympathomimetika, s. Kap. 7.4), z.B. Fenoterol (+ Berotec®), Salbutamol (+ Sultanol®) oder Terbutalin (+ Bricanyl®).

Bei Patienten mit chronischer Bronchitis und Atemwegsobstruktion entwickelt sich häufig ein **Lungenemphysem** (Lungenüberblähung). Durch andauernde Reizung der Bronchien ist die Bronchialschleimhaut angeschwollen, wodurch die Lungenbläschen (Alveolen) ständigem Druck ausgesetzt sind und teilweise zugrunde gehen. An anderen Stellen bilden sich wenige größere Strukturen, die aber über eine geringere Oberfläche verfügen. Dadurch kann weniger Sauerstoff aufgenommen werden, der Patient leidet unter Atemnot. Da es gleichzeitig zu einem Verlust elastischer Fasern im Lungengewebe kommt, wird die Lunge immer starrer und das Herz muss stärker pumpen. Ein ausgeprägtes Lungenemphysem kann durch Herzversagen tödlich enden. Die Behandlung erfolgt mit Antiasthmatika (s. Kap. 16.9), Antiinfektiva, Diuretika und einer Veränderung der Lebensweise (Rauchen einstellen, mäßige Bewegung an frischer Luft).

Pneumonien werden häufig von Pneumokokken hervorgerufen und äußern sich im Allgemeinen durch schlagartig hohes Fieber, Schüttelfrost, Atemnot und Schmerzen beim Atmen. Die Therapie erfolgt mit Antiinfektiva (Penicillinen, Cephalosporinen oder Makroliden, s. Kap. 15.8), Analgetika/Antipyretika, Expektoranzien und/oder Antitussiva. Atypische Pneumonien werden meist durch Chlamydien, Mykoplasmen oder Legionellen ausgelöst. Charakteristische Symptome sind langsamer Krankheitsbeginn, mäßiges Fieber, starke Kopfschmerzen, selten Schmerzen beim Atemholen. Behandelt wird üblicherweise mit Doxycyclin oder Makroliden.

Zusammenfassung

Die unteren Atemwege werden betroffen, wenn die Infektion oder Erkältung tiefer „rutscht" und Kehlkopf, Bronchien oder Lungen angegriffen werden. Hauptsymptome dieser Erkrankungen sind vor allem Husten, teilweise Heiserkeit. Husten ist ein Schutzreflex auf Reizungen der Atemwegsschleimhaut, der nicht dauerhaft unterdrückt werden sollte. Das Sekret muss abgehustet werden, um Sekundärinfektionen wie Bronchitiden oder Pneumonien zu vermeiden. Diese Erkrankungen können chronisch werden und zu chronischer Bronchitis oder Bronchialasthma führen.

16.8 Grippe (Influenza) und grippaler Infekt

Die **Grippe (Influenza)** ist eine von Fieber begleitete, stark ansteckende Erkrankung, die durch die Influenza-Viren A, B und C verursacht wird (s. Kap. 15.13.3). Die Übertragung erfolgt durch Tröpfcheninfektion (Niesen, Husten, Sprechen, Küssen). Diese echte Grippe ist eine ernstzunehmende Erkrankung, die nicht mit einem **grippalen Infekt** verwechselt werden darf, der häufiger auftritt. Bei einem grippalen Infekt handelt es sich um eine Erkältungskrankheit, die ebenfalls durch Tröpfcheninfektion übertragen, aber durch die unterschiedlichsten Erreger, z.B. RS-Viren oder Rhinoviren (s. Kap. 16.2), hervorgerufen wird und in der Regel keine Komplikationen auslöst.

16.8.1 Eigenarten der Influenza-Viren

Man unterscheidet drei verschiedene Influenza-Virus-Typen. **Influenza A-Viren** sind für große Epidemien verantwortlich. Jedes Jahr erkranken weltweit etwa 100 Millionen Menschen an einer Virus-Grippe, die teilweise in regelrechten Grippewellen auftritt, die zunächst örtlich begrenzt (**epidemisch**), manchmal jedoch auch weltweit (**pandemisch**) um sich greifen. Bei Pandemien erkranken 60 bis 90 % der Bevölkerung eines Landes, wie z.B. 1889 bis 1892 beim „Russischen Schnupfen" oder 1968/1969 bei der „Hongkong-Grippe".

Influenza A- und B-Viren können sich ständig verändern, sodass nach einer Grippeerkrankung keine Immunität verbleibt. Die Veränderungen der Influenza-Viren entstehen durch deren besondere Oberflächenstruktur (Abb. 16.12 und Abb. 15.12). Die Virenoberfläche trägt speichenartige Fortsätze, die aus Hämagglutinin bestehen. Diese Oberflächen-

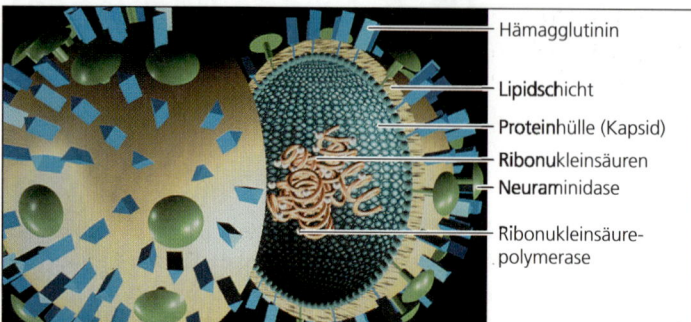

Abb. 16.12 Schematischer Aufbau eines Influenza-Virus. Aventis Pasteur MSD GmbH

Labels in figure:
Hämagglutinin
Lipidschicht
Proteinhülle (Kapsid)
Ribonukleinsäuren
Neuraminidase
Ribonukleinsäure-polymerase

oder Hüllproteine ermöglichen den Viren die Anheftung an die Wirtszelle und das anschließende Eindringen. Sie haben Antigencharakter, der befallene Organismus muss Antikörper dagegen bilden. Doch die Antigenstruktur des Hämagglutinins eines Influenza-Virenstammes kann sich plötzlich ändern. Gleiches gilt für die **Neuraminidase,** ein Oberflächenprotein, das die Freisetzung neugebildeter Viren aus infizierten Zellen fördert.

16.8.2 Symptome der Grippe (Influenza) und des grippalen Infektes

Charakteristisch für die **Grippe (Influenza)** ist das plötzliche Auftreten der Symptome: hohes Fieber bis 42 °C, Schüttelfrost, Reizhusten, Schnupfen, Heiserkeit (russ. gripu:

Heiserkeit), starke Kopf- und Gliederschmerzen und Abgeschlagenheit. Das hohe Fieber ist Ursache einer starken Herz-Kreislaufbelastung. Die Inkubationszeit beträgt Stunden bis 4 Tage. Die Krankheitsdauer ist, falls sie ohne Komplikationen verläuft, kurz, dagegen die Rekonvaleszenzzeit lang.

Ein **grippaler Infekt** beginnt meist schleichend mit Krankheitsgefühl, Abgeschlagenheit, Husten und/oder Schnupfen bei mäßigem Fieber. Nach einigen Tagen klingen die Beschwerden von selbst ab. In Tab. 16.8 sind die Unterschiede zwischen Grippe (Influenza) und grippalem Infekt dargestellt.

Eine Influenza dauert in der Regel länger und kann wegen der Schwächung des Immunsystems zu Komplikationen in Form von bakteriellen Sekundärinfektionen, z. B. **Tonsillitis, Sinusitis, Otitis media** oder **Meningitis,** führen. Komplikationen können aber auch durch die Influenza-Viren

Tab. 16.8 Unterschiede zwischen Grippe (Influenza) und grippalem Infekt

Symptome	Grippe (Influenza)	Grippaler Infekt
Fieber > 39 °C	Akut, oft über 40 °C	Selten
Schnupfen	Selten	Oft
Kopf- und Gliederschmerzen	Stark	Mäßig
Halsschmerzen	Stark	Selten
Abgeschlagenheit, Unwohlsein	Plötzlich, stark	Mild/mäßig
Husten	Stark	Mild/mäßig
Lebensbedrohung	Möglich	Nein

selbst verursacht werden, wenn die Infektion absteigt und eine **Pharyngitis, Laryngitis** oder **Gastroenteritis** ausgelöst wird.

16.8.3 Therapie der Grippe (Influenza) und des grippalen Infektes

Die Therapie erfolgt meist rein symptomatisch mit Analgetika/Antipyretika, Expektorantien, Antitussiva, Sympathomimetika und ggf. Antihypotonika. Virustatika und Neuraminidase-Hemmstoffe (s. Kap. 15.12.2) haben eine (noch) geringe Bedeutung. Es sollten Monopräparate, aber keine Kombinationspräparate eingesetzt werden, die häufig als Grippe- oder Erkältungsmittel (Tab. 16.9) bezeichnet werden.

Zur **Unterstützung** der symptomatischen Therapie lassen sich eine ganze Reihe von Allgemeinmaßnahmen empfehlen:

- Bei Fieber: Bettruhe und körperliche Schonung
- Warmhalten, jedoch nicht schwitzen (außer bei einer Schwitzkur mit heißem Bad und heißem Tee; anschließend 2 Stunden Bettruhe
- Ausreichende Flüssigkeitszufuhr zur Schleimverflüssigung, möglichst in Form von heißen Getränken, z. B. Holunder- oder Lindenblüten- („Flieder")-tee
- Wegen Ansteckungsgefahr z. B. Händeschütteln meiden
- Bei Komplikationen oder wenn die Symptome nicht innerhalb von 10 Tagen abklingen, Arzt aufsuchen
- Bei Ohrenschmerzen und Heiserkeit, die nach 3 Tagen nicht abklingt, Arzt aufsuchen
- Alle Grippemittel nur kurzfristig, für wenige Tage anwenden.

Beratungshinweise

Hinweise für die Selbstmedikation bei Grippe (Influenza) und grippalen Infekten

1. Empfehlen Sie zunächst Monopräparate (Antipyretika/Analgetika): Paracetamol (Paracetamol Stada®, ben-u-ron®) oder Acetylsalicylsäure (ASS ratiopharm®, Aspirin®) bzw. Ibuprofen (Ibuhexal®).
2. Erkältungs- oder Grippemittel, die gleichzeitig verschiedene Wirkstoffe gegen Schnupfen, Kopf- und Gliederschmerzen sowie Husten enthalten, unterdrücken nur die Symptome. Sinnvoller sind Monopräparate, die gezielt gegen das jeweilige Hauptsymptom eingesetzt werden.
3. Unterdrückte Symptome führen leicht zur Unterschätzung der Erkrankung, womit die Gefahr von Überanstrengung gegeben ist. Weisen Sie auf ausreichende Bettruhe und Schonung hin.
4. Machen Sie Risikogruppen (z. B. ältere und/oder multimorbide Menschen, Diabetiker, Asthmatiker) auf die Möglichkeit der Grippe-Schutzimpfung aufmerksam.
5. Die Anwendung von Immunstimulantien (Echinacin®, Esberotix®, Contramutan®) soll vorbeugend wirken. Für die prophylaktische Wirkung muss die Einnahme vor der Grippesaison erfolgen und nach ca. 6 Wochen soll eine Einnahmepause von mindestens 2 Wochen eingehalten werden.

16.8.4 Prophylaxe der Grippe (Influenza) und des grippalen Infektes

Einen Schutz vor Influenza, aber nicht vor anderen virusbedingten Erkältungskrankheiten (grippalen Infekten), erreicht man durch eine **Influenza**-(Grippe-)**Schutzimpfung** (+ Begrivac®, + Influvac®, + Mutagrip®). Die Antikörper werden allerdings nur gegen die im Impfstoff enthaltenen Virus-Subtypen gebildet. Daher sind jährliche Wiederholungsimpfungen notwendig. Da man vorher nicht weiß, welcher Influenza-Virus-Stamm eine Grippewelle auslösen wird, sind die Hersteller bemüht, in jedem Herbst neue Impfstoffe mit entsprechenden Influenza-Subtypen gemäß den Empfehlungen der WHO zu mischen.

Geimpft werden sollten alle Menschen mit geschwächtem Immunsystem, über 60-jäh-

Tab. 16.9   Zusammensetzung verschiedener Erkältungs- und Grippemittel (45)*

Fertigarzneimittel®	Zusammensetzung	Arzneistoffgruppen
Contac Erkältungs-Trunk Forte	Paracetamol Phenylephrin Dextromethorphan	Antipyretikum/Analgetikum Sympathomimetikum Antitussivum
Grippostad C Kapseln	Paracetamol Ascorbinsäure Coffein Chlorphenamin	Antipyretikum/Analgetikum Vitamin C Psychostimulans H$_1$-Antihistaminikum
Perdiphen	Paracetamol Diphenylpyralin Ephedrin	Antipyretikum/Analgetikum H$_1$-Antihistaminikum Sympathomimetikum
Tempil N	Acetylsalicylsäure Diphenylpyralin Metamfepramon	Analgetikum/Antipyretikum H$_1$-Antihistaminikum Psychostimulans
Wick DayMed, Getränk für den Tag	Paracetamol Guaifenesin Phenylephrin Ascorbinsäure	Antipyretikum/Analgetikum Sekretolytikum Sympathomimetikum Vitamin C
Wick MediNait, Saft für die Nacht	Paracetamol Doxylamin Ephedrinsulfat Dextromethorphan	Antipyretikum/Analgetikum H$_1$-Antihistaminikum Sympathomimetikum/Sekretomotorikum Antitussivum

* Hauptgruppen-Nummer der Roten Liste

rige Patienten mit chronischen Erkrankungen (z. B. Diabetes mellitus, Nieren- oder Herzschäden), Kinder mit cystischer Fibrose (Mukoviszidose) oder Bronchialasthma sowie Personal, das die Infektion auf chronisch Kranke übertragen kann (z. B. Ärzte, Pflegepersonal).

Der richtige Zeitpunkt der Impfung im Oktober/November ist wichtig, damit sich ein ausreichender Impfschutz aufbauen kann, bevor die Grippesaison beginnt. Der Nutzen ist belegt: Die Impfung mildert oft den Krankheitsverlauf und bei älteren Menschen das Risiko von Pneumonie, Krankenhausaufenthalt und Tod während Influenzaepidemien. Als Nebenwirkungen können typische Impfreaktionen wie Rötung, Schwellung und Schmerzen an der Einstichstelle sowie Kopfschmerzen, leichtes Fieber und selten allergische Reaktionen auftreten.

Eine **Steigerung der körpereigenen Abwehr** hilft, Influenza (Grippe) oder grippale Infekte zu vermeiden. Dazu gehört eine gesunde Lebensweise mit ausgewogener Ernährung, ausreichender Bewegung und Abhärtungstraining, z. B. durch Wechselduschen oder Anwendungen nach Pfarrer Kneipp. Während der Heizperiode sollte die Nasenschleimhaut möglichst nicht austrocknen. Durch Anfeuchtung der Schleimhaut mit mineralsalzhaltigen Nasensprays (z. B. Rhinomer® oder Nisita salin®) oder Luftbefeuchter kann das erreicht werden.

Weiterhin werden sog. **Immunstimulantien** angewandt, Arzneimittel, die zur Steigerung der körpereigenen Abwehrkräfte eingesetzt werden. Viele dieser Präparate enthalten Extrakte des Purpursonnenhutes (Echinacea angustifolia) z. B. Echinacin®, Echinacea-ratiopharm®, Esberitox® N oder Contramutan®.

Als Nebenwirkungen können z. T. schwere allergische Reaktionen auftreten. Insbesondere bei Kindern ist Vorsicht geboten, zudem sind nicht alle Präparate für Kinder zugelassen. Einige Hersteller weisen darauf hin, dass die Präparate nicht langfristig eingenommen werden sollen.

> ## Zusammenfassung
>
> Bei der echten Grippe (Influenza) handelt es sich um eine ernstzunehmende Virusinfektion, die nicht mit grippalen Infekten verwechselt werden darf. Zwar sind grippale Infekte ebenfalls – überwiegend – viral bedingt und zeigen auch ähnliche Symptome wie die Influenza, verlaufen in der Regel aber unkompliziert.

16.9 Bronchialasthma

Bronchialasthma (Asthma bronchiale) weist oft die gleichen Symptome auf wie die chronische Bronchitis, da auch Bronchialasthma zu Atemwegsobstruktionen führt (Kap. 16.8).

Bronchialasthma (asthma, gr.: keuchen) ist gekennzeichnet durch eine keuchende Atmung, bedingt durch eine chronisch entzündliche Erkrankung der Atemwege mit bronchialer Hyperreaktivität. In Mitteleuropa sind bereits 5 % der Erwachsenen und 10 % der Kinder an Bronchialasthma erkrankt.

Das gesamte Bronchialsystem reagiert bei Asthmatikern überempfindlich. Wird die Bronchialschleimhaut einem Reiz ausgesetzt, kommt es zu

- einer **Schwellung der Atemwege,** insbesondere der Bronchialschleimhäute, sowie
- einer **gesteigerten und übermäßigen Produktion von zähem Schleim** und
- **krampfartigen Kontraktionen der Muskulatur** der kleinen Luftwege (Bronchiolen).

Die Verkrampfung der Bronchialmuskulatur (Bronchospasmus) und Verengung der Atemwege (Bronchokonstriktion), sowie der zähe Schleim, der zusätzlich die Atemwege verengt, führen zu einem **Asthmaanfall,** der grundsätzlich zu jeder Tageszeit, besonders häufig aber nachts oder früh morgens auftreten kann. Der Anfall geht einher mit starker Atemnot und erschwerter, verlängerter Ausatmung, die oft von Pfeifgeräuschen (Giemen) und Brummen begleitet ist. Oft liegt auch ein Reizhusten vor. Dabei verhindert die Bronchokonstriktion (Abb. 16.13) ein befriedigendes Abhusten.

Besonders gefährlich sind schwere Asthmaanfälle, die sich nicht lösen. Dieser lebensbedrohliche **Status asthmaticus** kann, wie auch die leichteren Anfallsformen, Stunden bis Tage andauern.

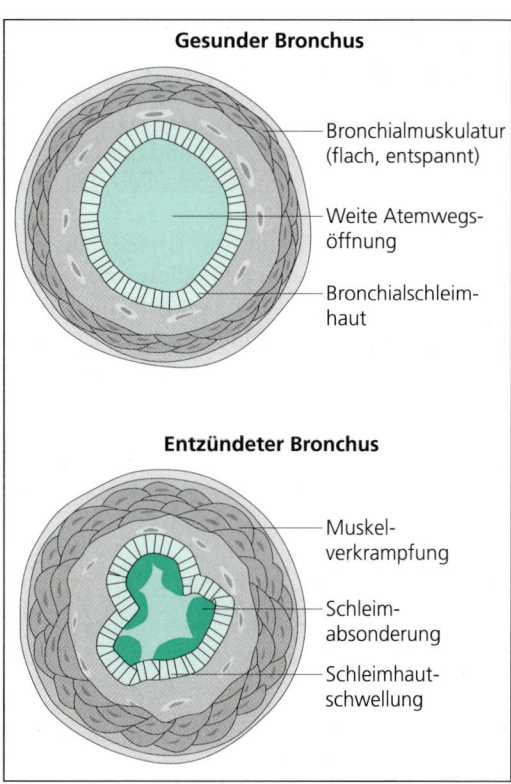

Abb. 16.13 Querschnitt durch einen gesunden und einen entzündeten Bronchus. Aus Asthma – Wissen hilft 1999, mit freundlicher Genehmigung der Astra pharma stern GmbH, Wedel

Da die eingeatmete Luft nicht mehr vollständig ausgeatmet werden kann, werden die Lungenbläschen (Alveolen) extrem gedehnt. Durch die chronische Entzündung, die übermäßige Schleimproduktion und die Überdehnung werden die Lungenbläschen dauerhaft geschädigt.

Nach den Faktoren, die Bronchialasthma auslösen, wird zwischen allergischem und nicht-allergischem Asthma unterschieden.

Allergisches Asthma wird durch eine Überreaktion des Immunsystems auf verschiedene Allergene ausgelöst:

- Blütenpollen
- Hausstaubmilben-Kot
- Tierhaare
- Schimmelpilze
- Nahrungsmittel (z. B. Nüsse, Eier, Milch)
- Schimmelpilze
- Medikamente.

Nicht-allergisches Asthma kann verschiedene Ursachen haben:

- Folgeerkrankung chronischer Atemwegsinfektionen
- Seelische und körperliche Belastungen
- Kältereize
- Umweltschadstoffe (z. B. Rauchen).

Allergisches Asthma baut in der Regel auf anderen allergischen Erkrankungen auf und ist häufig Endstufe einer Allergie-Karriere: Zuerst Neurodermitis (Atopisches Ekzem), anschließend eventuell Nahrungsmittelallergie, dann allergische Rhinitis (Heuschnupfen) und zuletzt Bronchialasthma. Bei Kindern überwiegt allergisches Asthma (über 50 %), dagegen sind bei Erwachsenen nur maximal 30 % von dieser Form betroffen, d. h. ca. 70 % der erwachsenen Asthmatiker leiden unter einem nicht-allergischen Asthma.

Bronchialasthma wird nach Empfehlungen der Deutschen Atemwegsliga, der WHO und des NIH (National Institute of Health, USA) in **4 Schweregrade** eingeteilt. Neben der Häufigkeit der Anfälle dienen auch Lungenfunktionswerte (gemessen z. B. mit dem sog. Peak-Flow-Meter, in das der Patient mit

Stufe	1 Symptome <2x pro Woche	2 Symptome <3x pro Woche bis täglich	3 Symptome mehrfach täglich + nachts	4 Ständige Symptome, ausgeprägte Tagesschwankungen
Bedarfsmedikation	Kurz wirksame Bronchien-erweiternde Arzneimittel	Kurz wirksame Bronchien-erweiternde Arzneimittel	Kurz wirksame Bronchien-erweiternde Arzneimittel	Kurz wirksame Bronchien-erweiternde Arzneimittel
Dauermedikation	Keine	Inhalative Corticoide	Inhalative Corticoide, lang wirkende Bronchien-erweiternde Arzneimittel, Theophyllin	Wie Stufe 3, inhalative Corticoide aber in hoher Dosis, zusätzlich orale Corticoide
Akuttherapie (Asthmaanfall)	Alle Patienten: Kurz wirkendes inhalatives Bronchien-erweiterndes Arzneimittel nach Bedarf			

Abb. 16.14 Stufenplan zur Therapie des Asthma bronchiale. Modifiziert nach Wettengel (1998)

aller Kraft so schnell wie möglich ausatmet) zur Festlegung des jeweiligen Schweregrades von Stufe 1 bis 4 (Abb. 16.14).

Die Therapie des Bronchialasthmas orientiert sich an den drei Ursachen für die stets vorliegende Atemwegsobstruktion und den verschiedenen Schweregraden der Erkrankung. Behandelt wird die:

- **Entzündung der Bronchialschleimhaut** mit inhalativen Glucocorticoiden. Bedingt durch allergene, bakterielle Infektionen oder andere Noxen entsteht eine Entzündung. Das führt zur Freisetzung von Gewebshormonen (Mediatoren), die wiederum für den chronischen Verlauf der Erkrankung verantwortlich sind. Zudem wird die Entzündung durch die Hyperreaktivität der Bronchialschleimhaut laufend verstärkt.
- **Bronchokonstriktion** mit β_2-Sympathomimetika, Theophyllin und Parasympatholytika als Bronchospasmolytika.
- **Bildung von zähem Bronchialsekret,** das schlecht abhustbar ist, mit Sekretolytika, die viskositätsmindernd wirken.

Bei Vorliegen von allergischem Bronchialasthma muss versucht werden, durch Allergenkarenz oder Hyposensibilisierung Abhilfe zu schaffen. Die prophylaktische Anwendung von Cromoglicinsäure hat sich bei milden Asthmaformen und bei Kindern bewährt.

Jede Form des Bronchialasthmas muss konsequent mit Arzneimitteln behandelt werden. Es handelt sich um eine Langzeittherapie, die auch in beschwerdearmen oder -freien Krankheitsphasen fortzusetzen ist.

In Abb. 16.14 wird die Stufentherapie des chronischen Bronchialasthmas dargestellt.

Ziele der Asthmatherapie sind:

- Kontrolle der Symptome
- Verhinderung von Asthmaanfällen
- Weitgehende Normalisierung der Lungenfunktion
- Normale körperliche Aktivität
- Verhinderung einer irreversiblen Atemwegsobstruktion und eines tödlichen Asthmaanfalls.

Grundsätzlich werden die zur Therapie eingesetzten Arzneimittel in zwei Gruppen eingeteilt.

Zur **symptomatischen Akutbehandlung** werden als Mittel der Wahl kurz wirksame inhalative β_2-Sympathomimetika, bei Unverträglichkeit Parasympatholytika und bei Bedarf systemisch wirkende Glucocorticoide angewandt; zur **Langzeittherapie** kommen inhalative Glucocorticoide, lang wirksame inhalative β_2-Sympathomimetika und retardiertes Theophyllin zum Einsatz.

β_2-**Sympathomimetika** sind bei allen Formen der Atemwegsobstruktion indiziert. Sie senken den Atemwiderstand, hemmen die Freisetzung von Gewebshormonen (Mediatoren) und steigern die Tätigkeit des Flimmerepithels (mukoziliäre Clearance). β_2-Sympathomimetika sollten möglichst inhalativ angewandt werden, da so systemische Nebenwirkungen (Tremor, Tachykardie, Miktionsbeschwerden) vermieden werden können. Bei nächtlichen Asthmaanfällen werden lang wirksame β_2-Sympathomimetika eingesetzt. Akute Verschlechterungen des Asthmas vermindern die Wirksamkeit der Arzneistoffe und können zu einer Übermedikation führen. Dadurch können lebensbedrohliche Arrhythmien entstehen. Bei mangelnder Wirksamkeit muss der Arzt aufgesucht werden! Die Patienten müssen darauf hingewiesen werden, dass auch bei einem akuten Anfall die maximale Einzeldosis, meist zwei Dosierhübe, nur unter ärztlicher Überwachung überschritten werden darf!

Inhalative Glucocorticoide werden zur antiinflammatorischen (antientzündlichen) Dauertherapie eingesetzt. Sie wirken nur prophylaktisch und können **nicht zur Anfallsbehandlung** eingesetzt werden, da sie keine akut bronchospasmolytische Wirkung haben. In der Regel werden Glucocorticoide inhaliert. Die Verwendung einer Inhalierhilfe (Spacer) oder eines Turbohalers kann die Wirksamkeit und Compliance erhöhen. Als

Tab. 16.10 Arzneimittel zur Behandlung des Bronchialasthmas (28)*

Wirkstoff	Fertigarzneimittel®	Applikation	Hinweise
A. β₂-Sympathomimetika			
Kurz wirkend (4–6 Stunden)			
Fenoterol	+ Berotec N	Inhalativ	
Salbutamol	+ Sultanol	Inhalativ	
	+ Bronchospray	Inhalativ	
	+ Salbuhexal	Inhalativ, oral	
	+ Volmac	Oral	
	+ Loftan	Oral	
Terbutalin	+ Aerodur	Inhalativ	
	+ Bricanyl Duriles	Oral	
Lang wirkend (12–24 Stunden)			
Salmeterol	+ Serevent	Inhalativ	**Nicht beim Asthmaanfall!**
Formoterol	+ Foradil	Inhalativ	**Nicht beim Asthmaanfall!**
Clenbuterol	+ Spiropent	Oral	**Nicht beim Asthmaanfall!**
Bambuterol	+ Bambec	Oral	**Nicht beim Asthmaanfall!**
B. Glucocorticoide			
Beclomethason	+ Sanasthmax	Inhalativ	**Nicht beim Asthmaanfall!**
Budesonid	+ Pulmicort	Inhalativ	**Nicht beim Asthmaanfall!**
Fluticason	+ Flutide	Inhalativ	**Nicht beim Asthmaanfall!**
Prednisolon	+ Decortin H	Oral, parenteral	
C. Xanthinderivate			
Theophyllin	+ Bronchoretard	Oral	
	+ Euphylong	Oral	
	+ Theophyllin retard-ratioph.	Oral	
D. Degranulationshemmer (Mastzellenstabilisatoren)			
Cromoglicinsäure	+ Intal	Inhalativ	**Nicht beim Asthmaanfall!**
	+ DNCG Stada	Inhalativ	**Nicht beim Asthmaanfall!**
Nedocromil	+ Tilade	Inhalativ	**Nicht beim Asthmaanfall!**
Ketotifen	+ Zaditen	Oral	**Nicht beim Asthmaanfall!** Antihistaminikum
E. Parasympatholytika (Anticholinergika)			
Ipratropiumbromid	+ Atrovent	Inhalativ	**Nicht beim Asthmaanfall!**
F. Leukotrienantagonisten			
Montelukast	+ Singulair 10 mg/ junior 5 mg/mini 4 mg	Oral	**Nicht beim Asthmaanfall!**
G. Kombinationspräparate			
Ipratropiumbromid, Fenoterol	+ Berodual LS/N	Inhalativ	
Cromoglicinsäure, Reproterol	+ Aarane N + Allergospasmin	Inhalativ Inhalativ	

* Hauptgruppen-Nummer der Roten Liste

Nebenwirkungen treten Mundsoor (Candidiasis) sowie Husten und Heiserkeit auf. Daher sollten nach der Inhalation Mund und Rachen ausgespült werden und die Inhalation vor den Mahlzeiten erfolgen. Bei Verwendung von Inhalierhilfen treten weniger lokale Nebenwirkungen auf. Systemisch wirksame Glucocorticoide sind zur Behandlung schwerer Asthmaformen notwendig, werden aber erst eingesetzt, wenn alle anderen Therapieformen versagen. Aufgrund des Nebenwirkungsprofils (z. B. Ödembildung, Hypertonie, Ausbreitung von Infektionen) sollte möglichst schnell auf die inhalative Therapie umgestellt werden.

Degranulationshemmer oder **Mastzellstabilisatoren** verhindern die IgE-vermittelte Freisetzung von Gewebshormonen, z. B. Histamin, aus den Mastzellen (s. Abb. 16.4) und die Bildung von Leukotrienen, Entzündungsstoffen, die zur Bronchialverkrampfung (Bronchospasmus) führen.

Die antiinflammatorische Wirkung entsteht nur durch prophylaktische Anwendung, daher sind die Degranulationshemmer Cromoglicinsäure (DNCG) oder Nedocromil **nicht zur Behandlung des Asthmaanfalls** geeignet! Da diese Stoffe kaum resorbiert werden, ist nur eine lokale Anwendung möglich. Als Nebenwirkungen treten selten lokale Reizungen und Hauterscheinungen auf.

Das H_1-Antihistaminikum **Ketotifen** hat neben der Histamin antagonisierenden Wirkung ähnliche Eigenschaften wie die Cromoglicinsäure. Als Nebenwirkungen treten stoffgruppentypische Müdigkeit und Mundtrockenheit auf.

Xanthinderivate. Therapeutisch bedeutsam ist lediglich Theophyllin, das zur Dauertherapie schwererer Asthmaformen, im akuten Asthmaanfall und beim Status asthmaticus eingesetzt wird. Da die therapeutische Breite von Theophyllin relativ gering ist, muss die wirksame Dosierung individuell ermittelt und die Therapie einschleichend begonnen werden. Zur oralen Therapie werden grundsätzlich Retardpräparate verwendet, die eine 1- bis 2-malige Einnahme pro Tag ermöglichen.

Zu den Nebenwirkungen zählen Unruhe, Schlafstörungen, Kopfschmerzen und gastrointestinale Störungen. Kontraindikationen bestehen u. a. bei Herzrhythmusstörungen, Epilepsie und Magen-Darmulzera.

Parasympatholytika oder **Anticholinergika** werden bei ungenügender Wirkung von β_2-Sympathomimetika und Theophyllin eingesetzt. Sie wirken besonders gut, wenn das Bronchialasthma durch Reize wie Kälte oder körperliche Anstrengung hervorgerufen wird. Hauptvertreter dieser Arzneistoffgruppe ist Ipatropiumbromid, das inhalativ (Dosieraerosol oder Pulverkapsel) angewendet wird. Die Wirkung setzt ca. 30 Minuten nach Inhalation ein, daher sind Parasympatholytika **nicht im akuten Anfall** indiziert!

Systemische Nebenwirkungen treten verhältnismäßig selten auf, jedoch können Mundtrockenheit und Akkomodationsstörungen vorkommen.

Montelukast ist ein Leukotrienrezeptorantagonist, also eine Substanz, die einen bronchienverengenden Leukotrien-Effekt verhindert (Abb. 8.12). Montelukast ist in altersabhängig unterschiedlicher Dosierung zugelassen zur Zusatzbehandlung für Patienten mit leicht- bis mittelgradigem Asthma bronchiale (Stufe 2–3), wenn eine inhalative Behandlung mit Glucocorticoiden und β_2-Sympathomimetika nicht ausreicht, aber **nicht geeignet zur Behandlung eines Asthmaanfalles!**

Wesentlich für die Therapie des Bronchialasthmas ist die konsequente Anwendung der Arzneimittel (Tab. 16.10) und die Schulung der Patienten, damit sie ihre Krankheit jederzeit gut einschätzen können. Denn ein nicht oder nur unzureichend therapiertes Asthma kann zu gravierenden Lungenstörungen, später auch zu schweren Herz-Kreislauf-Schäden führen.

Auch wenn Asthmatiker-Schulungen angeboten werden und viele Asthmatiker ihre Erkrankung mit entsprechenden Arzneimitteln, Asthmatagebuch, Peak-Flow-Meter und Spacern gut bewältigen, können zusätzliche Beratungshinweise unterstützend wirken und die Compliance erhalten bzw. verbessern.

Beratungshinweise

Bei der Betreuung von Asthmapatienten

1. Meiden Sie Auslöser (Allergene, Infektionen, Arzneimittel, Rauchen)!
2. Führen Sie ein Asthmatagebuch!
3. Peak-Flow-Meter zur Selbstkontrolle verwenden!
4. Beim Asthmaanfall Ruhe bewahren, da Angst den Anfall verschlimmern kann. Kennen Sie die maximale Einzeldosis Ihres Sprays?
   Wenn diese Dosis nicht ausreicht, müssen Sie in ärztliche Behandlung!
5. Halten Sie die verordneten Medikamente immer bereit.
6. Gehen Sie regelmäßig zu Kontrolluntersuchungen zum Arzt!

Zusammenfassung

Hinsichtlich der Symptome besteht zwischen chronischer Bronchitis und Bronchialasthma ein Zusammenhang. Beide sind vor allem durch Atemnot bei erschwerter Ausatmung gekennzeichnet. Bronchialasthma wird häufig durch Allergien ausgelöst, vor allem bei Kindern. Die Hauptsymptome Bronchospasmus, Bronchokonstriktion, Bronchialwandschwellung und Produktion zähflüssigen Schleims bedingen die stets vorliegende Atemwegsverengung. Die Therapie erfolgt je nach Schweregrad des Bronchialasthmas nach einem Stufenschema.

Fragen

1. Warum werden bei Schnupfen (Rhinitis) lokale Vasokonstriktoren eingesetzt?
2. Was versteht man unter eine Rhinitis medicamentosa? Wie kann diese Erkrankung behandelt werden?
3. Welche physiologische Funktion hat Husten? Welche Hustenformen werden unterschieden?
4. Warum dürfen bei einem Husten Expektorans und Antitussivum nicht gleichzeitig verabreicht werden?
5. In der Apotheke werden verschiedene Hustentees angeboten. Ordnen Sie die Teedrogen den entsprechenden Arzneimittelgruppen zu und bewerten Sie diese Teedrogen qualitativ!
   Was spricht auf jeden Fall für die Abgabe von Hustentees?
6. Worin unterscheiden sich Influenza (Grippe) und grippaler Infekt?
7. Welche Ursachen bedingen die Atemwegsobstruktion beim Bronchialasthma?
8. Was muss ein Asthmapatient bei der Inhalation eines cortisonhaltigen Asthmasprays beachten?
9. Warum sollten β_2-Sympathomimetika möglichst inhalativ angewendet werden?

ARZNEIMITTEL ZUR ANWENDUNG AM AUGE

17.1 Bau und Funktion des Auges

Das Auge, ein paariges Sinnesorgan, wird anatomisch gegliedert in:

- Augapfel (Bulbus oculi)
- Sehnerv (Nervus opticus)
- Tränenorgane: Tränendrüse und ableitende Tränenwege
- Schutzorgane: Augenbraue, Lider mit Wimpern (Abb. 17.1).

Der Augapfel ist, abgesehen von der stärkeren Krümmung der Hornhaut von fast kugeliger Gestalt. Im Inneren setzt er sich aus drei lichtdurchlässigen Medien zusammen: dem Kammerwasser, der Linse und dem Glaskörper. Seine Wandung besteht aus drei Hauptschichten, der äußeren, der mittleren und der inneren Augenhaut.

Die äußere Augenhaut ist die undurchsichtige Lederhaut (Sklera) und die durchsichtige Hornhaut (Corena). Im Grenzbereich, wo die Lederhaut in die Hornhaut übergeht, befindet sich der Schlemm-Kanal. Durch ihn fließt das Kammerwasser in das Venensystem ab.

Die mittlere Augenhaut (Uvea) unterteilen wir in die Aderhaut (Chorioidea), den Strahlenkörper (Ziliarkörper, Corpus ciliare) und die Regenbogenhaut (Iris). Im Zentrum der Iris liegt das kreisrunde Sehloch, die Pupille. Zwei glatte Muskeln bestimmen die Pupillenöffnung.

- Der parasympathisch innervierte Pupillenschließmuskel führt zu einer kleinen Öffnung **(Miosis).**
- Der sympathisch innervierte Pupillenöffnungsmuskel führt zu einer großen Öffnung **(Mydriasis).**

Starker Lichteinfall bewirkt eine Miosis, schwacher Lichteinfall eine Mydriasis. Die Helldunkel-Anpassung wird **Adaption** genannt. Die Aderhaut dient mit ihren Gefäßen der Ernährung angrenzender Schichten. Der Ziliarkörper enthält die glatten Muskelfaserzüge des Ziliarmuskels, der zur jeweiligen Schärfeneinstellung des Auges als Nah- und Fernanpassung den Krümmungsradius der Linse reguliert. Diese Brechkraftveränderung der Linse nennt man **Akkommodation.**

Die innere Augenhaut besteht im Wesentlichen aus der Netzhaut (Retina), in deren hinterem Abschnitt sich die lichtempfind-

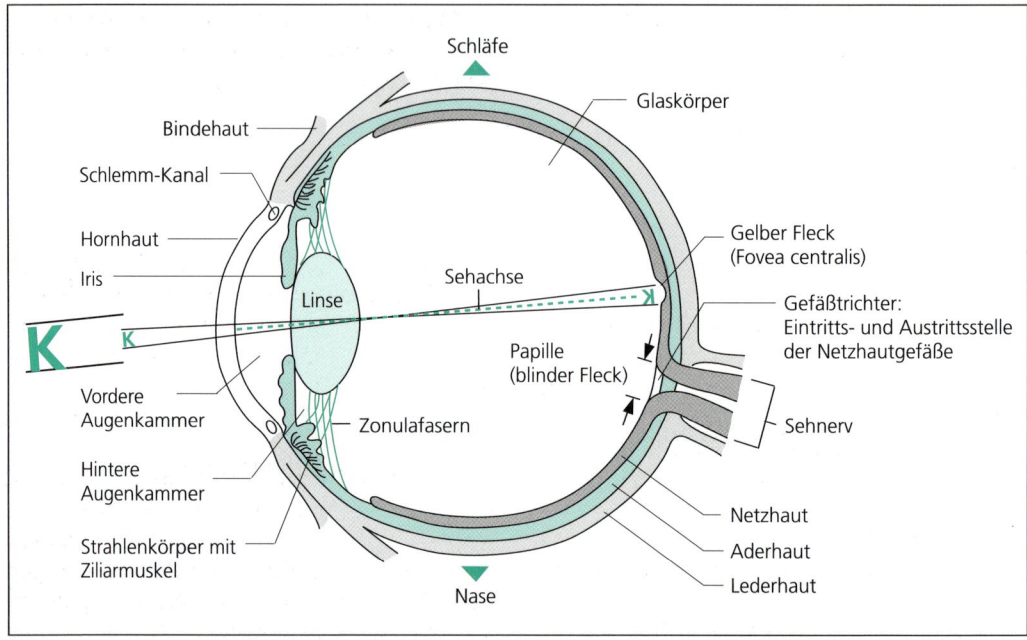

Abb. 17.1 Horizontalschnitt durch das rechte Auge. Aus Thews, Mutschler, Vaupel 1999

lichen **Photorezeptoren** befinden. Sie bestehen aus Zapfen und Stäbchen. Die Zapfen ermöglichen das Farb-, die Stäbchen das Schwarzweiß-Sehen. Zapfen und Stäbchen enthalten Sehfarbstoffe. Rhodopsin ist das Photopigment der Stäbchen; es besteht aus dem Eiweißanteil Opsin und dem Vitamin-A-Aldehyd Retinal. Das erklärt, dass Vitamin-A-Mangel zu einer Verschlechterung des Sehens, besonders bei Dämmerung, z. B. Nachtblindheit, führt.

Zapfen und Stäbchen wandeln den Lichtreiz mithilfe der Photopigmente in nerval übertragbare Information um, die dann über den Sehnerv in das Zentralnervensystem weitergeleitet wird. Die Stelle, an der der Sehnerv aus der Retina austritt, bezeichnen wir als Papille. Das ist der so genannte blinde Fleck, da hier die Photorezeptoren fehlen. Der gelbe Fleck ist die Stelle, wo wir am schärfsten sehen. Er liegt etwa in der Mitte der Retina und ist als kleine Grube ausgebildet. Hier erreicht das Licht direkt die Photorezeptoren, und die Informationsübertragung ist optimal.

Tränenapparat und Schutzeinrichtungen dienen der Erhaltung und Funktionsfähigkeit des Auges, besonders der Hornhaut. Der Augapfel wird nach außen von den Lidern bedeckt. Eingelagert in die Lider sind Talgdrüsen (Meibom-Drüsen). Von der vorderen Lidkante gehen die Augenwimpern (Ciliae) ab. Die Innenwand der Lider wird von der Augenbindehaut (Konjunktiva) ausgekleidet, sie verbindet das äußere Auge mit dem Augapfel und verhindert das Eindringen von Schadstoffen in hintere Abschnitte, ebenso hindern die Augenbrauen ein Abfließen des Stirnschweißes in das Auge.

Über dem seitlichen Lidwinkel liegt hinter dem Oberlid die Tränendrüse. Die Tränenflüssigkeit ist eine eiweißarme, farblose, salzige Flüssigkeit, blutisoton und blutisohydrisch (pH 7,4). Sie dient der Reinigung, Befeuchtung und Ernährung der Hornhaut. Über die beiden Tränenkanälchen, die in den Tränensack münden, fließt die Tränenflüssigkeit über den Tränen-Nasengang in die Nasenhöhle ab. Ein Teil der Tränenflüssigkeit geht jedoch durch Verdunstung in die Luft über.

17.2 Erkrankungen des Auges

Es werden Augenerkrankungen angeführt, die durch Arzneimittel behandelbar sind.

17.2.1 Erkrankungen der Lider

Entzündungen der Lider können durch Staphylokokken oder Streptokokken hervorgerufen werden. Ist die äußere Liddrüse derart befallen, nennen wir diese akute Infektionserkrankung **Gerstenkorn** (Hordeolum). Die schmerzhafte Lidschwellung zeigt neben starker Rötung am Ausführungsgang der Drüse eine Eiterkuppe. Wegen möglicher Infektionsübertragung ist auf besondere Hygiene zu achten.

Durch antibakterielle Augensalben erreicht man neben der Entzündungshemmung eine Erweichung des Eiterpfropfens und verhindert eine Ausbreitung des Infektionsherdes.

Antibakterielle Augensalben sind z. B.:

Noviform® (Bibrocathol) 1 %, 2 %, 3 %, 5 % (geeignet für HV-Empfehlung) + Kanamytrex® (Kanamycin), + Nebacetin® (Neomycin + Bacitracin), + Refobacin® (Gentamicin).

Das **Hagelkorn** (Chalazion) ist eine chronische Entzündung der inneren Liddrüse, die ohne Rötung und meist schmerzhaft unter Bildung eines bis haselnussgroßen derben Knötchens verläuft. Durch häufig wiederholtes Baden des Lides mit wässrigen Auszügen von Kamille lässt sich auch hier eine Rückbildung erreichen. Bei ausbleibendem Therapieerfolg ist eine Operation notwendig.

Eine **Lidrandentzündung** (Blepharitis) entsteht durch übermäßige Talgproduktion der Haut und wird durch Staub, Überanstrengung oder Rauch begünstigt. Auch bei dieser Erkrankung sind antibakterielle Augensalben zu verwenden: Noviform®, + Aureomycin® (Chlortetracyclin), evtl. Augensalben unter Zusatz von Corticoiden, z. B. + Terracortril® (Oxytetracyclin + Polymyxin B + Hydrocortisonacetat).

Außerdem können Viren und allergische Lokalreaktionen weitere Ursache einer Blepharitis sein.

17.2.2 Erkrankungen der Bindehaut

Zu den häufigsten Augenerkrankungen zählt die **Bindehautentzündung** (Konjunktivitis). Wir unterscheiden **nichtinfektiöse** und **infektiöse** Formen. Im akuten Stadium verläuft die Konjunktivitis unter Rötung und Schwellung der Schleimhaut, begleitet von starken Absonderungen.

Ursachen der **nichtinfektiösen** Form sind mechanische oder physikalisch-chemische Reize. Verblitzen der Augen bei Schweißarbeiten oder ungenügender Schutz der Augen vor UV-Strahlen können ebenso Ursachen sein wie schlecht korrigierte Sehfehler oder Arbeiten bei künstlichem Licht.

Medikamentöse Behandlung erfolgt mit:

- Sympathomimetischen Augentropfen (gefäßverengend, schleimhautabschwellend, sekretionshemmend) (Tab. 17.1)
- Wässrigen, adstringierend wirkenden Augentropfen oder Kombinationspräparaten mit Zinksalzen (Tab. 17.2)
- Corticoid-haltigen Augentropfen bei ungenügendem Therapieerfolg (Tab. 17.3).

Nichtinfektiöse Bindehautentzündungen können auch **allergisch** bedingt sein, z. B. durch Blütenpollen, lokale Arzneimittel, Augenkosmetika und Staub. Diese so genannte Heuschnupfen-Konjunktivitis ist eine in den letzten Jahren zahlenmäßig zunehmende, das Allgemeinbefinden stark beeinträchtigende Krankheitserscheinung. Hier sind Augen- und Nasenschleimhäute stark angeschwollen und produzieren unphysiologisch große Mengen Sekret. Bei eindeutiger Indikationsstellung stehen im Selbstmedikationsbereich Augentropfen, Nasentropfen und orale Arzneiformen zur Verfügung. Als Therapeutika dienen antihistamin- und corticoidhaltige Augentropfen (Tab. 17.3 und 17.4).

Tab. 17.1 Augen-Lokaltherapeutika (sympatho-mimetisch wirkend) (68)*

INN	Fertigarzneimittel®
Phenylephrin	Visadron
Tetryzolin	Ophtalmin N/sine, Yxin
Tramazolin	Biciron
Xylometazolin	Otriven

* Hauptgruppen-Nummer der Roten Liste

Tab. 17.2 Wässrige adstringierend wirkende Augentropfen (Kombinationspräparate mit Zink-Salzen) (68)*

Zusammensetzung	Fertigarzneimittel®
Zinksulfat, Naphazolin	Oculosan N
Zinksulfat	Ophtopur-Z
Zinksulfat, Phenylephrin	Zincfrin

* Hauptgruppen-Nummer der Roten Liste

Tab. 17.3 Corticoidhaltige Mono-Augenarznei-mittel (68)*

INN	Fertigarzneimittel®	
Dexamethason	+ Cortisumman	AT**
	+ Dexa sine	AT, AS**
	+ Isopto-Dex	
	+ Totocortin	
Hydrocorti-sonacetat	+ Ficortril	AS
Prednisolon-Derivat	+ Ultracortenol	AT, AS

* Hauptgruppen-Nummer der Roten Liste
** AT: Augentropfen   AS: Augensalbe

Tab. 17.4 Wässrige antiallergisch wirkende Präparate (68)*

INN	Fertigarzneimittel®
Antazolin Naphazolin	Antistin-Privin
Cromoglicinsäure	Optocrom Dispacromil
Diphenhydramin-HCl	Pheramin N

* Hauptgruppen-Nummer der Roten Liste

Bei der **infektiösen** Konjunktivitis, deren Ursachen Staphylokokken, Streptokokken oder Pneumokokken sind, kommt es zu verstärkter Schleimhautsekretion mit meist eitrigem Sekret. Breitbandantibiotika enthaltende Augentropfen und Augensalben gelangen lokal zur Anwendung.

Unter den viralen Bindehautentzündungen unterscheiden wir die **„Schwimmbad-Konjunktivitis"** mit einer Krankheitsdauer von mehreren Wochen bis Monaten und die sehr ansteckende **Keratoconjunctivitis epidemica.** Die Behandlung erfolgt mit:

- Albumose-Silber-Lösung (2–5 %)
- Breitbandantibiotikahaltigen Augentropfen zur Bekämpfung möglicher bakterieller Sekundärinfektionen.

Bei einer Bindehautentzündung durch verminderte Tränensekretion gelangen Filmbildner wie z. B. Liquifilm® und Protagent® zur Anwendung.

17.2.3 Grüner Star

Eine Erhöhung des Augeninnendruckes bezeichnen wir als grünen Star (Glaukom). Eine Abflussbehinderung am Schlamm-Kanal staut das Kammerwasser auf. Die Krankheit beginnt meist ohne charakteristische Symptome wie Kopf- oder Augenschmerzen, führt schließlich zur Schädigung der Netzhaut, was sich in Gesichtsfeldausfällen zeigt, oder ist Ursache einer späteren Erblindung.

Die nachhaltige Senkung des Augeninnendruckes ist Ziel der Therapie. Der Sehnerv wird entlastet, der Erblindungsprozess gestoppt. Die Behandlung erfolgt lokal hauptsächlich mit β-**Rezeptorenblockern** (s. Kap. 7.4.2), z. B. Carteolol, Pindolol, Timolol, α_2-**Sympathomimetika** (s. Kap. 7.4.2 und Kap. 12.2), z. B. Brimonidin, Clonidin, und **Parasympathomimetika** (s. Kap. 7.4.4), z. B. Aceclidin, Pilocarpin, Physostigmin (Tab. 17.5).

Um eine kontinuierliche Freigabe des Wirkstoffes, z. B. Pilocarpin, zu garantieren,

Tab. 17.5 Augentropfen zur Behandlung des Glaukoms (67)*

INN	Fertigarzneimittel®
A β-Rezeptorenblocker	
Betaxolol	+ Betoptima
Carteolol	+ Arteoptic
Levobunolol	+ Vistagan
Metipranolol	+ Betamann
Timolol	+ Tim Ophtal
B α₂-Sympathomimetika	
Brimonidin	+ Alphagan
Clonidin	+ Clonid Ophtal
	+ Isoglaucon
C Parasympathomimetika (Cholinergika)	
Aceclidin	+ Glaucostat
Pilocarpin	+ Isopto-Pilocarpin 0,5 %, 1 %, 2 %, 3 %, 4 %
	+ Pilocarpol 1 %, 2 %
	+ Pilomann 0,5 %, 1 %, 2 %, 3 %
D Prostaglandin-Analoga	
Bimatoprost	+ Lumigan
Latanoprost	+ Xalatan
Travoprost	+ Travatan

* Hauptgruppen-Nummer der Roten Liste

wurden membrankontrollierte Freigabesysteme auf polymeren Matrices-, Inserts- oder gelbildenden Systemen entwickelt.

Prostaglandin-Analoga wirken bei Offenwinkelglaukom und steigern wie die körpereigene Substanz den Abfluss des Kammerwassers.

Während der Behandlung dürfen keine Kontaktlinsen getragen werden.

Carboanhydrase-Hemmer in systemischer (Acetazolamid: + Diamox®) oder lokaler Applikation (Brinzolamid: + Azopt, Dorzolamid: + Trusopt) vermindern durch eine Enzymhemmung im Strahlenkörper die Kammerwasserproduktion.

Bei Engwinkelglaukom sind α-Sympathomimetika und Parasympatholytika absolut kontraindiziert.

17.2.4 Grauer Star

Der graue Star (Katarakt) ist eine Trübung der Linse, die je nach Ursache angeboren oder erworben werden kann. Die häufigste Form ist der Altersstar. Mittel der Wahl ist die operative Entfernung der Linse und Ersatz durch Haftschalen oder Kunststofflinsen.

17.2.5 Das trockene Auge

Die Tränen bilden einen Film, der das Auge ständig benetzt. Durch Lidschlag wird der Film über die Augapfel-Oberfläche gleichmäßig verteilt. Der Tränenfilm bewahrt das Auge vor dem Austrocknen, versorgt die

Tab. 17.6 Filmbildner

INN	Fertigarzneimittel®	Kontaktlinsenbenutzung
Hypromellose	Gen Teal Augentropfen Sicca Stulln/EDO Berberil Dry Eye/EDO	Bei AT in Flaschen nur harte Linsen, bei EDO auch weiche Linsen möglich
Hyaluronsäure	Fermavisc	Unkonservierte Nachbenetzungslösungen
Povidon	Vidisept/EDO	Harte und weiche Linsen nach ärztl. Rücksprache
Carbomer	Vidisic EDO	s. o.

Hornhaut mit Sauerstoff, schützt das Auge vor Infektionen und spült kleine Verunreinigungen fort. Reißt der Tränenfilm, sind unangenehmes Brennen, sandkornartiges Fremdkörpergefühl, Trockenheitsgefühl und Entzündung die Folge. Ursache sind z. B. Alter, Hormonveränderung (Frauen sind häufiger betroffen als Männer), Rauchen, Kosmetikprodukte, Klimaanlagen, Fehlernährung u. v. m.

Ist die Ursache geklärt, kann in aller Regel mit Hilfe von „künstlichen Tränen" die Benetzungsstörung der Augenoberfläche behoben werden (Tab. 17.6).

Die Augentropfen enthalten Filmbildner. Elektrolyte dienen zur Isotonisierung und Euhydrierung.

Merke

Augentropfen in den Bindehautsack im äußeren Augenwinkel tropfen, ein Tropfen genügt. Am Auge ist besondere Hygiene angebracht.

HV-Empfehlung

Augentropfen in Einmaldosierung (EDO) sind konservierungsmittelfrei und minimieren das Infektionsrisiko am Auge.

17.3 Kontaktlinsen und ihre Pflegemittel

Zur Behandlung schwerer Augenleiden wurden vor mehr als 100 Jahren die ersten Kontaktlinsen entwickelt. Angewandt werden sie heute therapeutisch nach Staroperationen, nicht symmetrischer Hornhautverkrümmung und bei krankhafter Vorwölbung zu dünner Hornhaut, aus mehr kosmetischen Gesichtspunkten statt einer Brille bei Kurz- oder Weitsichtigkeit. Früher waren die Kontaktlinsen aus Glas, heute unterscheiden wir nach ihren chemischen und physikalischen Eigenschaften weiche aus Hydroxyethylmethacrylat (HEMA) und harte aus Polymethylmethacrylat (PMMA) gefertigte Kontaktlinsen. Den Vorzug besitzen die weichen Linsen. Für die Apothekenpraxis spielen nur Kontaktlinsenpflegemittel eine Rolle.

Fragen

1. Welche Arten von Konjunktivitis kennen Sie?
2. Welche Empfehlung geben Sie bei akuter, nichtinfektiöser Konjunktivitis?
3. Nennen Sie Möglichkeiten der Lokalbehandlung allergischer Konjunktivitis.
4. Erklären Sie den Begriff „Mydriasis"!
5. Bei welcher Glaukomform gibt es absolut kontraindizierte Arzneimittel?

GERIATRIKA UND TONIKA

18.1 Geriatrika

Die durchschnittliche Lebenserwartung beträgt heute bei Männern 75,6, bei Frauen 81,6 Jahre (Stand 2002). Immer mehr Menschen erreichen heute ein höheres Lebensalter.

Geriatrika sind Arzneimittel, die frühzeitiges Altern verhindern und bestimmte Alterserscheinungen beeinflussen sollen.

Eine derartige Definition für Geriatrika verführt zu der Annahme, dass Alterungsprozesse überhaupt verhindert werden können. Nach den heutigen Erkenntnissen der Wissenschaft lassen sich diese jedoch nicht aufhalten. Wir sind allenfalls in der Lage, die Symptome von Altersbeschwerden zu lindern. Als Ziel für die Entwicklung von Geriatrika könnte man sich die Verzögerung von Alterungsprozessen setzen.

18.1.1 Arzneimittel gegen das Altern

Betrachten wir zunächst Tab. 18.1, in der einige Geriatrika unter Angabe häufiger Inhaltsstoffe wiedergegeben sind.

Es stellt sich die Frage, wie mit diesen Arzneimitteln dem gewünschten Ziel einer Geriatrikatherapie Rechnung getragen werden kann. Wir müssen uns fragen, ob mit solchen Arzneimitteln Altersbeschwerden gelindert und der Alterungsprozess hinausgezögert werden kann. In Kap. 9.9.1 sind wir mit den Arzneimitteln zur Therapie von peripheren und zentralen Durchblutungsstörungen bereits kurz auf diese Probleme eingegangen. Diese Arzneimittel werden hier nochmals aufgezählt.

18.1.2 Prozess des Alterns – Alterserscheinungen

Bevor wir uns einer kritischen Untersuchung der Inhaltsstoffe von Geriatrika zuwenden, soll der Prozess des Alterns mit Alterserscheinungen erläutert werden. Der Alterungsprozess ist durch körperliche und psychische Veränderungen gekennzeichnet.

Zu den körperlichen Veränderungen gehören:

- Verlangsamung des Stoffwechsels, dies führt zur Leistungsminderung
- Degenerative Veränderung des Stützgewebes, daraus resultieren z. B. Arthrosen
- Erhöhte Anfälligkeit gegen Infektionen

Tab. 18.1 Geriatrika (43)*

Fertigarzneimittel®	Knoblauch	Ginseng	Ginkgo	Nootropika	Diverse
Doppelherz Ginseng Aktiv-Tonikum		+			Coffein, Vitamine B_3 und B_6
Eleu-Kokk					Eleutherococcus
Gero-H3-Aslan					Procain
Gingium			+		
Ginsana G 115		+			
K. H. 3					Procain, Hämatoporphyrin
Kwai N	+				Rutin, Weißdorn, Mistel
Lentaya					Rosenwurzelextrakt, Vitamin B_1
Pharmaton Vitalkapseln N		+			Eisen, Vitamine A, B-Komplex, C, D, E
Tai Ginseng		+			Weißdorn, Johannis-kraut, Vitamin-B-Komplex, Vitamin E
Vita-Gerin-Geistlich					Deanol, Eisen, Vitamine A, B-Komplex, C, E

* Hauptgruppen-Nummer der Roten Liste

- Verlust der Elastizität der Augenlinse, die dadurch bei Nahakkommodation nicht mehr genügend gekrümmt werden kann
- Einschränkung oder Ausfall der Tätigkeit von Hormondrüsen, z. B. Aussetzen der Follikelreifung bei der Frau.

Als eine mögliche Ursache für derartige Veränderungen können z. B. zerebrale und periphere Durchblutungsstörungen dingfest gemacht werden.

Zu den psychischen Veränderungen zählen:

- Nachlassen der Konzentrationsfähigkeit
- Nachlassen des Gedächtnisses
- Starrheit im Festhalten am Traditionellen und Bewährten, daraus ergeben sich häufig Generationskonflikte
- Nachlassende Koordinierungsfähigkeit.

Als Ursache dieser Veränderungen kommt das Absterben von Neuronen im Zentralnervensystem in Frage.

In jüngster Zeit befasst sich die Wissenschaft verstärkt mit dem Prozess des Alterns und den Alterserscheinungen.

- Die **Gerontologie** versucht, den Ursachen des Alterns auf die Spur zu kommen. Es gibt verschiedene Alterstheorien: die einen sprechen vom Altern als einem programmierten Prozess (deterministische Theorien), die anderen sehen im Altern eher eine Anhäufung von zufälligen (Verschleiß- und Abnützungs-)Ereignissen (stochastische Theorien).
- Die **Geriatrie** hingegen befasst sich mit der Erforschung der Alterskrankheiten.

Ein Krankheitsbild, das viele dieser Symptome aufweist, ist **Morbus Alzheimer.** Störung der Merkfähigkeit, Desorientiertheit, Sprachstörung, Verlangsamung mit progressiver Verblödung charakterisieren den Zustand dieser Patienten, für die eine Therapie nur in Ansätzen existiert. Selbst die Diagnose dieser Krankheit ist nur mit einer gewissen Wahrscheinlichkeit zu stellen. Das Gehirn der Verstorbenen ist geschrumpft, darüber hinaus findet man neben den Neuronen Ablagerungen, so genannte Amyloid-Plaques, die für den Untergang des Hirngewebes verantwortlich gemacht werden.

Durchblutungsstörungen des Gehirns sind die andere wesentliche Ursache dieser Altersdemenzen.

18.1.3 Besonderheiten einer Arzneimitteltherapie im Alter

Eine Arzneimitteltherapie beim alten Menschen bedarf besonderer Kenntnisse und Sorgfalt. Einmal muss berücksichtigt werden, dass die Mehrzahl von Arzneimitteln älteren Menschen verordnet wird. Zum anderen werden im Alter meist zahlreiche Arzneimittel gleichzeitig genommen (Multimedikation).

Pharmakokinetik und **Pharmakodynamik** weisen im Alter folgende Besonderheiten auf:

▨ Atrophische Prozesse im Magen-Darm-Kanal können einen Enzymmangel bedingen und dadurch zu einer Resorptionsverzögerung von Arzneimitteln führen.
▨ Die Verteilung des Arzneistoffs im Organismus erfolgt aufgrund nachlassender Herzleistung langsamer.
▨ Die Bindungskapazität der Plasmoproteine (s. Kap. 2.2.6) ist vermindert, dadurch kann es zu einer Zunahme des Anteiles an freien Wirkmolekülen kommen (z. B. bei Antidepressiva).
▨ Die Metabolisierung ist in Teilen (Phase-I-Reaktionen, CYP-450 s. Kap. 2.1.7) häufig gemindert. Dies kann zum verlangsamten Abbau führen (z. B. bei verschiedenen Benzodiazepinen).
▨ Vor allem aber kann der Wasser- und Elektrolythaushalt und damit auch die Ausscheidungsrate über die Niere gestört sein. Eine gefährliche Kumulation von

Arzneimitteln (z. B. Digitalis, Penicilline) ist die Folge.

Eine Faustregel lautet deshalb: „Start slow and go slow", d.h. man sollte die Therapie mit 50 Prozent der übliche Erwachsenendosierung beginnen.

Da im Alter meist mehrere Arzneimittel gleichzeitig verordnet werden und manchmal auch noch eine unkontrollierte Selbstmedikation erfolgt, treten häufiger Arzneimittelwechselwirkungen auf. Ein Beispiel lernten wir in Kap. 3.4.3 mit Antazida bereits kennen. Bekannte Nebenwirkungen und Folgen von Wechselwirkungen beim alten Menschen sind z. B.:

▨ Verwirrtheitszustände bei Flüssigkeitsmangel und zusätzlicher Einnahme von Diuretika
▨ Verstärkte Wirkung von Benzodiazepinen
▨ Hypoglykämie nach paralleler Einnahme von oralen Antidiabetika und Tetrazyklinen
▨ Rapider Blutdruckabfall und deshalb nachlassende geistige Leistungsfähigkeit nach Antihypertonika und β-Rezeptorenblockern.

Alle diese Besonderheiten der Arzneimitteltherapie im Alter haben dazu geführt, dass sich heute bereits ein spezieller Zweig der Pharmakologie, die so genannte Geronto-Pharmakologie, herausgebildet hat.

18.1.4 Wirkstoffe in Geriatrika

Es sollen nun die Wirkstoffe der in Tab. 18.1 aufgeführten Geriatrika auf ihren erhofften Effekt bezüglich einer Linderung von Altersbeschwerden untersucht werden.

Vitamine

Im Alter treten oft Vitaminmangelzustände auf. Ursachen sind teilweise erschwerte Resorption aus dem Verdauungstrakt, ein schlechtes Gebiss oder zu einseitige Ernährung. In den Geriatrika findet man bevorzugt die Vitamine A, D₃, E, B-Komplex und C. Auch können bestimmte Arzneimittel den Stoffwechsel von Mikronährstoffen (Vitaminen, Spurenelementen) negativ beeinflussen, so z. B.: Diuretika, Glucocorticoide, Laxantien.

Die Vitamine werden in diesem Rahmen nicht besprochen, da sie – wegen ihrer Bedeutung für die gesunde Ernährung – dem Fach Ernährungskunde und Diätetik zugeordnet sind und dort ausführlicher behandelt werden (Tab. 18.2).

Hormone

Es gilt heute als gesichert, dass die verminderte Sexualhormonproduktion im Alter keine Altersursache, sondern eine Altersfolge darstellt. Demnach sollten Sexualhormone nur in bestimmten Fällen gegeben werden.

Männliche Sexualhormone, wie z. B. Testosteron, werden mit dem Ziel eingesetzt, den Eiweißansatz, die Gewichtszunahme und den Aufbau von Knochensubstanz zu fördern (s. Kap. 13.4.4). Weibliche Sexualhormone, z. B. Estrogene, sind bei klimakterischen Ausfallerscheinungen wirksam (s. Kap. 13.4.2).

Geriatrikakombinationspräparate mit Hormonen sind nur in geringem Umfang im Handel.

Enzmye

Die in Kap. 18.1.3 genannte Verlangsamung des Stoffwechsels bedeutet auch eine verminderte Enzymproduktion. Es werden hauptsächlich Verdauungsenzyme eingesetzt, um eine verbesserte Verwertung der aufgenommenen Nahrung und eine gute Verdauung zu erreichen.

Tab. 18.2 Vitamine (83)*

Name	INN	Fertigarzneimittel®	Indikation
Vitamin A	Retinol	Augenkraft Vitamin A	Nachtblindheit, Erkrankungen der Haut und der Anhangsorgane der Haut
Vitamin B₁	Thiamin	Betabion	Neuritiden, Neuralgien
Vitamin B₂	Riboflavin	B2-ASmedic	Haut- und Schleimhautschäden
Vitamin B₆	Pyridoxin	Hexobion	Reisekrankheit, Schwangerschaftserbrechen, prämenstruelles Syndrom
Vitamin B₁₂	Cyanocobalamin	Aquo-Cytobion B₁₂ Ankermann	Perniziöse und andere makrozytäre Anämien, Lebererkrankungen
Vitamin H	Biotin	Biotin-Hermes	Seborrhoe, Akne
Folsäure	Folsäure	Folsan	Makrozytäre Anämieformen
Nicotinamid	Nicotinamid	Nicobion	Pellagra
D-Pantothensäure und Dexpanthenol		Bepanthen	Postoperative Darmatonie, Wundheilung
Vitamin C	Ascorbinsäure	Ascorvit Cetebe Taxofit Vitamin C	Infektionen, Mundschleimhautentzündungen
Vitamin D₃	Colecalciferol	+ Ospur D3 D-Fluoretten Vigantoletten	Rachitisprophylaxe
Vitamin E	α-Tocopherol	Eusovit Optovit	Muskel-Bindegewebserkrankungen, als Antoxidans
Vitamin K₁	Phytomenadion	Konakion	Blutungen, Blutungsgefahr

* Hauptgruppen-Nummer der Roten Liste

Antiarteriosklerotika

Von diesen Arzneimitteln wird erwartet, dass sie die zerebrale und die periphere Durchblutung verbessern und damit weitere Ab- und Einlagerungen in den Gefäßen verhindern. Eingesetzt werden u. a.:

- Bezafibrat zur Herabsetzung des Lipidspiegels im Blut
- Rutin zur Gefäßabdichtung
- Gefäßerweiternde Stoffe wie Buphenin und Diethylaminoethanol.

Vor allem aber finden sich **Knoblauch** und seine Zubereitungen in zahllosen Produkten. Diese zählen zu den umsatzstärksten Präparaten überhaupt. Als Wirkung erwartet man eine Reduzierung erhöhter Blutfettwerte und einen günstigen Einfluss auf arteriosklerotische Gefäßveränderungen.

Ähnliches gilt für **Ginseng.** Die Inhaltsstoffe dieser zu den Araliaceae gehörenden Pflanze (*Panax ginseng*), die Ginsenoside, werden für die Steigerung der physischen Leistungsfähigkeit verantwortlich gemacht.

Nootropika

Eine besondere Hoffnung setzt man in so genannte hirndurchblutungsfördernde Arzneimittel (enzephalotrope und **nootrope** Arzneimittel, Arzneimittel, die die intellektuellen Fähigkeiten beeinflussen). Die Fragwürdigkeit derartiger Stoffe liegt in der Tatsache, dass sie das Hirn nur auf Umwegen erreichen können und die Hirndurchblutung generell schwer zu beeinflussen ist.

Dennoch gilt bei folgenden Substanzen die Wirkung bei Hirnleistungsstörungen als gesichert:

- Piracetam (+ Nootrop®, + Normabrain®)
- Ginkgo-biloba-Extrakte (z.B. Tebonin forte®, Gingium®)
- Nimodipin (+ Nimotop®)
- Donepezil (+ Aricept®).

Sie werden eingesetzt bei leichten bis mittelschweren Demenzen (Ginkgo) bis zur Alzheimer-Symptomatik (Donepezil).

Procain

Dieser Stoff ist uns als Lokalanästhetikum bekannt (s. Kap. 7.6). Er soll – peroral appliziert – verjüngend und tonisierend wirken. Diese Wirkung des Procains und seines Spaltproduktes Deanol ist bis heute umstritten.

Am Beginn des Kapitels haben wir uns gefragt, ob Geriatrika Altersbeschwerden lindern oder den Alterungsprozess hinauszögern können.

Die Fragwürdigkeit zahlreicher, als Geriatrika eingesetzter Arzneimittel erlaubt uns die Feststellung, dass allenfalls die Symptome altersbedingter Beschwerden gebessert werden können. Das Fehlen spezifisch wirkender Substanzen wird allzu häufig durch eine unkritische Kombination zahlloser Arzneistoffe ersetzt.

Bevor die Behandlung mit einem Geriatrikum begonnen wird, sollte abgeklärt sein, dass diese Krankheitssymptome nicht aus einer spezifischen behandelbaren Grunderkrankung resultieren.

18.2 Tonika und Roborantien

Die Begriffe **Tonika** und **Roborantien** (lat. robur: Kraft, Stärke) stehen beide für die gleiche Arzneimittelgruppe. Es handelt sich hier um kräftigende Mittel. Eine Beurteilung der Wirkungen und damit eine Rechtfertigung des Einsatzes ist hier noch problematischer als bei den Geriatrika. Die Rote Liste 2005 enthält unter dem Hauptgruppentitel Roborantia-Tonika 51 Präparate. Der größte Teil ist allerdings nicht apothekenpflichtig. Unter diesen Gegebenheiten ist es nicht möglich,

Tab. 18.3 Muster einer Eigenaufstellung: Allgemeintonika und Roborantien

Präparatname (Fertigarzneimittel®)	Apothekenpflichtig	Coffein	Eisenverbindung	Ginseng	Glutaminsäure	Hämatoporphyrin	Hormone	Lipotrope Stoffe	Phosphate	Strychnin	Vitamine	Sonstige	Angeführte Indikation
Präparat X	+	+				+					+		Körperliche und seelische Erschöpfung, Konzentrationsschwäche, Klimaempfindlichkeit

eine sinnvolle Auswahl von Fertigarzneimitteln aus der genannten Gruppe zu treffen. Es wird empfohlen, die Aufgabe, die im Anschluss an dieses Kapitel formuliert wird, zu bearbeiten. Die Lösung dieser Aufgabe erlaubt es dem Schüler und Studenten, sich ein eigenes Bild zu machen und evtl. daraus ein Urteil zu fällen.

Zusammenfassung

In die Wirkung von **Geriatrika** werden häufig zu hohe Erwartungen gesetzt. Sie vermögen die Symptome von Altersbeschwerden allenfalls zu lindern.
Der Alterungsprozess ist durch körperliche und psychische Veränderungen charakterisiert. Dadurch ergeben sich Besonderheiten für die Pharmakokinetik und Pharmakodynamik, denen durch eine entsprechende Arzneimitteltherapie Rechnung getragen werden muss.
Die vielen in den Geriatrika enthaltenen Wirkstoffe bedürfen einer besonders kritischen Wertung bezüglich ihres Nutzens und ihrer Wirkung.
Folgende Wirkstoffe bzw. Wirkstoffgruppen lassen sich als Bestandteile von Geriatrika herausarbeiten:

- Vitamine
- Hormone
- Enzyme
- Antiarteriosklerotika
- Nootropika
- Procain.

Tonika (Roborantien) sollen einen durch Krankheit geschwächten Körper wieder zu Kräften kommen lassen. Auch diese Arzneimittelgruppe muss hinsichtlich ihrer Effektivität als Problemgruppe aufgefasst werden.

Fragen

1. Warum tritt bei Frauen vor Beginn des Klimakteriums selten Arteriosklerose auf?
2. Führen Sie Organe an, die verdauungsaktive Enzyme produzieren.
3. Welche Möglichkeiten sehen Sie, die Anwendung von Geriatrika zu umgehen?
4. Nennen Sie außer den Vitaminen weitere essenzielle Nahrungsbestandteile.

Aufgabe

Fertigen Sie eine tabellarische Zusammenstellung von Tonika und Roborantien an (Aufbau wie Tab. 18.3).
Gliedern Sie dabei in

- Allgemeine Tonika und Roborantien
- Sexualtonika.

Ferner sollten Sie die Inhaltsstoffe bestimmten Wirkstoffen bzw. Wirkstoffgruppen zuordnen und die Wirkungseffekte dieser Stoffe herausarbeiten. Als Literatur und Hilfsmittel können u.a. Rote Liste, Pharmazeutische Stoffliste, ABDA-Datenbank und gesammelte Leerpackungen benutzt werden.

ALTERNATIVE THERAPIEFORMEN MIT ARZNEIMITTELN

19

19.1 Phytopharmaka
19.2 Homöopathische Arzneimittel

19.3 Weitere alternative Therapieformen

19.1 Phytopharmaka

Die Phytotherapie wird vom Arzneimittelgesetz (AMG) als besondere „Therapierichtung und Stoffgruppen" klassifiziert. Durch
eine eigene **Aufbereitungskommission E
(Phytotherapie)** wurde an der Bewertung
pflanzlicher Arzneimittel nach Anwendungsgebiet und Dosierung gearbeitet (s. Abb.
19.1).

Unter Phytopharmaka oder Phytotherapeutika (gr. Phyton: Gewächs) werden aus
Pflanzen gewonnene komplexe Präparate
verstanden, meist Extrakte, also galenische
Zubereitungen, die im Sinne des Arzneimittelgesetzes als Monopräparate der Schulmedizin zur Therapie eingesetzt werden. Sie
unterliegen den gleichen Anforderungen wie
chemisch-synthetische Arzneimittel hinsichtlich der nachgewiesenen Qualität, Wirksamkeit und Unbedenklichkeit sowie ihrer Reproduzierbarkeit.

So beschränkt sich die heutige naturwis-
senschaftlich begründete Phytotherapie nicht
auf die traditionelle Weitergabe der Anwendungen, sondern sichert die Indikations-
ansprüche pharmakologisch durch kontrol-
lierte klinische Studien ab.

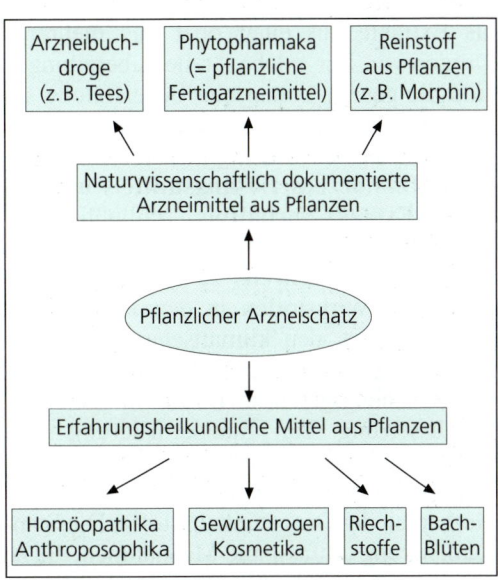

Abb. 19.1 Anwendungsformen des pflanzlichen
Arzneischatzes. Aus Reichling 2001

Die Drogenzubereitungen enthalten die
„ursprüngliche Substanzkombination" der
entsprechenden Pflanze, was bei Teedrogen
einsichtig ist. Bei Extrakten können durch die
verschiedenen Extraktionsverfahren Inhalts-
stoffverschiebungen bewusst vorgenommen
werden. Solche Pflanzengesamtextrakte werden sowohl aus der ganzen Pflanze als auch

aus Teilen der Pflanze, wie der Wurzel, den Blättern, den Blüten oder den Früchten hergestellt. Wichtig ist, dass die ursprüngliche Stoffkombination erhalten bleibt. So bestehen Phytotherapeutika nicht aus Einzelstoffen, sondern stellen ein kompliziertes Substanzgemisch aus vielen **Wirk- und Begleitstoffen** dar. Pflanzliche Ausgangsstoffe müssen einer Prüfung auf „besondere Verunreinigung", z. B. mikrobiologische Reinheit, Aflatoxine, Schwermetalle, Schadstoffe oder Pflanzenschutzmittelrückstände standhalten.

Der Patient erwartet von Präparaten der Phytotherapie gegenüber den Monopräparaten eine größere Therapiebreite, ein breiteres Wirkspektrum bei guter Verträglichkeit und geringeren unerwünschten Wirkungen, insgesamt also eine mildere und risikoarme Therapie.

Die meisten Phytopharmaka liegen heute als Extrakte aus einer oder aus mehreren Drogen vor. Für solche Arzneizubereitungen sind die genaue botanische Bezeichnung sowie die phytochemische Zusammensetzung des Ausgangsmaterials, ggf. deren Stabilität, die Definition des **Lösungsmittels** und das **Droge-Extrakt-Verhältnis,** schließlich der Wirkstoffgehalt und die Art und Weise des **Extraktionsverfahrens** zu bestimmen. Der Gehalt an Wirkstoffen in den Pflanzen ist vom Standort, den klimatischen Bedingungen, der Erntezeit und der Lagerung (Trocknung) abhängig. Diese Bestimmungen sind Voraussetzung zur Standardisierung und Normierung von Extrakten. Die **Standardisierung** ist die Voraussetzung der Reproduzierbarkeit der Drogeninhaltsstoffe. Die Standardisierung umfasst alle Maßnahmen, die zu einer reproduzierbaren Qualität der Droge und des daraus hergestellten Extraktes führen. Die Standardisierung bezieht sich auf die Qualität des Extraktes, die **Normierung** (Einstellung) auf die Wirksamkeitsbestimmung der Drogeninhaltsstoffe.

Die Kommission E erarbeitete auf der Grundlage einer Nutzen-Risiko-Abwägung Positivmonographien, Negativmonographien und sog. Nullmonographien. Da es sich überwiegend um einzelne Arzneipflanzen handelt, sind diese bei der **Positivmonographie** nach Inhaltsstoffen, Wirkungen, Nebenwirkungen, Interaktionen und Gegenanzeigen mit den entsprechenden therapeutischen Mengenangaben in Tagesdosis (TD) und Einzeldosis (ED) angegeben. Am Beispiel des Johanniskrauts bzw. des Extraktes sind diese Vorgaben der Kommission E beschrieben (Tab. 19.1). War die Wirksamkeit der Droge für die beanspruchten Anwendungsgebiete nicht ausreichend belegt oder ergaben sich therapeutische Risiken, so wurde die jeweilige Droge in einer so genannten **Negativmonographie** entsprechend negativ bewertet. Bei Drogen mit **Nullmonographien** sind keine Risiken bekannt; es obliegt dem Arzneimittelhersteller durch weitere Belege zur Wirksamkeit die Bewertung zu optimieren.

Mithilfe dieser Monographietexte lassen sich Fertigarzneimittel nach den in Anspruch genommenen Indikationen, aber auch nach der Dosierung (Tab. 19.2) bewerten.

Anwendung der Phytotherapeutika

Vielfach dienen Phytopharmaka der Behandlung einfacher Befindlichkeitsstörungen bis chronischer Erkrankungen sowie der Vorbeugung bei möglichen Beschwerden. Daher sind Phytopharmaka bei fast allen Erkrankungen, die in den bisher besprochenen Kapiteln erwähnt wurden als zusätzliche oder alternative Arzneimittel anzuwenden. Phytotherapeutika zeichnen sich durch große Therapiebreite aus und gewinnen dadurch im Rahmen der Selbstmedikation (OTC – SM-Markt, Sichtwahlbereich in der Apotheke) besonderes Interesse und durch Standardisierung und Normierung an Therapiesicherheit und Bedeutung (Tab. 19.3).

Tab. 19.1   Beispiel für eine Monographie der Kommission E für Johanniskraut

Hyperici herba, Johanniskraut
Datum der Veröffentlichung im Bundesanzeiger
05.12.1984; Berichtigung 02.03.1989
Nr. des Bundesanzeigers
228
Bezeichnung des Arzneimittels
Hyperici herba, Johanniskraut
Bestandteile des Arzneimittels
Johanniskraut, bestehend aus den während der Blütezeit gesammelten Pflanzen oder getrockneten oberirdischen Teilen von Hypericum perforatum LINNE sowie deren Zubereitung in wirksamer Dosierung.
Anwendungsgebiete
Innerlich: Psychovegetative Störungen, depressive Verstimmungszustände, Angst und/oder nervöse Unruhe. Ölige Hypericumzubereitungen bei dyspeptischen Beschwerden. Äußerlich: Ölige Hypericum-Zubereitungen zur Behandlung und Nachbehandlung von scharfen und stumpfen Verletzungen, Myalgien und Verbrennungen 1. Grades.
Gegenanzeigen
Nicht bekannt.
Nebenwirkungen
Photosensibilisierung ist möglich, insbesondere bei hellhäutigen Personen.
Wechselwirkungen
Keine bekannt.
Dosierung
Soweit nicht anders verordnet 2–4 g Droge.
Art der Anwendung
Geschnittene Droge, Drogenpulver, flüssige und feste Zubereitungen zur oralen Anwendung. Flüssige und halbfeste Zubereitungen zur äußerlichen Anwendung. Mit fetten Ölen hergestellte Präparationen zur äußerlichen und innerlichen Anwendung.
Wirkungen
Für die Droge und daraus hergestellte Zubereitungen liegen zahlreiche ärztliche Erfahrungsberichte vor, die für milde antidepressive Wirkung sprechen. Nach experimentellen Befunden ist Hypericin den MAO-Hemmern zuzurechnen. Ölige Hypericum-Zubereitungen wirken antiphlogistisch.

Tab. 19.2 Bewertung einer Dosierung

Hyperici herba, Johanniskraut
Beispiel für die Berechnung der Extrakt-Tagesdosis (TD) für Johanniskraut-ratiopharm®
Eine Kapsel Johanniskraut-ratiopharm® enthält 425 mg Trockenextrakt. Das DEV nativ (Verhältnis Droge zu Drogenzubereitung [nativer Extrakt]) des daraus hergestellten nativen Johanniskraut-trockenextraktes beträgt laut Angabe 3,5–6 : 1, im Durchschnitt also 4,75 : 1. Berechnung: 4,75 x 425 mg = 2020 mg. Eine Kapsel enthält demnach 2,02 g Droge. Die Tagesdosis für Johanniskraut lt. Monographie der Kommission E beträgt 2–4 g Droge (mehrmals täglich). Bei einer Dosierung von zweimal täglich einer Kapsel entspricht die Dosierung der Monographie der Kommission E hinsichtlich der Wirksamkeit.

19.2 Homöopathische Arzneimittel

Die Lehre der Homöopathie wurde von dem sächsischen Arzt **Dr. Samuel Hahnemann** (1755–1834) aufgestellt und fußt auf den Vorstellungen des griechischen Arztes Hippokrates (400 v. Chr.).

Ihr gegenüber steht die Allopathie, jene Heilweise, die nicht der Homöopathie zuzuordnen ist und später gleichbedeutend mit dem Begriff Schulmedizin gebraucht wurde. Hahnemann hat die Lehre der Homöopathie in seinem Buch Organon der Heilkunst auf vier Säulen gestellt.

Die erste Säule ist die **Ähnlichkeitsregel:** Similia similibus curentur (Ähnliches soll mit Ähnlichem geheilt werden). Hahnemann sagt: „Wähle, um sanft, schnell, gewiss und dauerhaft zu heilen, in jedem Krankheitsfalle eine Arznei, die ein ähnliches Leiden für sich erregen kann, als sie heilen soll." Es handelt

Tab. 19.3 Beispiele für Phytopharmaka-Fertigarzneimittel
(geeignet für die Empfehlung im Selbstmedikationsbereich)

Fertigarzneimittel®	Hauptwirkstoffe/Zubereitung	Therapiebereich
Arthrosetten H	Trockenextrakt aus Teufelskralle	Analgetikum/Arthrosen
Phytodolor Tinktur	Alkohol. Frischpflanzenauszüge aus Espe, Goldrute und Esche	Analgetikum/Antirheumatikum
Aspecton Tropfen	Thymianfluidextrakt (standardisiert)	
Babix Inhalat N	Eukalyptusöl, Fichtennadelöl	
Hedelix Hustensaft	Efeublätterextrakt	Antitussiva/Expektorantien
Isla-Moos Pastillen	eingedickter wässriger Auszug aus *Lichen islandicus*	
Prospan Tropfen	Efeublätter-Trockenextrakt	
Sinupret-Dragees	Primelblüten, Eisenkraut, Enzianwurzel, Knöterichkraut, Holunderblüten u. a.	Rhinosinusitis/Sinubronchitis
Sedariston	Tinktur aus Baldrianwurzel, Johanniskraut, Melissenblätter	Hypnotikum/Sedativum
Vivinox Beruhigungsdragees	Extrakt aus Baldrianwurzel, Hopfenzapfen, Passionsblumenkraut	Hypnotikum/Sedativum
Carminativum-Hetterich-Madaus	Auszüge aus Kamillenblüten, Pfefferminzblättern, Fenchel, Kümmel, Pomeranzenschalen	Carminativum
Esberitox mono	Extrakt aus Purpursonnenhutkraut	
Tonsilgon Tropfen	Auszug aus Eibischwurzel, Kamillenblüten, Schafgarbenkraut, Schachtelhalmkraut, Eichenrinde, Löwenzahnblätter, Walnussblätter	Umstimmung des Immunsystems

sich hier also um das Arzneifindungsprinzip. So lässt sich z.B. vereinfacht dargestellt ein starker Schnupfen mit Allium cepa – der Küchenzwiebel – behandeln, von der wir wissen, dass sie beim Schneiden Tränen und „Nasenlaufen" hervorruft.

Im Unterschied zu den bisher vor allem besprochenen allopathischen Therapieformen, die sich mit den pathologischen Veränderungen des Organismus befassen sieht die Homöopathie in einer Erkrankung gestörte Lebensprozesse. Jede Krankheit, verstanden als eine Störung des Gleichgewichtes im Gesamtorganismus, ist zustande gekommen in Folge innerlich gegebener Bedingungen und von außen wirkender Ursache. Die Homöopathie versteht sich als Reiz- und Regulationstherapie. Die in der Homöopathie angewandten Arzneimittel sollen die selbstregulativen Kräfte des Organismus anstoßen bzw. unterstützen. Die Homöopathie zeichnet sich durch eine sehr individuelle Therapie aus, die erst nach sorgfältiger Indikationsstellung erfolgt. Die Arzneimittelwahl nimmt der Arzt nach organotropen, histiotropen und personotropen Kriterien vor.

Die zweite Säule ist die **Arzneimittelprüfung** am gesunden Menschen. Die Homöopathie kennt keine Tierversuche. Die Ergebnisse der Arzneimittelprüfungen am gesunden Menschen sind in der reinen Arzneimittellehre dargelegt und stellen die Grundlage der Therapie dar. Die Materia medica (der homöopathische Arzneischatz) umfasst mehr als 500 derart geprüfte Mittel.

Die dritte Säule ist die homöopathische Arzneizubereitung. Das Besondere der homöopathischen Arzneimittel sind die sehr kleinen Arzneidosen, die Potenzen genannt werden. Das **Herstellen von Potenzen** bezeichnet die Homöopathie als Potenzieren. So ist Potenzieren das Aufteilen des Arzneistoffes in rhythmischer Weise im Verhältnis 1:10 oder 1:100.

Je nach dem Verhältnis in dem wir potenzieren, sprechen wir bei 1:10 von den **Dezimal-Potenzen** oder bei 1:100 von den Centesimal-Potenzen, dargestellt durch die Symbole D oder C. Die nachfolgende

Ziffer gibt den Potenzierungsgrad an. Also bedeutet D 8, dass die achte Dezimalpotenz, C 3, dass die dritte Centesimalpotenz vorliegt.

Der nichtpotenzierte Arzneistoff wird **Ursubstanz** genannt und mit $\emptyset$ bezeichnet, ebenso der nichtpotenzierte Pflanzenauszug, die **Urtinktur,** mit $\emptyset$.

Die vierte Säule ist die homöopathische **Dosierungslehre.** Die Dosierung mit homöopathischen Arzneimitteln beruht auf langjähriger Erfahrung.

So weiß man, dass zu tief gewählte Potenzen so genannte Erstverschlimmerungen hervorrufen können. Für die Höhe der Potenzen gibt es keine Therapienormen.

Die tiefen Potenzen reichen etwa bis D 6, **Hochpotenzen** von D 30 bis D 100 und darüber hinaus. So genannte „LM"- oder „Q"-Potenzen sind Verdünnungen, die von 1:50 000 ausgehen.

Die homöopathischen Arzneimittel werden aus Arzneistoffen hergestellt, die aus dem Pflanzenreich, dem Tierreich oder von Mineralien stammen, aber auch synthetisch hergestellt werden können. Die Ursubstanzen werden als solche jedoch niemals verabreicht, sondern zu homöopathischen Arzneiformen verarbeitet. Derartige Arzneiformen sind z.B.:

1. **Essenzen,** alkoholische Auszüge frischer Pflanzen oder Pflanzenteile.
2. **Tinkturen,** alkoholische oder wässrige Auszüge von Urstoffen.
3. **Dilutionen:** alle flüssigen Potenzen werden als Dilutionen bezeichnet.
4. **Verreibungen** (Triturationen), Verreibungen der Arzneisubstanz mit Milchzucker.
5. **Tabletten,** maschinell hergestellte Presslinge ohne Zusatz von Bindemitteln; Arzneigehalt und Zusammensetzung entsprechend den verwendeten Verreibungen.
6. **Streukügelchen** (Globuli), aus Saccharose bestehende Kügelchen, die durch Befeuchten mit der flüssigen Potenz hergestellt werden.

Tab. 19.4 Homöopathische Arzneimittel
(Beispiele)

Arzneimittel	Potenz	Anwendung
Aconitum	D3–6	Fieber, Kopf-schmerzen
Belladonna	D2–6	Alle Arten von Ent-zündungen
Calcium phos-phoricum	D2–12	Knochen- und Stoff-wechselerkrankungen
Crataegus	D3–6	Herz- und Nerven-erkrankungen
Lycopodium	D3–6	Leber- und Gallen-leiden
Nux vomica	D3–12	Magenerkrankungen
Passiflora	D6	Schlaflosigkeit
Thuja	D6–30	Warzen

Monographien der homöopathischen Arznei-mittel und deren Prüfungsmethoden sowie die Herstellungsverfahren homöopathischer Arzneimittel finden wir im **Homöopathi-schen Arzneibuch (HAB).** Dieses hat seit dem 25. 7. 1978 amtlichen Charakter und muss in jeder deutschen Apotheke vorhanden sein. Die Herstellung und Prüfung homöopa-thischer Arzneimittel ist an dieses Arzneibuch und an seine weiteren Ergänzungen gebunden (Tab. 19.4).

Die geringen und geringsten Dosen setzen die Homöopathie sehr leicht der Kritik aus. Denken wir aber an Tagesdosen von Vitamin $D_3 = 10$ µg, so entspricht dieses schon einer D5-Potenz.

Alttuberkulin ruft Reaktionen schon bei Verdünnungen hervor, die einem Arzneistoff-gehalt von D 14 entsprechen.

Stellen wir der Homöopathie noch die Frage, bei welcher Potenz der Arzneistoff durch im-mer weitere Verdünnung restlos aufgebraucht ist? Durch die Loschmidt-Zahl lässt sich dies errechnen. Sie gibt die Anzahl der Moleküle pro Mol an und beträgt $6,03 \cdot 10^{23}$. Danach ist es sehr wahrscheinlich, dass in höheren Po-tenzen keine Moleküle des Arzneistoffes mehr vorhanden sind (Materiebegriff – Ener-giebegriff).

Dennoch verschreiben Homöopathen hö-here und Hochpotenzen, nach deren Ein-nahme Heilerfolge belegt werden. In der Apotheke müssen auch diese in Bezug auf ih-ren stofflichen Gehalt als kritisch anzusehen-den Rezepturen exakt nach den Regeln herge-stellt werden.

Eine Forderung Hahnemanns war es, nur mit einem oder höchstes zwei Arzneimitteln zu therapieren, diese durften auch nicht ge-mischt, sondern mussten im Wechsel gegeben werden.

Heute findet man entgegen den Prinzipien Hahnemanns auch Mischungen homöopathi-scher Zubereitungen als so genannte **Kom-plexmittel,** z. B. Oligoplexe oder Pentarkane; u. a. z. B. Lobelia-Oligoplex bei Schlafstörun-gen und Echinacea-Pentarkan zur Steigerung der Infektionsabwehr.

19.3 Weitere alternative Therapieformen

Die homöopathische Therapie wurde in der Folgezeit nach dem Tode Hahnemanns durch neue Impulse vielfältig weiterentwickelt und modifiziert. Ferner entwickelten sich noch andere alternative Therapieformen. Einige sollen kurz besprochen werden.

19.3.1 Anthroposophische Arzneimittel

Begründer der anthroposophischen Arznei-mittel ist der Philosoph und Lehrer **Rudolf Steiner** (1861–1925). Er nannte seine anthro-posophische Lehre eine „Erweiterung der Heilkunst", indem er den Menschen in einer dreifachen Ordnung sah, als ein:

- Biologisches Objekt
- Seelisch-psychologisches Objekt
- Geistiges Objekt.

Die so definierte Biosphäre des Menschen wird durch seine Krankheit gestört. Anthroposophische Therapie will das gestörte Gleichgewicht wieder herstellen. Die anthroposophischen Heilmittel richten sich an die Selbstheilungskräfte des Organismus, wobei dieser die Freiheit hat, die Hilfe von außen anzunehmen oder sie abzulehnen. Die anthroposophische Medizin kennt **vier Heilprinzipien**, durch die die Selbstheilungskräfte des Organismus beeinflusst werden können:

- Bei der substitutiven Methode übernimmt das Heilmittel die in eine Krankheit verlagerten oder am falschen Ort wirksamen leiblichen Tätigkeiten. Dadurch werden die körpereigenen Kräfte wieder für die gesunde Funktion frei, z.B. **Scleron®**.
- Die regulative Methode regt ins Stocken geratene Vorgänge an und dämpft überwuchernde Prozesse, z.B. Schwefel als anregendes und Conchae (Austernschalen) als dämpfendes Mittel. In der Mistel sind beide Fähigkeiten enthalten.

Tab. 19.5 Anthroposophische Arzneimittel (Beispiele)

Arzneimittel	Anwendung
+ Cardiodoron	Störungen der Herz- und Kreislauffunktion
Hepatodoron	Leberfunktionsstörungen
Iscador Qu (Eichenmistel)	Tumorerkrankungen
Phosphorus D6/Malva (in 100 g enth.: Phosphorus D5 10 g, Malvae flos, Ethanol Infusum D1 50 g)	Schlafstörungen
Viola tricolor D1; D3	Hautausschläge und Blasenbeschwerden
Amara-Tropfen	Appetitlosigkeit, Völlegefühl
Arnica Salbe	Prellungen
Combudoron Gelee	Verbrennungen, Sonnenbrand
Infludo Tropfen	Grippale Infektion
Kephalodoron Tabletten	Kopfschmerzen, Migräne

Tab. 19.6 Biochemische Arzneimittel (Beispiele)

Arzneimittel	Anwendung
Calcium fluoratum D3, D6, D12	Bindegewebsschwäche, Hämorrhoiden
Calcium phosphoricum D3, D6, D12	Schlecht heilende Knochenbrüche
Kalium phosphoricum D3, D6, D12	Allgemeine Erschöpfungszustände, Übererregbarkeit

- Weist ein Patient bei einer Krankheit bereits ein hohes Potenzial an Selbstheilungskräften auf, so gelangt die stützende Methode zur Anwendung, z.B. *Apis* (Biene) oder *Lachesis* (giftige Grubenotter) bei Entzündungen und allergischen Erkrankungen.
- Bei der harmonisierenden Methode ist das Arzneimittel „Modell" für eine neue Ordnung im Organismus. Das ordnende Prinzip des Menschen soll am Vorbild des Arzneimittels wieder seine gesunde Tätigkeit lernen, z.B. + **Cardiodoron** (Hyoscyamus) oder **Kephalodoron** (Eisen-II-sulfat und Quarz).

Die Kunst der anthroposophischen Arzneimittellehre liegt u.a. darin, ein Heilmittel einzusetzen, in dem der biologische Prozess selbst eingefangen ist, z.B. Kräuter, die zu bestimmten Tageszeiten gesammelt werden (Tab. 19.5).

19.3.2 Biochemische Arzneimittel

Der Oldenburger Arzt **Dr. Schüssler** (1821–1898) folgte der Therapie, dass jede Krankheit mehr oder weniger durch den **Mangel eines oder mehrerer anorganischer Grundstoffe** in der Zelle bedingt sei.

Er stellt eine entsprechende Serie von Arzneimitteln zusammen, welche die jeweiligen Mängel bei Krankheiten und dadurch die Krankheit selbst heilen sollten.

Diese biochemischen Mittel, anorganische Salze, auch **Funktionsmittel** genannt, liegen als Tabletten in homöopathischer Verdünnung als D 3, D 6 und D 12 vor (Beispiele Tab. 19.6).

19.3.3 Aromatherapie

Die Wurzeln dieser Therapie sind bis ins alte Ägypten zurückzuverfolgen. Als eigene Heildisziplin ist diese Therapie relativ neu und der Begriff Aromatherapie etwa 50 Jahre alt.

Die Wirkung ätherischer Öle lässt sich grundsätzlich in zwei Bereiche einteilen. Einmal kennen wir die ätherischen Öle hinsichtlich ihrer antibakteriellen, antiseptischen, durchblutungsfördernden und neuestens auch ihrer antiviralen Eigenschaften. Man kann diese Therapie auch als einen Zweig der Kräuterheilkunde betrachten, wenn gegen Verdauungsstörungen z.B. Kümmelöl oder Korianderöl verordnet wird.

Andererseits zeigen die ätherischen Öle über ihren Geruch – sie verdunsten schnell – eine Wirkung auf die psychisch-emotionale Ebene des Menschen. Damit eignet sich die Aromatherapie über den phytotherapeutischen Ansatz hinaus zur ganzheitlichen Behandlung, da sie neben dem Körper auch Geist und Seele betrifft. Die tatsächliche Wahrnehmung des Duftes durch den Patienten ist ein wichtiger Ansatz der Aromatherapie".

19.3.4 Bach-Blütentherapie

Die Bach-Blütentherapie wurde vor ca. 60 Jahren von dem englischen Arzt **Dr. Edward Bach** entwickelt und ist vornehmlich im angelsächsischen Raum verbreitet. Langfristige Zielsetzung der Therapie mit Bach-Blüten ist eine seelische Harmonie nach dem Grundprinzip seiner Methode, dass nicht die Krankheit, sondern der Patient zu behandeln ist.

Diese Arzneien sind nicht homöopathisch und haben keine unterschiedlichen Potenzen, da die Kraft, die aus den Blumen freigesetzt wird, die unveränderliche Lebenskraft selbst ist. Bach benutzte nur Blumen, die über der Erde in Luft und Sonnenlicht wuchsen und in ihrer Mitte Samen trugen. So fand er 38 heilsame wilde Blumen, die jeweils an Ort und Stelle präpariert wurden. Er teilte die 38 Arzneien in 7 Gruppen, z.B. zur Behandlung von Angst, Unsicherheit, Einsamkeit etc., ein. Eines der populärsten Produkte ist die Rescue genannte Arznei, die aus 5 Arzneien für „erste Hilfe" in dringenden Fällen kombiniert ist, z.B. bei Schrecken, Panik, Sorge, plötzlichen Unglücksnachrichten usw.

Forderungen nach Standardisierung und Normierung können diese Zubereitungen nicht erfüllen.

Da viele homöopathische Arzneimittel und weitere alternative Arzneimittel in Verbindung mit dem Firmennamen als Qualitätsmerkmal des Herstellers verordnet werden, seien einige Hersteller hier genannt: z.B. Arkana, DHU – Deutsche Homöopathische Union, Elha, Fides, Glameda, Heel, Iso, Kattwiga, Madaus, Mauch, Müller Göppingen, Pascoe, Flüger, Regena, Rödler, Spemann, Spenglersan, Staufen-Pharma, Steigerwald, Truw, Wala, Weleda, u.a.m.

Zusammenfassung

Unter Phytopharmaka werden aus Pflanzen gewonnene komplexe Arzneimittel verstanden, welche die „ursprüngliche Substanzkomposition" der entsprechenden Pflanze enthalten. Pflanzenextrakte werden aus der ganzen Pflanze oder aus deren Teilen hergestellt. Die Phytotherapie ist die Behandlung mit standardisierten oder normierten Extrakten im Sinne der Monopräparate nach AMG. Die Homöopathie ist eine Therapieform, die auf der Ähnlichkeitslehre Samuel Hahnemanns beruht.

„Similia similibus curentur." Die Homöopathie versteht sich als Reiz- und Regulationstherapie. Sie gründet sich neben der Ähnlichkeitsregel auf die Arzneimittelprüfung, das Potenzieren und die Dosierungslehre. Biochemische Arzneimittel – „Funktionsmittel", also Salze in homöopathischer Verdünnung – werden bei einem Mangel an solchen Mineralstoffen im Körper zur Wiederherstellung seiner Funktionen verabreicht.

Anthroposophische Arzneimittel sollen das gestörte Gleichgewicht – die Erkrankung – des gesamten Organismus wieder normalisieren. Sie richten sich an die Selbstheilungskräfte des Körpers. Der anthroposophischen Arzneitherapie liegen vier Heilprinzipien zugrunde. Diese Arzneimittel werden nach homöopathischen Methoden hergestellt.

Die Aromatherapie beruht einmal auf einer phytotherapeutischen Wirkung der ätherischen Öle wie auch aufgrund der raschen Verdunstung und der Wahrnehmung des Geruches auf psychisch-emotionalen Effekten.

Fragen

1. Wie definiert der Gesetzgeber Arzneimittel, die als Phytopharmaka einzuordnen sind?
2. Die Phytotherapie kennt die Begriffe Standardisierung und Normierung. Worin besteht der Unterschied?
3. Wie heißt die von Hahnemann aufgestellte und bis heute gültige homöopathische Therapieregel?
4. Das Besondere der homöopathischen Arzneimittel sind die kleinen und sehr kleinen Arzneimittelgaben. Wie werden diese genannt und dargestellt (signiert)?
5. Wie stellte sich Rudolf Steiner eine Krankheit nach der anthroposophischen Therapielehre vor?
6. Welche Gefahren sehen Sie bei leichtfertigem Einsatz nicht anerkannter alternativer Arzneimittel?

LIFESTYLE-PRODUKTE IN DER APOTHEKE

Arzneimittel und Medizinprodukte, Nahrungsergänzungsmittel und Kosmetika leisten einen Beitrag zur Erhöhung der Lebensqualität – häufig ohne direkte Einwirkung auf den Gesundheitszustand.

Es ist oft nicht einfach, entsprechende Produkte voneinander abzugrenzen, erst recht dann, wenn sie öffentlich oder hinter vorgehaltener Hand mit Versprechungen beworben werden, die eine Zweckbestimmung als Arzneimittel nahelegen.

Im Folgenden werden einige Stoffe exemplarisch besprochen, entweder weil an deren Abgabe ein hoher Beratungsbedarf geknüpft ist oder um der Mundpropaganda einer interessierten Szene Fakten entgegensetzen zu können.

20.1 Arzneimittel zur Erhöhung der Lebensqualität

Die dafür eingesetzten Substanzen sind Arzneistoffe und diese Produkte haben auch alle eine Zulassung als Fertigarzneimittel durch das BfArM. Trotzdem sind sie von einer Verordnung zu Lasten der gesetzlichen Krankenversicherung ausgeschlossen. Über die aktuelle Situation informiert Tabelle 20.1.

20.1.1 Arzneimittel zur Behandlung der erektilen Dysfunktion

Unter einer erektilen Dysfunktion versteht man eine unzureichende oder fehlende Versteifung des männlichen Gliedes, so dass ein Geschlechtsverkehr nicht möglich ist.

Sexuelle Erregung führt über eine Reizung parasympathischer Nervenfasern zur Erweiterung der zu den Schwellkörpern des Penis hinführenden Arterien und zur Kontraktion der abführenden Venen; die Schwellkörper füllen sich mit Blut und der Penis versteift.

Ursachen einer Schwellkörper-Dysfunktion sind u. a. Störungen in der Regulation der Schwellkörpergefäße, durch Diabetes geschädigte Gefäße und Nerven, Testosteronmangel oder Arzneimittel-Nebenwirkungen. Zur Behandlung stehen verschiedene Arzneimittel in unterschiedlichen Applikationsformen zur Verfügung.

Tab. 20.1 Arzneimittel-Richtlinien des gemeinsamen Bundesausschusses (§ 91 SGB V))

Ziffer 18: Arzneimittel zur Erhöhung der Lebensqualität

18.1 Arzneimittel, bei deren Anwendung eine Erhöhung der Lebensqualität im Vordergrund steht, sind von der Versorgung ausgeschlossen. Dies sind Arzneimittel, deren Einsatz im Wesentlichen durch die private Lebensführung bedingt ist oder die aufgrund ihrer Zweckbestimmung insbesondere

- nicht oder nicht ausschließlich zur Behandlung von Krankheiten dienen,
- zur individuellen Bedürfnisbefriedigung oder zur Aufwertung des Selbstwertgefühls dienen,
- zur Behandlung von Befunden angewandt werden, die lediglich Folge natürlicher Alterungsprozesse sind und deren Behandlung medizinisch nicht notwendig ist oder
- zur Anwendung bei kosmetischen Befunden angewandt werden, deren Behandlung in der Regel medizinisch nicht notwendig ist.

18.2 Ausgeschlossen sind insbesondere Arzneimittel, die überwiegend zur Behandlung der erektilen Dysfunktion, der Anreizung sowie Steigerung der sexuellen Potenz, zur Raucherentwöhnung, zur Abmagerung oder zur Zügelung des Appetits, zur Regulierung des Körpergewichts oder zur Verbesserung des Haarwuchses dienen.

Das Prostaglandin **Alprostadil** (**PGE1**, s. Kap. 8.5.7 und Kap. 13.5) wird in den Schwellkörper injiziert (+ Caverject®/-Impuls, + Viridal®) oder als Arzneistäbchen in die Harnröhre eingeführt (+ Muse®). Die zuführenden Arterien erschlaffen, die Schwellkörper füllen sich mit Blut. Die Wirkung tritt etwa 5–10 Minuten nach der Verabreichung ein und dauert etwa 30–60 Minuten an. Allerdings muss diese Applikation vom Patienten geübt werden und erfordert eine entsprechende Geschicklichkeit.

Oral applizierbare Arzneimittel sind deshalb eine wesentliche Erleichterung. **Apomorphin** (+ Ixense®, + Uprima®) wirkt über einen zentralen Mechanismus, allerdings nur bei sexueller Erregung. Die Sublingualtablette wirkt innerhalb 20 Minuten und für etwa eine Stunde. Die verwendete Dosis von 2–3 mg liegt unterhalb der emetischen Dosis.

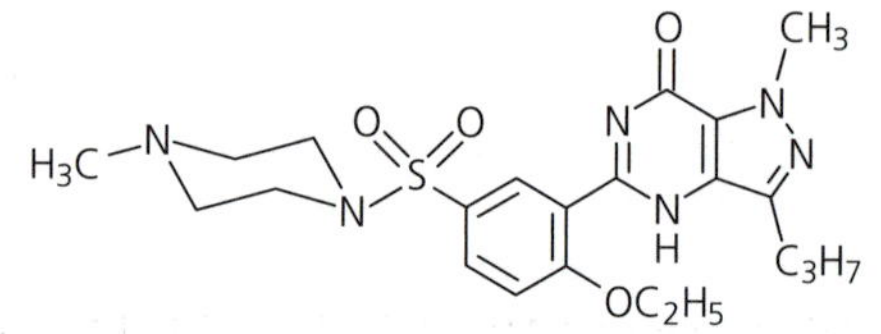

Abb. 20.1 PDE-5-Hemmer Sildenafil

Eine sublinguale Anwendung ist notwendig, weil die Resorptionsquote im Magen-Darm-Kanal sehr gering ist.

Die **PDE-5-Hemmer Sildenafil** (Abb. 20.1), **Taladafil** und **Vardenafil** wirken peripher, weil sie die Phophodiesterase-5 hemmen und damit den Abbau des Botenstoffes cyclo-Guanosinmonophosphat (cGMP) verzögern (Abb. 20.2). Auch die PDE-5-Hem-

Tab. 20.2 Phophodiesterase-5-Hemmer

Arzneistoff (INN)	Fertig arzneimittel®	Zeit bis zum Wirkungseintritt	Wirkungsdauer	Einzeldosis in mg
Sildenafil	+ Viagra	60 min*	3–4 h	25–100
Tadalafil	+ Cialis	30 min	Ca. 24 h	10–20
Vardenafil	+ Levitra	30 min*	4–5 h	10–20

* Nach sehr fettreicher Mahlzeit ist die Zeit bis zum Wirkungseintritt allerdings oft stark verzögert!

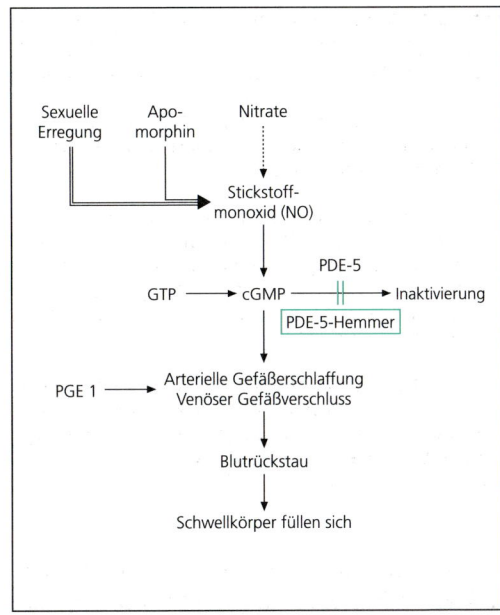

Abb. 20.2 Angriffsorte von Apomorphin und Phophodiesterase-5-Hemmern

mer verstärken lediglich eine durch sexuelle Erregung ausgelöste Reaktion. Diese drei Stoffe unterscheiden sich pharmakokinetisch (s. Tab. 20.2). Eine typische Nebenwirkung ist der durch die Gefäßerweiterung hervorgerufene Kopfschmerz.

Einige Yohimbin enthaltende Fertigarzneimittel sind noch immer als rezeptpflichtige Sexualtonika im Handel; allerdings ist deren Wirkung sehr umstritten.

20.1.2 Raucherentwöhnungsmittel

Das Rauchen von Tabakwaren schädigt vor allem durch die dabei aufgenommenen Verbrennungsprodukte, also u.a. Teerstoffe, Stickstoffoxide und Nitrosamine. Allerdings macht das dabei gleichzeitig aufgenommene Nicotin (s. Kap. 7.3 und Abb. 20.3) abhängig und ist deshalb Ursache eines immer wieder erneuten Tabakmissbrauches. Nicotinentwöhnungsmittel sind sinnvolle Hilfsmittel, um aus diesem Kreislauf auszubrechen.

Grundsätzlich stehen drei Wege zur Verfügung:

- Orale Nicotinpräparate
- Nicotinpflaster
- Nicotinfreie Alternativen.

Orale Nicotinpräparate

Diese Arzneimittel werden angeboten als Kaugummis mit Einzeldosen von 2 mg oder

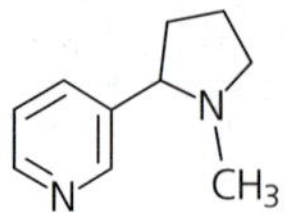

Abb. 20.3 Nicotin

4 mg Nicotin (Nicorette®, Nicotinell®) und als Lutschtabletten (NiQuitin®) mit gleicher Dosierung.

Starke Raucher beginnen mit einer Einzeldosis von 4 mg Nicotin, weniger starke Raucher und starke Raucher nach begonnener Entwöhnung nehmen 2 mg Nicotin/Dosis ein. Die Tageshöchstdosis beträgt 64 mg, wobei das Ziel sein sollte, Schritt für Schritt die Nicotinaufnahme abzusenken. Der gleichzeitige Genuss säurehaltiger Getränke beeinträchtigt die Nicotinaufnahme durch die Mundschleimhaut ebenso wie zuckerhaltige Kaugummis. Das Rauchen einer Zigarette anstelle einer oralen Nicotindosis ist zwar grundsätzlich noch möglich, jedoch nicht unbedingt sinnvoll.

Nicotinpflaster als TTS

Sie stehen in drei Wirkstoffstärken zur Verfügung, so dass starke Raucher auch hier für ca. 8–12 Wochen mit der höchstdosierten Zubereitung beginnen und dann ausschleichend zu Ende therapieren.

Nicotinell®, Nikofrenon® und NiQuitin® sind als 24-Stunden-Pflaster im Handel, während Nicorette® als 16-Stunden-Pflaster nachts abgenommen wird und damit einen Nicotinabfall simuliert wie ihn auch der während der Nacht nicht Rauchende hat. Möglicherweise verhindert das nicotinbedingte Durchschlafstörungen, provoziert eventuell aber auch entzugsbedingte Schlafstörungen.

Beratungshinweise

- Pflaster täglich morgens nach dem Aufstehen auf trockene, saubere, unverletzte Hautstellen an Rumpf, Oberarm oder Hüfte aufbringen. Hautstelle möglichst täglich wechseln!
- Während der Behandlung mit Nicotinpflastern darf keine Nicotinzufuhr aus anderen Quellen (Rauchen, Kautabak, Schnupftabak, andere Nicotinersatzmittel) erfolgen, sonst treten Überdosierungseffekte auf!
- Die Pflaster dürfen nicht zerschnitten werden, weil sonst das Dosierungssystem so stark gestört wird, dass eine ausreichende Wirkstoffaufnahme nicht gewährleistet ist.
- Abgenommene Pflaster müssen sicher entsorgt werden. Diese Pflaster enthalten immer noch so große Mengen an Nicotin, dass sie für damit spielende Kleinkinder eine tödliche Gefahr darstellen.

Nicotinfreie Entwöhnung

Amfebutamon (Synonym Bupropion, + Zyban®, s. Abb. 20.4) ist zugelassen zur Hilfe bei der Raucherentwöhnung nicotinabhängiger Patienten in Verbindung mit unterstützenden motivierenden Maßnahmen. Amfebutamon ist ein zentraler Noradrenalin/Dopamin-Wiederaufnahmehemmer und hat deshalb mit Nicotin vergleichbare zentral anregende Effekte; zunächst wurde dieser Stoff auch als Antidepressivum eingesetzt. Eine regelmäßige ärztliche Kontrolle (Blutdruck, sonstige Herz-Kreislauf-Beschwer-

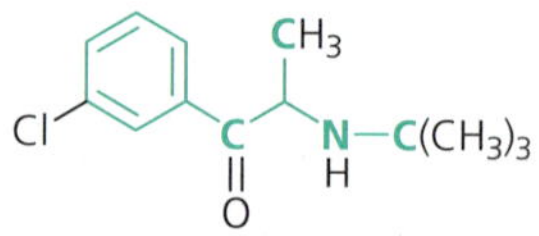

Abb. 20.4 Amfebutamon (+ Zyban®)

den, eigenes Abhängigkeitspotential) während der Therapie ist notwendig.

Zu Therapiebeginn – der Patient raucht noch – werden 150 mg täglich gegeben, nach 6 Tagen wird die Dosis verdoppelt. Jetzt soll der Patient abrupt und endgültig auf das Rauchen verzichten. Nach spätestens 9 Wochen wird die Einnahme beendet.

Eine Kombination mit Nicotinpflastern oder -kaugummis ist zwar grundsätzlich möglich, jedoch nicht sinnvoll.

Amfebutamon kann die Blut-Plazenta-Schranke überwinden und darf deshalb während einer Schwangerschaft nicht angewendet werden. Schwangere sollten ohne medikamentöse Unterstützung mit dem Rauchen aufhören!

20.1.3 Arzneimittel zur Kontrolle des Haarwuchses

Die Vorstellung der Menschen, wie ihre Behaarung aussehen sollte, bestimmt die Anwendung dieser Arzneimittel. Gewünscht wird:

- Von Männern und Frauen ein voller, kräftiger Wuchs des Haupthaares
- Von Frauen ein reduzierter Haarwuchs an Armen und Beinen sowie im Gesicht.

Der Ausfall des Haupthaares ist häufig hormonell bedingt; ein hoher Spiegel an männlichen Sexualhormonen führt zu (teilweisem) Haupthaarverlust, der so genannten androgenen Alopezie.

Minoxidil (Abb. 20.5) wird oral als + Lonolox® zur Blutdrucksenkung durch Vasodilatation (s. Kap. 12.2) eingesetzt; die dabei beobachtete Nebenwirkung einer reversiblen Hypertrichose – also verstärkter Haarwuchs am ganzen Körper – wird hier für einen neuen Therapieansatz genutzt. Unter der Behandlung vergrößern sich Haarfollikel wieder, wahrscheinlich, weil auch die lokale Durchblutung angeregt wird.

Als + Regaine® wird eine Lösung auf den von Haarausfall betroffenen Stellen im Ton-

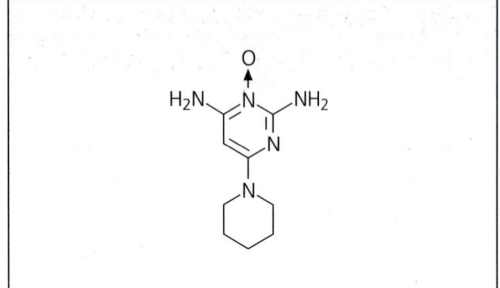

Abb. 20.5 Minoxidil (+ Lonolox®F, + Regaine®)

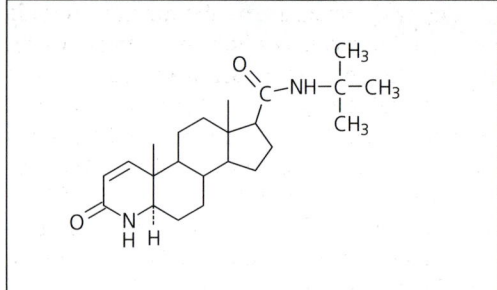

Abb. 20.6 Finasterid (+ Proscar®E, + Propecia®)

surbereich aufgebracht mit dem Ziel, den weiteren Haarverlust zu verlangsamen. Für Männer wird eine 5%ige, für Frauen eine 2%ige Lösung angeboten.

Finasterid (Abb. 20.6) wird als + Proscar (Dosierung: 5 mg/Tag) zur Behandlung der benignen Prostata-Hyperplasie eingesetzt (s. Kap. 13.4.4). Finasterid hemmt die Umwandlung von Testosteron in Dihydrotestosteron durch die Steroid-5α-Reduktase in verschiedenen Geweben, u. a. in der Prostata, den talgbildenden Sebozyten und in den Haarfollikeln. Fällt der Dihydrotestosteron-Spiegel in der Kopfhaut ab, so reduziert das auch den androgen bedingten Haarverlust. Dazu genügt eine Dosis von 1 mg Finasterid/Tag in + Propecia. Potenzstörungen sind bei diesem Wirkungsmechanismus nicht ausgeschlossen.

Bei Frauen bleibt dieser Arzneistoff ohne Wirkung; wegen möglicher schädlicher Aus-

wirkungen auf männliche Feten dürfen Frauen im gebärfähigen Alter mit diesem Wirkstoff nicht in Berührung kommen.

17α-Estradiol (Alfatradiol) greift bei lokaler Applikation als Dermatikum in ähnlicher Weise in den Stoffwechsel der Haarfollikel ein und hat im Unterschied zum physiologischen 17β-Estradiol keine Estrogenwirkung in anderen Geweben. Lösungen zum externen Gebrauch finden bei Frauen und Männern Anwendung und reduzieren den Haarausfall (Telogenrate), bewirken aber kein verstärktes Haarwachstum (Anagenrate). Der Zusatz von Glucocorticoiden, zweifelhaft begründet mit gleichzeitig vorliegenden Kopfhautentzündungen, führt zur Verschreibungspflicht lokaler Zubereitungen (s. Tab. 20.3).

Zur Behandlung eines übermäßigen Gesichtshaarwuchses bei Frauen dient eine Creme mit dem Wirkstoff **Eflornithin**

Tab. 20.3 Lokal anzuwendende Haarwuchsmittel

Fertigarzneimittel®	Alfatradiol	Estradiol	Minoxidil	Glucocorticoid	Sonstige
+ Alpicort F		0,05 mg/ml		Prednisolon	Salicylsäure
+ Ell-Cranell alpha	0,25 mg/ml				
+ Ell-Cranell dexa	0,15 mg/ml			Dexamethason	
+ Crinohermal fem		0,5 mg/g		Flupredniden-21-acetat	
Pantostin	0,25 mg/ml				
+ Regaine 5 % Lösung			50 mg/ml		
+ Regaine für Frauen			20 mg/ml		

(+ Vaniqa®), einem Enzymhemmstoff, der die Umwandlung von Ornithin in Putrescin irreversibel hemmt. Im Haarfollikel bewirkt das eine Verzögerung des Haarwuchses. Der Wirkstoff wird nach einer mechanischen Haarentfernung zweimal täglich lokal aufgetragen und einmassiert. Dieser Stoff wird über die Haut praktisch nicht resorbiert und zeigt deshalb keine systemischen Nebenwirkungen. Lokale Hautreaktionen sind möglich.

Eflornithin muss regelmäßig aufgetragen werden; ein verzögerter Haarwuchs zeigt sich nach einigen Wochen der Anwendung. Allerdings stellt sich etwa acht Wochen nach Absetzen der Therapie wieder der ursprüngliche Zustand ein.

20.1.4 Arzneimittel zur Unterstützung der Gewichtsreduktion (Antiadiposita)

Übergewicht ist ein Problem in allen westlichen Ländern und zugleich Risikofaktor für viele Erkrankungen (s. Kap. 8.8.8). Wesentliche therapeutische Maßnahme ist eine Verringerung der Kalorienzufuhr bei gleichzeitiger Erhöhung der körperlichen Aktivitäten. Allerdings gelingt es vielen nicht, das im Alltag auch umzusetzen.

Die Broca-Formel (Normalgewicht (kg) = Körpergröße (cm) – 100) ist überholt; heute wird ein **BMI (Body-Mass-Index)** von 20–24,9 kg/m² angestrebt. Die heute übliche Einteilung ersehen Sie aus Tab. 20.4.

Ist der Übergewichtige nicht in der Lage, seine Körpermasse alleine durch Diät und Sport zu reduzieren, so können unterstützend Arzneimittel und Medizinprodukte eingesetzt werden:

- Zentral wirkende Appetitzügler
- Peripher wirkende Enzymhemmstoffe
- Quellstoffe, die nur den Füllungsgrad des Magen-Darm-Kanales steigern
- Formula-Diäten.

Tab. 20.4 Body-Mass-Index und Übergewicht

Kategorie	Adipositas-Klasse	BMI in kg/m²
Untergewicht		< 20,0
Idealgewicht		20,0–22,9
Normalgewicht	0	23,0–24,9
Mäßiges Übergewicht	I	25,0–29,9
Deutliches Übergewicht	II	30,0–40,0
Extremes Übergewicht	III	> 40,0

Der BMI (Body-Mass-Index, Körpermasse-Index) wird berechnet als
BMI = Körpergewicht (kg) / [Körpergröße (m)]²

Zentral wirkende Appetitzügler

Amfepramon, D-Norpseudoephedrin (Cathin) und **Phenylpropanolamin** sind indirekte Sympathomimetika, die zentral das Hungergefühl und den Appetit herabsetzen. Allerdings nimmt ihre Wirkung durch von Mal zu Mal leerer werdende Überträgerstoffspeicher und damit einhergehende Gewöhnung ab. Zugleich besteht ein Abhängigkeitsrisiko, so dass diese Fertigarzneimittel zum Teil den Status eines Betäubungsmittels haben, das als ausgenommene Zubereitung ausnahmsweise auf normalem Rezept – nicht jedoch zu Lasten der gesetzlichen Krankenversicherung – verordnet werden kann. Die Zulassung von Amfepramon und D-Norpseudoephedrin wurde vom BfArM widerrufen, die Vollziehung des Widerrufes jedoch wegen eines noch laufenden Rechtsstreites mit verschiedenen Herstellern zunächst ausgesetzt.

Sibutramin (Abb. 20.7) ist ein Noradrenalin-Serotonin-Wiederaufnahmehemmer, der einmal täglich morgens eingenommen wird und mindestens 16 Stunden wirkt. Der ein Sättigungsgefühl hervorrufende Effekt wurde bei Studien zur antidepressiven Wirkung dieser Substanz festgestellt. Wie bei anderen Appetitzüglern ist die zusätzlich erreichbare Gewichtsabnahme meist schon drei Monate nach Absetzen wieder ausgeglichen. Nach

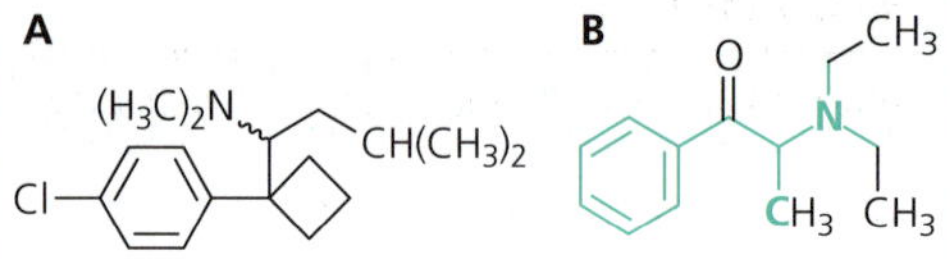

Sibutramin Amfepramon

Abb. 20.7 **A** Sibutramin (+ Reductil®) und **B** Amfepramon (+ Regenon®)

bisherigem Kenntnisstand zeigt diese Substanz jedoch kein Abhängigkeitsrisiko.

Peripher wirkende Enzymhemmstoffe

Orlistat (s. Abb. 20.8) bindet sich stabil (kovalent) an Lipasen, so dass die in der Nahrung enthaltenen Triglyceride nicht vollständig verdaut werden können. Der nicht verdaute Anteil wird auch nicht resorbiert; es wird also weniger Nahrungsenergie tatsächlich im Körper verwertet. Das nicht verdaute Fett gelangt in den Dickdarm, wird teilweise mit dem Stuhl ausgeschieden („Fettstuhl") oder vergärt. Flatulenz, Diarrhoe und Stuhlinkontinenz sind mögliche Folgen. Da diese Nebenwirkungen umso eher auftreten, je fettreicher die zugeführte Nahrung ist, erleichtert das eine kalorienreduzierte Ernährung.

Das mit dem Stuhl ausgeschiedene Fett kann für eine mangelhafte Resorption (Malabsorption) lipophiler Stoffe, z.B. fettlöslicher Vitamine, aber auch Arzneimittel, verantwortlich sein.

Orlistat selbst wird praktisch nicht resorbiert. Mit systemischen Nebenwirkungen muss deshalb nicht gerechnet werden.

α-Glucosidasehemmstoffe werden bei Diabetes (s. Kap. 10.3.4) eingesetzt und zeigen ähnliche Nebenwirkungen. Sie verzögern die Kohlenhydrat-Verdauung; nicht verdaute Anteile werden im Dickdarm vergärt und führen zu Blähungen.

Beratungshinweise

Bei Einnahme von Orlistat:
Nehmen Sie zu jeder Hauptmahlzeit eine Kapsel Xenical® ein! Falls Sie eine Mahlzeit auslassen oder nur eine fettfreie Kost zu sich nehmen, können Sie bei dieser Mahlzeit auf die Einnahme dieses Arzneimittels verzichten. Verzehren Sie zwischen den Hauptmahlzeiten keine fetthaltigen Nahrungsmittel wie Kekse, Schokolade, Erdnüsse, Chips usw.!
Wenn Sie regelmäßig andere Arzneimittel einnehmen, dann informieren Sie bitte den verordnenden Arzt und das Apothekenpersonal über die Einnahme von Xenical®. Die Möglichkeit einer verminderten Aufnahme des anderen Arzneimittels kann von diesen Fachleuten bewertet werden.

Quellstoffe zur Sättigungsunterstützung

Quellstoffe zur Sättigungsunterstützung enthalten **Alginate, Cellulosederivate** und andere unverdauliche **Faserstoffe.** Diese Ballaststoffe quellen mit einer ausreichenden Wasseraufnahme, verzögern den Weitertransport des viskosen Speisebreies und sorgen durch die längere Verweildauer im Magen und in den oberen Darmabschnitten für einen gewissen Sättigungseffekt. Damit wird es möglich, das Volumen und bei überlegter Zusammenstellung auch den Energiegehalt der Hauptmahlzeiten zu reduzieren und auf einen Teil der Zwischenmahlzeiten zu verzichten.

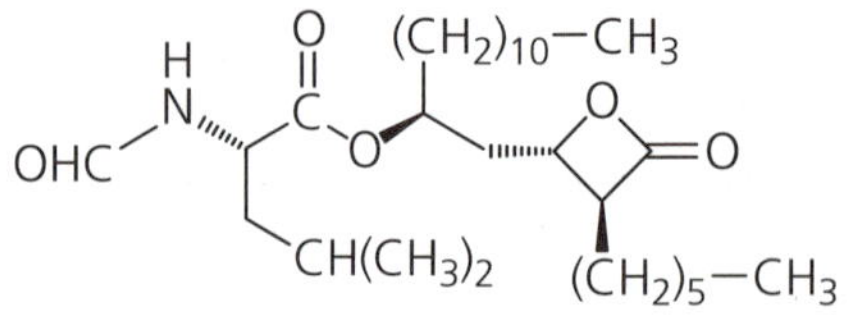

Orlistat

Abb. 20.8 Orlistat (+ Xenical®)

Formula-Diäten

„FdH" als Grundsatz zur Durchführung einer Reduktionsdiät berücksichtigt nicht, dass eine ausreichende Zufuhr aller Mikronährstoffe über Lebensmittel an eine gewisse Mindestzufuhr an Nahrungsmitteln gebunden ist, weil die **Nährstoffdichte** dieser Nahrungsmittel mit berücksichtigt werden muss. Die Zusammenstellung einer kalorienreduzierten Diät, die die notwendigen Mengen an essentiellen Stoffen liefert ist zeitaufwendig und bedarf guter Kenntnisse über die Inhaltsstoffe verschiedener Lebensmittel. Formula-Diäten, die Vitamine, Mengen- und Spurenelemente, Eiweiße und essentielle Fettsäuren in ausreichender Menge liefern, eignen sich als Hilfe zum raschen Einstieg in eine Reduktionsdiät. Wenn die Formula-Diät einen Teil des täglichen Speiseplanes ersetzt, so ermöglicht sie eine hinreichende Kalorienreduktion bei ausreichender Versorgung mit lebensnotwendigen Nahrungsbestandteilen. Sie sollte jedoch nicht den gesamten Speiseplan ersetzen, weil sonst nicht gelernt wird, die bisher falschen Ernährungsgewohnheiten zu korrigieren.

Einige im Leistungssport empfohlene und sehr einfach umzusetzende Korrekturmöglichkeiten zeigt Ihnen Tabelle 20.5.

Ein ganz entscheidendes Hindernis für eine dauerhafte Ernährungsumstellung sind die zu

Tab. 20.6 Produkte zur Unterstützung einer Reduktionsdiät

Arzneistoff (INN)	Fertigarzneimittel®
Zentral wirkende Appetitzügler	
Amfepramon	+ Regenon
D-Norpseudoephedrin (Cathin)	+ Antiadipositum X-112 T
Phenylpropanolamin	+ Boxogetten S
	+ Antiadipositum Riemser
Sibutramin	+ Reductil
Peripher wirkende Enzymhemmstoffe	
Orlistat	+ Xenical

Inhaltsstoff	Fertigprodukt®
Quellstoffe zur Sättigungsunterstützung	
Alginsäure	CM 3 Alginat
Alginsäure, Carmellose-Na	Recatol Algin (Lemon)
Cellulose	+ CM 3
Kollagen	Matricur Sättigungskomprimat
Formula-Diäten	
Essentielle Nahrungsbestandteile in definierter Menge	Almased Vitalkost BMI 23 Bionorm Slimfast

Tab. 20.5 Austausch fettreicher gegen fettarme Produkte. Gekürzt nach Schek 2002

Ersetze …	durch …
Kartoffelchips	Salzstangen
Bonbons	Trockenobst
Schokolade, Schokoladenriegel	Müsliriegel
Milchschnitten	Fruchtschnitten
Gebäck, Kekse	Puffreis
Eiskrem	Fruchtsaft (gefroren)
Nuss-Nougat-Brotaufstrich	Konfitüre

Beginn einer Reduktionsdiät auftretenden massiven Hungergefühle. Zur Überwindung dieser Phase sind die hier vorgestellten Produkte kurzfristig mehr oder weniger geeignet – eine Ernährungsumstellung und eine Veränderung der Lebensgewohnheiten können sie jedoch nicht ersetzen. Eine Zusammenstellung der wichtigsten Produkte finden Sie in Tabelle 20.6.

20.1.5 Arzneimittel zur Faltenglättung im Gesicht und gegen Hyperhidrosis

Botulinumtoxine sind extrem giftige Neurotoxine, die als „Wurstvergiftung" (Botulismus) gefürchtet waren. Produzent ist das Bakterium *Clostridium botulinum.*

Botulinumtoxin zerstört die an der Signalübertragung zur Freisetzung von Überträgerstoffen beteiligten Proteine irreversibel, so dass die Wirkung für etliche Wochen – bis zur ausreichenden Neusynthese dieser Proteine – anhält.

Der Nerv selbst bleibt dabei intakt, lediglich der Mechanismus zur Verschmelzung der Acetylcholin enthaltenden Speicherorganellen mit den Nervenzellmembranen ist gehemmt.

Acetylcholin kann nicht mehr in den synaptischen Spalt freigesetzt werden, der Muskel erschlafft bzw. die cholinerg bedingte Schweißbildung unterbleibt. Atemlähmung oder Herzstillstand führen u. U. zum Tod.

Botulinumtoxine lassen sich jedoch, exakt dosiert, therapeutisch gegen Lidkrampf, spastische Verkrampfungen und übermäßige Schweißbildung einsetzen und neuerdings sogar zur kosmetischen Faltenkorrektur. Grundlage aller aktuellen Anwendungen ist eine überhöhte Aktivität einzelner Nerven, die sich in einem lokal begrenzten Gebiet, also z. B. auf einen oder mehrere benachbarte Muskeln oder Schweißdrüsen auswirkt. Eine erhöhte Freisetzung von Acetylcholin als Überträgerstoff ist Ursache dieser erhöhten Muskelspannung bzw. Schweißbildung.

Das Botulinumtoxin wird lokal in den übersteigert reagierenden Muskel oder in die Umgebung der übermäßig Schweiß produzierenden Zellen gespritzt.

Mimische **Falten** entstehen, wenn ein entsprechend trainierter Muskel so an der Haut zieht, dass sich Konzentrations-, Lach-, Sorgen- oder Zornesfalten bilden. Nach Injektion von Botulinumtoxin erschlafft dieser Muskel, die Hautfalte kann sich glätten. Dieser Effekt hält für etwa vier Monate an.

Mit Mikroinjektionen in die Achselhöhle, in die Handinnenfläche oder in die Fußsohle lässt sich eine völlige **Schweißfreiheit** erreichen. Die Wirkung tritt etwa zwei bis fünf Tage nach der Applikation ein und hält für sechs bis neun Monate an. Eine Wiederholung der Behandlung ist bei beiden Anwendungen möglich.

Neurotoxine sind komplexe Eiweißmoleküle, die zwar teilweise Schutzmechanismen gegen eine Zerstörung im Magen-Darm-Kanal entwickelt haben und nach oraler Aufnahme resorbiert werden können, gegen die der Behandelte aber auch Antikörper bilden kann. Zurzeit sind zwei unterschiedliche Botulinumtoxine – A und B – im Handel, so dass ein einmaliger Umstieg möglich ist.

Die zurzeit in Deutschland erhältlichen Fertigarzneimittel finden Sie in Tabelle 20.7, wobei zu beachten ist, dass die Präparate für diese Indikationen hier nicht zugelassen sind. Es handelt sich also bei diesen Behandlungen um einen **off-label-use** mit allen haftungsrechtlichen Konsequenzen.

Tab. 20.7 Peripher wirkende Muskelrelaxantien aus Mikroorganismen

Fertigarzneimittel®	Inhaltsstoff	Applikationsform
+ BOTOX	Botulinum A Toxin	Trockensubstanz zur Injektion
+ Dysport	Botulinum A Toxin	Trockensubstanz zur Injektion
+ NeuroBloc	Botulinum B Toxin	Injektionslösung

20.2 Nahrungs-ergänzungsmittel

20.2.1 Grundlagen

Diese Stoffe werden nicht nur in der Apotheke gehandelt, sondern auch über viele andere Vertriebswege. Eine kurze Übersicht über die verschiedenen Warengruppen gibt Tabelle 20.8. Das lässt erkennen, dass es Grauzonen gibt und eine klare Zuordnung nicht alleine von der Rezeptur entsprechender Produkte abhängt. Für einige Produkte, die Vitamine, Spurenelemente oder ergogene Stoffe enthalten, wird mit völlig überzogenen Versprechungen geworben. Das Apothekenpersonal sollte deshalb über einige grundlegende Informationen zu diesen Substanzgruppen verfügen, um einer Beratungstätigkeit verantwortungsvoll nachgehen zu können. Regenbogenpresse und Internet-Werbung verwenden gerne Formulierungen, mit denen sie dem Produkt eine Krankheiten heilende oder wenigstens verhütende Wirkung zusprechen. Diese Art der Präsentation und erst recht eine vom Hersteller entsprechend formulierte Zweckbestimmung machen das Produkt jedoch zu einem (nicht zugelassenen und deshalb auch nicht verkehrsfähigen) Arzneimittel.

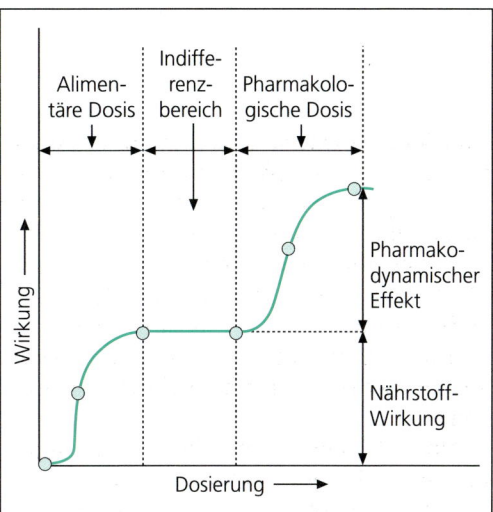

Abb. 20.9 Dosis-Wirkung-Beziehung bei Nährstoffen

Die nationalen und internationalen Organisationen, die Empfehlungen zur Zufuhr dieser Stoffe mit der Nahrung oder über Nahrungsergänzungsmittel aussprechen, definieren den **Grundbedarf** als die niedrigste zuzuführende Menge eines Stoffes, die notwendig ist, um Mangelerscheinungen zu verhüten. Allerdings unterscheidet sich die Dosis-Wirkungs-

Tab. 20.8 Warengruppen

Warengruppe	Begriffsbestimmung
Lebensmittel	Sind Stoffe, die vom Menschen zur Ernährung oder zum Genuss verzehrt werden: „Lebensmittel des allgemeinen Verzehrs"
Nahrungs-ergänzungs-mittel	Dienen gesunden Menschen dazu, ihr Wohlbefinden durch eine gesundheitsbewusst ergänzte Ernährung aufrechtzuerhalten; in dosierter Form im Handel Sportler erwarten eine leistungsfördernde Wirkung von diesen Stoffen
Diätetische Lebensmittel	Für eine besondere Ernährung bestimmte Lebensmittel, z. B. bei gestörter Verdauung und Resorption durch Enzymmangel, bei Stoffwechselstörungen, z. B. für Diabetiker; z. B. zur Gewichtsabnahme bei Übergewichtigen. Auch Zuckeraustauschstoffe, Süßstoffe und Kochsalzersatzmittel werden dieser Kategorie zugeordnet.
Bilanzierte Diäten	Dienen der diätetischen Behandlung eines Krankheitsbildes; der Nachweis einer Wirkung bei dieser Indikation muss vorliegen
Arzneimittel	Sollen Krankheiten lindern oder heilen, Krankheiten verhüten, erkennen lassen oder krankhaft veränderte physiologische Funktionen wieder normalisieren

Beziehung für diese Stoffe von der Dosis-Wirkungs-Beziehung für die meisten Arzneimittel (s. Kap. 2.3.3).

Eine die Körperfunktionen begünstigende, also physiologische Wirkung von Nährstoffen lässt sich zunächst nur bis zu den Grenzwerten feststellen, mit deren Erreichen der Bedarf gedeckt ist. Mit einer weiteren Dosiserhöhung bleibt man zunächst in einem indifferenten Bereich, in dem keine unmittelbare Wirkungsverbesserung mehr festgestellt wird. Zum Teil werden die zugeführten Stoffe gespeichert (z.B. Vitamin B_{12}), zum Teil schlechter resorbiert (z.B. Eisen), zum Teil schneller wieder ausgeschieden (z.B. Ascorbinsäure). Bei weiterer Dosissteigerung kann es zu pharmakologischen Wirkungen kommen, die sich aus den physiologischen Wirkungen nicht unbedingt ableiten lassen (Abb. 20.9). Das gilt so auch für körpereigene Substanzen wie etwa Hormone, die zur Substitution von Mangelzuständen eingesetzt werden und dann physiologische Effekte zeigen, die aber auch in deutlich höherer Dosierung eingesetzt werden können und dann

pharmakodynamische Effekte zeigen (z.B. Glucocorticoide, s. Kap. 13.3.2). Für diejenigen Arzneimittel, die nicht zur Substitution von Mangelzuständen herangezogen werden können, ist dagegen nur der pharmakodynamische Kurvenverlauf von Bedeutung.

Die in Nahrungsergänzungsmitteln oft vertretenen Stoffe zeigen auch Interaktionen mit Arzneimitteln. Folsäure vermindert z.B. die Wirkung von vielen Antiepileptika und von Methotrexat. Vitamin E kann die Wirkung von nichtsteroidalen Antirheumatika (NSAR) an der COX-2 steigern und die Intensität entsprechender Nebenwirkungen damit senken. Fischöle, die einen hohen Gehalt an ω-3-Fettsäuren wie Eicosapentaensäure haben und pflanzliche Öle wie Weizenkeimöl oder Rapsöl mit hohem Linolensäureanteil, einer weiteren ω-3-Fettsäure, können eine antiinflammatorische Therapie ebenfalls unterstützen. Wichtig ist ein möglichst kleiner ω-6/ω-3-Quotient in der Nahrung, der sich durch ein Fischöl enthaltendes Nahrungsergänzungsmittel oft leichter erreichen lässt. Linolsäure, die häufig vorkommende ω-6-Fettsäure, hat diesen Effekt nicht.

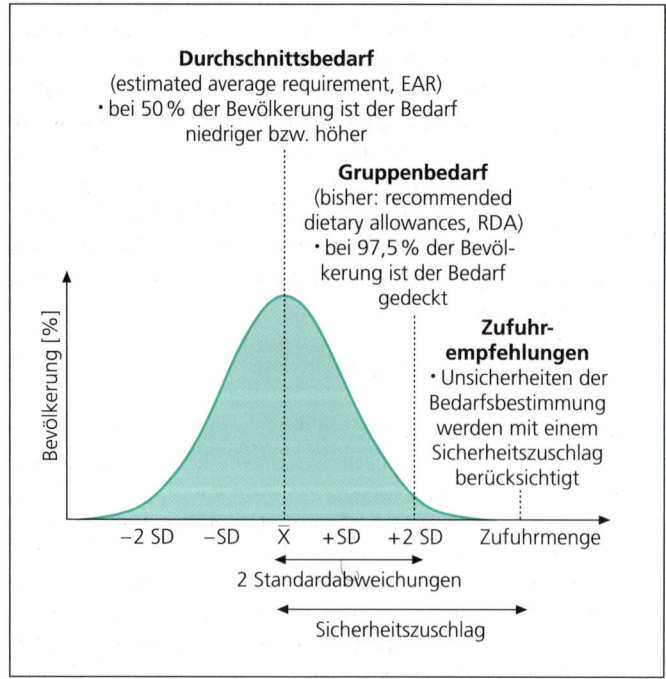

Abb. 20.10 Gauß'sche Normalverte des Nährstoffbedarfes und daraus ab[g] tete Kennzahlen (verändert nach [S] 1998)

Werden Nahrungsergänzungsmittel aber in pharmakodynamisch relevanten Dosierungen eingesetzt, dann müssen sie zumindest in dieser Dosierung auch als Arzneimittel behandelt werden. Eine wichtige Voraussetzung für das Inverkehrbringen ist dann eine Zulassung durch das BfArM.

Welche Normen gelten zurzeit? Die Formulierung der **D-A-CH-Referenzwerte** für die Nährstoffzufuhr der Ernährungsgesellschaften von Deutschland, Österreich und der Schweiz ersetzen die Empfehlungen zur Nährstoffzufuhr der Deutschen Gesellschaft für Ernährung (DGE) von 1991; entsprechend werden die US-amerikanischen **Recommended Dietary Allowances (RDA)** von 1989 jetzt schrittweise ersetzt durch die **Dietary Reference Intakes (DRI)** der USA und Kanadas.

Bei der Festlegung dieser Werte geht man von statistischen Grundlagen aus. Der Nährstoffbedarf ist individuell verschieden aus unterschiedlichen Gründen. Geschlecht und Körpermasse, Alter und Gesundheitszustand, körperliche Belastung können Abweichungen bedingen. Wird nun angenommen, dass der Bedarf der Bevölkerung einer Normalverteilung entspricht, so lässt sich das mit einer Gauß'schen Glockenkurve (Abb. 20.10) darstellen. Der **Durchschnittsbedarf** – in der Mitte der Glocke – reicht also nur für eine Hälfte der Bevölkerung zur Bedarfsdeckung.

Empfehlungen für die Zufuhr essentieller Nahrungsbestandteile orientieren sich am **Gruppenbedarf,** der für 97,5 % der Bevölkerung ausreichend ist. Statistisch bedeutet das einen Zuschlag von zwei Standardabweichungen. Weil damit immer noch einige Personen nicht ausreichend versorgt sein werden, wird dieser Wert noch einmal etwas erhöht zu einer **Zufuhrempfehlung.** Wird diese Menge eingenommen, so ist eine ausreichende Versorgung der Gesamtbevölkerung mit diesem Stoff gewährleistet. Wo möglich, wird auch eine **tolerable Höchstzufuhr** angegeben, also ein Wert, der eine maximale tägliche Aufnahme angibt, die nach dem Stand der Wissenschaft noch kein Risiko darstellt.

Ein großer Teil der Bevölkerung in den westlichen Industrienationen ist energetisch überernährt. Trotzdem ist die Bedarfsdeckung mit essentiellen Nahrungsbestandteilen oft nicht befriedigend. Einfach nur mehr essen macht keinen Sinn. Um die Qualität von Nahrungsmitteln als Lieferant von (Mikro-)Nährstoffen besser beurteilen zu können, wird der Gehalt eines Nahrungsmittel an einem (Mikro-)Nährstoff ins Verhältnis gesetzt mit seinem Brennwert; daraus ergibt sich die Nährstoffdichte:

Die **Nährstoffdichte** ist umso höher, je nährstoffreicher und/oder je energieärmer die Nahrung ist. Für essentielle Stoffe, z. B. Vitamine oder Spurenelemente ist deshalb eine hohe Nährstoffdichte anzustreben, für andere Stoffe wie z. B. für Natrium sollte sie in der Regel eher gering sein.

20.2.2 Ergogene Stoffe

Der Bedarf an Vitaminen und Spurenelementen sowie die Effekte einer Einnahme in physiologisch wirkenden Dosierungen werden im Fach Ernährungskunde und Diätetik ausführlich behandelt. Das Augenmerk soll hier einigen wenigen anderen Nahrungsbestandteilen gelten, die im Sport, aber auch durch Empfehlungen in Life-style-Medien eine besondere Rolle spielen. Für diese **ergogenen Stoffe** fehlt der wissenschaftliche Nachweis für die dabei oft versprochenen Effekte wie Steigerung der körperlichen oder geistigen Leistungsfähigkeit, Verzögerung von Alterungsprozessen usw. in aller Regel.

Vitaminoide

Vitaminähnliche Stoffe können vom Körper zwar in ausreichender Menge selbst hergestellt werden, benötigen dafür aber andere essentielle Nahrungsbestandteile als Vorstufe. Von Interesse sind vor allem Carnitin und Taurin.

Carnitin (Abb. 20.11) dient im Körper als Cofaktor zum Transport langkettiger Fettsäuren in das Innere der Mitochondrien. Dort werden die Fettsäuren verbrannt. Ein krankheitsbedingter Carnitinmangel führt in der weiteren Folge auch zu Fettstoffwechsel-störungen, die durch eine Substitution wieder etwas reduziert werden können. So weit möglich, soll in diesen Fällen die Grund-erkrankung behandelt werden.

Sportliche Ausdauerbelastung führt jedoch nicht zu einer Carnitinverarmung des Orga-nismus. Gesunde synthetisieren ausreichende Mengen; überschüssig aufgenommenes Car-nitin wird entweder nicht resorbiert oder über den Urin wieder ausgeschieden; eine Anrei-cherung im Muskelgewebe – nur dort könnte dieser Stoff eine Leistungssteigerung herbei-führen – ist auch bei hohen eingenommenen Mengen nicht festzustellen.

Die durchschnittliche tägliche Einnahme aus der Nahrung liegt bei etwa 100 mg; Vege-tarier erreichen etwa 10 mg; die Eigensyn-these Gesunder beträgt etwa 20 mg.

Die Carnitin in Tagesdosen von ein bis zwei Gramm zugesprochene Rolle als „fat burner" wurde bisher nicht nachgewiesen; eine erhöhte Fettsäureverbrennung müsste z. B. an einem verminderten respiratorischen Quotienten zu erkennen sein.

Taurin (Abb. 20.12) entsteht im Körper beim oxidativen Abbau der schwefelhaltigen Aminosäuren Cystein, Cystin und Methionin. Überschüssiges Taurin wird mit dem Urin ausgeschieden. Die Eigensynthese beträgt etwa 100 mg/Tag. Die in Energy-Drinks ent-haltenen Mengen (bis zu 400 mg/100 ml) werden wohl überwiegend renal ausgeschie-den. Die den Muskelaufbau und die Entwick-lung des Nervensystems fördernde Wirkung von Taurin wurde lediglich bei stark mangel-ernährten Tieren nachgewiesen und ist nicht auf normal ernährte Menschen übertragbar.

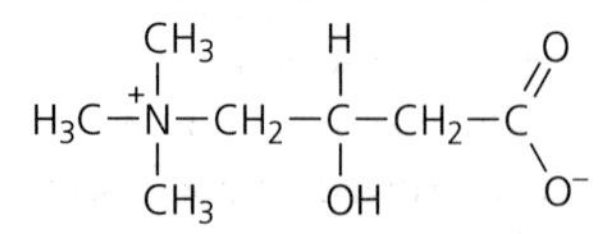

$$H_2N-CH_2-CH_2-SO_3H$$

Abb. 20.12 Taurin (β-Aminoethylsulfonsäure)

Aminosäuren und ihre Abbau-produkte

Sie werden vor allem als Substanzen einge-setzt, die den Muskelaufbau unterstützen sol-len. Bekannt ist, dass beim Krafttraining zu-nächst ein kataboler, das Muskeleiweiß reduzierender Effekt eintritt, der u. a. über die Konzentration dabei entstehender **verzweigt-kettiger Aminosäuren** (branched chain amino acids, **BCAA**) Valin, Leucin und Iso-leucin gemessen wird. Erst während einer an-schließenden regenerativen Phase kommt es zu anabolen Effekten. In der Body-Building-Szene werden BCAA-Präparate mit einer Ta-gesdosis von 7,5–9 g angepriesen, die durch Zufuhr dieser Stoffe den katabolen Effekt zu-rückdrängen und sofort einen anabolen Effekt einleiten sollen. Vermutlich werden hier aber Ursache und Wirkung verwechselt: der belas-tete Muskel baut sich zu einem kräftigeren Organ um und muss dazu bestimmte Bau-stoffe im Körpergewebe zwischenlagern – er holt sich für die Neusynthese das notwendige aus diesem Depot zurück. Doch der vorange-gangene Belastungsreiz bestimmt die Stärke der Anpassung – nicht die Konzentration der von außen zugeführten BCAAs.

Auch dem Leucin-Abbauprodukt **β-Hy-droxy-β-methylbutyrat** (**HMB**) wird gele-gentlich ein antikataboler Effekt nachgesagt. Eine Tagesdosis von 1,5–3 g ist üblich und soll Muskelschäden bei intensivem Krafttraining vorbeugen. Belege dazu lassen sich kaum er-bringen, weil sich Hochleistungssportler kaum für Muskeluntersuchungen zur Verfügung stel-len werden. Belegt ist jedoch die Rolle von HMB als ein Ausgangsstoff für die Choleste-rinsynthese.

Kreatin-Diäten mit einer Aufnahme von täglich 20–30 g über eine Woche sind im Kraft- und Schnellkraftsport inzwischen popu-lär. Tatsächlich kann bei entsprechend intensi-vem Schnellkrafttraining die Ermüdung bei

Abb. 20.11 Carnitin (γ-Trimethylamino-β-hydroxy-butyrat)

etwa der Hälfte der Sportler hinausgezögert werden; mit dem möglichen höheren Trainingspensum können Muskelmasse und Maximalkraft verbessert werden. Meist sind das Personen, die einen niedrigen Ausgangswert an Kreatin in der Muskulatur haben. Die Muskeldickenzunahme allein ist jedoch nicht sehr aussagekräftig; sie ist zunächst vor allem auf Wassereinlagerungen zurückzuführen und kann das Verletzungsrisiko erhöhen.

Lipide und Lipidstoffwechsel

Die aus der Diätetik hinlänglich bekannten **mittelkettigen Triglyceride** (medium chain triglycerides, **MCT**), die auch ohne Emulgierung und Spaltung resorbiert werden können, werden eingesetzt, weil sie leichter aufgenommen und schneller abgebaut werden als die langkettigen Fette. Der dabei versprochene Effekt einer Gewichtsreduktion wird sich in der Praxis kaum verwirklichen lassen, weil Mengen über 30 g/Tag meist nicht gut vertragen werden und zu Verdauungsschwierigkeiten führen.

Ähnliche Wirkungen werden für **konjugierte Linolsäure** versprochen, wobei jedoch verschiedene Isomere im Handel sind und nicht bekannt ist, auf welche Substanz sich diese Aussage überhaupt bezieht.

Auch **Pyruvat,** das es trinkfertig im Handel gibt, soll eine Abnahme des Körperfettanteiles und damit der Körpermasse bewirken. Studien an hypokalorisch ernährten Übergewichtigen mit Tagesdosen von etwa 30 g gaben entsprechende Hinweise; die Übertragung auf normal ernährte Normalgewichtige erscheint zweifelhaft.

> **Merke**
>
> Für hochwertige Nahrungsergänzungsmittel gelten die von der Arzneimittelherstellung bekannten Qualitätsansprüche an Reinheit, Gehalt, galenische Form, usw.
>
> Weisen Sie Ihre Kunden auf diese Kriterien für Qualität hin und empfehlen Sie Produkte von Herstellern, die Ihnen auch als Arzneimittelproduzenten bekannt sind.
>
> Gerade Leistungssportler sind sehr empfänglich für Nahrungsergänzungsmittel, erst recht, wenn diese mit Hinweisen auf deutliche Verbesserung der körperlichen Leistungsfähigkeit beworben werden. Dieser Personenkreis greift auch zurück auf Produkte aus unbekannter Quelle. In den letzten Jahren wurden immer wieder Verunreinigungen mit Dopingmitteln, z. B. mit Anabolika (den Muskelaufbau fördernden Steroidhormonen) in ausländischen Nahrungsergänzungsmitteln gefunden. Der Verzehr verunreinigter Produkte kann zu positiven Dopingtests führen, die dann in der Regel mit einem zweijährigen Startverbot geahndet werden!
>
> Nahrungsergänzungsmittel können ein konsequentes Trainingsprogramm und eine gezielte Ernährung nicht ersetzen, sondern lediglich ergänzen!

20.3 Hormone als Lifestyle-Präparate

Eine hormonelle Substitution im Sport dient der Leistungssteigerung und wird bei Entdeckung auf jeden Fall als **Doping** geahndet; eine Rolle spielen dabei u. a.

- Anabolika und Testosteron zur Erhöhung der Muskelmasse und zur Verbesserung der Erholungsfähigkeit in den Kraft- und Schnellkraftdisziplinen
- Erythropoetin zur Erhöhung des Hämatokrit-Wertes in ausdauerbetonten Sportarten
- Das Wachstumshormon Somatotropin in allen Sportarten, für die nicht eine geringe Körpergröße leistungsentscheidend ist.

Heute gewinnen Hormone eine zunehmende Bedeutung, um Alterungsprozesse hinauszuzögern. Inzwischen ist immer mehr bekannt, wie sich der Hormonhaushalt im Laufe des Älterwerdens verändert; einzelne **Hormonersatztherapien** sind inzwischen Standard einer medizinischen Versorgung mit klar definierter Indikation:

■ Estrogengabe zur Vorbeugung einer Osteoporose oder bei Beschwerden mit beginnender Menopause
■ Testosteronsubstitution beim Mann.

Etliche andere Hormone und hormonähnliche Stoffe werden inzwischen als Substanzen zur Verzögerung von Alterungsprozessen angepriesen, z. B. Melatonin, Dehydroepiandrosteron (DHEA), sein Sulfat (DHEAS) und Androstendion sowie Wachstumshormone. Die Konzentration dieser Stoffe nimmt mit steigendem Alter zum Teil drastisch ab. Eine Substitution kann physiologische, aber auch pharmakologische Effekte zeigen. Es bleibt abzuwarten, welche Ergebnisse dazu in den kommenden Jahren vorgelegt werden können, denn diese Stoffe haben neben einem möglichen Nutzen zur Erhöhung der Lebensqualität auf jeden Fall auch Risiken. Beide Effekte sollen hier nur stichwortartig aufgezeigt werden:

■ DHEA und DHEAS zeigen positive psychische Effekte, werden aber in der Peripherie umgewandelt in hochwirksame Sexualhormone, die zum Beispiel ein hormonabhängiges Tumorwachstum beeinflussen können. Das gleiche gilt für Androstendion.
■ Melatonin wirkt in physiologischer Weise schlafunterstützend und schlafregulierend, vielleicht sogar als antioxidativer Radikalfänger; jedoch kann die Einnahme zur falschen Tageszeit auch Unfallfolgen haben.
■ Wachstumshormone können Knochen- und Muskelmasse stabilisieren und den Fettanteil reduzieren; allerdings zeigt sich auch eine hohe Rate an Nebenwirkungen. Möglicherweise lässt sich der beschriebene Vorteil auch durch maßvolles körperliches Training erarbeiten.

Zusammenfassung

Verschiedene Arzneimittelgruppen, die in den Arzneimittelrichtlinien nach SGB V als Lifestyle-Mittel eingestuft werden, sind von der Verordnung zu Lasten der Sozialversicherung ausgeschlossen. Zur Behandlung der erektilen Dysfunktion stehen das lokal zu applizierende Alprostadil sowie das zentral wirkende Apomorphin und verschiedene peripher wirkende PDE-5-Hemmstoffe zur Verfügung.

Nicotin ist Ursache einer Abhängigkeit bei Rauchern. Mit oralen Nicotinpräparaten und Nicotinpflastern kann eine Entwöhnung unterstützt werden; mit Amfebutamon steht auch eine nicotinfreie, aber verschreibungspflichtige Alternative zur Verfügung.

Der androgenbedingte Haarausfall kann mit verschiedenen lokal wirkenden Stoffen reduziert werden oder mit dem 5α-Reduktase-Hemmer Finasterid.

Mit Eflornithin steht wieder ein lokal Haarwachstum bremsendes Mittel zur Verfügung.

Übergewicht (BMI > 25) weisen etwa 60 % der Bevölkerung der Bundesrepublik auf. Oft gelingt es trotz innerer Bereitschaft nicht, alleine durch eine ausgewogene Diät eine ausreichende Gewichtsreduktion zu erreichen. Unterstützend kann mit Quellstoffen ein Sättigungsgefühl erreicht werden, Enzymhemmstoffe verhindern die vollständige Verwertung zugeführter Nahrungsenergie, Formula-Diäten garantieren eine ausreichende Zufuhr essentieller Nahrungsbestandteile, zentral wirkende Appetitzügler unterdrücken das Hungergefühl.

Zwei Botulinumtoxine werden „off label" eingesetzt zur Glättung von Gesichtsfalten und bei übermäßiger Schweißbildung.

Nahrungsergänzungsmittel – da vor allem verschiedene ergogene Stoffe – und Hormone sind Substanzen, über deren positive Einflüsse auf den Alltag täglich in der Laienpresse berichtet wird. Viele positive Meldungen sind nicht durch seriöse Studien belegt; auch das Risiko unerwünschter Wirkungen darf nicht unterschätzt werden.

Fragen

1. Schlagen Sie in der Roten Liste oder in der ABDA-Datenbank die Indikationen für Regaine® nach:
   - Für welche Personen ist dieses Arzneimittel geeignet?
   - Welches Behandlungsziel formuliert der Hersteller für sein Präparat?
   - Eignet sich dieses Mittel zur Behandlung des durch eine Chemotherapie bedingten Haarausfalles? Begründung?
2. Stellen Sie fest, wie viel die Behandlung einer androgen bedingten Alopezie bei einem Mann kostet, wenn er drei Monate lang Regaine® anwendet!
   Dieser Kunde fragt Sie, ob es möglich ist – z. B. aufgrund der Therapiekosten – die Behandlung jeweils ein halbes Jahr durchzuführen und dann ein halbes Jahr auszusetzen. Welchen Hinweis geben Sie diesem Kunden?
   Dieser Kunde ist Raucher. Welcher weitere Beratungshinweis ist sinnvoll? Begründung?

3. Zu welcher Tageszeit wird Sibutramin als Einmaldosis eingenommen?
   Begründen Sie Ihre Empfehlung!
4. Ihre tatsächliche Nährstoffzufuhr erfüllt heute für drei Vitamine die Vorgabe der D-A-CH-Referenzwerte nicht. Haben Sie jetzt für diese drei Stoffe einen Mangelzustand? Nennen Sie zwei Argumente!
5. Während der Behandlung mit Orlistat soll keine fetthaltige Zwischenmahlzeit wie etwa Schokolade gegessen werden.
   Nennen Sie eine Begründung!
   Gilt das auch für ausschließlich MCT als Fett enthaltende Produkte?
6. Sie haben in diesem Kapitel verschiedene zur Behandlung einer erektilen Dysfunktion geeignete Arzneimittel kennengelernt. Können Sie einem Mann mit bereits vorliegender Koronarinsuffizienz ein Mittel empfehlen, bei dem er nicht mit Nebenwirkungen am Herzen rechnen muss?

BIOTECHNOLOGISCH HERGESTELLTE ARZNEIMITTEL

21.1 Grundlagen

Molekularbiologie, Biotechnologie und Gentechnik haben zunächst wichtige Grundlagen zum Verständnis vieler Krankheiten und Therapiemöglichkeiten geliefert. Seit 1980 werden sie zunehmend auch wichtige Schlüsseltechnologien zur vereinfachten Produktion bekannter Wirkstoffe und zur Herstellung neuer Wirkstoffe auf Proteinbasis.

Die im Zellkern liegende **Desoxyribonukleinsäure** (DNS) wurde 1944 als „Erbsubstanz" erkannt, also als die Substanz, die den Bauplan für den einzelnen Organismus enthält. In den 50er Jahren des vergangenen Jahrhunderts gelang es dann, den Aufbau dieser **Schlüsselsubstanz des Lebens** aus Zuckern, Phosphatresten und vier verschiedenen Basenbausteinen aufzuklären. Schließlich wurde erkannt, dass jeweils eine typische Reihenfolge von drei Basen (so genannte **Tripletts**) in der DNS einer bestimmten Aminosäure eines nach diesem DNS-Bauplan an den Ribosomen synthetisierten Proteines entspricht. Der genetische Code war gefunden (Abb. 21.1).

Ein Abschnitt des DNS-Moleküles, der für ein ganz bestimmtes Protein verantwortlich ist, wird als **Gen** bezeichnet. In diesen Genen ist die Information gespeichert, wie verschiedene als Enzyme, Antikörper, Hormone, Zytokine wirkende Proteine aufgebaut sein müssen. 10^5–10^6 verschiedene Proteine steuern die Lebensvorgänge im Menschen. Die Summe aller dafür wesentlichen Gene eines Lebewesens wird als **Genom** bezeichnet. Inzwischen ist das gesamte menschliche Genom (Human-Genom) entschlüsselt.

Störungen in diesem System können Ursache schwerwiegender Erkrankungen sein:

- ein Gen kann fehlen oder fehlerhaft sein, so dass das entsprechende Protein fehlt (z. B. Mangel an Gerinnungsfaktoren, Insulinmangel, unzureichende Rezeptorsynthese);
- ein Gen kann so massiv in sein Protein „übersetzt" werden, dass dieser Überschuss zu Schäden führt (z. B. Gelenksentzündung durch TNF-α-Überschuss (s. Kap. 8.6.2), Bildung von Schmerzmediatoren durch COX-2-Synthese (s. Kap. 8.5.7), überschießendes Wachstum von Epithelzellen, das zu Tumorwachstum führt).

Proteine als körpereigene Substanzen wirken im Vergleich zu anderen Arzneistoffen sehr

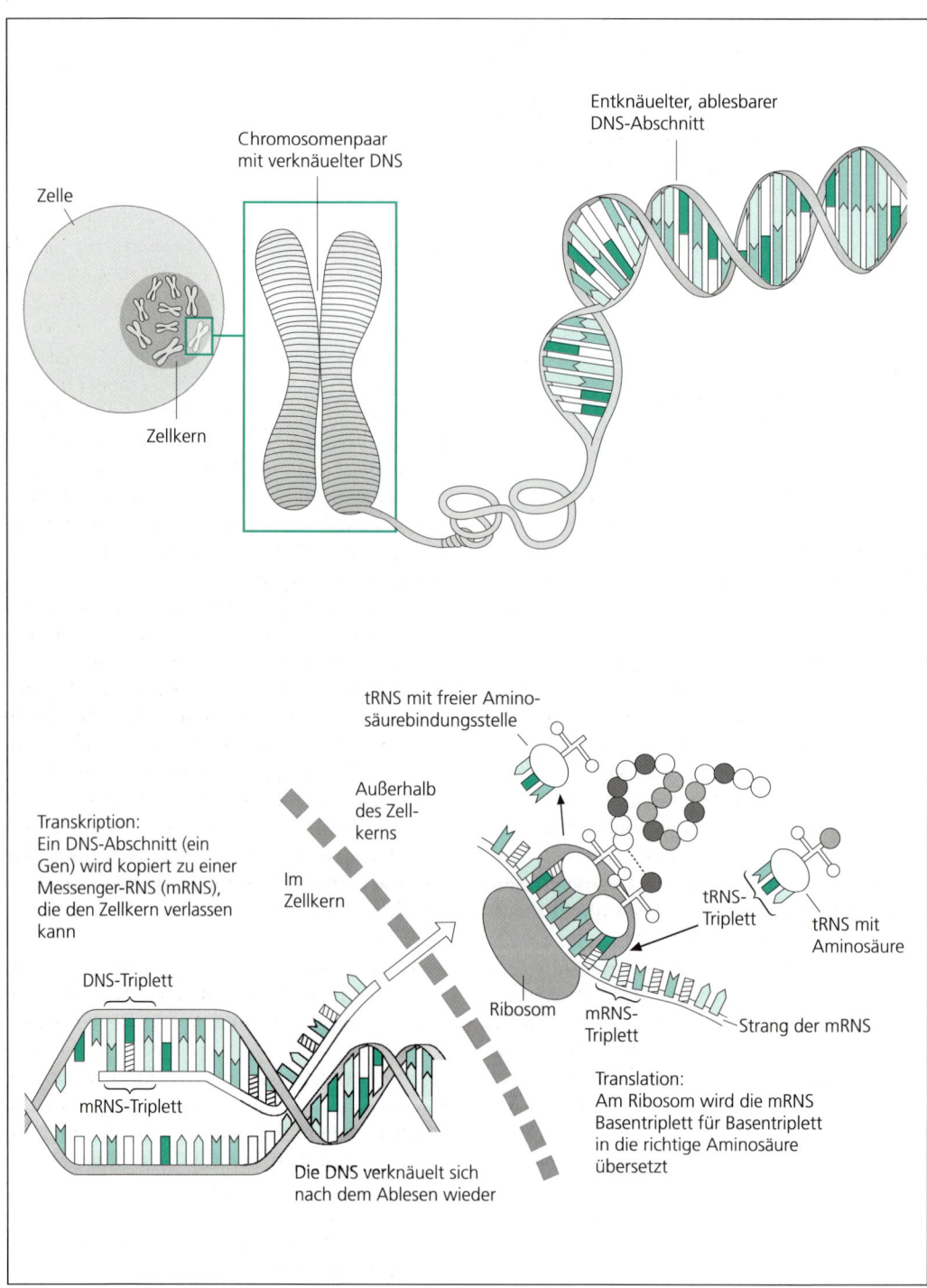

Abb. 21.1 Proteinbiosynthese in der Zelle: Ein DNS-Abschnitt wird entknäuelt und das benötigte Gen wird in eine mRNS kopiert, die den Zellkern verlassen kann. Mithilfe von tRNS-Molekülen wird das Protein in der richtigen Reihenfolge der Aminosäuren aufgebaut.

spezifisch, lassen also eine hohe Wirksamkeit bei wenig Nebenwirkungen erwarten. Das macht sie als Wirkstoffe sehr attraktiv.

Lange Zeit konnten **Proteine als Wirkstoffe** jedoch nur sehr aufwendig aus biologischem Material gewonnen werden. Damit sind auch erhebliche Risiken verbunden:

- Wird menschliches Ausgangsmaterial verwendet, zum Beispiel Blut, so können auch Krankheitserreger mit in das Arzneimittel verschleppt werden; ein wesentlicher Grund für die durch das Transfusionsgesetz vorgeschriebene, sehr aufwendige Dokumentation, die inzwischen 30 Jahre lang aufbewahrt werden muss, um Spätschäden belegen zu können.
- Tierische, pflanzliche und mikrobielle Proteine werden vom Immunsystem als Fremdstoffe erkannt und deshalb oft, zumindest über längere Zeit, nur unzureichend vertragen.

Deshalb wurden bis vor wenigen Jahren nur wenige Proteine therapeutisch verwendet. Schweine- und Rinder-Insulin, Gerinnungsfaktoren und Immunglobuline wurden wegen ihrer lebenswichtigen Indikationen trotz der möglichen Nebenwirkungen eingesetzt.

In einzelnen Fällen ist es möglich, durch kleine Veränderungen am aus biologischem Material gewonnenen Protein eine dem Human-Protein genau entsprechende Substanz herzustellen, die dann vom Immunsystem auch toleriert wird. Schweine-Insulin und Human-Insulin unterscheiden sich lediglich durch eine Aminosäure. Alanin wird durch ein Enzym aus dem Schweineinsulin herausgeschnitten und stattdessen Threonin eingefügt. Allerdings müssen auch dafür noch große Mengen an Schweine-Pankreas als Ausgangsmaterial zur Verfügung stehen.

21.2 Herstellung biologisch aktiver Proteine

Inzwischen stehen durch Biotechnik und Gentechnik auch andere Herstellungsverfahren für biologisch aktive Proteine zur Verfügung. Dabei nutzt man die Tatsache, dass die molekularbiologischen Prozesse von der Nukleinsäure zum Protein in den verschiedenen Lebewesen grundsätzlich gleich ablaufen. Dann genügt es prinzipiell, einen entsprechenden DNS-Abschnitt aus menschlicher Erbsubstanz in die Erbsubstanz eines Mikroorganismus einzuschleusen, um dort mit dieser neu kombinierten, also **rekombinanten DNS** das entsprechende Protein herstellen zu lassen. Die Werkzeuge dazu stehen inzwischen zur Verfügung.

Der gentragende DNS-Abschnitt wird zunächst identifiziert und vervielfältigt, an Vektoren – Plasmide (kleine, ringförmige DNS-Moleküle), Phagen (bakterienpathogene Viren) oder Viren – gekoppelt und mit deren Hilfe in eine Wirtszelle (z. B. das Bakterium *Echericia coli,* den Hefepilz *Saccharomyces cerevisiae,* aber auch Säugetierzellen) eingebracht. Die Wirtszelle stellt jetzt das dem Human-Gen entsprechende Protein – also das **rekombinante Protein** – in so großen Mengen her, dass sich die Extraktion und Reinigung lohnt (Abb. 21.2).

Diese Wirt-Vektor-Kombination muss von der EMEA (European Medical Evaluation Agency) für die Arzneistoffproduktion zugelassen werden. Wenn sie das für diese Proteinbiosynthese notwendige menschliche Gen unverändert enthält, so handelt es sich um einen **transgenen Produktionsstamm.** Das synthetisierte Protein hat dann keine Antigen-Eigenschaften für den Menschen.

Die folgenden Herstellungsverfahren stehen zur Verfügung:

1. Biotechnische Umwandlung eines isolierten Proteines durch Austausch einzelner

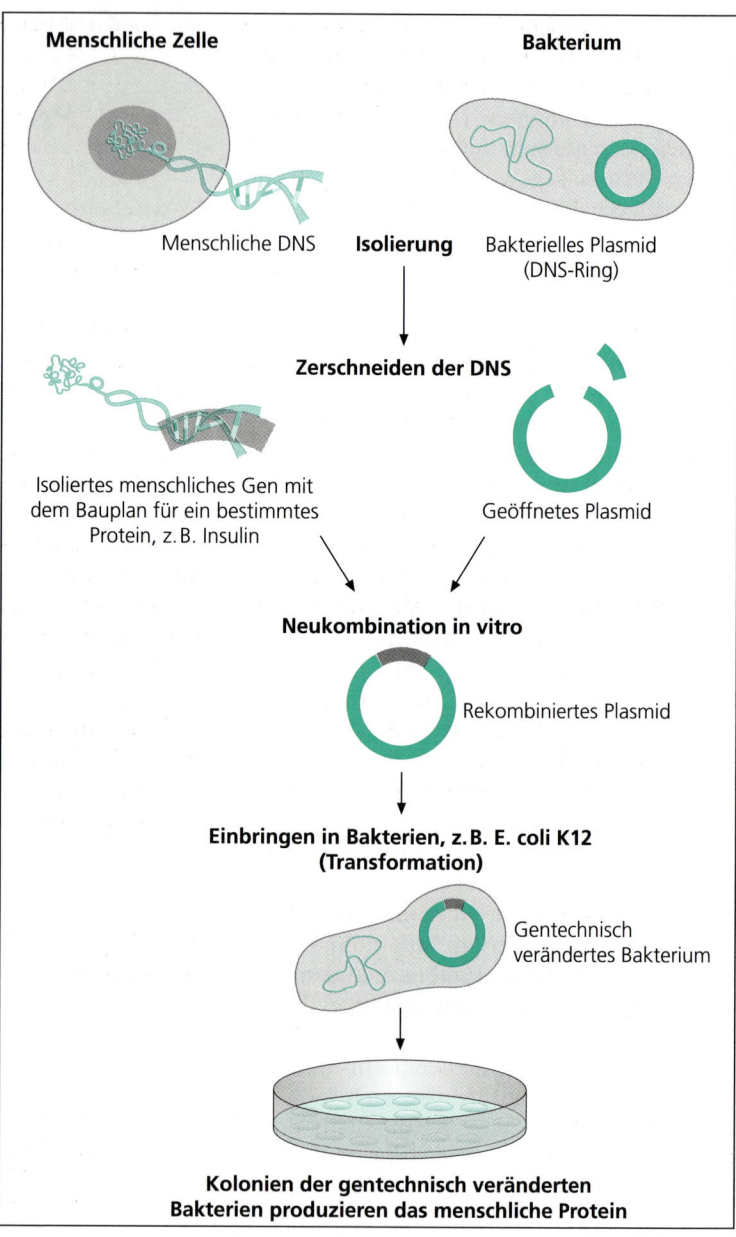

Menschliche Zelle

Bakterium

Menschliche DNS   **Isolierung**   Bakterielles Plasmid
(DNS-Ring)

Zerschneiden der DNS

Isoliertes menschliches Gen mit
dem Bauplan für ein bestimmtes
Protein, z. B. Insulin

Geöffnetes Plasmid

Neukombination in vitro

Rekombiniertes Plasmid

**Einbringen in Bakterien, z. B. E. coli K12
(Transformation)**

Gentechnisch
verändertes Bakterium

Abb. 21.2 Herstellung rekombinanter Proteine in Bakterien. Nach Dingermann 1999

**Kolonien der gentechnisch veränderten
Bakterien produzieren das menschliche Protein**

Aminosäuren in ein humanes Protein (z. B. Umwandlung von Schweineinsulin in Humaninsulin, s. o.)

2. Gentechnische Herstellung von rekombinanten Humanproteinen in Mikroorganismen durch Einschleusung entsprechender Vektoren, z. B. zur Synthese von

– Insulin in Bakterien und Hefen
– Plasminogenaktivator t-PA (Alteplase/ Aktilyse®)
– Blutgerinnungsfaktoren (Faktor VIII, Faktor VII)
– Erythropoetin
– Wachstumshormon Somatotropin.

Das so entstehende **rekombinante Protein** muss oft anschließend noch in die Wirkform gebracht werden. Dieser Prozess wäre in der menschlichen Zelle programmiert; die Bakterienzelle ist dazu nicht in der Lage, so dass zum Teil weitere proteinchemische Reaktionsschritte (Abspaltung von Peptiden zur Aktivierung, Aufbau von Disulfidbrücken zur Ausbildung der aktiven Quartärstruktur) nachgeschaltet werden müssen.

3. Gentechnische Herstellung von **Muteinen** (optimierten Proteinen), deren Aminosäuresequenz im Vergleich zum Human-Protein geringfügig verändert ist, mit dem Ziel, pharmakokinetische Eigenschaften (z.B. Wirkungseintritt, Wirkungsdauer) oder die Verträglichkeit zu verbessern.

Diese optimierten Proteine müssen vom Körper toleriert werden; sie dürfen nicht als Antigene erkannt werden. Diese Proteine müssen eine dem natürlichen Protein weitgehend entsprechende Wirkungsstärke aufweisen. Wichtige Muteine sind z.B.

– Insulinanaloga (s. Kap. 10.3.4) mit schnellem Wirkungseintritt (Insulin lispro, Insulin aspart, Insulin glulisin) oder mit deutlich verzögertem Wirkungseintritt (Insulin glargin, Insulin detemir); die unterschiedliche Pharmakokinetik wird erreicht durch geringe Änderungen in der Aminosäuresequenz

– Der Plasminogenaktivator Reteplase, der rascher am Thrombus angreift und länger wirkt, so dass statt einer Infusion schon eine Injektion genügt.

Nicht immer entstehen diese Muteine gezielt. Zum Teil ergeben Tests mit verschiedenen Vektoren kleine Abwandlungen in der Aminosäuresequenz der so synthetisierten Proteine in den Wirt-Vektor-Systemen. Wenn diese Proteine in Bezug auf Wirksamkeit und Verträglichkeit dem natürlichen Protein entsprechen, finden sie Eingang in das Arzneimittelrepertoire.

Zum Teil zeigen diese Muteine im Vergleich zum Human-Protein auch eine höhere Produktionsausbeute oder eine höhere Lagerstabilität.

Rekombinante Proteine werden inzwischen als Hormone, als Zytokine oder Zytokin-Antagonisten, Enzyme und Vakzine eingesetzt (s. Tab. 21.1).

Tab. 21.1 Rekombinante Proteine als Arzneimittel

INN	Fertigarzneimittel®	Indikation
A An der Immunreaktion beteiligte Zytokine		
A 1 Interferone		
Interferon alfacon-1	+ Inferax, + Infergen	Chronische Hepatitis C
Interferon alfa-2a	+ Roferon A	Verschiedene hämatologische Tumorerkrankungen, Hepatitis B und C, Kaposi-Sarkom bei AIDS-Infizierten
Interferon alfa-2b	+ Intron A, + Viraferon	Verschiedene hämatologische Tumorerkrankungen, Hepatitis B und C, Kaposi-Sarkom bei AIDS-Infizierten
Peginterferon-alfa-2a	+ Pegasys	Chronische Hepatitis C
Peginterferon-alfa-2b	+ PegIntron, + Virtron, + ViraferonPeg	Chronische Hepatitis C
Interferon beta-1a	+ Avonex, + Rebif	Multiple Sklerose (MS)
Interferon beta-1b	+ Betaferon	Multiple Sklerose (MS)
Interferon gamma-1b	+ Imukin	Bei chronischer Granulomatose zur Verringerung der Infektionshäufigkeit

Tab. 21.1 Rekombinante Proteine als Arzneimittel (Fortsetzung)

INN	Fertigarzneimittel®	Indikation
A 2 Interleukine		
Aldesleukin (IL-2)	+ Proleukin	Metastasierendes Nierenkarzinom
A 3 Koloniestimulierende Faktoren		
Filgrastim (G-CSF)	+ Neupogen	Verkürzt Neutropenien, reduziert das Neutropenie-bedingte Infektionsrisiko bei der Chemotherapie maligner Erkrankungen
Pegfilgrastim	+ Neulasta, + Neupopeg	
Lenograstim (G-CSF)	+ Granocyte	
Molgramostim (GM-CSF)	+ Leukomax	
Sargramostim (GM-CSF)	+ Leukine	
A 4 Andere Zytokine		
Tasonermin (TNF-α)	+ Beromun	Bei nicht resezierbaren Weichteilsarkomen
Becaplermin (PDGF-BB)	+ Regranex	Zur Wundbehandlung, z.B. bei Diabetikern
Oprevelkin (IL-11)	+ Neumega	Stimuliert die Blutplättchenproduktion bei der Chemotherapie maligner Erkrankungen
Anakinra (IL-1-RA)	+ Kineret	**Rheumatoide Arthritis**
B Hormone		
B 1 Bauchspeicheldrüsenhormone		
Human-Insulin aus E. coli	+ Insuline von Aventis, Berlin-Chemie, Lilly	Behandlung des Diabetes mellitus, vgl. Kap. 10.3.4
Human-Insulin aus S. cerevisiae	+ Insuline von NovoNordisk	
Insulin lispro	+ Humalog, + Liprolog	Schnell und kurz wirkende Insulin-Analoga, vgl. Kap. 10.3.4; Kein Spritz-Ess-Abstand zu beachten!
Insulin aspart	+ NovoRapid	
Insulin glulisin	+ Apidra	
Insulin glargin	+ Lantus, + Optisulin	Lang wirkende Insulin-Analoga, vgl. Kap. 10.3.4
Insulin detemir	+ Levemir	
Glucagon	+ GlucaGen	Insulin-Antagonist, zur Notfallbehandlung
B 2 Erythropoese stimulierende Hormone		
Epoetin alfa	+ Erypo	Zur Substitution von Erythropoetin, zur Eigenblutgewinnung, bei Anämien verschiedenster Ursachen wie Niereninsuffizienz, Behandlung solider Tumoren
Epoetin beta	+ Neorecormon	
Epoetin delta	+ Dynepo	
Darbepoetin-alfa	+ Aranesp, + Nespro	
B 3 Hypophysenhormone		
Follitropin alfa	+ Gonal-F	Ovarielle Überstimulation

Tab. 21.1 Rekombinante Proteine als Arzneimittel (Fortsetzung)

INN	Fertigarzneimittel®	Indikation
Follitropin beta	+ Puregon	Anovulation, ovarielle Überstimulation
Lutropin-alfa	+ Luveris	Zur Ovulationsauslösung
Choriongonadotropin alfa	+ Ovitrelle	Anovulation, ovarielle Überstimulation
Somatotropin	+ Genotropin, + Humatrope, + Norditropin, + Nutropin AQ, + Saizen, + Zomacton	Minderwuchs
Thyrotropin-alfa	+ Thyrogen	Schilddrüsenfunktionstest
B 4 Weitere Hormone		
Teriparatid	+ Forsteo	Osteoporose in der Postmenopause
Salmon Calcitonin	+ Forcaltonin	Osteoporose
Osteogenic Protein-1	+ Osigraft	Abheilen von Knochendefekten
Dibotermin alfa	+ InductOs	Akute Knochenfrakturen bei Erwachsenen
Pegvisomant (hGH Antagonist)	+ Somavert	Akromegalie
Nesiritide (natriuretisches Peptid)	+ Noratak	Dekompensierte Herzmuskelinsuffizienz
C Blutgerinnung beeinflussende Faktoren		
C 1 Hämostyptika		
Eptacog alfa	+ NovoSeven	Gerinnungsfaktor VII zur Behandlung von Blutungen bei Faktor-VIII/-IX-Störungen
Antihemophilic Factor aus CHO-Zellen	+ Recombinate, + Bioclate	Angeborener Faktor-VIII-Mangel
Antihemophilic Factor aus BHK-Zellen	+ Kogenate Bayer, + Helixate Nexgen	Angeborener Faktor-VIII-Mangel
Moroctocog alpha (F VIII Mutein)	+ ReFacto	Angeborener Faktor-VIII-Mangel
Nonacog alpha	+ BeneFIX	Angeborener Faktor-IX-Mangel
Octocog alfa	+ Advate	Angeborener Faktor-VIII-Mangel
C 2 Antikoagulantien		
Drotrecogin-alfa (Protein C, aktiviert)	+ Xigris	Schwere Sepsis mit Multiorganversagen
Lepirudin	+ Refludan	Gerinnungshemmung/antithrombotische Therapie
Desirudin	+ Revasc	Gerinnungshemmung
D Vakzine		
D 1 Hepatitis Vaccine		
Hepatitis Vaccine A/B	+ Ambirix, + Twinrix	Aktive Immunisierung gegen Hepatitis-A- und Hepatitis-B-Viren

Tab. 21.1 Rekombinante Proteine als Arzneimittel (Fortsetzung)

INN	Fertigarzneimittel®	Indikation
Hepatitis Vaccine B	+ Engerix-B, + Fendrix, + Gen H-B-Vax, + HBVAXPRO	Aktive Immunisierung gegen Hepatitis-B-Viren
D 2 Mehrfach-Impfstoffe mit Hepatitis Vaccine B und/oder DTP-Vaccine		
	+ Procomvax	Aktive Immunisierung gegen Hepatitis B, Haemophilus influenza b
	+ Tritanrix HepB	Aktive Immunisierung gegen Diphterie, Tetanus, Pertussis, Hepatitis B
	+ Infanrix penta	Aktive Immunisierung gegen Diphterie, Tetanus, Pertussis, Polio, Hepatitis B
	+ Quintanrix	Aktive Immunisierung gegen Diphterie, Tetanus, Pertussis, Hepatitis B, Hirnhautentzündung
	+ Hexavac, + Infanrix hexa	Aktive Immunisierung gegen Diphterie, Tetanus, Pertussis, Polio, Hepatitis B, Haemophilus influenza b
D 3 Andere Vaccine		
Cholera-Vaccine	+ Dukoral	Aktive Immunisierung gegen Cholera (Schluckimpfung)
Lyme Disease Vaccine		
Rotavirus Vaccine		
E Enzyme		
E 1 In die Blutgerinnung eingreifende Enzyme		
Alteplase (t-PA)	+ Actilyse	Fibrinolyse bei akutem Herzinfarkt, akuter Lungenembolie
Reteplase („r-PA")	+ Rapilysin	Thrombolytische Therapie bei Verdacht auf Herzinfarkt
Tenecteplase (TNK-t-PA)	+ Metalyse, + Tenecteplase	Thrombolytische Therapie bei Verdacht auf Herzinfarkt
E 2 Enzyme zur Behandlung von Stoffwechselstörungen		
Dornase-alfa (DNase)	+ Pulmozyme	Substitution bei Mukoviszidose
Imiglucerase	+ Cerezyme	Substitution bei Morbus Gaucher
Agalsidase alfa	+ Replagal	Substitution bei Fabry-Syndrom
Agalsidase beta	+ Fabrazyme	Substitution bei Fabry-Syndrom
Laronidase	+ Aldurazyme	Substitution bei Mucopolysaccharidose I
Rasburicase	+ FASTURTEC	Prophylaxe und Behandlung der Hyperurikämie bei der Zytostatika-Behandlung
Monteplase		

Tab. 21.1 Rekombinante Proteine als Arzneimittel (Fortsetzung)

INN Fertigarzneimittel®	Indikation	
F Fusionsproteine		
Denileukin diftitox		
Etanercept	+ Enbrel	Rheumatoide Arthitis, s. Kap. 8.6.2
Alefacept	+ Amevive	Psoriasis
G Antikörper	siehe Tab. 21.3.	

Kursiv = Wirkstoffe, die nicht humanidentisch sind (Muteine)

Diese Wege können auch zur Herstellung von monoklonalen Antikörpern beschritten werden, die inzwischen zur Diagnose und Therapie verwendet werden. Diese monoklonalen Antikörper binden nur an einem einzigen entsprechenden Antigen, so dass dadurch z. B. ein Antigen früh erkannt und für die Immunabwehr angreifbar gemacht werden kann oder Arzneistoffe gezielt an die das Antigen tragende Zelle gebracht werden können.

21.3 Herstellung monoklonaler Antikörper

Die physiologische Antikörperproduktion findet in den B-Zellen statt (s. Kap. 15.14). Allerdings produziert jede aus einer B-Zelle entstehende Plasmazelle nur einen ganz bestimmten Antikörper.

Die Isolierung und Züchtung einer bestimmten Plasmazelle zur Produktion eines bestimmten Antikörpers wäre jedoch wenig sinnvoll, weil die Lebenszeit dieser Zelle nur etwa eine Woche beträgt. Dann eine neue Plasmazelle zu finden, die zufällig denselben Antikörper produziert, ist praktisch nicht möglich.

Dagegen sind Tumorzellen nahezu unsterblich, weil zum Zelltod führende Mechanismen abgeschaltet sind. Im Labor gelingt es, Mauszellen mit diesen unterschiedlichen Eigenschaften zu verschmelzen:

- Zunächst wird eine Maus mit dem entsprechenden Antigen konfrontiert. Dadurch entstehen in der Maus viele verschiedene **immunkompetente Plasmazellen,** die verschiedene spezifisch gegen dieses Antigen gerichtete Antikörper produzieren. Üblicherweise werden heute Plasmazellen aus der Milz der Maus verwendet.
- Parallel dazu wird eine **Myelom-Zelle** einer Maus durch Züchtung vermehrt. Myelome sind B-Zell-Tumoren. Myelom-Zellen können selbst keine Antikörper mehr bilden, aber sich beliebig oft teilen; sie sind damit nahezu unsterblich.
- Beide Zellarten werden zusammengebracht, wobei unter In-vitro-Bedingungen ein Teil der immunkompetenten B-Zellen mit Myelom-Zellen zu Hybrid-Zellen (**Hybridomen**) verschmilzt. Zunächst liegen die Chromosomensätze vierfach statt doppelt (diploid) vor, doch bei der weiteren Teilung gelingt es einigen Hybridomen, durch Chromosomenverluste rasch in den normalen, diploiden Zustand zurückzukehren; andere sterben ab. Durch mehrere Arbeitsschritte werden diejenigen Hybridome selektiert, die in ih-

rer Erbsubstanz noch beide Eigenschaften – Produktion entsprechender Antikörper und Unsterblichkeit – aufweisen.

Diese Hybridom-Kulturen werden so stark verdünnt, dass einzelne Zellen isoliert werden können. Diese ausgeeinzelten Zellen – die jeweils nur einen ganz bestimmten Antikörper produzieren können – werden durch Kulturzüchtung vermehrt (kloniert).

Da die Antikörper aus einer Zell-Linie stammen und alle gleich sind, also auch absolut spezifisch nur eine ganz bestimmte Antigen-Struktur erkennen, spricht man von **monoklonalen Antikörpern.**

Da die verwendeten Zellen aus Mäusen stammen spricht man von **murinen** (von mus (lat.) = Maus) Antikörpern.

Als Arzneimittel erhalten sie die Endsilben -o- wegen der Herkunft aus einer Mauszelle und **-mab** (von monoclonal antibodies). Auch andere Tierzellen stehen experimentell zur Verfügung (s. Tab. 21.2).

Die so hergestellten Hybridom-Zell-Linien werden weiter vermehrt und schließlich konserviert.

Die so produzierten Antikörper werden weiter charakterisiert; vor allem wird mit Hilfe molekularbiologischer Methoden deren Aminosäuresequenz aufgeklärt und die für die Biosynthese verantwortlichen Gene in den Hybridomzellen identifiziert.

Murine (aus Mauszellen stammende) monoklonale Antikörper sind für den Menschen Fremdeiweiße, also Antigene. Die erste Gabe führt daher zu einer Sensibilisierung; eine erneute Gabe ist wegen der möglicherweise auftretenden Unverträglichkeiten oft kaum möglich; zumindest ist die Zahl der Wiederholungen solcher Arzneimittelgaben beschränkt.

Nach diesem Verfahren lassen sich prinzipiell zwar auch aus menschlichen Zellen Antikörper herstellen, die diese Maus-Antigen-Eigenschaften dann nicht aufweisen. Aus drei Gründen bleibt dieser Weg jedoch einer systematischen, zielgerichteten Produktion verschlossen:

Tab. 21.2   Bezeichnung von rekombinanten Proteinen nach Indikation und Herkunft

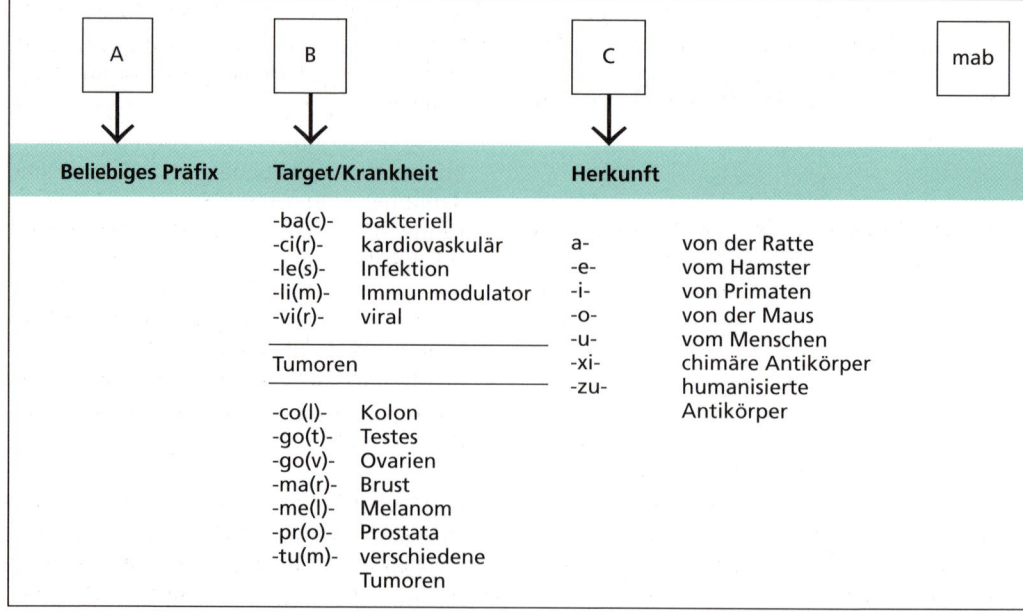

A	B	C	mab
Beliebiges Präfix	**Target/Krankheit**	**Herkunft**	

Beliebiges Präfix	Target/Krankheit		Herkunft	
	-ba(c)-	bakteriell	a-	von der Ratte
	-ci(r)-	kardiovaskulär	-e-	vom Hamster
	-le(s)-	Infektion	-i-	von Primaten
	-li(m)-	Immunmodulator	-o-	von der Maus
	-vi(r)-	viral	-u-	vom Menschen
			-xi-	chimäre Antikörper
	Tumoren		-zu-	humanisierte Antikörper
	-co(l)-	Kolon		
	-go(t)-	Testes		
	-go(v)-	Ovarien		
	-ma(r)-	Brust		
	-me(l)-	Melanom		
	-pr(o)-	Prostata		
	-tu(m)-	verschiedene Tumoren		

- Es gibt keine beliebig herstellbaren, gut passenden Tumorzellen.
- Die Gabe von Antigenen an gesunde Menschen zur Herstellung von immunkompetenten Plasmazellen ist nicht zu verantworten.
- Diese Menschen wären nicht bereit, Organe wie etwa die Milz zur Gewinnung entsprechender Plasmazellen entnehmen zu lassen.

Hier bietet sich inzwischen durch Anwendung molekularbiologischer Methoden die Chance, besser verträgliche Antikörper zu produzieren.

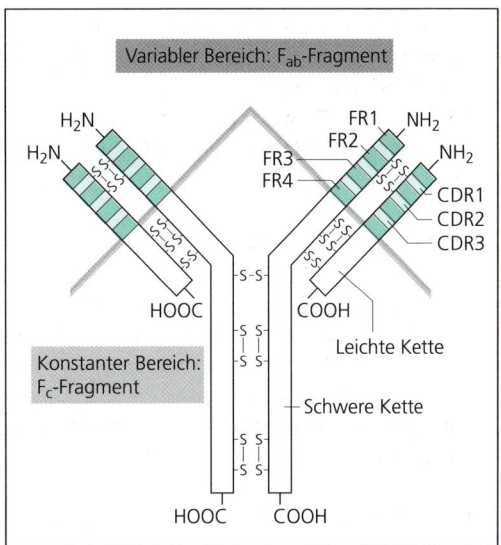

Abb. 21.3 Bauprinzip eines IgG-Antikörpers mit den 4×3 Complementary determining regions (CDR1-CDR3) und den 4×4 Framework regions (FR1–FR 4). Nach Dingermann 1999

21.4 Rekombinante Antikörper

Im Prinzip sind die Antikörper immer gleich aufgebaut (Abb. 21.3):

- Sie bestehen aus zwei leichten (kurzen) und zwei schweren (langen) Proteinketten, die durch intermolekulare und intramolekulare Disulfidbrücken verknüpft sind.
- Alle vier Ketten zeigen einen in Bezug auf die Aminosäuresequenz artspezifischen, konstanten Teil (das F_c-**Fragment:** c steht für constant).
- Alle vier Ketten zeigen einen variablen Teil (das F_{ab}-**Fragment:** ab steht für antigen-bindend), der dem jeweiligen Antikörper die dem Antigen entsprechende Struktur und damit die antigen-fixierenden Eigenschaften nach dem Schlüssel-Schloss-Prinzip verleiht.
- Der variable Teil jeder Kette besteht aus drei hypervariablen Bereichen, den CDR-Regionen, über die die Antigen-Erkennung vermittelt wird, und den vier diese Teile umschließenden, weniger variablen Framework-Regionen.
- Wird über das F_{ab}-Fragment ein Antigen gebunden, so kann das Fc-Fragment im

Plasma schwimmende Komplementfaktoren in ihre aktive Form umwandeln und die zelluläre Abwehr, zum Beispiel über NK-Zellen (s. Kap. 15.14.1) mobilisieren.

Durch Anwendung molekularbiologischer Methoden stehen verschiedene Verfahren zur Verfügung, diese Maus-Antikörper zu „humanisieren" und damit sehr viel verträglicher zu machen:

- Wird der konstante Teil durch ein menschliches Gen, der variable Teil durch ein murines Gen bestimmt, so entsteht ein **chimärer Antikörper.**
- Werden der konstante Teil und die Framework-Regionen durch ein menschliches Gen und nur der hypervariable Teil durch ein murines Gen bestimmt, so entsteht ein (chimär) **humanisierter Antikörper** (vgl. Abb. 21.4, a – c)

Die Antigen-Eigenschaften nehmen in der Reihenfolge murin – chimär – humanisiert – human ab, die Verträglichkeit nimmt in dieser Reihe zu. Allerdings sinkt durch die zuneh-

Tab. 21.3 Rekombinante monoklonale Antikörper

Herkunft	INN	Fertigarzneimittel®/™	Indikation	Zugelassen seit
A Rekombinante monoklonale Antikörper zur Therapie				
Murin	*Muromomab-CD31*	+ OrthoClone OKT3	*Transplantat-Abstoßung*	*1986*
	Edrecolomab	+ Panorex	Darmkrebs	1995
	Odulimomab	+ Antilfa	Transplantat-Abstoßung	1997
	Ibritumomab tiuxetan (1)	+ Zevalin	Non-Hodgkin-Lymphom	2004
	Tositumomab (1)	+ Bexxar	Non-Hodgkin-Lymphom B-Typ	Nur USA
Chimärisiert	Infliximab	+ Remicade	Rheumatoide Arthritis, Morbus Crohn	1999
	Basiliximab	+ Simulect	Transplantat-Abstoßung	1996
	Rituximab	+ MabThera/Rituxan	Non-Hodgkin-Lymphom B-Typ	1998
	Cetuximab	+ Erbitux	Kolorektales Karzinom	2004
Chimäres F_{ab}-Fragment	Abciximab	+ ReoPro	Kardiovaskuläre Prophylaxe	1995
Humanisiert	Palivizumab	+ Synagis	RSV (Respiratory Syncytial Virus)-Infekt	1996
	Daclizumab	+ Zenapax	Transplantat-Abstoßung	1999
	Trastuzumab	+ Herceptin	Brustkrebs	2000
	Gemtuzumab ozogamicin (2)	+ Mylotarg	Akute myeloische Leukämie	2000
	Alemtuzumab	+ MabCampath	Chronische lymphatische Leukämie (B-Typ)	2001
	Omalizumab	+ Xolair	Allergisches Asthma	2002
	Bevacizumab	+ Avastin	Kolorektales Karzinom, (Angiogenese-Hemmstoff)	2004
	Efalizumab	+ Raptiva	Psoriasis	2004
	Bevacizumab	+ Avastin	Kolon-, Nierenzell-, Hals- und Kopftumoren	2004
Human	Etanercept	+ Enbrel	Rheumatoide Arthritis, Morbus Crohn	2000
	Adalimumab	+ Humira, + Trudexa	Rheumatoide Arthritis	2003
B Rekombinante monoklonale Antikörper zur Diagnose				
Murin	*Arcitumomab (1)*	CEA-Scan	*Markierung von Kolon-/Rektum-Karzinom-Zellen*	*1996*
	Sulesomab (1)	LeukoScan	*Osteomyelitis*	*1997*

(1) Radiomarkiert: Der Antikörper schleppt radioaktive Ladung an den Tumor.
(2) Kovalent gebundenes Zytostatikum wird als „Immuntoxin" an den Tumor geschleppt.
(kursiv:) Herstellung ohne gentechnisches Verfahren möglich.

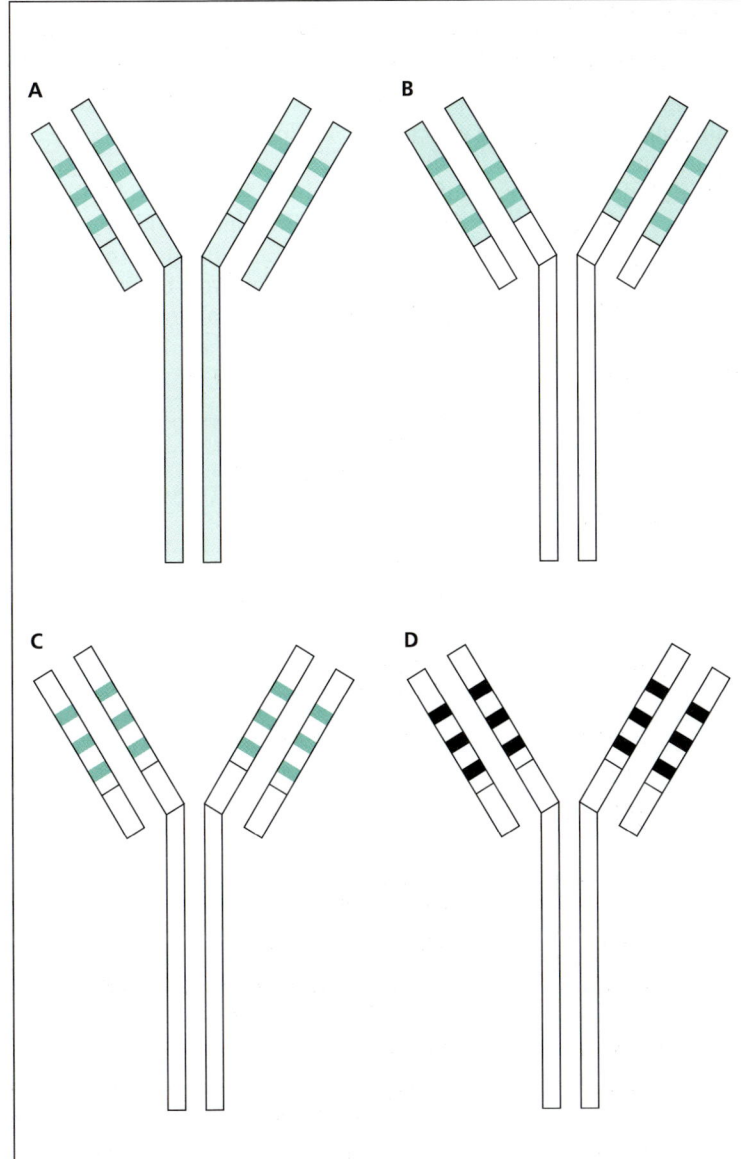

Abb. 21.4 Anpassen der murinen Antikörper

A Muriner Antikörper: alle Anteile durch das murine Gen bestimmt

B Chimärer Antikörper: F_{ab}-Fragment murin, F_c-Fragment human

C Humanisierter Antikörper: CDR-Abschnitte murin, FR-Abschnitte und F_c-Fragment human

D Humaner Antikörper: alle Anteile durch das humane Gen bestimmt

mende Humanisierung zum Teil auch die Bindungsaffinität dieser Antikörper gegenüber dem Ziel-Antigen ab.

In Tab. 21.3 finden Sie eine Zusammenstellung der inzwischen bereits zugelassenen Mabs.

Um vollständig humanisierte, also humane Antikörper zu erhalten, werden experimentell heute schon weitere Möglichkeiten verfolgt:

■ Arbeit mit transgenen Mäusen, in deren Genom der die Antikörper bildende Bereich gegen ein menschliches Gen ausgetauscht wurde; diese Mäuse erzeugen bei Antigen-Kontakt menschliche Antikörper; auch das über ein Hybridom hergestellte Produktionsgen liefert dann humane Antikörper.

- Einbringen menschlicher Gene für die Antikörper-Produktion in Phagen oder Bakterien und Austesten der dabei gebildeten „menschlichen" Fab-Fragmente, die dann massenhaft hergestellt und mit proteinchemischen Verfahren an humane Fc-Fragmente aus anderen Quellen geknüpft werden könnten.

21.5 Diagnostika

Biotechnologisch hergestellte Substanzen spielen inzwischen eine wichtige Rolle als Diagnostika:

- Mithilfe von **ELISA**-Tests (Enzyme Linked Immuno Sorbent Assays) ist es möglich, mit eigens zu diesem Zweck industriell hergestellten monoklonalen Antikörpern bestimmte Substanzen über ihre Antigen-Struktur zu fixieren und durch Kopplungsreaktionen nachzuweisen. So lässt sich z. B. über einen HCG-Nachweis eine Schwangerschaft feststellen, aber auch eine HIV-Infektion kann nach 6–12 Wochen festgestellt werden.
- Feindifferenzierung von Krebserkrankungen (Tumortypisierung) über die **Cluster-Determinanten (CD),** also antigene Strukturen auf der Oberfläche heranreifender und reifer Blutzellen. Hierfür stehen verschiedene in vitro anwendbare, fluoreszenzmarkierte Antikörper zur Verfügung. Über diese CD-Analyse kann bei Tumoren des blutbildenden Systemes ein optimiertes Therapiekonzept entworfen werden, mithilfe dessen auch entschieden werden kann, ob z. B. die Gabe eines biotechnologisch hergestellten rekombinanten Antikörpers hier eine Verbesserung der Behandlungsmöglichkeiten verspricht.

- Für solide Tumoren steht die Entwicklung entsprechender Diagnoseparameter noch am Anfang. Beachtung finden z. B. Proteine aus der Familie der „epidermal growth"-Faktoren, deren hohe oder geringe Konzentration inzwischen zur Festlegung auf ein Behandlungsschema eine wesentliche Rolle spielen. Mit In-vivo-Diagnostika, die nur noch das Fab-Fragment aufweisen, werden auf Tumoroberflächen vorkommende Proteine markiert und als Rezeptoren oder Enzyme gleichzeitig blockiert; eine Immunantwort bleibt ohne Fc-Region jedoch aus – allerdings scheidet das Fc-Fragment auch als allergenes Potential aus.

21.6 Perspektiven

Durch die Entschlüsselung des menschlichen Genoms wird es zukünftig grundsätzlich möglich sein, die Struktur von möglichen Wirkorten (so genannten Targets) zu identifizieren und mittels biotechnologischer Methoden zu vervielfältigen. Damit wird ein Arzneistoff-Screening an diesen Strukturen sehr viel genauere Ergebnisse liefern können.

Auch der Nachbau körpereigener Proteine wird damit besser gelingen. Zu diesem Zweck werden schon heute Versuche mit transgenen Tieren (die diese Proteine mit ihrer Milch abgeben) und transgenen Pflanzen (deren Proteine „geerntet" und durch Reinigungsverfahren isoliert werden) unternommen.

Erwünschte und unerwünschte Wirkungen könnten besser vorhergesagt werden, wenn bekannt ist, an welchen Strukturen Wirkungen und Nebenwirkungen ausgelöst werden und wenn das Gen-Profil des Patienten erstellt wäre und damit bekannt wäre, welche dieser **Targets** dieser Patient tatsächlich zur Verfügung hat. Das scheitert wohl auf absehbare Zeit noch mehr als an ethisch, moralisch oder politisch begründeten Einwänden gegen eine Offenlegung des eigenen Genoms an den Kosten, die dafür bei massenhafter Anwendung anfallen würden.

Durch Entwicklungen der **regenerativen**

Medizin ist es in Einzelfällen schon heute möglich, körpereigenes Gewebe, z.B. Knorpel und Haut, heranzuzüchten. Langfristig könnte das eine Alternative zur Transplantationsmedizin werden, zumal bei Nachzüchtungen aus eigenem Gewebe (tissue engeneering) keine Abstoßungsreaktionen zu befürchten sind.

Gentherapeutische Verfahren, also die Heilung von Krankheiten durch Veränderung der Erbsubstanz, sind bisher nur in Einzelfällen möglich. Das Embryonen-Schutzgesetz verbietet es in Deutschland, fremdes genetisches Material in die Keimbahn, also über eine Eizelle oder eine Samenzelle einzubringen. Grundsätzlich erlaubt und möglich ist es aber, fremdes genetisches Material in menschliche Körperzellen (somatische Zellen) einzubringen und damit in die Physiologie dieser Zellen einzugreifen. Die bei dieser **somatischen Therapie** übertragene Nukleinsäure, also das übertragene Gen, könnte eine Information transportieren

- für ein Protein, das z.B. eine infizierte Zelle oder eine Krebszelle abtötet und damit der Ausbreitung der Erkrankung im Körper entgegenwirkt – mit Behandlungen von Tumoren und von HIV wird heute experimentiert;
- für ein Protein, das der Körper bisher nicht oder nicht in ausreichender Menge herstellen kann – während für Insulinmangel auch viel einfachere Möglichkeiten zur Verfügung stehen, war ein Experiment zur Substitution eines in die Immunabwehr eingreifenden Enzymes erfolgreich;
- für einen Stoff, der als Inhibitor eines krankhaft überschießenden Prozesses wirkt.

Eine Weitergabe eines übertragenen Genes an die Nachkommen ist ausgeschlossen, wenn es nicht in die Keimzellen eingebracht wurde. Der Eingriff bleibt also auf die behandelte Person beschränkt.

Zusammenfassung

Wenn das für die Produktion eines biologisch aktiven Eiweißes verantwortliche menschliche Gen bekannt ist, so kann es mit molekularbiologischen Verfahren aus der humanen DNS herausgeschnitten und in die Erbsubstanz einer anderen Zelle (z.B. E. coli, S. cerevisiae, Maus, Hamster) eingesetzt werden. Diese neue, rekombinante DNS veranlasst die gentechnisch veränderte Zelle nun zur Produktion dieses Human-Eiweißes, das nach Isolierung, Aufreinigung und oft auch weiteren Aktivierungsschritten als Arzneimittel eingesetzt werden kann.

Muteine sind geringfügig vom Human-Eiweiß abweichende Proteine, die deshalb andere pharmakokinetische Eigenschaften, längere Haltbarkeit oder höhere Ausbeute aufweisen.

Peptidhormone, Zytokine, Gerinnungsfaktoren, Enzyme und Impfstoffe lassen sich nach diesen Methoden herstellen.

Monoklonale Antikörper sind nach diesen Methoden in der Regel nicht als Human-Proteine herstellbar. Allerdings versucht man, diese Antikörper so weit wie möglich zu „humanisieren" und dadurch auch eine ausreichende Verträglichkeit für eine längere therapeutische Anwendung zu erreichen. Damit stehen neue Behandlungswege für bösartige Tumorerkrankungen zur Verfügung.

Auch verschiedene Diagnoseverfahren greifen auf monoklonale Antikörper zurück. Durch Kopplung an andere Reagenzien wird das Testergebnis gut messbar.

Methoden der regenerativen Medizin und der somatischen Gentherapie zeigen erste Ergebnisse. Mit Informationen, die sich aus der Entschlüsselung des Human-Genomes gewinnen lassen, sind weitere therapeutische Ansätze denkbar. Allerdings werden die hohen Kosten für diese Arzneimittel eine Therapiebewertung nach medizinischen und nach ökonomischen Möglichkeiten erzwingen. Ob transgene Tiere oder transgene Pflanzen in absehbarer Zeit zu konkreten Ergebnissen und damit zu billigeren Produktionsverfahren führen, bleibt abzuwarten.

Fragen

1. Für ELISA-Tests wie z.B. verschiedene Schwangerschaftstests werden monoklonale Antikörper (MAB) benötigt.
   Wie erhält man einen MAB, mit dessen Hilfe HCG (s. Kap. 13.4.2) nachgewiesen werden kann?
   Ist es notwendig, diesen Antikörper zu humanisieren?
2. In der Roten Liste finden Sie u.a. die folgenden Formulierungen zur Zusammensetzung von Insulinen:
   – 1 ml enth.: Insulin human 100 I.E. (Normalinsulin), enzym. hergestellt aus Schweineinsulin;
   – 1 ml enth.: Insulin human, gentechnisch aus E. coli K 12 hergestellt, 100 I.E. (Normalinsulin);
   – 1 ml enth.: rDNS-Insulin aspart 100 I.E.
   Welches Herstellungsverfahren wurde jeweils gewählt?
   Finden Sie jeweils ein Fertigarzneimittel aus der Roten Liste dazu!
3. Transgene Tiere werden als kostengünstige Produzenten für rekombinante Proteine betrachtet. Welche Schritte sind notwendig, um z.B. ein humanes Peptidhormon so herstellen zu können?

22

ANLEITUNG ZU ÜBUNGEN – PRAXISBEZUG

Für die Absolventen der PTA-Lehranstalten stellt sich immer wieder das Problem, dass sie zwar mit umfangreichen Kenntnissen über Arzneimittel in die Apotheke kommen, bei der Umsetzung in die Kundenberatung aber Defizite aufweisen. Bei dem umfassenden Spektrum an Unterrichtsfächern und Lerninhalten wird es ohnehin nie möglich sein, die volle Breite der für die Offizin notwendigen Fertigarzneimittelkenntnisse und damit die nötige Sicherheit im Unterricht zu vermitteln. Das sich an die schulische Ausbildung anschließende sechsmonatige Apothekenpraktikum kann und muss hier manche Lücke schließen.

Im Fach Arzneimittelkunde sollten u. a. nachstehende Ziele verfolgt werden:

1. Erwerb der Handlungskompetenz für die Beratungstätigkeit in der Apotheke
2. Kenntnis eines Grundstocks häufig vorkommender Fertigarzneimittel aus verschiedenen Indikationsgebieten
3. Zurechtfinden unter den zahlreichen Namen für ein und dasselbe Arzneimittel, ggf. unter Anwendung geeigneter Literatur
4. Sicherer Umgang mit der Fachsprache
5. Sicherer Umgang mit der Fachliteratur und anderen Informationsquellen.

Die nächsten Abschnitte zeigen einige Möglichkeiten zum Erreichen dieser Ziele auf.

22.1 Zusammenarbeit mit dem Fachlehrer „Apothekenpraxis"

Bei entsprechender Interpretation des neuen Faches „Apothekenpraxis" kann eine enorme Befruchtung der Arzneimittelkunde entstehen. Beide Fächer können in Teilen miteinander verschmelzen und so der dringend notwendige Praxisbezug hergestellt werden. Damit kommt man dem in Punkt 1 genannten Ziel einen wichtigen Schritt näher. Es wird vorgeschlagen, bestimmte Kapitel des Faches Arzneimittelkunde auszugliedern und dem Fach Apothekenpraxis zuzuordnen, wo sie dann in der Unterrichtsform „Handlungsorientierter Unterricht", in Arbeitsgruppen selbst organisiert erarbeitet werden können. Auch Lehrplaneinheiten aus anderen Unterrichtsfächern, der Ernährungskunde und Diätetik oder der Medizinproduktekunde können dazustoßen und so eine fächerübergreifende Darstellung ermöglicht werden. Zum Einsatz kommen Unterrichtsformen wie:

- Projektmethode
- Fallstudie
- Rollenspiel
- Selbstorganisiertes Lernen.

Die Bearbeitung der Aufgaben erfolgt sinnvollerweise in Arbeitsgruppen, die die einzelnen Mitglieder des Teams zur Kooperation zwingt. Am Ende steht die Präsentation des Themas, z. B. als Poster oder als Referat vor der Klasse.

Als Themen eignen sich besonders Kapitel wie:

- Diabetes mellitus
- Herz-, Kreislauf- und Gefäßerkrankungen
- Schwangerschaft und Stillzeit.

Eine entsprechende Empfehlung ist von der Bundesapothekerkammer 1998 veröffentlicht worden (Pharm. Ztg. 143, Nr. 26, S. 127–129, 1998).

22.2 Sammlung von Fertigarzneimittel-Leerpackungen

Mit der Anlage einer Sammlung von Fertigarzneimittel-Leerpackungen durch den Schüler soll hauptsächlich dem zuerst genannten Ziel näher gekommen werden.

Das Zusammenstellen einer derartigen Sammlung hält den Schüler vom Beginn seiner Ausbildung dazu an, ohne größere Lernarbeit seine Kenntnis von Fertigarzneimitteln aufzubauen. Er wird sich Namen und charakteristische Firmenzeichen auf den Packungen einprägen. Ferner wird er lernen, bestimmte Fertigarzneimittelnamen sofort entsprechenden Anwendungsgebieten zuzuordnen.

Als äußere Form der Sammlung kann z. B. ein Leitzordner mit eingelegten Blättern aus festem Papier gewählt werden.

Es werden Ausschnitte von Fertigarzneimittel-Leerpackungen eingeklebt. Der Ausschnitt sollte den Namen und die Zusammensetzung des Fertigarzneimittels sowie firmenspezifische Charakteristika der Packung enthalten. Es empfiehlt sich auch, die Abgabekennzeichnung (z. B. verschreibungspflichtig) deutlich hervorzuheben.

Vorteilhaft ist eine Anleitung des Fachlehrers bezüglich des Umfangs und der Ordnung der Sammlung. Die Ordnung kann z. B. nach Indikationsgebieten in der Reihenfolge wie im Unterricht, nach den Hauptgruppen der Roten Liste, dem Indikationsschlüssel der ABDA-Datenbank oder dem ATC-Code erfolgen. Eine Kontrolle der Ordner in angemessenen Zeitabständen durch den Fachlehrer ist empfehlenswert.

Sollte die Schule eine derartige Sammlung nicht fordern, so bringt eine selbstständige Anlage durch den Schüler sicher Vorteile für den Unterricht.

22.3 Übungen zum Unterricht

Mit Übungen zum Unterricht in der Arzneimittelkunde können die Ziele 3, 4 und 5 angestrebt werden.

Für eine Übung sollten mindestens zwei Unterrichtsstunden zur Verfügung stehen. Die Übungen sind als Abschluss größerer Unterrichtseinheiten, wie z. B. Arzneimittel zur Behandlung von Stoffwechselerkrankungen, geeignet.

Die Schüler erhalten Arbeitsblätter, die wie Abb. 22.1 gestaltet sein können.

Die Klasse wird in Arbeitsgruppen von maximal drei Schülern pro Gruppe aufgeteilt. Der Fachlehrer stellt die Aufgabe. Beispiel: Einer Arbeitsgruppe wird der INN Warfarin genannt.

I Stoff	Formel und Vorkommen (betr. Naturstoffe)	I.N.N. und Synonyma	Pharmakologische Wirkung	Nebenwirkungen

II Indikationen	Kontra-Indikationen	○ Fertig-arznei-mittel	☉ Fertig-arznei-mittel	Ver-schreib.-pflicht – oder +	Arzneimittel-Interaktionen	Darrei-chungs-formen

Abb. 22.1 Arbeitsblatt zu den Übungen (leer)

Die Gruppe trägt den Stoffnamen in das Arbeitsblatt ein und erarbeitet die weiteren vom Arbeitsblatt geforderten Merkmale und trägt sie in die dafür vorgesehenen Spalten ein (Abb. 22.2).

Zur Bearbeitung der Arbeitsblätter muss der Fachlehrer die erforderliche Literatur bereitstellen. Es empfiehlt sich, die Literatur auf die in der Apotheke übliche Auswahl einzuschränken, z.B. LAUER, Pharmazeutische Stoffliste, ABDA-Datenbank, Pschyrembel, Fachinformationen, etc.

Hier wird auf die bei Drucklegung dieses Buches jeweils zur Verfügung stehende Literatur verwiesen. Nehmen Sie für Ihre Arbeiten auf jeden Fall die jeweils aktualisierte Ausgabe zur Hand!

Nach einer angemessenen Bearbeitungszeit erfolgt die Auswertung der Schülerarbeit. Dabei kann so verfahren werden, dass jede Gruppe ihre Ergebnisse der Klasse vorträgt. Der Fachlehrer greift dabei korrigierend oder kommentierend ein. Wo nötig werden die Ergebnisse von ihm ergänzt und gegebenenfalls erläutert.

22.4 Übungen zum Umgang mit der Fachliteratur

1. Beispiel
Häufig ist es notwendig medizinische Fachausdrücke – z.B. aus dem Unterricht – nachzuschlagen. Im Unterricht fiel vielleicht der Ausdruck „Headsche Zonen".

Ein Blick ins Sachregister dieses Lehrbuchs zeigt Ihnen, dass Sie hier nicht weiterkommen. Ein geeignetes, überall in der Schule und in der Apotheke vorhandenes Nachschlagewerk ist der Psychrembel (Pschyrembel, W.: Klinisches Wörterbuch. 260. Aufl., Berlin, New York 2004). Wenn Sie dort nachschlagen, finden Sie unter dem Stichwort „Head-Zonen" folgenden Text:

Head-Zonen (Sir Henry H., Neurol., London, 1861–1940): (engl.) Head zones; Hautareale, in denen bei Erkr. innerer Organe Hyperästhesie u. Hyperalgesie (als viszerokutane Reflexe*) auftreten können u. die in

I Stoff	Formel und Vorkommen (betr. Naturstoffe)	I.N.N. und Synonyma	Pharmakologische Wirkung	Nebenwirkungen
3-(α-Acetonyl-benzyl)-4-hydroxy-coumarin (WHO)	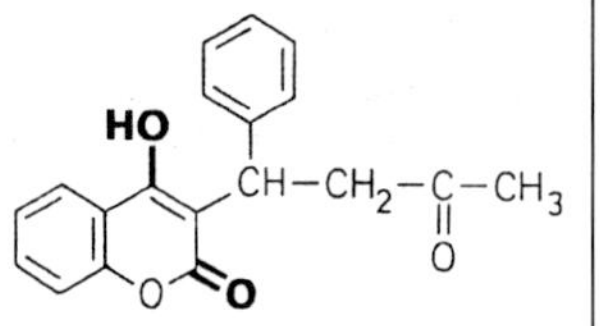 Warfarin INN	Warfarin	Blutgerinnungs-hemmend	Übelkeit Erbrechen Haarausfall Hautnekrosen

II Indikationen	Kontra-Indikationen	○ Fertig-arznei-mittel	⊙ Fertig-arznei-mittel	Ver-schreib.-pflicht – oder +	Arzneimittel-Interaktionen	Darrei-chungs-formen
Thromboembo-lische Erkran-kungen z.B. in Chirurgie u. Kardiologie	u.a. Apoplexie Magen- u. Darm-Ulcera, Hämorrhag. Diathese, Schwanger-schaft	Coumadin®	–	+	Zu erwarten mit zahlrei-chen Arznei-mitteln z.B. Clofibrat, Rifampicin, ASS, Sulfon-amiden, Tetracyclin	Tabletten

Abb. 22.2   Arbeitsblatt zu den Übungen (mit einem Beispiel)

ihrer Ausdehnung dem Dermatom* entspre-chen, das aus demselben spinalen Segment* innerviert wird wie das erkrankte Organ; z.B. in die Innenseite des Oberarms (C_8, Th_1) aus-strahlende Schmerzen bei koronarer Herz-krankheit*.

Ein ähnliches Ergebnis erhalten Sie, wenn Sie das Roche Lexikon befragen (Roche Le-xikon Medizin, 5. Aufl. München, Jena 2003).

2. Beispiel

In ähnlicher Weise entstehen Probleme mit Formelbildern. Auch hier ist die Auswahl des Lehrbuchs zwar repräsentativ, aber not-gedrungen subjektiv. In Tab. 8.8 finden Sie z.B. Formelbilder von Analgetika; das von Ihnen gesuchte **Tramadol,** im Handel

als + Tramal® ist nicht dabei. Wie kommen Sie nun an die Formel? Nun, zunächst liegt es nahe, in einem Chemiebuch, wie z.B. Martin, Jörg: Allgemeine und pharmazeuti-sche Chemie. Ein Lehr- und Arbeitsbuch für PTA. Stuttgart 2005, nachzuschlagen. Su-chen Sie im Inhaltsverzeichnis nach Trama-dol, so werden Sie zwar auf die entspre-chende Textseite verwiesen, finden dort aber nicht die chemische Formel dieses Stoffes. Einen sicheren Erfolg bei der Formelsuche garantiert das Nachschlagen in der Pharma-zeutischen Stoffliste (ABDATA [Hrsg.]: Pharmazeutische Stoffliste 14. Aufl. Esch-born/Taunus). Im entsprechenden Band fin-den Sie unter dem Stichwort Tramadol die Formel und eine Liste aller Fertigarz-neimittel, die Tramadol enthalten (Abb. 22.3).

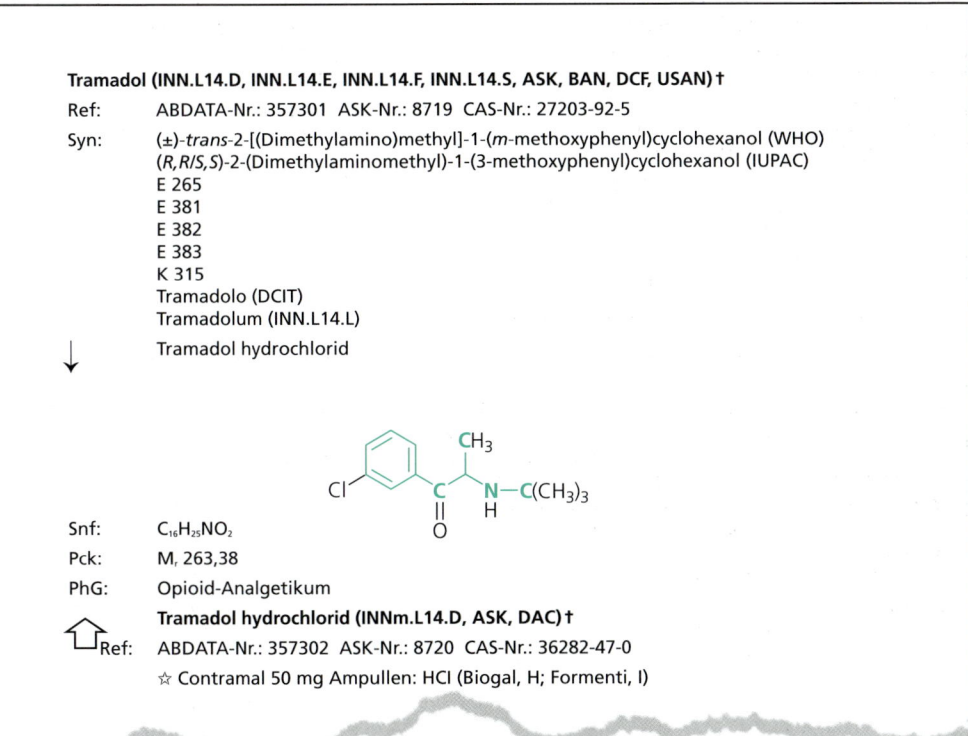

Tramadol (INN.L14.D, INN.L14.E, INN.L14.F, INN.L14.S, ASK, BAN, DCF, USAN)†

Ref: ABDATA-Nr.: 357301 ASK-Nr.: 8719 CAS-Nr.: 27203-92-5

Syn: (±)-*trans*-2-[(Dimethylamino)methyl]-1-(*m*-methoxyphenyl)cyclohexanol (WHO)
           (*R*,*R*/*S*,*S*)-2-(Dimethylaminomethyl)-1-(3-methoxyphenyl)cyclohexanol (IUPAC)
           E 265
           E 381
           E 382
           E 383
           K 315
           Tramadolo (DCIT)
           Tramadolum (INN.L14.L)

           Tramadol hydrochlorid

Snf: $C_{16}H_{25}NO_2$

Pck: M, 263,38

PhG: Opioid-Analgetikum

Tramadol hydrochlorid (INNm.L14.D, ASK, DAC)†

Ref: ABDATA-Nr.: 357302 ASK-Nr.: 8720 CAS-Nr.: 36282-47-0

      ☆ Contramal 50 mg Ampullen: HCl (Biogal, H; Formenti, I)

Abb. 22.3 Beispiel aus der Pharmazeutischen Stoffliste

3. Beispiel

An einigen Stellen in diesem Buch sind Hinweise auf Wechselwirkungen zwischen Arzneimitteln gegeben worden, z. B. Kap. 13.4.2. Dabei hat sich der Autor darauf beschränkt, häufige und therapeutisch besonders wichtige Interaktionen herauszustellen. Aus der Tatsache, dass diese bei einer Substanz nicht erwähnt werden, kann aber nicht geschlossen werden, dass solche Wechselwirkungen nicht bekannt sind. Vielleicht wollen Sie wissen, ob die gleichzeitige Gabe von **Phenytoin** (Diphenylhydantoin) und **Doxycyclin** Probleme aufwirft. Zu einer ersten Information können Sie die Rote Liste – print oder CD – (BPI, VFA, BAH, Deutscher Generikaverband [Hrsg.]: Rote Liste® 2005. Aulendorf 2005) heranziehen. Dort finden Sie im Kapitel „Zusammenstellung von Gegenanzeigen und Anwendungsbeschränkungen, Nebenwirkungen, Wechselwirkungen und Intoxikationen" (oranger Teil) unter dem Stichwort Phenytoin sieben Interaktionen aufgelistet (Abb. 22.4).

Die gesuchte Interaktion Phenytoin-Doxycyclin ist dabei. Der zweite Schritt besteht nun darin, dass Sie die Spezialliteratur zu Rate ziehen: ABDA-Datenbank-online über www.dimdi.de – Arzneimittel-Interaktionen oder Ammon (Ammon, H. P. T. [Hrsg.]: Arzneimittelneben- und -wechselwirkungen. 4. Aufl., Stuttgart 2001 um genauere Informationen zum Wirkungsmechanismus dieser Wechselwirkung zu erhalten und deren klinische Bedeutung einschätzen zu können.

4. Beispiel

Ihnen wurde in Kap. 14.5.1 eine Platinverbindung als Zytostatikum vorgestellt. Vielleicht

P 70 Phenytoin *(s. auch Monographie BAnz. 210. 6. 11. 1993 – Phenytoin, 2. Fassung)*

Wechselwirkungen	a	Antacida	(a) Abfall des Phenytoin-Serumspiegels nach Gabe per os
	b	Phenobarbital, Primidon, Carbamazepin, Vigabatrin, Alkohol (b. chron. Einnahme dieser Substanzen)	(b) Erniedrigung des Phenytoin-Serumspiegels mögl.
	c	Orale Antikoagulanzien, Benzodiazepine, Cimetidin, Chloramphenicol, Cycloserin, Disulfiram, Halothan, Isoniazid, Methylphenidat, nichtsteroidale Antirheumatika, PAS, Sulfonamide, Sultiam, trizyklische Psychopharmaka, Valproat	(c) Erhöhung des Phenytoin-Serumspiegels mögl.
	d	Rifampicin	(d) Erhöhung der Wirkstoffkonzentration von Rifampicin mögl.
	e	Orale Antikoagulanzien, Verapamil, Doxycyclin, Itraconazol, Corticosteroide, orale Kontrazeptiva, trizyklische Psychopharmaka, Carbamazepin, Valproat	(e) Erniedrigung der Wirkstoffkonzentration von e mögl.
	f	Methotrexat	(f) Verstärkung der Toxizität mögl.
	g	Folsäure	(g) Verminderung der Wirkung von Phenytoin mögl.

Abb. 22.4 Beispiel aus der Roten Liste

interessiert Sie der Preis, da ja Platin ein sehr edles Metall ist. Zunächst werden Sie in der Roten Liste in dem „Verzeichnis chemischer Kurzbezeichnungen von Arzneistoffen" (blauer Teil) einige Cisplatinhaltige Fertigarzneimittel heraussuchen – sie finden dort in der Ausgabe 2005 neun Präparate angegeben. Mit diesem Wissen können Sie nun die Lauer-CD (Lauer-Fischer [Hrsg.]: Lauer Taxe; erscheint 14-tägig) heranziehen und den Preis für 10 mg dieser Platinverbindung errechnen.

5. Beispiel
Häufig interessiert aber nicht der absolute Preis einer Substanz, sondern die Therapie-

kosten für einen Tag. Sie wollen ausrechnen, um wie viel teurer die Behandlung ist, wenn statt Metoclopramid das neue Antiemetikum Ondansetron eingesetzt wird. Zunächst suchen Sie in der Roten Liste in der Hauptgruppe 13 (Antiemetika – Antivertiginosa) ein Ondansetron-haltiges Präparat (+ Zofran®) und erhalten dort auch die jeweilige Dosierungsempfehlung. Nun können Sie mithilfe des Lauer die Kosten für die empfohlene Tagesdosis von 16 mg oral errechnen. Entsprechend verfahren Sie, um die Therapiekosten für das Metoclopramid zu errechnen. Eine einfachere Methode besteht darin, ein Nachschlagewerk heranzuziehen, in dem die Fertigarzneimittel mit ihren Therapiekosten aufgelistet sind: Arzneimittelkursbuch 2004/05 [Hrsg.: A. V. I. Arzneimittel-Verlags GmbH Berlin], Berlin 2004.

Viele dieser Informationen lassen sich heute – wie bereits erwähnt – sehr einfach auf elektronischem Wege abfragen.

Hier hat das neue Fach „Apothekenpraxis einschl. EDV" ein weites Feld zur Verfügung.

Neben Tax- und Laborprogrammen und Arbeiten mit einem Warenbewirtschaftungssystem ist vor allem die Beschaffung von Informationen zum und über das Arzneimittel mithilfe Medizinisch-pharmazeutischer Informationssysteme – offline und online – von besonderer Bedeutung.

Folgende Informationen sind z. B. über die ABDA-Datenbank – online www.dimdi.de oder offline, meist eingebunden in das Warenwirtschaftssystem – abzufragen:

- Aktuelle Informationen des Bundesgesundheitsamts
- Aktuelle Informationen der Arzneimittelkommission deutscher Apotheker
- Aktuelle Informationen des Arzneibüros
- Aktuelle Informationen der Arzneimittelinformationsstelle
- Arzneimittelinteraktionen
- Infoarchiv (Nachschlagemöglichkeit für frühere und aktuelle Meldungen)
- Basis- und Textinformation zu deutschen Fertigarzneimitteln (bekannt ist das Warenzeichen oder der Inhaltsstoff oder die Darreichungsform)
- Indikationsverzeichnis (bekannt ist die Indikation, geordnet nach ATC-Code oder Indikationsschlüssel)
- Pharmazeutische Stoffliste (Fertigarzneimittelteil der Stoffliste)
- Wirkstoffdossier
- Ausländische Fertigarzneimittel.

Darüber hinaus können durch Anwahl von Internet-Adressen der folgenden Gruppierungen weitere Informationen über Krankheiten, Therapien, Impfungen und Patientenberatung gewonnen werden.

Pharmazeutische Industrie
www.bpi.de
www.vfa.de
www.bah.de
www.doccheck.de
www.multimedica.de

Pharmazeutische Zeitungen
www.deutscher-apotheker-verlag.de
www.pharmazeutische-zeitung.de
www.pta-aktuell.de
www.lifeline.de

Krankenkassen
www.aok.de
www.barmer.de
www.dak.de

Andere in diesem Bereich tätige Institutionen, wie z. B.

Bundesministerium für Gesundheit
www.bmgs.bund.de/
Bundesinstitut für Arzneimittel und Medizinprodukte www.bfarm.de
Paul-Ehrlich-Institut www.pei.de
Robert-Koch-Institut www.rki.de
Europäische Zulassungsbehörde
www.emea.eu.int

Bewährt hat sich auch die wöchentliche Aufbereitung aktueller Nachrichten durch die Schüler, die sie reihum zu Beginn des Unterrichts als Kurzreferat geben müssen. „This week in health" (www.cnn.com) oder „Dialog Gesundheit" des Bundesgesundheitsministeriums (www.dialog-gesundheit.de) sind neben der Tageszeitung solche auswertbare Quellen.

Durch die parallele Verfügbarkeit von Print- und CD-Versionen zahlreicher Nachschlagewerke (Pschyrembel, Roche Lexikon, Rote Liste, Stoffliste etc.) ergeben sich interessante Aufgabenstellungen, die diese konkurrierenden Systeme zum Inhalt haben.

In dieser oder ähnlicher Form lassen sich vergleichbare Aufgaben mithilfe der in Schule und Apotheke vorhandenen Standardliteratur lösen, wobei drei Punkte besonders beachtet werden sollten:

1. Der Schüler muss zu allen Problemen einen raschen Einstieg erarbeiten
2. Bestimmte Informations„pfade" sind stereotyp zu üben.
3. Die Relativität von Aussagen und Angaben in bestimmten Nachschlagewerken und vor allem im Internet muss vom Schüler erkannt werden.

- Von wem stammt die website? Genaue Angabe des Anbieters incl. Adresse.
- Wer hat die Information erstellt? Wer ist der Autor? Welche Qualifikation hat er?
- Werden die Aussagen durch Literaturangaben belegt?
- Wie alt ist die Information?
- Ist eine E-Mail-Adresse angegeben und damit die Möglichkeit zur Kontaktaufnahme gegeben?

Durch diese kritischen Fragen wird er mit der Zeit in die Lage versetzt, die Quellen, die er gerade benützt, einzuschätzen. Er wird erkennen, wo diese Quelle nicht ausreicht und wo der Wechsel zu einem für dieses Spezialgebiet umfassenderen Werk erforderlich ist.

22.5 Praxisbezug

Eine komplette Simulation der Arzneimittelberatung und Abgabe in der Apotheke ist in der Lehranstalt nicht möglich. Einige apothekenspezifische Arbeitsabläufe bzw. -geräte sollten aber in den Arzneimittelkunde-Unterricht mit einbezogen werden. Die Einrichtung einer Übungsapotheke ist dafür sicher ein sinnvoller Weg. Dem Schüler wird so eine entsprechende Umgebung geboten, in der er bestimmte Inhalte der pharmazeutischen Tätigkeiten üben kann.

Die Anlage einer umfangreichen Fertigarzneimittelsammlung (Leerpackung) an der Lehranstalt ist für den Unterricht unentbehrlich. Zahlreiche Arzneimittelhersteller sind gerne bereit, diese Arbeit zu unterstützen.

Das vierwöchige, während der Schulferien abzuleistende Praktikum gewährt Einblick in den Betriebsablauf einer öffentlichen Apotheke.

Die Fachlehrer sollten von der Möglichkeit Gebrauch machen, mit den Schülern eine Arzneimittelgroßhandlung und eine Krankenhausapotheke zu besuchen. Diese Exkursionen tragen wesentlich zur Veranschaulichung des Stoffes bei.

23

ANTWORTEN ZU DEN FRAGEN

Antworten zu den Fragen in 1

1. Synthese eines neuen Wirkstoffes durch Abwandlung eines natürlichen Wirkstoffes oder Isolierung und Reindarstellung eines neuen Wirkstoffs aus biologischen Rohstoffen u. a. m.
2. Die toxikologischen Prüfungen geben u. a. Aufschluss über die Grenzen der Verträglichkeit und die Nebenwirkungen eines neuen Wirkstoffes.
3. Ein Dragee mit einem magensaftresistenten Überzug gelangt erst im Dünndarm zur Auflösung und wird auch hier erst resorbiert.
4. Siehe Paragraph 10 AMG.
5. Siehe Paragraphen 43, 44, 48 AMG.
6. Siehe Paragraph 11 AMG.
7. Siehe Paragraph 38 Absatz 1 Satz 3: bis zu einer Jahresproduktion von 1000 Stück entfällt die Notwendigkeit einer Registrierung; dann gibt es allerdings auch keine „Reg.-Nr."!
8. Erfragt werden:
Pharmazeutische Mängel
Unerwünschte Arzneimittelwirkungen, also Nebenwirkungen
Arzneimittelmissbrauch.

Antworten zu den Fragen in 2

1. Die Membranen der Mukosaepithelzellen des Darmes sind hauptsächlich für lipophile Stoffe durchlässig. Allerdings sollte der Wirkstoff nicht völlig unlöslich in Wasser sein.
2. Von einem oral aufgenommenen Opiat-Schmerzmittel muss eine entsprechende Menge vom Darm ins Blut aufgenommen, also resorbiert werden, damit auch eine ausreichend große Menge ins Gehirn transportiert (verteilt) werden kann.
Wenn ein oral eingenommenes Arzneimittel im Darm wirken soll (z. B. bei einer Darminfektion), so darf es gerade nicht resorbiert werden.
3. Das Fettgewebe besitzt nur eine geringe Durchblutung, der Wirkstoff wird nur langsam in andere Gewebe verteilt.
4. Infolge verminderter Elimination kommt es zu einer allmählichen Konzentrationserhöhung, die bis zur Vergiftung führen kann.
5. Kumulation wäre möglich wenn die Elimination einer Dosis wesentlich länger als 8 Stunden dauert.
6. Herstellung von Retard- bzw. Depot-Arzneiformen.
7. Schneller Wirkungseintritt und Vermeidung des First-pass-Effekts.
8. Ionenbindung, kovalente Bindung, Ionen-Dipolbindung, Wasserstoffbrücken-Bindung, Bindung durch Van der Waals-Kräfte.
9. Da eine Konkurrenzreaktion vorliegt, kann durch Konzentrationserhöhung des Agonisten die Hemmung wieder aufgehoben werden.
10. Die beiden Kurven besitzen gleiche Steilheit, aber verschiedene Lage. Um mit dem Pharmakon Nr. 2 50 % der möglichen Wirkung zu erzielen, muss drei-

fach so hoch dosiert werden wie bei Pharmakon Nr. 1.

11. ED_{50} = effektive Dosis 50, bei dieser Dosis zeigen 50 % der im Versuch eingesetzten Individuen die erwartete Wirkung. LD_{50} = letale Dosis 50, bei dieser Dosis sterben 50 % der im Versuch eingesetzten Tiere. Therapeutische Breite: Der Abstand zwischen ED_{50} und LD_{50}.

12. Wirkstoff A.

13. Zum Beispiel verminderter Wassergehalt des Gewebes bei älteren Menschen, dadurch höhere Konzentration des Arzneimittels am Wirkungsort als bei jüngeren Menschen mit wasserreicherem Gewebe; z. B. langsamere Elimination durch herabgesetzte Leistungsfähigkeit von Nieren oder Leber.

14. Zum Beispiel Acetylsalicylsäure.

15. Hauterkrankungen.

16. Bei der allergischen Reaktion wird Histamin freigesetzt, das über eine Anschwellung der Bronchialschleimhaut zum Asthmaanfall führt.

17. Hypoglykämie (Erniedrigung des Blutzuckerspiegels). Grund: mehr freies Antidiabetikum, deshalb stärkere Absenkung des Blutzuckerwertes.

18. Z. B. Antirheumatika, Antidiabetika, Antikoagulantien: Plasmaeiweißbindung. Z. B. Schlafmittel: dämpfende Wirkung.

19. Die drei Größen sind Wirkungsqualität, d. h. Art der Wirkung, Wirkungsstärke und Wirkungsdauer.

20. Die beiden Stoffe dürfen sich bei der Aufnahme nicht gegenseitig behindern, die beiden Halbwertszeiten müssen annähernd gleich sein.
Sonst: zwei FAM einsetzen! Evtl. zeitlich versetzt (ca. 1–2 Stunden) einnehmen!

Antworten zu den Fragen in 3

1. Siehe Erste-Hilfe-Tabellen.
2. Durch Adsorption kann Wirkungsverlust eintreten.
3. Röntgendiagnose, Enzymdiagnose, Biopsie, Gastroskopie.

4. Durch Malabsorption kommt es zu einer verminderten Resorption von Arzneimitteln.

5. Proteinasen, Exopeptidasen, Lipasen und Amylasen. Ein pankreasbedingter Lipasemangel wird durch andere Drüsen nicht ausgeglichen. Fett wird nur teilweise verdaut, erscheint im Dickdarm („Fettstuhl") und führt zu Verdauungs- und Resorptionsstörungen.

6. Einem säure- und pepsinkatalysierten Abbau soll vorgebeugt werden.

7. Der Dickdarm besitzt keine Darmzotten und damit auch eine wesentlich kleinere Oberfläche.

Antworten zu den Fragen in 4

1. Die Abwehrreaktionen des Körpers sind herabgesetzt.

2. Der Eisenbedarf steigt entsprechend dem Wachstum des Fetus.

3. Ohne Magenschleimhaut fehlt der Intrinsic factor zur Resorption von Vitamin B 12. Das führt zur perniziösen Anämie.
Vitamin B 12, parenteral appliziert, z. B. Vitamin-B 12 ratiopharm® N.

4. Beide besitzen gewisse Strukturähnlichkeit. Sie können sich deswegen gegenseitig verdrängen.

5. 4-Hydroxycumarin-Derivate besitzen eine Latenzzeit, Heparin nicht.

6. ■ Ähnlicher kolloidosmotischer Druck wie das Blut
   ■ Lange Verweildauer im Blut
   ■ Gute Verträglichkeit
   ■ Geringe Gefahr der Virushepatitis-Übertragung etc.

Antworten zu den Fragen in 5

1. Schutz vor Verletzungen durch Hornschicht und Fett als Druckpolster. Wärmeregulation durch Verdunstungskälte des Schweißes und Wärmetransport des Blutes. Wärmeisolation durch Unterhautfettgewebe. Schutz gegen Bakterien durch

Salz- und Säurefilm des Schweißes, Schutz gegen Strahlung durch Kopfhaare und Pigmente.

2. In hydrophiler Grundlage ist die Verteilung des lipophilen Pharmakons ungünstig. Der Übertritt in die Hydrolipidschicht der Haut wird dadurch erleichtert.

3. ■ Desinfektionsmaßnahmen mit Antimykotika in Schwimmbädern
   ■ Gutes Abtrocknen der Haut nach Baden und Schwimmen
   ■ Tragen von Woll- oder Baumwollsocken
   ■ Häufiger Wäschewechsel.

4. Siehe „Rote Liste".

5. Bei Brennnesselkontakt kommt es zu Gewebshormonfreisetzung in der Haut. Folge sind Hautrötung, Jucken, Brennen und Quaddelbildung. Ähnliche Symptome treten beim Nesselfieber auf.

6. Siehe Nachschlagewerke.

Antworten zu den Fragen in 6

1. Reizaufnahme, Reizleitung, Reizbeantwortung, Stoffwechsel, Wachstum, Vermehrung.

2. Nervale und hormonale Steuerung.

3. Z. B. Temperaturregulation, Atmung, Blutdruck, Wach-Schlafzustand, Fettstoffwechsel und Wasserhaushalt.

4. Hypothalamus, Mittelhirn, verlängertes Mark.

5. Stärkere Erregung des Parasympathikus löst verstärkte Peristaltik aus, während eine stärkere Erregung des Sympathikus hier keinen wesentlichen Effekt hat.

6. Möglich ist eine verstärkte Wirkung des Sympathikus oder eine Abschwächung des Parasympathikus.

Antworten zu den Fragen in 7

1. Die Reizverarbeitung findet im ZNS statt.

2. Ganglienblocker wirken relativ unspezifisch, d.h. sie blockieren die Erregungsübertragung in den Synapsen der sympathischen und der parasympathischen Nerven und verschieben das Gleichgewicht zwischen den beiden Nerven nicht.

3. Durch die vasokonstriktorische Wirkung von Adrenalin bzw. Noradrenalin wird u. a. die Verteilung des Lokalanästhetikums über die Blutbahn verzögert und damit die Wirkung am Applikationsort verlängert.

4. β-Sympathomimetika bewirken eine Erschlaffung der Bronchialmuskulatur. Die Bronchien sind erweitert.

5. Bei Arteriosklerose liegt meist schon eine Verengung der Gefäße vor. α-Sympathomimetika verengen die Gefäße zusätzlich.

6. Ein Arzneimittel besitzt eine α-sympathomimetische Wirkung, wenn es vorwiegend die adrenergen α-Rezeptoren erregt.
   Ein Arzneimittel besitzt z. B. dann eine β-sympatholytische Wirkung, wenn es vorwiegend die adrenergen β-Rezeptoren blockiert.

7. Zusammenstellung der Auswirkungen siehe Tab. 6.1, z. B.: Mundtrockenheit, Bronchienerweiterung, Pupille groß. Kaum Einfluss auf das Herz: hier dominiert der Einfluss des Sympathikus!

8. Atropin verdrängt Acetylcholin von den cholinergen postganglionären Rezeptoren. Atropin besitzt deswegen eine parasympatholytische Wirkung.

9. Pilocarpin wirkt parasympathomimetisch, d. h. durch Erregung von m-Cholinozeptoren miotisch (Pupillen verengend).

10. Z. B. Ester, Amide.

11. Lokalanästhetika besitzen eine vasodilatatorische Wirkung, dadurch werden sie auf dem Blutwege rasch vom Wirkungsort entfernt und umverteilt. Lokalanästhetika vom Estertyp z. B. werden in der Blutbahn durch Cholinesterasen in unwirksame Bestandteile gespalten.

12. Der Restgehalt an Nicotin ist noch so hoch, dass das Kind über die Haut toxische Nicotinwerte im Blut erreicht.

13. Quergestreifte Muskelfaser: nur dort gibt es motorische Endplatten!

14. Quartäre Ammoniumverbindungen tragen immer eine positive Ladung am Stickstoff, sind damit hydrophil und können deshalb die Blut-Hirn-Schranke nicht überwinden und damit im Gehirn auch keine Nebenwirkungen zeigen.
15. Pirenzepin ist ein Parasympatholytikum, das zwar die Magensäuresekretion hemmt, aber auch die Pupille erweitert und damit den Kammerwasserabfluss (s. Kap. 17) so stark hemmt, dass sich das Glaukom verschlimmert.
16. Wenn man Suxamethonium in der Mitte auseinanderschneidet, so entstehen zwei Acetylcholin-Moleküle.

Antworten zu den Fragen in 8 (Abschnitt Schlaf- und Beruhigungsmittel)

1. Atmung, Herztätigkeit und Blutdruck sind vermindert; die meisten Drüsenfunktionen (z. B. Verdauungssäfte, Schweiß) sind erhöht; der Muskeltonus wird je nach Art der Muskulatur sehr individuell beeinflusst: der Tonus der Bronchialmuskulatur nimmt zu, der Blasenschließmuskel erschlafft, die Skelettmuskulatur bleibt weitgehend unverändert.
2. Durch die lange Eliminationshalbwertszeit, z. B. von Flunitrazepam, ist der Wirkstoffspiegel am Morgen noch so hoch, dass ein sedierender, das Reaktionsvermögen einschränkender Effekt noch vorhanden ist.
3. Antiallergische, juckreizstillende und antiemetische Wirkung.
4. Ausschaltung von Ursachen der Schlafstörungen, um Schlafmitteleinnahme überflüssig zu machen; Schlafmitteleinnahme zeitlich begrenzen: möglichst nicht länger als 1–2 Wochen.
5. Tiefschlaf und REM-Schlaf.
6. Kurze Wirkdauer: Einschlafmittel Mittellange Wirkdauer: Durchschlafmittel Lange Wirkdauer: Beruhigungsmittel. Wirkstoffbeispiele vgl. Text!

7. Zusammensetzung:
   Diphenhydramin-HCl 15 mg
   Baldrianwurzel-Trockenextrakt
   (5 : 1) 200 mg
   Einnahmehinweis:
   Bei Schlafstörungen 1/2–1 Std. vor dem Schlafengehen 2–4 Dragees.
   Bewertung:
   1. Kombination unterschiedlicher Therapierichtungen! Nicht sinnvoll!
   2. Baldrian: 1 Dragee = 200 mg Extrakt = 5 × 200 mg Droge = 1000 mg Droge; Normdosis 2–3 g, diese wird mit 2–3 Dragees erreicht.
   3. Diphenhydramin-Normdosis 50 (–100) mg; erst bei 4 Dragees erreicht!
   Alternativen: entweder Gabe eines ausreichend hoch dosierten rein pflanzlichen Fertigarzneimittels oder eines ausreichend hoch dosierten Diphenhydramin-Präparates!
8. Nein: Die Empfehlung zur Einnahme vor dem Schlafengehen ist korrekt; eine Einnahme erst bei nächtlichem Erwachen ist nicht vernünftig, da dann eine Nachwirkung bis lange nach dem Aufstehen zu erwarten ist; auch bei Durchschlafstörungen sollte das Arzneimittel schon kurz vor dem Schlafengehen eingenommen werden!
9. Halbwertszeit von Diphenhydramin 4–6 h, von Doxylamin 8–10 h; deshalb muss Diphenhydramin höher dosiert werden, wenn es auch als Durchschlafmittel lange genug wirken soll!

Antworten zu den Fragen in 8 (Abschnitt Narkose und Narkotika)

1. Anforderungen an Narkotika sind u. a.
   - Schnelles Erreichen des Toleranzstadiums
   - Gute Steuerbarkeit
   - Große Narkosebreite
   - Möglichst geringe Wirkung auf Herz, Kreislauf und Atmung
   - Muskelrelaxierende Wirkung
   - Die Stoffe sollen nicht brennbar und nicht explosiv sein.

2. Das verlängerte Mark ist Sitz lebenswichtiger Zentren wie Kreislauf- und Atemzentrum, die nicht ausgeschaltet werden dürfen.
3. Es sollte entweder gasförmig sein, z. B. N_2O, oder leicht verdampfbar sein, z. B. Halothan.
4. Narkotika können Erbrechen und Übelkeit, Allergie und Vagusreizung mit Hypersekretion auslösen.
5. Der Patient ist z. B. durch die Gabe eines Analgetikums schon teilweise schmerzfrei oder durch die Gabe eines Beruhigungsmittels bereits ruhiggestellt.

Antworten zu den Fragen in 8 (Abschnitt Antiepileptika)

1. Antiepileptika wirken meist auch zentral dämpfend. Im ZNS liegen die Zentren für die verschiedenen Körperfunktionen eng beieinander, sodass die Spezifität der Arzneimittel meist nicht ausreicht, um nur eine Funktion zu beeinflussen.
2. Alkohol senkt die Krampfschwelle, d. h. er kann anfallsauslösend wirken.
3. Zentral-krampflösende Wirkung.
4. Die bisherige Arzneimitteltherapie sollte nicht abgebrochen werden, um nicht durch diesen Abbruch einen Anfall zu provozieren.

Antworten zu den Fragen in 8 (Abschnitt Antiparkinsonmittel)

1. Die Nebenwirkungen kommen durch eine periphere Parasympathikusdämpfung zustande.
2. Dopamin besitzt das gleiche Grundgerüst wie Noradrenalin. Noradrenalin entsteht aus Dopamin durch den Einbau einer alkoholischen OH-Gruppe.
3. Ein vorzeitiger Abbau zu Dopamin soll verhindert werden, da dieses die Blut-Hirn-Schranke nicht passieren kann. Zugleich werden periphere Nebenwirkungen vermindert.

Nein, sonst gäbe es auch im Gehirn keine Umwandlung von Levodopa zu Dopamin.

Antworten zu den Fragen in 8 (Abschnitt Analgetika)

1. Euphorie.
2. Morphin passiert die Plazentaschranke. Folge ist eine Dämpfung des Atemzentrums des neugeborenen Kindes.
3. Morphin besitzt neben der analgetischen u. a. eine tonussteigernde Wirkung auf die Harn- und Gallenblase. Dadurch wird die schmerzauslösende Ursache verstärkt. Ein Spasmolytikum behebt diese Nebenwirkung.
4. Der durch Fehlsteuerung bedingten Verminderung der Schweißsekretion und Verengung der Hautgefäße wird entgegengewirkt. Wärme kann besser abgegeben werden.
5. Differenzierung zwischen Behandlung des Migräneanfalls und Migräneprophylaxe. Anfallbehandlung: Antiemetika + Analgetika + Serotonin-Agonisten. Migräneprophylaxe: Betablocker oder Calciumantagonisten.
6. Beide Stoffe hemmen die Cyclooxigenasen. Durch Hemmung der COX-1 fehlen Prostaglandine; deshalb wird die Magenschleimhaut schlechter durchblutet und weniger Magenschleim produziert, die Zytoprotektion also vermindert. Gleichzeitig steigt durch den Prostaglandin-Mangel die Magensäureproduktion an, sodass Schäden leichter auftreten können.
Suppositorien zeigen ebenfalls diese Nebenwirkungen, da die Arzneistoffe nach Resorption über den Blutweg auch hier in die Magenschleimhaut gelangen und zu diesen Folgen führen.
7. Der „Kater"-Kopfschmerz wurde durch Alkoholgenuss im Übermaß ausgelöst; vermutlich ist die Leber deshalb belastet, sodass Paracetamol ausscheidet. In Frage käme deshalb eine Kombination von ASS oder Ibuprofen mit einer Aminosäure, um

einen raschen Wirkungseintritt zu erreichen.

8. Die Mutter sollte kein ASS-haltiges Fertigarzneimittel geben, da wahrscheinlich eine Virusinfektion für das Fieber verantwortlich ist, es besteht ein gewisses Risiko für das Auftreten des Reye-Syndroms. Die Mutter sollte ein nur Paracetamol enthaltendes Mittel besorgen. Weisen Sie beim Kauf auf die vom Körpergewicht abhängige Höchstdosis hin!

9. Damit soll dem Schmerzreiz bereits prophylaktisch begegnet werden, d.h. wenn der Patient den Schmerz gar nie intensiv wahrnimmt, weil er bereits rechtzeitig die nächste Dosis eingenommen hat, so kann sich auch kein Schmerzgedächtnis bilden, das den Schmerzzustand sonst schnell chronisch werden lassen kann.

10. Codein ist ungeeignet für die Behandlung chronischer Schmerzen, denn es kann dem Patienten nicht zugemutet werden, spätestens alle vier Stunden eine weitere Dosis einnehmen zu müssen. Es gibt andere Arzneistoffe, die sich wegen einer Wirkungsdauer von 6–8 Stunden besser dafür eignen.

11. ASS wirkt als einziges Analgetikum irreversibel auf die COX ein, so dass eine COX-Wirkung erst wieder eintritt, wenn dieses Enzym neu synthetisiert wurde. Eine Neusynthese in den kernlosen Thrombozyten ist aber ausgeschlossen, so dass die Thromboxan-Bildung für die Lebenszeit dieser Thrombozyten von etwa 8–9 Tagen herabgesetzt ist. Das Gerinnungsgleichgewicht ist so lange gestört; es resultiert ein deutlich gerinnungshemmender Effekt.
Beim Gesunden dominiert der Prostacyclin- über den Thromboxan-Effekt. Auch bei reversibler COX-Hemung wird kurzfristig das Prostacyclin-Übergewicht verstärkt, weil die Synthese des Gegenspielers Thromboxan in den relativ wenigen Blutzellen viel stärker gehemmt wird. Allerdings scheint länger anhaltende Prostacyclin-Hemmung die Arterioskleroseneigung zu verstärken!

Antworten zu den Fragen in 8 (Abschnitt Rheumatische Erkrankungen)

1. Corticoide stören z.B. die Wundheilung.
2. Antirheumatika weisen zahlreiche Nebenwirkungen auf, sodass die Therapie mit einem bestimmten Antirheumatikum oft abgebrochen werden muss. Dann sollte eine Alternative zur Verfügung stehen.
3. Die Basistherapie versucht, rheumatische Vorgänge im Bindegewebe zu beeinflussen. Mit der Therapie muss in einem frühen Stadium der Krankheit begonnen werden. Die Therapie muss lange fortgesetzt werden.
4. Sie unterstützt die Therapie mit peroral oder parenteral genommenen Antirheumatika. Es ist eine durchblutungsfördernde, schmerzstillende und teilweise entzündungshemmende Therapie.
5. Vgl. Strukturformel Abb. 8.22.
6. Diclofenac ist ein NSAR, das über Prostaglandin-Mangel zu verminderter Magenschleimproduktion und zu vermehrter Magensäureproduktion und damit zu Ulkus führen kann;
Misoprostol ist ein Prostaglandin mit zytoprotektiver Wirkung, das die Magenschleimhaut schützt;
in der Kombination soll die über NSAR ausgelöste Magen-Darm-Störung verhindert werden.
Weitere Möglichkeit: gleichzeitige Einnahme eines Protonenpumpenhemmers (z.B. Omeprazol), der die sonst durch NSAR erhöhte Säureproduktion bremsen kann.

Antworten zu den Fragen in 8 (Abschnitt Antiemetika)

1. Der Führer des Fahrzeugs ist gezwungen, vorüberziehende Gegenstände zu beachten, d.h. zu fixieren. Ein Beifahrer verhält sich in dieser Hinsicht passiv.
2. Ein Diphenhydramin-haltiges Präparate sollte empfohlen werden. Unabhängig da-

von, ob es auch anregende Stoffe (z. B. 8-Chlortheophyllin) enthält, sollte ein Auto selbst erst nach 6 Stunden nach der letzten Einnahme gefahren werden (vgl. ABDA-Datenbank: Wirkungsdauer bzw. Verteilung).

3. Erbrechen kann schwerwiegende Ursachen haben, sodass ein Arztbesuch dringend angeraten ist.

4. Das Antiemetikum Rodavan® S enthält 50 mg Dimenhydrinat.
Reisetabletten Retorta® haben ebenso diese Indikation und enthalten 27,0 mg Diphenhydraminhydrochlorid und 23,0 mg Chlortheophyllin; das entspricht 50 mg Dimenhydrinat.
Die beiden Fertigarzneimittel sind wirkstoffgleich.

Antworten zu den Fragen in 8 (Abschnitt Psychopharmaka)

1. Für psychische Erkrankungen gibt es im Tierexperiment nur unzureichende Modelle. Die Forschung muss sich hier großenteils auf Hypothesen von den Ursachen psychopathologischer Zustände stützen.

2. Neuroleptika greifen auch am Hypothalamus an. Hier sitzen vegetative Zentren, z. B. für Blutdruck, Atmung und Temperaturregelung. Diese Zentren werden durch Neuroleptika mitbeeinflusst. Der durch Neuroleptika hervorgerufene Dopaminmangel führt zu Catecholaminmangel und damit zu Parasympathikusübergewicht. Dafür sind diese Symptome typisch.

3. Neuroleptika wirken besonders in hoher Dosierung zentral sedierend, während zahlreiche Antidepressiva antriebsfördernd, also zentral anregend wirken.

4. Der beruhigende Effekt kommt durch zentrale Dämpfung zustande (Beeinflussung von GABA-Rezeptoren).

5. Bei der Biotransformation einiger Benzodiazepine (z. B. Diazepam, Prazepam) entstehen Metaboliten, wie z. B. Desmethyldiazepam oder Oxazepam, die selbst als Tranquilizer wirken. Dadurch wird die Wirkungsdauer verlängert.

6. Unter anderem trizyklische und tetrazyklische Verbindungen.

7. Hemmung des Abbaus von Serotonin und Noradrenalin. Folge ist eine erhöhte Konzentration dieser Stoffe im synaptischen Spalt.

8. Appetitzügler enthalten Phenylethylamin-Derivate. Von diesen nimmt man an, dass sie im ZNS Noradrenalin und Dopamin freisetzen. Dadurch werden die Speicher entleert, die Substanz verliert an Wirkung und das führt zu Gewöhnung. Die durch Sympathikusübergewicht bedingte erhöhte Leistungsbereitschaft kann Anlass zu Missbrauch sein!

Antworten zu den Fragen in 9

1. Der große Kreislauf führt Organen und Geweben des Körpers sauerstoffreiches Blut zu und transportiert das venöse Blut ab. Der kleine Kreislauf gewährleistet, dass das venöse Blut in den Lungen wieder mit Sauerstoff beladen wird.

2. Die Herztätigkeit wird z. B. durch Pulsfrequenz und Blutdruck wahrnehmbar.

3. Die arrhythmogene Wirkung, d. h. sie können selbst Ursache von Arrhythmien sein.

4. Im Alter kommt es z. B. zu arteriosklerotischen Gefäßveränderungen und damit auch zu einer Mangeldurchblutung des Herzmuskels mit verminderter Leistungsfähigkeit.

5. Der Arzt kann beim Auftreten von toxischen Nebenwirkungen sofort absetzen. Man vermeidet auf diese Weise Vergiftungserscheinungen, da die Konzentration des Glykosids im Blut langsam ansteigt.

6. Durch Adsorption wird die Resorptionsquote der Herzglykoside herabgesetzt (vor allem: Schichtgittersubstanzen).

7. Herzglykoside, Diuretika, ACE-Hemmer.

8. Bei Koronarinsuffizienz kommt es zu einem Missverhältnis von Blutangebot und Blutbedarf im Herzmuskel. Dadurch wird

das Gewebe nicht mehr ausreichend mit Sauerstoff versorgt. Als Folgen können der Angina-pectoris-Anfall oder der Herzinfarkt auftreten, aber auch Herzinsuffizienz.

9. β-Rezeptorenblocker können zur Verkrampfung der Bronchien führen, wenn nicht nur β_1-Rezeptoren, sondern auch die β_2-Rezeptoren der Bronchien blockiert werden.

10. Die Wirkung von Heparin setzt rasch ein, während die Hydroxycumarin-Derivate wie z. B. Coumadin® erst nach 36 bis 48 Std. voll wirksam werden. Auch ASS wirkt bei parenteraler Gabe rasch.

11. Ödem, Unterschenkelgeschwür.

12. ■ Glycerol, Lebertran u. a. wirken als Emollientien, also stuhlerweichend
   ■ Corticoide wirken entzündungshemmend
   ■ Bismutsalze, Zinkoxid und Gerbstoff wirken als Adstringentien
   ■ Lokalanästhetika sollen die Schmerzen lindern.

Antworten zu den Fragen in 10

1. Weil der Körper selbst Purine synthetisieren kann.

2. In zellkernreicher Kost, d. h. Innereien und Fleisch.

3. Überwiegend über die Niere.

4. Schwellungen und Rötungen, besonders an Gelenken von Großzehe und Fingern, sowie heftige Schmerzen. Der Gichtanfall dauert einige Tage.

5. Man kann die Ausscheidung von Harnsäure verstärken oder die Entstehung von Harnsäure hemmen.

6. Low-density-Lipoproteine (LDL) sind Lipoproteine geringer Dichte, die hauptsächlich Cholesterin von der Leber in andere Organe transportieren (LDL-Cholesterin). Bei starkem Überangebot von LDL wird Cholesterin in Blutgefäßen abgelagert.

7. Die Statine hemmen intrazellulär kompetitiv das Enzym Hydroxymethylglutaryl-Coenzym-A-Reduktase (HMG-CoA-Reduktase). Dieses Enzym katalysiert die Umsetzung des Hydroxymethylglutaryl-Coenzym-A (HMG-CoA) zu Mevalonsäure, ein wichtiger Schritt der Cholesterinbiosynthese in der Leber (Abb. 10.5).

8. Innere Sekretion: Insulin und Glucagon. Äußere Sekretion: Verdauungsenzyme.

9. Antagonismus: Glucagon ist ein Peptidhormon, das den Blutzuckerspiegel erhöht. In den B-Zellen der Langerhans-Inseln wird das Insulin gebildet. Das Insulin ist ein Peptidhormon, das den Blutzuckerspiegel senkt. Synergismus: Glucagon stellt durch Glykogenabbau die Glukose bereit, die dann von Insulin weiter verwertet werden kann.

10. Typ-1-Diabetes: Eine Zerstörung der Betazellen durch Autoimmunreaktion führt zum absoluten Insulinmangel: Insulinpflichtiger Diabetes (IDDM = insulin demand diabetes). Antikörper gegen Inselzellen sind dann auch in 70 bis 90 % der Fälle nachweisbar. Die Entwicklung der Krankheit geschieht in kurzer Zeit und typischerweise vor dem 30. Lebensjahr. Das hat dieser Verlaufsform auch den Namen Juveniler Diabetes eingebracht. In Deutschland gibt es ca. 400 000 Betroffene. Beim Typ-2-Diabetes liegt zunächst eine angeborene Insulinresistenz der Skelettmuskulatur vor. Durch Überernährung und Bewegungsmangel kommt es zur Hyperglykämie und als Reaktion darauf zur Hyperinsulinämie. Diese Situation wird als Metabolisches Syndrom bezeichnet und ist eine Vorphase des Diabetes in der sich allerdings die Gefäßschäden (s. u.) bereits entwickeln. Die Mehrproduktion an Insulin führt zur weiteren Zunahme der Insulinresistenz und durch eine Sekretionsstörung der Betazellen auch zum Insulinmangel, allerdings zum Relativen Insulinmangel = Nichtinsulinpflichtiger Diabetes (NIDDM). Da diese Form vorwiegend im höheren Lebensalter auftritt, spricht man auch vom Altersdiabetes.

11. Hyperglykämie, Glucosurie, Ketonurie, Polyurie, Polydipsie, Hyperlipidämie, Azidose.

Antworten zu den Fragen in 11

1. Etwa 99 % des Ultrafiltrats werden tubulär rückresorbiert.
2. Zum Beispiel Reizleitung im Nervensystem; z. B. Reizleitung am Herz.
3. Der osmotische Druck der Körperflüssigkeiten ist v. a. durch die Konzentration der gelösten Elektrolyte bedingt. Durch tubuläre Salzausscheidung oder tubuläre Salzrückresorption kann die Konzentration der gelösten Elektrolyte und damit der osmotische Druck gesteuert werden.
4. Die verminderte Nierendurchblutung täuscht einen Flüssigkeitsmangel im Körper vor. Der Organismus antwortet mit erhöhter Aldosteronausschüttung. Aldosteron regt vermehrte Resorption von Natriumchlorid und Wasser in den Nierentubuli an. Dadurch wird weniger Harn ausgeschieden, Wasser im Gewebe eingelagert, also eine Ödembildung gefördert.
5. Diese Stoffgruppe greift im Wesentlichen nicht direkt in der Niere an, sondern wirkt indirekt über eine verstärkte Herz-Kreislauf-Tätigkeit und eine bessere Nierendurchblutung.
6. Natrium- und Chlorid-Ionen binden osmotisch stets Wassermoleküle (Hydratation).
7. Das Eiweißmangelödem (Hungerödem) hat seine Ursache in einer Eiweißmangelernährung. Dadurch ist die Eiweißkonzentration des Blutplasmas herabgesetzt und der osmotische Druck in den Kapillaren vermindert. Als Folge davon kann der Rückstrom interstitieller Flüssigkeit aus dem Gewebe in die Gefäße nicht in dem notwendigen Ausmaß erfolgen.
8. Wird die Vasopressin-Ausschüttung reduziert, so wird weniger Wasser aus dem Primärharn zurückresorbiert. Damit wird auch mehr Salz ausgeschieden.
Nach Genuss von hochprozentigen Getränken fehlt am Tag darauf sowohl Salz wie auch Wasser: Verlangen nach salziger Kost und Mineralwasser!
Nach Genuss von Bier o. Ä. fehlt nur Salz, da Wasser ja schon in größerer Menge mit den schwach alkoholischen Getränken aufgenommen wurde!
9. Kaffee enthält Coffein, also ein Xanthin, das durch verstärkte Nierendurchblutung harntreibend wirkt.

Antworten zu den Fragen in 12

1. Bei Orthostase ist infolge Blutmangel in der oberen Körperhälfte das Herzschlagvolumen verkleinert. Durch Erhöhung der Herzfrequenz versucht das Herz diesen Mangel auszugleichen.
2. Da eine Hypotonie meist nicht kausal zu behandeln ist, versucht man, durch Allgemeinmaßnahmen wie regelmäßiges Körpertraining, den Kreislauf zu stabilisieren. Eine Arzneimitteltherapie lässt sich dadurch oftmals vermeiden.
3. Hypertonie führt unerkannt und damit unbehandelt zu arteriosklerotischen Gefäßveränderungen, gegebenenfalls zu Herzinfarkt oder Schlaganfall, Herz- oder Niereninsuffizienz.
4. Calciumantagonisten hemmen auch den Einstrom von Calcium-Ionen in die Zellen der glatten Muskulatur arterieller Gefäße. Folge ist eine Erschlaffung der Gefäßmuskulatur, damit eine Erweiterung dieser Gefäße und damit ein Absinken des Blutdrucks.
5. ACE-Hemmer blockieren das Enzym, das die Umwandlung von Angiotensin I zu Angiotensin II katalysiert. Angiotensin II ist ein starker körpereigener Vasokonstriktor. Eine verminderte Konzentration desselben bewirkt Blutdrucksenkung.
6. Kombinationen aus Etilefrin und Dihydroergotamin zur Blutdrucksteigerung sind sinnvoll.
Die Verwendung von Aescin zu diesem Zweck ist nicht sinnvoll; diese Indikation wird auch von der Aufbereitungskommission nicht genannt!

Die Kombination von zwei α-Sympathomimetika in einem FAM ist nicht sinnvoll.

Antworten zu den Fragen in 13

1. Im Nebennierenmark werden Adrenalin und Noradrenalin gebildet. Adrenalin wirkt blutzuckerspiegelerhöhend und blutdrucksteigernd. Bei Unterfunktion des NNM sind deswegen Hypoglykämie und Hypotonie möglich.
2. Gefahr der Virilisierung weiblicher Feten.
3. In den Erfolgsorganen gibt es spezifische Bindungsstellen für bestimmte Hormone, d. h. in der Schilddrüse für TSH.
4. Die antiphlogistische Wirkung ist keine physiologische, sondern eine dosisabhängige pharmakologische Wirkung.
5. Diese Nebenwirkung kann auftreten, weil Glucocorticoide über eine Hemmung der Lymphozytenbildung Immunreaktionen unterdrücken.
6. Durch negative Rückkopplung wird die Gonadotropinausschüttung gedrosselt und damit eine Ovulation unterdrückt. Die Sekretionsphase kann nicht eintreten und damit auch keine Einnistung des Eies. Die Viskosität des Zervikalsekretes wird erhöht.
7. Anabolika bewirken u. a. eine (in der Rekonvaleszenz gewünschte) Eiweißneubildung (Muskelbildung).
8. Gegenspieler: z. B. Insulin/Adrenalin: Regulation des Blutzuckers
Sympathikus/Parasympathikus: z. B. Regulation der Herzschlagfrequenz.
Negative Rückkopplung: z. B. Thyroxin/TSH: Regulation des Grundumsatzes
Estrogen/FSH: Regulation der Follikelreifung.

Antworten zu den Fragen in 14

1. Das Fehlen der genauen Kenntnis der Ursachen von Tumoren erschwert die gezielte Suche nach wirksamen Arzneimitteln.

2. Die genannten Verfahren der Tumorvernichtung können nie gewährleisten, dass nicht doch noch Restzellen des Tumors vorhanden sind, die einen erneuten Ausbruch verursachen. Mit Zytostatika versucht man, derartige Restzellen zu vernichten.
3. Gegen Prostatakarzinom werden u. a. Estrogene eingesetzt. Diese bewirken im männlichen Organismus Feminisierungserscheinungen.
4. Zahlreiche Zytostatika hemmen auch gesunde Zellen mit hoher Zellteilungsrate wie z. B. die an der Abwehrreaktion beteiligten weißen Blutkörperchen und wirken deshalb immunsuppressiv.
5. Immunsuppressiva können das Knochenmark schädigen. Da im Knochenmark auch Leukozyten zur Infektionsabwehr gebildet werden, wird durch Immunsuppressiva die Fähigkeit der körpereigenen Infektionsabwehr gemindert.

Antworten zu den Fragen in 15

1. Antiinfektiva sind Stoffe, die im Körper Mikroorganismen schädigen oder abtöten und deren Wirkung dabei bereits in Konzentrationen einsetzt, die für den Menschen unschädlich sind. Klassische Antibiotika werden aus Stoffwechselprodukten von Bakterien, niederen oder höheren Pflanzen (z. B. Schimmelpilze) gewonnen. Heute werden Antibiotika auch oft synthetisch oder teilsynthetisch hergestellt, sodass die Bezeichnung Antiinfektiva umfassender ist.
2. Bei der antibiotischen Chemotherapie stellen Wechselwirkungen zwischen Arzneimittel und Erreger die Hauptwirkung dar. Wechselwirkungen zwischen Arzneimittel und Körper haben hier nur pharmakokinetische Bedeutung und begründen die Nebenwirkungen!
3. Das Wirkungsspektrum gibt an, gegen welche Erregerarten ein Antiinfektivum wirksam ist; der Wirkungstyp gibt an, ob eine bakteriostatische oder bakterizide Wirkung vorliegt; die Wirkungsintensität

sagt aus, ab welcher Konzentration/Dosierung die gewünschten Wirkungen des Antiinfektivums eintreten.

4. Resistenz bedeutet, dass Erreger gegen ein bestimmtes Antiinfektivum unempfindlich werden. Man unterscheidet:
   - Primäre oder natürliche Resistenz, d. h. bestimmte Erreger sind gegenüber dem Antiinfektivum von vornherein unempfindlich
   - Sekundäre oder erworbene Resistenz, die entsteht, wenn bei einer an sich empfindlichen Bakterienart durch Mutation einige unempfindliche Bakterien entstehen, die sich dann ungehindert vermehren können. Erworbene Resistenzen können weitervererbt werden.

5. Superinfektionen entstehen, wenn eingenommene Antiinfektiva die auf der Mund- und/oder Darmschleimhaut lebenden Bakterien vernichten. Die körpereigene Bakterienflora ist in der Lage, krankheitserregende Bakterien und Pilze zu unterdrücken. Wird diese Flora vernichtet, breiten sich die sonst unterdrückten Bakterien und Pilze ungehindert aus und erzeugen eine neue Infektion.

6. Penicilline schädigen die Zellwand zum Zeitpunkt der Zellteilung durch fehlerhaftes Vernetzen der Mureinschicht. Sie wirken nur auf wachsende Bakterien und töten sie dadurch ab (bakterizide Wirkung). Da die Bakterienzellwand aus anderen Bausteinen besteht als die menschlichen Zellen, haben Penicilline eine nur geringe Toxizität für den menschlichen Körper.

7. Breitspektrumpenicilline sind Penicilline mit erweitertem Wirkungsspektrum. Durch synthetische Abwandlungen des Penicillin G (Benzylpenicillin), das fast ausschließlich nur gegen grampositive Bakterien wirkt, konnte das Wirkspektrum erweitert werden. Zu den Breitspektrumpenicillinen zählen z. B. Amoxicillin, Ampicillin, Azlocillin oder Mezlocillin.

8. Doxycyclin wirkt bakteriostatisch, also wachstumshemmend. Penicillin kann als bakterizid wirkendes Antibiotikum nur

bei sich vermehrenden Zellen wirken und daher in dieser Kombination nicht wirksam werden.

9. Beratungshinweise:
   - Einhaltung der vorgeschriebenen Dosierung und der Einnahmeintervalle (notwendig für einen gleichmäßigen Blutspiegel)!
   - Die verordnete Arzneimittelmenge muss vollständig eingenommen werden!
   - Die Therapie darf nur nach Rücksprache mit dem Arzt abgebrochen werden!
   - Bettruhe und körperliche Schonung, auch wenn eine Besserung eintritt!
   - Wechselwirkungen mit hormonalen Kontrazeptiva, deren Wirkung z. B. durch Störung der Darmflora abgeschwächt werden kann. Eventuell ist ein zusätzlicher Empfängnisschutz notwendig.

10. Zu den häufigsten Nebenwirkungen der Gyrasehemmer zählen zentralnervöse Störungen. Daher dürfen sie bei Epileptikern, älteren Menschen oder Patienten mit erniedrigter Krampfschwelle oder Depressionen nicht eingesetzt werden. Wegen möglicher irreversibler Knorpelschäden sind Gyrasehemmer bei Kindern und Jugendlichen in der Wachstumsphase, Schwangeren und Stillenden kontraindiziert.

11. Tuberkulose wird in 95 % der Fälle durch Tröpfcheninfektion übertragen. Trotz Antiinfektiva und Impfmaßnahmen treten Neuerkrankungen auf, insbesondere in Risikogruppen, z. B. bei alten Menschen oder HIV-Infizierten. TBC ist aus verschiedenen Gründen gefährlich: Tuberkelbakterien sind so widerstandsfähig, dass sie in geschlossenen Räumen ohne Feuchtigkeit tagelang überleben können. Eine Infektion breitet sich von der Lunge in Schüben auf andere Organe aus. Unbehandelt bilden sich entzündliche Herde, die gesundes Gewebe zerstören und sich später eventuell abkapseln. Antiinfektiva erreichen in diesen schlecht durchbluteten Bereichen oft nicht die notwendigen Kon-

zentrationen. Organtuberkulosen können zu offener TBC führen oder tödlich enden.

12. Die Therapie erfolgt mit Metronidazol, einem auch gegen anaerobe Erreger sehr gut wirksamen Antiinfektivum. Da der Erreger meist durch Geschlechtsverkehr übertragen wird, sollte der/die Partner/in, auch wenn er/sie beschwerdefrei ist, unbedingt mitbehandelt werden, da sonst die Gefahr einer Reinfektion („Ping-Pong-Effekt") besteht. Metronidazol hemmt den Alkoholabbau. Daher darf während der Therapie kein Alkohol getrunken werden.

13. Würmer leben als Parasiten im Inneren von Menschen und Tieren. Sie befallen die verschiedensten Organe, in unseren Breiten am häufigsten den Darm. Die schädigende Wirkung auf den Wirt entsteht durch Entzug von Nährstoffen, Beeinträchtigung oder Zerstörung von Gewebe oder Organen sowie Ausscheidung toxischer Stoffwechselprodukte.

14. Viren haben keinen eigenen Stoffwechsel. Sie können sich nur in lebenden Zellen vermehren, sind also Zellparasiten. Bakterien werden bei einer antiinfektiven Therapie durch bakteriostatische oder bakterizide Wirkung direkt, also selektiv beeinflusst, während bei einer antiinfektiven Therapie von Virusinfektionen oft die Wirtszellen beeinflusst werden müssen, um die Virusvermehrung zu hemmen.

15. HIV bedeutet Human Immunodeficiency Virus (Humanes Immunschwäche-Virus). Das HI-Virus befällt vor allem T-Lymphozyten des Immunsystems. Bei fortgeschrittener Infektion wird dieses geschwächt und daher wird von einem (durch HIV-Infektion) Erworbenen Immunmangelsyndrom gesprochen, in der englischen Übersetzung Acquired Immune Deficiency Syndrom, abgekürzt AIDS.

16. Im Impfstoff enthaltene Antigene lösen die Bildung von Antikörpern aus, die dem Körper nach einer Latenzzeit eine spezifische Immunität gegen diese Antigene verleihen (Aktive Immunisierung, da der Körper selbst „aktiv" werden muss). Die erworbene Immunität bleibt z. T. jahre- bis lebenslang bestehen. Sera enthalten bereits Antikörper, die einen sofortigen Schutz verleihen, der jedoch nur kurze Zeit (Tage bis wenige Wochen) anhält. Der Körper ist an der Produktion der Antikörper nicht beteiligt, daher spricht man von passiver Immunisierung. (Merke: **S**era – **S**ofortschutz).

17. Gleichzeitige Applikation von Impfstoff und Serum, d. h. zum gleichen Zeitpunkt aktive und passive Immunisierung. In bestimmten Situationen besteht dann ein sofortiger Schutz, gleichzeitig wird aber auch für den Aufbau einer Immunität gesorgt. So geht man z. B. nach Verletzungen vor, wenn nicht bekannt ist, ob der Patient einen ausreichenden Schutz gegen Wundstarrkrampf (Tetanus) besitzt.

18. Die rechtzeitige Prophylaxe mit einem geeigneten Malariamittel ist erforderlich, damit bei Ankunft am Reisezielort ein ausreichend hoher Wirkspiegel des Antiinfektivums gesichert ist.

19. Die wichtigsten Anwendungsbereiche für Desinfektionsmittel sind:
   - Hautdesinfektion
   - Händedesinfektion
   - Geräte- und Instrumentendesinfektion
   - Oberflächendesinfektion
   - Desinfektion von Körperausscheidungen (Eiter, Stuhl, Urin)
   - Raumdesinfektion
   - Wäschedesinfektion
   - Wasserdesinfektion.

20. Die Vorsorgemaßnahmen umfassen: Ärztliche Beratung, Impfungen (eine zusätzliche Vorausplanung ist wegen eventueller Wartezeiten wichtig!), Chemoprophylaxe (aktuelle Situation im Reiseland erfragen!) Reiseapotheke und persönliche Verhaltensregeln („Cook it, boil it, peel it or leave it"), ggf. Kondome.

Antworten zu den Fragen in 16

1. Bei Schnupfen schwillt die Nasenschleimhaut stark an und bildet verstärkt Nasense-

kret. Beide Effekte behindern die Nasenatmung und provozieren die Mundatmung. Vasokonstriktorische Arzneistoffe bewirken eine Schleimhautabschwellung und Verringerung des Nasensekretes; zugleich bleibt die Belüftung der Nebenhöhlen erhalten und die Ohrtrompete (Eustachische Röhre) wird freigehalten.

2. Eine Rhinitis medicamentosa ist ein arzneimittelbedingter Schnupfen, der durch zu häufige und/oder zu lange Anwendung vasokonstriktorischer Nasentropfen entsteht. Die Schleimhaut bildet sich infolge der Mangeldurchblutung zurück oder wird völlig zerstört. Die Therapie erfolgt durch völliges Weglassen der Nasentropfen oder einem „Herunterdosierungs-Schema", wobei geringer dosierte Präparate weniger häufig angewendet werden, bis hin zu Präparaten ohne vasokonstriktorische Zusätze, z. B. meersalzhaltige Sprays.

3. Husten reinigt die Atemwege, indem durch den Hustenreflex Staub, Fremdpartikel, zäher Schleim und/oder Eiter von den Schleimhäuten der Atemwege entfernt werden. Husten kann als trockener, unproduktiver Husten ohne Schleimauswurf (Reizhusten) und als produktiver Husten mit Schleimauswurf auftreten.

4. Die gleichzeitige Gabe eines Expektorans und eines Antitussivums ist unsinnig, weil der vermehrt gebildete dünnflüssige Schleim (Expektoranswirkung) aufgrund des Antitussivums nicht abgehustet werden kann. Der Schleimauswurf ist ohne Husten jedoch nicht möglich; dadurch besteht die Gefahr eines Sekretstaus und/oder eine Verschlimmerung der Grunderkrankung.

5. Die Teedrogen gehören in der Regel zu den Schleim enthaltenen Mucilaginosa, z. B. Eibischwurzel, Spitzwegerichkraut. Für die Inhaltsstoffe gibt es keine pharmakologische Begründung, da deren Konzentration in den Tees für eine Wirkung nicht ausreicht. Diese Tees sorgen aber auf jeden Fall für eine erhöhte Flüssigkeitsaufnahme.

6. Bei der Influenza („echten" Grippe) handelt es sich um eine ernsthafte Infektion mit den Influenza-Viren A, B oder C, bei der schwerwiegende Komplikationen auftreten können, z. B. Lungenentzündung, Schädigung des Herz-Kreislauf- und Nervensystems. Der grippale Infekt wird ebenfalls durch Viren hervorgerufen, zeigt aber einen wesentlich harmloseren Verlauf.

7. Die Atemwegsverengungen beim Bronchialasthma entstehen durch Verkrampfung der Bronchien, entzündliche Schwellung bedingt durch die Überempfindlichkeit der Bronchialschleimhaut und durch die verstärkte Absonderung von zähem Sekret.

8. Inhalative Glucocorticoide werden zur entzündungshemmenden Dauertherapie eingesetzt. Sie wirken prophylaktisch, aber nicht sofort bronchialentkrampfend. Daher können sie nicht bei einem Anfall eingesetzt werden. Der Patient sollte eine Inhalierhilfe (Spacer) verwenden, wodurch lokale Nebenwirkungen wie Heiserkeit, Husten oder Pilzbefall der Mund-Rachen-Schleimhaut (Mundsoor) verringert werden. Nach der Inhalation sollte Mund und Rachen gespült, die Inhalation vor den Mahlzeiten durchgeführt werden.

9. β_2-Sympathomimetika sollen möglichst inhaliert werden, weil dadurch systemische Nebenwirkungen wie Tachykardie, Tremor oder Miktionsbeschwerden vermindert werden können. Zudem tritt die Wirkung kurz wirksamer β_2-Sympathomimetika nach Inhalation innerhalb weniger Minuten ein, was bei einem Asthmaanfall lebensrettend sein kann.

Antworten zu den Fragen in 17

1. ■ Nicht infektöse Konjuntivitis
   ■ Infektiöse (viral oder bakteriell bedingt) Konjunktivitis.
2. Augentropfen mit sympathomimetischer Wirkung.
3. Antihistaminikahaltige, Cromoglicinsäure enthaltende oder corticoidhaltige Augentropfen und -salben.
4. Pupillenerweiterung.
5. Bei Winkelblockglaukomen.

Antworten zu den Fragen in 18

1. Ein Grund könnte die durchblutungsfördernde Wirkung der Estrogene sein.
2. Pankreas, Dünndarmschleimhaut, Magenschleimhaut.
3. Diät, gutes Kauen, Bewegungstherapie, geistige Betätigung, soziale Integration alter Menschen etc.
4. Essenzielle Fettsäuren, wie Linol- und Linolensäure, essenzielle Aminosäuren wie Leucin, Methionin, Phenylalanin, Spurenelermernte.

Antworten zu den Fragen in 19

1. Unter Phytotherapeutika versteht der Gesetzgeber Arzneimittel aus Pflanzen, Pflanzenteilen und Pflanzenbestandteilen als standardisierter oder normierter Auszug.
2. Die Standardisierung bestimmt die Qualität und Reproduzierbarkeit der Drogeninhaltsstoffe, die Normierung die Wirksamkeitsbestimmung der Drogeninhaltsstoffe.
3. Die Therapie-Regel heißt: Similia similibus curentur (Ähnliches soll mit Ähnlichem geheilt werden).
4. Die homöopathischen Arzneimittel werden Potenzen genannt. Man signiert sie durch nachgestellte Ziffern, die die Höhe der Potenz entsprechend der Dezimal-Reihe mit vorgestelltem „D" oder der Centesimal-Reihe mit vorgestelltem „C" angeben, z. B. Belladonna D 4, Belladonna C 4.
5. Rudolf Steiner nannte die Erkrankung eine Störung der Biosphäre des Menschen. Damit ist die Erkrankung ein aus dem Gleichgewicht von Leib, Seele und Geist geratener Zustand.
6. Zum Beispiel Übersehen eines akuten Krankheitszustandes und Versäumen einer adäquaten Therapie.

Antworten zu Kapitel 20

1. Regaine® ist geeignet für dunkelhaarige Männer im Alter von 18–49 Jahren mit androgen bedingter Alopezie im Tonsurbereich der Kopfhaut von 3–10 cm Durchmesser sowie für Frauen mit androgener Alopezie.
Behandlungsziel bei Männern: Verlangsamung des Haarverlustes; um einer fortschreitenden Glatzenbildung entgegenzuwirken; nur selten wird ein kosmetisch befriedigendes Resultat erzielt.
Behandlungsziel bei Frauen: Förderung des Haarwachstums.
Nein, Regaine® ist nicht geeignet bei Haarausfall nach einer Chemotherapie, denn dabei handelt es sich nicht um einen androgen bedingten Haarausfall.
2. Dosierung: 2 x täglich 1 ml = 2 ml/Tag; 60 ml einer N1-Packung reichen also für etwa 30 Tage.
Eine N2-Packung (3 x 60 ml) reicht etwa ein Vierteljahr und kostet 72,84 EUR (Stand 12/2004).
Nein; die (Neben-)Wirkung ist reversibel, d. h.: nach dem Absetzen stellt sich allmählich wieder der ursprüngliche (unbefriedigende) Zustand ein.
Auch Rauchen vermindert die (Kopf-)Hautdurchblutung; deshalb: unbedingt zuerst nicht mehr rauchen, bevor weitere durchblutungsfördernde Maßnahmen ergriffen werden!
3. Die Einnahme erfolgt morgens.
Sibutramin wirkt 16 Stunden, also bei morgentlicher Einnahme über den Zeitraum hinweg, in dem sonst eventuell zu viel gegessen würde!
4. Es besteht jetzt noch keine Mangelzustand: Diese Werte enthalten einen Sicherheitszuschlag von 20–30 %, so dass auch bei etwas zu geringer Aufnahme heute eine noch ausreichende Versorgung gewährleistet ist.
Der Körper verfügt darüber hinaus bei bisher optimaler Versorgung auch über eine Reserve, die zunächst herangezogen werden kann.

5. Orlistat wird mit den Hauptmahlzeiten eingenommen und durch den Verdauungskanal transportiert. Der Stoff verhindert dabei eine Fettverdauung und damit auch eine Resorption dieser Energieträger. Wird jedoch fettreiche Nahrung zusätzlich zu anderen Zeiten aufgenommen, so fehlt der Enzymhemmstoff, dieses Fett wird verdaut und resorbiert.

   Zur Resorption von MCT ist eine Lipasespaltung gar nicht notwendig; diese Fette werden selbst in Anwesenheit von Enzymhemmstoffen wie Orlistat vom Körper aufgenommen und liefern damit Energie!

6. Nein; die Belastungen am Herz bis zum Herztod werden hauptsächlich durch die sexuelle Aktivität selbst ausgelöst; da diese durch jedes dieser Arzneimittel ermöglicht wird, lässt sich eine Überlastung des Herzmuskels auch nicht ausschließen.

Antworten zu den Fragen in 21

1. Eine Maus wird mit HCG geimpft; sie bildet Antikörper gegen HCG; deshalb werden die Milzzellen dieser Maus gewonnen und aufbereitet.

   Diese Milzzellen der Maus werden mit Myelom-Zellen einer Maus verschmolzen; Hybrid-Zellen, die „unsterblich sind" und HCG-Antikörper produzieren, werden isoliert und gezüchtet.

   Das sind jetzt die Lieferanten für den Antikörper der ELISA-Reaktion.

Es ist nicht notwendig, diesen Antikörper zu humansieren: Der Antikörper wird nur in vitro eingesetzt, so dass keine Immunantwort gegen ihn provoziert wird.

2. Im ersten Fall ist aus Schweinepankreas isoliertes Insulin Ausgangsmaterial; durch Enzyme wird die „falsche" Aminosäure gegen die richtige ausgetauscht, das Insulin dadurch humanisiert.

   Im zweiten Fall wurde der für Insulin wesentliche Abschnitt einer menschlichen DNS identifiziert, ausgeschnitten und in eine bakterielle Phagen-DNS eingefügt. Dieser veränderte Phage wird in ein E.coli-Bakterium eingeschleust und beginnt jetzt mit der Insulin-Produktion (s. Abb. 21.2).

   Im dritten Fall wird eine veränderte DNS eingesetzt, die bereits eine geringfügig veränderte Aminosäuresequenz des Insulins synthetisiert; dieses Insulin-Mutein hat andere pharmakokinetische Eigenschaften (Fertigarzneimittel-Beispiele finden Sie in der aktuellen Roten Liste!).

3. Um die Eigenschaft „transgen" weitergeben zu können, muss das jeweils zur Proteinproduktion herangezogene Gen in die Keimbahn des Tieres eingebracht werden: Das Bruchstück aus der Human-DNS, das das gewünschte Gen trägt, wird in eine tierische DNS eingebracht; diese wird in eine Eizelle gebracht, so dass diese Eigenschaft jetzt jeweils mit vermehrt werden kann.

   Tiere, die jetzt auch dieses Gen tragen, können nun das entsprechende Humanprotein herstellen.

ABDA (Hrsg.): Pharmazeutische Stoffliste 14. Aufl. Eschborn/Taunus.

Aktories, K., Förstermann, U., Hofmann, F. B., Starke, K. (2004), Allgemeine und Spezielle Pharmakologie und Toxikologie, Urban & Fischer, München.

Ammon, H. P. T. (Hrsg.) (2001): Arzneimittelneben- und -wechselwirkungen. Wissenschaftl. Verlagsges., Stuttgart.

Ammon, H. P. T., Roth, H.J., Stofft, E. (1978), Der Respirationstrakt und seine medikamentöse Beeinflussung, Werbe- und Vertriebsgesellschaft Deutscher Apotheker mbH, Frankfurt/Main.

Ammon, H. P. T., Mutschler, E., Scholz, H. (2005), Arzneimittelinformation und -beratung in der Apotheke, Wissenschaftl. Verlagsges., Stuttgart.

Arzneimittelkursbuch 02/03, (2002), Arzneimittel-Verlags GmbH, Berlin.

Arzneimittelrichtlinien Anlage 8 zu § 91 Abs. 5 SGB V (2004); Deutsches Ärzteblatt 14/2004, Seite A 963.

A.V.I. Arzneimittel-Verlags-GmbH Berlin (Hrsg.) (1999): Arzneimittelkursbuch 99/2000, Berlin.

Bauer, E. W., Humanbiologie (1975/2000), Cornelsen-Velhagen u. Klasing Verlag, Bielefeld.

Becker, R. (2000), Ärztlicher Ratgeber für junge Eltern, Wort & Bild Verlag, München.

Bornhaupt, O. v., Bau und Funktion des menschlichen Körpers, Bundeszentrale für gesundheitliche Aufklärung, Köln.

Brinkmann, H., Wissmeier, K., Gehrmann, B., Koch, W.-G., Tschirch, C. (2004), Phytotherapie für die Kitteltasche, Wissenschaftl. Verlagsges., Stuttgart.

Derendorf, H., Grammatté, Th., Schäfer, H. G. (2002), Pharmakokinetik, Wissenschaftl. Verlagsges. Stuttgart.

Dingermann, T. (1999), Gentechnik – Biotechnik, Wissenschaftl. Verlagsges. Stuttgart.

Faller, A. (2004), Der Körper des Menschen, Georg Thieme Verlag, Stuttgart.

Fintelmann, V., Menßen, H. G., Siegers, C.-P. (1993), Phythotherapie-Manual, Hippokrates Verlag GmbH, Stuttgart.

Fischer, U., Siegmund, B. (2003). Borreliose, Hirzel Verlag, Stuttgart.

Framm, J., et al. (2005), Arzneimittelprofile für die Kitteltasche, Deutscher Apotheker Verlag, Stuttgart.

Gaedcke, F., Steinhoff, B. (2000). Phytopharmaka, Wissenschaftl. Verlagsges., Stuttgart.

Gärtner, R. (2004), Schilddrüsenerkrankungen, Wissenschaftl. Verlagsges., Stuttgart.

Gebler, H., Kindl, G. (2005), Pharmazie für die Praxis, Wissenschaftl. Verlagsges., Stuttgart.

Gehrmann, B., Koch, W.-G., Tschirch, C., Brinkmann, H. (2000), Arzneidrogenprofile für die Kitteltasche, Deutscher Apotheker Verlag, Stuttgart

Holzgrabe, U., Bechthold, A., Antibiotische Chemotherapeutika, DAZ 8 (2000) 813 ff.

Kahle, W., Frotscher, M. (2002), Taschenatlas der Anatomie für Studium und Praxis, Georg Thieme Verlag, Stuttgart.

Karlson, P. (1994), Kurzes Lehrbuch der Biochemie, Georg Thieme Verlag, Stuttgart.

Kleinebrecht, Fränz, Windorfer (1999), Arzneimittel in der Schwangerschaft und Stillzeit, Wissenschaftl. Verlagsges., Stuttgart.

Kraus, J. (2001), Vademecum für Pharmazeuten, ECV Editio Cantor, Aulendorf.

Krauß, J., Müller, P., Unterreitmeier, D. (2002), Arzneimitteleinnahme für die Kitteltasche, Deutscher Apotheker Verlag, Stuttgart.

Kresse, G. (2003), Gentechnisch maßgeschneiderte Medikamente, BIOforum 10/2003, GIT-Verlag.

Kuschinsky, G., Lüllmann, H. (1998), Kurzes Lehrbuch der Pharmakologie und Toxikologie, Georg Thieme Verlag, Stuttgart, New York.

Lemmer, B., Brone, K. (2004), Pharmakotherapie, Springer Verlag, Berlin.

Lennecke, K., Hagel, K., Przondziono, K. (2004), Selbstmedikation für die Kitteltasche, Deutscher Apotheker Verlag, Stuttgart.

Lennecke, K., Lengeling, S., Hagel, K., Grasmäder, K., Liekweg, A. (2003), Therapie-Profile für die Kitteltasche, Wissenschaftl. Verlagsges., Stuttgart.

Lindl, T. (2002), Immunbiologie; Studienbrief 5 zum Kontaktstudium Molekularbiologie des Fernstudienzentrums der Universität Karlsruhe (TH), Karlsruhe.

Löffler, G., Petrides, P. E. (2003), Biochemie & Pathobiochemie, Springer Verlag, Heidelberg.

Lüllmann, H., Mohr, K., Hein, L. (2004), Taschenatlas Pharmakologie, Georg Thieme Verlag, Stuttgart.

Martin, E. (2003), Der Asthma-Patient in der Apotheke, Deutscher Apotheker Verlag, Stuttgart.

Miram, W., Scharf, K.-H. (1998), Biologie heute S II, Schroedel Verlag, Hannover.

Müller, T., Ökonomische Aspekte bei der Pharmakotherapie am Beispiel monoklonaler Antikörper. Krankenhauspharmazie 24 (2003), 136–142.

Mutschler, E. (2001), Arzneimittelwirkungen, Wissenschaftl. Verlagsges., Stuttgart.

Netter, F. H. (1990), Farbatlanten der Medizin Bd. 1: Herz; Bd. 2: Niere und Harnwege, Georg Thieme Verlag, Stuttgart.

Niedner, R., Adler, Y. (2004), Hautkrankheiten im Blick für die Kitteltasche, Wissenschaftl. Verlagsges., Stuttgart

N. N. (2000), Antibiotikatherapie, Deutsches Ärzteblatt 18.

N. N. (1999), Asthma – Wissen hilft, Astra pharma stern GmbH, Wedel.

N. N. (1999), AVP-Sonderheft Therapieempfehlungen, Arzneimittelkommission der Deutschen Ärzteschaft, Empfehlungen zur Therapie von akuten Atemwegsinfektionen einschließlich Handlungsleitlinie Akute Atemwegsinfekte, Arzneiverordnung in der Praxis (AVP).

N. N. (2001), Impfkodex 5, Chiron Behring.

N. N. (1990) Kursbuch Gesundheit, Verlag Kiepenheuer & Witsch, Köln.

N. N. (2000), Moderne Antibiotikatherapie, DAZ 14, 1598 ff.

N. N. (2004), Pharma-Daten 2004, Bundesverband der Pharmazeutischen Industrie e. V. (BPI), Berlin.

N. N. (2003), Produktmonographie Xatalan, Pfizer GmbH – Betrieb Pharmacia, Erlangen.

N. N. (1998) Sonderdruck MMW: Rationaler Einsatz oraler Antibiotika in der Praxis, Empfehlungen einer Expertenkommission der Paul-Ehrlich-Gesellschaft für Chemotherapie e. V., Münchner Medizinische Wochenschrift 9/1998.

Pharma Daig + Lauer (Hrsg.): Große Deutsche Spezialitäten-Taxe – Lauer Taxe; erscheint 14-tägig.

Pharm. Ztg. 143, Nr. 26: Empfehlungen zur inhaltlichen Ausgestaltung des Lehrgangsfaches „Apothekenpraxis einschließlich EDV". S. 127–129, 1998.

Pschyrembel, W. O. (2002), Klinisches Wörterbuch, Walter de Gruyter Verlag, Berlin, New York.

Quelle v. Abb. 14.18: nach Pharmaz. Ztg. 19, 12. 5. 1988, Quelle Behringwerke AG.

Quelle v. Abb. 14.6: Deutsches Grünes Kreuz, Fördergesellschaft mbH, 35037 Marburg, Schuhmarkt 4.

Quelle v. Abb. 16.3: N. N. (1990), Kursbuch Gesundheit, Verlag Kiepenheuer & Witsch, Köln.

Quelle v. Abb. 16.9: N. N. (2000), Pharmazie (Begleitbuch zur Dauerausstellung im Deutschen Museum München).

Quelle v. Abb. 16.13: N. N. (1999), Das große Medizin-Lexikon, Data Becker GmbH & Co. KG, Düsseldorf.

Reichling, J. (2001), Arzneimittel der komplementären Medizin, Govi Verlag, Eschborn.

Roche Lexikon Medizin (2003), Urban & Fischer, München.

Rosslenbroich, B., Saller, R. (1999), Phytotherapie im Überblick in Naturheilverfahren, Springer Verlag, Heidelberg.

Rote Liste® Service GmbH (Hrsg.) (2005): Rote Liste 2005. Editio Cantor, Aulendorf.

Sarre, T. (2002), Molekulargenetik und Genexpression; Studienbrief 1 zum Kontaktstudium Molekularbiologie des Fernstudienzentrums der Universität Karlsruhe (TH), Karlsruhe.

Schek, A. (2002), Ernährungslehre kompakt, Umschau Zeitschr.-Verl. Breidenstein GmbH, Frankfurt am Main.

Schek, A. (2002), Sport und Ernährung, Deutsche Apotheker Zeitung 31, 3767 ff.

Schek, A. (2002), Top-Leistung im Sport durch bedürfnisgerechte Ernährung, Philippka-Verlag, Münster.

Schmidt, R. F., Lang, F., Thews, G. (2005), Physiologie des Menschen, Springer-Verlag, Heidelberg.

Scholz, H., Schwabe, U. (Hrsg.) (2004), Taschenbuch der Arzneibehandlung, Urban & Fischer, München.

Schwabe, U., Paffrath, D. (Hrsg.) (2004), Arzneiverordnungsreport 2003, Springer-Verlag, Berlin · Heidelberg.

Silbernagl, S., Despopoulos, A. (2003), Taschenatlas der Physiologie, Georg Thieme Verlag, Stuttgart.

Simon, C., Stille, W. O. (2001), Antibiotika-Therapie in Klinik und Praxis, Schattauer Verlag, Stuttgart, New York.

Strauss, D. (2000): Chemie für die pharmazeutische Praxis, Deutscher Apotheker Verlag, Stuttgart.

Strehl, E. (Hrsg.) (1995), Fertigarzneimittel, Govi-Verlag Pharmazeutischer Verlag GmbH, Eschborn.

Thews, G., Mutschler, E., Vaupel, P. (1999), Anatomie, Physiologie, Pathophysiologie des Menschen, Wissenschaftl. Verlagsges., Stuttgart.

Vogel, G., Angermann, H. (1998), dtv-Atlas zur Biologie, dtv, München.

Waldeyer, A. (2003), Anatomie des Menschen, Walter de Gruyter und Co., Berlin.

Werning, C. (1997), Medizin für Apotheker, Wissenschaftl. Verlagsges., Stuttgart.

Wettengel, R., et al. (1998), Asthmatherapie bei Kindern und Erwachsenen, Med. Klinik 93, 639–650

Zenz, M., Jurna, I. (2001): Lehrbuch der Schmerztherapie, Wissenschaftl. Verlagsges., Stuttgart

Zierz, S., Jerusalem, F. (2003): Muskelerkrankungen. Georg Thieme, Stuttgart.

CD-Rom: Das große Medizin-Lexikon, (1999) Data Becker GmbH & Co. KG, Düsseldorf.

Internet: www.chiron-behring.de
    www.luft-zum-leben.de
    www.m-ww.de Medicine Worldwide

SACHREGISTER

Angiotensinrezeptorantagonisten s. a.
AT1-Rezeptorantagonisten 256f.,
259
Anis 54
Anophelesmücken 350
Antagonismus 34
–, chemischer 24, 78
–, funktionelle 24
–, kompetitiver 122
Antagonisten 23
α_2-Antagonisten 189
H2-Antagonisten 27, 47
Antazida 45, 47
Antazolin 412
Anthelminthika 364
Anthrachinonderivate 60
Anthrachinone 58
anthroposophische Lehre 426
Antiadiposita 437
Antiallergika 86
antiallergisch 274
Antiandrogene 291
Antiarrhythmika 209f.
Antiarteriosklerotika 419
Antibiogramm 312
Antibiotika s. a. Antiinfektiva 29,
308
Anticholinergika 47, 180
Antidepressiva 149, 151, 184, 188f.
–, tetrazyklische 189
–, trizyklische 189
Antidiabetika, orale 237f.
Anti-D-Immunglobulin 69
antidiuretisches Hormon 244
Antiemetika 140, 178ff.
Antiepileptika 74, 141ff., 192
antiexsudativ 219
Antigene 29, 357
D-Antigen 69
Antigen-Antikörper-Reaktion 29f.
Antihämorrhagika 76
Antihidrotika 97
Antihistaminika 23, 132, 140
H_1-Antihistaminika 180, 382
Antihypertonika 253f.
Antiinfektiva 308
–, antibakterielle 309
–, Antibiogramm 312
–, antibiotische 315
–, antivirale 339
–, bakteriostatisch wirkende 309
–, bakterizid wirkende 309
–, Diffusionstest 312
–, Indikation 312
–, Wirkungsintensität 310
–, Wirkungsmechanismus 309
–, Wirkungsspektrum 310
–, Wirkungstyp 309
Antikoagulantien 77, 215, 220
Antikörper 29f., 357
–, chimäre 459
–, humanisierte 459
–, monoklonale 303, 457f.
–, rekombinante 459

–, –, monoklonale 460
Antikörperproduktion 457
Antimetabolite 301, 340
Antimykotika 95
–, Azol- 347
–, Polyen- 347f.
–, systemische wirkende 346
Antineoplastika 295
Antiöstrogen 302
Antiparkinsonmittel 145, 147f.
Antiphlogistika 157
antiphlogistisch 158, 160, 274
Antipruriginosa 97
antipsychotisch 185
antipyretisch 158, 160
Antirheumatika 157, 170
–, nichtsteroidale 173
antirheumatisch 274
Antiseborrhoika 91
Antiseptika 388
Antisympathotonika 119, 121, 257ff.
Antisympathotonikum 255
Antituberkulotika 333
antitussiv 154
Antitussiva 393f.
–, Selbstmedikation 394
Antivarikosa 218
Antivertiginosa 179, 181
Aphthen 94
Apomorphin 432
Apoplexie 216
Apothekenpraxis 465
Appetitzügler 195f., 437
–, zentral wirkende 437
Applikation, Art 11
–, enterale 11
–, intramuskuläre 11
–, intravenöse 11
–, lokale 11
–, orale 11
–, Ort 11
–, rektale 11
–, subkutane 11
–, topische 11
–, vaginale 11
Arachidonsäure 158
ARC 342
area under the curve 21
Aromatherapie 428
Arrhythmie 290f.
Artemether 354
Arterien 200
–, Erkrankungen 216
Arteriosklerose 204, 211, 216f., 235
–, Risikofaktoren 211
Arthritis urica 227
Arthrose 170f., 275
Articain 126
Artischocke 54
Arzneimittel 1
– am peripheren Nervensystem 127
–, Angriffspunkte 127
–, anthroposophische 427
–, Begriffsbestimmung 1

–, biotechnologisch hergestellte 449
–, Entwicklung 2
–, homöopathische 425
–, Rezeptor-Komplex 23, 28
–, verkehrsgefährdende 33
Arzneimittelabhängigkeit 37, 196
Arzneimittelallergien 29
Arzneimitteleinnahme 36f.
Arzneimittelfieber 31
Arzneimittelinteraktionen 34
Arzneimittelmissbrauch 37
Arzneimittelnebenwirkungen 28
Arzneimittelwechselwirkungen 34
Arzneimittelwirkung, unerwünschte
28
Arzneistoff 2
Ascorbinsäure 72, 402, 418
Askarien 364
Aspergillose 346
Aspergillus-Arten 346
Asthma s.a. Bronchialasthma 403
–, allergisches 207, 403f.
–, Beratungshinweise 408
–, nicht-allergisches 404
–, Stufenplan 404
Asthmaanfall 31
Astringentien 222
Ataxie 144
Atemdepression 140
Atemwege, Anatomie 390
–, obere 373
–, untere 373
Atenolol 210, 213f., 258
ätherische Öle 395
Atopie 31
Atorvastatin 230
Atovaquon 354
Atrioventrikularknoten 204
Atropin 122, 140, 210
Aufbereitungskommission E 421
Auffrischimpfung 360
Auge, Anatomie 410
–, Erkrankungen 411
–, trockenes 413
Augen-Lokaltherapeutika 412
Ausscheidung 16ff.
–, biliäre 16
–, renale 16
Ausscheidungsorgane, Erkrankungen
25
Austauscherharze, gallensäure-
bindende 230
Autoaggressionskrankheiten 303
Autoinduktion 144
AV-Block 209
Azathioprin 303
Azidose 70, 235
Azithromycin 327f.
Azol-Antimykotika 346
Aztreonam 320

B
Bach, Dr. Edward 428
Bach-Blütentherapie 428

Bacitracin 310, 325, 386, 411
Badewatte 385
Badewolle 385
Bakterien 307, 313
–, aerobe 310, 314
–, anaerobe 310, 314
–, gramnegative 314
–, grampositive 314
–, kommaförmige 313
–, kugelförmige 313
–, spiralförmig gedrehte 313
–, stäbchenförmige 313
–, Zellwand 314
Baldrianwurzel 131
Baldrianwurzel-Trockenextrakt
  132
Bambuterol 406
Bandwurm 364
–, Fisch- 365
–, Fuchs- 365
–, Rinder- 365
–, Schweine- 365
Barbexaclon 143
Barbiturate 135, 140, 143
Bärentraubenblätter-Extrakt 337
Basaltemperatur 280
Basedow-Erkrankung 268
Basiliximab 303
Bassorin 59
bathmotrop 203
Bauchpresse 57
Bauchspeicheldrüse 51, 232
BCG 335
Beclomethason 378, 383, 406
Belastungsinsuffizienz 206
Belegzelle 44, 47
Bemetizid 247, 249
Benazepril 258
Benserazid 146, 148
Benzalkoniumchlorid 371
Benzathin-Benzylpenicillin 318
Benzatropin 147
Benzbromaron 227f.
Benzocain 389
–, Struktur 125
Benzodiazepin-Antagonisten 193
Benzodiazepin-Derivate 135
Benzodiazepine 15, 132, 140, 143,
  191
–, Abhängigkeit 193
–, Struktur 134
–, Wirkungsdauer 135
–, –, kurze 192
–, –, lange 192
–, –, mittellange 192
–, Wirkungsmuster 191f.
Benzodiazepin-Rezeptoragonisten
  133
Benzoylperoxid 92
Benzylnicotinat 177
Benzylpenicillin 316, 318
Beruhigungsmittel 129, 192
–, Einteilung 131
Besenginsterkraut 216

Betahistin 180f.
Beta-Interferon 94
Betamethason 274
Betaxolol 214, 413
Betulae folium 249
Bewegungen, peristaltische 43
Bezafibrat 230, 419
Bibrocathol 411
Bienengift 177
Bifonazol 347
Biguanide 238
Bilharziose 366
–, Prophylaxe 368
Bilirubin 53
Bimatoprost 413
Bindegewebe, Erkrankungen 170
Bindehautentzündung, allergische
  411
–, infektiöse 411
–, nichtinfektiöse 411
Binden, elastische 218
Bindungskapazität 157
Bioäquivalenz 21
Biorhythmus 26, 129
Biosynthesevorgänge 28
Biotechnik 451
Biotin 418
Biotransformation 14, 17f.
Bioverfügbarkeit 5, 19
Biperiden 148
Biphenylol 371
Birkenblätter 249
Bisacodyl 23, 58, 60
Bismutsalze 222
Bisoprolol 210, 213f., 258
Blähungen 57
Blasenentzündung 337
–, Einmaltherapie 337
–, Kurzzeittherapie 337
Blasen- und Nierentee, Beratungs-
  hinweise 337
Blepharitis 411
Blindversuch 4
Blut, Funktionen 70
–, Puffersysteme 70
Blutdruck, Bestimmung 203
–, diastolischer 203, 251
–, Normgrenze 254
–, systolischer 203, 251
Blutdrucksenkung 121
Bluterkrankheit 77
Blutfettwerte, erhöhte 217
Blutgerinnung 75
– beeinflussende Faktoren 455
Blutgruppen 68
Blut-Hirn-Schranke 13, 138, 146
Bluthochdruck 118
Bluthochdruckbehandlung, Arznei-
  mittelgruppen 257
–, Kombinationen 260
–, Schema 255
–, Stufentherapie 256
Blutkörperchen, rote 67
–, weiße 69

Blutkörperchensenkungsgeschwin-
  digkeit 68
Blutkreislauf 200
Blutplasma 67
Blutplättchen 69
Blutschizontozide 353
Blutserum 67
Bluttransfusion 81
Blutverteilung durch Adrenalin 117
–, Steuerung 118
Blutzuckerspiegel, Anstieg 233
–, Selbstkontrolle 235
BMI 437
Body-Mass-Index 437
Bornaprin 148
Borrelia burgdorferi 96, 335
Borreliose 96, 335f.
Botulinum, A Toxin 440
–, B Toxin 440
Botulinumtoxin 440
Bradykardie 126, 203, 209
Bradykinin 30, 150, 259, 294
Brandgel 85
Brausetabletten 168
Breitbandantimykotika 95
Breite, therapeutische 26f.
Breitspektrumantiinfektiva 310
Brennnesselkraut 249
Brimonidin 413
Bromazepam 192
Bromelaine 52
Bromhexin 395, 397
Bromocriptin 147
Bronchialasthma 88, 118, 403
–, Arzneimittel 406
–, Schweregrade 404
Bronchialtee 256
Bronchitis, akute 398
–, chronische 398
Bronchokonstriktion 121, 403
broncho-spasmolytisch 120
Bronchospasmus 403
Brotizolam 135, 192
Brücke 106
Budesonid 276, 406
Buflomedil 218
Bufotenin 196
Bunazosin 121
Bundesinstitut für Arzneimittel und
  Medizinprodukte 5
Buphenin 419
Bupivacain 126
Buprenorphin 155, 157
Buserelin 302
Butandiol 386
Butizid 247, 258
Butylscopolamin 123
–, Struktur 128
Butylscopolaminiumbromid 122
Butyrophenon 146

C
Cabergolin 148
Ca2+-Ionen 75

Pyrazinamid 333
Pyrazolon 162
Pyrazolon-Derivate 162
Pyridoxin 418
Pyrimethamin 356
Pyrogene 159
Pyruvat 445

Q
Quellstoffe 59
– zur Sättigungsunterstützung 438
Quetiapin 187
Quickwert 80
Quinapril 258

R
Rachen 43
Rachendesinfizienzia 388
Rachenentzündung 388
Radioiod 270
Radioiodtherapie 270
Ramipril 258
Ranitidin 44
Raphé-Kerne 129
Raubwanzen 356
Raucher, Beratungshinweise 435
Raucherentwöhnung, nicotinfreie 434
Raucherentwöhnungsmittel 433
Raucherentwöhnungspflaster 115
Rauschmittel 196
Reaktion, allergische 30
Reaktionsvermögen, Einschränkungen des 135
Rebound-Reaktionen, Benzodiazepine 193
Reboxetin 188
Recommended Dietary Allowances 443
5α-Reduktase-Hemmer 290
Reduktionsdiät 439
Reflex 106f.
Refluxösophagitis 43
refraktär 103
Registriernummer 5
Rehydratationstherapie, orale 61
Reiseapotheke 369
Reiseerkrankungen 366
Reisekrankheit, HV-Empfehlung 181
Reisevorbereitung 366
Reizmagen 46
rekombinante Proteine als Arzneimittel 453ff.
Rektum 56
–, Schwellkörper 220
Rektumkarzinom 57
REM-Schlaf, paradoxer 130
Renin 244
Renin-Angiotensin-Aldosteron-System 244f.
Repaglinide 238
Reproterol 406
Reserpin 258f.
Resistenz 311

–, Kreuz- 311
–, natürliche 311
–, Parallel- 311
–, primäre 311
–, sekundäre 311
Resistenzentwicklung 26
Resorption 12, 17f.
Resorptionsfläche 12
Resorptionsgeschwindigkeit 13
Resorptionsmechanismen 12
Resorptionsquote 13
Resorptionsverzögerung 13
Respiratorisches Syncytal-Virus 375
Restblutmenge 205
Retardpräparate 146
Reteplase 81, 453
Retinol 418
Retinopathie 235
Reye-Syndrom 161
Rezeptoren 23, 28
–, adrenerge 116ff.
–, cholinerge 119, 122
–, Wechselwirkung 23
α-Rezeptor 116f.
β-Rezeptor 116, 118
AT$_1$-Rezeptorantagonisten s. a. Angiotensinrezeptorantagonisten 206, 255, 257ff.
H$_1$-Rezeptorantagonisten 382
Rezeptorenblocker 119, 121
α$_1$-Rezeptorenblocker 258
–, selektive 257, 260
β-Rezeptorenblocker 206, 210, 213f., 255ff., 258f., 270, 412
–, β$_1$-selektive 257
–, Migräneprophylaxe 164
–, nicht selektive 257
Rezeptur 87, 91
Rezeptursubstanzen 99f.
Rhabarberwurzel 58
Rh-Antigen 69
Rhesus-System 69
rheumatische Erkrankungen, artikuläre Rheumaformen 171
– –, Basistherapie 176
– –, degenerative Erkrankungen 171
– –, Einteilung 170
– –, entzündliche Erkrankungen 171
– –, extraartikuläre Rheumaformen 171
– –, kausale Therapie 173
– –, lokale Therapie 177
– –, pararheumatische Erkrankungen 171
– –, physikalische Therapie 177
– –, symptomatische Therapie 173
– –, Ursachen 170
rheumatisches Fieber 176
Rhinitis 377
–, akute 377
–, allergische 381
–, –, Selbstmedikation 383
–, infektiöse 377

–, medicamentosa 379
– sicca 379
Rhinologika 377f.
–, lokale 380
–, orale 378
–, Rebound-Effekt 379
Rhinoviren 375
Rh-Sensibilisierung 69
Rh-System 69
Rhythmus, zirkadianer 27
Riboflavin 418
Rifampicin 15, 310, 325, 333
Rigor 145
Rindergalle 54
Risperidon 187
Rizatriptan 164
Roborantien 419
Rofecoxib 172, 175
Röntgenkontrastmittel 46
Ropinirol 148
Rosiglitazon 238
Rosskastanienextrakt 219
Rosskastaniensamen 219
Röteln 362
Roter Fingerhut 207
Roxithromycin 327f.
RSV 375
Rückenmark 107, 109, 151
Rückenmarksreflexe 107
Rückkopplungsmechanismus 263
Rückstau, venöser 218
Ruheinsuffizienz 206
Ruhepotenzial 104
Rusci aculeati rhizoma 219
Rutin 219, 419

S
Saccharomyces boulardii 62
Sägepalmenfruchtextrakte 290
Salbutamol 120, 406
Salicylate, Wirkung 160
Salicylsäure 97
Salicylsäureester 177
Salmeterol 120, 406
Saluretika 246, 255
Salzhaushalt 243
Salzsäure 44
Saponine 219, 222
Sauerstofftransport 68
Saugwurm, Infektionen 366
Scabies 96
Schachtelhalmkraut 249
Scharlach 362
Schilddrüse 266
–, Diagnostik 270
Schilddrüsenhormone 266
–, Wirkung 267
Schilddrüsenüberfunktion 268
Schilddrüsenunterfunktion 267
Schildzecken 335
Schimmelpilze 346
Schizonten, Blut 352
–, Leber 351
Schizophrenien 183

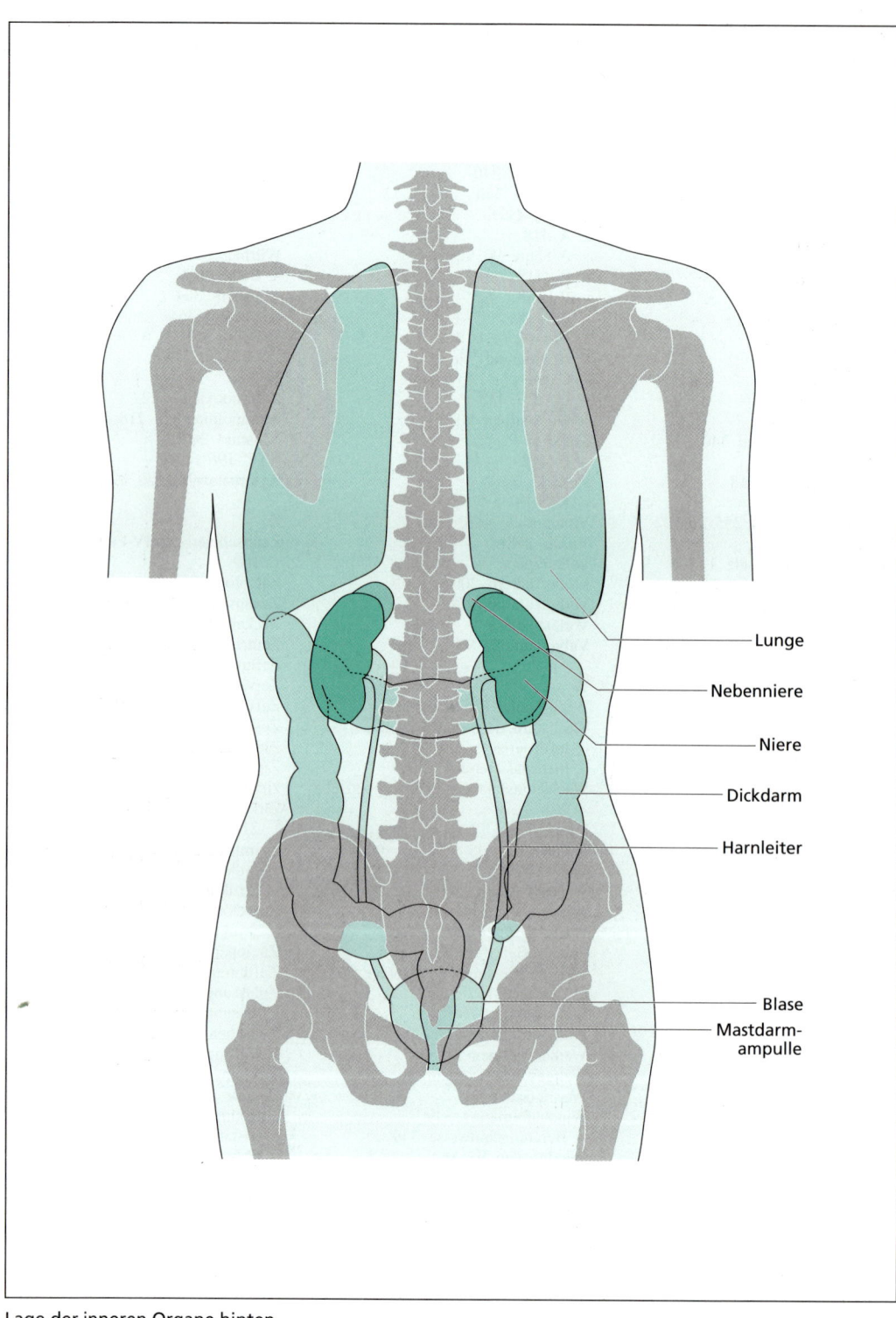

Lunge

Nebenniere

Niere

Dickdarm

Harnleiter

Blase

Mastdarm-
ampulle

Lage der inneren Organe hinten

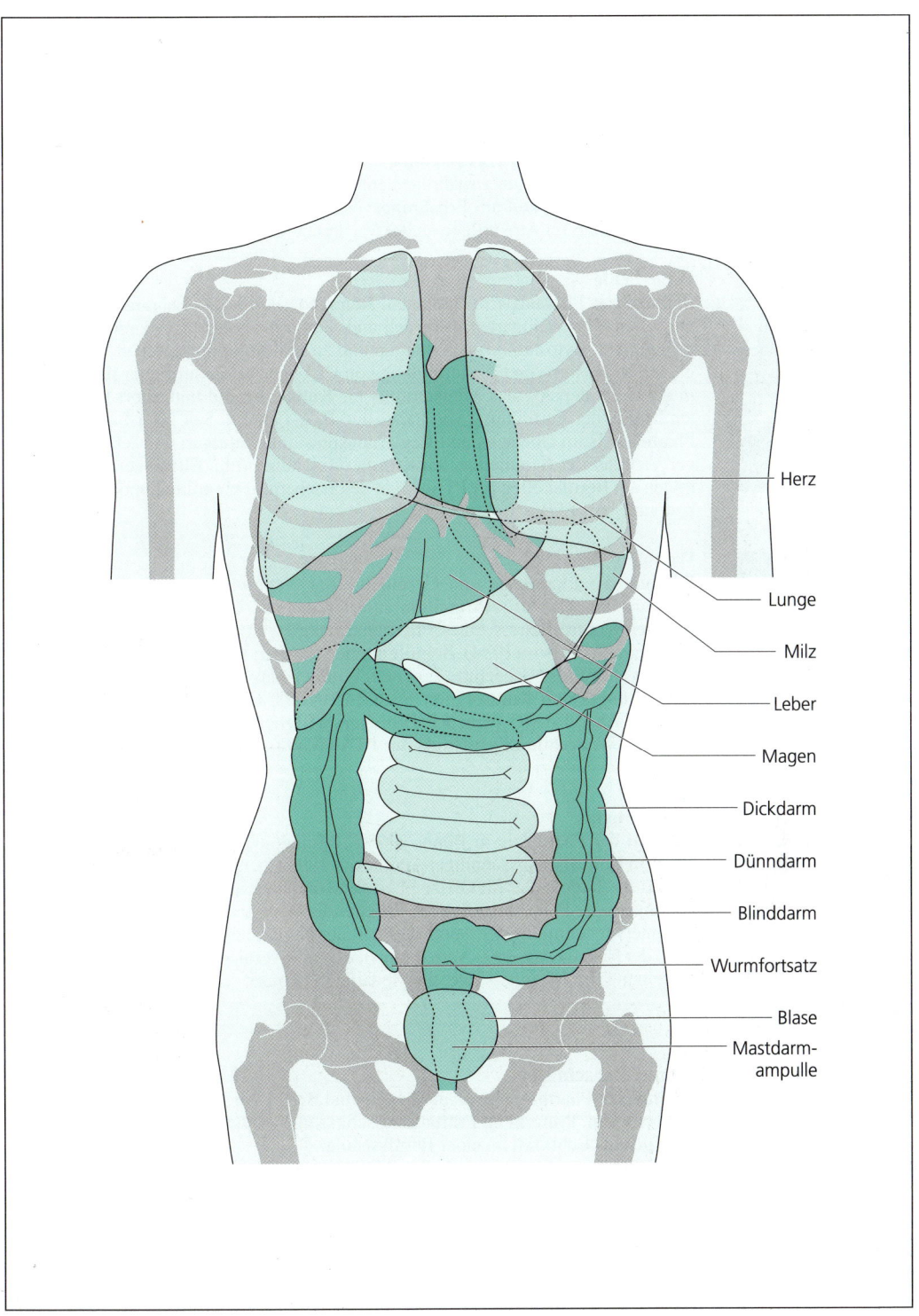

Herz

Lunge

Milz

Leber

Magen

Dickdarm

Dünndarm

Blinddarm

Wurmfortsatz

Blase

Mastdarm-
ampulle

Lage der inneren Organe vorne

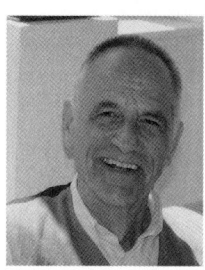

Jörg Martin
Studium der Pharmazie in Erlangen, Promotion mit Assistententätigkeit Biochemie in Tübingen. Ausbildung mit Referendariat für das höhere Lehramt an beruflichen Schulen mit den Fächern Pharmazie, Chemie und Biologie. Fachleiter für die Ausbildung von Referendaren der Fächer Pharmazie und Chemie am Staatlichen Seminar für Schulpädagogik Ravensburg/Weingarten. Dozent und Professor an der Fachhochschule und den Berufskollegs für medizin. naturwiss. Berufe in Isny. Fachberater für Chemie, Ernährungslehre und Gesundheit für das Oberschulamt Tübingen – Lehrtätigkeit am Ernährungswissenschaftlichen Gymnasium und der Berufsfachschule für Altenpflege an der Valckenburgschule in Ulm.

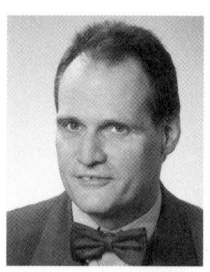

Peter Lehle
Studium der Pharmazie in Tübingen. Referendariat für das Lehramt in Pharmazie und Chemie in Weingarten, Biberach und Stuttgart. Zusatzqualifikationen zur Herstellung von Zytostatikazubereitungen und zu molekularbiologischen Themen. Engagiert in der Fort- und Weiterbildung von PTAs und als Beauftragter für Pharmazie in der Zentralen AG des Ministeriums für Kultus, Jugend und Sport Baden-Württemberg in der Fortbildung von PKA- und PTA-Lehrern. Seit 2001 Fachberater für Pharmazie beim Oberschulamt/Regierungspräsidium Stuttgart und seit 2004 ständiger Vertreter des Schulleiters am Kreisberufsschulzentrum Ellwangen mit Lehraufträgen am Berufskolleg für PTA u.a. in den Fächern Arzneimittelkunde und Apothekenpraxis mit EDV.

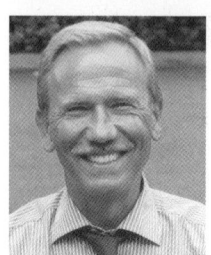

Wolfgang Ilg
Studium der Pharmazie und Geschichte der Naturwissenschaften in München, Freiburg und Marburg. Promotion zum Dr. rer. nat. Universität Marburg. Assistent des Kontrollleiters eines Phytopharmaka-Herstellers am Bodensee. Ernennung zum Professor (1984). Schulleiter der privaten PTA-Schule Isny und Rektor der privaten Fachhochschule Prof. Dr. Grübler Isny im Allgäu. Sachkenntnis als Herstellungs- und Kontrollleiter nach § 15 AMG; Gegenprobensachverständiger i.S. § 65 Abs. 4 AMG beim RP Tübingen. Mitglied des Wissenschaftlichen Beirates des Weiterbildungsinstituts der PTA (Wipta).

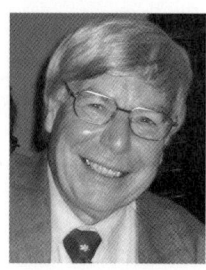

Dieter Fuxius
Studium der Pharmazie in Bonn. 1965 Eröffnung der „Apotheke am Bilderstöckchen" in Köln als selbstständiger Apotheker. 1998 Übergabe dieser Apotheke Dr. Till Fuxius. Fachapotheker für Offizinpharmazie und Fachapotheker für die theoretische und praktische Pharmazie. Seit 1980 Leiter der PTA-Lehranstalt Köln. Mitglied der Kammerversammlung der Apothekerkammer Nordrhein, seit 1983 Aufsichtsratmitglied der Hageda AG. 1993 Verleihung des Bundesverdienstkreuzes am Bande, 2003 Verleihung der Johannes-Valentin-Medaille in Bronze.

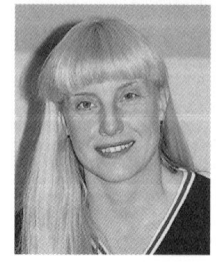

Frauke Repschläger
Studium der Pharmazie in Braunschweig und Berlin. Ab 1984 mehrjährige Tätigkeit in Apotheken, Prüferin im Prüfungsausschuss für Apothekenhelferinnen und nebenberuflich als Lehrkraft an einer Berufsschule.
Seit 1992 Koordinatorin bei der AOK-Landesdirektion Niedersachsen für die pharmazeutischen Beratungsstellen, Mitwirkung in verschiedenen gesundheitspolitischen Gremien. Seit 1998 Dozentin an der Bernd-Blindow-Schule für Pharmazeutisch-technische Assistenten in Bonn/Bad Godesberg für die Fächer Fertigarzneimittelkunde, Gesetzeskunde sowie Wirtschaft und Soziales.
Autorin des Buchs „Pharmakologisches Handbuch" pharm PRO®, Version 2.0 – PC-Programm zur Unterstützung der pharmakologischen Beratung von ÄrztInnen, Mitautorin des Lehrbuchs „PTA-Prüfung in Fragen und Antworten".

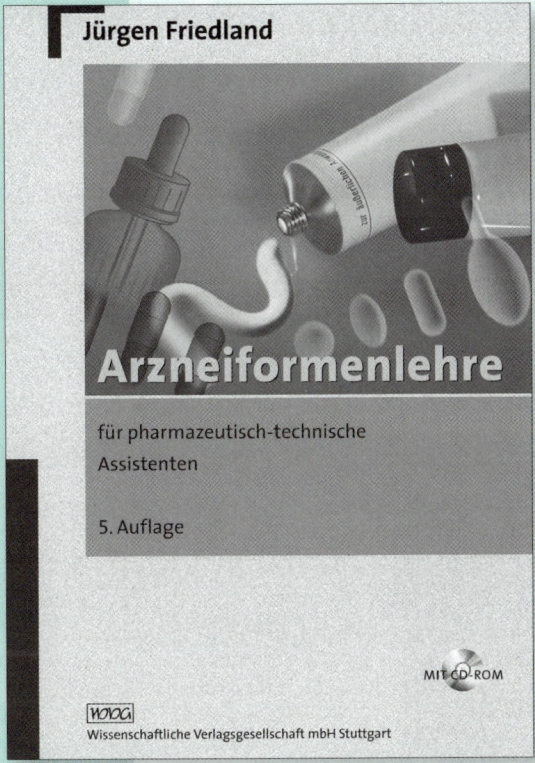
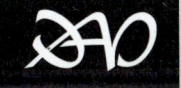

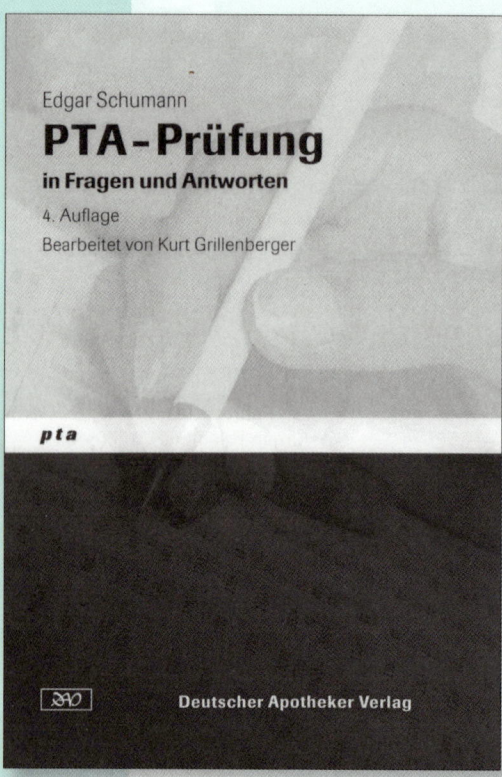
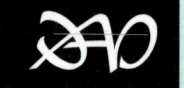